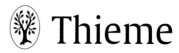

MRT von Abdomen und Becken

Herausgegeben von

Bernd Hamm
Gabriel Paul Krestin
Michael Laniado
Volkmar Nicolas
Matthias Taupitz

Mit Beiträgen von

P. Asbach
D. Beyersdorff
F. Dammann
H.-B. Gehl
B. Hamm
C. M. Heyer
C. Kleßen
C. Klüner
G. P. Krestin
G. Krupski-Berdien
R. A. Kubik-Huch
M. Laniado
M. Lorenzen
W. Luboldt
A. E. Mahfouz
U. G. Mueller-Lisse
M. R. Mühler
V. Nicolas
W. Pennekamp
P. Reimer
M. Reuter
B. Stöver
M. Taupitz
R. Vosshenrich

2., völlig überarbeitete und erweiterte Auflage

1063 Abbildungen
63 Tabellen

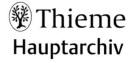

Georg Thieme Verlag
Stuttgart · New York

Bibliografische Information
der Deutschen Nationalbibliothek

Die Deutsche Nationalbibliothek verzeichnet diese Publikation in der Deutschen Nationalbibliografie; detaillierte bibliografische Daten sind im Internet über http://dnb.d-nb.de abrufbar.

1. Auflage 1999

Wichtiger Hinweis: Wie jede Wissenschaft ist die Medizin ständigen Entwicklungen unterworfen. Forschung und klinische Erfahrung erweitern unsere Erkenntnisse, insbesondere was Behandlung und medikamentöse Therapie anbelangt. Soweit in diesem Werk eine Dosierung oder eine Applikation erwähnt wird, darf der Leser zwar darauf vertrauen, dass Autoren, Herausgeber und Verlag große Sorgfalt darauf verwandt haben, dass diese Angabe **dem Wissensstand bei Fertigstellung des Werkes** entspricht.

Für Angaben über Dosierungsanweisungen und Applikationsformen kann vom Verlag jedoch keine Gewähr übernommen werden. **Jeder Benutzer ist angehalten**, durch sorgfältige Prüfung der Beipackzettel der verwendeten Präparate und gegebenenfalls nach Konsultation eines Spezialisten festzustellen, ob die dort gegebene Empfehlung für Dosierungen oder die Beachtung von Kontraindikationen gegenüber der Angabe in diesem Buch abweicht. Eine solche Prüfung ist besonders wichtig bei selten verwendeten Präparaten oder solchen, die neu auf den Markt gebracht worden sind. **Jede Dosierung oder Applikation erfolgt auf eigene Gefahr des Benutzers.** Autoren und Verlag appellieren an jeden Benutzer, ihm etwa auffallende Ungenauigkeiten dem Verlag mitzuteilen.

© 2007 Georg Thieme Verlag KG
Rüdigerstraße 14
70469 Stuttgart
Deutschland
Telefon: +49/(0)711/8931-0
Unsere Homepage: www.thieme.de

Printed in Germany

Zeichnungen: Stephanie Gay, Bert Sender, Bremen
Umschlaggestaltung: Thieme Verlagsgruppe
Satz: primustype Robert Hurler GmbH, Notzingen, gesetzt auf Textline
Druck: Appl · aprinta Druck GmbH, Wemding

ISBN 3-13-108922-9
ISBN 978-3-13-108922-9

1 2 3 4 5 6

Geschützte Warennamen (Warenzeichen) werden **nicht** besonders kenntlich gemacht. Aus dem Fehlen eines solchen Hinweises kann also nicht geschlossen werden, dass es sich um einen freien Warennamen handelt.

Das Werk, einschließlich aller seiner Teile, ist urheberrechtlich geschützt. Jede Verwertung außerhalb der engen Grenzen des Urheberrechtsgesetzes ist ohne Zustimmung des Verlages unzulässig und strafbar. Das gilt insbesondere für Vervielfältigungen, Übersetzungen, Mikroverfilmungen und die Einspeicherung und Verarbeitung in elektronischen Systemen.

Vorwort

Die Magnetresonanztomographie (MRT) hat sich in den letzten Jahren nicht nur hinsichtlich ihrer technischen Möglichkeiten, sondern auch bezüglich ihres Indikationsspektrums rasant weiterentwickelt. Auch hat die MRT in der Diagnostik von Erkrankungen des Abdomens und des Beckens das Stadium der Erprobung längst verlassen und gilt für viele Indikationen als Methode der Wahl.

Der Rhythmus des technischen Fortschritts und der damit verbundenen Untersuchungsstrategien war so hoch, dass es schwierig wurde, eine adäquate Übersicht zu behalten. Unter den mit deutlichen Konsequenzen für die abdominelle und pelvine Diagnostik einhergehenden Meilensteinen der Entwicklung seien hier nur einige erwähnt: Die Technik der Körper-Phased-Array-Spulen ist mittlerweile technisch ausgereift und kann routinemäßig eingesetzt werden. Ein bedeutender Schritt der letzten Jahre war der Übergang zu Viel-Kanal-Systemen, sodass heute in Verbindung mit komfortablen Tischverschiebetechniken das gesamte Abdomen ohne Umlagerung bequem untersucht werden kann. Bei Verfügbarkeit derartiger Viel-Kanal-Spulen-Systeme kann die parallele Bildgebung als Methode zur Verkürzung der Messzeit eingesetzt werden. Allerdings muss hier ggf. mit einer Einbuße im Signal-Rausch-Verhältnis gerechnet werden. Neben diesen, für die Abdomendiagnostik wichtigen, technischen Fortschritten sind seit Erscheinen der 1. Auflage dieses Buches vor allem die Zulassung von 2 gewebespezifischen Kontrastmitteln für die MRT der Leber zu erwähnen.

Aufgrund des hohen Entwicklungsstandes der MRT in der Diagnostik des Abdomens und des Beckens haben wir uns entschlossen, eine völlig neu überarbeitete Auflage herauszugeben und die Gruppe der Herausgeber durch Herrn Priv.-Doz. Dr. med. M. Taupitz zu verstärken.

Ziel dieser Auflage ist es, einen Überblick über die diagnostischen Möglichkeiten der MRT, aber auch über deren Grenzen zu bieten. Neben einem „Kochbuch„ mit Angaben zu sinnvollen Untersuchungssequenzen und -protokollen sollen klare Indikations-und Handlungsleitlinien, auch im Vergleich zu anderen bildgebenden Verfahren, vorgelegt werden. Dabei sollten weder gängige Differenzialdiagnosen noch mögliche Fehlinterpretationen unberücksichtigt bleiben.

Im Verlauf unserer Arbeit ist uns auch deutlich geworden, wie schwierig es ist, diesem Ziel zeitnah gerecht zu werden, denn was heute den Stand des Wissens darstellt, kann bereits zum Zeitpunkt der Veröffentlichung durch neuere Ergebnisse überholt sein.

Viele unserer Kollegen, die mit uns zusammen und auch in eigener Forschungstätigkeit direkt an der wissenschaftlichen Weiterentwicklung beteiligt sind, haben uns als Autoren und Koautoren der einzelnen Kapitel geholfen. An dieser Stelle möchten wir ihnen für die konstruktive, tatkräftige und inspirierende Mitarbeit danken. Unser Dank gilt auch den Mitarbeitern des Georg Thieme Verlages für die Umsetzung der 2. Auflage.

Wir hoffen, dass dieses Buch allen Kolleginnen und Kollegen, die an der MRT des Abdomens und Beckens interessiert sind, hilfreich sein möge und dass es dazu beiträgt, die MRT zum Vorteil unserer Patienten einzusetzen.

Berlin, Rotterdam,
Dresden, Bochum,
im Herbst 2006

B. Hamm
G. P. Krestin
M. Laniado
V. Nicolas
M. Taupitz

Anschriften

Herausgeber

Prof. Dr. med. Bernd Hamm
Charité-Universitätsmedizin Berlin
Institut für Radiologie, Campus Mitte
Klinik für Strahlenheilkunde
Campus Virchow-Klinikum und Campus Buch
Charitéplatz 1
10117 Berlin

Prof. Dr. med. Gabriel Paul Krestin
Erasmus MC
Dept. of Radiology
PO Box 2040
3000 CA Rotterdam
NIEDERLANDE

Prof. Dr. med. Michael Laniado
Universitätsklinikum Carl Gustav Carus der
Technischen Universität Dresden
Institut und Poliklinik für Radiologische Diagnostik
Fetscherstr. 74
01307 Dresden

Prof. Dr. med. Volkmar Nicolas
Berufsgenossenschaftliche Kliniken
Bergmannsheil
Institut für Diagnostische und Intervententionelle
Radiologie und Nuklearmedizin
Bürkle-de-la-Camp-Platz 1
44789 Bochum

PD Dr. med. Dipl.-Phys. Matthias Taupitz
Charité-Universitätsmedizin Berlin
Institut für Radiologie
Charitéplatz 1
10117 Berlin

Mitarbeiter

Dr. med. Patrick Asbach
Charité-Universitätsmedizin Berlin
Institut für Radiologie
Charitéplatz 1
10117 Berlin

PD Dr. med. Dirk Beyersdorff
Charité-Universitätsmedizin Berlin
Institut für Radiologie
Charitéplatz 1
10117 Berlin

Prof. Dr. med. Florian Dammann
Klinik am Eichert
Abteilung Radiologie
Eichertstr. 3
73035 Göppingen

Prof. Dr. Hans-Björn Gehl
Städtische Kliniken Bielefeld-Mitte
Radiologisches Institut
Teutoburger Straße 50
33604 Bielefeld

Dr. Christoph M. Heyer
Berufsgenossenschaftliche Kliniken
Bergmannsheil
Institut für Diagnostische und Intervententionelle
Radiologie und Nuklearmedizin
Bürkle-de-la-Camp-Platz 1
44789 Bochum

Dr. med. Christian Kleßen
Charité-Universitätsmedizin Berlin
Institut für Radiologie
Charitéplatz 1
10117 Berlin

Dr. med. Claudia Klüner
Charité-Universitätsmedizin Berlin
Institut für Radiologie
Charitéplatz 1
10117 Berlin

Prof. Dr. med. Gerrit Krupski-Berdien
Krankenhaus Reinbek St. Adolf-Stift
Abteilung für Diagnostische
und Interventionelle Radiologie
Hamburger Straße 41
21465 Reinbek

Prof. Dr. med. Rahel A. Kubik-Huch, MPH
Kantonsspital Baden AG
Institut für Radiologie
Hebelstr. 32
5404 Baden
SCHWEIZ

Dr. med. Maren Lorenzen
Röntgenpraxis Heegbarg
Heegbarg 10
22391 Hamburg

PD Dr. med. Dipl.-Phys. Wolfgang Luboldt
Universitätsklinikum Frankfurt/M.
Institut für Diagnostische und Interventionelle Radiologie
Theodor-Stern-Kai 7
60596 Frankfurt/M.

Dr. med. Ahmed-Emad Mahfouz
Hamad Medical Corporation
Radiology Department
POB 3050, Doha
QATAR

Dr. med. Matthias R. Mühler
Charité-Universitätsmedizin Berlin
Institut für Radiologie
Charitéplatz 1
10117 Berlin

PD Dr. med. Ullrich Gerd Mueller-Lisse
Klinikum der Universität München – Innenstadt
Institut für Klinische Radiologie
Ziemssenstr. 1
80336 München

Dr. Werner Pennekamp
Berufsgenossenschaftliche Kliniken
Bergmannsheil
Institut für Diagnostische und
Intervententionelle Radiologie und Nuklearmedizin
Bürkle-de-la-Camp-Platz 1
44789 Bochum

Prof. Dr. med. Peter Reimer
Städtisches Klinikum Karlsruhe
Zentralinstitut für Bildgebende
Diagnostik (Radiologie)
Moltkestr. 90
76133 Karlsruhe

Prof. Michael Reuter
Institut für Radiologie und Interventionelle Therapie
Vivantes Klinikum Neukölln
Rudower Str. 48
12351 Berlin

Prof. Dr. med. Brigitte Stöver
Universitätsmedizin Berlin, Charité
Klinik für Strahlenheilkunde
Abteilung Pädiatrische Radiologie
Augustenburger Platz 1
13353 Berlin

Prof. Dr. med. Rolf Vosshenrich
Radiologische Gemeinschaftspraxis
MRT im Friederikenstift
Humboldtstraße 5
30169 Hannover

Abkürzungen

1D, 2D, 3D	ein-, zwei-, dreidimensional	**Mn-DPDP**	Mangafodipir-Trisodium
		MPR	multiplanare Rekonstruktionen
CSI	chemical shift imaging	**MP-RAGE**	magnetization-prepared rapid gradient echo imaging
CW	continuous wave		
		MRA	Magnetresonanzangiographie
EPI	echo planar imaging	**MRCP**	MR-Cholangiopankreatikographie
ERCP	endoskopische retrograde Cholangiopankreatikographie	**MRT**	Magnetresonanztomographie
		MS-CT	Mehrschicht-Spiral-Computertomographie
ETL	echo train length (Echozuglänge, Turbofaktor)		
		N_{AC}	Anzahl der Akquisitionen
FAST	Fourier-acquired steady state	N_{frequ}	Anzahl der Frequenzkodierpunkte
Fatsat	Fettsättigung	N_{phase}	Anzahl der Phasenkodierschritte
FE	field echo	N_{SL}	Anzahl der Schichten
FFE	fast field echo	**NBKS**	Nierenbeckenkelchsystem
FISP	fast imaging with steady state free precession	**NEX**	number of excitations (Anzahl der Mittelungen)
FLASH	fast low angle shot	**PACE**	prospective acquisition correction
FOV	field of view	**PC**	phase contrast (Phasenkontrast)
Fs	fettsupprimiert	**PD**	Protonendichte
FS	Fettsättigung	**PSIF**	invertierte FISP
FSE	Fast-Spin-Echo	**PTC**	perkutane transhepatische Cholangiographie
Gd	Gadolinium		
Gd-DTPA	Gadolinium-Diethyltriaminopentaacetat	**RARE**	rapid acquisition with relaxation enhancement
GMR	gradient moment rephasing		
GRASE	Gradienten-Spin-Echo	**ROI**	region of interest
GRASS	gradient-recalled acquisition in a steady state	**SAR**	spezifische Absorptionsrate
		SD	Schichtdicke
GRE	Gradienten-Echo	**SE**	Spin-Echo
		SI	Signalintensität
HASTE	half fourier-acquired single shot turbo spin echo	**SNR, SRV**	signal to noise ratio, Signal-Rausch-Verhältnis
HF	Hochfrequenz	**SPGR**	spoiled GRASS
		SPIO	superparamagnetic iron oxide particles
IMHN	intraduktal Mucin-hypersezernierende Neoplasie	**SPIR**	spectral presaturation by inversion
IR	inversion recovery	**SR**	saturation recovery
		SSD	shaded surface display
MEN	multiple endokrine Neoplasie	**SSFP**	steady state free precession
MIP	Maximumintensitätsprojektion		

SSFSE	single shot fast spin echo	**TIPS**	transjugulärer intrahepatischer portosystemischer Shunt
STIR	short tau inversion recovery		
		TIRM	turbo inversion recovery magnitude
T1w, T2w	T1-, T2-gewichtet	**TOF**	time of flight
T2*	effektive T2-Relaxationszeit (sprich: T2-Stern)	**TR**	time to repetition (Repetitionszeit)
		TSE	Turbo-Spin-Echo
T$_{AC}$	Akquisitionszeit		
TE	time to echo (Echozeit)	**VIBE**	volume-interpolated breath-hold enhanced
TI	time to inversion (Inversionszeit)	**VOI**	volume of interest

Inhaltsverzeichnis

1 Leber

Fokale Leberläsionen 1
M. Taupitz und B. Hamm
    Einleitung 1
    Indikationen 1
    Untersuchungstechnik 1
    Bildgebung der normalen Anatomie 11
    Bildgebung pathologischer Befunde 12
    Anwendung gewebespezifischer Kontrastmittel . 28
    Leistungsfähigkeit der MRT in der Diagnostik
    fokaler Leberläsionen 33

Diffuse Erkrankungen der Leber 38
A.-E. Mahfouz, M. Taupitz und B. Hamm
    Einleitung 38
    Indikationen 38
    Untersuchungstechnik 38
    Bildgebung pathologischer Befunde 38

2 Gallenwege und Pankreasgang
P. Asbach und H. B. Gehl

Einleitung 49

Indikationen 49

Untersuchungstechnik und -strategie 49
    Spule 49
    Sequenzen 50
    Patientenvorbereitung 50
    Empfohlenes Untersuchungsprotokoll 51

Normale Anatomie, anatomische Normvarianten 55

Bildgebung pathologischer Befunde 57
    Stenosen 57
    Konkremente 57
    Entzündliche Veränderungen 63
    Primäre biliäre Zirrhose (PBC) 64
    Primäre sklerosierende Cholangitis (PSC) 65
    Raumforderungen 65

3 Pankreas
P. Asbach, W. Luboldt und H. B. Gehl

Einleitung 67

Indikationen 67

Untersuchungstechnik 68
    Abbildungsebenen 68
    Pulssequenzen 68
    Kontrastmittel 71

Bildgebung der normalen Anatomie 72

Bildgebung pathologischer Befunde 73
    Kongenitale Veränderungen 73
    Entzündliche Erkrankungen 74
    Pankreasneoplasien 77
    Differenzialdiagnose entzündlicher Pseudotumor
    – Neoplasie 83
    Pankreastransplantat 86

4 Milz
M. Laniado und F. Dammann

Einleitung ... 91	Bildgebung pathologischer Befunde ... 97
Indikationen ... 91	Benigne Tumoren ... 97
	Maligne Tumoren ... 103
Untersuchungstechnik ... 91	Infektiöse und nichtinfektiöse Läsionen ... 106
Abbildungsebenen ... 91	Trauma ... 107
Pulssequenzen ... 91	Milzinfarkt ... 109
Kontrastmittel ... 91	Diffuse Veränderungen ... 109
Bildgebung der normalen Anatomie ... 95	

5 Gastrointestinaltrakt
W. Luboldt und M. Laniado

Einleitung ... 113

Indikationen ... 113

Untersuchungstechnik ... 113
Patientenvorbereitung ... 113
Sequenzen ... 115
Untersuchungsstrategie ... 116

Bildgebung pathologischer Befunde ... 116
Magen ... 116
Dünndarm ... 118
Kolon ... 123

Funktionelle MRT-Untersuchungen ... 129

Ausblick ... 130

6 Rektum und Analkanal
C. Kleßen und M. Laniado

Einleitung ... 133

Indikationen ... 133

Untersuchungstechnik ... 133
Patientenvorbereitung und -lagerung ... 133
Kontrastmittel ... 133
Spulensysteme ... 134
Abbildungsebenen ... 134
Sequenzprotokoll ... 134

Bildgebung der normalen Anatomie ... 134

Bildgebung pathologischer Befunde ... 137
Rektumkarzinom ... 137
Analkarzinom ... 142
Entzündliche Darmerkrankungen ... 143
Funktionelle Störungen ... 146

7 Nieren und oberes harnableitendes System
M. Taupitz und R. A. Kubik-Huch

Einleitung ... 149

Indikationen ... 149

Untersuchungstechnik ... 149
Spulen ... 150
Pulssequenzen ... 150
Kontrastmittel ... 156

Bildgebung der normalen Anatomie ... 156

Bildgebung der pathologischen Befunde ... 156
Benigne pathologische Befunde ... 156
Maligne Nierentumoren ... 168
Funktionelle Nierenuntersuchungen ... 177
Evaluation von Lebendnierenspendern ... 182
Transplantatniere ... 182

8 Nebennieren
M. Taupitz und G. P. Krestin

Einleitung 189

Indikationen 189

Untersuchungstechnik 189
   Pulssequenzen 189
   Kontrastmittel 190
   Bildanalyse 191

Anatomie und Bildgebung der normalen Nebenniere 192

Bildgebung der pathologischen Befunde 193
   Benigne Befunde 193
   Maligne Tumoren 198

Rationelles Vorgehen zur Differenzierung von Nebennierenläsionen 203

9 Retroperitoneum
G. Krupski-Berdien und V. Nicolas

Einleitung 205

Indikationen 205

Untersuchungstechnik 205
   Abbildungsebenen 206
   Pulssequenzen 206
   Kontrastmittel 207

Anatomie 207

Pathologie der Weichteiltumoren 207
   MRT-Befunde in der Primärdiagnostik 210
   MRT in der Rezidivdiagnostik 217

10 Harnblase
V. Nicolas und D. Beyersdorff

Einleitung 219

Indikationen 219

Untersuchungstechnik 219
   Abbildungsebenen 219
   Pulssequenzen 219
   Kontrastmittel 220

Bildgebung der normalen Anatomie 220

Bildgebung der pathologischen Befunde 220
   Missbildungen 220
   Entzündungen 221
   Benigne Tumoren 221
   Maligne Tumoren 222

11 Prostata und Samenblasen
V. Nicolas, D. Beyersdorff, U. G. Mueller-Lisse, W. Pennekamp, C. M. Heyer

Einleitung 229

Indikationen 229

Untersuchungstechnik 229
   Abbildungsebenen 229
   Pulssequenzen 230
   Kontrastmittel 230

Bildgebung der normalen Anatomie 230
   (^{1}H-) Magnetresonanzspektroskopie 232

MR-Spektroskopie der Prostata: Biochemische Grundlagen 233

Bildgebung der pathologischen Befunde 233
   Anomalien 233
   Entzündungen 234
   Benigne Tumoren 235
   Maligne Tumoren 235

12 Uterus und Vagina
C. Klüner und B. Hamm

Einleitung 253

Indikationen 253

Untersuchungstechnik 253
    Abbildungsebenen 254
    Pulssequenzen 255
    Kontrastmittel 256
    Generelle Untersuchungsstrategie 256

Bildgebung der normalen Anatomie 257

Bildgebung der pathologischen Befunde 264
    Kongenitale Fehlbildungen des Uterus 264
    Benigne erworbene pathologische Befunde des Uterus 268
    Maligne Uterustumoren 275
    Pathologische Befunde der Vagina 288
    MRT-Bild nach Dilatation und Kürettage 291
    MRT-Bild nach Radiatio 291
    Residualtumor bzw. Tumorrezidiv nach Radiatio . 291
    Tumorrezidiv nach Operation 293

13 Adnexe
M. Reuter und M. Lorenzen

Einleitung 299

Indikationen 299

Untersuchungstechnik 299
    Abbildungsebenen 299
    Pulssequenzen 300
    Kontrastmittel 300

Bildgebung der normalen Anatomie 301
    Anatomische Vorbemerkung 301
    Bildgebung 301

Bildgebung der pathologischen Befunde 302
    Entzündliche Erkrankungen 302
    Extrauteringravidität 302
    Ovarialtorsion 303
    Benigne Tumoren 303
    Maligne Tumoren 308

14 MR-Beckenmessung
M. Mühler

Einleitung 315

Indikationen 315

Definition der Beckenmaße 316

Untersuchung und Befund 316

15 MR-Angiographie des Abdomens
R. Vosshenrich und P. Reimer

Einleitung 319

Indikationen 319

Untersuchungstechnik 319
    TOF-MR-Angiographie 320
    PC-MR-Angiographie 320
    Kontrastmittel-gestützte MR-Angiographie 320

Bildgebung der normalen Anatomie 326
    Arterien des Abdomens und Beckens 326
    Portalvenöses System 327
    Venen des Abdomens und Beckens 328

Bildgebung der pathologischen Befunde 328
    Arterien des Abdomens und Beckens 328
    Portalvenöses System 337
    Venen des Abdomens und Beckens 342

16 Intraabdominelle Lymphknoten
M. Taupitz und D. Beyersdorff

Einleitung 349

Indikationen 349

Untersuchungstechnik 350
    Abbildungsebenen 350
    Pulssequenzen 350
    Kontrastmittel 351

Bildgebung normaler Lymphknoten 353

Bildgebung pathologischer Lymphknoten 354
    Kontrastmittelanwendung 357

17 MRT des Abdomens beim Kind
B. Stöver

Einleitung 361

Indikation 361

Untersuchungstechnik 361
    Spulen und Sequenzen 361
    Pulssequenzen 361
    Lagerung 361
    Sedierung 362
    Kontrastmittel 362

Kontraindikationen 362

Bildgebung pathologischer Befunde 362
    Gastrointestinaltrakt 362
    Hepatobiliäres System 366
    Pankreas 369
    Milz 371
    Abdominelle Gefäßfehlbildungen 371
    Retroperitoneum 373
    Niere 373
    Nebenniere 377
    Becken 382
    Systemische Neoplasien 385

Sachverzeichnis 389

1 Leber

Fokale Leberläsionen
M. Taupitz und B. Hamm

Einleitung

Die MRT hat sich in den letzten 15–20 Jahren Jahren durch eine kontinuierliche Entwicklung mit zahlreichen Verbesserungen zu einer robusten Methode für die Untersuchung der Leber entwickelt. Diese Entwicklungen betreffen zum einen technische Aspekte, zum anderen die Anwendung intravenöser Kontrastmittel. Leistungsfähigere Gradientensysteme und so genannte Phased-Array-Körperspulen erlauben den Einsatz von Schnellbildverfahren bei gleichzeitig guter Bildqualität, sodass im Idealfall die Untersuchung der gesamten Leber in T1- und T2-Gewichtung jeweils in einem Atemstopp möglich wird. Für die Kontrastmittelanwendung stellt die Leber einen Sonderfall dar, da für sie als bislang einzigem Organ neben den bekannten unspezifischen Gd-haltigen MR-Kontrastmitteln mehrere organ- bzw. gewebespezifische Kontrastmittel für die klinische Anwendung zugelassen sind. Diese Entwicklungen haben dazu geführt, dass die MRT in der Diagnostik fokaler Leberläsionen sowohl für die Tumordetektion als auch für die Tumorcharakterisierung ein Verfahren mit hoher Aussagekraft geworden ist. Im Folgenden werden zunächst die wesentlichen untersuchungstechnischen Aspekte der MRT der Leber erwähnt, die verschiedenen Kontrastmittel beleuchtet und die MR-tomographische Darstellung der verschiedenen Entitäten fokaler Leberläsionen beschrieben. Abschließend wird die Leistungsfähigkeit der MRT in der Diagnostik fokaler Leberläsionen auch im Vergleich zum wichtigsten Konkurrenzverfahren, der CT, diskutiert.

Indikationen

Die Leber ist häufigstes Zielorgan für eine Metastasierung verschiedener maligner Tumoren, sodass sie nahezu bei jedem Patienten mit einem malignen Tumor im Rahmen des Tumorstagings untersucht wird. Die Möglichkeiten der chirurgischen Therapie von Lebermetastasen, insbesondere bei kolorektalen Primärtumoren, haben sich verbessert. Hier wird durch Resektion von solitären oder auch multiplen Lebermetastasen eine signifikante Erhöhung der 5-Jahres-Überlebensrate erreicht, vorausgesetzt, es liegen keine weiteren extrahepatischen Metastasen vor. Es werden alle Metastasen entfernt und es wird ausreichend intaktes Lebergewebe belassen (im Allgemeinen >30 %) (7, 27). Andererseits weisen bis zu 20 % der Bevölkerung benigne nichtzystische Lebertumoren auf (30). Hieraus leiten sich in Verbindung mit der hohen Treffsicherheit in der Detektion und Charakterisierung die wesentlichen Indikationen für die MRT fokaler Leberläsionen ab:

- Abklärung von unklaren Leberläsionen bei Patienten mit bekanntem malignen Grundleiden.
- Im Rahmen der Vorbereitung zu einer eventuellen chirurgischen Entfernung von Lebermetastasen (entweder in Form einer Hemihepatektomie, Segmentresektion oder atypischen Resektion) Nachweis und Lokalisation von Metastasen bzw. Ausschluss von Metastasen in den verbleibend geplanten Leberanteilen.
- Charakterisierung von inzidentell gefundenen, nicht sicher zystischen oder benignen Leberläsionen bei Patienten ohne bekannten Primärtumor. Hierbei kann gerade bei jüngeren Patienten die MRT wegen der fehlenden Strahlenexposition anstatt einer CT, also direkt nach einem sonographisch geäußerten Verdacht, durchgeführt werden.
- Verlaufsbeurteilung bei bekannten Lebermalignomen (Tab. 1.1).

Untersuchungstechnik

Patientenvorbereitung, Lagerung und Abbildungsebenen

Als Patientenlagerung ist die bequeme Rückenlage Standard, wobei eine Knierolle von den meisten Patienten als angenehm empfunden wird. Bei Untersuchungen an Geräten mit hoher Magnetfeldstärke ohne Verwendung einer Phased-Array-Körperspule hat sich das Anlegen eines Bauchgurts zur Reduktion der Atemtiefe und damit der Atmungsartefakte bewährt. Derselbe Zweck wird auch bei Verwendung einer Phased-Array-Körperspule erzielt. Vor der Durchführung von Untersuchungstechniken ohne Atemstillstand – also während freien Atmens – sind die Patienten sorgfältig anzuweisen, möglichst flach und gleichmäßig zu atmen, um größere Atemexkursionen der Bauchdecke zu vermeiden (Abb. 1.1). Dies gilt insbesondere auch vor der Durchführung von Sequenzen mit

Tabelle 1.1 Untersuchungstechnik für verschiedene Indikationen

Indikation	Sequenz	Orientierung	Nativ/KM	Bemerkung
Unklare Leberläsionen	T1w GRE-IP oder T1w TSE	tra	nativ	für die Detektion
	T1w GRE-OP	tra		zur Beurteilung einer Steatosis hepatis (diffus oder fokal), Tumorverfettung als differenzialdiagnostisches Kriterium
	T2w TSE	tra	nativ	Detektion und Charakterisierung
	stark T2w TSE	tra	nativ	als Einzelschusstechnik bzw. während Atemstopp, zur verbesserten Unterscheidung zwischen soliden Tumoren und Zysten bzw. Hämangiomen
	T1w GRE-IP oder T1w 3D-GRE (z. B. VIBE)	tra	unspez. KM	dynamische Untersuchung nach bolusförmiger Applikation eines unspezifischen KM, Erfassung der arteriellen, portalvenösen sowie weiterer später Phasen, Detektion hypervaskularisierter Läsionen, Charakterisierung
Präoperativ	Nativuntersuchung wie oben, zusätzlich			
	T1w GRE-IP oder T1w TSE	tra	hepatobiliäres KM mit Bolusinjektion	dynamische Untersuchung wie oben beschrieben, in Spätphase Differenzierung zwischen hepatozellulären und nicht hepatozellulären Tumoren
			hepatobiliäres KM mit Infusion	unmittelbar nach Infusion zur verbesserten Detektion, in Spätphase Differenzierung zwischen hepatozellulären und nichthepatozellulären Tumoren
	T1w oder T2*w GRE	tra	SPIO mit Bolusinjektion	dynamische Untersuchung wie oben beschrieben, in der Spätphase zur verbesserten Detektion, Differenzierung zwischen Entitäten aufgrund des Kupffer-Zell-Gehaltes
	T2w TSE oder T2*w GRE	tra	SPIO mit Infusion	unmittelbar nach Infusion zur verbesserten Detektion, Spätphase, s. oben
Verlaufskontrolle	T1w GRE oder TSET2w TSE	tra	nativ	Bestimmung von Tumoranzahl und -größe

Anmerkung: Für alle Indikationen gegebenenfalls zusätzlich koronare oder sagittale Orientierung mit schnellen Sequenzen. IP = In-Phase, OP = Gegen-Phase.

atemgetriggerter Datenaufnahme. Vor der Durchführung von schnellen Untersuchungen, für die ein Atemstopp erforderlich ist, sollte der Patient durch Aufklärung auf die entsprechenden Atemkommandos vorbereitet werden. Falls eine i. v. Kontrastmittelinjektion geplant ist, sollte dem Patienten vor der Lagerung im Magneten eine flexible Verweilkanüle, am besten antekubital, gelegt und diese über einen Verlängerungsschlauch mit einer NaCl-gefüllten Spritze oder, falls vorhanden, mit einer MR-kompatiblen Injektionspumpe verbunden werden.

Die MR-Untersuchung der Leber wird primär mit axialer Schichtorientierung durchgeführt. Die interessierenden anatomischen Strukturen und pathologischen Veränderungen sind in der transversalen Schicht in der Regel gut abgebildet und voneinander abgrenzbar. Zudem ergibt sich eine gute Vergleichbarkeit der axialen MR-Bilder zu Aufnahmen der entsprechenden CT-Untersuchung. Ergänzend können koronare oder sagittale Schichtorientierungen eingesetzt werden, um z. B. die Lagebeziehung einer Leberraumforderung zu den Lebergefäßen besser dokumentieren zu können oder z. B. die Unterscheidung zwischen einer Raumforderung im subphrenischen Recessus und einer intrahepatischen Läsion zu ermöglichen. Mit den heute verfügbaren schnellen Pulssequenzen, mit denen mehrere Schichten während eines Atemstopps akquiriert werden können, bedeutet im Gegensatz zu früher die Aufnahme einer zusätzlichen Schichtorientierung keinen wesentlichen zeitlichen Mehraufwand. Nicht zuletzt eignet sich die koronare Schichtorientierung mit ihrer topographischen Übersicht gut, pathologische Prozesse des Oberbauches dem klinischen Partner anschaulich zu demonstrieren.

Spulen

Nahezu alle Gerätehersteller bieten für die abdominelle MRT Phased-Array-Körper- oder Torsospulen an. Mit dieser Zusatzausrüstung kann das S/R-Verhältnis im

Vergleich zur Standardkörperspule verbessert werden (20). Dieser Signalgewinn kommt insbesondere schnellen Sequenzen zugute. Als relativer Nachteil ist die sehr signalreiche Darstellung des subkutanen Fettgewebes zu werten, wodurch bei Datenaufnahme während freien Atmens akzentuierte Bewegungsartefakte entstehen können. Es empfiehlt sich daher bei Verwendung einer Phased-Array-Körperspule der Einsatz von Sequenzen während Atemstopps, bei Sequenzen während freien Atmens der Einsatz einer Methode zur Fettsuppression (s. u.). Neben dem Aspekt des Gewinns an S/R ist eine Phased-Array-Körperspule mit möglichst vielen Elementen (4 oder besser mehr) Voraussetzung für den Einsatz der so genannten parallelen Bildgebung (z. B. SENSE, sensitivity encoding) zur Reduktion der Messzeit unter die übliche Dauer einer Mittelung. Die parallele Bildgebung kann also eingesetzt werden, um die Messzeit für Sequenzen zu verkürzen oder unter Beibehalt der Akquisitionszeit die Auflösung zu erhöhen; dies gilt sowohl für T1w als auch T2w Sequenzen (9, 34, 71). Allerdings muss hierbei mit einer Reduktion des S/R gerechnet werden (64).

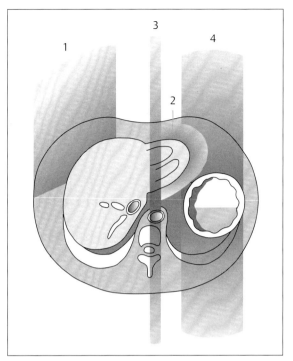

Abb. 1.1 Schematisches axiales Bild des Oberbauches mit Darstellung verschiedener Bewegungsartefakte aus Atmung (1), Herz- (2) und Gefäßpulsation (3) sowie Darmperistaltik (4) (nach Stark u. Mitarb.).

Pulssequenzen

Die Standarduntersuchung beinhaltet native T1w und T2w Sequenzen. Die Feldstärkenbereiche – die heute kaum noch gebräuchliche mittlere Feldstärke um 0,5 T, hohe Feldstärke von 1,0–1,5 T – sollten bezüglich der Wahl der Untersuchungstechnik und Parameter getrennt betrachtet werden.

Grundlage für die sichere Detektion und Abgrenzung pathologischer Veränderungen sowie deren differenzialdiagnostische Beurteilung ist ein hoher Weichteilkontrast. Der Kontrast muss allerdings im Verhältnis zur Bildqualität gesehen werden, wobei diese im Wesentlichen aus dem Fehlen von Bewegungsartefakten sowie einem hohen S/R-Verhältnis resultiert. Eine gute Bildqualität wird oftmals mit einer hohen anatomischen Detailerkennbarkeit bzw. örtlichen Auflösung gleichgesetzt (Abb. 1.**2**).

T1w Bildgebung

Für die T1w Bildgebung werden insbesondere im hohen Feldstärkenbereich Mehrschicht-GRE-Sequenzen (z. B. FLASH, FFE) zur Datenaufnahme während Atemstopp eingesetzt (Tab. 1.**2**). Einerseits werden hierdurch Atemartefakte eliminiert, andererseits ermöglichen die hierbei verwendeten, extrem kurzen Echozeiten einen starken T1w Kontrast. Je nach Leistungsfähigkeit des Gradientensystems können 5 bis ca. 25 Schichten während eines Atemstopps von ca. 15–25 s aufgenommen werden. Somit gelingt die Abbildung der Leber je nach Schichtzahl und gewählter Schichtdicke in 1–3 Atemanhaltephasen mit hohem Kontrast und guter Bildqualität. Derartige Mehrschicht-GRE-Sequenzen sind auch im niedrigen Feldstärkenbereich verfügbar, hier müssen jedoch Abstriche bezüglich des S/R-Verhältnisses gemacht werden. Alternativ zur Mehrschicht-GRE-Sequenz mit TR-Werten um 150 ms und TE-Werten um 5 ms können sequenzielle Einzelschichtsequenzen mit sehr kurzem TR und TE (10–20 ms bzw. 2–7 ms) verwendet werden. Zur Verbesserung des aufgrund der kurzen TR- und TE-Werte primär niedrigen Kontrasts sind diese Sequenzen mit einem vorgeschalteten Inversionspuls kombiniert (z. B. Turbo-FLASH oder Turbo-FFE). Alternativ zu den vorgenannten 2D-GRE-Sequenzen kann auch eine 3D-GRE-Sequenz mit Fettsuppression eingesetzt werden (z. B. VIBE, volumetric interpolated breath-hold examination) (50). Der Vorteil der 3D-GRE-Sequenz liegt in den erreichbaren, geringeren Schichtdicken. Es können z. B. 32 Schichten à 5,0 mm in etwa 20–23 s gemessen und zu 64 Schichten à 2,5 mm interpoliert werden. Allerdings ist hiermit in der Nativuntersuchung die Signalausbeute und der Kontrast geringer als mit den genannten T1w 2D-Sequenzen. Diese 3D-GRE-Technik eignet sich insbesondere für die dynamische Untersuchung nach i. v. Injektion eines Gd-haltigen Kontrastmittels oder für Spätaufnahmen nach i. v. Injektion eines hepatobiliären Kontrastmittels (s. u.).

Stehen Techniken zur schnellen Akquisition mit ausreichender Bildqualität und gutem Kontrast nicht zur Verfügung, können bei mittlerer Feldstärke T1w Bilder sowohl mit SE- bzw. TSE-Sequenzen als auch mit GRE-Sequenzen in konventioneller Weise mit multipler Datenmittelung und Aufnahmezeiten von 4–8 min erstellt werden. Die multiple Datenmittelung bedingt neben einer Reduktion

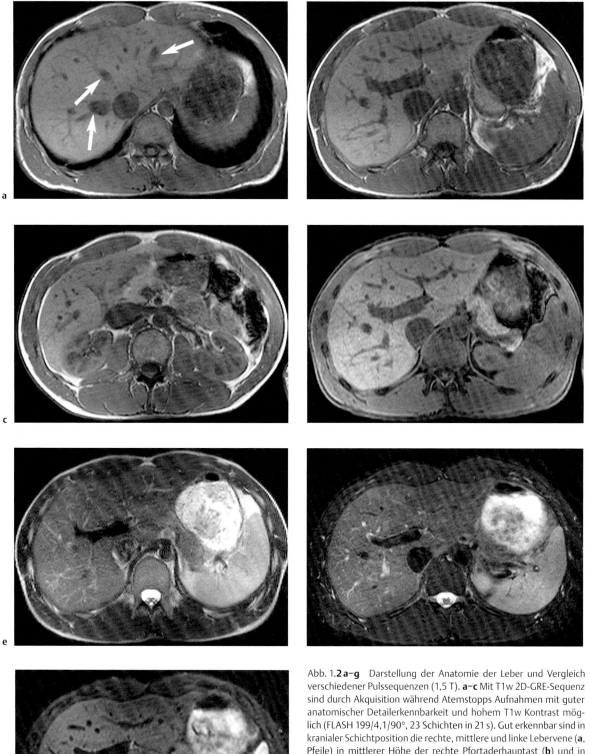

Abb. 1.2 a–g Darstellung der Anatomie der Leber und Vergleich verschiedener Pulssequenzen (1,5 T). **a–c** Mit T1w 2D-GRE-Sequenz sind durch Akquisition während Atemstopps Aufnahmen mit guter anatomischer Detailerkennbarkeit und hohem T1w Kontrast möglich (FLASH 199/4,1/90°, 23 Schichten in 21 s). Gut erkennbar sind in kranialer Schichtposition die rechte, mittlere und linke Lebervene (**a**, Pfeile) in mittlerer Höhe der rechte Pfortaderhauptast (**b**) und in kaudaler Schichtposition der kaudale rechte Leberlappen (**c**) (s. auch Abb 1.7). **d** Zum Vergleich Bild mit T1w fettsupprimierter 3D-GRE-Sequenz in mittlerer Höhe (VIBE 4,9/2,4/10°, 32 gemessene, 64 interpolierte Schichten in 22 s). **e–g** Ebenfalls in mittlerer Höhe T2w Aufnahmen mit Einzelschuss-TSE-Sequenz (HASTE ∞/80, 23 Schichten in 21 s), T2w atemgetriggerter fettsupprimierter TSE-Sequenz (TSE 5900/77, ETL = 21, 31 Schichten in ca. 5 min) und mit T2w Echoplanarsequenz (EPI ∞/59, 31 Schichten in 5 s).

Fokale Leberläsionen

Tabelle 1.2 Empfohlene Sequenzen und Sequenzparameter

Gewich-tung	Orientie-rung	Sequenz-typ	TR (ms)	TE (ms)	Flip (°)	ETL	FS	Matrix ($N_{phase} \times N_{frequ}$)	FOV (mm)	N_{SL}	N_{AC}	SD (mm)	T_{AC} (s/min)	Atem-stopp
T1	tra	2D-GRE	ca. 170–200	2,2–7	90	–	nein	116 × 256	300 (6/8)	23	1	7	23 s	ja
T1	tra	3D-GRE (VIBE)	5–7	2,2–2,6	10	–	ja	116 × 256	300 (6/8)	64	1	2,5	20–24 s	ja
T1	tra (alternativ)	SE oder TSE	500	10–15	–	–	nein	128 × 256	300 (6/8)	19	4	8	4–8 min	nein
T2	tra	TSE	5000	80–100	–	7–15	ja	128 × 256	300 (6/8)	21	3	7	4–7 min	nein
T2	tra (alternativ)	TSE Atemt-rigger	2500	80	–	7–15	ja	168 × 320	300 (6/8)	48	2	4	5–7 min	nein
T2	tra	HASTE	∞	60–80 ms	–	festgelegt	ja/nein	116 × 256	300 (6/8)	23	1	7	23 s	ja

Schichtabstand 10–20 % der Schichtdicke (Distanzfaktor 0,01–0,2). Bei T1w GRE TE für In-Phase und Gegen-Phase s. Tab. 1.3. Beachte:Die angegeben Sequenzparameter gelten angesichts der Vielzahl von Geräte- und Sequenztypen lediglich als Beispiel, je nach Verfügbarkeit können die Sequenzen mit Techniken der parallelen Bildgebung zur Verkürzung der Messzeit kombiniert werden (bei Sequenzen mit 1 Mittelung). Hierbei ist eine eventuelle Verminderung des S/R-Verhältnisses zu berücksichtigen.

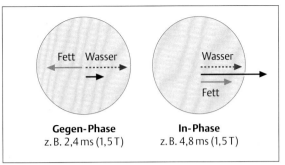

Abb. 1.3 Schema zur Gegen-Phase- und In-Phase-Bildgebung mittels GRE-Sequenzen. Aufgrund eines geringen Unterschieds in der Präzessionsfrequenz von Protonen in wässriger und fettiger Umgebung wird bei Vorliegen einer feindispersen Mischung von Wasser und Fett (z. B. bei einer Steatosis hepatis) in GRE-Sequenzen die Höhe des Echos im Sinne einer Schwebung moduliert. Bei Gegen-Phase-Bedingung subtrahieren sich innerhalb eines Volumenelements die Signalbeiträge aus wässriger und fettiger Umgebung, es resultiert eine niedrige Signalintensität (links). Bei In-Phase-Bedingung addieren sich die Signalbeiträge und es resultiert eine hohe Signalintensität (rechts). Vergleiche auch Abb. 1.4.

von Bewegungsartefakten durch Erhöhung des S/R-Verhältnisses auch eine Verbesserung von Kontrast und Bildqualität mit guter anatomischer Detailerkennbarkeit (15, 59). Wegen der kurzen T1-Relaxationszeiten bei mittlerer Feldstärke wird zum Erzielen eines hohen T1w Kontrasts sowohl für TSE- als auch GRE-Sequenzen eine kurze TR-Einstellung von 250–350 ms gewählt. Die Echozeiten sollten so kurz wie möglich sein (SE und TSE 10–15 ms, GRE 5–10 ms). Bei hohen Feldstärken ist für die konventionelle Aufnahmetechnik ebenfalls eine SE- oder TSE Sequenz geeignet, wobei wegen verlängerter T1-Relaxationszeiten auch der TR-Wert verlängert wird (400–500 ms). Die Anzahl der Datenmittelungen sollte nicht über vier liegen, entsprechend einer Untersuchungszeit von ca. 8 min. Hierbei sollten die kürzest möglichen Echozeiten (TE 10–15 ms) verwendet werden. GRE-Sequenzen eignen sich für die konventionelle Untersuchung mit multipler Datenmittelung während freien Atmens aufgrund akzentuierter Bewegungsartefakte nicht für hohe Feldstärken. Falls Messungen ohne Atemstopp mit einer Phased-Array-Körperspule durchgeführt werden, ist die Verwendung einer Fettsuppressionstechnik zu empfehlen, da das spulennahe, subkutane, sehr signalreiche Fettgewebe sonst zu stark ausgeprägten Bewegungsartefakten führt.

In-Phase- und Gegen-Phase-Bildgebung

Bei der Verwendung von GRE-Techniken liefern Sequenzen mit In-Phase-Echozeit (engl. in phase, IP) und Gegen-Phase-Echozeit (engl. opposed phase, OP) Bilder unterschiedlicher Qualität und diagnostischer Aussagekraft. Die entsprechenden Echozeiten sind von der Feldstärke abhängig (Tab. 1.3). Die Effekte kommen durch Addition bzw. Subtraktion von Signalbeiträgen aus wässriger und fettiger Umgebung innerhalb eines Volumenelements zustande (Abb. 1.3).

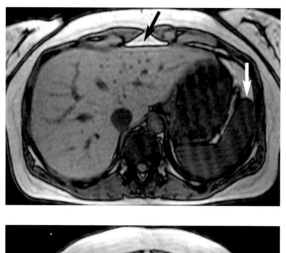
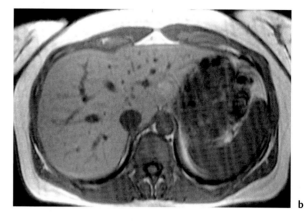
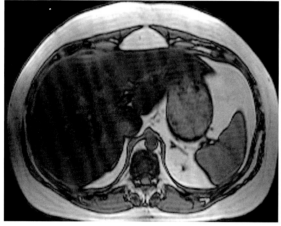
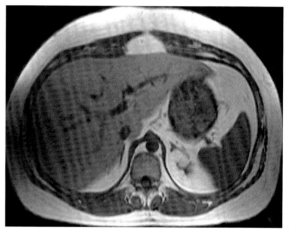

Abb. 1.**4a–d** Gegen-Phase- und In-Phase-Bildgebung mit T1w GRE-Sequenz, TR 199 ms, TE 2,4 (**a, c**) und 4,8 (**b, d**) ms, α 90° bei zwei verschiedenen Patienten ohne fokale Leberläsionen (1,5 T). **a, b** Keine Leberverfettung. **c, d** Ausgeprägte Leberverfettung. Im Fall ohne Leberverfettung erkennt man im Gegen-Phase-Bild lediglich die charakteristischen, signalarmen Säume um die parenchymatösen Organe bzw. an den Muskel-Fett-Grenzen (**a**, Pfeile). Im Fall der Leberverfettung im Gegen-Phase-Bild homogene, nahezu signalfreie Darstellung des Leberparenchyms (**c**). Im In-Phase-Bild kein Unterschied zwischen den beiden Patienten mit jeweils normaler, signalreicher Abbildung der Leber (**b, d**).

Tabelle 1.**3** Abhängigkeit der In-Phase- und Gegen-Phase-Echozeiten von der Feldstärke (ungefähre Angaben in ms)

	In-Phase	**Gegen-Phase**
0,5 T	Vielfache von 14	7 plus Vielfache von 14
1,0 T	Vielfache von 6,6	3,3 plus Vielfache von 6,6
1,5 T	Vielfache von 4,4	2,2 plus Vielfache von 4,4

Typischerweise stellen sich im Gegen-Phase-Bild Grenzflächen zwischen Geweben mit unterschiedlichem Wasser- bzw. Fettgehalt dunkel dar (Abb. 1.**4a, b**). Gegen-Phase-Bilder sind insbesondere sehr empfindlich für den Nachweis fein verteilter Verfettungen, wie sie z. B. bei der Steatosis hepatis vorkommen (45). Hier wird das verfettete Leberparenchym im Vergleich zum In-Phase-Bild signalarm dargestellt (Abb. 1.**4c, d**). Bei Vorliegen einer Steatosis hepatis ist zu beachten, dass in der T1w GRE-Sequenz fokale Leberläsionen nur im In-Phase-Bild sicher erkannt werden, während sie im Gegen-Phase-Bild dem Nachweis entgehen können (Abb. 1.**5**).

T2w Bildgebung

Für die Wahl der T2-betonten Untersuchungstechnik existieren keine wesentlichen Unterschiede zwischen mittlerer und hoher Feldstärke. Als Techniken werden nahzu ausschließlich Turbo- oder Fast-SE-(TSE bzw. FSE)Sequenzen eingesetzt, entweder als klassische TSE-Sequenz während freien Atmens oder als Einzelschuss-Sequenz während Atemstopps (Single-shot-TSE, z. B. HASTE). Während freien Atmens kann die gesamte Leber in 2–4 min abgebildet werden, mit der Einzelschuss-Variante kann die gesamte Leber während eines Atemstopps in ca. 23 s untersucht werden (Tab 1.**2**). Allerdings muss beachtet werden, dass Läsionen, die gegenüber dem Lebergewebe nur eine gering verlängerte T2-Relaxationszeit aufweisen, im Vergleich zur Standard-T2w-SE-Sequenz mit TSE-Techniken schlechter nachweisbar sein können, insbesondere, wenn es sich um kleine Läsionen

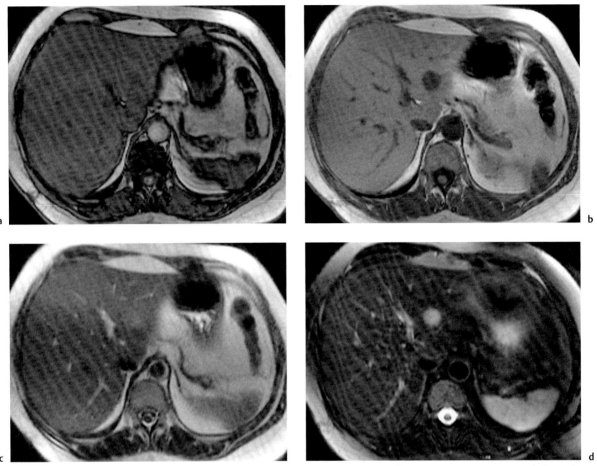

Abb. 1.5 a–d Gegen-Phase- und In-Phase-Bildgebung mit T1w GRE-Sequenz, TR 199 ms, TE 2,4 (**a**) und 4,8 (**b**) ms, α 90° bei fokaler Leberläsion und Steatosis hepatis (1,5 T). **a** Im Gegen-Phase-Bild Nivellierung des Leber-Tumor-Kontrasts durch signalarme Darstellung des steatotischen Leberparenchyms. **b** Im In-Phase-Bild kontrastreiche Darstellung der Lebermetastase. **c** Im Vergleich hierzu ebenfalls niedriger Leber-Tumor-Kontrast in T2w Einzelschuss-TSE-Sequenz, Grund hierfür ist eine Signalüberhöhung von fetthaltigen Strukturen in TSE Sequenzen mit langen Echozügen und kurzem Interechoabstand. **d** Gute Abgrenzbarkeit des Lebertumors mit T2w fettsupprimierter konventioneller TSE-Sequenz.

handelt (5). Übliche Echozeiten liegen bei ca. 60–110 ms, zur Differenzierung von soliden Lebertumoren gegenüber Hämangiomen und Zysten kann die Echozeit weiter erhöht werden (33). Bei konventionellen TSE-Sequenzen können mehrere Echozeiten einschließlich sehr später Echos im Sinne einer Multiechosequenz ausgelesen werden. Für konventionelle TSE-Sequenzen kann die Repetitionszeit bei niedriger Feldstärke 1600–2000 ms betragen, bei hoher Feldstärke sollte sie wegen der Verlängerung der T1-Relaxationszeiten nicht unter 2500 ms liegen. Als schnellste Technik gilt die Methode des Echo-planar-Imaging (EPI). Diese Technik erforderte früher spezielle technische Voraussetzungen, kann jedoch an den meisten heute üblichen MRT-Geräten mit der standardmäßigen Geräteausstattung eingesetzt werden. Sie liefert grundsätzlich T2w Bilder und erlaubt die Abbildung der Leber in weniger als 5 s. Eine weitere schnelle Sequenz für T2w Aufnahmen basiert auf dem Steady-State-Prinzip während freier Präzession (z. B. True FISP) und wird in der Herzbildgebung oder zur Darstellung anderer schneller dynamischer Prozesse eingesetzt. Für die T2w MRT der Leber erscheint sie gegenüber anderen schnellen Verfahren (z. B. HASTE) unterlegen (21). Für T2w Sequenzen verbessert die Verwendung von Fettsuppression die Bildqualität im Allgemeinen und zudem den Leber-Tumor-Kontrast. Fettsupprimierte Techniken haben für die T2-Gewichtung eine höhere Bedeutung als für die T1-Gewichtung. Es können mehrere Arten von Fettunterdrückung unterschieden werden (s. u.).

Bewegungsartefakte und Artefaktreduktion

In der MRT der Leber stellen Bewegungsartefakte ein zentrales Problem dar. Die effiziente Unterdrückung, oder besser Vermeidung, dieser Artefakte ist eine wesentliche Voraussetzung, um eine für die Diagnostik ausreichende Bildqualität mit guter anatomischer Detailerkennbarkeit zu erzielen. Daher werden im Folgenden einige Ursachen für Bewegungsartefakte in der MRT des Abdomens aufgeführt und die wesentlichen, heute gebräuchlichen Techniken zur Artefaktreduktion genannt und diskutiert.

Im Oberbauch entstehen Bewegungsartefakte durch die Atmung (die durchschnittliche kraniokaudale Lageänderung der Leber während einer Atemexkursion beträgt z. B. 3–5 cm), durch Fluss in Gefäßen und Gefäßpulsationen, durch subdiaphragmal fortgeleitete Pulsationen des Herzens sowie durch die Peristaltik des Gastrointestinaltrakts (Abb. 1.1). Die Bewegung anatomischer Strukturen während der Datenakquisition führt unabhängig von der Bewegungsrichtung einerseits zu Konturunschärfen und andererseits zu Konturdoppelungen in Richtung des Phasenkodiergradienten („Ghost"-Artefakte). Konturdoppelungen – z. B die Überlagerung des MR-Bildes durch wiederholte Abbildung der signalintensiven Bauchdecke – sind Fehlprojektionen aufgrund von Atmungsbewegung während der Ortskodierung durch die Magnetfeldgradienten. Pulsationsartefakte – die wiederholte Darstellung des Querschnitts großer Gefäße in Phasenkodierrichtung – resultieren aus dem Blutfluss im Bildgebungsvolumen (Abb. 1.1).

Zahlreiche Strategien zur Reduktion von Bewegungsartefakten sind heute an Geräten bzw. in den Sequenzen integriert. Die Artefaktreduktionsmethoden können in unspezifische und spezifische Maßnahmen unterteilt werden. Auch wenn diese Techniken an heutigen Geräten in den entsprechenden Lebersequenzsammlungen für den Gebrauch fertig eingerichtet und daher für den Anweder u. U. selbstverständlich oder auch unsichtbar sind, sollen sie hier kurz erläutert werden (vgl. auch Abb. 1.2).

Die einfachste unspezifische Maßnahme zur Reduktion von Bewegungsartefakten ist die der bereits erwähnten mehrfachen Bildmittelung. Die spezifischen Maßnahmen zur Reduktion von Bewegungsartefakten umfassen im Wesentlichen den Einsatz von Vorsättigungspulsen, die Untersuchung während Atemstillstands, die Verwendung von Bewegungskompensationsgradienten (auch Flusskompensation genannt), Atemtriggerung oder Atemgating, Ordnung der Phasenkodierung nach der Atemexkursion sowie die Unterdrückung des Fettsignals.

Mit Vorsättigungspulsen werden breite, an das Messvolumen kranial und kaudal angrenzende Schichten vorgesättigt, sodass die mit dem Blut in das Messvolumen einströmenden Spins kein Signal geben können. Hierdurch erscheinen die Gefäße signalfrei und Pulsations- bzw. Einflussartefakte werden unterdrückt. Einflussartefakte treten besonders bei T1w Techniken, hier vor allem bei schnellen GRE-Sequenzen und in Verbindung mit intravenöser Kontrastmittelapplikation auf, sodass sich die Anwendung von Vorsättigungspulsen gerade in diesen Fällen vorteilhaft auswirkt. Die Verwendung der Vorsättigungstechnik kann allerdings eine Verlängerung von TR und damit der Untersuchungszeit zur Folge haben.

Die Untersuchung mit schnellen Sequenzen während Atemstillstands schaltet Artefakte durch Atmung vollständig aus, während Artefakte durch fortgeleitete Herzpulsation im linken Leberlappen sowie durch die Peristaltik des Gastrointestinaltrakts noch auftreten können. Bei Subsekundenbildgebung (Einzelschuss-TSE, Turbo-FLASH bzw. Turbo-FFE) werden letztlich auch Artefakte durch Herzbewegung und Peristaltik vermieden.

Gradienten zur Bewegungskompensation reduzieren Signalverlust und Fehlprojektion bewegter Strukturen und vermindern somit auch „Ghost"-Artefakte (14). Das minimal mögliche TE wird durch Bewegungskompensationsgradienten allerdings verlängert, sodass diese Technik vor allem mit T2w Sequenzen kombiniert wird. In der T2w Untersuchung der Leber kann die Verwendung der Bewegungskompensation zur Folge haben, dass Blut in den intrahepatischen Gefäßen signalreich dargestellt wird. Hierdurch kann es zu Problemen bei der Unterscheidung von kleinen Leberläsionen und Gefäßquerschnitten kommen.

Die Unterdrückung des Fettsignals kann auf verschiedene Arten erfolgen. Mit der spektralen Fettunterdückung wird das Fettsignal frequenzselektiv supprimiert. Hierfür ist eine gute spektrale Trennung von Wasser- und Fettsignal erforderlich, sodass diese Methode bei hoher Feldstärke (1,0–1,5 T) und guter Magnetfeldhomogenität erfolgreich eingesetzt werden kann. An modernen Geräten sorgt eine automatische Optimierung der Magnetfeldhomogenität (shim) vor dem Start der entsprechenden fettsupprimierten Sequenz in der Regel für eine gute Fettsuppression über ein großes Volumen. Als zweite Methode wird die Short-Time-Inversion-Recovery-Methode (STIR) eingesetzt, bei der die Zeit von der Inversion bis zum Nulldurchgang des Fettgewebes während der T1-Relaxation als Inversionsverzögerung (100–170 ms) verwendet wird, sodass sich Fettgewebe signalfrei darstellt. Die STIR-Methode arbeitet weitgehend unabhängig von der Magnetfeldhomogenität und wird bei allen Feldstärken eingesetzt. Sie hat jedoch den Nachteil einer längeren Aufnahmezeit, der aber durch Kombination der STIR-Methode mit den TSE- bzw. FSE-Sequenzen relativiert wird (sog. Turbo-Inversion-Recovery-Sequenzen, TIR). Eine weitere Methode zur Fettunterdrückung ist die so genannte SPIR-Technik mit frequenzselektiver Inversion des spektralen Fettanteils. Bei T2w Sequenzen während freien Atmens in Verbindung mit einer Phased-Array-Körperspule ist eine effiziente Fettsuppression zur Vermeidung von Bewegungsartefakten unabdingbar (Abb. 1.6 a, b).

Die Atemtriggerung wird nahezu ausschließlich für die T2w Bildgebung eingesetzt. Voraussetzung für eine Atemtriggerung der Datenakquisition ist eine entsprechende gerätetechnische Ausstattung bzw. eine entsprechende Pulssequenz, die es ermöglicht, die Datenakquisition während der Untersuchung auf einen definierten Abschnitt des Atemzyklus zu begrenzen. Dies ist meist das exspiratorische Plateau. Eine Atemtriggerung bedeutet zwangsläufig eine Verlängerung der Untersuchungszeit auf das Zweifache oder mehr. Die Atembewegung kann auf unterschiedliche Weise abgegriffen werden. Üblich ist z. B. ein Gurt mit Dehnungssensor, der um den Bauch gelegt wird, oder ein Polster mit Drucksensor, das zwischen vorderer Bauchwand und ventralem Element einer Phased-Array-Körperspule positioniert wird. Praktisch in der Handhabung und effizient in der Wirkung ist auch die

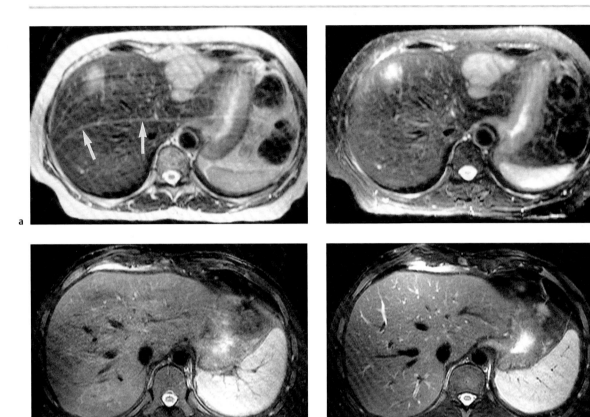

Abb. 1.6a–d Techniken zur Reduktion von Bewegungsartefakten bei T2w Sequenzen mit Datenaufnahme während freiem Atmens. a, b Bedeutung der Fettsuppression bei Verwendung einer Phased-array-Körperspule (1,5 T). T2w TSE-Sequenz ohne (a) und mit (b) Fettsuppression. Durch SI-Überhöhung der spulennahen Strukturen ausgeprägte Bewegungsartefakte über der Leber in a (Pfeile); diese können durch Fettsuppression deutlich vermindert werden. c, d Effekt einer Atemtriggerung (1,5 T). T2w TSE-Sequenz mit Fettsuppression: ohne (c) und mit (d) Atemtriggerung mittels Navigatortechnik. Mit Atemtriggerung deutlich verbesserte Bildqualität und Detailerkennbarkeit (d gegenüber c).

Verwendung der Navigatortechnik zum Monitoring der Zwerchfellbewegung, wie sie aus der Herzbildgebung bekannt ist (2, 73). Bei effizienter Atemtriggerung kann aufgrund des Fehlens von Bewegungsartefakten und Konturunschärfen die Matrix z. B. auf eine Basisauflösung von 320 erhöht werden. Wird zusätzlich ein Spasmolytikum eingesetzt, können Aufnahmen von hoher Detailerkennbarkeit sowohl hepatischer als auch extrahepatischer Strukuren gewonnen werden (Abb. 1.6c, d). Keine Auswirkung auf die Untersuchungszeit hat die Technik der Ordnung der Phasenkodierung nach der Atemexkursion. Hierbei werden die für den Bildaufbau maßgeblichen zentralen Phasenkodierschritte in mittlerer Atemlage aufgenommen, wodurch eine Verbesserung der Bildqualität resultiert.

Für die Untersuchung der Leber ist die Gabe von Buscopan oder Glucagon zur Reduktion der peristaltikbedingten Bewegungsartefakte des Gastrointestinaltrakts in der Regel nicht notwendig, insbesondere nicht bei Verwendung schneller Untersuchungstechniken, sie kann jedoch die Bildqualität gerade bei atemgetriggerten Aufnahmen verbessern.

Kontrastmittel

Für die MRT der Leber stehen für die i. v. Anwendung neben unspezifischen Kontrastmitteln mittlerweile mehrere gewebespezifische Substanzen zur Verfügung. Da sich die verschiedenen Substanzgruppen bezüglich ihrer Eigenschaften (Effekt auf die Relaxationszeiten, Organverteilung, Pharmakokinetik) und damit auch bezüglich der entsprechenden Untersuchungsprotokolle unterscheiden, werden ihre wesentlichen Eigenschaften hier kurz erläutert.

Unspezifische Kontrastmittel

Seit längerem befinden sich als unspezifische i. v. MR-Kontrastmittel Magnevist (Gd-DTPA) oder Dotarem (Gd-DOTA) in der klinischen Anwendung. In jüngerer Zeit wurden mehrere so genannte nichtionische oder niederosmolare Kontrastmittel, wie z. B. Omniscan (Gadodiamide, Gd-DTPA-BMA), Prohance (Gadoteridol, Gd-HP-DO3A) oder Optimark (Gadoversetamide), entwickelt. Alle diese Kontrastmittel verteilen sich nach Injektion rasch im Extrazellulärraum und werden über die Nieren ausgeschieden, sind also bezüglich ihrer Pharmakokinetik mit den jodhaltigen Röntgenkontrastmitteln vergleichbar, wie sie auch für die Computertomographie der Leber eingesetzt werden. Ihr Effekt ist vor allem eine strake Verkürzung der T1-Relaxationszeit, der opitmal mit stark T1w Sequenzen sichtbar gemacht wird.

Die intravenöse bolusförmige Injektion eines unspezifischen, Gd-haltigen Kontrastmittels findet ihren Einsatz in der dynamischen Untersuchung der Leber (Tab. 1.**1**). Standarddosierung für diese Substanzen ist 0,1 mmol Gd/kg KG. Die erforderliche, relativ kleine KM-Menge (ca. 10–20 ml bei Standarddosis) ist gerade bei der bolusförmigen Applikation als Vorteil zu werten.

Gewebespezifische Kontrastmittel
Unter den gewebespezifischen Kontrastmitteln unterscheidet man superparamagnetische Eisenoxidpartikel (SPIO-Partikel, Magnetite) mit überwiegender Anreicherung in Leber und Milz (Endorem, Sinerem, Resovist) und paramagnetische, niedermolekulare Substanzen mit hepatozellulärer Aufnahme wie z. B. Teslascan (Mn-DPDP), Multihance (Gd-BOPTA) und Primovist (Gd-EOB-DTPA). Alle genannten Substanzen stehen mittlerweile für den klinischen Einsatz zur Verfügung, mit Ausnahme von Sinerem, das sich in der klinischen Prüfung befindet und für das lediglich für die MR-Lymphknotendiagnostik eine Zulassung angestrebt wird.

Magnetite sind kleinste Eisenpartikel, die nach intravenöser Applikation von Zellen des mononukleären phagozytierenden Systems (MPS) aufgenommen werden – dies sind vor allem Kupffer-Zellen in der Leber und Makrophagen in der Milz – und in den entsprechenden Geweben durch die starke T2-Verkürzung zu einem Signalverlust führen (55, 61). Durch die selektive Aufnahme der Magnetite im MPS des gesunden Lebergewebes lässt sich eine besonders kontrastreiche Demarkierung intrahepatischen Fremdgewebes erzielen (60, 66). Der Effekt der Magnetite ist bereits bei sehr geringen Dosierungen zu erreichen, eine gute Dosierung liegt zwischen 8 und 15 µmol Fe/kg KG. Der Effekt der Magnetite hält für mehrere Stunden bis Tage an und ist am besten mit intermediär gewichteten oder moderat T2w Pulssequenzen zu nutzen, d. h. bei langem TR mit nicht zu langem TE (< ca. 80 ms). Neben der Verkürzung der T2-Relaxationszeit bewirken SPIO auch eine Verkürzung der T1-Relaxationszeiten in ihrer Umgebung, allerdings nur, solange sich die Partikel frei im Blut oder in interstitieller Flüssigkeit bewegen (61). Daher kann in T1w Sequenzen mit sehr kurzen Echozeiten eine Signalsteigerung durch diese Kontrastmittel im Blut oder in Strukturen mit hohem Blutvolumen gesehen werden. Besonders stark ausgeprägt ist dieser signalsteigernde Effekt für ultrakleine SPIO (USPIO, z. B. Sinerem; s. auch Kap. 16 Lymphknoten), die aufgrund ihrer langen Bluthalbwertszeit als Blutpoolkontrastmittel benutzt werden können und zu längerdauernden Signalveränderungen in gut vaskularisierten Tumoren führen (54).

Die hepatozellulären Kontrastmittel sind niedermolekulare Verbindungen und führen durch ihre Aufnahme in die Hepatozyten und die T1-verkürzende Wirkung zu einem langanhaltenden Signalanstieg des Leberparenchyms bis zu 2 h und mehr nach intravenöser Injektion. Hierdurch erzielt man eine verbesserte Erkennbarkeit intrahepatischer Tumoren, in denen das Kontrastmittel nicht aufgenommen wird (19, 23, 48). Allerdings unterscheiden sich die verschiedenen Substanzen bezüglich des Ausmaßes der hepatobiliären Elimination. Multihance wird nur zu einem geringen Teil hepatobiliär ausgeschieden und bewirkt daher in der Leber lediglich einen moderaten signalsteigernden Effekt, Teslascan und Primovist werden zu etwa 50 % über die Leber ausgeschieden und bewirken im gesunden Lebergewebe einen starken und selektiven signalsteigernden Effekt. Die Substanzen werden in einer Dosierung von 0,01 mmol Mn/kg (Teslascan) und 0,1 mmol Gd/kg (Multihance) eingesetzt, Primovist wird in einer Dosis von 0,025 mmol Gd/kg eingesetzt.

Nicht alle gewebespezifischen MR-Kontrastmittel sind als i. v. Bolus injizierbar. Unter den zugelassenen SPIO-Kontrastmitteln kann nur Resovist als i. v. Bolus appliziert werden, Endorem wird als langsame Infusion verabreicht. Unter den hepatobiliären Substanzen können Primovist und Multihance als i. v. Bolus verabreicht werden, Teslascan wird als Infusion gegeben. Mit den bolusförmig applizierbaren Kontrastmitteln kann daher neben der Untersuchung in der Aufnahme- bzw. Spätphase auch eine dynamische Untersuchung durchgeführt werden.

Untersuchungsprotokolle

Nativuntersuchung
Empfohlene Pulssequenzen für die native MR-Diagnostik fokaler Leberläsionen können Tab. 1.**1** und 1.**2** entnommen werden.

Dynamische Untersuchung
Eine dynamische MRT kann sowohl mit unspezifischen Kontrastmitteln als auch mit bolusförmig applizierbaren hepatobiliären Kontrastmitteln durchgeführt werden. Hierbei wird mit einer T1w Mehrschicht-In-Phase-GRE-Sequenz oder mit einer fettsupprimierten 3D-GRE-Sequenz eine mehrphasige Untersuchung durchgeführt. Entsprechend der biphasischen KM-Anflutung über die A. hepatica und die V. portae (Abb. 1.**7**) sollte die erste Messung bei 15 s (arterielle Phase), die zweite Messung bei 55–60 s (portalvenöse Phase) nach Beginn der periphervenösen, bolusförmigen KM-Gabe gestartet werden. Weitere Aufnahmen können z. B. bei 2, 5 und 10 min durchgeführt werden. Eine vorherige Bestimmung der Kreislaufzeit hat sich als nicht notwendig erwiesen. Die Verwendung eines MR-kompatiblen KM-Injektors ist praktisch, aber nicht notwendig für das Gelingen einer dynamischen Untersuchung. Nach der KM-Injektion sollte der venöse Zugang sofort mit ca. 20 ml NaCl gespült werden. Die arterielle und die portalvenöse Untersuchungsphase sind vom zeitlichen Protokoll und bezüglich der Interpretation nahezu äquivalent zu einem biphasischen Spiral-CT der Le-

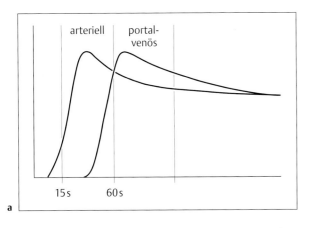
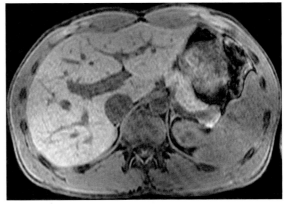
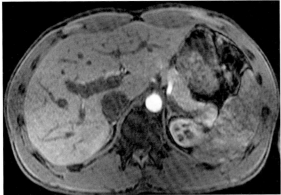
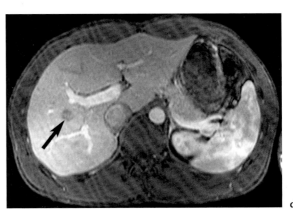
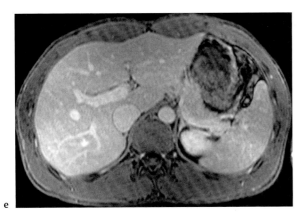

Abb. 1.7 a Schematische Darstellung der zeitlichen Abfolge der KM-Anflutung in die Leber über die A. hepatica (arterielle Phase) und V. portae (portalvenöse Phase). b–e Entsprechende MR-Untersuchungen einer dynamischen MRT mit T1w volumendeckender 3D-GRE-Sequenz (VIBE) mit unspezifischem Gd-haltigem KM: nativ (b), arterielle Phase mit ausschließlicher Kontrastierung von Arterien (c), portalvenöse Phase mit Kontrastierung der Pfortader und ihrer Aufzweigungen und beginnend des Leberparenchyms, jedoch noch nicht der Lebervenen (d, Pfeil) und parenchymatöse Phase mit Kontrastierung aller Lebergefäße und des Leberparenchyms (e) (Anmerkung: gleicher Patient wie in Abb 1.2).

ber. Dynamische Untersuchungen sind auch mit dem zugelassenen bolusförmig applizierbaren SPIO-Kontrastmittel Resovist möglich, hier kann eine T1w Serie wie für die Gd-haltigen unspezifischen Kontrastmittel durchgeführt werden, um den signalsteigernden Effekt während der Blutpoolphase auszunutzen. Alternativ dazu kann eine T2*w GRE-Sequenz gewählt werden, in der gut vaskularisierte Strukturen einen passageren Signalverlust zeigen.

Statische Aufnahme nach Anwendung gewebespezifischer Kontrastmittel
Entsprechend der Relaxationsbeeinflussung werden im Fall von hepatobiliären Substanzen Postkontrastaufnahmen mit stark T1w Sequenzen und bei SPIO-Kontrastmittel mit moderat T2w Sequenzen durchgeführt. Bei der Abgrenzung von hepatozellulären Tumoren (fokal noduläre Hyperplasie, gut differenziertes HCC) in Verbindung mit hepatobiliären Kontrastmitteln empfiehlt sich eine Spätaufnahme nach mindestens 2 h.

Bildgebung der normalen Anatomie

Das gesunde Leberparenchym stellt sich sowohl in T1w als auch in T2w Bildgebung mit homogener Signalintensität dar. Im Vergleich zur Milz ist im Normalfall die Leber in T1-Gewichtung hyperintens, in T2-Gewichtung hypointens. Die Lebergefäße erscheinen in T1-Gewichtung

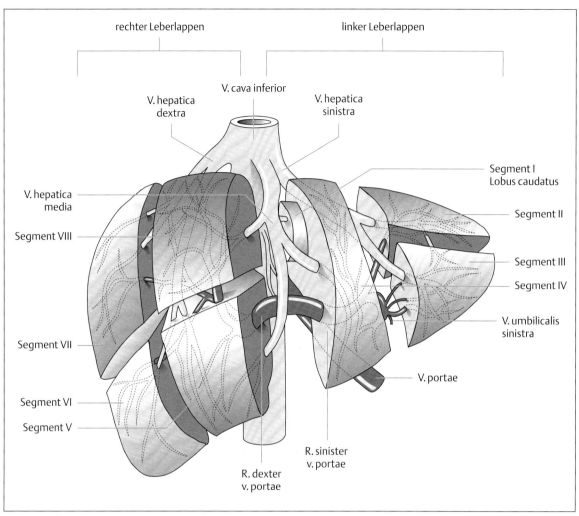

Abb. 1.8 Schema der segmentalen Anatomie der Leber.

aufgrund von flussbedingtem Signalverlust dunkel (vergl. Abb. 1.2). Falls in T2-Gewichtung eine Bewegungskompensation (Flussrephasierung) eingesetzt wird, sind die Gefäße signalreich, andernfalls signalarm. Anhand der Verläufe der Pfortaderaufzweigungen und Lebervenen gelingt die Zuordnung der einzelnen Lebersegmente (Abb. 1.8). Die Abgrenzung der Leber zu den übrigen Strukturen des Oberbauches ist im Allgemeinen unproblematisch.

Bildgebung pathologischer Befunde

Der meisten benignen und malignen Lebertumoren sind in T1-Gewichtung hypo-, in T2-Gewichtung hyperintens. Hierbei stellen sich Zysten, Hämangiome, Metastasen neuroendokrine Primärtumoren sowie auch Tumornekrosen oder Abszesse sehr kontrastreich dar. Die überwiegende Anzahl von Lebermetastasen sowie cholangiozelluläre Karzinome weisen in beiden Gewichtungen intermediäre Kontraste auf. Lebertumoren mit nur geringem oder fehlendem Kontrast sind fokale noduläre Hyperplasien, gelegentlich auch Leberadenome und hepatozelluläre Karzinome (Tab. 1.4). Eine differenzialdiagnostische Aussage zu intrahepatischen Läsionen ist anhand des T1w Bildes eingeschränkt möglich. Lediglich Leberzysten sind in T1w Bildgebung als glatt begrenzte, nahezu signalfreie Areale zu erkennen. Für die artdiagnostische Zuordnung fokaler Leberläsionen wird das T2w Bild herangezogen, in dem neben der Tumorbegrenzung intratumorale Binnenstrukturen mit gutem Kontrast erkennbar sein können. Für die weitergehende differenzialdiagnostische Beurteilung von Leberläsionen kann der Vergleich unterschiedlich stark T2w Bilder unter Einbeziehung später Echos eingesetzt werden, wobei Zysten und Hämangiome mit erhöhter Treffsicherheit von soliden Lebertumoren abzugrenzen sind. Ein atypisches Signalverhalten mit Hyperintensität in T1-Gewichtung und in T2-Gewichtung zeigen eingeblutete Tumoren bzw. hämorrhagische Läsionen, intratumorale Verfettungen sowie melanotische Metastasen maligner Melanome. Weitere differenzialdiagnostische Information liefert die dynamische Untersu-

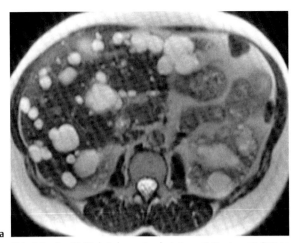 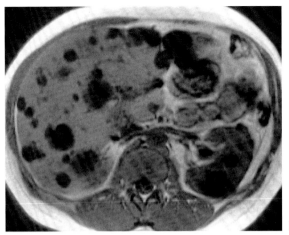

Abb. 1.9 a, b Multiple Leberzysten bei einem Patienten mit Potter-III-Syndrom (1,5 T). T2w Einzelschuss-TSE-Sequenz (**a**) und T1w GRE-Sequenz (**b**), beide mit Atemstopp. In T2-Gewichtung sehr signalreiche, in T1-Gewichtung sehr signalarme, homogene Darstellung der Zysten. Zusätzlich multiple Nierenzysten beidseits.

chung, anhand derer die wichtige Unterscheidung zwischen hypervaskularisierten und hypovaskularisierten Leberläsionen getroffen werden kann, bzw. spezielle Kontrastierungsmuster, wie z. B. das Irisblendenphänomen beim Hämangiom, festgestellt werden können (Tab. 1.5).

In diesem Abschnitt wird die MR-tomographische Darstellung der verschiedenen fokalen Leberläsionen anhand der nativen Untersuchung sowie anhand der dynamischen MRT unter Verwendung unspezifischer Gd-haltiger Kontrastmittel erläutert. Der Einsatz gewebespezifischer Kontrastmittel wird im nachfolgenden Abschnitt für einige Tumorentitäten gesondert dargestellt.

Benigne fokale Leberläsionen

Zysten

Aufgrund ihres Wassergehalts besitzen Zysten eine lange T1- und T2-Relaxationszeit und stellen sich im T1w Bild signalarm bis signalfrei, im T2w Bild mit hoher und homogener Signalintensität dar. Zysten sind gegenüber dem Lebergewebe typischerweise scharf abgegrenzt. Nur bei tangentialem Anschnitt kann der Zystenrand aufgrund des Partialvolumeneffekts unscharf erscheinen (Abb. 1.9). Im T2w Bild kann gelegentlich die Differenzierung zwischen Zyste und Hämangiom wegen des identischen Erscheinungsbildes schwierig sein, hier hilft jedoch das T1w Bild oder die Kontrastmitteluntersuchung (Abb. 1.10).

Bei Echinokokkuszysten lassen sich MR-tomographisch die flüssigen von den soliden Anteilen der Kapsel und der Septen gut differenzieren. Die artdiagnostisch wichtigen randständigen Verkalkungen sind jedoch im Vergleich zur CT weitaus schwerer zu entdecken.

Hämangiome

Das Hämangiom ist der häufigste benigne Tumor der Leber, es wird bei ca. 5 % der Patienten im Rahmen von

Tabelle 1.4 Schematische Darstellung der Signalintensitäten verschiedener Leberläsionen im Vergleich zum Lebergewebe in der Nativuntersuchung (die Angaben für die T1w Gegen-Phase-Sequenz [OP] gelten nur, falls keine Steatosis hepatitis vorliegt)

	T1w IP	T1w OP	T2w
Benigne Tumoren			
Zyste	↓↓↓	↓↓↓	↑↑↑
Hämangiom	↓↓↓	↓↓↓	↑↑↑
Fokale noduläre Hyperplasie	0–(↓)	–(↓)	0–(↑)
Adenom	↓–↑↑	↓↓–↑↑	0–↑
Maligne Tumoren			
Metastasen			
Melanotisches Melanom	↑–↑↑	↑–↑↑	↑–↓
Neuroendokrine Tumoren	↓↓	↓↓	↑–↑↑↑
Andere Primärtumoren	↓↓	↓↓	↑–↑↑
Hepatozelluläres Karzinom	↓↓	↓↓	0–↑
Cholangiozelluläres Karzinom	↓↓	↓↓	↑–↑↑

Tabelle 1.5 Auflistung potenziell hypervaskularisierter Lebertumoren

Benigne Lebertumoren
  Fokale noduläre Hyperplasie
  Adenom

Maligne Lebertumoren
  Hepatozelluläres Karzinom
  Metastasen
  - Nierenzellkarzinom
  - Mammakarzinom (kann auch hypovaskularisiert sein)
  - neuroendokrine Tumoren (z. B. Karzinoid, Insulinom)
  - Melanom
  - Sarkom

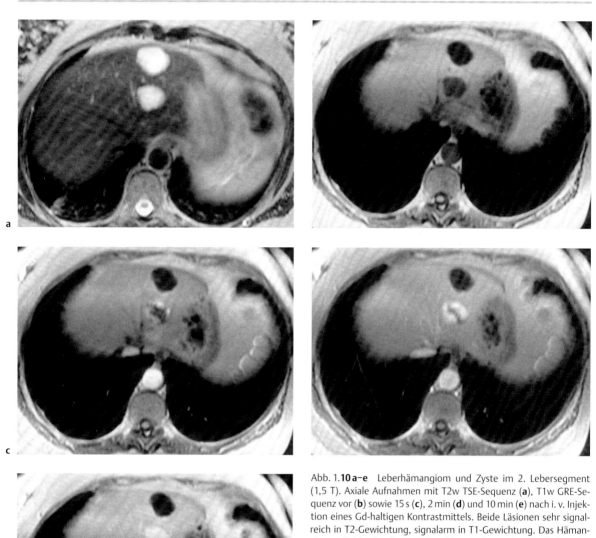

Abb. 1.**10 a–e** Leberhämangiom und Zyste im 2. Lebersegment (1,5 T). Axiale Aufnahmen mit T2w TSE-Sequenz (**a**), T1w GRE-Sequenz vor (**b**) sowie 15 s (**c**), 2 min (**d**) und 10 min (**e**) nach i. v. Injektion eines Gd-haltigen Kontrastmittels. Beide Läsionen sehr signalreich in T2-Gewichtung, signalarm in T1-Gewichtung. Das Hämangiom zeigt in der dynamischen Untersuchung ein primär hyperintenses, knotiges, randständiges Enhancement (**c**). In der Folge vollständige, hyperintense Kontrastierung der Läsion (**d** und **e** Irisblendenphänomen). Die Zyste zeigt keine Signaländerungen.

Screeninguntersuchungen entdeckt. Das Hämangiom ist ein mesenchymaler Tumor, bestehend aus multiplen, dicht zusammenliegenden kavernösen Gefäßen, die mit Endothel ausgekleidet sind. Bei größeren Hämangiomen finden sich zusätzlich regressive Veränderungen in Form von Narben und zentraler Hyalinisierung. Ein Risiko der malignen Entartung besteht nicht. Das Hämangiom liegt häufig auch multipel vor (in bis zu 35% der Fälle), wodurch die Differenzierung gegenüber Metastasen einen besonderen Stellenwert erhält.

Hämangiome sind in der Regel in T1- und T2-Gewichtung homogen und scharf begrenzt, mitunter auch lobuliert. In T1-Gewichtung stellen sie sich mäßig hypointens dar, sodass sie von den deutlich hypointensen Zysten gut unterschieden werden können, weniger gut jedoch von anderen soliden Leberläsionen. In T2-Gewichtung bieten Hämangiome aufgrund der langen T2-Relaxationszeiten eine hohe und homogene Signalintensität und sind mitunter von Zysten nur schwer zu unterscheiden (Abb. 1.**10**). Die langen T2-Relaxationszeiten von über 80 ms sind

Fokale Leberläsionen

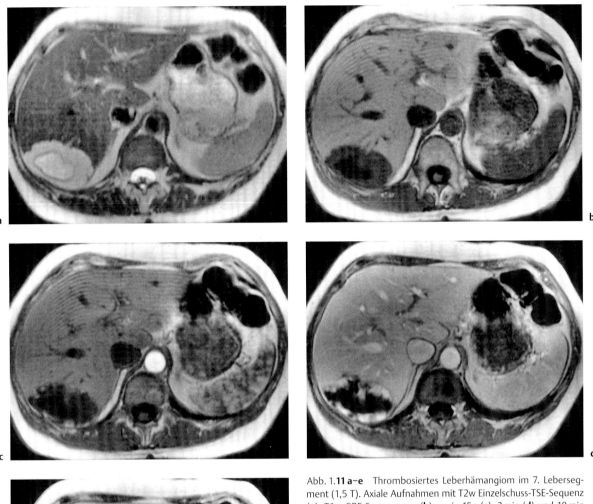

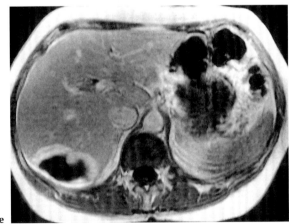

Abb. 1.**11 a–e** Thrombosiertes Leberhämangiom im 7. Lebersegment (1,5 T). Axiale Aufnahmen mit T2w Einzelschuss-TSE-Sequenz (**a**), T1w GRE-Sequenz vor (**b**) sowie 15 s (**c**), 2 min (**d**) und 10 min (**e**) nach i. v. Injektion eines Gd-haltigen Kontrastmittels. Der zentrale thrombosierte Anteil ist in T2-Gewichtung deutlicher hyperintens bzw. in T1-Gewichtung deutlicher hypointens im Vergleich zu den peripheren Anteilen des Hämangioms. In der frühen Phase der dynamischen Untersuchung zeigt sich ein primär hyperintenses, knotiges, randständiges Enhancement (**c**). In der Folge hyperintense Kontrastierung der peripheren Hämangiomanteile mit Aussparung des zentralen Anteils.

durch die große Menge langsam fließenden Blutes bedingt und korrelieren mit dem kollektiven intratumoralen Gefäßvolumen, wobei kein Unterschied zwischen Hämangiomen mit Durchmessern über und unter 2 cm gefunden wird (62). Gelegentlich weisen insbesondere größere Hämangiome ein zentrales, thrombosiertes Areal auf (Abb. 1.**11**). Es gab verschiedene Ansätze, die Differenzierung des Hämangioms von malignen Tumoren mit quantitativen Verfahren zu untermauern, wie z. B. durch die Berechnung der T2-Relaxationszeit oder des K/R-Verhältnisses. Gegenüber allen quantitativen Bewertungsmaßstäben scheint die visuelle Interpretation des T2w Bildes unter Berücksichtigung der oben genannten morphologischen Kriterien gleichwertig oder überlegen zu sein. Zur Verbesserung der diagnostischen Sicherheit in der Einordnung von Hämangiomen wird die Kombination von mäßig und stark T2w Sequenzen empfohlen (24, 58). Dies kann z. B. durch die Kombination einer moderat T2w TSE-Sequenz mit einer Einzelschuss-TSE-Sequenz, die per se eine stärkere T2-Gewichtung aufweist, erzielt werden.

Bei starker T2-Betonung sollte das Hämangiom eine ähnlich hohe Signalintensität wie z. B. die Flüssigkeiten des Liquors, der Gallenblase oder des Mageninhalts besitzen. Für die Charakterisierung von Hämangiomen mittels MRT kann eine Treffsicherheit von über 90 % angegeben werden (24, 33). In einzelnen Fällen treten dennoch differenzialdiagnostische Schwierigkeiten auf. Diese sind entweder durch regressive Veränderungen des Hämangioms (vermindertes Signal, inhomogene Strukturierung) bedingt oder entstehen bei der Abgrenzung gegenüber Metastasen von neuroendokrinen Tumoren, die ebenfalls sehr lange T2-Relaxationszeiten aufweisen (41). Sollte anhand einer MR-tomographischen Nativuntersuchung die Diagnose eines vermuteten Hämangioms Schwierigkeiten bereiten, wird eine dynamische Untersuchung, in der Regel mit einem unspezifischen MR-Kontrastmittel, angeschlossen.

In der dynamischen MRT zeigen Leberhämangiome das so genannte Irisblendenphänomen (fill-in phenomenon) mit einer hyperintensen, zentripetalen Kontrastierung und besitzen in der Spätuntersuchung (ca. 10 min nach KM-Injektion) eine homogene und hohe Signalintensität. In der Frühphase der dynamischen Untersuchung ist die primär hyperintense, knötchen- oder flockenförmige Kontrastierung in der Tumorperipherie für das Hämangiom pathognomonisch (Abb. 1.**10** und 1.**11**). Kleine bis mittelgroße Hämangiome stellen sich in der Spätuntersuchung in der Regel homogen und hyperintens dar. Bei zentral thrombosierten Hämangiomen zeigt der periphere Anteil das hämangiomtypische KM-Verhalten, der zentrale thrombosierte Anteil bleibt von der Kontrastierung ausgespart (Abb. 1.**11**). Große Hämangiome weisen häufig regressive Veränderungen auf, die sich in der Spätuntersuchung als unregelmäßig konfigurierte KM-Aussparung darstellen. Sehr kleine Hämangiome können bereits in der arteriellen Phase vollständig hyperintens kontrastiert sein und im weiteren Verlauf isointens zum Lebergwebe werden oder auch hyperintens bleiben.

Fokale noduläre Hyperplasien
Die fokale noduläre Hyperplasie (FNH) ist ein relativ seltener benigner Tumor, dessen Auftreten mit dem Gebrauch oraler Kontrazeptiva in Zusammenhang gebracht wurde. Es wird angenommen, dass ein wachstumsfördernder Effekt der Antikonzeptiva auf eine bereits vorhandene fokale noduläre Hyperplasie vorliegt, sodass die größeren Tumoren bei Frauen häufiger entdeckt werden (37). Im Gegensatz zum Leberzelladenom liegt bei der fokalen nodulären Hyperplasie kein Risiko einer malignen Entartung vor. Die fokale noduläre Hyperplasie besteht aus Hepatozyten, Kupffer-Sternzellen, blind endenden Gallengangsproliferaten und bei einem Teil der Fälle findet sich eine sternförmige, „zentrale" Narbe.

Das MR-Bild der fokalen nodulären Hyperplasie erklärt sich aus der Tatsache, dass diese Läsion aus nahezu demselben Gewebe besteht wie das umgebende gesunde Lebergewebe. Sowohl im T1w als auch T2w Bild ist die fokale noduläre Hyperplasie daher nahezu isointens zum Lebergewebe, wobei im T2w Bild ein Trend zur geringen Hyperintensität besteht (Abb. 1.**12**). Während in früheren Studien die FNH häufig im T1w Bild als überwiegend isointens zum Lebergewebe beschrieben wurde, führt die durch sehr kurze Echozeiten stark T1w GRE-Bildgebung, z. B. mittels FLASH, in erhöhtem Maße zu mäßig hypointenser Darstellung (40). Ein häufiges morphologisches Merkmal ist das in T1w Bildern ausgeprägt homogene Erscheinungsbild der Läsion in 57–94 % der Fälle (40, 57). Eine zentrale Narbe wird in 35–50 % der Fälle gesehen, die sich in T1w Technik immer hypointens, in T2w Bildgebung in ca. 65 % der Fälle hyperintens darstellt (Abb. 1.**12**) (57). Gelegentlich kommt eine FNH als gestielter Tumor vor (Abb. 1.**13**), hier besteht die Gefahr einer Torquierung des Stiels mit konsekutiver Infarzierung des Tumors.

In der dynamischen MR-Untersuchung zeigen fokale noduläre Hyperplasien aufgrund ihres hypervaskularisierten Charakters in der arteriellen Phase einen starken, homogenen Signalanstieg und kehren rasch wieder zur Isointensität zurück (Abb. 1.**12**, 1.**13**). Charakteristisch ist die zentrale Narbe, die sich in der frühen Phase nicht kontrastiert und erst nach 2–4 min hyperintens wird (Abb. 1.**12**).

Leberzelladenome
Leberzelladenome sind seltene primäre Lebertumoren, bei denen das Risiko einer malignen Entartung besteht. Ähnlich dem Leberzellkarzinom lassen sich fettige Degenerationen nachweisen (Abb. 1.**14**). Häufig weisen Leberzelladenome zudem hämorrhagische Areale auf. Die MR-Morphologie ist entsprechend dem vielgestaltigen histologischen Erscheinungsbild sehr variabel (46). Dieses ist im T1w In-Phase-Bild in etwa 50 % der Fälle gekennzeichnet durch die inhomogene Darstellung mit hyperintensen Anteilen, die auf fettige Degeneration oder Einblutungen zurückzuführen sind. Die Differenzierung zwischen Einblutung und Verfettung gelingt im Gegen-Phase-Bild. Hier stellen sich verfettete Areale hypointens dar (Abb. 1.**14**). Auch im T2w Bild überwiegt die heterogene Darstellung mit hyperintensen und hypointensen Anteilen. Der MR-tomographische Nachweis einer peritumoralen Pseudokapsel gelingt in etwa 30 % der Fälle (1). Zentrale Narben wie bei der FNH sind sehr selten nachweisbar. Insgesamt ähnelt das MR-tomographische Erscheinungsbild von Leberzelladenomen dem von hepatozellulären Karzinomen, eine Ähnlichkeit zu fokalen nodulären Hyperplasien ist selten. Auch in der dynamischen Untersuchung bieten Leberzelladenome kein typisches Erscheinungsbild. In der Mehrzahl der Fälle sind Leberzelladenome gut vaskularisiert, sodass die Diagnose eines Leberadenoms bei Vorliegen eines hypervaskularisierten, inhomogenen Tumors mit Zeichen der Einblutung sehr wahrscheinlich wird (6). Wegen der diagnostischen Schwierigkeiten und der Tendenz zur malignen Entartung sollte bei unklaren Fällen eine operative Entfernung des Tumors erwogen werden.

Fokale Leberläsionen 17

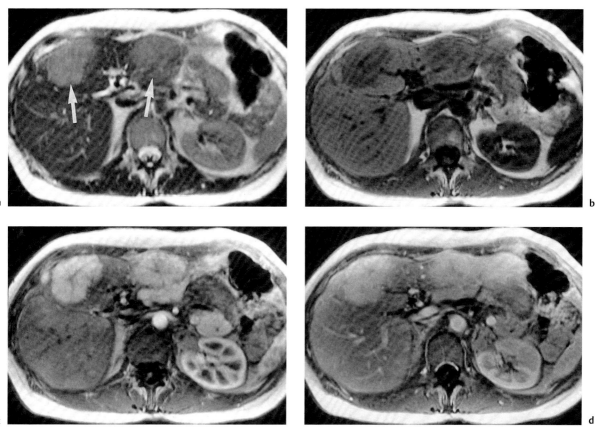

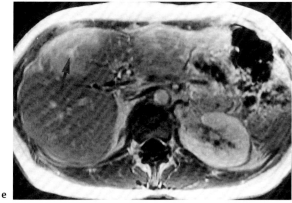

Abb. 1.**12 a–e** Fokale noduläre Hyperplasie (FNH) im 3. und 4. Lebersegment (1,5 T). Axiale Aufnahmen mit T2w Einzelschuss-TSE-Sequenz (**a**), T1w GRE-Sequenz vor (**b**) sowie 15 s (**c**), 55 s (**d**) und 10 min (**e**) nach i. v. Injektion eines Gd-haltigen Kontrastmittels. In T2-Gewichtung diskret hyperintense und homogene, in T1-Gewichtung diskret hypointense Darstellung der beiden FNH (Pfeile). Die hypointense zentrale Narbe ist nur in T1-Gewichtung zu erkennen. In der arteriellen Phase (**c**) kräftiges Enhancement der FNH, jeweils unter Aussparung der zentralen Narbe, im weiteren Verlauf Kontrastabnahme, hyperintense Darstellung der zentralen Narben in der Spätuntersuchung (Pfeil).

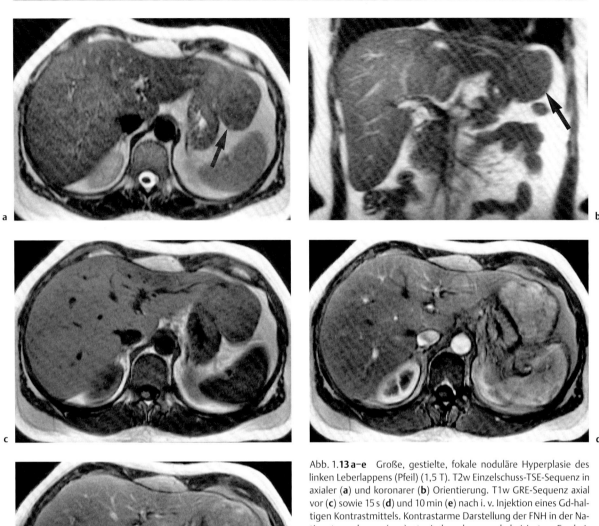

Abb. 1.**13 a–e** Große, gestielte, fokale noduläre Hyperplasie des linken Leberlappens (Pfeil) (1,5 T). T2w Einzelschuss-TSE-Sequenz in axialer (**a**) und koronarer (**b**) Orientierung. T1w GRE-Sequenz axial vor (**c**) sowie 15 s (**d**) und 10 min (**e**) nach i. v. Injektion eines Gd-haltigen Kontrastmittels. Kontrastarme Darstellung der FNH in der Nativuntersuchung (**a–c**), typisches hypervaskularisiertes Erscheinungsbild in der arteriellen Phase der dynamischen Untersuchung (**d**).

Fokale Leberläsionen 19

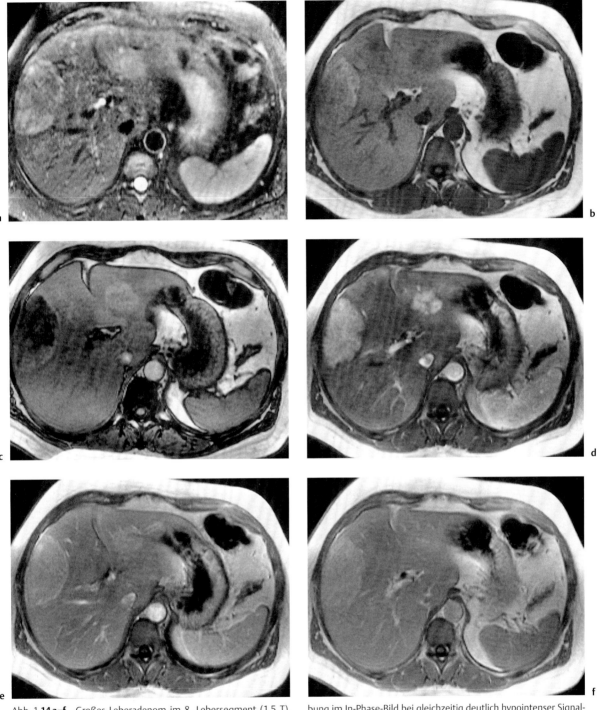

Abb. 1.**14a–f** Großes Leberadenom im 8. Lebersegment (1,5 T). Axiale Aufnahmen mit T2w TSE-Sequenz (**a**), T1w GRE-In-Phase- (**b**) und GRE-Gegen-Phase-Sequenz (**c**). Zusätzlich T1w GRE-In-Phase-Sequenz 15 s (**d**), 55 s (**e**) und 5 min nach (**f**) i. v. Injektion eines Gd-haltigen Kontrastmittels. Mäßig hyperintense Darstellung des Adenoms in T2-Gewichtung. Die angedeutet hyperintense Signalgebung im In-Phase-Bild bei gleichzeitig deutlich hypointenser Signalgebung im Gegen-Phase-Bild ist durch die Verfettung des Adenoms bedingt. In der dynamischen Untersuchung hypervaskularisierter Charakter des Adenoms mit signalreicher Darstellung in der arteriellen Phase (**d**). Zusätzlich FNH im linken Leberlappen.

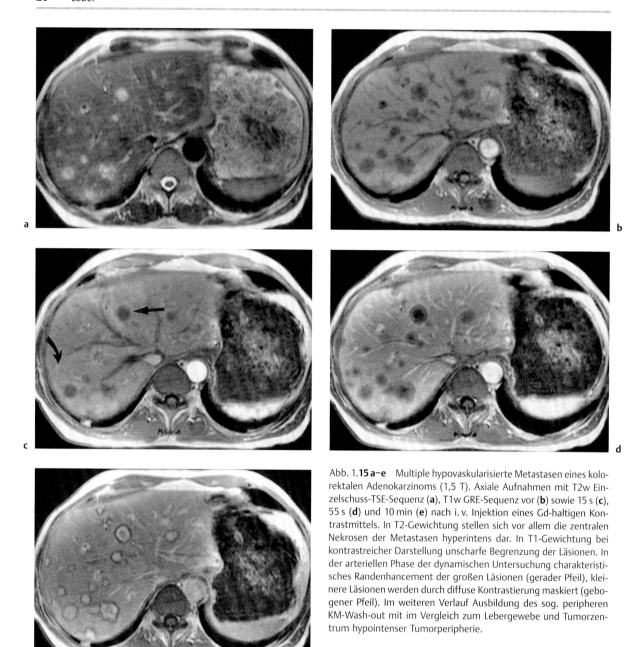

Abb. 1.**15 a–e** Multiple hypovaskularisierte Metastasen eines kolorektalen Adenokarzinoms (1,5 T). Axiale Aufnahmen mit T2w Einzelschuss-TSE-Sequenz (**a**), T1w GRE-Sequenz vor (**b**) sowie 15 s (**c**), 55 s (**d**) und 10 min (**e**) nach i. v. Injektion eines Gd-haltigen Kontrastmittels. In T2-Gewichtung stellen sich vor allem die zentralen Nekrosen der Metastasen hyperintens dar. In T1-Gewichtung bei kontrastreicher Darstellung unscharfe Begrenzung der Läsionen. In der arteriellen Phase der dynamischen Untersuchung charakteristisches Randenhancement der großen Läsionen (gerader Pfeil), kleinere Läsionen werden durch diffuse Kontrastierung maskiert (gebogener Pfeil). Im weiteren Verlauf Ausbildung des sog. peripheren KM-Wash-out mit im Vergleich zum Lebergewebe und Tumorzentrum hypointenser Tumorperipherie.

Maligne fokale Leberläsionen

Metastasen

Metastasen stellen sich entsprechend ihrer morphologischen Vielfalt, auch in Abhängigkeit von der Art des Primärtumors, MR-tomographisch uneinheitlich dar (S. 12 und Tab. 1.**4**). Bezüglich der dynamischen Untersuchung kann zwischen hypovaskularisierten und hypervaskularisierten Metastasen unterschieden werden, was gewisse Rückschlüsse auf den Primärtumor zuläßt (Tab. 1.**5**).

Die häufigsten Metastasen in der Leber stammen von kolorektalen Karzinomen. Diese bieten ein relativ einheitliches Erscheinungsbild mit mäßiger Hypointensität in T1- und mäßiger Hyperintensität in T2-Gewichtung. Eventuell vorhandene zentrale Nekrosen heben sich vor allem in T2-Gewichtung gegenüber der Tumorperipherie nochmals kontrastreicher ab und führen zum so genannten Doughnut-Zeichen (68) (Abb. 1.**15**). Insbesondere bei multiplem Vorkommen besteht an der Diagnose von Metastasen kein Zweifel. Tumorverkalkungen sind sowohl

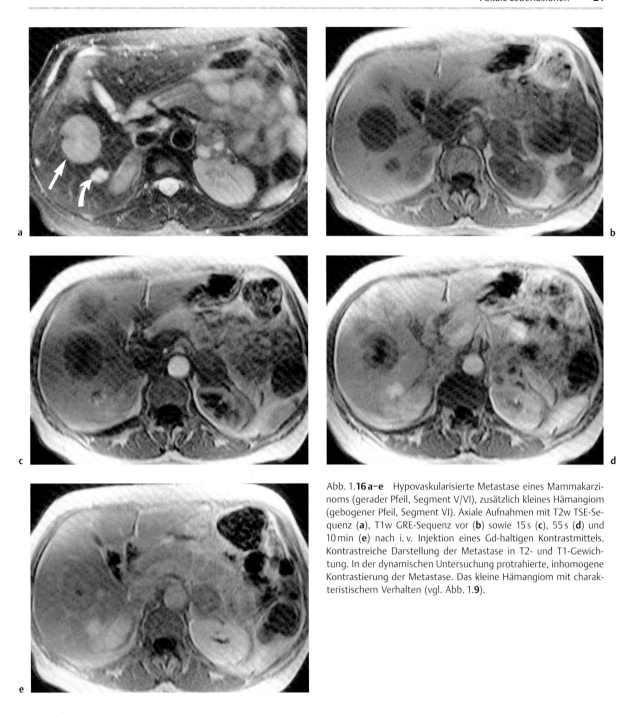

Abb. 1.**16 a–e** Hypovaskularisierte Metastase eines Mammakarzinoms (gerader Pfeil, Segment V/VI), zusätzlich kleines Hämangiom (gebogener Pfeil, Segment VI). Axiale Aufnahmen mit T2w TSE-Sequenz (**a**), T1w GRE-Sequenz vor (**b**) sowie 15 s (**c**), 55 s (**d**) und 10 min (**e**) nach i. v. Injektion eines Gd-haltigen Kontrastmittels. Kontrastreiche Darstellung der Metastase in T2- und T1-Gewichtung. In der dynamischen Untersuchung protrahierte, inhomogene Kontrastierung der Metastase. Das kleine Hämangiom mit charakteristischem Verhalten (vgl. Abb. 1.**9**).

im T1w als auch T2w Bild signalarm, jedoch schlechter zu erkennen als in der Computertomographie. Intratumorale Hämorrhagien treten insbesondere im T1w Bild deutlich signalintensiv hervor. Metastasen kolorektaler Adenokarzinome sind typischerweise hypovaskularisiert. Hypovaskularisierte Metastasen zeigen in der Frühphase der dynamischen Untersuchung (1–2 min) nur einen geringen, inhomogenen, peripher betonten Signalanstieg (sog. Rim-Enhancement) und bleiben im Vergleich zum Lebergewebe hypointens (Abb. 1.**15**). In etwa 35 % der Fälle wird in der Spätphase der Untersuchung das so genannte periphere Wash-out-Zeichen gesehen (Abb. 1.**15**). Dieses ist 100 % spezifisch für Malignität (43). Metastasen von Mammakarzinomen stellen sich in der Nativuntersuchung in T1-Gewichtung ebenfalls mäßig hypointens, in T2-Gewichtung mäßig hyperintens dar, können jedoch hyper- oder hypovaskularisiert sein (Abb. 1.**16**). Metastasen vom Nierenzellkarzinom, neuroendokrinen Tumoren, z. B. von Karzinoiden, Melanomen und Sarkomen sind häufig hypervaskularisiert. Die starke Signalanhebung

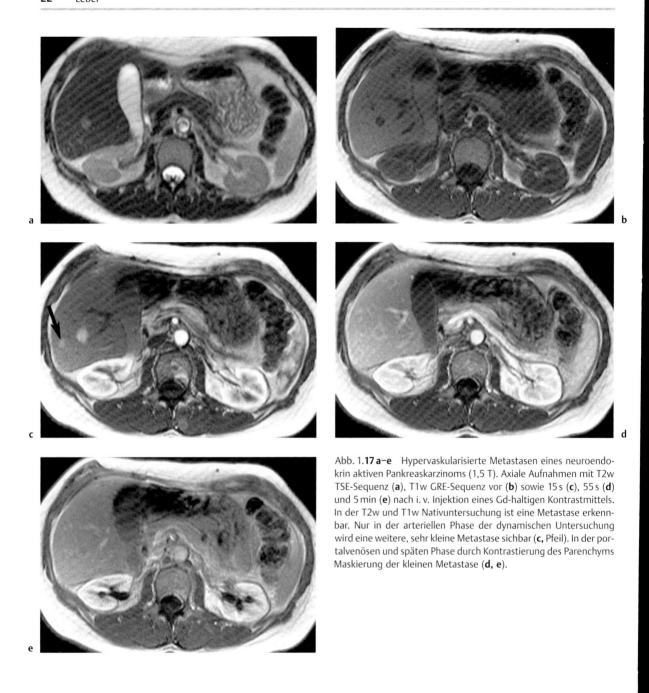

Abb. 1.17 a–e Hypervaskularisierte Metastasen eines neuroendokrin aktiven Pankreaskarzinoms (1,5 T). Axiale Aufnahmen mit T2w TSE-Sequenz (a), T1w GRE-Sequenz vor (b) sowie 15 s (c), 55 s (d) und 5 min (e) nach i. v. Injektion eines Gd-haltigen Kontrastmittels. In der T2w und T1w Nativuntersuchung ist eine Metastase erkennbar. Nur in der arteriellen Phase der dynamischen Untersuchung wird eine weitere, sehr kleine Metastase sichbar (c, Pfeil). In der portalvenösen und späten Phase durch Kontrastierung des Parenchyms Maskierung der kleinen Metastase (d, e).

derartiger Läsionen in der arteriellen Phase der dynamischen Untersuchung ermöglicht oftmals die Detektion sehr kleiner Läsionen (Abb. 1.17). Zu beachten ist, dass in der darauf folgenden portalvenösen Phase diese Tumoren bereits wieder isointens zum Lebergewebe sind und somit bei Verfehlen der arteriellen Phase dem Nachweis entgehen würden. Melanotische Metastasen eines malignen Melanoms führen aufgrund des paramagnetischen Melanins zur signalreichen Darstellung in T1-Gewichtung, in T2-Gewichtung erscheinen diese Läsionen je nach Melaningehalt hyper- oder hypointens. Bei multiplen Melanommetastasen können sich diese bezüglich der Signalgebung sehr unterschiedlich verhalten (Abb. 1.18). Intratumorale Einblutungen können anhand des angehobenen Signals in T1-Gewichtung und eventuellen Sedimentationsphänomenen identifiziert werden (Abb. 1.19).

Hepatozelluläres Karzinom

Bei den Leberzellkarzinomen kann zwischen expansiven (unifokalen, multifokalen) und infiltrativen Formen unterschieden werden. Das MR-tomographische Bild des hepatozellulären Karzinoms ist wie auch beim Leberadenom von der vielgestaltigen Morphologie gekennzeich-

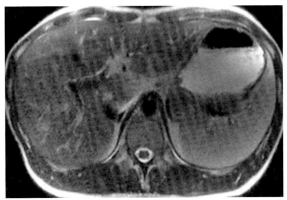 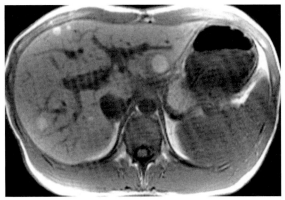

Abb. 1.**18 a, b** Multiple Metastasen eines malignen Melanoms (1,5 T). Axiale Aufnahmen mit T2w Einzelschuss-TSE-Sequenz (**a**) und T1w GRE-Sequenz (**b**). Durch den Melaningehalt (bei melanotischen Metastasen) hyperintense Darstellung der Metastasen in nativer T1-Gewichtung.

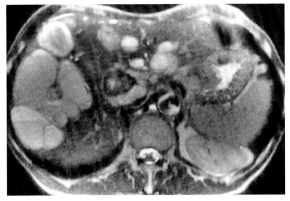 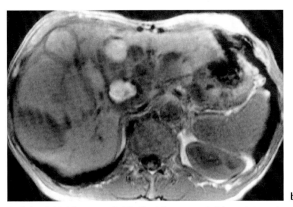

Abb. 1.**19 a, b** Multiple große Metastasen eines malignen Gastrinoms (1,5 T). Axiale Aufnahmen mit T2w Einzelschuss-TSE-Sequenz (**a**) und T1w GRE-Sequenz (**b**). Die multiplen, großen Metastasen sind durch Einblutungen in T1-Gewichtung partiell hyperintens, in T2-Gewichtung Sedimentierungsphänomen in einzelnen Läsionen.

net. In etwa 35 % der Fälle wird das hepatozelluläre Karzinom von einer Pseudokapsel umgeben, die im Wesentlichen aus komprimiertem Lebergewebe und Blutgefäßen besteht. Diese stellt sich in T1-Gewichtung hypointens dar (Abb. 1.**20**, 1.**21**). Das Vorkommen einer Pseudokapsel ist bei asiatischer und nichtasiatischer Bevölkerung unterschiedlich. Während in den USA in 27 % eine Pseudokapsel gefunden wurde (53), wiesen japanische Wissenschaftler in 42 % der Fälle eine derartige Pseudokapsel nach (25). Typisch sind in T1-Gewichtung signalintensive Binnenstrukturen des hepatozellulären Karzinoms. Histopathologisches Korrelat für die signalintensiven Anteile im T1w Bild sind fettige Metamorphosen in ca. 50 % der Leberzellkarzinome (53). Neuerdings wird auch der paramagnetische Effekt von Kupferablagerungen in hepatozellulären Karzinomen als Ursache für intratumorale Hyperintensitäten diskutiert (10). Hepatozelluläre Karzinome sind in etwa 50 % der Fälle durch das so genannte Mosaikpattern gekennzeichnet, das auf T2w Aufnahmen besser zu erkennen ist als auf T1w Bildern (29). Hierbei schwanken die Signalintensitäten zwischen Hypointensität und Hyperintensität.

Hepatozelluläre Karzinome können hypervaskularisiert oder hypovaskularisiert sein. Hierbei sind gut differenzierte hepatozelluläre Karzinome eher hypervaskularisiert, schlecht differenzierte Tumoren hypovaskularisiert (63) (vgl. Abb. 1.**20**, 1.**21**). Die peritumorale Pseudokapsel ist in der frühen Phase der dynamischen Untersuchung hypointens und wird zu späteren Zeitpunkten hyperintens. Dieses Verhalten ist bei größeren Tumoren ausgeprägter als bei kleinen Herden. In der Spätuntersuchung zeigen insbesondere große Tumoren eine inhomogene Binnenstruktur.

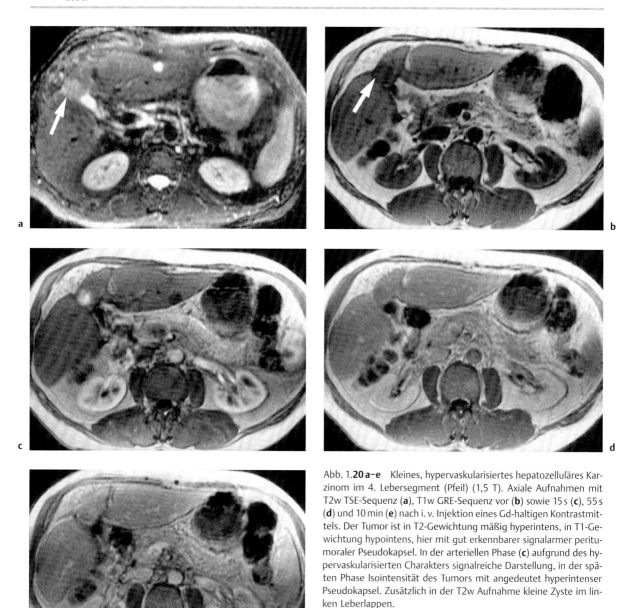

Abb. 1.**20 a–e** Kleines, hypervaskularisiertes hepatozelluläres Karzinom im 4. Lebersegment (Pfeil) (1,5 T). Axiale Aufnahmen mit T2w TSE-Sequenz (**a**), T1w GRE-Sequenz vor (**b**) sowie 15 s (**c**), 55 s (**d**) und 10 min (**e**) nach i. v. Injektion eines Gd-haltigen Kontrastmittels. Der Tumor ist in T2-Gewichtung mäßig hyperintens, in T1-Gewichtung hypointens, hier mit gut erkennbarer signalarmer peritumoraler Pseudokapsel. In der arteriellen Phase (**c**) aufgrund des hypervaskularisierten Charakters signalreiche Darstellung, in der späten Phase Isointensität des Tumors mit angedeutet hyperintenser Pseudokapsel. Zusätzlich in der T2w Aufnahme kleine Zyste im linken Leberlappen.

Cholangiokarzinome

Cholangiokarzinome können sich sowohl entlang der Pfortaderäste ausdehnen als auch als solide Raumforderungen vorkommen. Im ersten Fall ist das Cholangiokarzinom für die Bildgebung schwer zu erfassen (s. auch Kap. 2). Das MR-Bild des umschrieben wachsenden Cholangiokarzinoms entspricht dem einer intrahepatischen Metastase (signalarm im T1w Bild und mäßig signalvermehrt im T2w Bild). Zeichen, die für ein Cholangiokarzinom sprechen, sind z. B. eine irregulär begrenzte Raumforderung, das Vorkommen von Satellitenherden sowie die Schrumpfung des betroffenen Leberlappens (Abb. 1.**22**) (11). In der dynamischen Untersuchung stellt sich das Cholangiokarzinom von mäßig hypovaskularisiert bis mäßig hypervaskularisiert dar. Relativ typisch ist eine inhomogene, hyperintense Darstellung in der Spätuntersuchung nach i. v. Injektion eines unspezifischen Kontrastmittels.

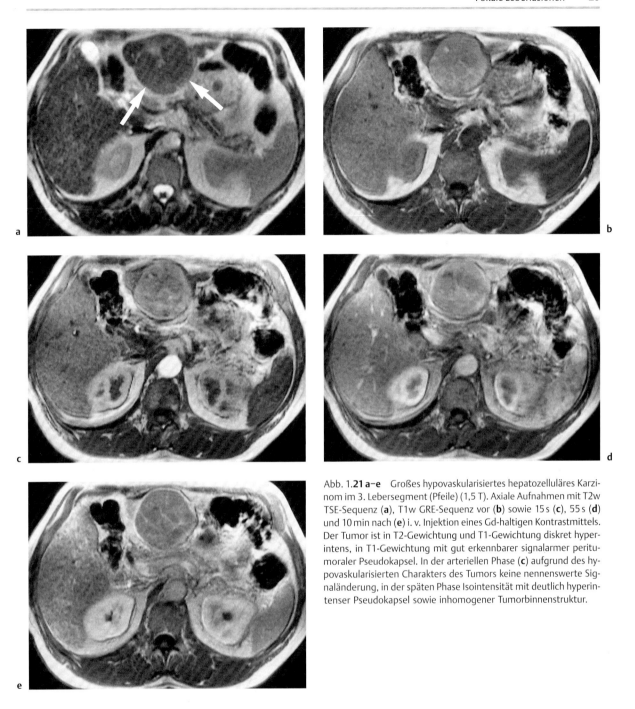

Abb. 1.21 a–e Großes hypovaskularisiertes hepatozelluläres Karzinom im 3. Lebersegment (Pfeile) (1,5 T). Axiale Aufnahmen mit T2w TSE-Sequenz (**a**), T1w GRE-Sequenz vor (**b**) sowie 15 s (**c**), 55 s (**d**) und 10 min nach (**e**) i. v. Injektion eines Gd-haltigen Kontrastmittels. Der Tumor ist in T2-Gewichtung und T1-Gewichtung diskret hyperintens, in T1-Gewichtung mit gut erkennbarer signalarmer peritumoraler Pseudokapsel. In der arteriellen Phase (**c**) aufgrund des hypovaskularisierten Charakters des Tumors keine nennenswerte Signaländerung, in der späten Phase Isointensität mit deutlich hyperintenser Pseudokapsel sowie inhomogener Tumorbinnenstruktur.

Weitere fokale Leberläsionen

Hämorrhagische Leberläsionen

Hämorrhagische Läsionen zeigen in der MRT ein typisches Bild, das vom Alter der Blutung beeinflusst wird. Nach Lyse der Erythrozyten und Verflüssigung eines Hämatoms findet sich sowohl im T1w als auch im T2w Bild eine hohe Signalintensität. Die zunehmende Aufnahme von Hämosiderin durch Makrophagen in der Peripherie des Hämatoms führt im späteren Stadium zu einem signalarmen Rand der Läsion im T2w Bild (vgl. Abb. 1.**19**).

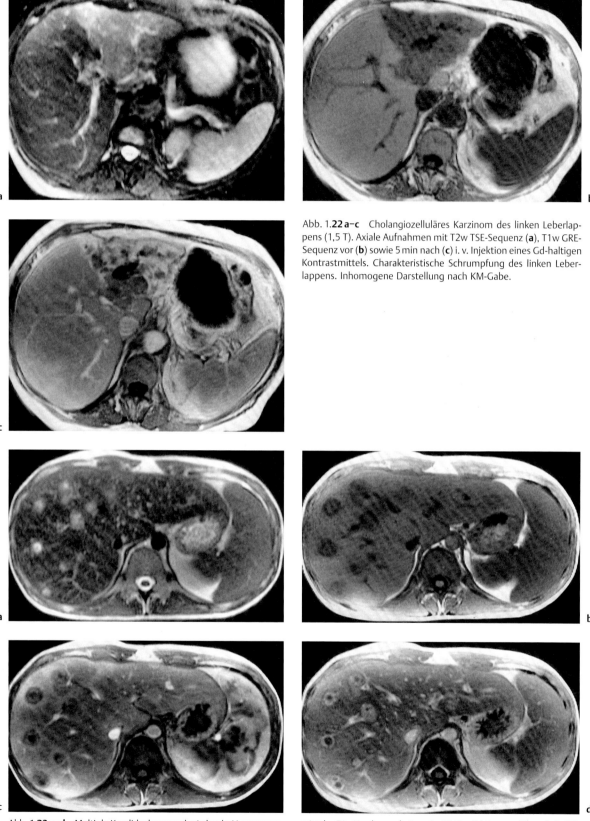

Abb. 1.**22 a–c** Cholangiozelluläres Karzinom des linken Leberlappens (1,5 T). Axiale Aufnahmen mit T2w TSE-Sequenz (**a**), T1w GRE-Sequenz vor (**b**) sowie 5 min nach (**c**) i. v. Injektion eines Gd-haltigen Kontrastmittels. Charakteristische Schrumpfung des linken Leberlappens. Inhomogene Darstellung nach KM-Gabe.

Abb. 1.**23 a–d** Multiple Kandidaabszesse der Leber bei immunsupprimiertem Patient unter Therapie (1,5 T). Axiale Aufnahmen mit T2w Einzelschuss-TSE-Sequenz (**a**), T1w GRE-Sequenz vor (**b**), 15 s (**c**) sowie 5 min nach (**d**) i. v. Injektion eines Gd-haltigen Kontrastmittels. Die Herde erscheinen in T1-Gewichtung größer als in T2-Gewichtung, in der lediglich der zentrale Anteil hyperintens ist. In der dynamischen Untersuchung Kontrastierung des Randwalls, der in der Spätuntersuchung deutlich hyperintens wird.

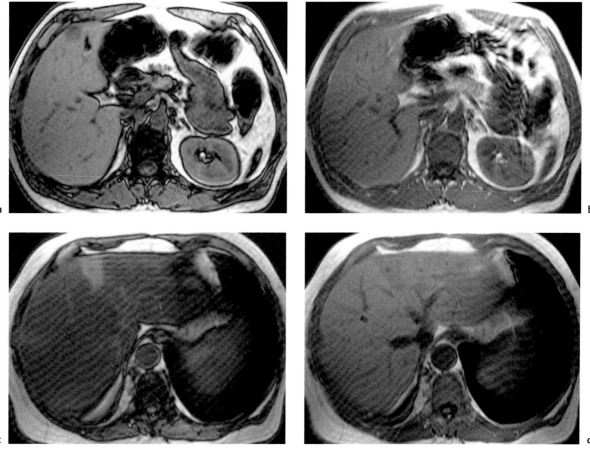

Abb. 1.**24 a–d** Verschiedenene Formen inhomogener Leberparenchymverfettungen mit scheinbaren fokalen Läsionen (1,5 T). T1w GRE-Sequenz mit Gegen-Phase-Echozeit (**a, c** TE 2,4 ms) und In-Phase-Echozeit (**b, d** TE 4,8 ms). Patient mit fokaler Steatosis hepatis im Segment 4 der Leber (**a, b**). Die fokale Verfettung ist in **a** hypointens und in **b** isointens zum übrigen Lebergewebe. Patient mit diffuser Steatosis hepatis und fokaler Nonsteatose im Segment 4 der Leber (**c, d**), in **c** stellt sich die fokale Nonsteatose hyperintens im Vergleich zum signalarmen steatotischen Lebergewebe dar (vgl. Abb. 1.**4** u. 1.**5**).

Abszesse

Intrahepatische Abszesse sind im T1w Bild signalarm und im T2w Bild signalreich. Die signalarme Läsion im T1w Bild entspricht der Abszesshöhle, während die signalreiche Läsion im T2w Bild das perifokale Ödem einschließt. Unter medikamentöser Therapie lassen sich konzentrische Ringstrukturen erkennen, welche dem umgebenden Granulations- und Bindegewebe entsprechen (Abb. 1.**23**). Im T2w Bild zeigt sich gleichzeitig ein Rückgang des entzündlichen Ödems.

Fokale Leberverfettung

Eine Verfettung von Lebergewebe kann neben einer generalisierten Form auch als felderförmige Steatosis areata oder als fokale Steatose auftreten. Neben einer fokalen Steatose in einer ansonsten unauffälligen Leber kommt auch die fokale Nonsteatose in einer diffus verfetteten Leber vor. Die Steatosis hepatis ist z. B. nutritiv, medikamentös oder toxisch bedingt und kann des Weiteren im Rahmen verschiedener Stoffwechselerkrankungen, z. B. einer Porphyrie, vorkommen. Diskrete Verfettungen sind mit konventionellen T1w TSE-Sequenzen oder auch mit der In-Phase-GRE-Sequenz nicht zu erkennen. In seltenen Fällen liegen jedoch relativ scharf begrenzte, fokale, ausgeprägte fettige Leberparenchyminfiltrationen vor. Diese sind dann sowohl in einer T1w als auch T2w SE-Sequenz (ohne Fettsuppression) hyperintens. In TSE- oder FSE-Sequenzen, die zu einer starken Überhöhung des Fettsignals führen, können sich derartige fokale Verfettungen sehr signalreich darstellen, wodurch dann Schwierigkeiten bei deren Abgrenzung zu Lebermetastasen bestehen. Hier wären z. B. Melanommetastasen, hepatozelluläre Karzinome oder auch hämorrhagische Läsionen mit ihrem möglichen hyperintensen Erscheinungsbild sowohl in T1- als auch T2-Gewichtung zu nennen (44, 70). Durch den Vergleich von Gegen-Phase- und In-Phase-Bildern, die mit einer GRE-Sequenz aufgenommen wurden, können derartige felderförmige oder fokale Verfettungen bzw. Minderverfettungen mit großer Sicherheit als solche identifiziert werden (Abb. 1.**24**). Eine Besonderheit stellt

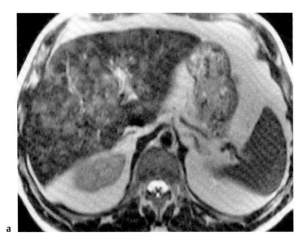
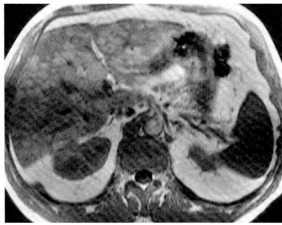
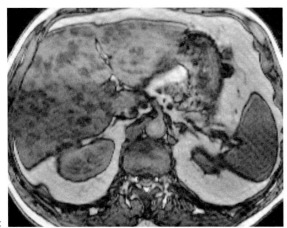

Abb. 1.**25a, b** Multifokale Steatose der Leber (1,5 T). Axiale Aufnahmen mit T2w Einzelschuss-TSE-Sequenz (**a**) sowie mit T1w GRE-In-Phase (**b**) (TE 4,1 ms) und Gegen-Phase-(TE 2,2 ms)Sequenz (**c**). Die multiplen steatotischen Läsionen zeigen sich in T2- und T1-Gewichtung (In-Phase) mäßig hyperintens. Im Gegen-Phase-Bild hypointense Darstellung der verfetteten Areale.

die selten vorkommende multifokale Steatose der Leber dar, bei der sich anhand einer CT-Untersuchung und bei unkritischer Anwendung nur der Gegen-Phase-Technik durchaus das Bild multipler Metastasen bieten kann. Die Zusammensicht von Gegen-Phase- und In-Phase-Bild liefert jedoch die korrekte Diagnose (38) (Abb. **1.25**).

Anwendung gewebespezifischer Kontrastmittel

Superparamagnetische Eisenoxidpartikel (SPIO)

Durch Applikation von SPIO kann die Treffsicherheit in der Detektion insbesondere kleiner Lebermetastasen gegenüber der Nativuntersuchung signifikant gesteigert werden (17, 35, 52) (Abb. **1.26**). Des Weiteren können SPIO für eine verbesserte Charakterisierung eingesetzt werden. Bei Endorem, das als Infusion appliziert werden muss, kommt hierfür nur die Spätaufnahme in Betracht. Hier

Abb. **1.26a–h** Anwendung von eisenoxidhaltigem KM zur verbesserten Detektion von Leberläsionen, zwei verschiedene Patienten (1,5 T). **a–e** Patient mit multiplen Metatasen eines Kolonkarzinoms, axiale T2w Aufnahmen mit Einzelschuss-TSE-Sequenz sowie mit TSE-Sequenz mit Atemtriggerung und Fettsuppression vor (**a, c**) sowie 15 min nach i. v. Injektion von Resovist (**b, d**). Nach KM-Injektion selektiver Signalverlust des Leberparenchyms, Kontrast und Abgrenzbarkeit der Metastasen sind deutlich verbessert. Die atemgetriggerte TSE-Sequenz weist gegenüber der Einzelschuss-TSE eine verbesserte Bildqualität und Erkennbarkeit der Metastasen auf. **e** Zum Vergleich native T1w GRE-Sequenz.

f–h Patient mit Metastase eines Inselzellkarzinoms, axiale Aufnahmen mit T2w TSE-Sequenz mit Atemtriggerung und Fettsuppression vor (**f**) sowie 15 min nach (**g**) i. v. Injektion von Resovist. In der Nativaufnahme ist trotz exzellenter Bildqualität keine Läsion sicher abgrenzbar. Verbesserte Erkennbarkeit der sehr kleinen Metastase (Pfeil) in der kontrastverstärkten Untersuchung durch selektive Signalminderung des Leberparenchyms (durch Verlauf gesichert). **h** Zum Vergleich atemangehaltene T1w GRE-Sequenz nativ, in der die Metastase nicht erkennbar ist.

Fokale Leberläsionen

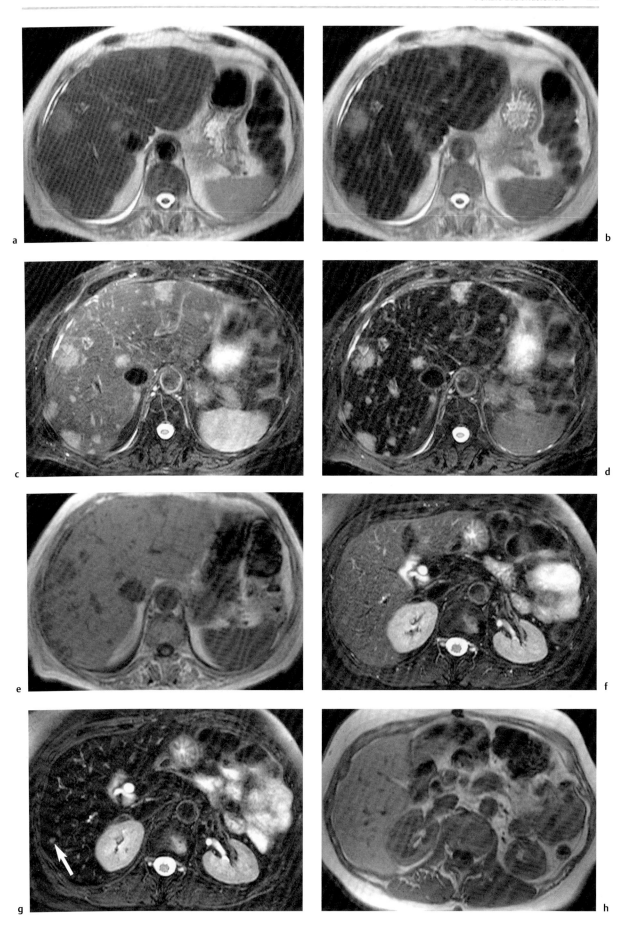

30 Leber

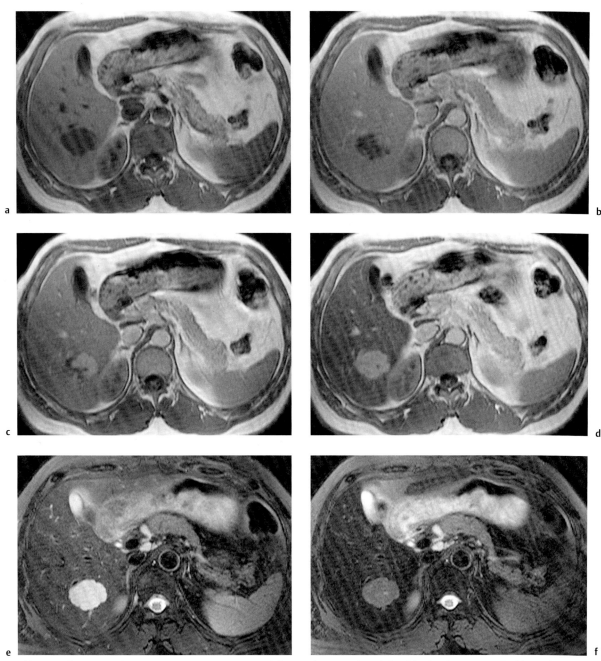

Abb. 1.27 a–f Dynamische T1w MRT eines Hämangioms nach bolusförmiger Injektion eines eisenoxidhaltigen KM. Axiale Aufnahmen mit T1w GRE-Sequenz vor (**a**) sowie 1 min (**b**), 5 min (**c**) und 10 min (**d**) nach i. v. Injektion von Resovist. Das Hämangiom zeigt in der dynamischen Untersuchung durch den Blutpooleffekt des Kontrastmittels ein hyperintenses, knotiges, randständiges Enhancement (**b**). In der Folge vollständige, hyperintense Kontrastierung der Läsion (**c** und **d** Irisblendenphänomen, vgl. Abb. 1.10). Zusätzlich langsame Signalminderung des Leberparenchyms durch Aufnahme des Kontrastmittels. In der T1w Sequenz intravaskulärer Signalanstieg (**b–d**). Zum Vergleich fettsupprimierte atemgetriggerte T2w TSE-Sequenz vor (**e**) und 15 min nach (**f**) KM-Injektion. Das Hämangiom ist nach KM-Injektion in der T2w (**f**) durch den prolongierten Blutpooleffekt deutlich signalgemindert.

weisen Tumoren mit MPS-Zellen einen Signalverlust auf (vgl. Abb. 1.28). Wegen des Vorkommens von MPS-Zellen sowohl in gut differenzierten hepatozellulären Karzinomen als auch in benignen Tumoren, wie z. B. der fokalen nodulären Hyperplasie oder einer adenomatösen Hyperplasie, sind die differenzialdiagnostischen Möglichkeiten hier letztlich eingeschränkt. Es kann in diesem Fall nur zwischen hochdifferenzierten lebereigenen Tumoren einerseits und entdifferenzierten lebereigenen Tumoren bzw. Metastasen oder anderem Fremdgewebe andererseits unterschieden werden. Bei Substanzen, die als Bolus applizierbar sind, z. B. Resovist, können Perfusionsstudien

Fokale Leberläsionen

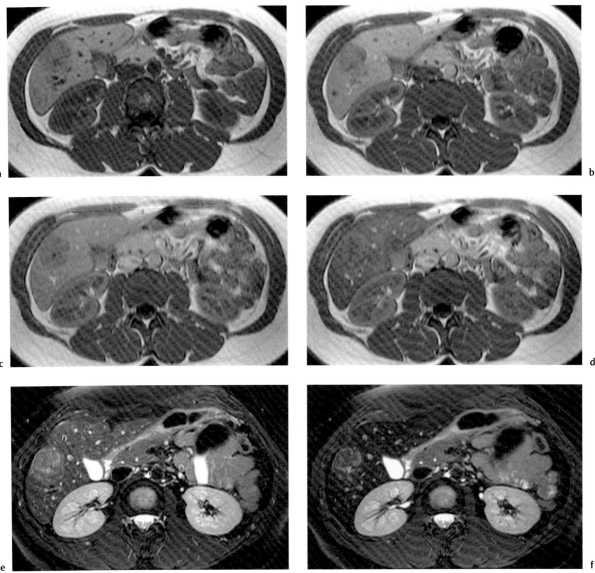

Abb. 1.28 a–f Dynamische T1w MRT einer fokal nodulären Hyperplasie nach bolusförmiger Injektion eines eisenoxidhaltigen KM. Axiale Aufnahmen mit T1w GRE-Sequenz vor (a) sowie 15 s (b), 55 s (c) und 5 min nach (d) i. v. Injektion von Resovist. Die fokal noduläre Hyperplasie zeigt in der arteriellen Phase keinen nennenswerten Signalanstieg, Tumor und Leber weisen einen kontinuerlichen Signalabfall auf. In der T1w Sequenz intravaskulärer Signalanstieg (b–d). Zum Vergleich fettsupprimierte atemgetriggerte T2w TSE-Sequenz vor (e) und 15 min nach (f) KM-Injektion mit deutlichem Signalabfall in der fokal nodulären Hyperplasie als Indikator für Kupffer-Zell-Aktivität.

in analoger Weise zu unspezifischen Kontrastmitteln durchgeführt werden. Aufgrund des zwar geringen, jedoch verwertbaren SI-steigernden Effekts von Resovist in der Blutpoolphase zeigen Hämangiome eine Darstellung, wie sie aus der Anwendung unspezifischer Gd-haltiger Kontrastmittel bekannt ist (Abb. 1.27). Da sich die Partikel von Resovist in der Anfangsphase einer dynamischen Untersuchung lediglich intravasal verteilen, und nicht extrazellulär, wie die unspezifischen Substanzen, kommt es in der arteriellen Perfusionsphase bei hypervaskularisierten Tumoren, z. B. bei der FNH, nicht zu der von unspezifischen Kontrastmitteln bekannten starken SI-Steigerung im Tumor (Abb. 1.28). Falls eine T2*w Sequenz für die dynamische Untersuchung gewählt wird, weisen gut vaskularisierte Tumoren einen passageren Signalverlust auf (49).

Hepatobiliäre Kontrastmittel

In der hepatozellulären Aufnahmephase wird ähnlich den Eisenoxidpartikeln im Vergleich zur Nativuntersuchung die Detektierbarkeit kleiner Leberläsionen signifikant gesteigert (19, 23, 65) (Abb. 1.29). Aufgrund der Aufnahme

32 Leber

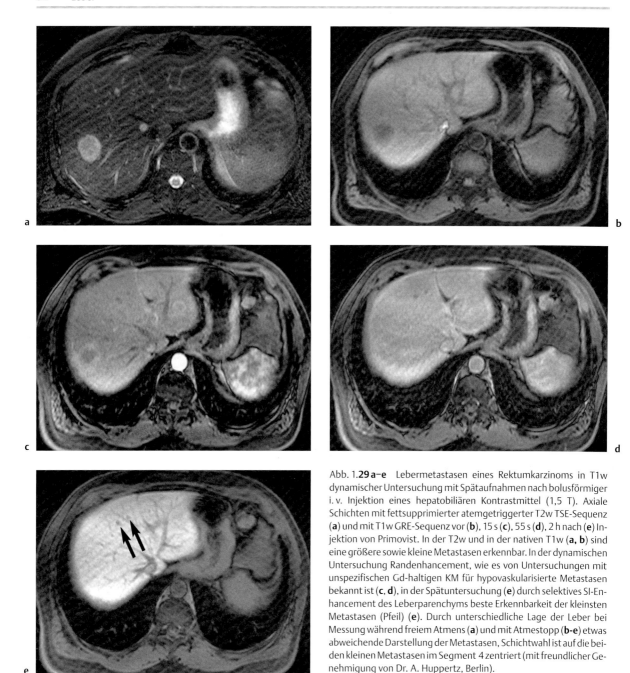

Abb. 1.29 a–e Lebermetastasen eines Rektumkarzinoms in T1w dynamischer Untersuchung mit Spätaufnahmen nach bolusförmiger i. v. Injektion eines hepatobiliären Kontrastmittel (1,5 T). Axiale Schichten mit fettsupprimierter atemgetriggerter T2w TSE-Sequenz (a) und mit T1w GRE-Sequenz vor (b), 15 s (c), 55 s (d), 2 h nach (e) Injektion von Primovist. In der T2w und in der nativen T1w (a, b) sind eine größere sowie kleine Metastasen erkennbar. In der dynamischen Untersuchung Randenhancement, wie es von Untersuchungen mit unspezifischen Gd-haltigen KM für hypovaskularisierte Metastasen bekannt ist (c, d), in der Spätuntersuchung (e) durch selektives SI-Enhancement des Leberparenchyms beste Erkennbarkeit der kleinsten Metastasen (Pfeil) (e). Durch unterschiedliche Lage der Leber bei Messung während freiem Atmens (a) und mit Atemstopp (b-e) etwas abweichende Darstellung der Metastasen, Schichtwahl ist auf die beiden kleinen Metastasen im Segment 4 zentriert (mit freundlicher Genehmigung von Dr. A. Huppertz, Berlin).

des Kontrastmittels in Tumoren hepatozellulären Ursprungs können lebereigene von leberfremden Tumoren mit einer Treffsicherheit von ca. 94 % unterschieden werden. Des Weiteren ist die Darstellung eines hyperintensen Randes in der Spätuntersuchung nahezu 100 % spezifisch für Malignität (51).

Für hepatobiliäre Kontrastmittel, die als Bolus appliziert werden können, sind die Erfahrungen aus der dynamischen Untersuchung mit unspezifischen Kontrastmitteln direkt übertragbar. Bei hypovaskularisierten Metastasen kann in der frühen Phase das bekannte Rand- oder Rim-Enhancement gesehen werden (Abb. 1.29). Hämangiome weisen in der frühen Phase das bekannte Irisblendenphänomen auf (47) (Abb. 1.30). Bei fokalen nodulären Hyperplasien kann in der arteriellen Phase ein perfusionsbedingter Signalanstieg gesehen werden, während in der Spätphase eine aufnahmebedingte Hyperintensität besteht (Abb. 1.31).

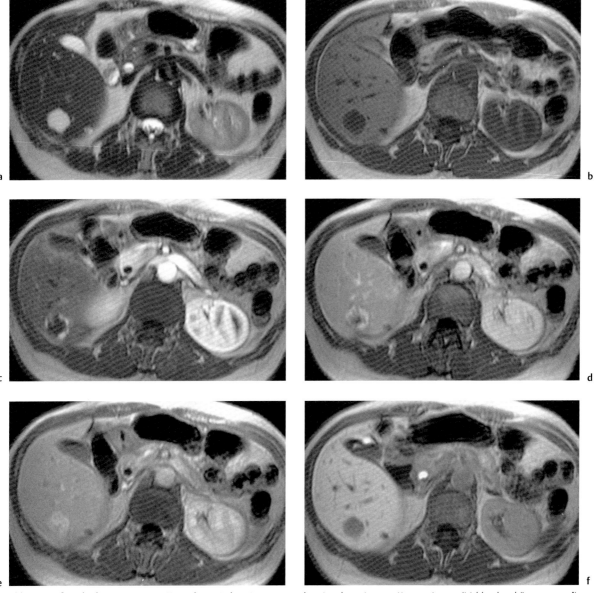

Abb. 1.**30 a–f** Leberhämangiom in T1w dynamischer Untersuchung mit Spätaufnahmen nach bolusförmiger i. v. Injektion eines hepatobiliären Kontrastmittels (1,5 T). Axiale Schichten mit T2w Einzelschuss-TSE-Sequenz (**a**) und T1w GRE-Sequenz vor (**b**), 15 s (**c**), 55 s (**d**), 5 min (**e**) und 15 min (**f**) nach Injektion von Primovist. In der dynamischen Untersuchung zunächst am Tumorrand beginnende knotige, hyperintense Kontrastierung (Irisblendenphänomen, **c, d**), dann bei homogener Kontrastierung des Hämangioms nach 5 min Kontrastminderung gegenüber dem ebenfalls signalgesteigerten Lebergewebe (**e**). In der Spätuntersuchung gesteigerter Leber-Tumor-Kontrast durch Eliminierung des Kontrastmittels aus dem Blut und weiter erhöhtes Signal des Lebergewebes (**f**) (vgl. Abb. 1.**10**).

Leistungsfähigkeit der MRT in der Diagnostik fokaler Leberläsionen

Detektion fokaler Leberläsionen

Die Betrachtung der Leistungsfähigkeit der MRT in der Detektion fokaler Leberläsionen bezieht sich hier nur auf maligne Läsionen (z. B. Metastasen, HCC). Ob für die Detektion fokaler Leberläsionen die arterielle Phase einer dynamische MRT nach i. v. Injektion eines unspezifischen Gd-haltigen Kontrastmittels oder die Spätphase nach Injektion eines gewebespezifischen Kontrastmittels (SPIO bzw. hepatobiliäres Kontrrastmittel) besser geeignet ist, hängt vom Vaskularisationsgrad der Leberläsion ab (vgl. Tab 1.**5**). Für die bei uns am häufigsten vorkommenden *hypovaskularisierten* Leberläsionen, Metastasen kolorektaler Karzinome, scheint derzeit die Spätuntersuchung nach Applikation eines gewebespezifischen Kontrastmittels gegenüber der Nativuntersuchung sowie auch gegenüber der dynamischen Untersuchung mit arterieller Phase eine bessere Detektion zu erbringen. In der Spät-

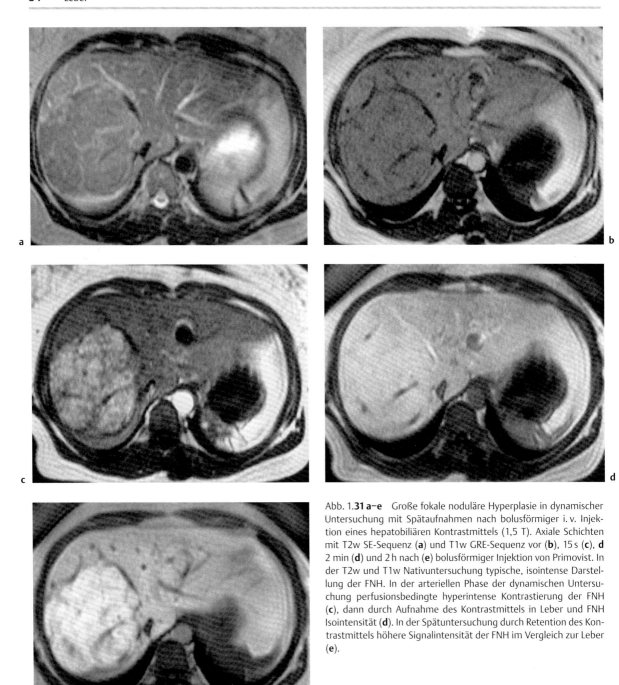

Abb. 1.31 a–e Große fokale noduläre Hyperplasie in dynamischer Untersuchung mit Spätaufnahmen nach bolusförmiger i. v. Injektion eines hepatobiliären Kontrastmittels (1,5 T). Axiale Schichten mit T2w SE-Sequenz (**a**) und T1w GRE-Sequenz vor (**b**), 15 s (**c**), 2 min (**d**) und 2 h nach (**e**) bolusförmiger Injektion von Primovist. In der T2w und T1w Nativuntersuchung typische, isointense Darstellung der FNH. In der arteriellen Phase der dynamischen Untersuchung perfusionsbedingte hyperintense Kontrastierung der FNH (**c**), dann durch Aufnahme des Kontrastmittels in Leber und FNH Isointensität (**d**). In der Spätuntersuchung durch Retention des Kontrastmittels höhere Signalintensität der FNH im Vergleich zur Leber (**e**).

phase nach Injektion eines SPIO-Kontrastmittels konnte in zahlreichen Studien gegenüber der Nativuntersuchung eine signifikante Verbesserung der Detektion verzeichnet werden, zudem zeigt bei hypovaskularisierten Metastasen die SPIO-verstärkte MRT gegenüber einer dynamischen MRT mit unspezifischem Kontrastmittel eine erhöhte Detektionsrate (8, 31, 36). Ähnliches gilt für die hepatobiliären Kontrastmittel. Für Spätuntersuchung nach i. v. Injektion konnte für alle drei derzeit klinisch verfügbaren Substanzen (Multihance, Teslascan, Primovist) gezeigt werden, dass gegenüber der Nativuntersuchung eine verbesserte Detektion hypovaskularisierter Metastasen erreicht wird (4, 23, 36). Ähnlich wie für die SPIO-Kontrastmittel ist bei hypovaskularisierten Läsionen auch für die hepatobiliären Substanzen die Spätphase der dynamischen MRT überlegen (36). Der Einsatz unspezifischer Gd-haltiger Kontrastmittel im Rahmen einer dynamischen MRT verbessert gegenüber der Nativuntersuchung die Detektion hypovaskularisierter Metastasen nicht relevant. Es kann zwar in Einzelfällen, etwa bei stark hypovaskularisierten malignen Tumoren, unmittelbar nach intravenöser Injektion zu einer Verbesserung des Leber-Tumor-Kontrasts kommen. Im Allgemeinen sind hypovaskularisierte maligne Lebertumoren jedoch nach Injektion eines solchen Kontrastmittels in der dynamischen Untersuchung schlechter abgrenzbar (16). Dies trifft vor allem für kleine Läsionen zu.

Anders stellt sich die Situation bei *hypervaskularierten* Leberläsionen (z. B. Metastasen eines Karzinoid, HCC) dar. Hier ist die arterielle Phase nach i. v. Injektion eines unspezifischen Kontrastmittels bezüglich der Läsionsdetektion der Nativuntersuchung überlegen. Zudem ist die arterielle Phase gegenüber einer Spätuntersuchung nach Injektion eines gewebespezifischen Kontrastmittels (SPIO bzw. hepatobiliäres Kontrastmittel) mindestens gleichwertig oder sogar überlegen (39, 72). Allerdings muss hier erwähnt werden, dass sich Studien zur Detektion hypervaskularisierter Leberläsionen meist auf Patientenkollektive mit HCC und Leberzirrhose beziehen. In der zirrhotischen Leber ist sowohl die Aufnahme von SPIO-Kontrastmitteln als auch hepatobiliärer Substanzen gemindert. Gegenüber der CT mit biphasischer Spiraltechnik wird bei der Detektion fokaler Leberläsionen für die MRT mit leberspezifischem Kontrastmittel in der Spätuntersuchung eine Gleichwertigkeit oder auch ein geringer Vorteil gefunden, und zwar für hypo- und für hypervaskularisierte Läsionen (4, 22). Diese Studien beziehen allerdings Mehrzeilencomputertomographen der neuesten Generation nicht mit ein, sodass hier der Vergleich zwischen MRT und CT offen bleibt. Gegenüber dem bisherigen Goldstandard unter den Schnittbildverfahren für die Detektion fokaler Leberläsionen, der CTAP, ist die SPIO-verstärkte MRT bezüglich der Sensitivität gleichwertig oder sogar leicht überlegen, während sie weniger falsch positive Befunde als die CTAP liefert (3).

Charakterisierung fokaler Leberläsionen

Nativuntersuchung

Durch den umfangreichen Informationsgehalt der MRT ermöglicht dieses Verfahren bereits in der Nativuntersuchung eine gute Differenzierung fokaler Leberläsionen, insbesondere von nicht soliden Läsionen (Zysten, Hämangiome) gegenüber soliden Tumoren. Dies basiert einerseits auf den Unterschieden in den T2-Relaxationszeiten (12), andererseits auf morphologischen Charakteristika insbeondere in T2w Aufnahmen, die aus der Anfangszeit der Leber-MRT stammen und noch heute Gültigkeit haben (42, 68). Die häufigsten gutartigen Lebertumoren wie Hämangiome und fokale noduläre Hyperplasien bieten gegenüber Metastasen oder malignen lebereigenen Tumoren eine Abgrenzungsmöglichkeit über die im Zusammenhang mit den einzelnen Entitäten weiter oben genannten qualitativen morphologischen Kriterien.

Kontrastmitteluntersuchung

Der Einsatz von extrazellulären unspezifischen Gd-haltigen Kontrastmitteln, wie z. B. Magnevist oder Dotarem, in einer dynamischen Untersuchung trägt über die Abbildung des Perfusionsmusters einer Leberläsion zu einer verbesserten Differenzialdiagnostik bei. Insgesamt kann gesagt werden, dass die dynamische MRT heute ein wichtiger Bestandteil des diagnostischen Vorgehens bei Vorliegen unklarer Leberläsionen ist und dass sie im Vergleich zur Nativuntersuchung eine signifikante Verbesserung in der Artdiagnostik erbringt (18, 67, 69).

Diese Erfahrungen können auch auf die dynamische MRT nach bolusförmiger Injektion gewebespezifische Kontrastmittel übertragen werden, mit der Ausnahme, dass bei SPIO-Kontrastmitteln in der arteriellen Phase hypervaskularisierte Tumoren nicht den typischen „blush" zeigen. In der Spätphase – Akkumulationsphase – kann im Sinne einer funktionellen MRT durch die hepatobiliären Kontrastmittel hepatozelluläre Funktion bzw. mit SPIO-Kontrastmitteln Kupffer-Zell-Aktivität angezeigt werden (26). Dies führt zu einer verbesserten Abgrenzung von hochdifferenzierten lebereignen Tumoren, die hepatozelluläre Funktion bzw. Kupffer-Zell-Aktivität aufweisen, gegenüber entdifferenzierten lebereignen Tumoren bzw. Metastasen (13, 28, 56). Nach vorläufigen Ergebnissen soll diese Unterscheidung mit dem hepatobiliären Kontrastmittel Teslascan besser gelingen, als mit SPIO-Kontrastmitteln (32). Gegenüber der CT bietet die MRT durch die Möglichkeit des Nachweises von Zellfunktion in der Charakterisierung fokaler Leberläsionen Vorteile.

Literatur

1. Arrive, L., J. F. Flejou, V. Vilgrain, J. Belghiti, D. Najmark, M. Zins, Y. Menu, J. M. Tubiana, H. Nahum: Hepatic adenoma: MR findings in 51 pathologically proved lesions. Radiology 193 (1994) 507–512
2. Asbach, P., C. Klessen, T. J. Kroencke, C. Kluner, A. Stemmer, B. Hamm, M. Taupitz: Magnetic resonance cholangiopancreatography using a free-breathing T2-weighted turbo spin-echo sequence with navigator-triggered prospective acquisition correction. Magn. Reson. Imag. 23 (2005) 939–945
3. Ba-Ssalamah, A., G. Heinz-Peer, W. Schima, N. Schibany, S. Schick, R. W. Prokesch, A. Kaider, B. Teleky, F. Wrba, G. Lechner: Detection of focal hepatic lesions: comparison of unenhanced and SHU 555 A-enhanced MR imaging versus biphasic helical CTAP. J. Magn. Reson. Imaging 11 (2000) 665–672
4. Bartolozzi, C., F. Donati, D. Cioni, C. Procacci, G. Morana, A. Chiesa, L. Grazioli, G. Cittadini, G. Cittadini, A. Giovagnoni, G. Gandini, J. Maass, R. Lencioni: Detection of colorectal liver metastases: a prospective multicenter trial comparing unenhanced MRI, MnDPDP-enhanced MRI, and spiral CT. Eur. Radiol. 14 (2004) 14–20
5. Catasca, J. V., S. A. Mirowitz: T2-weighted MR imaging of the abdomen: fast spin-echo vs conventional spin-echo sequences. Am. J. Roentgenol. 162 (1994) 61–67
6. Chung, K. Y., W. W. Mayo Smith, S. Saini, A. Rahmouni, M. Golli, D. Mathieu: Hepatocellular adenoma: MR imaging features with pathologic correlation. Am. J. Roentgenol. 165 (1995) 303–308
7. Curley, S. A., F. Izzo, E. Abdalla, J. N. Vauthey: Surgical treatment of colorectal cancer metastasis. Cancer Metastasis Rev 23 (2004) 165–182
8. del Frate, C., M. Bazzocchi, K. J. Mortele, C. Zuiani, V. Londero, G. Como, R. Zanardi, P. R. Ros: Detection of liver metastases: com-

parison of gadobenate dimeglumine-enhanced and ferumoxides-enhanced MR imaging examinations. Radiology 225 (2002) 766–772
9. Dobritz, M., T. Radkow, M. Nittka, W. Bautz, F. A. Fellner: VIBE mit paralleler Akquisitionstechnik – eine neue Möglichkeit der dynamischen kontrastverstärkten MRT der Leber. Fortschr. Röntgenstr. 174 (2002) 738–741
10. Ebara, M., S. Watanabe, K. Kita, M. Yoshikawa, N. Sugiura, M. Ohto, F. Kondo, Y. Kondo: MR imaging of small hepatocellular carcinoma: effect of intratumoral copper content on signal intensity. Radiology 180 (1991) 617–621
11. Fan, Z. M., Y. Yamashita, M. Harada, Y. Baba, H. Yamamoto, T. Matsukawa, A. Arakawa, T. Miyazaki, M. Takahashi: Intrahepatic cholangiocarcinoma: spin-echo and contrast-enhanced dynamic MR imaging. Am. J. Roentgenol. 161 (1993) 313–317
12. Fenlon, H. M., R. Tello, V. L. deCarvalho, E. K. Yucel: Signal characteristics of focal liver lesions on double echo T2-weighted conventional spin echo MRI: observer performance versus quantitative measurements of T2 relaxation times. J. Comput. Assist. Tomogr. 24 (2000) 204–211
13. Grazioli, L., G. Morana, M. A. Kirchin, G. Schneider: Accurate differentiation of focal nodular hyperplasia from hepatic adenoma at gadobenate dimeglumine-enhanced MR imaging: prospective study. Radiology 236 (2005) 166–177
14. Haacke, E. M., G. W. Lenz: Improving MR image quality in the presence of motion by using rephasing gradients. Am. J. Roentgenol. 148 (1987) 1251–1258
15. Hamm, B., E. Fischer, W. Hopfenmuller, B. Sander: Verbesserung der MR-Tomographie der Leber mittels Mehrschicht-Gradientenecho-Sequenz. Fortschr. Röntgenstr. 150 (1989) 307–315
16. Hamm, B., A. E. Mahfouz, M. Taupitz, D. G. Mitchell, R. Nelson, E. Halpern, A. Speidel, K. J. Wolf, S. Saini: Liver metastases: improved detection with dynamic gadolinium-enhanced MR imaging? Radiology 202 (1997) 677–682
17. Hamm, B., M. Reichel, T. Vogl, M. Taupitz, K. J. Wolf: Superparamagnetische Eisenpartikel. Klinische Ergebnisse in der MR-Diagnostik von Lebermetastasen. Fortschr. Röntgenstr. 160 (1994) 52–58
18. Hamm, B., R. F. Thoeni, R. G. Gould, M. E. Bernardino, M. Luning, S. Saini, A. E. Mahfouz, M. Taupitz, K. J. Wolf: Focal liver lesions: characterization with nonenhanced and dynamic contrast material-enhanced MR imaging. Radiology 190 (1994) 417–423
19. Hamm, B., T. J. Vogl, C. Brandlng, B. Schnell, M. Taupitz, K. J. Wolf, J. Lissner: Focal liver lesions: MR imaging with Mn-DPDP–initial clinical results in 40 patients. Radiology 182 (1992) 167–174
20. Helmberger, T., N. Holzknecht, C. A. Lackerbauer, U. Muller Lisse, P. Schnarkowski, J. Gauger, M. Reiser: Array-Oberflachenspule und Atemanhaltetechnik bei der MRT der Leber. Vergleich konventioneller Spinechosequenzen mit schnellen, fettunterdruckenden Gradientenecho- und Turbospinechosequenzen. Radiologe 35 (1995) 919–924
21. Herborn, C. U., F. Vogt, T. C. Lauenstein, M. Goyen, J. F. Debatin, S. G. Ruehm: MRI of the liver: can True FISP replace HASTE? J. Magn. Reson. Imaging 17 (2003) 190–196
22. Hori, M., T. Murakami, T. Kim, K. Tsuda, S. Takahashi, A. Okada, M. Takamura, H. Nakamura: Detection of hypervascular hepatocellular carcinoma: comparison of SPIO-enhanced MRI with dynamic helical CT. J. Comput. Assist. Tomogr. 26 (2002) 701–710
23. Huppertz, A., T. Balzer, A. Blakeborough, J. Breuer, A. Giovagnoni, G. Heinz-Peer, M. Laniado, R. M. Manfredi, D. G. Mathieu, D. Mueller, P. Reimer, P. J. Robinson, M. Strotzer, M. Taupitz, T. J. Vogl: Improved detection of focal liver lesions at MR imaging: multicenter comparison of gadoxetic acid-enhanced MR images with intraoperative findings. Radiology 230 (2004) 266–275
24. Ito, K., D. G. Mitchell, E. K. Outwater, J. Szklaruk, A. G. Sadek: Hepatic lesions: discrimination of nonsolid, benign lesions from solid, malignant lesions with heavily T2-weighted fast spin-echo MR imaging. Radiology 204 (1997) 729–737
25. Itoh, K., K. Nishimura, K. Togashi, I. Fujisawa, S. Noma, S. Minami, T. Sagoh, Y. Nakano, H. Itoh, K. Mori, et al.: Hepatocellular carcinoma: MR imaging. Radiology 164 (1987) 21–25
26. Jung, G., L. Poll, M. Cohnen, A. Saleh, H. Vogler, M. Wettstein, R. Willers, U. Modder, J. A. Koch: Dignitatsbeurteilung fokaler Leberlasionen mit der kontrastverstarkten MRT mit SHU 555 A im Vergleich zur nativen MRT und zur Mehrzeilen-Detektor-Spiral-CT. Fortschr. Röntgenstr. 177 (2005) 1571–1577
27. Junginger, T., W. Kneist, J. K. Seifert: Chirurgische Therapie von Lebermetastasen kolorektaler Karzinome. Zentralbl Chir 128 (2003) 911–919
28. Kacl, G. M., K. D. Hagspiel, B. Marincek: Focal nodular hyperplasia of the liver: serial MRI with Gd-DOTA, superparamagnetic iron oxide, and Gd-EOB-DTPA. Abdom Imaging 22 (1997) 264–267
29. Kadoya, M., O. Matsui, T. Takashima, A. Nonomura: Hepatocellular carcinoma: correlation of MR imaging and histopathologic findings. Radiology 183 (1992) 819–825
30. Karhunen, P. J.: Benign hepatic tumours and tumour like conditions in men. J. Clin. Pathol. 39 (1986) 183–188
31. Kim, M. J., J. H. Kim, J. J. Chung, M. S. Park, J. S. Lim, Y. T. Oh: Focal hepatic lesions: detection and characterization with combination gadolinium- and superparamagnetic iron oxide-enhanced MR imaging. Radiology 228 (2003) 719–726
32. Kim, M. J., J. H. Kim, J. S. Lim, Y. T. Oh, J. J. Chung, J. S. Choi, W. J. Lee, K. W. Kim: Detection and characterization of focal hepatic lesions: mangafodipir vs. superparamagnetic iron oxide-enhanced magnetic resonance imaging. J. Magn. Reson. Imaging 20 (2004) 612–621
33. Kim, Y. H., S. Saini, M. A. Blake, M. Harisinghani, Y. Y. Chiou, W. J. Lee, J. S. Yu, P. F. Hahn: Distinguishing hepatic metastases from hemangiomas: qualitative and quantitative diagnostic performance through dual echo respiratory-triggered fast spin echo magnetic resonance imaging. J. Comput. Assist. Tomogr. 29 (2005) 571–579
34. Kim, Y. K., C. S. Kim, G. H. Chung, S. B. Jeon, J. M. Lee: Feasibility of application of sensitivity encoding to the breath-hold T2-weighted turbo spin-echo sequence for evaluation of focal hepatic tumors. Am. J. Roentgenol. 184 (2005) 497–504
35. Kim, Y. K., S. W. Ko, S. B. Hwang, C. S. Kim, H. C. Yu: Detection and characterization of liver metastases: 16-slice multidetector computed tomography versus superparamagnetic iron oxide-enhanced magnetic resonance imaging. Eur. Radiol. (2006) 1–9
36. Kim, Y. K., J. M. Lee, C. S. Kim, G. H. Chung, C. Y. Kim, I. H. Kim: Detection of liver metastases: gadobenate dimeglumine-enhanced three-dimensional dynamic phases and one-hour delayed phase MR imaging versus superparamagnetic iron oxide-enhanced MR imaging. Eur. Radiol. 15 (2005) 220–228
37. Kreitner, K. F., M. Thelen, H. Schild, A. Heintz, S. Störkel: Epidemiologische und klinische Aspekte der fokal-nodulären Hyperplasie der Leber. Dtsch Med Wochenschr 112 (1987) 891–896
38. Kröncke, T. J., M. Taupitz, D. Kivelitz, I. Scheer, U. Daberkow, B. Rudolph, B. Hamm: Multifocal nodular fatty infiltration of the liver mimicking metastatic disease on CT: imaging findings and diagnosis using MR imaging. Eur. Radiol. 10 (2000) 1095–1100
39. Kwak, H. S., J. M. Lee, Y. K. Kim, Y. H. Lee, C. S. Kim: Detection of hepatocellular carcinoma: comparison of ferumoxides-enhanced and gadolinium-enhanced dynamic three-dimensional volume interpolated breath-hold MR imaging. Eur. Radiol. 15 (2005) 140–147
40. Lee, M. J., S. Saini, B. Hamm, M. Taupitz, P. F. Hahn, E. Seneterre, J. T. Ferrucci: Focal nodular hyperplasia of the liver: MR findings in 35 proved cases. Am. J. Roentgenol. 156 (1991) 317–320
41. Lombardo, D. M., M. E. Baker, C. E. Spritzer, R. Blinder, W. Meyers, R. J. Herfkens: Hepatic hemangiomas vs metastases: MR differentiation at 1.5 T. Am. J. Roentgenol. 155 (1990) 55–59
42. Lüning, M., M. Koch, L. Abet, H. Wolff, B. Wenig, K. Buchali, W. Schopke, T. Schneider, A. Mühler, B. Rudolph: Treffsicherheit bildgebender Verfahren (Sonographie, MRT, CT, Angio-CT, Nuklearmedizin) bei der Charakterisierung von Lebertumoren. Fortschr. Röntgenstr. 154 (1991) 398–406
43. Mahfouz, A. E., B. Hamm, K. J. Wolf: Peripheral washout: a sign of malignancy on dynamic gadolinium-enhanced MR images of focal liver lesions. Radiology 190 (1994) 49–52
44. Mirowitz, S., J. P. Heiken, J. K. Lee: Potential MR pitfall in relying on lesion/liver intensity ratio in presence of hepatic hemochromatosis. J. Comput. Assist. Tomogr 12 (1988) 323–324
45. Mitchell, D. G.: Chemical shift magnetic resonance imaging: applications in the abdomen and pelvis. Top-Magn-Reson-Imaging 4 (1992) 46–63
46. Paulson, E. K., J. S. McClellan, K. Washington, C. E. Spritzer, W. C. Meyers, M. E. Baker: Hepatic adenoma: MR characteristics and correlation with pathologic findings. Am. J. Roentgenol. 163 (1994) 113–116

47. Reimer, P., E. J. Rummeny, H. E. Daldrup, T. Hesse, T. Balzer, B. Tombach, P. E. Peters: Enhancement characteristics of liver metastases, hepatocellular carcinomas, and hemangiomas with Gd-EOB-DTPA: preliminary results with dynamic MR imaging. Eur. Radiol. 7 (1997) 275–280
48. Reimer, P., E. J. Rummeny, K. Shamsi, T. Balzer, H. E. Daldrup, T. Tombach, T. Hesse, T. Berns, P. E. Peters: Phase II clinical evaluation of Gd-EOB-DTPA: dose, safety aspects, and pulse sequence. Radiology 199 (1996) 177–183
49. Reimer, P., B. Tombach: Hepatic MRI with SPIO: detection and characterization of focal liver lesions. Eur. Radiol. 8 (1998) 1198–1204
50. Rofsky, N. M., V. S. Lee, G. Laub, M. A. Pollack, G. A. Krinsky, D. Thomasson, M. M. Ambrosino, J. C. Weinreb: Abdominal MR imaging with a volumetric interpolated breath-hold examination. Radiology 212 (1999) 876–884
51. Rofsky, N. M., J. C. Weinreb, M. E. Bernardino, S. W. Young, J. K. Lee, M. E. Noz: Hepatocellular tumors: characterization with Mn-DPDP-enhanced MR imaging. Radiology 188 (1993) 53–59
52. Ros, P. R., P. C. Freeny, S. E. Harms, S. E. Seltzer, P. L. Davis, T. W. Chan, A. E. Stillman, L. R. Muroff, V. M. Runge, M. A. Nissenbaum, et al.: Hepatic MR imaging with ferumoxides: a multicenter clinical trial of the safety and efficacy in the detection of focal hepatic lesions. Radiology 196 (1995) 481–488
53. Rummeny, E., R. Weissleder, D. D. Stark, S. Saini, C. C. Compton, W. Bennett, P. F. Hahn, J. Wittenberg, R. A. Malt, J. T. Ferrucci: Primary liver tumors: diagnosis by MR imaging. Am. J. Roentgenol. 152 (1989) 63–72
54. Saini, S., R. R. Edelman, W. Li, J. Petersein, P. F. Hahn: Clinical evaluation of ultrasmall superparamagnetic iron oxide particles for liver imaging. Acad. Radiol. 3 (1996) 1076–6332
55. Saini, S., D. D. Stark, P. F. Hahn, J. C. Bousquet, J. Introcasso, J. Wittenberg, T. J. Brady, J. T. Ferrucci, Jr.: Ferrite particles: a superparamagnetic MR contrast agent for enhanced detection of liver carcinoma. Radiology 162 (1987) 217–222
56. Scharitzer, M., W. Schima, E. Schober, P. Reimer, T. K. Helmberger, N. Holzknecht, A. Stadler, A. Ba-Ssalamah, M. Weber, F. Wrba: Characterization of hepatocellular tumors: value of mangafodipir-enhanced magnetic resonance imaging. J. Comput. Assist. Tomogr. 29 (2005) 181–190
57. Shamsi, K., A. De Schepper, H. Degryse, F. Deckers: Focal nodular hyperplasia of the liver: radiologic findings. Abdom Imaging 18 (1993) 32–38
58. Soyer, P., A. C. Dufresne, E. Somveille, S. Lenormand, A. Scherrer, R. Rymer: Differentiation between hepatic cavernous hemangioma and malignant tumor with T2-weighted MRI: comparison of fast spin-echo and breathhold fast spin-echo pulse sequences. Clin. Imaging 22 (1998) 200–210
59. Stark, D. D., R. E. Hendrick, P. F. Hahn, J. T. Ferrucci, Jr.: Motion artifact reduction with fast spin-echo imaging. Radiology 164 (1987) 183–191
60. Stark, D. D., R. Weissleder, G. Elizondo, P. F. Hahn, S. Saini, L. E. Todd, J. Wittenberg, J. T. Ferrucci: Superparamagnetic iron oxide: clinical application as a contrast agent for MR imaging of the liver. Radiology 168 (1988) 297–301
61. Taupitz, M., S. Schmitz, B. Hamm: Superparamagnetische Eisenoxidpartikel: Aktueller Stand und zukünftige Entwicklungen. Fortschr. Röntgenstr. 175 (2003) 752–765
62. Tung, G. A., J. P. Vaccaro, J. J. Cronan, J. M. Rogg: Cavernous hemangioma of the liver: pathologic correlation with high-field MR imaging. Am. J. Roentgenol. 162 (1994) 1113–1117
63. Vogl, T. J., A. Stupavsky, W. Pegios, R. Hammerstingl, M. Mack, T. Diebold, K. P. Lodemann, P. Neuhaus, R. Felix: Hepatocellular carcinoma: evaluation with dynamic and static gadobenate dimeglumine-enhanced MR imaging and histopathologic correlation. Radiology 205 (1997) 721–728
64. Vogt, F. M., G. Antoch, P. Hunold, S. Maderwald, M. E. Ladd, J. F. Debatin, S. G. Ruehm: Parallel acquisition techniques for accelerated volumetric interpolated breath-hold examination magnetic resonance imaging of the upper abdomen: assessment of image quality and lesion conspicuity. J. Magn. Reson. Imaging 21 (2005) 376–382
65. Wang, C., H. Ahlstrom, S. Ekholm, H. Fagertun, M. Hellstrom, A. Hemmingsson, S. Holtas, B. Isberg, E. Jonsson, M. Lonnemark Magnusson, S. McGill, N. O. Wallengren, L. Westman: Diagnostic efficacy of MnDPDP in MR imaging of the liver. A phase III multicentre study. Acta Radiol. 38 (1997) 643–649
66. Weissleder, R., G. Elizondo, D. D. Stark, P. F. Hahn, J. Marfil, J. F. Gonzalez, S. Saini, L. E. Todd, J. T. Ferrucci: The diagnosis of splenic lymphoma by MR imaging: value of superparamagnetic iron oxide. Am. J. Roentgenol. 152 (1989) 175–180
67. Whitney, W. S., R. J. Herfkens, R. B. Jeffrey, C. H. McDonnell, K. C. Li, W. J. Van Dalsem, R. N. Low, I. R. Francis, J. F. Dabatin, G. M. Glazer: Dynamic breath-hold multiplanar spoiled gradient-recalled MR imaging with gadolinium enhancement for differentiating hepatic hemangiomas from malignancies at 1.5 T. Radiology 189 (1993) 863–870
68. Wittenberg, J., D. D. Stark, B. H. Forman, P. F. Hahn, S. Saini, R. Weissleder, E. Rummeny, J. T. Ferrucci: Differentiation of hepatic metastases from hepatic hemangiomas and cysts by using MR imaging. Am. J. Roentgenol. 151 (1988) 79–84
69. Yamashita, Y., Y. Hatanaka, Y. Yamamoto, A. Arakawa, T. Matsukawa, T. Miyazaki, M. Takahashi: Differential diagnosis of focal liver lesions: role of spin-echo and contrast-enhanced dynamic MR imaging. Radiology 193 (1994) 59–65
70. Yates, C. K., R. A. Streight: Focal fatty infiltration of the liver simulating metastatic disease. Radiology 159 (1986) 83–84
71. Yoshioka, H., J. Sato, N. Takahashi, D. Lou, M. Yamaguchi, Y. Saida, Y. Itai: Dual double arterial phase dynamic MR imaging with sensitivity encoding (SENSE): which is better for diagnosing hypervascular hepatocellular carcinomas, in-phase or opposed-phase imaging? Magn. Reson. Imag. 22 (2004) 361–367
72. Youk, J. H., J. M. Lee, C. S. Kim: MRI for detection of hepatocellular carcinoma: comparison of mangafodipir trisodium and gadopentetate dimeglumine contrast agents. Am. J. Roentgenol. 183 (2004) 1049–1054
73. Zech, C. J., K. A. Herrmann, A. Huber, O. Dietrich, A. Stemmer, P. Herzog, M. F. Reiser, S. O. Schoenberg: High-resolution MR-imaging of the liver with T2-weighted sequences using integrated parallel imaging: comparison of prospective motion correction and respiratory triggering. J. Magn. Reson. Imaging 20 (2004) 443–450

Diffuse Erkrankungen der Leber
A.-E. Mahfouz, M. Taupitz und B. Hamm

Einleitung

Diffuse Erkrankungen der Leber stellen aus mehreren Gründen eine Herausforderung für die bildgebende Diagnostik dar:
- Diffuse Veränderungen der Leber betreffen im Gegensatz zu fokalen Läsionen, die vor dem Hintergrund von normalem Gewebe erkennbar sind, in der Regel das gesamte Organ, sodass kein Vergleich mit gesundem Gewebe möglich ist.
- Die pathologischen Veränderungen entwickeln sich bei diffusen Lebererkrankungen allmählich. Dies führt zu der zusätzlichen Forderung an die Bildgebung, neben der qualitativen Diagnose auch quantitative Informationen zu liefern. Generell ist die Bildgebung allerdings für quantitative Aussagen weniger gut geeignet als biochemische Verfahren.
- Die Diagnose diffuser Lebererkrankungen durch bildgebende Verfahren basiert auf dem Erkennen von makroskopischen morphologischen Veränderungen. Da derartige Schäden im Gegensatz zu biochemischen und histologischen Veränderungen erst in späteren Krankheitsstadien auftreten, können mittels bildgebender Diagnostik diffuse Lebererkrankungen erst in einem vergleichsweise fortgeschrittenem Stadium erkannt werden.

Indikationen

Im Zusammenhang mit diffusen Lebererkrankungen ist eine MRT des Oberbauches in folgenden Fällen indiziert: Darstellung von Komplikationen einer Leberzirrhose wie z. B. Kollateralkreisläufe als Folge der portalen Hypertension, Verdacht auf ein hepatozelluläres Karzinom auf dem Boden einer Zirrhose, Verdacht auf ein Budd-Chiari-Syndrom, Hämochromatose oder Hämosiderose, fokale Steatosen oder Nonsteatosen, die mit anderen Verfahren nicht eindeutig als solche eingeordnet werden können.

Untersuchungstechnik

Für die Untersuchung der Leber bei Fragestellung diffuser Veränderungen können zur Darstellung der Morphologie die in Tab. 1.2 aufgelisteten T1w und T2w Sequenzen verwendet werden. Als Kontrastmittel kommen die dort aufgeführten Substanzen in Betracht.

Bildgebung pathologischer Befunde

Leberzirrhose

Eine Zirrhose der Leber entsteht infolge einer diffusen Leberzellschädigung durch alkoholtoxische Lebererkrankung, Virushepatitis, längeranhaltende systemisch-venöse Stauung, Gallengangobstruktion oder Eisenablagerung in Hepatozyten. In der zirrhotischen Leber finden fünf miteinander zusammenhängende pathologische Prozesse statt:
- Entzündung,
- degenerativ-nekrotische Veränderungen der Leberzellen,
- regenerative Vorgänge,
- Fibrosierung und
- Durchblutungsstörungen (33).

MR-tomographisch lässt sich eine Leberzirrhose durch Darstellung ihrer morphologischen Merkmale, Veränderungen der Signalintensität und die veränderte KM-Aufnahme diagnostizieren. Die morphologischen Merkmale der Zirrhose umfassen den Volumenverlust der anterioren Segmente des rechten Leberlappens (Segment V und VIII) und des medialen Segments des linken Lappens (Segment IV), Hypertrophie der lateralen Segmente des linken Lappens (Segment II und III) und des Lobus caudatus (Segment I), Erweiterung der Leberfurchen sowie Unregelmäßigkeiten der Organoberfläche (Abb. 1.32 u. 1.33). Neben diesen wichtigsten morphologischen Veränderungen können als weitere, seltenere Merkmale intrahepatische konfluierende Fibrosen, Rekanalisierung der V. umbilicalis im Lig. falciforme sowie intrahepatische portosystemische venöse Shunts nachgewiesen werden. Darüber hinaus sind MR-tomographisch Manifestationen der Zirrhose außerhalb der Leber wie extrahepatische portosystemische venöse Shunts, Vergrößerung der Milz, Eisenablagerungen in der Milz (Gandy-Gamna-Knötchen), Aszites und Ödem der Gallenblasenwand erkennbar (11, 21, 23, 31, 36) (Abb. 1.34–1.36, s. auch Abb. 1.39). Diese Veränderungen sind recht spezifisch für die Zirrhose, sie treten jedoch erst relativ spät im Verlauf der Erkrankung auf.

Zirrhotisch bedingte Signalintensitätsänderungen können gelegentlich den makroskopischen morphologischen Veränderungen vorangehen. Sie sind jedoch in der Regel sehr gering ausgeprägt und deshalb nicht leicht zu erkennen. Oft findet sich eine heterogene Signalintensität als Ausdruck der verschiedenen Veränderungen, die den zirrhotischen Umbau ausmachen. Die Gesamtintensität der Leber repäsentiert die recht schlecht vorhersagbare Summe der Signalintensitäten der verschiedenen Komponenten, die einander widersprechende Auswirkungen auf das endgültige MRT-Bild haben können (z. B. tendiert eine den zirrhotischen Umbau begleitende Verfettung dazu, die Signalintensität auf T1w und T2w Bildern zu erhöhen, die nichtentzündliche Fibrose neigt auf T1w und T2w zu

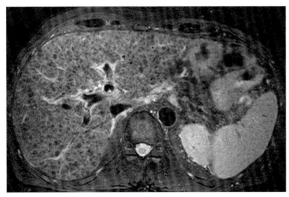
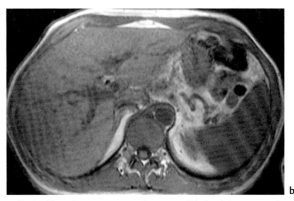

Abb. 1.**32** Leberzirrhose mit multiplen, kleinen Sideroseknoten (1,5 T). Axiale fettsupprimierte atemgetriggerte T2w TSE-Sequenz (**a**) und atemangehaltene T1w GRE-Sequenz (**b**). In T1w (**b**) nahezu unauffällige Organkontur, keine Vergößerung des Lobus caudatus, multiple, kleine hypointense Herde, in T2w (**a**) deutlichere Darstellung der siderotischen Regeneratknoten und der signalreichen interlobulären Septen.

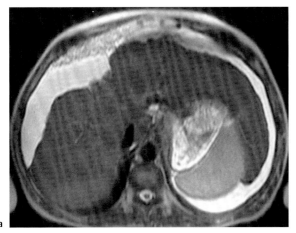
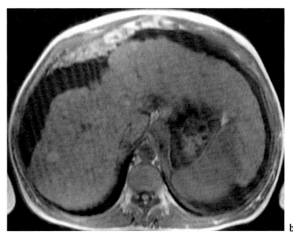

Abb. 1.**33** **a**, **b** Leberzirrhose mit geringem Aszites (1,5 T). Axiale atemangehaltene T2w Einzelschuss-TSE-Sequenz (**a**) und atemangehaltene T1w GRE-Sequenz (**b**). Schrumpfung der zentralen und Hypertrophie der peripheren Lebersegmente, Aszites in T2w hyperintens. In der T1w multiple, hyperintense Regeneratknoten.

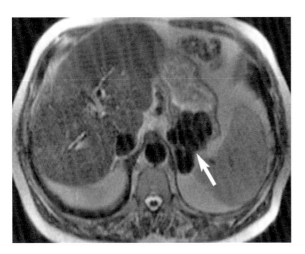

Abb. 1.**34** Leberzirrhose mit Pfortaderthrombose und ausgeprägten Varizen am Magenfundus (1,5 T). Axiale atemangehaltene T2w Einzelschuss-TSE-Sequenz. Die deutlich dilatierten Fundusvarizen stellen sich aufgrund von flussbedingtem Signalverlust hypointens dar (Pfeil).

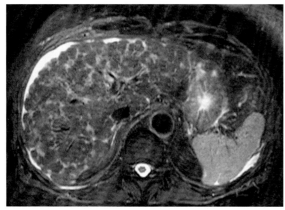 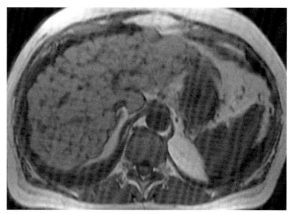

Abb. 1.**35 a**, **b** Leberzirrhose mit grobknotig verändertem Leberparenchym und geringem Aszites (1,5 T). **a** Axiale fettsupprimierte atemgetriggerte T2w TSE-Sequenz. **b** Atemangehaltene T1w GRE-Sequenz.

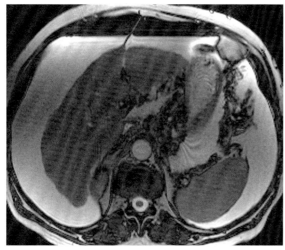 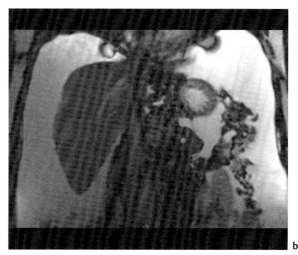

Abb. 1.**36 a**, **b** Leberzirrhose mit starker Leberschrumpfung und ausgeprägtem Aszites (1,5 T). Atemangehaltene T2w Einzelschuss-TSE-Sequenz in axialer (**a**) und koronarer Orientierung (**b**) (in **a** Spiegelbildung bei Z.n. Aszitespunktion).

einer erhöhten Signalintensität, während entzündliches fibrotisches Gewebe die Tendenz besitzt, auf T2w Bildern zu einer Signalerhöhung und auf T1w Bildern zu einer Erniedrigung zu führen; Eisenablagerungen wiederum können die Signalintensität auf T2w Bildern herabsetzen). Am auffälligsten ist der Effekt von Hämosiderinablagerungen. Da makroregenerative Herde zur Eisenakkumulation neigen, weisen sie auf T2w Bildern eine niedrige Signalintensität auf (Abb. 1.**32**). Auf GRE-Bildern, die eine höhere Sensitivität für magnetische Suszeptibilität durch Eisenablagerungen besitzen, erscheinen solche Knoten größer und werden damit auffälliger. Auf T1w GRE-Bildern können diese Knoten hypointens oder hyperintens (Abb. 1.**33**) erscheinen. Im Fall einer kleinknotigen Leberzirrhose haben die Herde einen Durchmesser bis 1 cm, bei einer makronodulären Zirrhose einen Durchmesser über 1 cm.

Obwohl Kontrastmittel im Wesentlichen für die Diagnostik fokaler Leberläsionen eingesetzt werden, sind auch einige Ergebnisse KM-unterstützter MR-tomographischer Untersuchungen bei diffusen Lebererkrankungen berichtet worden. Bei der Leberzirrhose persistierte die heterogene Signalintensität ebenfalls nach intravenöser Applikation von unspezifischem Gd-haltigen Kontrastmittel, was auf Durchblutungsstörungen und das veränderte Profil des Interstitiums in der zirrhotischen Leber zurückzuführen ist. Beobachtet worden ist auch eine verringerte Aufnahme von zellspezifischen Kontrastmitteln wie superparamagnetischen Eisenoxidpartikeln. Dies wurde auf strukturelle Veränderungen zurückgeführt, welche möglicherweise die Verteilung und Aktivität der Kupffer-Zellen beeinflussen (5). Eine verringerte Aufnahme von hepatobiliären Kontrastmitteln wurde ebenfalls nachgewiesen und der gestörten Leberzellfunktion zugeschrieben (28).

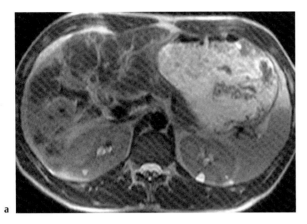
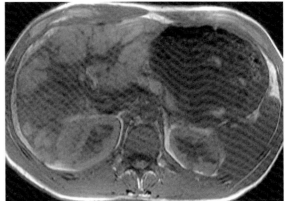
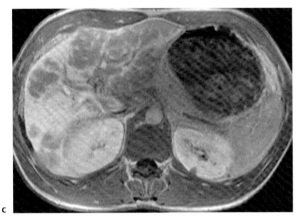

Abb. 1.37 a–c Leberzirrhose mit konfluierender Fibrose (1,5 T). Axiale Aufnahmen mit atemangehaltener T2w Einzelschuss-TSE (**a**), T1w GRE vor (**b**) und nach (**c**) i. v. Injektion eines Gd-haltigen unspezifischen KM. Typische zentrale Lokalisation der konfluierenden Fibrose mit Ausdehnung vom Leberhilus bis zur Kapsel und Retraktion der Leberkapsel. Nach KM-Injektion inhomogenes und krätiges Enhancement als Hinweis auf inflammatorische Aktivität der konfluierenden Fibrose.

Da die morphologischen Merkmale und Veränderungen der Signalintensität erst relativ spät im Verlauf einer Leberzirrhose MR-tomographisch erkennbar werden, wird dieses Verfahren nicht für den Nachweis der Leberzirrhose eingesetzt. Hilfreich wäre die MRT vielmehr beim Nachweis von Komplikationen und zur Quantifizierung des Grades der Zirrhose. Zu den mittels Bildgebung detektierbaren Komplikationen einer Leberzirrhose gehören hepatozelluläre Karzinome, portale Hypertonie und Thrombosen der V. portae.

Der Nachweis eines hepatozellulären Karzinoms in der zirrhotischen Leber ist eine der wichtigsten Indikationen für den Einsatz der MRT bei Patienten mit Leberzirrhose. Beim Vorliegen von fokalen Leberläsionen in der zirrhotischen Leber sollte an ein hepatozelluläres Karzinom gedacht werden. Differenzialdiagnostisch kommen zwei weitere fokale Läsionen in Betracht, die auf dem Boden einer Zirrhose entstehen, nämlich die adenomatöse Hyperplasie und die konfluierende Fibrose. Weiterhin muß bei der differenzialdiagnostischen Abklärung an vorbestehende benigne Läsionen wie Hämangiome und Leberzysten gedacht werden. Metastasen finden sich eher selten in der zirrhotischen Leber. Die wichtigsten diagnostischen Merkmale der verschiedenen fokalen Leberläsionen, die in der zirrhotischen Leber angetroffen werden können, sind in Tab. 1.6 zusammengefasst.

Einfach ist in der Regel ein hepatozelluläres Karzinom anhand der in Tab. 1.6 aufgeführten Unterschiede vom Hämangiom zu unterscheiden. Die konfluierende hepatische Fibrose ist leicht aufgrund ihrer keilförmigen Konfiguration, der Retraktion der Leberkapsel und ihrer typischen Lokalisation in den anterioren Segmenten des rechten Leberlappens (Segment V und VIII) und im medialen Segment des linken Lappens (Segment IV) zu erkennen (Abb. 1.37).

Schwierig kann sich aufgrund überlappender MR-tomographischer Merkmale gelegentlich die Differenzierung des hepatozellulären Karzinoms von der adenomatösen Hyperplasie gestalten. Zwei Merkmale können in diesem Dilemma jedoch einen Ausweg weisen: Auf T2w Bildern erscheint die adenomatöse Hyperplasie wegen ihres hohen Eisengehalts typischerweise signalarm, während hepatozelluläre Karzinome zu einer höheren Signalintensität neigen (45). Ausnahmen bilden hier jedoch Karzinome mit internen Nekrosen, die auf T2w Bildern signalarm zur Darstellung kommen. Die hypointense adenomatöse Hyperplasie zeigt ein eigentümliches Verhalten, denn sie erscheint auf GRE-Bildern größer und signalärmer als auf den entsprechenden SE-Bildern, da erstere eine höhere Sensitivität für die Suszeptibilitätseffekte des in den Herden akkumulierten Eisens besitzen. Dies gilt jedoch nur für GRE-Sequenzen mit einem TE über 3–5 ms.

Tabelle 1.6 Fokale Leberläsionen bei Leberzirrhose

	Hepatozelluläres Karzinom	Adenomatöse Hyperplasie	Konfluierende Fibrose	Hämangiom
T1-Gewichtung	gelegentlich signalreich	gelegentlich signalreich	signalarm	signalarm
T2-Gewichtung	signalreich (außer Läsionen mit Koagulationsnekrosen)	signalarm	signalreich	sehr signalreich
Konfiguration	rundlich	rundlich	keilförmig oder segmental mit Retraktion der Leberkapsel	rundlich
Kapsel	kann vorhanden sein	fehlt	fehlt	fehlt
Gd-DTPA arterielle Phase	hyper- oder hypovaskulär	hypovaskulär	variabel ausgeprägt	periphere Cotton-Wool-Kontrastanhebung
Gd-DTPA Spätphase	frühes „wash-out" (keine KM-Akkumulation in der Läsion), verzögerte Kontrastanhebung der Kapsel	homogene Kontrastanhebung ab der portalen Phase	variabel ausgeprägt	zentripetales „fill in" mit anschließender Akkumulation in der Läsion
Hepatobiliäre Kontrastmittel	Aufnahme	Aufnahme	nicht nachweisbar	keine Aufnahme
Superparamagnetisches Eisenoxid	Aufnahme bei gut differenzierten Tumoren	Aufnahme	nicht nachweisbar	Akkumulation des Kontrastmittels in der Läsion während der intravaskulären Verteilungsphase

Ein TE von weniger als 3 ms ist zu kurz, um die durch die Eisenablagerung verursachte Dephasierung zu zeigen. Die adenomatöse Hyperplasie mit atypischen Merkmalen ist eine präkanzeröse Läsion, an die immer gedacht werden sollte, wenn die Abgrenzung zwischen typischer adenomatöser Hyperplasie und hepatozellulärem Karzinom problematisch ist (30). Histologisch sind fokale hepatozelluläre Karzinome innerhalb von atypischen adenomatösen Hyperplasien nachgewiesen worden. Auf T2w Bildern können solche Karzinome als „Knoten in einem Knoten" zur Darstellung kommen, wobei sich der Karzinomherd signalreich innerhalb der signalarmen adenomatösen Hyperplasie absetzt. Durch wiederholte MR-tomographische Untersuchungen ist gezeigt worden, dass sehr kleine Herde innerhalb einer adenomatösen Hyperplasie ein rasches Wachstum mit einer durchschnittlichen Verdopplungsrate des Durchmessers von 29 Wochen und des Volumens von 9 1/2 Wochen zeigen.

Bei der dynamischen Untersuchung nach i. v. Injektion eines unspezifischen Gd-haltigen Kontrastmittels zeigt die adenomatöse Hyperplasie in der portalen Phase eine Kontrastanhebung, die beim hepatozellulären Karzinom in 60–80 % der Fälle während der arteriellen Phase auftritt.

Die portale Hypertonie ist anhand der portosystemischen Kollateralen insbesondere am Milzhilus, der linken V. gastrica, der rekanalisierten V. portae und der intrahepatischen Kollateralen nachweisbar. Die portosystemischen Kollateralen sind zwar auf transversalen Bildern zu erkennen, doch können sich koronare Aufnahmen als besonders nützlich für den Nachweis von Ösophagusvarizen erweisen. Ein weiteres Zeichen der portalen Hypertonie ist die Vergrößerung der Milz.

Eine ernsthafte Komplikation der Leberzirrhose ist die Thrombose der V. portae. MR-tomographisch kann eine solche Thrombose dieselbe Signalintensität aufweisen wie Blutabbauprodukte (in Abhängigkeit vom Alter des Thrombus). Nützlich zur Beurteilung der Durchgängigkeit und Blutflussrichtung innerhalb der V. portae in koronarer Schichtführung ist die Verwendung einer dünnen Präsaturierungsschicht senkrecht zur Hauptpfortader. Die kontrastverstärkte 3D MR-Angiographie ist eine zuverlässige Methode zur Beurteilung der Durchgängigkeit der V. portae.

Es hat auch Versuche gegeben, das Ausmaß einer Zirrhose zu quantifizieren durch Messung der Signalintensität der Leber (25) oder durch Bestimmung des Ausmaßes der Aufnahme von hepatobiliärem oder partikulären Kontrastmittel, welches den Anteil an funktionsfähigen Hepatozyten bzw. Kupffer-Zellen widerspiegelt (28).

Budd-Chiari-Syndrom

Das Budd-Chiari-Syndrom entsteht durch Stauung im Lebervenengebiet. Nach Lokalisation der Stauung werden drei Typen dieses Syndroms unterschieden: Typ I ist definiert als Verschluss der V. cava inferior mit oder ohne se-

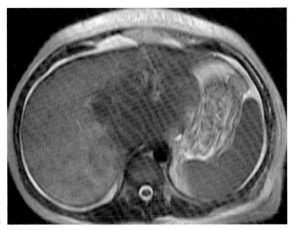
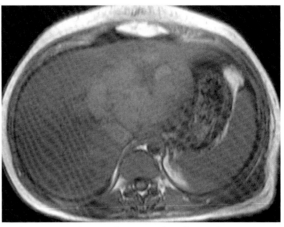

Abb. 1.**38a, b** Budd-Chiari Syndrom (1,5 T). Axiale Aufnahmen mit atemangehaltener T2w Einzelschuss TSE (**a**) und T1w GRE (**b**). Durch Organödem in T2w signalreiches und in T1w signalarmes Parenchym in der Peripherie, v.a. im rechten Leberlappen, die hypertrophierten zentralen Anteile mit annähernd normaler Signalintensität bieten einen tumorartigen Aspekt mit Kompression der V. cava superior, Aszites.

kundärem Verschluss der Vv. hepaticae. Typ II bezeichnet den Verschluss der Hauptvenen. Typ III ist definiert als Verschluss der kleinen postsinusoidalen Venen. Über die Bezeichnung der beiden ersten Typen als Budd-Chiari-Syndrom besteht Einigkeit, während Typ III von manchen Autoren als venöse Verschlusskrankheit klassifiziert wird.

KM-tomographisch ist das Budd-Chiari-Syndrom anhand des fehlenden Blutflusses in den okkludierten Venen erkennbar. Beim Typ I fehlt der Blutfluss in der V. cava inferior und eventuell zusätzlich in den Vv. hepaticae. Beim Typ II findet sich kein Blutfluss in den Vv. hepaticae. Bei dieser Form des Budd-Chiari-Syndroms bleibt die V. cava inferior durchgängig, zeigt allerdings eine ausgeprägte Kompression durch den vergrößerten kaudalen Leberlappen (Abb. 1.**38**). Ein fehlender Blutfluss ist auf SE-Bildern gelegentlich schwer zu beurteilen, da strömendes Blut in Abhängigkeit von den gewählten Pulssequenzparametern und der Schichtorientierung relativ zur Blutflussrichtung sowohl als fehlendes Strömungssignal als auch als flussbedingte Kontrastanhebung zur Darstellung kommen kann. Venenthrombosen können je nach Alter und Zusammensetzung des Thrombus ebenfalls eine Reihe unterschiedlicher Signalintensitäten aufweisen. Die MR-Angiographie ist besonders nützlich zum Nachweis von Gefäßokklusionen und Kollateralen und ist hilfreich, wenn die Schichtbilder keinen eindeutigen Befund liefern (13). Bei der venösen Verschlusskrankheit findet sich üblicherweise keine Thrombosierung der okkludierten postsinusoidalen Venen, und diese lässt sich eher durch Leberbiopsie als durch bildgebende Verfahren nachweisen. Neben dem direkten Nachweis des venösen Verschlusses finden sich zahlreiche morphologische Merkmale, die auf ein Budd-Chiari-Syndrom hinweisen. Hierzu gehören Hepatomegalie, intra- und extrahepatische systemisch-portale und systemisch-systemische venöse Anastomosen, Aszites, Vergrößerung des Lobus caudatus, inhomogene Signalintensität des Leberparenchyms, Fibrose des Leberparenchyms und gelegentlich Einblutungen ins Leberparenchym (3, 13, 22, 32, 38). Die Kontrastanhebung auf Gd-unterstützten Aufnahmen ist infolge der Okklusion der Vv. hepaticae und der Bildung von Kollateralgefäßen inhomogen. MR-tomographisch lassen sich die Ursachen für die Stauung wie ein membranöser Verschluss der V. cava inferior als behebbarer Auslöser eines Budd-Chiari-Syndroms (32) oder ein Leiomyosarkom der V. cava inferior (3) nachweisen.

Eisenspeicherung in der Leber

Zur überschüssigen Eisenablagerung in der Leber kommt es bei primärer Hämochromatose, wiederholten Bluttransfusionen, hämolytischer Anämie, Rhabdomyolyse, Leberzirrhose, Bantusiderose, paroxysmaler nächtlicher Hämoglobinurie, Caeruloplasiminmangel und Porphyria cutanea tarda (2, 4, 6–8, 10, 16, 17, 26, 35, 37, 39–42). Bei der primären (oder hereditären) Hämochromatose handelt es sich um eine genetisch bedingte Eisenstoffwechselstörung, bei der es zu einer erhöhten Eisenresorption aus dem Magendarmtrakt kommt. Das überschüssige Eisen gelangt in die Leber, wo es von den Hepatozyten inkorporiert wird, während die Zellen des MPS kein überschüssiges Eisen speichern können (6). In späteren Erkrankungsstadien lagert sich Eisen zusätzlich ab in den Gelenken, dem Pankreas, der Hirnanhangdrüse und dem Herzmuskel mit Arthropathie, insulinpflichtigem Diabetes mellitus, Hypogonadismus und Herzfunktionsstörungen. Bei der primären Hämochromatose ist es wichtig, die überschüssige Eisenablagerung in der Leber vor dem Entstehen einer Zirrhose zu erkennen, da in diesem Stadium Morbidität und Mortalität durch Phlebotomie verhindert werden können. Bei wiederholten Bluttransfusionen wird das überschüssige parenteral zugeführte Eisen zunächst von den Zellen des MPS der Leber, der Milz und des Knochenmarks gespeichert. Wenn deren Speicherkapazität erschöpft ist, wird weiteres Eisen von den Heptozyten, dem Pankreas und dem Myokard aufgenommen, wodurch es zu einer sekundären Hämochromatose kommt (42).

Bei Patienten mit hämolytischer Anämie, wie der Thalassämie, die keine Bluttransfusionen erhalten, wird das durch die Hämolyse freigesetzte überschüssige Eisen von den Hepatozyten aufgenommen, während die Zellen des MPS der Leber, der Milz und des Knochenmarks keine zusätzliche Eisenaufnahme zeigen, da das von ihnen gespeicherte Eisen bei der Erythropoese aufgebraucht wird (2). Erhalten Patienten mit Thalassämie Bluttransfusionen, nehmen auch bei ihnen die Zellen des MPS Eisen auf. Bei Leberzirrhose finden sich Eisenablagerungen sowohl im Leberparenchym als auch in den Regeneratknoten.

Die Bantusiderose ist eine Erkrankung der Bantustämme in Afrika, die durch den Genuss großer Mengen von dort in Eisenbehältern gebrautem Bier verursacht wird. Bei dieser Erkrankung wird das Eisen im Parenchym und auch in den endothelialen Zellen gespeichert (42). Bei der paroxysmalen nächtlichen Hämoglobinurie kommt es durch intravaskuläre Hämolyse zur Freisetzung von Hämoglobin ins Blut, das dort sofort durch Plasmaproteine gebunden wird. Übersteigt die Hämoglobinfreisetzung die Proteinbindungskapazität, wird das Hämoglobin von den Glomeruli der Niere ausgefiltert und teils mit dem Urin ausgeschieden, teils resorbiert und in den proximalen Tubuli renales contorti abgelagert (18). Zur Ablagerung von Eisen in der Leber kommt es bei dieser Erkrankung durch Bluttransfusionen oder Thrombosen der V. portae bzw. der Vv. hepaticae (37). Caeruloplasminmangel ist eine genetisch bedingte Erkrankung, bei der der Mangel an Caerulosplasmin, das die Oxidierung von zweiwertigem zu dreiwertigem Eisen katalysiert, zur Eisenablagerung in der Leber führt (16). Bei der Porphyria cutanea tarda besteht eine Störung der Hämsynthese, die die Eisenablagerung in periportalen Hepatozyten zur Folge hat (4).

Bei den Eisenspeicherkrankheiten kann die MRT
- zur Identifizierung und Quantifizierung der überschüssigen Eisenablagerungen,
- zur Charakterisierung der zugrunde liegenden Erkrankung und
- zum Nachweis von Komplikationen

eingesetzt werden.

MR-tomographisch haben Eisenablagerungen aufgrund der magnetischen Suszeptibilitätseffekte von Eisen bei allen Pulssequenzen eine niedrige Signalintensität (8, 10). GRE-Bilder besitzen bei der Detektion von Eisenablagerungen eine größere Sensitivität im Vergleich zu SE-Bildern (10).

Es wurde gezeigt, dass der Grad der Signalintensitätsverminderung in leichten Fällen mit der Menge des gespeicherten Eisens korreliert. Bei ausgeprägter Ablagerung überschüssigen Eisens ist wegen des kompletten Signalverlusts keine Quantifizierung möglich. Die Berechnung der transversalen Relaxationszeit besitzt als quantitatives Verfahren eine noch höhere Sensitivität als die Bestimmung der Signalintensitätsänderung (35). Die nichtinvasive quantitative Bestimmung des Eisenüberschusses durch die MRT bietet eine Alternative zur Biopsie (10) und kann zur Überwachung des Behandlungserfolgs nach Phlebotomie eingesetzt werden.

Die Identifizierung von überschüssigem Eisen in der Leber durch die MRT ist besonders für die intrauterine Diagnose der neonatalen Hämochromatose hilfreich, da hier die Biopsie schwierig ist (17). Die Differenzierung der verschiedenen zugrunde liegenden Ursachen der Eisenablagerung ist von Bedeutung, da überschüssiges Eisen im Parenchym zu erheblichen Gewebeschädigungen führen kann, während es im MPS nahezu folgenlos bleibt. Hierzu kann die MRT durch den Nachweis der extrahepatischen Verteilung von Eisenablagerungen beitragen.

Bei der primären Hämochromatose zeigt die Leber als erstes Organ eine Abnahme der Signalintensität. Mit Fortschreiten der Erkrankung finden sich weitere Signalverminderungen im Pankreas, dem Myokard und der Hirnanhangdrüse, während die Signalintensität der Milz und des Knochenmarks nur selten eine Signalverminderung zeigt (7, 39, 40, 42) (Abb. 1.**39**). Bei Eisenspeicherung infolge wiederholter Bluttransfusionen kommt es zunächst in der Leber, der Milz und im Knochenmark zu einer Abnahme der Signalintensität und später – bei Patienten, die über einen sehr langen Zeitraum Bluttransfusionen erhalten – im Pankreas (Abb. 1.**40**). Bei Patienten mit Thalassämie, die keine Bluttransfusion erhalten, zeigt die Signalintensität der Leber eine Abnahme, während sie in der Milz, dem Knochenmark und im Pankreas unverändert bleibt (42). Bei einer Leberzirrhose ist die Signalintensitätsverminderung auf die Leber beschränkt. Zwischen Eisenspeicherung als Folge einer Leberzirrhose und einer Zirrhose als Folge einer Eisenspeicherung läßt sich somit MR-tomographisch durch den Nachweis von extrahepatischen Eisenablagerungen (insbesondere im Pankreas) bei sekundärer Zirrhose unterscheiden (42). Beim Caeruloplasminmangel lassen sich Eisenablagerungen in der Leber, im Nucleus dentatus, im Thalamus und in den Basalganglien nachweisen (26). Bei der paroxysmalen nächtlichen Hämoglobinurie findet sich eine deutliche Abnahme der Signalintensität der Nierenrinde, während die Verminderung in Leber und Milz weniger stark ausgeprägt ist (18, 37). Die Abnahme der Signalintensität in der Leber ist in der Regel durch Thrombose der Vv. hepaticae oder V. portae auf einzelne Segmente beschränkt (37). Bei Porphyria cutanea tarda wird Eisen in der Leber, der Milz, dem Knochenmark, den Basalganglien, dem Nucleus dentatus und in der Großhirnrinde gespeichert (1). Neben dem frühen Nachweis, der Quantifizierung, Charakterisierung und Verlaufskontrolle von hepatischen Eisenablagerungen spielt die MRT eine weitere Rolle bei der Früherkennung von hepatozellulären Karzinomen, die sekundär bei parenchymaler Eisenspeicherung, insbesondere bei primärer Hämochromatose, auftreten können. Derartige Tumoren sind aufgrund des hohen inhärenten Tumor-Leber-

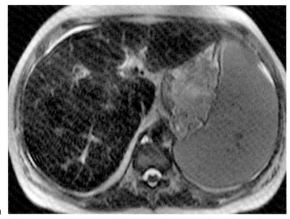
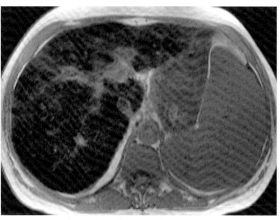

Abb. 1.39 **a, b** Kongenitale Hämochromatose (1,5 T). Axiale T2w Einzelschuss-TSE-Sequenz (**a**) und T1w GRE-Sequenz (**b**), jeweils während Atemstopp. Die Leber stellt sich aufgrund der Eisenablagerung in beiden Sequenzen sehr signalarm dar und weist Zeichen der assoziierten Zirrhose auf. Splenomegalie, darüber hinaus Milz mit normaler Signalintensität des Parenchyms und zahlreichen Gamna-Gandy-Bodies, die besonders in den T1w Aufnahmen zur Darstellung (**b**) kommen.

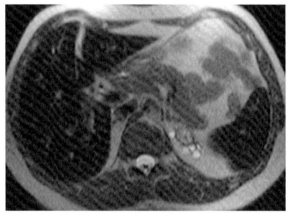
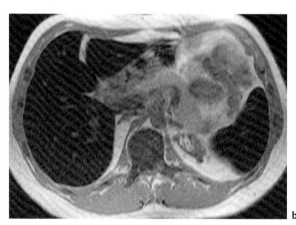

Abb. 1.**40 a, b** Transfusionssiderose bei Patient mit chronischer Niereninsuffizienz und Dialyse (1,5 T). Axiale Aufnahmen mit atemangehaltener T2w Einzelschuss-TSE (**a**) (effektives TE 66 ms) und T1w GRE (TE 4,6 ms) (**b**). Leber und Milz insbesondere in der T1w mit signalarmer Darstellung durch die Eisenablagerungen, keine Zeichen einer Leberzirrhose. Pankreas mit regelrechter Signalintensität.

Kontrasts infolge der Signalintensitätsabnahme der Leber leicht zu identifizieren.

Leberverfettung

Fettablagerungen in der Leber treten bei einer Reihe von Erkrankungen wie alkoholtoxischer Lebererkrankung, Diabetes mellitus und Adipositas auf. Die Fettleber selbst hat jedoch nur wenige oder gar keine klinischen Auswirkungen. Konventionelle T1w und T2w SE-Sequenzen besitzen für den Nachweis einer Fettleber nur eine geringe Sensitivität. Ein empfindliches und robustes Verfahren zum Nachweis der generalisierten oder fokalen Lebersteatose ist der Vergleich der Signalintensitäten von In-Phase- und Gegen-Phase-GRE-Bildern (15, 24) (Abb. 1.**41**).

Verfettetes Leberparenchym weist im Gegen-Phase-Bild ein deutlich erniedrigtes Signal auf. Die Technik der Fettsättigung (19) ist ebenfalls empfindlich für eine Verfettung, wird jedoch in der klinischen Routine nur selten für die diagnostische Beurteilung der Leberverfettung eingesetzt. Von praktischem Nutzen sind diese Techniken insbesondere bei zwei Arten von Fettablagerungen: fokalen Steatosen in normalem oder gering generalisiert verfettetem Lebergewebe und fokalen Nonsteatosen in der Fettleber. Diese sind differenzialdiagnostisch bedeutsam, da sie z. B. auch in der Computertomographie oder Sonographie mit fokalen Leberneoplasien verwechselt werden können. In solchen Fällen kann mit den genannten fettspezifischen Techniken recht eindrucksvoll eine genaue Charakterisierung der verdächtigen Herde vorgenommen werden (19) (s. auch Abb. 1.**4**, 1.**24** und 1.**25**).

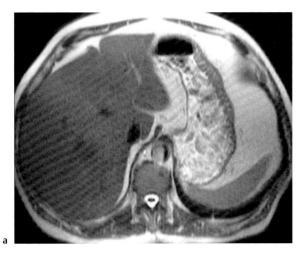
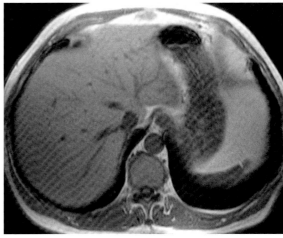
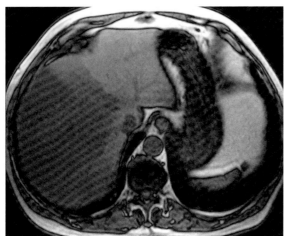

Abb. 1.**41 a–c** Ausgeprägte Steatosis areata der Leber (1,5 T). Axiale T2w Einzelschuss-TSE-Sequenz (**a**). T1w GRE-In-Phase-Sequenz (**b**). T1w GRE-Gegen-Phase-Sequenz (**c**). In der T2w Sequenz und in der T1w In-Phase-Sequenz keine Auffälligkeit. Im Gegen-Phase-GRE-Bild nahezu signalfreie Darstellung des Leberparenchyms großer Teile des rechten Leberlappens als Ausdruck der Verfettung, intermediäre Verfettung im Segment 4, keine Verfettung des linken Leberlappens (vgl. Abb 1.4).

Sonstige diffuse Lebererkrankungen

Eine akute Virushepatitis ist MR-tomographisch durch Vergrößerung der Leber, diffuse Signalverminderung auf T1w Bildern und diffuse Signalanhebung auf T2w Bildern und eine inhomogene Signalanhebung nach i. v. Kontrastmittelinjektion gekennzeichnet (Abb. 1.**42**). Weiterhin kommen auf T2w Bildern gelegentlich hyperintense Areale im Bereich der Vv. portae zur Darstellung (12, 20.). Bei fulminanter Hepatitis können Regeneratherde und Nekrosen nachgewiesen werden. Regenerative Herde erscheinen signalreich auf T1w Bildern und signalarm auf T2w Bildern, nekrotische Areale dagegen signalarm auf T1w Bildern und signalreich auf T2w Bildern (27). Es ist gezeigt worden, dass die Aufnahme hepatobiliärer Kontrastmittel wie Mn-DPDP (44) und MPS-spezifischer Kontrastmittel wie superparamagnetischer Eisenoxidpartikel (5) bei Hepatitis abnimmt. Dies ist jedoch kein zuverlässiges Kriterium für die Diagnose einer Hepatitis (44). Die strahlungsinduzierte Hepatitis führt zu einer Signalintensitätszunahme der Leber auf T2w Bildern, die der Strahleneintrittspforte entspricht und mit dem Ende der Radiatio allmählich wieder zurückgeht (46, 49). Bei der Wilson-Krankheit kommt es zur Akkumulation überschüssigen Kupfers in der Leber, wodurch eine Leberzirrhose ausgelöst werden kann. Solche Kupferablagerungen bewirken keinerlei Signalintensitätsänderung der Leber, diese tritt erst mit der Entwicklung einer Zirrhose auf (29, 47). Die durch die Wilson-Krankheit bedingte Leberzirrhose zeigt auf T1w und T2w SE-Bildern multiple winzige Hypointensitäten (47). Eine Stauungsleber kann Folge einer Rechtsherzinsuffizienz sein. In ausgeprägten Fällen stellt sich im MR-Bild die Leber vergrößert und inhomogen dar und weist in der arteriellen und portalvenösen Phase nach Kontrastmittelinjektion einen ungleichförmigen Signalanstieg auf. Bei der hepatischen Schistosomiasis mansoni kommt es durch periportale parasitäre Eiablagerung zur Entzündungsreaktion und Fibrose mit nachfolgender portaler Hypertonie. Die betroffenen periportalen Areale sind gekennzeichnet durch Isointensität auf T1w Bildern und Hyperintensität auf T2w Bildern und zeigen nach Injektion von Gd-DTPA eine deutliche Kontrastanhebung (48). Bei anderen diffusen Erkrankungen der Leber wie Amyloidose und Gaucher-Krankheit bestehen MR-tomographisch keine spezifischen Veränderungen, sondern lediglich eine Vergrößerung des Organs (9, 34).

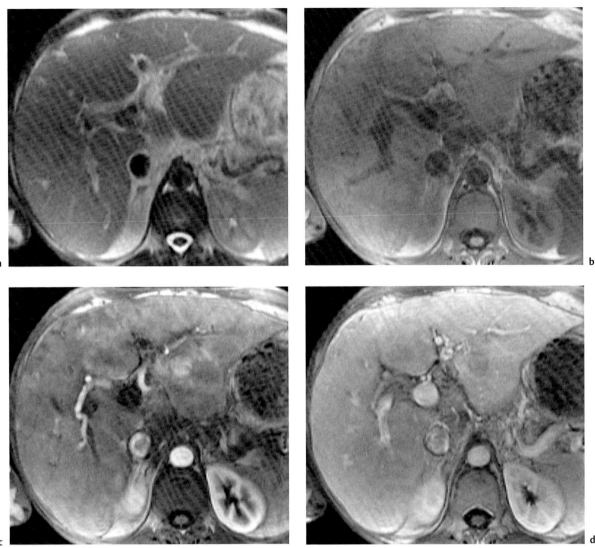

Abb. 1.**42 a–d** Akute Hepatitis (1,5 T). Axiale Aufnahmen mit atemangehaltener T2w Einzelschuss-TSE (**a**), T1w GRE nativ (**b**) sowie in der arteriellen (**c**) und portalvenösen Phase (**d**) nach i. v. Injektion eines Gd-haltigen unspezifischen KM. Vergrößerte Leber, signalreich in T2w als Ausdruck eines Organödems, inhomogenes Parenchym in T1w, inhomogene Kontrastierung v.a. in der arteriellen Perfusionsphase (**c**).

Literatur

1. Beall, S. S., B. M. Patten, L. Mallette, J. Jankovic: Abnormal systemic metabolism of iron, prophyrin, and calcium in Fahr's syndrome. Ann. Neurol. 26 (1989) 569–575
2. Bowdler, A. J., E. R. Huehns: Thalassemia minor complicated by excessive iron storage. Brit. J. Haematol. 9 (1963) 13–24
3. Cacoub, P., J. C. Piette, B. Wechsler et al.: Leomyosarcoma of the inferior vena cava. Experience with 7 patients and literature review. Medicine 70 (1991) 293–306
4. Campo, E., M. Bruguera, J. Rodes: Are there diagnostic histologic features of porphyria cutanea tarda in liver biopsy specimens? Liver 10 (1990) 185–190
5. Elizondo, G., R. Weissleder, D. D. Stark et al.: Hepatic cirrhosis and hepatitis: MR imaging enhanced with superparamagnetic iron oxide. Radiology 174 (1990) 797–801
6. Fillet, G., Y. Beguin, L. Baldelli: Model of reticuloendothelial iron metabolism in humans: abnormal behavior in idiopathic hemochromatosis and in inflammation. Blood 74 (1989) 844–851
7. Flyer, M. A., J. O. Haller, R. Sundaram: Transfusional hemosiderosis in sickle cell anemia: another cause of an echogenic pancreas. Pediat. Radiol. 23 (1993) 140–142
8. Gandon, Y., D. Guyader, J. F. Heautot et al.: Hemochromatosis: diagnosis and quantification of liver iron with gradient-echo MR imaging. Radiology 193 (1994) 533–838
9. Glenn, D., D. Thurston, P. Garver, E. Beutler: Comparison of magnetic resonance imaging and ultrasound in evaluating liver size in Gaucher patients. Acta haematol. 92 (1994) 187–189
10. Guyader, D., Y. Gandon, J. Y. Robert et al.: Magnetic resonance imaging and assessement of liver iron content in genetic hemochromatosis. J. Hepatol. 15 (1992) 304–308
11. Itai, Y., Y. Kurosaki, Y. Saida, M. Niitsu, K. Kuramoto: CT and MRI in detection of intrahepatic portosystemic shunts in patients with liver cirrhosis. J. Comput. assist. Tomogr. 18 (1994) 768–773
12. Itoh, H., T. Sakai, N. Takahashi et al.: Periportal high intensity on T2-weighted MR images in acute viral hepatitis. J. Comput. assist. Tomogr. 16 (1992) 564–567

13. Kane, R., S. Eustace: Diagnosis of Budd-Chiari syndrome: comparison between sonography and MR angiography. Radiology 195 (1995) 117–121
14. Kashitani, N., S. Kimoto, M. Tsunoda et al.: Portal blood flow in the presence or absence of diffuse liver disease: measurement by phase contrast MR imaging. Abdom. Imag. 20 (1995) 197–200
15. Levenson, H., F. Greensite, J. Hoefs et al.: Fatty infiltration of the liver: quantification with phase-contrast MR imaging at 1.5 T vs biopsy. Amer. J. Roentgenol. 156 (1991) 307–312
16. Logan, J. L., K. B. Herveyson, G. B. Wisdom, A. E. Hughes, G. P. Archbold: Hereditary caeruloplasmin deficiency, dementia and diabetes mellitus. Quart. J. Med. 87 (1994) 663–670
17. Marti-Bonmati, L., A. Baamonde, C. R. Poyatos, E. Monteagudo: Prenatal diagnosis of idiopathic neonatal hemochromatosis with MRI. Abdom. Imag. 19 (1994) 55–56
18. Mathieu, D., A. Rahmouni, P. Villeneuve, M. C. Anglade, H. Rochant, N. Vasile: Impact of magnetic resonance imaging on the diagnosis of abdominal complications of paroxysmal nocturnal hemoglobinuria. Blood 85 (1995) 3283–3288
19. Mathieu, D., M. Paret, A.-E. Mahfouz et al.: Hyperintense Benign Liver Lesions on Spin-Echo T1-Weighted MR Images: Pathologic Correlations (in press)
20. Matsui, O., M. Kadoya, T. Takashima, T. Kameyama, J. Yoshikawa, S. Tamura: Intrahepatic periportal abnormal intensity on MR images: an indication of various hepatobiliary diseases. Radiology 171 (1989) 335–338
21. Mergo, P. J., P. R. Ros, P. C. Buetow, J. L. Buck: Diffuse disease of the liver: radiologic-pathologic correlation. Radiographics 14 (1994) 1291–1307
22. Miller, W. J., M. P. Federle, W. H. Straub, P. L. Davis: Budd-Chiari syndrome: imaging with pathologic correlation. Abdom. Imag. 18 (1993) 329–335
23. Minami, M., Y. Itai, K. Ohtomo, S. Ohnishi, T. Niki, T. Kokubo, K. Yoshikawa, M. Iio: Siderotic nodules in the spleen: MR imaging of portal hypertension. Radiology 172 (1989) 681–684
24. Mitchell, D. G., I. Kim, T. S. Chang et al.: Fatty liver. Chemical shift phase-difference and suppression magnetic resonance imaging techniques in animals, phantoms, and humans. Invest. Radiol. 26 (1991) 1041–1052
25. Morijiri, M., H. Seto, Y. Kamisaki et al.: Qualitative evaluation of chronic diffuse liver disease by STIR MRI. J. Comput. assist. Tomogr. 19 (1995) 955–958
26. Morita, H., S. Ikeda, K. Yamamoto et al.: Hereditary ceruloplasmin deficiency with hemosiderosis: a clinicopathological study of a Japanese family. Ann. Neurol. 37 (1995) 646–656
27. Murakami, T., R. L. Baron, M. S. Peterson: Liver necrosis and regeneration after fulminant hepatitis: pathologic correlation with CT and MR findings. Radiology 198 (1996) 239–242
28. Murakami, T., R. L. Baron, M. P. Federle et al.: Cirrhosis of the liver: MR imaging with mangafodipir trisodium (Mn-DPDP). Radiology 198 (1996) 567–572
29. Nakakoshi, T., N. Fujita, K. Jong Hon, N. Takeichi, K. Miyasaka: Influence of in vivo copper on MR images of the liver in rats. J. Magn. Reson. Imag. 4 (1994) 559–562
30. Nakanuma, Y., T. Terada, K. Ueda, S. Terasaki, A. Nonomura, O. Matsui: Adenomatous hyperplasia of the liver as a precancerous lesion. Liver 13 (1993) 1–9
31. Ohtomo, K., R. L. Baron, G. D. Dodd III, M. P. Federle, Y. Ohtomo, S. R. Confer: Confluent hepatic fibrosis in advanced cirrhosis: evaluation with MR imaging. Radiology 189 (1993) 871–874
32. Park, J. H., J. K. Han, B. I. Choi, M. C. Han: Membranous obstruction of the inferior vena cava with Budd-Chiari syndrome: MR imaging findings. J. vasc. interv. Radiol. 2 (1991) 463–469
33. Popper, H.: Pathologic aspects of cirrhosis. A review. Amer. J. Pathol. 87 (1977) 228–264
34. Rafal, R. B., R. Jennis, P. A. Kosovsky, J. A. Markisz: MRI of primary amyloidosis. Gastrointest. Radiol. 15 (1990) 199–201
35. Rocchi, E., M. Cassanelli, A. Borghi et al.: Magnetic resonance imaging and different levels of iron overload in chronic liver disease. Hepatology 17 (1993) 997–1002
36. Rofsky, N. M., H. Fleishaker: CT and MRI of diffuse liver disease. Semin. Ultrasound 16 (1995) 16–33
37. Roubidoux, M. A.: MR of the kidneys, liver, and spleen in paroxysmal nocturnal hemoglobinuria. Abdom. Imag. 19 (1994) 168–173
38. Shapiro, R. S., J. A. Maldjian, A. Stancato-Pasik, R. Ramos: Hepatic mass in Budd-Chiari syndrome: CT and MRI findings. Comput. med. Imag. 17 (1993) 457–460
39. Siegelman, E. S., D. G. Mitchell, R. Rubin et al.: Parenchymal versus reticuloendothelial iron overload in the liver: distinction with MR imaging. Radiology 179 (1991) 361–366
40. Siegelman, E. S., D. G. Mitchell, E. Outwater, S. J. Munoz, R. Rubin: Idiopathic hemocromatosis: MR imaging findings in cirrhotic and precirrhotic patients. Radiology 188 (1993) 637–641
41. Siegelman, E. S., E. Outwater, C. A. Hanau et al.: Abdominal iron distribution in sickle cell disease: MR findings in transfusion and nontransfusion dependent patients. J. Comput. assist. Tomogr. 18 (1994) 63–67
42. Siegelman, E. S., D. G. Mitchel, R. C. Semelka: Abdominal iron deposition: metabolism, MR findings, and clinical importance. Radiology 199 (1996) 13–22
43. Tanimoto, A., D. D. Stark: Cell-specific contrast agents fail to detect hepatitis. Invest. Radiol. Suppl. 1 (1991) 139–141
44. Tanimoto, A., B. P. Kreft, Y. Baba et al.: Evaluation of hepatocyte-specific paramagnetic contrast media for MR imaging of hepatitis. J. Magn. Reson. Imag. 3 (1993) 786–793
45. Terada, T., M. Kadoya, Y. Nakanuma, O. Matsui: Iron-accumulating adenomatous hyperplastic nodule with malignant foci in the cirrhotic liver. Histopathologic, quantitative iron, and magnetic resonance imaging in vitro studies. Cancer 65 (1990) 1994–2000
46. Unger, E. C., J. K. Lee, P. J. Weyman: CT and MR imaging of radiation hepatitis. J. Comput. assist. Tomogr. 11 (1987) 264–268
47. Vogl, T. J., S. Steiner, R. Hammersting et al.: MRT der Leber bei Morbus Wilson. Fortschr. Röntgenstr. 160 (1994) 40–45
48. Willemsen, U. F., T. Pfluger, W. G. Zoller, G. Kueffer, K. Hahn: MRI of hepatic schistosomiasis mansoni. J. Comput. assist. Tomogr. 19 (1995) 811–813
49. Yankelevitz, D. F., P. H. Knapp, C. I. Henschke, L. Nisce, Y. Yi, P. Cahill: MR appearance of radiation hepatitis. Clin. Imag. 16 (1992) 89–92.

2 Gallenwege und Pankreasgang

P. Asbach und H. B. Gehl

Einleitung

Die nichtinvasive Darstellung der Gallenwege sowie des Pankreasganges mittels MR-Cholangiopankreatikographie (MRCP) hat in der klinischen Routine mittlerweile einen hohen Stellenwert. Sehr geringe Nebenwirkungen sowie die einfache und schnelle Durchführbarkeit machen die MRCP zu einem sehr eleganten bildgebenden Verfahren.

Während die auf konventioneller Röntgentechnik basierende invasive Darstellung der Gallenwege und des Pankreasganges auf einer i. v.-Injektion eines gallengängigen Kontrastmittels (Cholangiographie) oder auf einer Instillation von Kontrastmittel direkt in das Gangsystem (perkutane transhepatische Cholangiographie – PTC bzw. endoskopische retrograde Cholangiopankreatikographie – ERCP) beruht, wird bei der nichtinvasiven MRCP die sehr lange T2-Relaxationszeit von Flüssigkeiten zur Darstellung der Gangstrukturen genutzt.

Die klassischen invasiven Verfahren haben eine nicht unerhebliche Komplikationsrate und sind neben den allgemeinen Risiken einer KM-Anwendung untersucherabhängig und als invasives Verfahren für den Patienten belastend. Gefürchtete Komplikationen der PTC sind Blutungen sowie Verletzungen der Gallenwege, bei der ERCP Duodenalperforation, Pankreatitis (3, 15), Cholangitis und Gangperforation. Die Komplikationsrate der ERCP wird in der Literatur zwischen 4 und 11 % angegeben (12, 15).

Ein weiterer wesentlicher Vorteil der MRCP ist die Miterfassung angrenzender anatomischer Strukturen bzw. Organe, was zu einer schnelleren Diagnosefindung bzw. umfassenderen Abklärung eines Krankheitsbildes beiträgt. Die ERCP hingegen ist nicht nur ein diagnostisches, sondern auch therapeutisches Verfahren und der Aspekt der Therapieoption steht sicherlich bei dieser Modalität im Vordergrund, sodass sich beide Verfahren, die nichtinvasive sowie die invasive Darstellung der Gallengänge und des Pankreasganges ergänzen können und in der Patientenbehandlung eine wesentliche Rolle spielen.

Eine vergleichende Kosten-Nutzen-Analyse von ERCP und MRCP kommt zu dem Schluss, dass eine primäre Evaluation des Patienten mit MRCP aus wirtschaftlicher Sicht sinnvoller ist (2), was in Zeiten immer knapper werdender finanzieller Ressourcen und des DRG-Abrechnungssystems (diagnosis-related groups) einen ganz wesentlichen betriebswirtschaftlichen Aspekt darstellt.

Indikationen

Bei allen Erkrankungen, die mit einer Pathologie der Gallengänge oder des Ductus pancreaticus einhergehen können, und bei denen eine Diagnosefindung aufgrund der Klinik des Patienten sowie der Standarduntersuchungsmethoden (Ultraschall) nicht zweifelsfrei möglich ist, kann eine nicht invasive Darstellung der Gangstrukturen mittels MRCP weiteren Aufschluss geben. Hierbei sind in erster Linie der Verdacht auf biliäre Pankreatitis, akute oder chronische Cholangitis, Strikturen bzw. Anomalien der Gallenwege (z. B. Caroli-Syndrom, Choledochozele, Gallengangatresie), anatomische Normvarianten (Pancreas divisum) sowie das Gallengangskarzinom (z. B. Klatskin-Tumor) zu nennen.

Vor geplanten interventionellen Eingriffen ist die Lokalisation von Stenosen und Konkrementen sowie der Nachweis von Pseudozysten in der Therapieplanung essenziell. Somit kann sich der Kliniker vorab ein genaues Bild von der anatomischen Situation verschaffen, die er vorfinden wird, wodurch die Durchführung des Eingriffs (z. B. laparoskopische Operation) deutlich erleichtert wird.

Untersuchungstechnik und -strategie

Spule

Um die anatomischen Strukturen möglichst im Detail darstellen zu können (kleinste Gallengänge, Seitenäste des Ductus pancreaticus), muss eine hohe Ortsauflösung erreicht werden. Ganzkörperspulen sind hier nicht ausreichend. Oberflächenspulen haben den entscheidenden Vorteil, ein besseres Signal-Rausch-Verhältnis zu erzielen, was neben einer höheren Ortsauflösung auch zu besserem Kontrast und zu einer kürzeren Messzeit führt (atemangehaltene Sequenzen – s. u.). Am besten geeignet ist eine Mehrelement-Body-Phased-Array-Oberflächenspule (i. A. 4 Elemente), die neben den o. g. Vorteilen zusätzlich noch ein größeres Field of View (FOV) ermöglicht und gleichzeitig weniger Artefakte erzeugt. Somit können in einem Untersuchungsgang ohne Neupositionierung der Spule neben dem gesamten Gallengangsystem und dem Pankreasgang auch die Abbildung der Leber sowie des

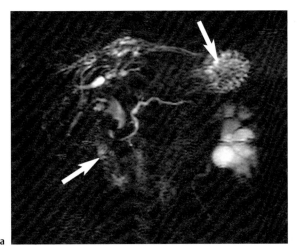 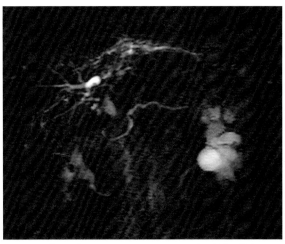

Abb. 2.1 a, b 58-jähriger Mann mir rezidivierender Pankreatitis. Darstellung des Effekts von negativem oralem Kontrastmittel. Patient mit Status nach biliodigestiver Anastomose. MRCP zum Ausschluss einer Cholestase. a Koronare T2w HASTE-Einzelschicht-Sequenz in Projektionstechnik vor Applikation von negativem oralem Kontrastmittel; Magen sowie proximaler Dünndarm sind flüssigkeitsgefüllt und daher bei starker T2w abgrenzbar (Pfeile). Unauffällige Darstellung des Ductus pancreaticus. Nebenbefundlich parapelvine Zyste der linken Niere mit konsekutiv gestautem Nierenbeckenkelchsystem, hierdurch kann es zu Überlagerung mit Gangstrukturen des Pankreas kommen. b Koronare T2w HASTE-Einzelschicht-Sequenz in Projektionstechnik nach Applikation von 300 ml Lumirem oral (1:1 mit Leitungswasser verdünnt). Magen sowie proximaler Dünndarm sind nicht mehr abgrenzbar.

Pankreas durchgeführt werden, was bei jeder MRCP zum Routineprogramm gehören sollte (20).

Sequenzen

Bei der MRCP wird die lange T2-Relaxationszeit von Flüssigkeiten (bei Galle mehrere Sekunden) genutzt, um Gangstrukturen indirekt darzustellen. Bei starker T2-Wichtung geben andere Gewebestrukturen nahezu kein MRT-Signal mehr, da die Echozeit TE der jeweiligen Sequenzen ein Mehrfaches der T2-Relaxationszeiten der ortsständigen Gewebe beträgt (im Abdomen zwischen 40 und 100 ms). Flüssigkeit in Zysten (Pankreaspseudozysten, Leber- bzw. Nierenzysten), im Darm sowie im Nierenbeckenkelchsystem und Ureter ist in diesen Sequenzen ebenfalls signalgebend und kann Überlagerungen verursachen.

Sicherlich am weitesten verbreitet sind Sequenzen auf der Basis der RARE-Technik (RARE: rapid acquisition with relaxation enhancement) (6), beispielsweise mit Half-Fourier-Akquisition (z. B. HASTE: half fourier acquisition single-shot turbo spin echo). Zwei Varianten stehen zur Option: eine dickschichtige Projektionsaufnahme sowie dünnschichtige 2D-Mehrschicht-Akquisitionen mit anschließender MIP-Rekonstruktion (21). Die Projektionstechnik hat den Vorteil einer sehr kurzen Akquisitionszeit (unter 6 s) – diese kann ohne Probleme in Atemanhaltetechnik vom Patienten toleriert werden; die dünnschichtige 2D-Mehrschicht-Akquisition erfordert, dass der Patient ca. 20 s den Atem anhalten kann, was nicht in jedem Fall möglich ist.

Neben der Atemanhaltetechnik besteht die Möglichkeit der Bildakquisition ohne Atemstopp durch Synchronisierung der Datenakquisition mit dem Atemzyklus. Je nach Gerätehersteller kommen hier verschiedenste Techniken zum Einsatz; die umständliche Handhabung hat jedoch insgesamt zu einer niedrigen Akzeptanz dieser Verfahren geführt. Eine sehr praktikable Weiterentwicklung ist die Atemsynchronisierung mittels eines Navigators, der die Zwerchfellbewegung erkennt und die Messungen entsprechend synchronisiert (PACE-Technik: prospective acquisition correction – Siemens). Die Navigatortechnik wurde ursprünglich für die Herzbildgebung entwickelt. Wesentlicher Vorteil der Atemnavigation ist die Möglichkeit, Sequenzen mit deutlich höherer Ortsauflösung entsprechend einer längeren Akquisitionszeit anwenden zu können (1).

Patientenvorbereitung

Orales Kontrastmittel

Bei den in verschieden Angulierungen akquirierten stark T2w Projektionsaufnahmen, die den Verlauf des Ductus pancreaticus sowie der Gallenwege abbilden, kommt es zwangsläufig zur Überlagerung mit anderen flüssigkeitsgefüllten Strukturen, die sich im FOV befinden, insbesondere durch Flüssigkeit in Magen und Duodenum. Letzterem kann man durch das Verabreichen von negativem oralem Kontrastmittel, das Eisenoxide enthält (z. B. Lumirem – Guerbet) entgegenwirken. Ein zu bedenkender Nebeneffekt ist allerdings, dass anatomische „Landmarks" (z. B. Pars descendens duodeni) maskiert werden (Abb. 2.1). Die negativen oralen Kontrastmittel haben keine Auswirkung auf die Weite des Lumens der Gallenwege sowie des Pankreasganges und führen somit zu keiner Verfälschung der physiologischen Verhältnisse (18).

In der Literatur wird kontrovers diskutiert, ob eine Signalunterdrückung oder eine Signalverstärkung des Gastrointestinaltraktes diagnostische Vorteile bringt. Positive orale Kontrastmittel führen zu einer deutlichen Kontrastierung des Darmlumens. Werden bei der MRCP zusätzlich axiale Schichten zur Mitbeurteilung von Leber und Pankreas akquiriert, ist eine Abgrenzung dieser Organe vom Darm besser möglich. Bei der MRCP sollten Leber und Pankreas routinemäßig mitbeurteilt werden, um die Ursache für eine Lumeneinengung erkennen zu können sowie Veränderungen mitzuerfassen, die ohne Beteiligung der Gangstrukturen einhergehen (s. u.).

Nicht zuletzt spielt der zunehmende Kostendruck im Gesundheitssystem bei den Überlegungen, welche oralen Kontrastmittel verwendet werden sollten, eine Rolle. Schließlich verursachen die negativen oralen Kontrastmittel zusätzliche Untersuchungskosten. Eine mögliche kostengünstige Alternative ist Blaubeersaft, welcher in T2-Wichtung die Eigenschaften von negativem oralem Kontrastmittel hat (16). Manche Untersucher verzichten gänzlich auf orales Kontrastmittel, bei diesem Procedere sollte die Untersuchung dann jedoch in den Morgenstunden am nüchternen Patienten durchgeführt werden, um die Sekretion im oberen Gastrointestinaltrakt so gering wie möglich zu halten.

Medikamentöse Vorbereitung

Bei der MRCP stellen Bewegungsartefakte ein Problem dar, da die abzubildenden Strukturen teilweise sehr dünnkalibrig sind. Zwei Komponenten spielen hierbei eine Rolle, die Atmung sowie die Peristaltik des oberen Gastrointestinaltraktes. Die Akquisitionszeit der dickschichtigen Projektionsaufnahmen liegt deutlich unter 10 s, somit sind die meisten Patienten in der Lage, diese Sequenz in Atemstillstand zu tolerieren. Bei fehlenden Kontraindikationen empfiehlt sich die Gabe von Scopolamin oder Glucagon (zu Beginn der Untersuchung i. m.), um die Darmperistaltik temporär zu verlangsamen.

Die Abbildungsqualität der Pankreasgangstrukturen (insbesondere Seitenäste sowie Ductus pancreaticus accessorius) kann durch Stimulation des Pankreas mit Sekretin gesteigert werden. Nach i. v.-Applikation von Sekretin (z. B. Secrelux – Sanochemia) wird die exokrine Pankreasfunktion gesteigert und der Füllungszustand des Gangsystems nimmt zu, wodurch eine genauere Beurteilung sowohl der Gangmorphologie als auch der exokrinen Funktion des Organs durch eine quantitative Darstellung des Füllungszustands des Duodenums möglich ist (4, 5). Der optimale Untersuchungszeitpunkt ist 5 min nach intravenöser Injektion. Kontraindikation für Sekretin ist eine akute Pankreatitis sowie ein akuter Schub einer chronischen Pankreatitis.

Empfohlenes Untersuchungsprotokoll

Allgemeine Vorbereitung

MRCP-Untersuchungen sollten nach Möglichkeit in den Morgenstunden erfolgen, um die Sekretion im oberen Gastrointestinaltrakt auf ein Minimum zu reduzieren. Idealerweise sollte der Patient nüchtern sein (mindestens 6 h keine orale Nahrungsaufnahme) und auch nicht kleine Mengen Flüssigkeit zu sich genommen haben.

Orales Kontrastmittel

In unserer Klinik kommt meist ein negatives orales Kontrastmittel zur Anwendung, das der Patient ca. 30 min vor Beginn der Untersuchung zu sich nimmt. Insgesamt sollte mindestens 300 ml, für optimale Untersuchungsbedingungen 600 ml Kontrastmittel ingestiert werden. Wird Lumirem verwendet, kann dies im Verhältnis 1:1 mit Wasser gemischt werden. Dadurch werden Suszeptibilitätsartefakte vermieden, die durch die Sedimentierung des Kontrastmittels im ruhig gestellten Magen-Darm-Trakt bedingt sind.

Abbildung der Oberbauchorgane

Das MRCP-Untersuchungsprotokoll sollte auch eine vollständige native Bildgebung von Leber und Pankreas mit einschließen. Fällt hierbei eine Läsion auf, die nur unter Verwendung von intravenösem Kontrastmittel (gadoliniumhaltige, niedermolekulare Substanzen) abgeklärt werden kann, wird eine dynamische Kontrastmitteluntersuchung des entsprechenden Organs ergänzt (siehe Kapitel Leber bzw. Pankreas). Das intravenöse Kontrastmittel beeinträchtigt die Qualität der MRCP nicht. Es kommt sogar durch die Verkürzung der T2-Relaxationszeit zu einer Verringerung von Überlagerungen mit kontrastmittelaufnehmenden Strukturen auf den Projektionsaufnahmen, insbesondere wird die Überlagerung durch Nierenbeckenkelchsysteme und Ureteren minimiert.

Verringerung der Darmperistaltik

Zu Beginn der Untersuchung wird dem Patienten bei fehlender Kontraindikation (Überempfindlichkeit gegen Scopolamin, Herzrhythmusstörungen, Glaukom, Antikoagulation) 40 mg Scopolamin (Buscopan – Boehringer Ingelheim) i. m. verabreicht. Unserer Erfahrung nach setzt die Wirkung schnell genug ein und hält lange genug an, um während der gesamten Untersuchung optimale Bedingungen im Hinblick auf die gastrointestinale Motilität zu erzielen.

Gallengang- bzw. Pankreasgangdarstellung

Die an unserer Klinik verwendeten MRCP-Sequenzen sind in Tab. 2.**1** dargestellt.

Gallenwege und Pankreasgang

Tabelle 2.1 Empfohlene Sequenzen und Sequenzparameter für die MRCP

Gewichtung	Orientierung	Sequenztyp	TR (ms)	TE (ms)	Flip (°)	ETL	FS	Matrix ($N_{phase} \times N_{frequ}$)	N_{SL}	N_{AC}	SD (mm)	T_{AC} (s)	Atemstopp
„Scout" zur Planung der MRCP													
T2	axial	Single-Shot-TSE mit Half-Fourier-Akquisition (z. B. HASTE)	800[1]	63	150	115	nein	115 × 256	23	1	7	ca. 18	ja
Übersichts-Projektionsaufnahme													
T2	koronar	Single-Shot-TSE mit Half-Fourier-Akquisition (z. B. HASTE)	–	1100	150	256	ja	256 × 256	1	1	120	ca. 6	ja
Projektionsaufnahme entsprechend dem individuellen Verlauf der jeweiligen Gangstruktur anguliert													
T2	3-mal parakoronar	Single-Shot-TSE mit Half-Fourier-Akquisition (z. B. HASTE)	–	1100	150	256	ja	256 × 256	1	1	30–80	ca. 6	ja
Mehrschichtsequenz (ggf. mit MIP-Rekonstruktion), Angulierung entsprechend den Projektionsaufnahmen													
T2	3-mal parakoronar	Single-Shot-TSE mit Half-Fourier-Akquisition (z. B. HASTE)	1100[1]	87	150	218	nein	218 × 256	15	1	3	ca. 20	ja
Mit Atemnavigator akquirierte Mehrschichtsequenz (und MIP-Rekonstruktion)[2]													
T2	parakoronar	TSE (FSE)	1910	832	180	145	ja	384 × 384	40	1	1,5	ca. 240–480	nein[2]

Beachte: Für alle Sequenzen wird die Verwendung einer Mehrelement-Body-phased-Array-Oberflächenspule empfohlen.
[1] TR: Angabe als technischer Parameter. Gibt den zeitlichen Abstand der Akquisition der Schichten an. Physikalisch ist TR = ∞, da pro Schicht nur eine Anregung erfolgt.
[2] Akquisition mit Atemnavigator (PACE-TSE).

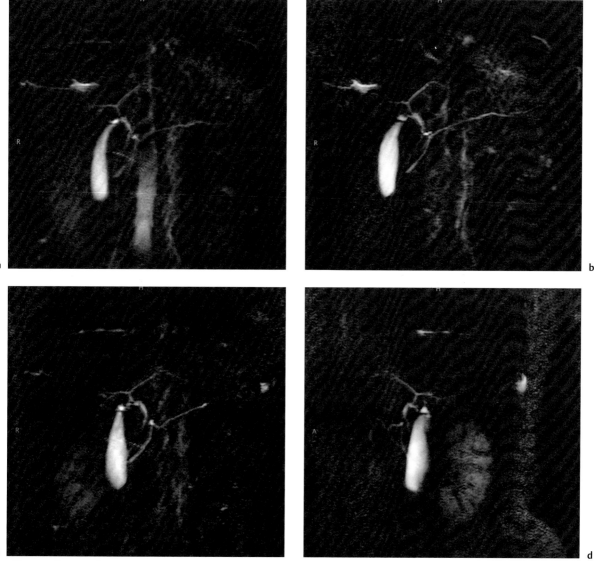

Abb. 2.2 a–d Normalbefund. 38-jährige Frau. MRCP nach Ingestion von 300 ml Lumirem (Verdünnung mit Leitungswasser 1:1). **a** Koronare T2w HASTE-Einzelschicht-Sequenz in Projektionstechnik (Schichtdicke 120 mm) **b–d** Entsprechend dem Verlauf des Ductus pancreaticus (**b**), Ductus choledochus (**c**) und Ductus hepaticus dexter (**d**) angulierte parakoronare T2w HASTE-Einzelschicht-Sequenz in Projektionstechnik (Schichtdicke 50 mm).

Die MRCP-Sequenzen werden anhand einer schnellen axialen T2w Mehrschicht-Sequenz geplant, die den gesamten Oberbauch abbildet. Hier eignet sich beispielsweise eine T2-HASTE-Sequenz.

Zunächst erfolgt eine koronare Übersichtsaufnahme mit schneller, fettgesättigter, T2w Sequenz in Projektionstechnik und sehr großer Schichtdicke (120 mm) und entsprechend angepasstem FOV, mit der die zentralen Gallengänge sowie der überwiegende Teil des Pankreasganges in einem Bild dargestellt werden können (Abb. 2.2 a). Diese Übersichtsaufnahme ist zwar durch ein geringes Signal-Rausch-Verhältnis beeinträchtigt, liefert aber dennoch gute Informationen zur groben Anatomie des Gallen- und Pankreasgangsystems.

Anschließend werden weitere Aufnahmen in Projektionstechnik durchgeführt, wobei nun speziell zu den jeweiligen Gangstrukturen anguliert wird. Die Schichtdicke variiert jeweils in Abhängigkeit von der Anatomie und beträgt etwa 30–80 mm. Da die Orientierung dieser Schichten in Abhängigkeit der individuellen anatomischen Verhältnisse erfolgen sollte, können an dieser Stelle nur Anhaltspunkte mit Referenz zum Zifferblatt der Uhr angegeben werden: parallel zum Pankreasgang (Projektion 8.00 Uhr bis 9.00 Uhr), parallel zum Ductus choledochus (Projektion ca. 10.00 Uhr), parallel zum Ductus hepaticus dexter et sinister (sehr variabel). Je nach Vorliegen anatomischer Normvarianten bzw. Pathologien können weitere Angulierungen ergänzt werden (Abb. 2.2 b–d).

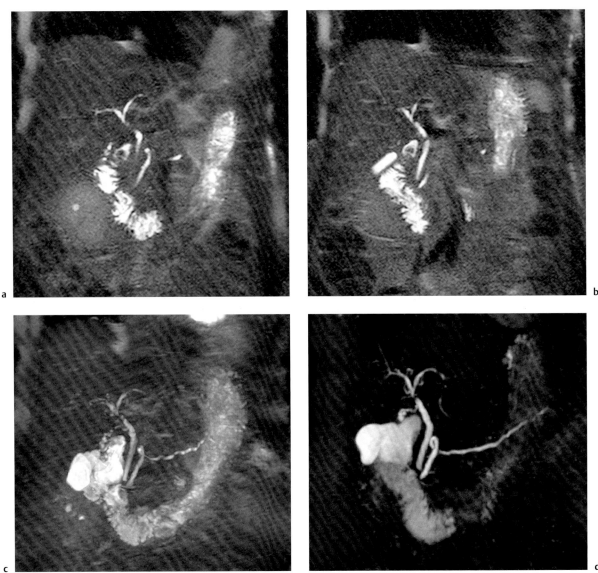

Abb. 2.3 a–d   62-jährige Frau. MRCP ohne Verwendung von negativem oralem Kontrastmittel. **a, b** (Para)koronare T2w HASTE-Mehrschicht-Sequenz (fettgesättigt). Entsprechend dem Verlauf des Ductus pancreaticus (**a**) und Ductus choledochus (**b**) anguliert. **c** MIP-Rekonstruktion (Maximum-Intensitätsprojektion) des Schichtpakets aus Abb. 2.3 a (15 Einzelschichten). **d** Koronare MIP-Rekonstruktion einer T2w TSE-Mehrschicht-Sequenz mit PACE (Akquisition mit Atemnavigator 40 Einzelschichten).

Um kleinste anatomische Strukturen sicher erfassen zu können, folgen abschließend multiple dünne Schichten (3 mm; ohne Schichtlücke) in Mehrschichttechnik, wobei die Angulierung des jeweiligen Schichtpakets analog zur Angulierung der oben genannten Projektionsaufnahmen erfolgt und die Akquisitionszeit in der Größenordnung von 20–23 s liegt. Wir verwenden hierfür eine T2w HASTE-Mehrschicht-Sequenz (Abb. 2.3 a–c). Diese kann gegebenenfalls als Maximum-Intensitätsprojektion (MIP) rekonstruiert werden, um eine dreidimensionale Darstellung zu erhalten (Abb. 2.3 c); zur Auswertung sind jedoch die einzelnen Schichten (source images) ausreichend. Abb. 2.3 d zeigt eine MIP-Rekonstruktion einer fettgesättigten T2w TSE-Mehrschicht-Sequenz (Schichtdicke 1,5 mm), die mit Hilfe eines Atemnavigators akquiriert wird (T2-TSE mit PACE). Diese Sequenz hat sich aufgrund der höheren Auflösung und dem geringeren Maß an Artefakten mittlerweile als zentrale Sequenz einer jeden MRCP-Untersuchung etabliert, zudem können multiplanare Rekonstruktionen erstellt werden (1).

Befundbezogen wird die Akquisition der T2w HASTE-Mehrschicht-Sequenz evtl. zusätzlich noch in axialer Orientierung durchgeführt. Die axialen Schichten haben hierbei den Vorteil, dass kleinste Aussparungen im Flüssigkeitssignal der meist annähernd senkrecht zur Schicht verlaufenden Gänge besonders gut sichtbar werden und zwischen Luftbläschen (oben im Gang gelegen) und kleinen Konkrementen (unten im Gang gelegen) differenziert werden kann. Weiterhin kann bei liegendem Stent im Einzelfall beurteilt werden, ob dieser obliteriert ist (signalar-

Normale Anatomie, anatomische Normvarianten

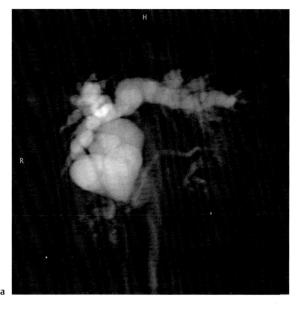
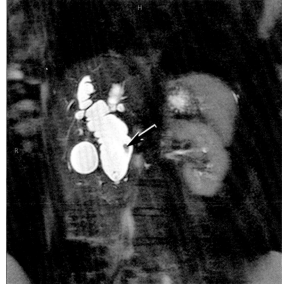
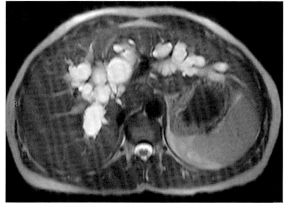
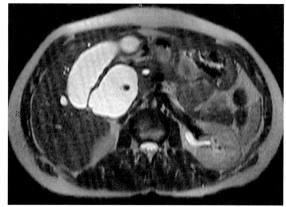

Abb. 2.**4a–d** 29-jährige Frau mit Caroli-Syndrom. Massive zystische Erweiterung der intra- und extrahepatischen Cholangien. Status nach Implantation eines Choledochus-Stents. Im Verlauf berichtete die Patientin erneut über Beschwerden im Sinne einer Cholestase. MRCP zur Darstellung der anatomischen Verhältnisse sowie der Position des Choledochus-Stents. **a** Koronare T2w HASTE-Einzelschicht-Sequenz in Projektionstechnik. **b** Koronare sowie **c** axiale T2w HASTE-Mehrschicht-Sequenz (3 mm Schichtdicke). Massiv erweiterte Gallenwege; der Choledochus-Stent imponiert als hypointense runde Struktur (Pfeil). **d** Axiale T2w HASTE-Mehrschicht-Sequenz. Das Lumen des Stents stellt sich signalfrei dar – hier besteht der Verdacht auf einen Stent-Verschluss, was sich nach Stent-Wechsel bestätigte.

mes Lumen) oder nicht (Flüssigkeitssignal im Lumen) (Abb. 2.**4**).

Normale Anatomie, anatomische Normvarianten

Einen wesentlichen Stellenwert hat die MRCP in der präoperativen Abklärung der anatomischen Verhältnisse pankreatikobiliärer Gangstrukturen. Insbesondere vor minimalinvasiven chirurgischen Eingriffen mit kleinen, fest vorgegebenen operativen Zugangswegen kann bei unvorhergesehenen anatomischen Normvarianten der operative Eingriff nicht ohne Weiteres umgeplant werden.

Daher muss sich der Operateur bereits vor dem Eingriff ein genaues Bild von der Situation verschaffen können, die ihn erwartet (16). Anatomische Normvarianten der Gangsysteme finden sich relativ häufig. Von größter Bedeutung ist sicherlich das Pancreas divisum (in verschiedenen morphologischen und bildgebenden Studien in 1,5–10% der Patienten vorhanden) (9, 14, 26), welches nicht selten eine klinische Symptomatik verursacht und überproportional häufig mit (chronischen) Pankreatitiden vergesellschaftet ist (25). Beim Pancreas divisum wird das in Corpus und Cauda gebildete Pankreassekret nicht über die Papilla duodeni major (Papilla Vateri) in das Duodenum drainiert, sondern fließt über den ventral im Pankreaskopf verlaufenden Ductus pancreaticus accessorius (Ductus Santorini) über die Papilla duodeni minor in das Duodenum ab.

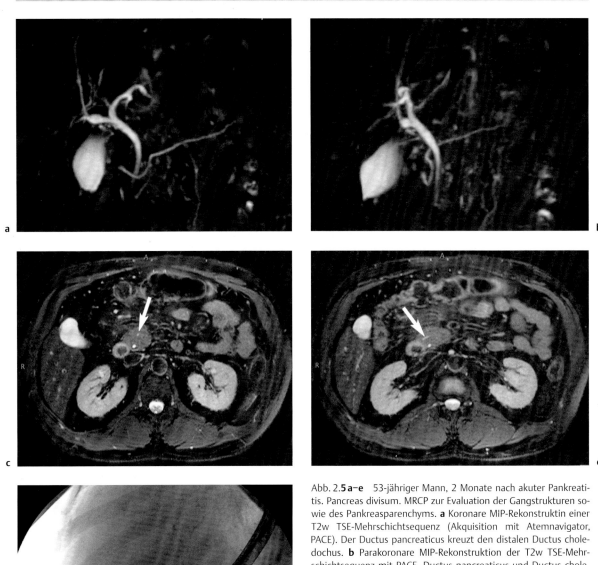

Abb. 2.5 a–e 53-jähriger Mann, 2 Monate nach akuter Pankreatitis. Pancreas divisum. MRCP zur Evaluation der Gangstrukturen sowie des Pankreasparenchyms. **a** Koronare MIP-Rekonstruktin einer T2w TSE-Mehrschichtsequenz (Akquisition mit Atemnavigator, PACE). Der Ductus pancreaticus kreuzt den distalen Ductus choledochus. **b** Parakoronare MIP-Rekonstruktion der T2w TSE-Mehrschichtsequenz mit PACE. Ductus pancreaticus und Ductus choledochus kreuzen und münden getrennt in das Duodenum. **c, d** Axiale T2w TSE-Mehrschicht-Sequenz (Akquisition mit Atemnavigator, PACE). Der Ductus pancreaticus (Pfeil) verläuft ventral des Ductus choledochus. **e** ERCP-Durchleuchtungsaufnahme. Papilla duodeni major sondiert; Ductus choledochus kommt unauffällig zur Darstellung, der Ductus pancreaticus kontrastiert sich nicht.

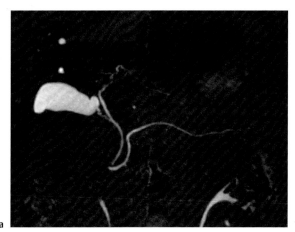 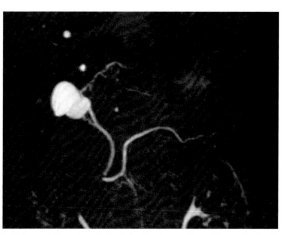

Abb. 2.**6a, b** 56-jähriger Mann. MRCP-Normalbefund. **a** Koronare MIP-Rekonstruktion einer T2w TSE-Mehrschicht-Sequenz (Akquisition mit Atemnavigator, PACE). Zarte Gallenwege und zarter Pankreasgang. Die Gallenwege des rechten Leberlappens werden vom Schichtpaket nicht vollständig miterfasst. Dieser Befund darf nicht mit einer möglichen Pathologie des rechten Leberlappens verwechselt werden. **b** Parakoronare MIP-Rekonstruktion einer T2w TSE-Mehrschicht-Sequenz (Akquisition mit Atemnavigator, PACE). Leicht geschlängelter Verlauf des Ductus cysticus (Normalbefund). Der Sphinkter der Papilla duodeni major ist kontrahiert, somit befindet sich zum Untersuchungszeitpunkt keine Flüssigkeit im Lumen der Papille, die dementsprechend in der T2-Wichtung nicht zur Darstellung kommt. Dieser Normalbefund darf nicht mit einem Konkrement in der Papille verwechselt werden, daher sollte die Papille zusätzlich in axialen Aufnahmen beurteilt werden.

Das Lumen des akzessorischen Pankreasganges bzw. der Papilla duodeni minor ist jedoch häufig zu klein, woraus ein Sekret-Rückstau mit entsprechenden pathophysiologischen Folgen resultiert, was letztendlich zu einer chronischen Pankreatitis führen kann. Eine zystische Erweiterung des proximalen akzessorischen Pankreasganges, die gelegentlich zu beobachten ist, wird als Santorinizele bezeichnet (13). In der Bildgebung kommt ein Pancreas divisum dadurch zum Ausdruck, dass in der koronaren MRCP der Ductus pancreaticus den Ductus choledochus kreuzt und proximal von der Papilla duodeni major in das Duodenum mündet – pathognomonisch für ein Pancreas divisum (Abb. 2.**5**, 2.**10**). Zum Vergleich zeigt Abb. 2.**6** einen Normalbefund, Abb. 2.**7 b** eine weitere anatomische Normvariante mit getrennter Mündung von Ductus choledochus und Ductus pancreaticus in das Duodenum. Zudem gibt es eine Vielzahl von Normvarianten bezüglich des Abgangs des Ductus hepaticus dexter, die bei Leberoperationen relevant sind. Schließlich besteht eine große Variabilität hinsichtlich des Abgangs des Ductus cysticus.

Bildgebung pathologischer Befunde

Stenosen

Sowohl bei der Beurteilung der Gallenwege als auch des Pankreasganges ist eine der häufigsten Fragestellung an die MRCP die Lokalisation von Stenosen bzw. die Darstellung der Gangstrukturen, die einer Stenose vorgeschaltet sind. Ein zarter Gangverlauf ohne Kalibersprünge des Lumens schließt eine relevante Stenosierung aus (Abb. 2.**6**). Zur Differenzierung der Ursache einer Stenose (Entzündung, Stein, Tumor) sind die konventionellen, axial bzw. koronar akquirierten Sequenzen (ggf. mit Kontrastmitteldynamik) heranzuziehen (Abb. 2.**7** u. 2.**8**).

Konkremente

Gallenblasenkonkremente sind eine Domäne der Ultraschalldiagnostik, bei der Evaluation der Choledocholithiasis ist hingegen die Aussagekraft der Ultraschalluntersuchung nicht ausreichend (sonographisch kommen bis zu 80 % [19] asymptomatischer Choledochussteine nicht zur Darstellung), sodass ein anderes bildgebendes Verfahren hinzugezogen werden muss. Mit der MRCP ist eine Detektion von Konkrementen im Ductus choledochus mit einer Sensitivität von über 95 % möglich (11, 22) (Abb. 2.**9** u. 2.**10**). Dieselbe Größenordnung gilt für den Ductus pancreaticus (Abb. 2.**7** u. 2.**10**). Hinsichtlich der Detektion von intrahepatischen Konkrementen ist die MRCP der ERCP überlegen (10).

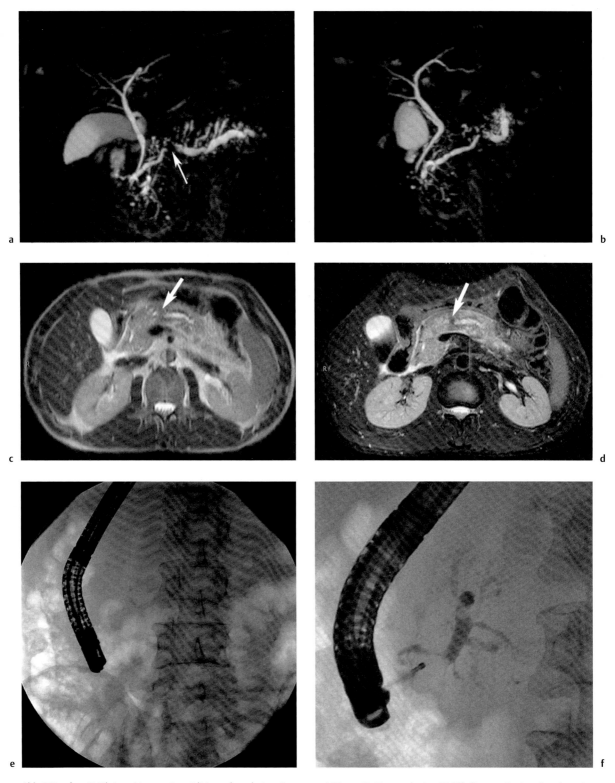

Abb. 2.7 a, b 41-jähriger Mann mit rezidivierenden akuten Pankreatitiden. **a** Koronare MIP-Rekonstruktion einer T2w TSE-Mehrschicht-Sequenz (Akquisition mit Atemnavigator, PACE). Umschriebene Unterbrechung des Ductus pancreaticus im Korpus (Pfeil). Der Pankreasgang ist im Pankreasschwanz deutlich erweitert, hier sind zudem erweiterte Pankreasgangseitenäste erkennbar. **b** Parakoronare MIP-Rekonstruktion einer T2w TSE-Mehrschicht-Sequenz (Akquisition mit Atemnavigator, PACE). Normvariante mit getrennter Mündung von Ductus choledochus und Ductus pancreaticus in das Duodenum. Unauffällige intra- wie extrahepatische Gallenwege.

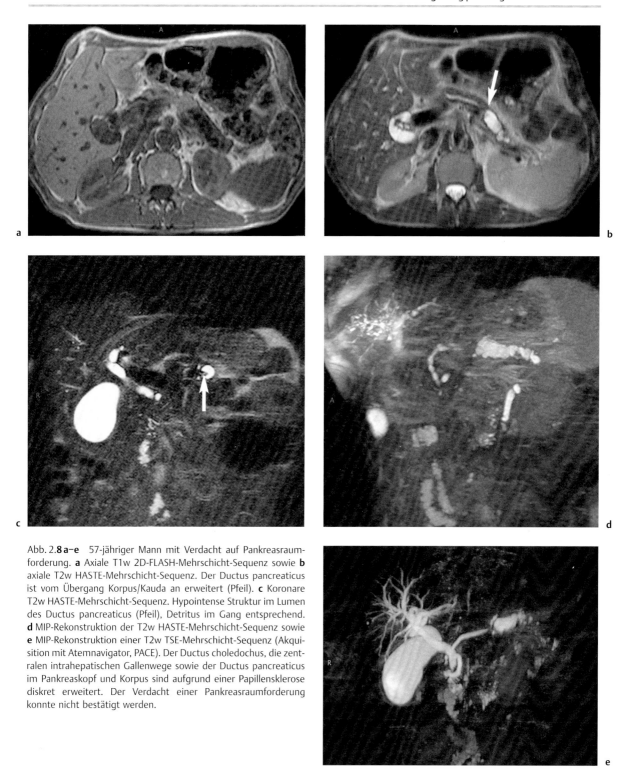

Abb. 2.8 a–e 57-jähriger Mann mit Verdacht auf Pankreasraumforderung. **a** Axiale T1w 2D-FLASH-Mehrschicht-Sequenz sowie **b** axiale T2w HASTE-Mehrschicht-Sequenz. Der Ductus pancreaticus ist vom Übergang Korpus/Kauda an erweitert (Pfeil). **c** Koronare T2w HASTE-Mehrschicht-Sequenz. Hypointense Struktur im Lumen des Ductus pancreaticus (Pfeil), Detritus im Gang entsprechend. **d** MIP-Rekonstruktion der T2w HASTE-Mehrschicht-Sequenz sowie **e** MIP-Rekonstruktion einer T2w TSE-Mehrschicht-Sequenz (Akquisition mit Atemnavigator, PACE). Der Ductus choledochus, die zentralen intrahepatischen Gallenwege sowie der Ductus pancreaticus im Pankreaskopf und Korpus sind aufgrund einer Papillensklerose diskret erweitert. Der Verdacht einer Pankreasraumforderung konnte nicht bestätigt werden.

◁ Abb. 2.7 c–f **c** Axiale T2w HASTE-Mehrschicht-Sequenz. Umschriebene Gangunterbrechung im Korpus des Pankreas (Pfeil). **d** Axiale T2w TSE-Mehrschicht-Sequenz (Akquisition mit Atemnavigator, PACE). Konkrement im Pankreasgang (Pfeil). Das Pankreasparenchym ist pankreatitisch verändert, zudem peripankreatische Flüssigkeit um Pankreaskopf und Korpus. **e** ERCP-Durchleuchtungsaufnahme. Bereits nativ sind multiple Verkalkungen in Projektion auf das Pankreas zu erkennen. **f** ERCP-Durchleuchtungsaufnahme nach Instillation von Kontrastmittel in den Pankreasgang. Der Gangabbruch sowie das Konkrement im Ductus pancreaticus kommen zur Darstellung.

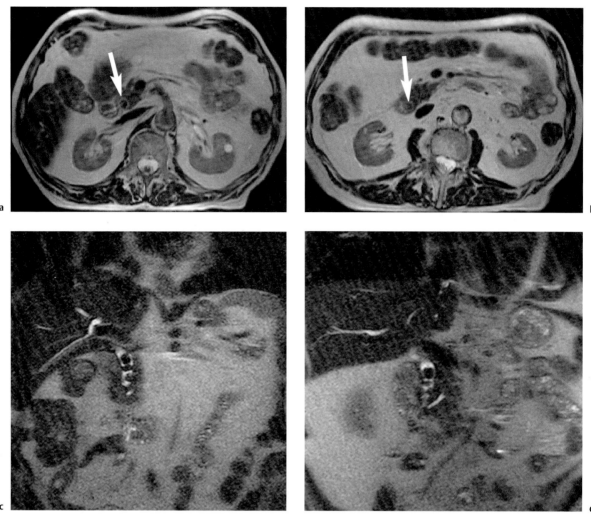

Abb. 2.**9a–d** 55-jährige Frau mit Gallenkoliken und Choledocholithiasis. **a**, **b** Axiale T2w TSE-Mehrschicht-Sequenz. Die Konkremente kommen als runde, hypointense Strukturen im Ductus choledochus zur Darstellung (Pfeil). **b** Präpapilläres Konkrement. **c**, **d** (Para)koronare T2w HASTE-Mehrschicht-Sequenz. Multiple Konkremente im Gallengang in Höhe des Pankreaskopfes.

Abb. 2.**10a–f** 66-jähriger Mann mit akuten rechtsseitigen Oberbauchbeschwerden. Abdomineller Ultraschall bei massiver Luft im Kolonrahmen nur eingeschränkt beurteilbar, erhöhte Cholestase- sowie Entzündungsparameter. Zum Ausschluss Choledocholithiasis MRCP. Es wurde kein negatives orales Kontrastmittel verwendet. **a** Axiale T2w HASTE-Mehrschicht-Sequenz. Im distalen Ductus choledochus kommt ein großes Konkrement zur Darstellung (Pfeil). Dieses Konkrement konnte im Rahmen einer ERCP entfernt werden. **b**, **c** Axiale T2w HASTE-Mehrschicht-Sequenz. Nebenbefundlich Pancreas divisum. Der Ductus pancreaticus kreuzt den Ductus choledochus von ventral (Pfeil) und mündet über die Papilla duodeni minor (Pfeil) in das Duodenum. **d** Koronare MIP-Rekonstruktion der T2w HASTE-Mehrschicht-Sequenz aus Abb. 2.**10b**. Der Ductus pancreaticus kommt unauffällig zur Darstellung und kreuzt den Ductus choledochus auf Höhe des Konkrements. **e** Koronare sowie **f** parakoronare T2w HASTE-Einzelschicht-Sequenz in Projektionstechnik. Die in diesen Aufnahmen mitabgebildete Gallenblase zeigt multiple weitere Konkremente, darüber hinaus stellen sich auch Konkremente im Ductus cysticus dar.

Bildgebung pathologischer Befunde

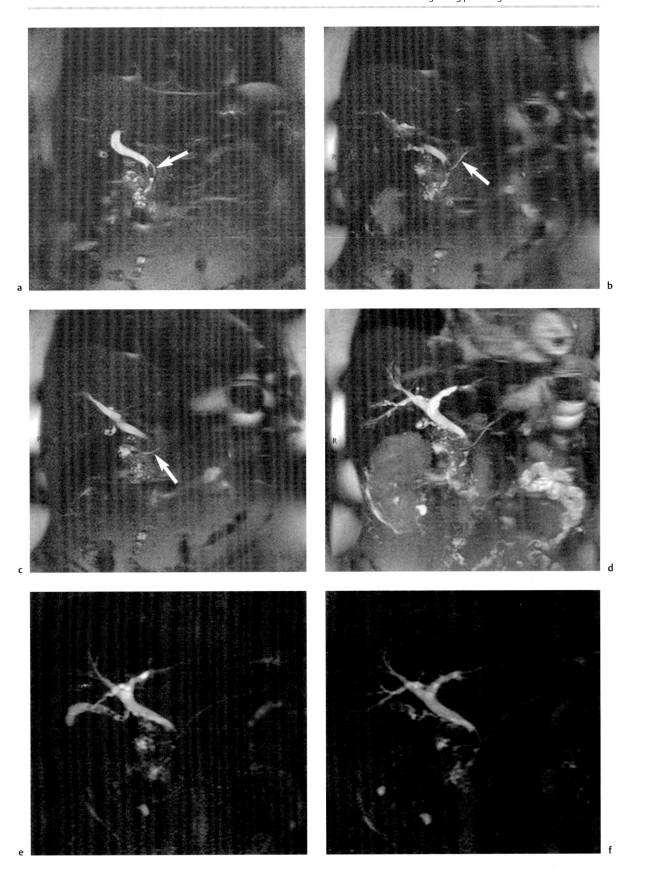

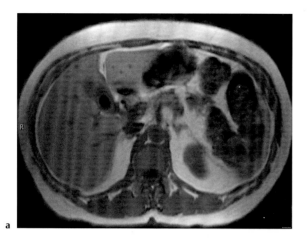

Abb. 2.**11 a–c** 58-jährige Patientin mit Verdacht auf hepatozelluläres Karzinom. Als Zufallsbefund nebenbefundlich Gallenblasenkonkrement. **a** Axiale T1w 2D-FLASH-Mehrschicht-Sequenz. **b** Axiale T2w TSE-Mehrschicht-Sequenz (Akquisition mit Atemnavigator, PACE). Das Konkrement ist in T1w und T2w hypointens. **c** Axiale T2w TSE-Mehrschicht-Sequenz (Akquisition mit Atemnavigator, PACE). Am Boden des Duodenum (Pars descendens) 2 mm große hypointense rundliche Struktur (Pfeil), die bildmorphologisch einem in das Duodenum abgegangenen Konkrement entspricht.

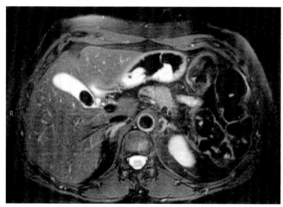

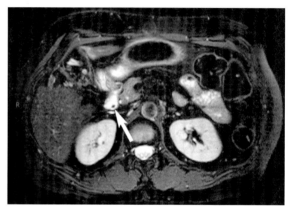

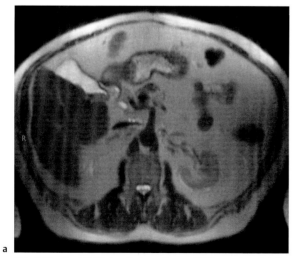

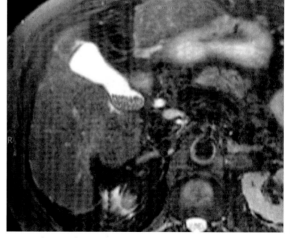

Abb. 2.**12 a, b** 75-jähriger Patient, der zur Abklärung einer fokalen Leberläsion untersucht wurde. Nebenbefundlich multiple kleine Gallenblasenkonkremente, die am Boden der Gallenblase sedimentiert sind. **a** Axiale T2w HASTE-Mehrschicht-Sequenz. **b** Axiale T2w TSE-Mehrschicht-Sequenz (Akquisition mit Atemnavigator, PACE).

Die Darstellung von Gallenblasenkonkrementen mit Hilfe der MRCP ist dann von Bedeutung, wenn differenzialdiagnostisch kleine Gallenblasenpolypen vorliegen können. Gallenblasenkonkremente sind in den Abbildungen 2.**11** u. 2.**12** dargestellt, Gallenblasenpolypen in Abb. 2.**13**.

Eine weitere seltene Differenzialdiagnose ist die Adenomyomatose der Gallenblase (Abb. 2.**14**). Bei Status nach Cholezystektomie können gelegentlich Konkremente im Ductus-cysticus-Stumpf zu Oberbauchbeschwerden führen. Nach Cholezystektomie liegt zudem der Durchmesser

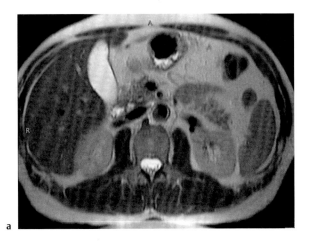
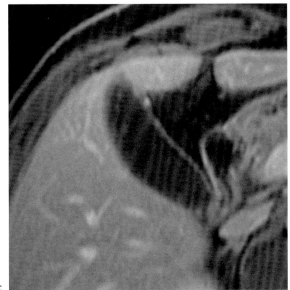
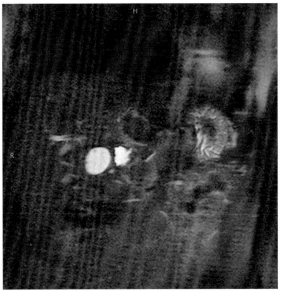
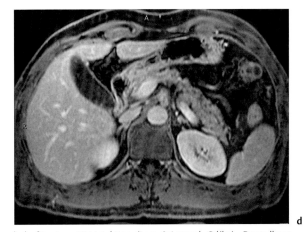

Abb. 2.**13 a–d** 52-jähriger Patient mit im Ultraschall aufgefallenen, kleinen wandständigen Strukturen der Gallenblasenwand. Zur Differenzierung zwischen Gallenblasenpolypen und Cholesterinsedimentationen erfolgte eine MRT-Untersuchung. **a** Axiale T2w HASTE-Mehrschicht-Sequenz. **b** Koronare T2w HASTE-Mehrschicht-Sequenz. **c, d** T1w 2D-FLASH-Mehrschichtsequenz (VIBE) 55 s nach bolusförmiger KM-Injektion (i. v.; 0,1 mmol Gd/kg). Darstellung multipler bis 2 mm großer rundlicher Strukturen, die der inneren Wand der Gallenblase unmittelbar anliegen. Die wandständigen Läsionen zeigen nach Kontrastmittelapplikation ein Enhancement. Somit handelt es sich um Gallenblasenpolypen.

des Ductus choledochus häufig im Bereich von 1 cm, was nicht pathologisch zu werten ist (Abb. 2.**15**).

Entzündliche Veränderungen

Eine der häufigsten Fragestellungen an die MRCP ist die Darstellung des Ductus pancreaticus distal von einer in der ERCP nicht überwindbaren Stenose oder Striktur (Abb. 2.**7** u. 2.**8**). Viele Strikturen sind Folge einer abgelaufenen Entzündung. Bei der chronischen Pankreatitis sind Pseudozysten (s. Kap. 3 Pankreas) in T2w Sequenzen ebenfalls signalgebend und werden zuverlässig miterfasst. Eine Verbindung einer Pseudozyste mit dem Gangsystem nachzuweisen ist jedoch nicht in allen Fällen möglich. Bei postentzündlichen Stenosen muss darauf geachtet werden, ob es sich um eine reale Einengung des Lumens handelt, oder aber der Pankreasgang einfach nicht vollständig von der parakoronaren Schicht erfasst worden ist (Abb. 2.**6a**). Die Unterscheidung entzündlicher Veränderungen von soliden malignen Raumforderungen ist sehr häufig problematisch (s. Kap. 3 Pankreas). Diesbezüglich hilfreich kann die Abgrenzbarkeit des Ductus pancreaticus sein. Ist der Gangverlauf in einem Areal, in dem fraglich eine solide maligne Raumforderung vorliegt, im gesamten Verlauf durchgängig abgebildet, so ist als Ursache eine entzündliche Veränderung eher wahrscheinlich. In der Bildgebung wird dies als „Duct-penetrating Sign" bezeichnet (8) (s. Kap. 3, insbesondere Abb. 3.**18**). Eine solide maligne Raumforderung hingegen geht in der Regel mit einer vollständigen Unterbrechung der Gangkontinuität einher.

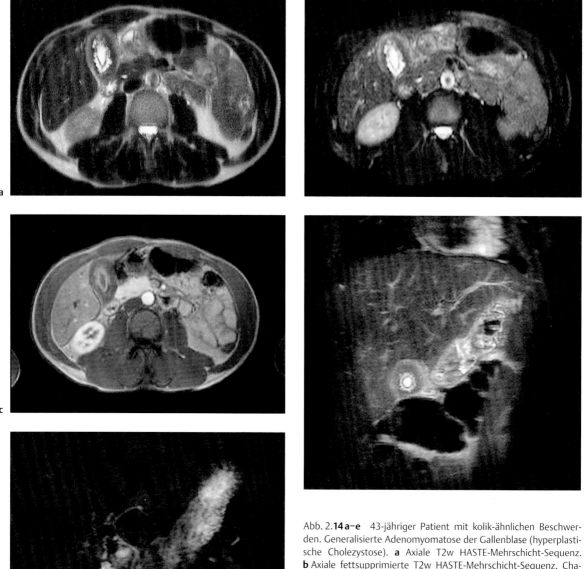

Abb. 2.**14a–e** 43-jähriger Patient mit kolik-ähnlichen Beschwerden. Generalisierte Adenomyomatose der Gallenblase (hyperplastische Cholezystose). **a** Axiale T2w HASTE-Mehrschicht-Sequenz. **b** Axiale fettsupprimierte T2w HASTE-Mehrschicht-Sequenz. Charakteristisch für die Adenomyomatose der Gallenblase ist die Verdickung der Gallenblasenwand (bedingt durch Hyperplasie der Tunica mucosa sowie Hypertrophie der Tunica muscularis). Durch erhöhten intraluminalen Druck entstehen von der Tunica mucosa ausgehend divertikelartige Flüssigkeitsansammlungen innerhalb der Tunica muscularis der Gallenblasenwand – diese werden als „Rokitansky-Aschoff-Sinus" bezeichnet und sind pathognomonisch für die Adenomyomatose der Gallenblase. **c** Axiale T1w 2D-FLASH-Mehrschicht-Sequenz 15 s nach bolusförmiger KM-Injektion (i. v.; 0,1 mmol Gd/kg). Deutliches homogenes Enhancement der Tunica mucosa. **d** Koronare T2w HASTE-Mehrschicht-Sequenz. **e** Koronare T2w HASTE-Einzelschicht-Sequenz in Projektionstechnik. Die Ätiologie der Adenomyomatose ist unbekannt; man unterscheidet je nach Befallsmuster eine generalisierte, eine segmentale und eine lokalisierte Form. Die segmentale Form der Adenomyomatose wird als Präkanzerose für ein Gallenblasenkarzinom angesehen.

Primäre biliäre Zirrhose (PBC)

Es handelt sich um eine chronische granulomatöse Entzündung der peripheren intrahepatischen Gallenwege, makroskopische Veränderungen sind zunächst mit Hilfe der MRCP nicht darstellbar, sodass die Indikation zur Durchführung einer MRCP bei Verdacht auf PBC zum Ausschluss anderer Ursachen dient. Die extrahepatischen Gallenwege sind bei der PBC nicht betroffen. Ein indirekter unspezifischer Hinweis auf eine PBC ist eine Lymphadenopathie im Leberhilus. Die Ätiologie der PBC ist unbekannt, möglicherweise handelt es sich um eine Autoimmunerkrankung. Die Krankheit schreitet langsam fort und führt schließlich zu einer Leberzirrhose, erst in die-

Bildgebung pathologischer Befunde

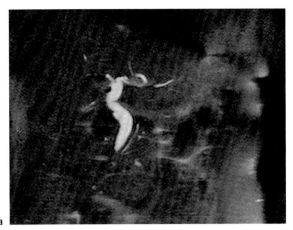
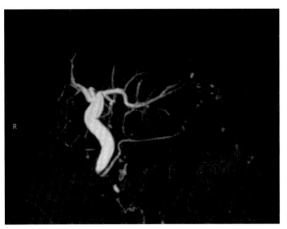

Abb. 2.**15 a, b** 62-jährige Patientin, die sich mit akuten Oberbauchschmerzen vorstellte. Die Patientin war bei symptomatischer Cholezystolithiasis vor 8 Jahren cholezystektomiert worden. Eine erneute Steinevaluation mittels Ultraschall ergab den Verdacht auf ein Konkrement im Ductus choledochus. Vor geplanter ERCP wurde zur weiteren Abklärung eine MRCP durchgeführt. Hierbei konnte die Cholelithiasis nicht bestätigt werden. Als Ursache für die Schmerzen wurde schließlich ein Magenulkus diagnostiziert. **a** Koronare T2w HASTE-Mehrschicht-Sequenz nach Ingestion von 600 ml Lumirem. **b** MIP-Rekonstruktion einer T2w TSE-Mehrschicht-Sequenz (Akquisition mit Atemnavigator, PACE). Normalbefund nach Cholezystektomie. Der Ductus choledochus zeigt einen maximalen Durchmesser von 1 cm. Ein Ductus-cysticus-Stumpf ist nicht abgrenzbar. Keine intrahepatische Cholestase. Zarter Ductus pancreaticus.

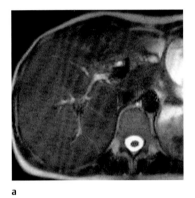
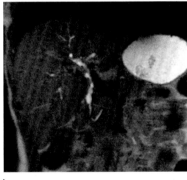
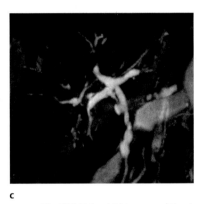

Abb. 2.**16 a–c** Primäre sklerosierende Cholangitis bei einer 26-jährigen Frau, fortgeschrittenes Stadium mit deutlichen Kaliberschwankungen der Gallenwege. **a** Axiale T2w HASTE-Mehrschichtsequenz. **b** Koronare T2w HASTE-Mehrschichtsequenz. **c** MIP-Rekonstruktion einer koronaren T2w TSE-Mehrschichtsequenz (Akquisition mit Atemnavigator, PACE). Kalibersprünge und Strikturen liegen sowohl intra- als auch extrahepatisch vor.

sem Stadium der Erkrankung sind morphologische Veränderungen an den Gallenwegen bedingt durch die Leberzirrhose nachzuweisen.

Primäre sklerosierende Cholangitis (PSC)

Die PSC ist eine idiopathische chronische Entzündung der Gallenwege, die zu einer Cholestase und im fortgeschrittenen Stadium zu einer sekundären biliären Leberzirrhose führt (24). Es besteht eine starke Assoziation mit chronisch entzündlichen Darmerkrankungen und wird dann auch als sekundäre sklerosierende Cholangitis bezeichnet. Die PSC gilt als Präkanzerose für das Gallengangskarzinom. In der MRCP finden sich im Frühstadium Kaliberschwankungen der zentralen Gallenwege, im weiteren Krankheitsverlauf treten multisegmentale Strikturen und Wandunregelmäßigkeiten der intra- und extrahepatische Gallengänge auf (24) (Abb. 2.**16**).

Raumforderungen

Bei nahezu jeder Lumeneinengung bzw. (sub-)totalen Verlegung einer Gangstruktur ist differenzialdiagnostisch an eine Kompression durch einen Tumor zu denken. Ein maligner Tumor sollte nach Möglichkeit unter Zuhilfenahme der axialen Schnittbildgebung ausgeschlossen werden. Bei jedem Gangabbruch sollte somit eine entsprechende weiterführende Bildgebung erfolgen. Der Grad der Abflussbehinderung kann in der MRCP exzellent beurteilt werden (insbesondere auch bei Patienten nach Stentimplantation; siehe Abb. 2.**4**).

Besondere Bedeutung hat die MRCP bei der Ausbreitungsdiagnostik des Gallengangskarzinoms der Hepatikusgabel (Klatskin-Tumor), einer Sonderform des cholangiozellulären Karzinoms (s. Kap. 1). Der Klatskin-Tumor dehnt sich im Lumen des Gallengangs aus (Abb. 2.**17b**) und infiltriert erst sekundär das Leberparenchym im Leberhilus (Abb. 2.**17a, c**). Das Staging erfolgt nach der Bis-

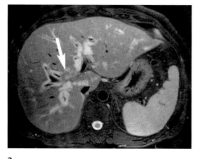 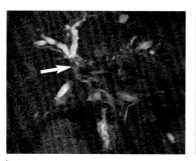 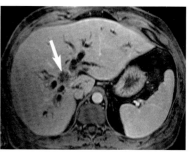

Abb. 2.17 a–c Klatskin-Tumor (Bismuth Typ IV) bei einem 72-jährigen Patienten. **a** Axiale T2w TSE-Mehrschichtsequenz (Akquisition mit Atemnavigator, PACE). **b** Koronare T2w HASTE-Mehrschichtsequenz. **c** T1w VIBE-Sequenz 5 Minuten nach bolusförmiger i.v. KM-Injektion (0,1 mmol Gd/kg). Die intraluminale Ausdehnung in der Hepatikusgabel ist auf der koronaren Aufnahme (**b**) zu erkennen (Pfeil). Die Infiltration in die Leber (Pfeil) ist insbesondere in der parenchymatösen Phase nach i.v. KM-Gabe ersichtlich.

muth-Klassifikation, diese unterscheidet folgende Typen: intraluminaler Tumor unterhalb der Hepatikusgabel (Typ I), Tumor in Höhe der Hepatikusgabel (Typ II), Tumor dehnt sich in den Ductus hepaticus dexter (Typ IIIa) bzw. sinister (Typ IIIb) oder in D. hepaticus dexter und sinister (Typ IV) aus. Neben der Ausbreitungsdiagnostik spielt die MRCP auch zur Planung einer Intervention eine Rolle (7).

Literatur

1. Asbach, P., C. Klessen, T. J. Kroencke, et al.: Magnetic resonance cholangiopancreatography using a free-breathing T2-weighted turbo spin-echo sequence with navigator-triggered prospective acquisition correction. Magn. Reson. Imaging. 23 (2005) 939–945
2. Carlos, R. C., J. M. Scheimann, H. K. Hussain, J. H. Song, I. R. Francis, A. M. Fendrick: Making cost-effectiveness analyses clinically relevant: the effort of provider expertise and biliary disease prevalence on the economic comparison of alternative diagnostic strategies. Acad. Radiol. 19 (2003) 620–630
3. Freeman, M. L., J. A. DiSario, D. B. Nelson, et al.: Risk factors for post-ERCP pancreatitis: a prospective, multicenter study. Gastrointest. Endosc. 54 (2001) 425–434
4. Fukukura, Y., F. Fujiyoshi, M. Sasaki, M. Nakajo: Pancreatic duct: morphological evaluation with MR cholangiopancreatography after secretin stimulation. Radiology 222 (2002) 674–680
5. Hellerhoff, K. J., H. Helmberger 3rd, T. Rosch, M. R. Settles, T. M. Link, E. J. Rummeny: Dynamic MR pancreatography after secretin administration: image quality and diagnostic accuracy. AJR Am. J. Roentgenol. 179 (2002) 121–129
6. Hennig, J., A. Nauerth, H. Friedburg: RARE imaging: a fast imaging method for clinical MR. Magn. Reson. Med. 3 (1986) 823–833
7. Hintze, R. E., H. Abou-Rebyeh, A. Adler, et al.: Magnetic resonance cholangiopancreatography-guided unilateral endoscopic stent placement for Klatskin tumors. Gastrointest. Endosc. 53 (2001) 40–46
8. Ichikawa, T., H. Sou, T. Araki, et al.: Duct-penetrating sign at MRCP: usefulness for differentiating inflammatory pancreatic mass from pancreatic carcinomas. Radiology 221 (2001) 107–116
9. Kim, H. J., M. H. Kim, S. K. Lee, et al.: Normal structure, variations, anomalies of pancreaticobiliary ducts of Koreans: a nationwide cooperative prospective study. Gastrointest. Endosc. 55 (2002) 889–896
10. Kim, T. K., B. S. Kim, J. H. Kim, et al.: Diagnosis of intrahepatic stones: superiority of MR cholangiopancreatography over endoscopic retrograde cholangiopancreatography. AJR Am. J. Roentgenol. 179 (2002) 429–434
11. Laubenberger, J., M. Buchert, B. Schneider, U. Blum, J. Hennig, M. Langer: Breath-hold projection magnetic resonance-cholangiopancreaticography (MRCP): a new method for the examination of the bile and pancreatic ducts. Magn. Reson. Med. 33 (1995) 18–23
12. Loperfido, S., G. Angelini, G. Benedetti, et al.: Major complications from diagnostic and therapeutic ERCP: a prospective multicenter study. Gastrointest. Endosc. 48 (1998) 1–10
13. Manfredi, R., G. Costamagna, M. G. Brizi, et al.: Pancreas divisum and „santorinicele": diagnosis with dynamic MR cholangiopancreatography with secretin stimulation. Radiology 217 (2000) 403–408
14. Morgan, D. E., K. Logan, T. H. Baron, R. E. Koehler, J. K. Smith: Pancreas divisum: implications for diagnostic and therapeutic pancreatography. AJR Am. J. Roentgenol. 173 (1999) 193–198
15. Murray, B., R. Carter, C. Imrie, S. Evans, C. O'Suilleabhain: Diclofenac reduces the incidence of acute pancreatitis after endoscopic retrograde cholangiopancreatography. Gastroenterology 124 (2003) 1786–1791
16. Neuhaus, H., A. Ungeheuer, H. Feussner, M. Classen, J. R. Siewert: Laparoscopic cholecystectomy: ERCP as standard preoperative diagnostic technique. Dtsch. Med. Wochenschr. 117 (1992) 1863–1867
17. Papanikolaou, N., A. Karantanas, T. Maris, N. Gourtsoyiannis: MR cholangiopancreatography before and after oral blueberry juice administration. J. Comput. Assist. Tomogr. 24 (2000) 229–234
18. Petersein, J., W. Reisinger, S. Mutze, B. Hamm: Value of negative oral contrast media in MR cholangiopancreatography (MRCP). Rofo Fortschr. Geb. Rontgenstr. Neuen Bildgeb. Verfahr. 172 (2000) 55–60
19. Stott, M. A., P. A. Farrands, P. B. Guyer, K. C. Dewbury, J. J. Browning, R. Sutton: Ultrasound of the common bile duct in patients undergoing cholecystectomy. J. Clin. Ultrasound 19 (1991) 73–76
20. Takehara, Y., K. Ichijo, N. Tooyama, et al.: Breath-hold MR cholangiopancreatography with a long-echo-train fast spin-echo sequence and a surface coil in chronic pancreatitis. Radiology 192 (1994) 73–78
21. Tang, Y., Y. Yamashita, A. Arakawa, et al.: Pancreaticobiliary ductal system: value of half-Fourier rapid acquisition with relaxation enhancement MR cholangiopancreatography for postoperative evaluation. Radiology 215 (2000) 81–88
22. Topal, B., M. Van de Moortel, S. Fieuws, et al.: The value of magnetic resonance cholangiopancreatography in predicting common bile duct stones in patients with gallstone disease. Br. J. Surg. 90 (2003) 42–47
23. Vellet, A. D., W. Romano, D. B. Bach, R. B. Passi, D. H. Taves, P. L. Munk: Adenocarcinoma of the pancreatic ducts: comparative evaluation with CT and MR imaging at 1.5 T. Radiology 183 (1992) 87–95
24. Vitellas, K. M., M. T. Keogan, K. S. Freed, et al.: Radiologic manifestation of sclerosing cholangitis with emphasis on MR cholangiopancreatography. Radiographics 20 (2000) 959–975
25. Warshaw, A. L., J. F. Simeone, R. H. Schapiro, B. Flavin-Warshaw: Evaluation and treatment of dominant dorsal duct syndrome (pancreas divisum redefined). Am. J. Surg. 159 (1990) 59–64
26. Warshaw, A. L.: Pancreas divisum – really. Surgery 128 (2000) 832–833

3 Pankreas

P. Asbach, W. Luboldt und H. B. Gehl

Einleitung

Das Pankreas hat in der Regulation des Stoffwechsels zwei sehr unterschiedliche Funktionen, Funktionsstörungen präsentieren sich entsprechend mit den unterschiedlichsten klinischen Symptomen. Die Therapieoptionen sind komplex und können im Einzelfall bis zu einer Pankreastransplantation führen.

Zum einen hat das Pankreas eine endokrine Funktion. In den Zellen der Langerhans-Inseln (sog. Inselapparat) werden die Hormone Insulin, Glucagon, Somatostatin und pankreatisches Polypeptid synthetisiert. Die exokrine Funktion besteht in der Produktion verschiedener rein seröser Sekrete (Proteasen [Trypsin, Chymotrypsin, u. a.], Esterasen [u. a. Lipase], Carbohydrasen und Nukleasen), die bei der Digestion im Gastrointestinaltrakt von Bedeutung sind. Demzufolge enthält das Organ Drüsengewebe sowie ein Gangsystem, ist gut vaskularisiert und mit mehrfacher Blutversorgung zwischen Leber, Magen und Duodenum eingebettet (Abb. 3.1). Das Pankreas hat keine Kapsel, die enge Lagebeziehung zu Gefäßen und Oberbauchorganen führt dazu, dass Erkrankungen des Pankreas häufig organüberschreitend sind; die klinische Manifestation kann chronisch bis perakut sein.

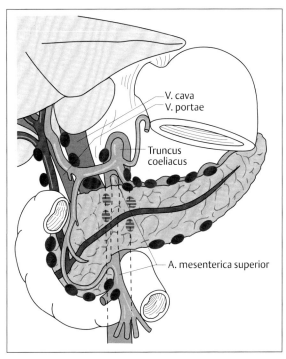

Abb. 3.1 Topographie und Lymphabfluss des Pankreas.

Indikationen

Der hohe Weichteilkontrast rechtfertigt den primären Einsatz der MRT bei Tumorverdacht und Tumorstaging (hier auch hinsichtlich N1 und M1) als auch zur Abklärung anatomischer Normvarianten (Tab. 3.1). Durch die Verfügbarkeit schneller atemangehaltener Sequenzen mit hoher Ortsauflösung konnte in mehreren Studien eine Überlegenheit der MRT gegenüber CT und Ultraschall hinsichtlich der Detektion von Pankreasläsionen gezeigt werden (10, 19, 47). Zudem ist mit der MRT in einem Untersuchungsgang auch eine nichtinvasive, dreidimensionale Darstellung des Pankreasgangsystems (MRCP, s. Kap. 2) möglich, wodurch die diagnostischen Möglichkeiten erweitert werden. Die Möglichkeit der multiplanaren Rekonstruktion in der Mehrzeilenspiral-CT scheint hingegen nach ersten Ergebnissen keine wesentliche Verbesserung der Sensitivität bei der Detektion von Pankreastumoren zu erzielen (44). Die derzeitige rapide Innovation in der Mehrzeilenspiral-CT lässt jedoch eine Verbesserung dieser Ergebnisse erwarten. Hinsichtlich der Beurteilung des Pankreas in der Akutsituation (akute Pankreatitis, Trauma) ist die CT aufgrund der einfacheren und schnelleren Verfügbarkeit derzeit die bildgebende Maßnahme der Wahl.

Eine der kompliziertesten Fragestellungen in der Pankreasdiagnostik ist die Differenzierung eines Pankreasmalignoms von benignen Läsionen, insbesondere von chronisch entzündlichen Veränderungen mit raumforderndem Charakter. Hier kann die MRT unter Verwendung mehrerer Modalitäten (axiale Bildgebung, MRCP, MR-Angiographie) eine hohe Aussagequalität erzielen (16). Die Quantifizierung von Veränderungen bei chronischer Pankreatitis und die Auswirkung auf benachbarte Organe (Milzvenenthrombose, Perforation von Pseudozysten in angrenzende Organe) lassen sich mit der MRT

Tabelle 3.1   Indikationen und Hinweise zur MRT des Pankreas

Indikation	Sequenz	Orientierung	Bemerkung
Pancreas divisum	Single-Shot-TSE mit Half-Fourier-Akquisition (z. B. HASTE)	axial + koronar	zusätzlich MRCP, ggf. mit in T2w positivem oralem Kontrastmittel (z. B. Wasser) zur Darstellung des Duodenums
Pancreas anulare	Single-Shot-TSE mit Half-Fourier-Akquisition (z. B. HASTE)	axial + koronar	mit positivem oralem Kontrastmittel zur Darstellung des Duodenums
Hämochromatose (primäre und sekundäre)	T2w SE	axial	Leber und Milz sollten ebenfalls vollständig abgebildet sein
Pankreatitis (> 72 h)	Single-Shot-TSE mit Half-Fourier-Akquisition (z. B. HASTE) kontrastmittelverstärkte dynamische Untersuchung (3D-GRE, z. B. VIBE)	axial	± Fettsuppression zusätzlich MRCP, ggf. Angiographie
Tumoren des Pankreas	kontrastmittelverstärkte dynamische Untersuchung (3D-GRE, z. B. VIBE)	axial	zusätzlich individuelle Orientierung und ggf. Leberstaging

auch im Verlauf gut beurteilen. Zur Darstellung von Kalkeinlagerungen im Pankreas sowie von abszessbedingten Lufteinschlüssen ist die CT nach wie vor besser geeignet.

Die Möglichkeiten der multiplanaren Echtzeitsteuerung von Interventionen (Biopsie, Drainage, Zöliakusblockade) in offenen MR-Geräten lassen in Zukunft auch einen größeren Einsatz der MRT in der Therapie von Pankreaserkrankungen erwarten.

Untersuchungstechnik

Eine hohe Ortsauflösung und ein guter Weichteilkontrast sind in der Pankreasbildgebung essenziell. Voraussetzung ist ein hohes Signal-Rausch-Verhältnis (SNR), welches dadurch erreicht wird, dass ein System mit hoher Feldstärke (mindestens 1 Tesla) in Kombination mit einer Body-Phased-Array-Oberflächenspule verwendet wird (50). Auch die Fettsättigung gelingt bei höheren Feldstärken besser. Um Bewegungsartefakte zu minimieren, werden einerseits schnelle Sequenzen in Atemanhaltetechnik verwendet, die leistungsstarke Gradientensysteme zur Voraussetzung haben. Eine weitere Möglichkeit besteht darin, atemgetriggerte Sequenzen zu verwenden, die eine wesentlich längere Akquisitionszeit haben (26). Diese Sequenzen bieten jedoch den entscheidenden Vorteil einer höheren Ortsauflösung und sind ein sehr wichtiger Bestandteil der Pankreasuntersuchung. Zur Reduktion von Flussartefakten sollten die Möglichkeiten der Vorsättigung des Blutflusses außerhalb des Field of View genutzt werden.

Abbildungsebenen

Eine axiale Schnittführung zur Abbildung des Pankreas ist in den meisten Fällen ausreichend. Zur besseren Differenzierung zwischen Duodenum und Pankreaskopf bzw. zur Beurteilung der Operabilität von Pankreaskarzinomen können ergänzend Sequenzen in koronarer oder sagittaler Orientierung aufgenommen werden.

Pulssequenzen

Ein Pankreas-Untersuchungsprotokoll ist in Tab. 3.2 dargestellt. Als „localizer" wird eine Gradientenechosequenz in Atemanhaltetechnik mit jeweils 3 Schichten (axial, sagittal, koronar) akquiriert, die das gesamte obere Abdomen abdeckt. Daraufhin werden schnelle axiale atemangehaltene Mehrschicht-Sequenzen (z. B. T1-FLASH-Sequenz, T2-HASTE-Sequenz) durchgeführt (Abb. 3.2 a, b), die das Pankreas, die gesamte Leber, die Milz sowie die oberen Nierenpole abbilden (jeweils in einer Atemanhaltephase möglich, Akquisitionszeit < 23 s). Die T2w Aufnahmen können auch ohne Atemanhaltetechnik mit einer atemgetriggerten TSE-Sequenz (z. B. PACE-Technik) akquiriert werden (26) (Abb. 3.2 c). Diese ist allerdings aufgrund der längeren Scanzeit anfälliger gegenüber Darmbewegungsartefakten. Ein wesentlicher Vorteil ist jedoch die höhere Ortsauflösung. Während zur besseren Abgrenzung der Pankreaskontur die hohe Signalintensität von Fett ausgenutzt werden sollte (Abb. 3.2 b), ist zur besseren Darstellung von peripankreatischer Flüssigkeit eine Fettsättigung zu empfehlen (Abb. 3.2 c). Ergänzend sollten axiale (ggf. auch koronare) T1w und T2w Sequenzen in Dünnschichttechnik (Schichtdicke 3 mm) durchgeführt werden, um den exakten Verlauf der Gangstrukturen und kleinste Parenchymläsionen miterfassen zu können (Abb. 3.2 d, e).

Zur genaueren Evaluation des Pankreasparenchyms sollte eine dynamische Untersuchung nach i. v. Injektion eines Gadolinium-haltigen unspezifischen Kontrastmittels (z. B. Omniscan, Magnevist) durchgeführt werden. Von besonderer Aussagekraft ist die arterielle Phase (15 s nach bolusförmiger i. v. KM-Applikation; 0,1 mmol Gd/kg). Nach 55 s, 2 min sowie 5 min sollten weitere Messun-

Tabelle 3.2 Empfohlene Sequenzen und Sequenzparameter für die MRT-Untersuchung des Pankreas

Gewich-tung	Orientie-rung	Sequenztyp	TR (ms)	TE (ms)	Flip (°)	ETL	FS	Matrix ($N_{phase} \times N_{frequ}$)	N_{SL}	N_{AC}	SD (mm)	T_{AC} (s)	Atem-stopp
T1	axial	2D-GRE (z. B. FLASH)	199	4,1	90	-	nein	115 × 256	23	1	7	ca. 23	ja
T1	axial	2D-GRE (z. B. FLASH)	192	4,38	90	-	nein	115 × 256	17	1	3	ca. 22	ja
T2	axial	Single-Shot-TSE mit Half-Fourier-Akquisition (z. B. HASTE)	800[1]	63	150	115	nein	115 × 256	23	1	7	ca. 18	ja
T2	axial	Single-Shot-TSE mit Half-Fourier-Akquisition (z. B. HASTE)	800[1]	66	150	115	nein	115 × 256	23	1	3	ca. 18	ja
T2	axial	TSE (FSE)	2340	80	180	21	ja	168 × 320	42	2	4	ca. 360–540	nein[2]
T2	koronar[3]	Single-Shot-TSE mit Half-Fourier-Akquisition (z. B. HASTE)	800[1]	63	150	115	ja/nein	115 × 256	23	1	7	ca. 18	ja
Kontrastmittelunterstützte dynamische Untersuchung zu den Zeitpunkten 15 s, 55 s, 2 min, 5 min nach bolusförmiger i. v. KM-Injektion (0,1 mmol Gd/kg).													
T1	axial	3D-GRE (z. B. VIBE)	5,2	2,59	10	-	ja	115 × 256	64	1	2,5	ca. 22	ja
Angiographie (optional zur besseren Beurteilung von Gefäßen, insbesondere bei Staging-Untersuchungen).													
T1	koronar	3D-GRE (z. B. FLASH)	3,67	1,21	20	-	ja	250 × 512	56	1	2	ca. 24	ja

[1] TR: Angabe als technischer Parameter, gibt den zeitlichen Abstand der Akquisition der Schichten an, physikalisch ist TR = ∞, da pro Schicht nur eine Anregung erfolgt.
[2] Akquisition mit Atemnavigator (PACE-Technik, prospective acquisition correction).
[3] Optional bei schwierigen anatomischen Verhältnissen (z. B. Pancreas divisum, Pancreas anulare).

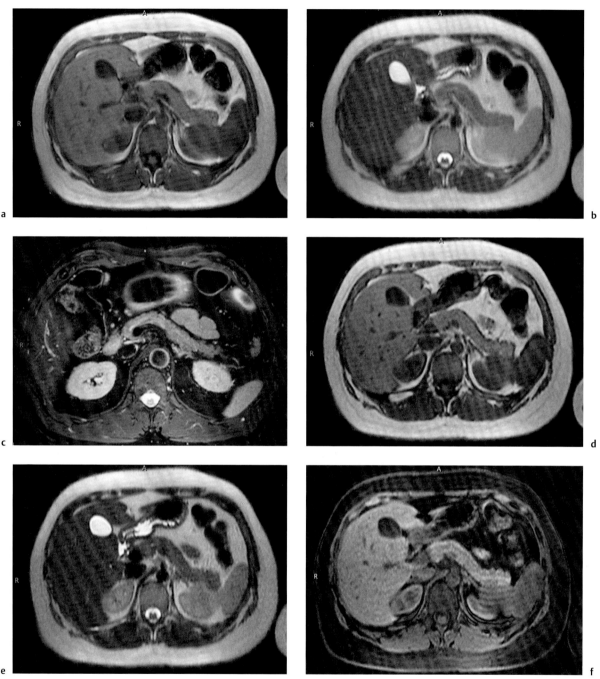

Abb. 3.2 a–f

gen erfolgen. Hierbei empfiehlt sich eine dünnschichtige T1w 3D-GRE-Sequenz mit hoher Ortsauflösung, z. B. VIBE-Sequenz (volume-interpolated breath-hold enhanced) (Abb. 3.2 f–j). Diese zu o. g. Zeitpunkten akquirierte kontrastmittelverstärkte GRE-Sequenz ist bei der Abgrenzung pathologischer Pankreasprozesse sehr hilfreich (14, 48, 50) und kann T1w Sequenzen mit niedriger Ortsauflösung und größerer Schichtdicke ersetzen.

Da die MR-Cholangiopankreatikographie (MRCP) (s. Kap. 2) nur einen geringen zusätzlichen Zeitaufwand erfordert und häufig Zusatzinformationen liefert, empfiehlt es sich, sie bei jeder MR-Pankreasuntersuchung mit durchzuführen.

Bei schwerer Pankreatitis oder im Rahmen eines Tumorstagings kann alternativ zur kontrastmittelunterstützten Pankreasdynamik eine Angiographie zum Ausschluss einer Milzvenenthrombose oder Gefäßinfiltration durchgeführt werden.

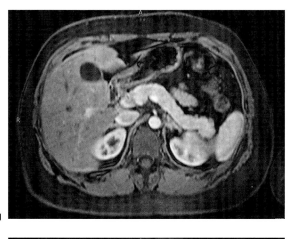
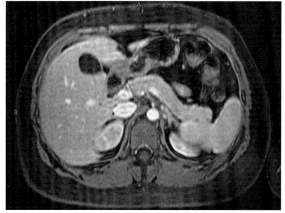
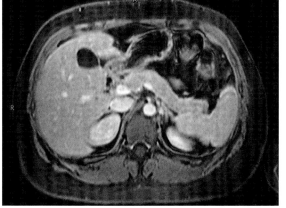

Abb. 3.2 g–j Standard Pankreas-Untersuchungsprotokoll (siehe auch Tab. 3.2). Normalbefund. **a** T1w 2D-FLASH-Mehrschichtsequenz. **b** T2w HASTE-Mehrschicht-Sequenz. **c** Fettgesättigte axiale T2w TSE-Mehrschicht-Sequenz (Akquisition mit Atemnavigator, PACE-Technik). **d** Dünnschichtige (3 mm) T1w 2D-FLASH-Mehrschichtsequenz. **e** Dünnschichtige (3 mm) T2w HASTE-Mehrschichtsequenz. **f–j** T1w 3D-FLASH-Sequenz in VIBE-Technik nativ (**f**) sowie nach bolusförmiger i. v. KM-Injektion (0,1 mmol Gd/kg) zu den Zeitpunkten 15 s (**g**), 55 s (**h**), 2 min (**i**) und 5 min (**j**).

Kontrastmittel

Durch intravenöse Applikation eines Gadolinium-haltigen unspezifischen Kontrastmittels (z. B. Magnevist, Omniscan, Dotarem) in der Dosis von 0,1 mmol/kg KG kann das Pankreas in mehreren Perfusionsphasen dargestellt werden (Pankreasdynamik, s. o.). Ähnlich wie in der CT (34) eignet sich die arterielle Phase (15 s nach bolusförmiger KM-Gabe) am besten zur Beurteilung des Pankreasparenchyms sowie zum Nachweis von Pankreastumoren (14). Bei Patienten mit reduziertem Herz-Zeit-Volumen kann eine Kreislaufzeitbestimmung mit einem Testbolus (2 ml KM) sinnvoll sein, um den exakten Zeitpunkt der arteriellen Phase zu bestimmen. Da es sich bei den paramagnetischen Kontrastmitteln um niedermolekulare Verbindungen mit rascher Verteilung im extrazellulären Raum handelt, kommt es in der parenchymatösen bzw. interstitiellen Phase relativ schnell zu einem Gleichgewicht (Äquilibrium) in der KM-Verteilung (3), sodass fokale Pankreasläsionen hier maskiert werden können. Bei akuter Pankreatitis kann nach dem derzeitigen Erkenntnisstand Gadolinium-basiertes Kontastmittel in der üblichen Dosis appliziert werden, negative Auswirkungen auf den Verlauf der Entzündung sind nicht zu erwarten (22).

Im Gegensatz zu den unspezifischen Kontrastmitteln ist das Timing bei gewebespezifischem Kontrastmittel weniger kritisch. Als gewebespezifisches Kontrastmittel steht für die MRT des Pankreas Mangafodipir-Trisodium (Mn-DPDP) (Teslascan – GE Healthcare) zur Verfügung und ist auch für diese Indikation zugelassen. Es wird mit einer Kurzinfusion intravenös verabreicht, die Messungen sollten etwa 15 min nach Applikation erfolgen. Obwohl Mn-DPDP eigentlich als leberspezifisches Kontrastmittel entwickelt wurde, führt es im Pankreas auf T1w GRE-Aufnahmen zu einer deutlichen Signalerhöhung (15), somit können fokale Pankreasläsionen demaskiert werden.

Orale Kontrastmittel (5) können eingesetzt werden, um die Abgrenzung des Pankreaskopfes vom Duodenum zu verbessern und um die Unterscheidung zwischen freier Flüssigkeit und Flüssigkeit im Darmlumen zu erleichtern

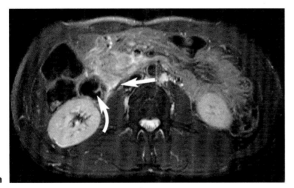 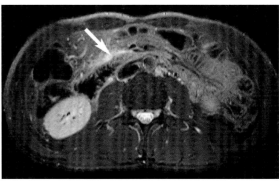

Abb. 3.3 a, b 41-jähriger Mann mit chronischer Pankreatitis und akutem Schub vor 2 Wochen. MRT-Untersuchung nach Ingestion von negativem oralem Kontrastmittel (300 ml Lumirem). T2w TSE-Mehrschicht-Sequenz (Akquisition mit Atemnavigator, PACE-Technik). Das Lumen des Duodenum (**a** Pars descendens, **b** Pars horizontalis) kommt hypointens zur Darstellung (gebogener Pfeil), die freie peripankreatische Flüssigkeit ist als schmaler hyperintenser Saum (Pfeil) um den Pankreaskopf (**a**) sowie unmittelbar kaudal des Pankreaskopfes (**b**) zu erkennen (gerade Pfeile).

(Abb. 3.3). Zur Abgrenzung des Pankreas vom Duodenum reicht Leitungswasser als in T2w positives orales Kontrastmittel aus, während zur Unterscheidung zwischen freier und endoluminaler Flüssigkeit negative Kontrastmittel verwendet werden sollten, die eine Signalauslöschung bzw. -minderung auf T2w Sequenzen bewirken. Hierzu kommen beispielsweise mangan- (Blaubeersaft) (42) oder eisenoxidhaltige (Lumirem – Guerbet) (21) Kontrastmittel in Frage. Insbesondere wenn zusätzlich eine MRCP durchgeführt wird, empfiehlt sich die Gabe eines negativen oralen Kontrastmittels (s. Kap. 2).

Prinzipiell ist zu beachten, dass in T1w positives orales Kontrastmittel ebenso wie Fett Bewegungsartefakte verstärkt. Deshalb sollte bei Verwendung dieser Kontrastmittel die Bildakquisition bei Atemstillstand erfolgen. Negative orale Kontrastmittel auf der Basis von superparamagnetischen Eisenoxidpartikeln (45) umgehen dieses Problem, haben aber den Nachteil, dass bei zu hoher Konzentration bzw. bei Agglutination Suszeptibilitätsartefakte auf GRE-Sequenzen entstehen können (4).

Die orale Kontrastmittelgabe (300–600 ml) sollte innerhalb von 30 min vor der Untersuchung erfolgen. Auf dem Untersuchungstisch kann der Patient kurz in Rechtsseitenlage gedreht werden, um eine bessere KM-Füllung des Duodenums zu erreichen. Zur Reduktion von peristaltikbedingten Artefakten kann 40 mg Scopolamin (Buscopan – Boehringer Ingelheim) i. m. verabreicht werden.

Bildgebung der normalen Anatomie

Das Pankreas liegt retroperitoneal auf Höhe der Wirbelkörper L1/L2 und wird in Pankreaskopf (Kaput) mit Processus uncinatus (hakenförmiger Fortsatz, der dorsal der V. mesenterica superior liegt), Pankreaskörper (Korpus) und -schwanz (Kauda) unterteilt. Die arterielle Versorgung des Pankreaskopfes erfolgt über die A. gastroduodenalis (aus der A. hepatica communis) und über die A. mesenterica superior und deren pankreatikoduodenale Äste. Pankreaskorpus und -schwanz werden über die Rr. pancreatici der A. lienalis versorgt. Die Venen des Pankreas münden in die V. lienalis bzw. direkt in die V. portae. Die wichtigsten Lymphknotenstationen liegen im Bereich der Leberpforte, des Truncus coeliacus und in der Mesenterialwurzel (Abb. 3.1). Der Pankreaskopf wird größtenteils vom Duodenum, dem sog. duodenalen C, umschlossen. Dorsal des Pankreaskopfes liegen die V. cava inferior, die A. und V. renalis dextra und ventral das rechte Colon transversum und die A. gastroduodenalis. Dorsal des Pankreaskorpus finden sich die Aorta mit ihren Abgängen Truncus coeliacus und A. mesenteria superior, die V. mesenterica superior und die V. lienalis, die A. und V. renalis sinistra, der Hilus der linken Niere sowie die linke Nebenniere; ventral das Mesocolon transversum und die Bursa omentalis mit Magenhinterwand.

Das normale Pankreasparenchym ist im Vergleich zur Leber hyperintens auf T1w fettunterdrückten SE-Sequenzen und isointens auf T1w GRE-Sequenzen (Abb. 3.2 a). Es zeigt in der arteriellen Phase nach KM-Gabe einen deutlichen Signalanstieg, der relativ früh wieder abklingt (Abb. 3.2 g–j). Im Alter kommt es häufig zu einem fettigen Umbau (Lipomatose) des Pankreas, gekennzeichnet durch einen verringerten ap-Durchmesser des Organs sowie durch eine betonte Lobulierung des Parenchyms (Abb. 3.4). Der fettige Umbau kann sowohl einen Teil als auch das gesamte Organ betreffen.

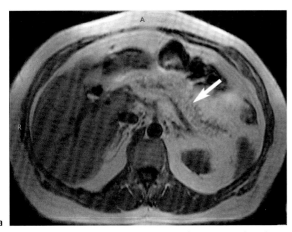 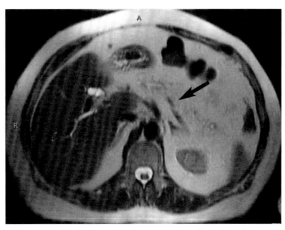

Abb. 3.**4a, b** 71-jährige Patientin mit mehreren Episoden akuter Oberbauchbeschwerden. MRT zur Abklärung der Gallenwege. Nebenbefundlich ausgeprägte Lipomatose des Pankreas. **a** T1w 2D-FLASH-Mehrschichtsequenz. **b** T2w HASTE-Mehrschichtsequenz. Das gesamte Pankreas ist von der Lipomatose betroffen, das Organ ist kaum gegenüber dem umliegenden Fettgewebe abgrenzbar (Pfeile).

Bildgebung pathologischer Befunde

Kongenitale Veränderungen

Pancreas divisum

Beim *Pancreas divisum* hat keine Verschmelzung der dorsalen mit der ventralen Pankreasganganlage stattgefunden, es bleiben zwei nicht miteinander kommunizierende Gangsysteme bestehen (60). Hierbei wird das in Korpus und Kauda gebildete Pankreassekret über den Ductus pancreaticus accessorius (Ductus Santorini) drainiert, der ventral im Pankreaskopf verläuft und über die Papilla duodeni minor in das Duodenum mündet. Die Prävalenz des Pancreas divisum wird in der Literatur zwischen 1,5 % und 10 % angegeben (24, 40, 60). Eigentlich handelt es sich beim Pancreas divisum um eine Normvariante, aufgrund einer häufig vorliegenden Dysfunktion der Papilla duodeni minor kann es jedoch zum Rückstau von Pankreassekret und somit zu rezidivierenden Pankreatitiden kommen (41, 59), die nach Sphinkteroplastik, Sphinkterotomie oder Stenteinlage regredient sind (29). Da das Pancreas divisum in ca. 42 % der Fälle mit einem vergrößerten Pankreaskopf kombiniert ist, täuscht es gelegentlich einen Tumor vor (64). Die MRCP kann in der Diagnose eines Pancreas divisum hilfreich sein (s. Kap. 2, Abb. 2.**5**).

Pancreas anulare

Bei dem extrem seltenen *Pancreas anulare* umschließt das Pankreas die Pars descendens des Duodenums und führt dort zu einer Stenose. Hier ist die Gabe von oralem Kontrastmittel und zusätzlich zur axialen eine koronare Schichtführung zu empfehlen (30).

Pankreaszysten

Pankreaszysten (nicht zu verwechseln mit Pseudozysten, s. u.) werden meistens in Verbindung mit Leber-, Nieren- oder Kleinhirnzysten sowie bei der Hippel-Lindau-Krankheit beobachtet. Sie sind auf T2w Aufnahmen aufgrund ihrer hohen Signalintensität eindeutig zu erkennen und lassen sich durch fehlende KM-Aufnahme von zystischen Tumoren differenzieren.

Zystische Fibrose

Die *zystische Fibrose (Mukoviszidose)* ist eine autosomal-rezessive Erbkrankheit, die zu einer Pankreas- und Lungenfibrose führt. Das Erscheinungsbild des Pankreas bei Patienten mit zystischer Fibrose kann in drei Formen unterteilt werden (53):
- gelappt, vergrößert mit kompletter Verfettung,
- schmal atrophisch mit partieller Verfettung oder
- diffus atrophiert ohne Verfettung.

Alle drei Formen können in der MRT abgegrenzt werden. Um den Grad der Verfettung beurteilen zu können, sollten in diesen Fällen T1w Aufnahmen ohne und mit spektraler Fettsättigung durchgeführt werden.

Primäre Hämochromatose

Die *primäre (hereditäre, idiopathische) Hämochromatose* ist eine autosomal-rezessiv vererbte Eisenspeicherkrankheit. Durch eine pathologisch gesteigerte Eisenresorption im Jejunum und eine beschränkte Kapazität des Monozyten-Makrophagen-Systems zur Bewältigung des erhöhten Eisenangebotes kommt es zu einer übermäßigen Eiseneinlagerung insbesondere in Leber, Milz, Herz, Gonaden,

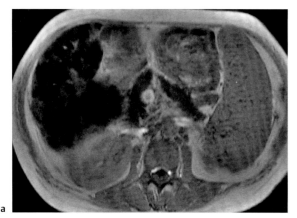
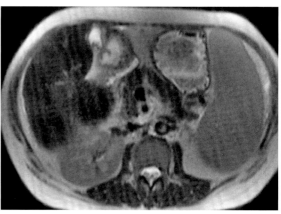

Abb. 3.**5 a, b**   34-jährige Patientin mit primärer Hämochromatose. **a** T1w 2D-FLASH-Mehrschichtsequenz. **b** T2w HASTE-Mehrschicht-Sequenz. Das Parenchym von Leber, Milz und Pankreas kommt in T2w deutlich hypointens zur Darstellung. Die Eisenablagerung führt zu einer Signalabnahme in den betroffenen Organen und kann am besten in T2*-Gewichtung nachgewiesen werden. Im Gegensatz zur sekundären (erworbenen) Hämochromatose wird bei der primären (angeborenen) Hämochromatose auch im Pankreas Eisen abgelagert.

Haut und Pankreas (Abb. 3.**5**). Die Eisenüberladung hat eine Atrophie der Inselzellen des Pankreas zur Folge und kann zur endokrinen Insuffizienz führen (klinisches Bild: Bronzediabetes). Das eingelagerte Eisen verursacht aufgrund der höheren Magnetisierbarkeit (Suszeptibilität) lokale Magnetfeldinhomogenitäten und führt damit zu einer Verkürzung der T2- und T2*-Relaxationszeiten. Hierdurch kommt es zu einer Signalminderung in den T2- und T2*-gewichteten Sequenzen (Abb. 3.**5 b**). Diese Signalabnahme ist auf T2*w GRE-Sequenzen am deutlichsten zu erkennen. Da bei der SE-Sequenz die Wechselwirkung direkt mit den Kernspins erfolgt und Magnetfeldinhomogenitäten durch die Inversion der Spins (180°-Puls) ausgeglichen werden, ist die SE-Sequenz weniger sensitiv im Nachweis von Eisen als die GRE-Sequenz.

Sekundäre Hämochromatose

Bei der sekundären (erworbenen) Hämochromatose (früher auch als Hämosiderose bezeichnet) kommt es zu einer Eisenüberladung durch vermehrten Erythrozytenabbau und Akkumulation im phagozytierenden System (z. B. Kupffer-Zellen der Leber). Die Ursache kann erythropoetisch (ineffektive bzw. hypoplastische Erythropoese) oder exogen (vermehrte Eisenzufuhr, z. B. multiple Bluttransfusionen) sein. Das Pankreas ist bei der sekundären Hämochromatose in der Regel nicht betroffen und weist eine normale Signalintensität auf, während Milz und Leber aufgrund der Eisenüberladung dieselben deutlichen Signalveränderungen wie bei der primären Hämochromatose zeigen (63).

Entzündliche Erkrankungen

Akute Pankreatitis

Die akute Pankreatitis ist ein häufiges Krankheitsbild mit einer Inzidenz von 5–10 Fällen/100 000 und einem Häufigkeitsgipfel im 40.–60. Lebensjahr. Die häufigsten Ursachen sind Cholelithiasis (60–70 %) sowie Alkoholabusus (20–30 %). Seltenere Ursachen sind Autoimmunerkrankungen, Gendefekte (17), Traumata (z. B. auch ERCP), Medikamente, Stoffwechselstörungen, anatomische Normvarianten (Pancreas divisum) oder den Pankreasgang obstruierende Tumoren. Pathophysiologisch liegt eine vorzeitige (d. h. intrapankreatische) Aktivierung der proteolytischen Enzyme (insbesondere Trypsin) mit nachfolgender Autodigestion zugrunde (39).

Bei der akuten Pankreatitis wird eine ödematöse und eine nekrotisierende Verlaufsform unterschieden. Bei der überwiegenden Zahl der Pankreatitiden (85 %) handelt es sich um die ödematöse Verlaufsform (Schweregrad 1). 15 % der Patienten entwickeln jedoch das sog. „systemic inflammatory response syndrome" (SIRS), welches mit einem fulminanten Verlauf einer nekrotisierenden Pankreatitits mit Teilnekrose (Schweregrad 2) oder Totalnekrose (Schweregrad 3) einhergeht (39).

Die akute Pankreatitis ist zunächst eine klinische und laborchemische Diagnose. Wenn 72 h nach Beginn einer konservativen Therapie keine Besserung eintritt, ist die Durchführung einer Schnittbildgebung indiziert (1). Da akut entzündetes und normales Pankreasgewebe ähnliche Signalintensitäten im MRT aufweisen, beruht die Diagnosestellung der Pankreatitis im Wesentlichen auf morphologischen Kriterien, die bei der ödematösen Verlaufsform nicht immer eindeutig sind (Abb. 3.**6**). Eine Vergrößerung des Pankreas mit unscharfer Abgrenzbarkeit weist auf ein interstitielles Ödem mit entzündlicher Umgebungsreaktion hin. In 40 % der akuten Pankreatitiden kommt es peripankreatisch zu Flüssigkeitsansammlungen, die am besten auf T2w Aufnahmen nachgewiesen werden können (Abb. 3.3). Häufig jedoch ist eine Unterscheidung zwischen freier und endoluminaler Flüssigkeit nicht einfach. Zur Differenzierung kann der Einsatz von negativem oralem Kontrastmittel sinnvoll sein.

Die peripankreatische Flüssigkeit beinhaltet proteolytische Enzyme, die zu einer Entzündungsreaktion im retroperitonealen Fettgewebe führen. Aszites und Verdickung der Faszien, insbesondere der Gerota-Faszie sind Zeichen einer ausgedehnten Entzündung. Das proteolytische Pankreasexsudat kann als sog. Exsudatstraße bis in das kleine Becken reichen. Das entzündlich-ödematös infiltrierte Fettgewebe kann in diesem Fall dieselbe Signalintensität wie das Pankreasgewebe haben, sodass in diesem Stadium der Entzündung eine Abgrenzung des Pankreas nicht immer möglich ist. Auch die Unterscheidung zwischen nekrotischem und gesundem Pankreasparenchym kann in diesem Stadium auf nativen MRT-Aufnahmen schwierig sein. Hier ist eine dynamische Untersuchung mit i.v. Kontrastmittel unbedingt angezeigt.

Zu den *Komplikationen* der akuten Pankreatitis zählen Pseudozysten (Abb. 3.7), Fisteln zu benachbarten Organen, die Milzvenenthrombose, das Pseudoaneurysma der Milzarterie mit 37 % Blutungswahrscheinlichkeit sowie generell die enzymatische Arrosion von Gefäßen mit konsekutiver Blutung (Abb. 3.8) und die bakterielle Infektion von Nekrosen oder Flüssigkeitsansammlungen (11). Letztere stellen die schwerwiegendste Komplikationen dar.

Aufgrund der schnelleren Verfügbarkeit und des einfacheren Untersuchungsablaufes ist die CT nach wie vor die Methode der Wahl, vor allem dann, wenn es um die Verlaufsbeurteilung einer Pankreatitis bei intensivpflichtigen Patienten geht. In der CT können jedoch lediglich Parenchymnekrosen größeren Ausmaßes und nur unter Verwendung nierenbelastender jodhaltiger Kontrastmittel dargestellt werden. Die hohe Sensitivität der MRT auf paramagnetisches Kontrastmittel ermöglicht eine deutliche Demaskierung avaskulärer Areale (Nekrosen) sowie hyperämischer Prozesse (Abszess) (22). Ebenso sind aufgrund des paramagnetischen Effektes von Blutabbauprodukten Hämorrhagien besser mit der MRT erkennbar. Außerdem erlaubt die T2-Wichtung in der MRT im Vergleich zur CT eine bessere Unterscheidung zwischen Flüssigkeitsansammlungen und soliden Strukturen wie ödematösem oder nekrotischem Fettgewebe. Diese Differenzierung ist im Falle einer bakteriellen Infizierung besonders wichtig, da von ihr das weitere Vorgehen abhängen kann. Während infizierte Flüssigkeitsansammlungen im Wesentlichen noch perkutan drainiert werden können, erfordern infizierte Nekrosen eine operative Sanierung (1, 9).

Zur Beurteilung von Gefäßkomplikationen wie z. B. des Pseudoaneurysmas der Milzarterie oder der Milzvenenthrombose sollte eine kontrastverstärkte MR-Angiographie mit schnellen 3D-GRE-Sequenzen erfolgen (31).

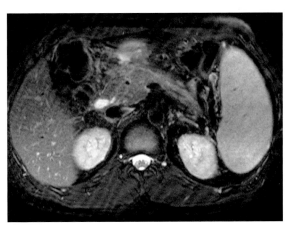

Abb. 3.**6** 39-jähriger Patient mit akuter ödematöser Pankreatitis auf dem Boden eines Alkoholabusus. Axiale T2w TSE-Mehrschicht-Sequenz (Akquisition mit Atemnavigator, PACE-Technik). Der Pankreaskopf ist vergrößert und weist diskrete diffuse hyperintense Signalveränderungen auf.

Chronische Pankreatitis

Die chronische Pankreatitis lässt sich in 70 % der Fälle auf Alkoholabusus mit rezidivierenden akuten Pankreatitiden zurückführen (8). Eine chronische Schädigung der Azini führt zu einer Parenchymzerstörung und Autodigestion des Pankreas, die Folgen sind fibrotischer Umbau des Organs mit Verlust des exokrinen und endokrinen Pankreasparenchyms, das Pankreas erscheint häufig atroph. Eine Dilatation und Verplumpung des Pankreasganges (perlschnurartiger Ductus pancreaticus) und seiner Äste ist typisch (Abb. 3.7, 3.9). Kalkeinlagerungen entstehen durch Präzipitation von Proteinen mit Calcium in den Azini und Endkanälchen. Sie treten in 50 % der Fälle (36) und erst im relativ fortgeschrittenen Stadium auf (7). Konkremente können zur Obstruktion von Pankreas- und/oder Gallengang führen (siehe Kapitel 2, Abb. 2.7). Bei ca. 30 % der chronischen Pankreatitiden kommt es zur Pseudozystenbildung. Weitere Komplikationen sind Abszesse und Milzvenenthrombose.

Durch den fibrotischen Umbau des Pankreasparenchyms ist die Signalintensität und die Kontrastierung nach i.v. Kontastmittelgabe auf fettgesättigten T1w SE- und GRE-Sequenzen gegenüber dem normalen Pankreasparenchym gemindert. Quantitative Daten gibt es diesbezüglich allerdings noch nicht. In der Beurteilung der Pankreasfibrose scheint die MRT jedoch sensitiver zu sein als die CT. Die CT vermag hingegen Verkalkungen direkt darzustellen (Abb. 3.**10**). In der MRT können Verkalkungen nur aufgrund ihrer Signalauslöschung in allen Sequenzen erkannt werden. Hervorzuheben ist dabei, dass diese Signalauslöschungen insbesondere auf den T2*w GRE-Sequenzen (langes TE) scheinbar an Größe zunehmen. Dennoch bleibt der Nachweis von Verkalkungen mit der MRT schwierig.

Ein Vorteil der MRT in der Beurteilung von Patienten mit chronischer Pankreatitis liegt in der Möglichkeit, das Pankreasgangsystem nichtinvasiv darzustellen. Eine

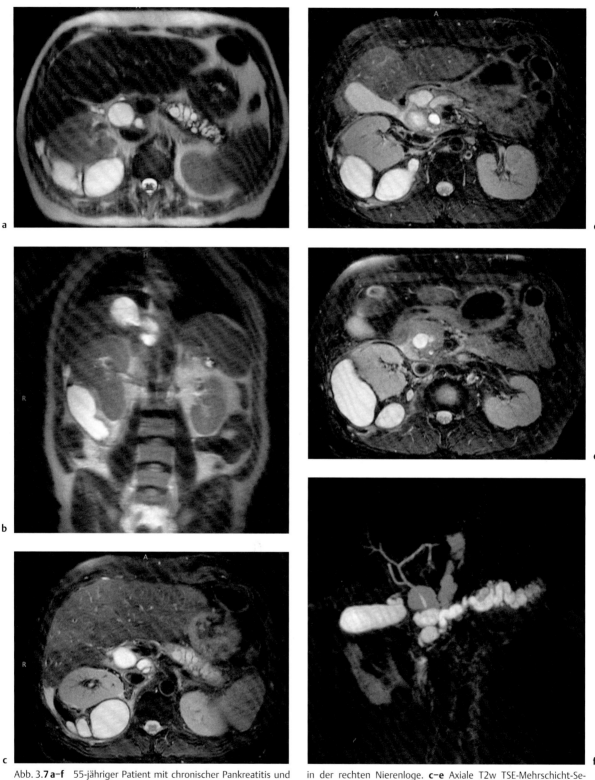

Abb. 3.7 a–f 55-jähriger Patient mit chronischer Pankreatitis und rezidivierenden akuten Schüben. **a** Axiale T2w HASTE-Mehrschichtsequenz. Große Pseudozyste im Pankreaskopf mit Kompression des Ductus pancreaticus und konsekutiver Dilatation (Perlschnur-Aspekt). Des Weiteren multiple Pseudozysten in der rechten Nierenloge (teils innerhalb der Gerota-Faszie). **b** Koronare T2w HASTE-Mehrschicht-Sequenz. Pseudozysten rechts subdiaphragmal sowie in der rechten Nierenloge. **c–e** Axiale T2w TSE-Mehrschicht-Sequenz (Akquisition mit Atemnavigator, PACE-Technik). **f** MRCP. MIP-Rekonstruktion einer T2w TSE-Mehrschichtsequenz (Akquisition mit Atemnavigator, PACE-Technik). Deutliche Dilatation des Ductus pancreaticus; die intra- wie extrahepatischen Gallenwege kommen unauffällig zur Darstellung. Die Pseudozysten im Pankreaskopf sind in der T2-Wichtung ebenfalls mit abgebildet.

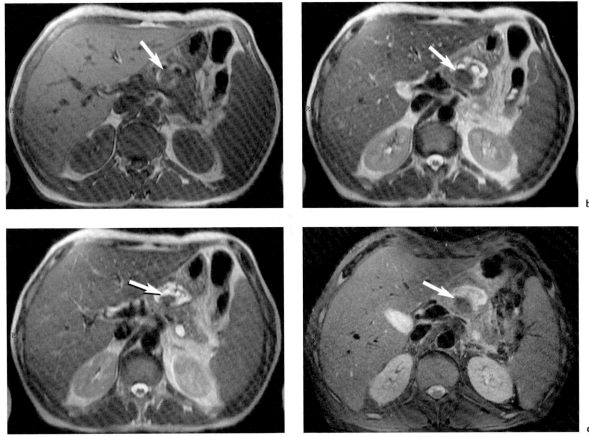

Abb. 3.8 a–d 45-jähriger Patient mit hämorrhagischer Pseudozyste im Pankreaskorpus. **a** Axiale T1w 2D-FLASH-Mehrschicht-Sequenz. **b, c** Axiale T2w HASTE-Mehrschichtsequenz. **d** Axiale T2w TSE-Mehrschichtsequenz (Akquisition mit Atemnavigator, PACE-Technik). Die hämorrhagische Läsion zeigt in T1- und T2-Wichtung inhomogenes, teils hypointenses, teils hyperintenses Signalverhalten im Sinne einer mehrzeitigen Einblutung (Pfeil). Eine weitere kleine Pseudozyste ohne hämorrhagische Komponente findet sich im Pankreasschwanz.

Dilatation des Pankreasganges kann mit hoher Sensitivität nachgewiesen oder ausgeschlossen werden (s. Kap. 2).

Pseudozysten

Pseudozysten entstehen zu 30–50 % der Fälle aus Flüssigkeitsansammlungen, die sich im Rahmen einer Pankreatitis gebildet haben (Abb. 3.**7**, 3.**8**). Sie können sowohl proteinreiche Flüssigkeit als auch Blut enthalten (25). Aufgrund inflammatorischer Reaktionen wird die Flüssigkeit im Laufe von vier oder mehr Wochen abgekapselt. Pseudozysten sind im Gegensatz zu Retentionszysten nicht mit Epithel ausgekleidet (2). Sie können zur Kompression der Milzvene, des Ductus choledochus, zur Fistelbildung zu Nachbarorganen, zur Infektion oder zur Blockade des Lymphabflusses führen. Durch Ruptur können sie eine Peritonitis auslösen. Pseudozysten können im gesamten Abdomen auftreten (Abb. 3.**7**), in seltenen Fällen auch extraabdominell (z. B. Mediastinum).

Der liquide Inhalt von Pseudozysten kommt in der MRT am besten in T2-Wichtung zur Darstellung. Nach intravenöser Gabe von Kontrastmittel zeigen die Pseudozysten kein Enhancement. Bei Verdacht auf Pseudozysten kann negatives orales Kontrastmittel verabreicht werden, um eine sichere Differenzierung zwischen Pseudozysten und intraluminaler Duodenalflüssigkeit zu gewährleisten.

Pankreasneoplasien

Pankreaskarzinom

Die häufigste Pankreasneoplasie (95 % der Fälle) ist das Adenokarzinom. Es geht zumeist (90 %) aus dem Epithel der kleinen Pankreasgänge (duktales Karzinom) hervor und nur selten (10 %) aus dem Epithel der Azini (azinäres Karzinom). Die meisten Karzinome (60 %) entstehen im Pankreaskopf (Abb. 3.**11**) und nur wenige (20 %) in Korpus (15 %) oder Kauda (5 %) (Abb. 3.**12**). 20 % der Tumoren sind diffus über das gesamte Organ verteilt (7). Definitionsge-

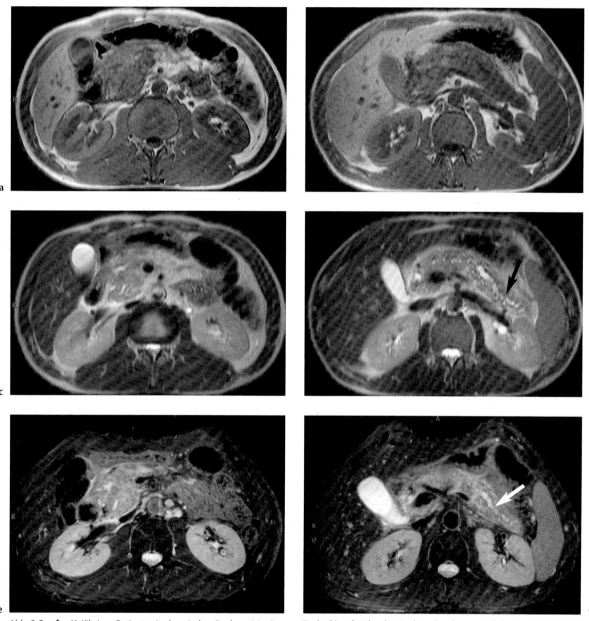

Abb. 3.9 a–f   41-jähriger Patient mit chronischer Pankreatitis, Status nach akutem Schub vor 2 Wochen. **a** Axiale T1w 2D-FLASH-Mehrschicht-Sequenz auf Höhe des Pankreaskopfes sowie **b** des Pankreaskorpus. **c** Axiale T2w HASTE-Mehrschicht-Sequenz auf Höhe des Pankreaskopfes sowie **d** des Pankreaskorpus. **e** Axiale T2w TSE-Mehrschicht-Sequenz (Akquisition mit Atemnavigator, PACE-Technik) auf Höhe des Pankreaskopfes sowie **f** des Pankreaskorpus. Das Pankreas ist vergrößert (axialer Durchmesser im Pankreaskopf 5 cm), das Parenchym zeigt in T1w und T2w inhomogenes Signalverhalten. Der Ductus pancreaticus ist im Pankreasschwanz erweitert und unregelmäßig begrenzt (Pfeil). Minimale freie peripankreatische Flüssigkeit als Residuum nach akutem Schub der Pankreatitis.

mäß liegen Tumoren des Pankreaskopfes rechts vom linken Rand der V. mesenterica superior (Processus uncinatus ist Teil des Pankreaskopfes), Tumoren des Korpus zwischen linkem Rand der V. mesenterica superior und dem linken Rand der Aorta und Pankreasschwanztumoren links vom linken Rand der Aorta. Mit Ausnahme der Tumoren im Pankreaskopfbereich, die sich frühzeitig durch Obstruktion des Ductus choledochus klinisch bemerkbar machen, werden die meisten Karzinome erst im inoperablen Stadium diagnostiziert. Sie weisen dann schon Leber- und/oder Lymphknotenmetastasen auf oder haben Gefäße, Serosa oder das Retroperitoneum infiltriert (57). Der derzeit einzige kurative Ansatz zur Therapie des Pankreaskarzinoms ist die radikale chirurgische Resektion, die nur bei auf das Organ beschränkten Tumoren möglich ist (T-Klassifikation Tab. 3.3).

Pankreaskarzinome erscheinen im Vergleich zum normalen Pankreasgewebe vorwiegend hypointens auf T1w

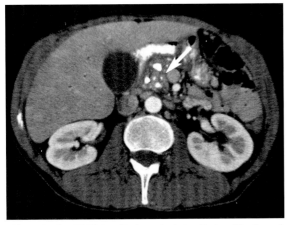
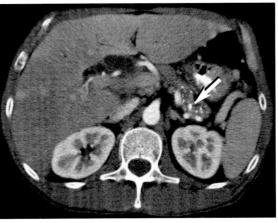

Abb. 3.**10 a, b** 50-jähriger Patient mit akuter Cholangitis, die nach Wechsel eines Ductus-choledochus-Stents aufgetreten ist. Darüber hinaus seit Jahren bekannte chronische Pankreatitis. **a, b** CT in Mehrzeilen-Spiraltechnik (rekonstruierte Schichtdicke 4 mm). Multiple Verkalkungen im Pankreaskopf sowie im Pankreasschwanz.

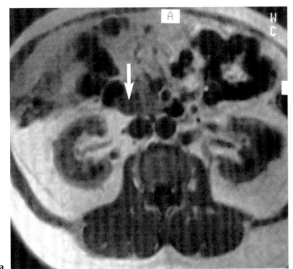
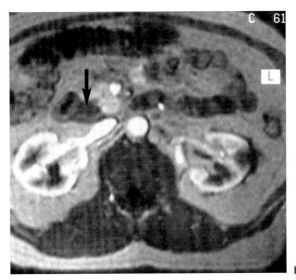

Abb. 3.**11 a, b** 61-jährige Patientin mit Pankreaskopfkarzinom. **a, b** Axiale T1w 2D-FLASH-Mehrschicht-Sequenz nativ (**a**) sowie 15 s nach bolusförmiger i. v. KM-Injektion (0,1 mmol Gd/kg) (**b**). Nativ zeigt der 2 cm große Tumor (Pfeil) im Vergleich zum unauffälligen Pankreasparenchym homogen hypointenses Signalverhalten. Nach Kontrastmittelapplikation ist der Tumor deutlicher vom Pankreasparenchym, welches kräftiges Signalenhancement zeigt, abgrenzbar. Das Pankreaskopfkarzinom liegt der Duodenalwand unmittelbar an.

SE-/GRE-Sequenzen. Dies spiegelt den geringen Gehalt an Proteinen im transformierten malignen Gewebe wider. Auf T2w Aufnahmen zeigen Pankreaskarzinome eine uneinheitliche Signalintensität. Meist kommen sie leicht hyperintens zur Darstellung (Abb. 3.**12**).

Im Gegensatz zu den endokrinen Tumoren ist das Adenokarzinom aufgrund der desmoplastischen, fibrotischen Tumorstruktur minderperfundiert. Es kommt deshalb in der dynamischen Untersuchung im Vergleich zum normalen Pankreasgewebe hypointens zur Darstellung (Abb. 3.**12 d–g**).

In Abhängigkeit von der Lokalisation führt das Pankreaskarzinom zu einer Dilatation des Pankreas- und/oder des Gallenganges (12). Bei der Beurteilung dieser Strukturen sind die dünnschichtigen T2-HASTE-Sequenzen (axial und koronar), die MRCP wie auch die kontrastmittelverstärkte GRE-Sequenz hilfreich. Eine Dilatation von Gangstrukturen kann somit nachgewiesen bzw. ausgeschlossen werden.

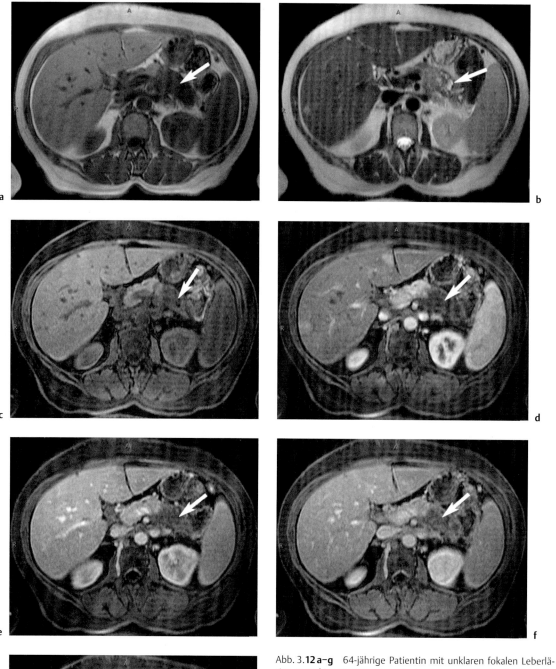

Abb. 3.**12 a–g** 64-jährige Patientin mit unklaren fokalen Leberläsionen und Mamma-Karzinom in der Anamnese. In der MRT Zufallsbefund eines Pankreasschwanzkarzinoms (Pfeil). Die Leberläsionen entsprechen mit höchster Wahrscheinlichkeit Metastasen des Pankreaskarzinoms. **a** Axiale T1w 2D-FLASH-Mehrschicht-Sequenz (nativ). **b** Axiale T2w HASTE-Mehrschicht-Sequenz. **c** Dynamische Untersuchung mit einer dünnschichtigen T1w 3D-FLASH-Sequenz (VIBE) nativ sowie **d** 15 Sekunden, **e** 55 Sekunden, **f** 2 Minuten und **g** 5 Minuten nach bolusförmiger i. v. KM-Injektion (0,1 mmol Gd/ kg). Der Kontrast zwischen Tumor und unauffälligem Pankreasparenchym ist in der arteriellen Phase am größten, wobei das gesunde Parenchym nach Kontrastmittelapplikation ein kräftiges Signalenhancement zeigt.

Tabelle 3.3 T-Klassifikation des Pankreaskarzinoms

	Pankreaskarzinom	Periampulläres Karzinom
T1	begrenzt auf Pankreas, größte Ausdehnung ≤ 2 cm	begrenzt auf Ampulla Vateri oder Sphinkter Oddi
T2	begrenzt auf Pankreas, größte Ausdehnung > 2 cm	Infiltration in die Duodenalwand
T3	Tumor breitet sich über das Pankreas hinaus aus (jedoch nicht in Truncus coelicacus oder A. mesenterica superior)	Infiltration des Pankreas
T4	Infiltration von Truncus coeliacus oder A. mesenterica superior	Infiltration der peripankreatischen Weichteile und/oder der Nachbarorgane

Das Fehlen einer Organkapsel ermöglicht ein schnelles Übergreifen des Pankreaskarzinoms auf das umliegende Gewebe. Dadurch kommt es früh zur Invasion der großen Gefäße, vor allem der A. und V. mesenterica superior sowie der V. portae. Ebenso wie Gefäßinfiltrationen verschlechtern auch perineurale Infiltrationen und Lymphgefäßeinbrüche die Prognose. Zum Zeitpunkt der Operation bestehen abhängig von der Tumorgröße in über 50 % der Fälle bereits Lymphknotenmetastasen, wobei eine pankreasnahe erste Station und eine zweite entlang der A. mesenterica superior, A. gastroduodenalis, A. hepatica communis sowie der A. lienalis und des Truncus coeliacus unterschieden werden (Abb. 3.1). Aufgrund der sehr kurzen Bahnen sind auch die paraaortalen und parakavalen Lymphknoten sowie Lymphknoten der Leberpforte schnell mitbetroffen (Abb. 3.1).

Das Pankreaskarzinom metastasiert primär in die Leber (in 66 % der Fälle) und in die Lymphknoten (in 22 % der Fälle) und erst vergleichsweise spät in die Lunge. Auch Knochen sowie Darm und Peritonealhöhle können Metastasen aufweisen. Im fortgeschrittenen Stadium greift der Tumor per continuitatem auf die Nachbarorgane wie Duodenum, V. cava inferior, V. lienalis, Magen, Kolon, Milz, Nebenniere und Niere über. Das Pankreaskarzinom wird als resektabel angesehen, wenn es keine Leber- und Lymphknotenmetastasen sowie keine Gefäßummauerung (Encasement) aufweist (37). Als Kriterium für eine Gefäßummauerung gilt der Verlust der perivaskulären Fettschicht, die auf T1w SE-Sequenzen (51) besser zur Darstellung kommt als in der CT (58). Die Darstellung des Blutflusses mit GRE-Sequenzen ist bei der Beurteilung des Gefäßlumens der V. mesenterica superior sowie des portalen Gefäßsystems hilfreich. Bei der Einschätzung der Resektabilität ist die MRT der CT geringfügig überlegen (47), und erreicht relativ hohe positive prädiktive Werte (deutlich über 80 %) in Bezug auf die Resektabilität (10). In kritischen Fällen muss jedoch immer noch eine explorative Laparatomie zur Beurteilung der Resektabilität durchgeführt werden (12).

Periampulläres Karzinom

Das periampulläre Karzinom sollte aufgrund der günstigeren Prognose vom Pankreaskopfkarzinom abgegrenzt werden. Zu den periampullären Karzinomen zählen Papillenkarzinome, ampulläre Karzinome und Karzinome im terminalen Ductus choledochus und im terminalen Ductus pancreaticus. Obwohl diese Karzinome histologisch ebenfalls in die Gruppe der Adenokarzinome fallen, besitzen sie mit einer 5-Jahres-Überlebensrate von über 30 % nach Whipple-Operation eine wesentlich bessere Prognose. Auch gilt für periampulläre Karzinome eine eigene TNM-Klassifikation (Tab. 3.3).

Das periampulläre Karzinom macht sich frühzeitig durch einen cholestatischen Ikterus bemerkbar. Die MRCP kann zur Unterscheidung zwischen Pankreaskopfkarzinom und periampullärem Karzinom hilfreich sein. Der Tumor lässt sich in der Regel am besten auf kontrastmittelverstärkten GRE-Sequenzen von der Umgebung abgrenzen. Um eine Trennung vom Duodenum zu gewährleisten, ist in diesen Fällen die orale Gabe von negativem Kontrastmittel indiziert.

Zystische Pankreasneoplasien

Die zystischen Neoplasien stellen aufgrund ihrer Verwechslungsgefahr mit Pseudozysten und kongenitalen Zysten eine Herausforderung an die Bildgebung dar und sind insgesamt sehr selten (25, 46). Primäres Ziel der bildgebenden Diagnostik ist die Abgrenzung zu vorgenannten Zysten, da die meisten zystischen Neoplasien einer Intervention (mindestens histologische Sicherung, sehr häufig operative Resektion) bedürfen (Tab. 3.4). Insgesamt werden im wesentlichen 4 zystische Neoplasien unterschieden (Tab. 3.4): am häufigsten sind das seröse Zystadenom (mikro- und makrozystische Form) und das muzinöse Zystadenom/Zystadenokarzinom, seltener ist die intraduktal Muzin-hypersezernierende Neoplasie (IMHN) (32, 43). Sehr selten können auch neuroendokrine Pankreastumoren (s. Inselzelltumoren) zystisch imponieren (20).

Das *seröse Zystadenom* ist sehr häufig im Pankreaskopf lokalisiert. Prinzipiell werden eine mikrozystische und eine makrozystische Form unterschieden, wobei die makrozystische Form in der Literatur teilweise dem muzinösen Zystadenom zugeordnet wird und die mikrozystische Form synonym als seröses Zystadenom bezeichnet wird. Da jedoch ein Unterschied in der therapeutischen Konsequenz besteht, empfehlen wir bei den serösen Zystadenomen von der mikro- oder der makrozystische Form zu sprechen und diese von dem muzinösen Zystadenom zu trennen. Charakteristisch für die mikrozystische Form des serösen Zystadenoms ist ein traubenförmiges Konglomerat multipler kleiner (< 2 cm) Zysten (Abb. 3.13), deren Ränder nodulär begrenzt sind, zudem findet sich häufig eine zentrale Narbe mit Verkalkungen. Durch Einblutungen kann der Zysteninhalt hohe Signalintensitäten in T1-Wichtung aufweisen (38). Das mikrozystische seröse

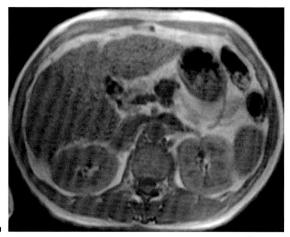 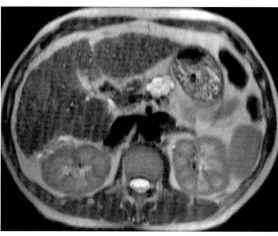

Abb. 3.**13a, b** Mikrozystisches seröses Zystadenom am Übergang vom Korpus zum Pankreasschwanz. **a** Axiale T1w 2D-FLASH-Mehrschichtsequenz. **b** Axiale T2w HASTE-Mehrschichtsequenz. Es finden sich multiple gruppierte Zysten < 2 cm. Zudem besteht eine Leberzirrhose.

Zystadenom gilt als benigne und zeigt keine Gefäßummauerung (13), jedoch ist bildmorphologisch keine sichere Abgrenzung gegenüber den sehr seltenen zystischen neuroendokrinen Tumoren möglich (Abb. 3.**14**). Das makrozystische seröse Zystadenom ist durch ein Konglomerat multipler größerer (> 2 cm) Zysten gekennzeichnet und bildmorphologisch nicht von dem muzinösen Zystadenom/Zystadenokarzinom zu trennen.

Das *muzinöse Zystadenom/Zystadenokarzinom* ist meist im Korpus oder Schwanz lokalisiert (Abb. 3.**15**) und produziert proteinreichen Schleim, es ist immer makrozystisch (46). Das muzinöse Zystadenom hat ein hohes Potenzial zur malignen Entartung (muzinöses Zystadenokarzinom). Es ist abgekapselt, unregelmäßig begrenzt und zeigt charakteristische Septierungen, zudem finden sich nicht selten randständige Verkalkungen.

Die *intraduktal Muzin-hypersezernierende Neoplasie (IMHN)* ist meistens im Pankreaskopfbereich (Processus uncinatus) lokalisiert. Sie entsteht entweder direkt im Pankreasgang oder in einem seiner Hauptäste und zeichnet sich durch ausgeprägte intraduktale Schleimbildung bei makrozystischem Aspekt aus (46). Durch rezidivierende Obstruktion des Pankreasganges kann es zu Pankreatitiden kommen. Die Differenzialdiagnose zwischen einer chronischen Pankreatitis und einer IMHN bleibt, sofern nicht eindeutig ein Schleimpfropf zu erkennen ist, schwierig. Zudem ist bei fehlenden pankreatitischen Veränderungen auch eine sichere Trennung gegenüber dem muzinösen Zystadenom/Zystadenokarzinom nicht möglich.

Inselzelltumoren

Die Inselzelltumoren sind mit einer Inzidenz von 0,5/100000 relativ selten. 60–85% dieser Tumoren sind endokrin aktiv (28). Sie können aufgrund der klinischen Symptomatik und spezifischen Laborparametern früh und sicher diagnostiziert werden, während die endokrin inaktiven Tumoren sich erst bemerkbar machen, wenn sie durch ihre Größe Gallengang- oder Darmobstruktion hervorrufen.

Tabelle 3.**4** Zystische Pankreasneoplasien

Neoplasie	M:F	Altersgipfel	Zystenarchitektur	Differenzialdiagnose	Therapeutische Konsequenz
Seröses Zystadenom	1:4	65 (82% > 60)	mikrozystisch serös	zystischer neuroendokriner Tumor	histologische Sicherung (Biopsie)
			makrozystisch serös	muzinöses Zystadenom/Zystadenokarzinom	histologische Sicherung (Biopsie)
Muzinöses Zystadenom/Zystadenokarzinom	1:9	40–60	makrozystisch muzinös	makrozystisches seröses Zystadenom	operative Resektion
IMHN	M:F > 1	?	makrozystisch muzinös	muzinöses Zystadenom/Zystadenokarzinom	histologische Sicherung (Biopsie)
Zystischer neuroendokriner Tumor	M = F	30–60	mikrozystisch	mikrozystisches seröses Zystadenom	operative Resektion

Inselzelltumoren sind im Vergleich zum normalen Pankreasgewebe hypointens auf T1w und deutlich hyperintens auf T2w Aufnahmen (33, 49). Aufgrund der guten Vaskularisation zeigen sie in der arteriellen Phase der dynamischen Untersuchung einen deutlichen Signalanstieg (33, 49). Ebenso zeigen Lebermetastasen von Inselzelltumoren nach Kontrastmittelgabe einen deutlichen Signalanstieg (33, 49, 56). Short-TI-Inversion-Recovery-(STIR-) Sequenzen erweisen sich in der Demarkierung von Inselzelltumoren (23, 56) ebenfalls als hilfreich, haben aber den Nachteil, dass die Signalausbeute auf Kosten der morphologischen Information geht.

Der häufigste Inselzelltumor ist das *Insulinom*. Es ist meist gutartig (> 90%) und produziert nur in 50% der Fälle Insulin. Insulinome sind gut vaskularisiert und kommen daher am besten in der dynamischen Untersuchung zur Darstellung. Große Insulinome sowie deren Leber- oder Lymphknotenmetastasen weisen eine typische ringförmige KM-Anreicherung auf (33).

Das *Gastrinom* ist ein im Pankreas (80%) oder Duodenum (20%) gelegener, gastrinproduzierender Tumor. Die autonome Gastrinproduktion führt zur chronischen Übersäuerung des Magens (Zollinger-Ellison-Syndrom). In 30% finden sich im Rahmen einer spontanen oder hereditären multiplen endokrinen Neoplasie (MEN I) weitere endokrine Neoplasien (Hypophysen- und Nebenschilddrüsenkarzinom). Das Gastrinom ist im Gegensatz zum Insulinom meist maligne, größer und weniger gut vaskularisiert. Gastrinome sind im Vergleich zum normalen Pankreasgewebe hypointens auf fettunterdrückten T1w und unabhängig von ihrer Größe hyperintens auf fettunterdrückten T2w SE-Sequenzen (38) (Abb. 3.**16**). Die Kontrastmittelaufnahme ist aufgrund der im Vergleich zum Insulinom schlechteren Vaskularisation nur mäßig stark ausgeprägt.

Die sehr seltenen *Glukagonome, Somatostatinome* (54) (Abb. 3.**17**) und *VIPome* sind meist maligne und metastasieren bevorzugt in die Leber (55). Praktische Bedeutung im klinischen Alltag haben nur das Insulinom und das Gastrinom. Die übrigen Inselzelltumoren, wie VIPome (vasoaktives intestinales Polypetid), Glukagonome und Somatostatinome sind Raritäten. Bei Inselzelltumoren hat die MRT eine große Bedeutung erlangt: präoperativ zur genauen Lokalisation sowie zum Ausschluss von Leber- oder Lymphknotenmetastasen und postoperativ zur Früherkennung von Rezidiven, die insbesondere beim Gastrinom in 50% der Fälle auftreten.

Differenzialdiagnose entzündlicher Pseudotumor – Neoplasie

Pankreatitiden führen nicht selten zu einer fokalen Verplumpung des Pankreas mit entsprechendem Substratplus, welches differenzialdiagnostisch sehr schwer einzuordnen ist. Die Abgrenzung von einem Malignom ist hier eine interdisziplinäre Herausforderung. Sowohl die Anamnese als auch die Labordiagnostik (Tumormarker) können keine definitive Klärung bringen, da bei beiden Krankheitsbildern beispielsweise der Tumormarker CA 19–9 erhöht sein kann (6). Bildmorphologisch ist eine sichere Einordnung ebenfalls problematisch. Neben der fokalen und konturüberschreitenden Größenzunahme des Pankreas spricht ein Fehlen der klassischen Entzündungszeichen (Exsudation, Verdickung der peripankreatischen Faszien, perlschnurartiger Pankreasgang) eher für ein neoplastisches als für ein entzündliches Geschehen. Im Vergleich zum Pankreaskarzinom weist das Pankreasparenchym bei chronischer Pankreatitis nach Kontrastmittelgabe einen höheren und länger andauernden Signalanstieg auf (52). In der Differenzialdiagnose spielt das sog. „Duct-penetrating Sign" (18) eine Rolle (Abb. 3.**18**); ist der Ductus pancreaticus innerhalb der Läsion nicht wesentlich stenosiert, ist ein entzündliches Geschehen wahr-

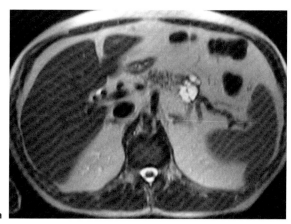
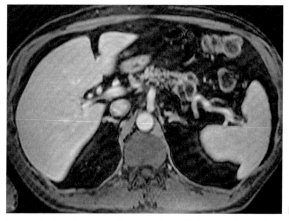

Abb. 3.**14 a, b** Hochdifferenziertes zystisches neuroendokrines Karzinom des Pankreas. **a** Axiale T2w HASTE-Mehrschichtsequenz. **b** Axiale T1w 3D-FLASH-Mehrschichtsequenz (VIBE) 2 Minuten nach bolusförmiger i.v. KM-Injektion (0,1 mmol Gd/kg). Es liegen ebenfalls (wie in Abb. 3.**13**) multiple gruppierte Zysten (< 2 cm) vor, die Zystenwände zeigen eine Kontrastmittelaufnahme, wobei jegliche solide Tumoranteile fehlen. Eine sichere Differenzierung gegenüber dem mikrozystischen serösen Zystadenom ist bildmorphologisch nicht möglich.

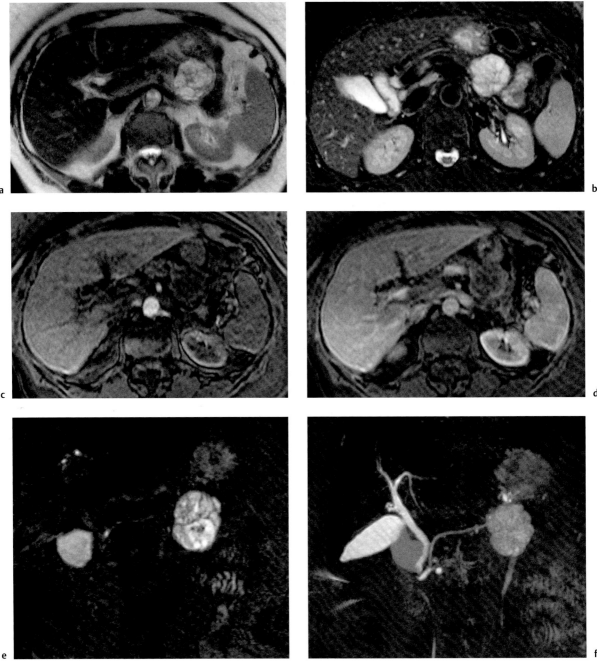

Abb. 3.15a-f Makrozystisches mucinöses Zystadenom bei einer 78-jährigen Frau. a Axiale T2w HASTE-Mehrschichtsequenz. b Axiale T2w TSE-Mehrschichtsequenz (Akquisition mit Atemnavigator, PACE-Technik), c axiale T1w 3D-FLASH-Sequenz (VIBE) 15 Sekunden sowie d 2 Minuten nach bolusförmiger i.v. KM-Injektion (0,1 mmol Gd/kg). e MRCP. Einzelschicht und f MIP-Rekonstruktion einer T2w TSE-Mehrschichtsequenz (Akquisition mit Atemnavigator, PACE-Technik). Insbesondere die MRCP-Sequenzen verdeutlichen die typischen Septen innerhalb der makrozystischen Raumforderung, diese zeigen eine Kontrastmittelaufnahme (d), hypervaskularisierte Anteile fehlen (c).

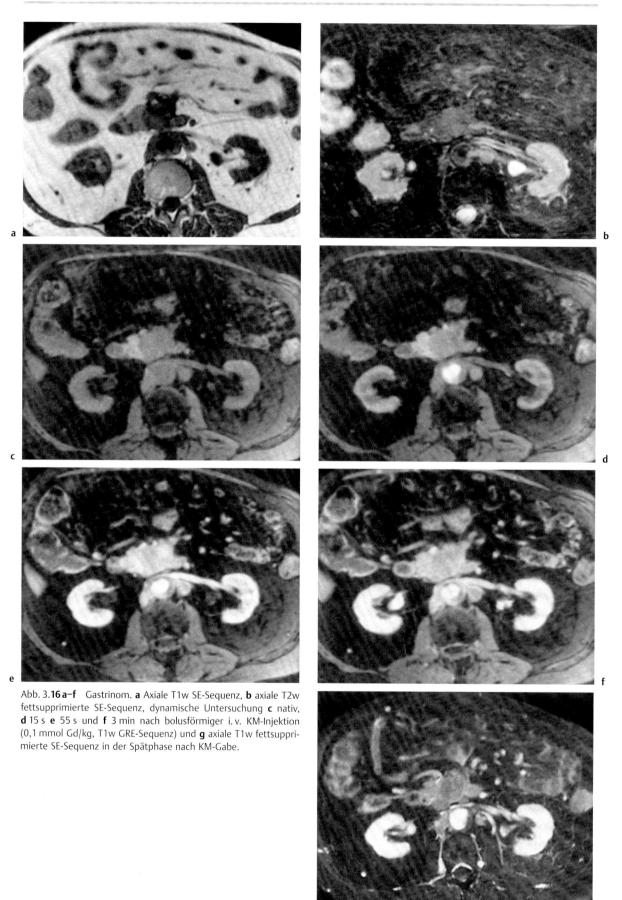

Abb. 3.**16a–f** Gastrinom. **a** Axiale T1w SE-Sequenz, **b** axiale T2w fettsupprimierte SE-Sequenz, dynamische Untersuchung **c** nativ, **d** 15 s **e** 55 s und **f** 3 min nach bolusförmiger i. v. KM-Injektion (0,1 mmol Gd/kg, T1w GRE-Sequenz) und **g** axiale T1w fettsupprimierte SE-Sequenz in der Spätphase nach KM-Gabe.

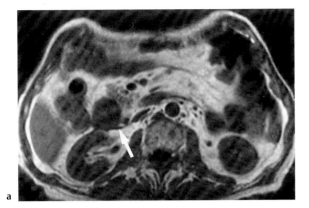
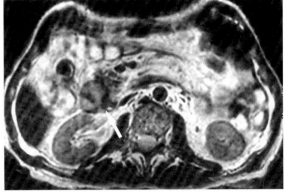
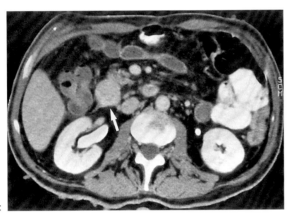

Abb. 3.**17a–c** Somatostatinom. **a** Axiale T1w SE-Sequenz vor und **b** nach KM-Gabe (0,1 mmol Gd/kg); **c** im Vergleich KM-unterstütztes Spiral-CT.

scheinlich, ansonsten besteht ein hochgradiger Malignomverdacht. Des Weiteren kann die Morphologie des Pankreasganges zur Unterscheidung zwischen Neoplasie und Entzündung herangezogen werden. Ein sich langsam verjüngender Ductus choledochus weist auf eine entzündliche Genese hin, ein abrupter Gangverschluss dagegen auf ein Konkrement oder eine Neoplasie. Um diese Differenzierung zu ermöglichen, sollte die Pankreas-MRT bei derartigen Fragestellungen durch eine MRCP ergänzt werden. Weiterhin ist die Integrität der perivaskulären Fettschicht eher mit einer fokalen Pankreatitis vereinbar, während die Gefäßummauerung eher für ein Karzinom spricht. Allerdings kann die Fettschicht um die A. und V. mesenterica bei akuter Pankreatitis ödematös infiltriert sein und eine Gefäßummauerung vortäuschen (35). Auch kann bei chronisch fibrosierender Pankreatitis die Fettschicht aufgebraucht sein, sodass ebenfalls eine Gefäßummauerung zu bestehen scheint.

So bleibt trotz fortschreitender Innovation der Schnittbildverfahren MRT und CT die Differenzierung zwischen entzündlichem Pseudotumor und Pankreaskarzinom mit obstruktiv bedingter Begleitpankreatitis immer noch Domäne der Histologie.

Pankreastransplantat

Die Pankeastransplantation wird oftmals in Kombination mit einer Nierentransplantation bei Patienten mit diabetisch bedingter Nephropathie durchgeführt. Deshalb ist bei der Beurteilung des Pankreastransplantates die MRT mit dem vergleichsweise komplikationslosen Gadolinium-basierten Kontrastmittel (17) der CT mit einem nierenbelastenderen Kontrastmittel vorzuziehen. Zur Beurteilung eines Pankreastransplantates sollte auch wieder vorrangig eine dynamische Untersuchung durchgeführt werden. Durch die Akquisition verschiedener Perfusionsphasen (arteriell, parenchymatös und interstitiell) können postoperative Komplikationen wie z. B. Venenthrombosen oder Abszesse am besten dargestellt werden. Zur Beurteilung der Gefäßsituation eignet sich die MR-Angiographie sehr gut und kann die konventionelle DSA ersetzen (27).

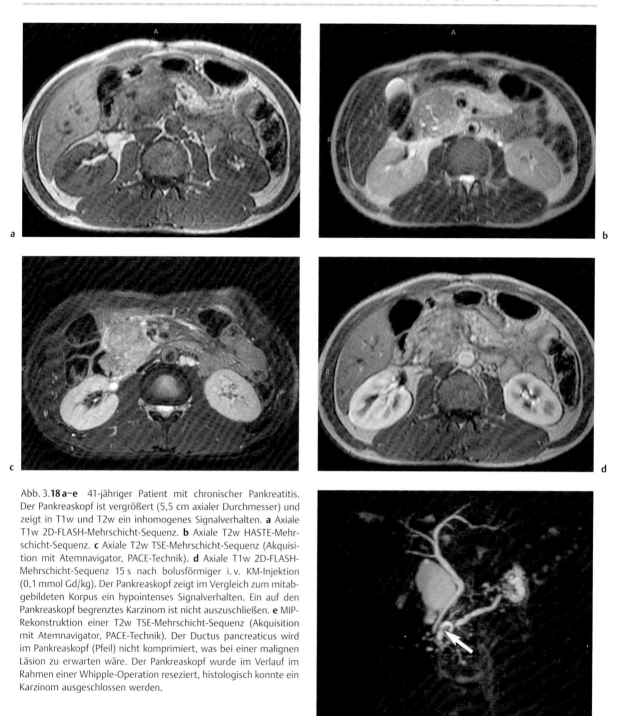

Abb. 3.**18a–e** 41-jähriger Patient mit chronischer Pankreatitis. Der Pankreaskopf ist vergrößert (5,5 cm axialer Durchmesser) und zeigt in T1w und T2w ein inhomogenes Signalverhalten. **a** Axiale T1w 2D-FLASH-Mehrschicht-Sequenz. **b** Axiale T2w HASTE-Mehrschicht-Sequenz. **c** Axiale T2w TSE-Mehrschicht-Sequenz (Akquisition mit Atemnavigator, PACE-Technik). **d** Axiale T1w 2D-FLASH-Mehrschicht-Sequenz 15 s nach bolusförmiger i. v. KM-Injektion (0,1 mmol Gd/kg). Der Pankreaskopf zeigt im Vergleich zum mitabgebildeten Korpus ein hypointenses Signalverhalten. Ein auf den Pankreaskopf begrenztes Karzinom ist nicht auszuschließen. **e** MIP-Rekonstruktion einer T2w TSE-Mehrschicht-Sequenz (Akquisition mit Atemnavigator, PACE-Technik). Der Ductus pancreaticus wird im Pankreaskopf (Pfeil) nicht komprimiert, was bei einer malignen Läsion zu erwarten wäre. Der Pankreaskopf wurde im Verlauf im Rahmen einer Whipple-Operation reseziert, histologisch konnte ein Karzinom ausgeschlossen werden.

Literatur

1. Balthazar, E. J., P. C. Freeny, E. van Sonnenberg: Imaging and intervention in acute pancreatitis. Radiology 193 (1994) 297–306
2. Boeve, W. J., T. Kok, A. M. Tegzess, et al.: Comparison of contrast enhanced MR-angiography-MRI and digital subtraction angiography in the evaluation of pancreas and/or kidney transplantation patients: initial experience. Magn. Reson. imaging. 19 (2001) 595–607
3. Brailsford, J., J. Ward, A. G. Chalmers, J. Ridgway, P. J. Robinson: Dynamic MRI of the pancreas gadolinium enhancement in normal tissue. Clin. Radiol. 49 (1994) 104–108
4. Briggs, R. W., Z. Wu, C. R. Mladinich et al.: In vivo animal tests of an artifact-free contrast agent for gastrointestinal MRI. Magn. Reson. imaging. 15 (1997) 559–566
5. Brown, J. J.: Gastrointestinal contrast agents for MR imaging. Magn. Reson. Imaging Clin. N. Am. 4 (1996) 25–35
6. Chung, Y. S., J. J. Ho, Y. S. Kim, et al.: The detection of human pancreatic cancer-associated antigen in the serum of cancer patients. Cancer 60 (1987) 1636–1643
7. Clark, L. R., M. H. Jaffe, P. L. Choyke, E. G. Grant, R. K. Zeman: Pancreatic imaging. Radiol. Clin. N. Amer. 23 (1985) 489–501
8. Etemad, B., D. C. Whitcomb: Chronic pancreatitis: diagnosis, classification, and new genetic developements. Gastroenterology 120 (2001) 682–707
9. Fernandez-del Castillo, C., D. W. Rattner, M. A. Makary, A. Mostafavi, D. McGrath, A. L. Warshaw: Debridement and closed packing for the treatment of necrotizing pancreatitis. Ann. Surg. 228 (1998) 676–684
10. Fischer, U., R. Vosshenrich, O. Horstmann, et al.: Preoperative local MRI-staging of patients with suspected pancreatic mass. Eur. Radiol. 12 (2002) 296–303
11. Fishman, E. K., P. Soyer, D. F. Bliss, D. A. Bluemke, N. Devine: Splenic involvement in pancreatitis: spectrum of CT findings. AJR Amer. J. Roentgenol. 164 (1995) 631–635
12. Freeny, P. C., L. W. Traverso, J. A. Ryan: Diagnosis and staging of pancreatic adenocarcinoma with dynamic computed tomography. Amer. J. Surg. 165 (1993) 600–606
13. Fuhrman, G. M., C. Charnsangavej, J. L. Abbruzzese, et al.: Thin section contrast enhanced computed tomography accurately predicts the resectability of malignant pancreatic neoplasms. Amer. J. Surg. 167 (1994) 104–111
14. Gabata, T., O. Matsui, M. Kadoya, et al.: Small pancreatic adenocarcinomas: efficacy of MR imaging with fat suppression and gadolinium enhancement. Radiology 193 (1994) 683–688
15. Gehl, H. B., R. Urhahn, K. Bohndorf, et al.: Mn-DPDP in MR imaging of pancreatic adenocarcinoma: initial clinical experience. Radiology 186 (1993) 795–798
16. Hanninen, E., H. Amthauer, N. Hosten, et al.: Prospective evaluation of pancreatic tumors: accuracy of MR imaging with MR cholangiopancreatography and MR angiography. Radiology 224 (2002) 34–41
17. Haustein, J., H. P. Niendorf, G. Krestin, et al.: Renal tolerance of gadolinium-DTPA/dimeglumine in patients with chronic renal failure. Invest. Radiol. 27 (1992) 153–156
18. Ichikawa, T., H. Sou, T. Araki, et al.: Duct-penetrating sign at MRCP: usefulness for differentiating inflammatory pancreatic mass from pancreatic carcinomas. Radiology 221 (2001) 107–116
19. Ichikawa, T., H. Haradome, J. Hachiye, et al.: Pancreatic ductal adenocarcinoma: preoperative assessment with helical CT versus dynamic MR imaging. Radiology 202 (1997) 655–662
20. Imaoka, H., K. Yamao, A.A. Salem, et al.: Pancreatic endocrine neoplasm can mimic serous cystadenoma. Int. J. Gastrointest. Cancer. 35 (2005) 217–220
21. Jacobsen, T. E., M. Laniado, B. E. Van Beers et al.: Oral magnetic particles (ferristene) as a contrast medium in abdominal magnetic resonance imaging. Acad. Radiol. 3 (1996) 571–580
22. Johnson, C. C., D. H. Stephens, M. G. Sarr: CT of acute pancreatitis: correlation between lack of contrast enhancement and pancreatic necrosis. AJR Amer. J. Roentgenol. 156 (1991) 93–95
23. Kier, R., B. Kinder: Insulinomas: MR imaging with STIR sequences and motion suppression [letter]. AJR Amer. J. Roentgenol. 158 (1992) 457–458
24. Kim, H. J., M. H. Kim, S. K. Lee, et al.: Normal structure, variations, anomalies of pancreaticobiliary ducts of Koreans: a nationwide cooperative prospective study. Gastrointest. Endosc. 55 (2002) 889–896
25. Kim, Y.H., S. Saini, D. Sahani, P.F. Hahn, P.R. Mueller, Y.H. Auh: Imaging diagnosis of cystic pancreatic lesions: pseudocyst versus nonpseudocyst. Radiographics 25 (2005) 671–685
26. Klessen, C., P. Asbach, T.J. Kroencke, et al.: Magnetic resonance imaging of the upper abdomen using a free-breathing T2-weighted turbo spin echo sequence with navigator-triggered prospective acquisition correction. J. Magn. Reson. Imaging. 21 (2005) 576–582
27. Kloppel, G., B. Maillet: Pseudocysts in chronic pancreatitis: a morphological analysis of 57 resection specimens and 9 autopsy pancreata. Pancreas 6 (1991) 266–274
28. Kloppel, G., P. U. Heitz: Pancreatic endocrine tumors. Pathol. Res. Pract. 183 (1988) 155–168
29. Lans, J. I., J. E. Geenen, J. F. Johanson, W. J. Hogan: Endoscopic therapy in patients with pancreas divisum and acute pancreatitis: A prospective, randomized, controlled clinical trial. Gastrointest. Endosc. 38 (1992) 430–434
30. Lecesne, R., L. Stein, C. Reinhold, P. M. Bret: MR cholangiopancreatography of annular pancreas. J. Comput. Assist. Tomogr. 22 (1998) 85–86
31. Leung, D. A., G. C. McKinnon, C. P. Davis, T. Pfammatter, G. P. Krestin, J. F. Debatin: Breath-hold, contrast-enhanced, three-dimensional MR angiography. Radiology 200 (1996) 569–571
32. Lichtenstein, D. R., D. L. Carr-Locke: Mucin-secreting tumors of the pancreas. Gastrointest. Endosc. Clin. N. Am. 5 (1995) 237–258
33. Liessi, G., C. Pasquali, A. A. D'Andrea, C. Scandellari, S. Pedrazzoli: MRI in insulinomas: preliminary findings. Eur. J. Radiol. 14 (1992) 46–51
34. Lu, D. S., S. Vedantham, R. M. Krasny, B. Kadell, W. L. Berger, H. A. Reber: Two-phase helical CT for pancreatic tumors: pancreatic versus hepatic phase enhancement of tumor, pancreas, and vascular structures. Radiology 199 (1996) 697–701
35. Luetmer, P. H., D. H. Stephens, A. P. Fischer: Obliteration of periarterial retropancreatic fat on CT in pancreatitis: an exception to the rule. AJR Amer. J. Roentgenol. 153 (1989) 63–64
36. Luetmer, P. H., D. H. Stephens, E. M. Ward: Chronic pancreatitis: reassessment with current CT. Radiology 171 (1989) 353–357
37. Megibow, A. J., X. H. Zhou, H. Rotterdam, et al.: Pancreatic adenocarcinoma: CT versus MR imaging in the evaluation of resectability report of the Radiology Diagnostic Oncology Group. Radiology 195 (1995) 327–332
38. Minami, M., Y. Itai, K. Ohtomo, H. Yoshida, K. Yoshikawa, M. Iio: Cystic neoplasms of the pancreas: comparison of MR imaging with CT. Radiology 171 (1989) 53–56
39. Mitchell, R. M. S., M. F. Byrne, J. Baillie: Pancreatitis. Lancet 261 (2003) 1447–1455
40. Morgan, D. E., K. Logan, T. H. Baron, R. E. Koehler, J. K. Smith: Pancreas divisum: implications for diagnostic and therapeutic pancreatography. AJR Amer. J. Roentgenol. 173 (1999) 193–198
41. Ohshima, Y., Y. Tsukamoto, Y. Naitoh, et al.: Function of the minor duodenal papilla in pancreas divisum as determined by duodenoscopy using indigo-carmine dye and a pH sensor. Amer. J. Gastroenterol. 89 (1994) 2188–2191
42. Papanikolaou, N., A. Karantanas, T. Maris, N. Gourtsoyiannis: MR cholangiopancreatography before and after oral blueberry juice administration. J. Comput. Assist. Tomogr. 24 (2000) 229–234
43. Procacci, C., R. Graziani, E. Bicego, et al.: Intraductal mucin producing tumors of the pancreas: imaging findings. Radiology 198 (1996) 249–257
44. Prokesch, R., L. C. Chow, C. F. Beaulieu, et al.: Local staging of pancreatic carcinoma with Multi-Detector Row CT: Use of curved planar reformations – initial experience. Radiology 225 (2002) 759–765
45. Rogers, J., J. Lewis, L. Josephson: Use of AMI-227 as an oral MR contrast agent. Magn. Reson. imaging. 12 (1994) 631–639
46. Sahani, D.V., R. Kadavigere, A. Saokar, C. Fernandez-del Castillo, W.R. Brugge, P.F. Hahn: Cystic pancreatic lesions: a simple imaging-based classification system for guiding management. Radiographics 25 (2005) 1471–1484
47. Schima, W., R. Fugger, E. Schober, et al.: Diagnosis and staging of pancreatic cancer: comparison of Mangafodipir Trisodium-enhanced MR imaging and contrast-enhanced helical hydro-CT. AJR Am. J. Roentgenol. 179 (2002) 717–724

48. Semelka, R. C., M. A. Kroeker, J. P. Shoenut, R. Kroeker, C. S. Yaffe, A. B. Micflikier: Pancreatic disease: prospective comparison of CT, ERCP, and 1.5 T MR imaging with dynamic gadolinium enhancement and fat suppression. Radiology 181 (1991) 785–791
49. Semelka, R. C., M. J. Cumming, J. P. Shoenut, et al.: Islet cell tumors: comparison of dynamic contrast enhanced CT and MR imaging with dynamic gadolinium enhancement and fat suppression. Radiology 186 (1993) 799–802
50. Semelka, R. C., S. M. Ascher: MR imaging of the pancreas. Radiology 188 (1993) 593–602
51. Sironi, S., F. De Cobelli, A. Zerbi, G. Balzano, V. Di Carlo, A. DelMaschio: Pancreatic carcinoma: MR assessment of tumor invasion of the peripancreatic vessels. J. Comput. Assist. Tomogr. 19 (1995) 739–744 a38
52. Sittek, H., A. F. Heuck, C. Folsing, J. Gieseke, M. Reiser: Static and dynamic MR tomography of the pancreas: contrast media kinetics of the normal pancreatic parenchyma in pancreatic carcinoma and chronic pancreatitis. Rofo Fortschr. Geb. Rontgenstr. Neuen Bildgeb. Verfahr. 162 (1995) 396–403
53. Tham, R. T., H. G. Heyerman, T. H. Falke, et al.: Cystic fibrosis: MR imaging of the pancreas. Radiology 179 (1991) 183–186
54. Tjon, A., R. T. Tham, J. B. Jansen, T. H. Falke, C. B. Lamers: Imaging features of somatostatinoma: MR, CT, US, and angiography. J. Comput. Assist. Tomogr. 18 (1994) 427–431
55. Tjon, A., R. T. Tham, J. B. Jansen, et al.: MR, CT, and ultrasound findings of metastatic vipoma in pancreas. J. Comput. Assist. Tomogr. 13 (1989) 142–144
56. Tjon, A., R. T. Tham, T. H. Falke, J. B. Jansen, C. B. Lamers: CT and MR imaging of advanced Zollinger Ellison syndrome. J. Comput. Assist. Tomogr. 13 (1989) 821–828
57. Tsuchiya, R., T. Noda, N. Harada, et al.: Collective review of small carcinomas of the pancreas. Ann. Surg. 203 (1986) 77–81
58. Vellet, A. D., W. Romano, D. B. Bach, R. B. Passi, D. H. Taves, P. L. Munk: Adenocarcinoma of the pancreatic ducts: comparative evaluation with CT and MR imaging at 1.5T. Radiology 183 (1992) 87–95
59. Warshaw, A. L., J. F. Simeone, R. H. Schapiro, B. Flavin-Warshaw: Evaluation and treatment of dominant dorsal duct syndrome (pancreas divisum redefined). Am. J. Surg. 159 (1990) 59–64
60. Warshaw, A. L.: Pancreas divisum – really. Surgery 128 (2000) 832–833
61. Werner, J., J. Schmidt, A. L. Warshaw, M. M. Gebhard, C. Herfarth, E. Klar: The relative safety of MRI contrast agent in acute necrotizing pancreatitis. Ann. Surg. 227 (1998) 105–111
62. Whitcomb, D. C., M. C. Gorry, R. A. Preston, et al.: Hereditary pancreatitis is caused by a mutation in the cationic trypsinogene gene. Nat. Genet. 14 (1996) 141–145
63. Yoon, D. Y., B. I. Choi, J. K. Han, M. C. Han, M. O. Park, S. J. Suh: MR findings of secondary hemochromatosis: transfusional vs erythropoietic. J. Comput. Assist. Tomogr. 18 (1994) 416–419
64. Zeman, R. K., L. V. McVay, P. M. Silverman, et al.: Pancreas divisum: thin section CT. Radiology 169 (1988) 395–398

4 Milz

M. Laniado und F. Dammann

Einleitung

Die Milz ist zum einen ein lymphatisches Organ, das einem großen, in den Blutkreislauf eingeschalteten Lymphknoten vergleichbar ist. Zum anderen nimmt sie über ihre besondere Gefäßarchitektur Einfluss auf die nichtlymphatischen Zellen des Blutes. Diese zentrale, wenn auch beim Erwachsenen nicht vitale Rolle erklärt, dass die Milz bei vielen Krankheitsprozessen mitbetroffen ist. Relativ selten sind dagegen primäre Erkrankungen der Milz (3, 34).

Indikationen

Die Milz ist sonographisch und computertomographisch sehr gut untersuchbar. Absolute Indikationen für die MRT der Milz bestehen deshalb nicht. Zu den relativen Indikationen zählen das Staging lymphoproliferativer Erkrankungen (Hodgkin-Lymphom, Non-Hodgkin-Lymphom) und die Differenzialdiagnose fokaler Milzläsionen. Auch für die Planung einer infradiaphragmalen Bestrahlung bei lymphoproliferativen Erkrankungen eignet sich die MRT, da die Milzhilusgefäße im koronaren Bild übersichtlich dargestellt werden können. Eine weitere relative Indikation ist die Kontrolle eines posttraumatischen Milzhämatoms bei pädiatrischen Patienten, sofern ein nichtoperatives Vorgehen gewählt wurde und die Sonographie in der Verlaufsbeurteilung keine reproduzierbaren Untersuchungsergebnisse liefert.

Untersuchungstechnik

Die Vorbereitung eines Patienten zur MRT der Milz umfasst die Aufklärung über die i. v. Kontrastmittelgabe (Gd-basiertes extrazelluläres Kontrastmittel oder SPIO [superparamagnetic iron oxide particle]) und die Injektion eines Spasmolytikums (z. B. Buscopan), die Platzierung einer Venenverweilkanüle und allgemeine Instruktionen über den Untersuchungsablauf (z. B. Länge der Atemstoppintervalle). Eine orale Kontrastmittelgabe ist in der Regel nicht erforderlich. Die Spulenwahl richtet sich nach der Ausstattung des Gerätes (z. B. Phased-Array-Körperspule). Der Patient wird in Rückenlage untersucht. Der Tisch sollte so eingestellt werden, dass das Zentrum des Lichvisiers in Höhe des Xyphoids und damit in Untersuchungsposition der Nullpunkt des Untersuchungsfeldes in Höhe des Milzhilus liegt.

Abbildungsebenen

Untersuchungen, die speziell auf die Milz fokussiert sind, beginnen mit transversalen Aufnahmen (Abb. 4.1). Können bei einem Patienten bzw. an einer MR-Anlage qualitativ gute Aufnahmen in Atemstopp gewonnen werden, ist die Abbildung der Milz in koronarer Projektion eine sinnvolle Ergänzung (Abb. 4.2). Die Schichtdicke beträgt 6–8 mm, der Schichtabstand 2 mm.

Pulssequenzen

Das minimale Untersuchungsprotokoll umfasst native T1w und T2w Aufnahmen. Für die T1w Aufnahmen werden SE-, TSE- oder besser aber 2D-GRE-Sequenzen in Atemstopp verwendet. In allen Fällen sollte zur Optimierung des Kontrasts das kürzest mögliche TE gewählt werden. Die T2w Nativaufnahmen werden mit Single-Shot-TSE-Sequenzen (z. B. HASTE) in Atemstopp angefertigt. Aufgrund der kurzen Messzeit können mit diesen 2D-Atemstopp-Sequenzen neben der transversalen Ebene ohne wesentlichen zusätzlichen Zeitaufwand koronare und ggf. sagittale Ebenen aufgenommen werden. Eine TSE-Sequenz mit Fettsuppression (z. B. IR-Technik, spektrale Fettsuppression) während freier Atmung kann eine verbesserte Bildqualität liefern, erfordert allerdings eine verlängerte Messzeit. Kombiniert mit einer Methode zum Atemgating (Gurt, Navigatortechnik) können für T2w Sequenzen während freier Atmung Bewegungsartefakte deutlich reduziert und die Bildqualität gesteigert werden. (Tab. 4.1, 4.2).

Kontrastmittel

Bei der Suche nach fokalen Milzherden und deren Charakterisierung empfiehlt sich die i. v. bolusförmige Injektion

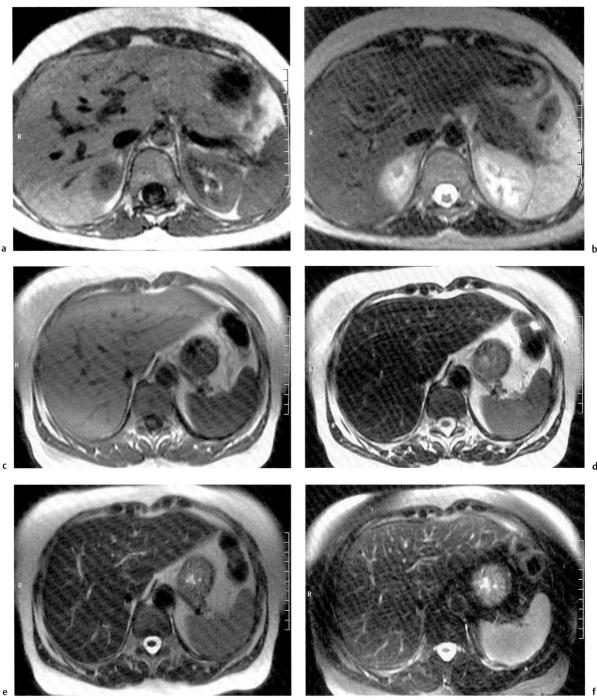

Abb. 4.1 a–f Normale Milz bei 0,2 T (**a, b**) und bei 1,5 T (**c–f**). Im T1w Bild (SE 450/15) hat die Milz bei 0,2 T eine niedrigere SI als die Leber (**a**), während sie bei T2w Aufnahmetechnik (**b**) hyperintens ist (FSE 3000/102, Turbofaktor 13). Im Oberpol der rechten Niere demarkiert sich ein hypointenser, solider Tumor. Auch bei 1,5 T ist die Milz im T1w Bild (**c**) hypo- (GRE 126/5/75°) und im T2w Bild (**d**) hyperintens zur Leber (FSE 2000/128, Turbofaktor 23). **e** In T2w HASTE-Technik ist der Kontrast zwischen Milz und Leber weniger ausgeprägt (HASTE ∞/90). **f** Mit Fettsättigung hat die Milz im T2w Bild eine deutlich höhere SI als die Leber (fettsupprimierte FSE 2000/128, Turbofaktor 23).

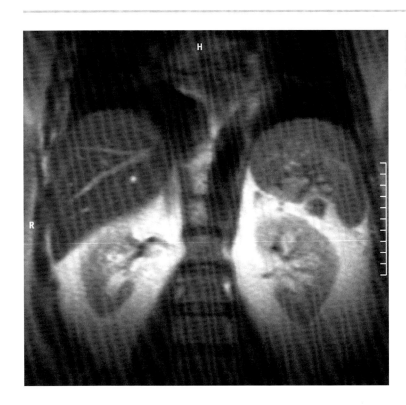

Abb. 4.2 Koronare T2w Aufnahme mit der HASTE-Technik bei 1,0 T (HASTE ∞/43). Bei dieser Aufnahmetechnik ist die normale Milz nahezu isointens zur Leber. Nebenbefund: Anschnitt einer Darmschlinge im Milzhilus.

Tabelle 4.1 Empfohlene Sequenzen und Sequenzparameter für die MR-Untersuchung der Milz

Gewichtung		Sequenztyp	TR (ms)	TE (ms)	Flip (°)	ETL	FS	N_{SL}	N_{AC}	T_{AC}	Atemstopp
T1	nativ und für Dynamik mit Gd-KM	GRE (z. B. FLASH)	127–199	4,1	75–90	–	nein/(ja)	15–23	1	15–23 s	ja
T1	alternativ (nativ)	SE	600	15	–	–	nein	19 (16–20)	3	5–8 min	nein
T2		Single-Shot-TSE (z. B. HASTE)		87	180		nein	< 20	1	< 20 s	ja
T2	alternativ	TSE (bzw. FSE)	2000–2500	128	–	15–28	nein + ja	6 (3–8)	1	12–28 min	ja
T2	alternativ	FSE (bzw. TSE) ggf. mit Atemgating (Gurt oder Navigator)	ca. 3500	90	–	3–7	nein	19 (16–20)	2	6–9 min	nein
T2	alternativ	IR (z. B. TIRM, STIR)	ca. 3500	60–90	–	5–9	ja	19 (16–20)	2	6–9 min	nein
pw		TSE Doppelecho	> 3500	22; 90	–	3–7	nein	19 (16–20)	2	6–9 min	nein
T1	Dynamik mit Gd-KM	3D-GRE (z. B. VIBE)	5,2	2,5	10	–	ja	64	1	23	ja
T2*		GRE (z. B. FLASH)	141 (77–196)	18	30	–	nein	6 (3–8)	1	16 (16–23 s)	ja

Möglichst Phased-Array-Körperspule; Matrix 192 × 256; field of view (FOV) 300–400 mm, 6/8 Rechteck; Schichtdicke 5–8 mm; Distanzfaktor 0,2–0,3; Orientierung transversal, fakultativ/alternativ koronar, (selten sagittal)
Beachte:
Alle Angaben gelten für 1,0–1,5 T.
Die angegeben Sequenzparameter gelten angesichts der Vielzahl von Geräte- und Sequenztypen lediglich als Beispiel, je nach Verfügbarkeit können die Sequenzen mit Techniken der parallelen Bildgebung zur Verkürzung der Messzeit kombiniert werden. Hierbei ist eine eventuelle Verminderung des S/R-Verhältnis zu beachten.

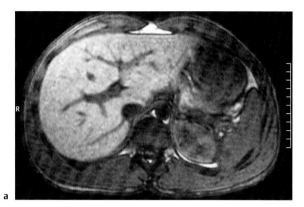
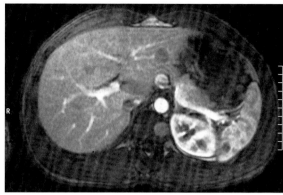
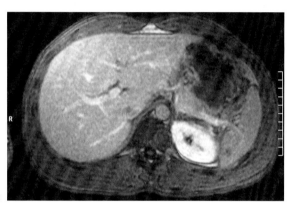

Abb. 4.3 a–c Native und dynamische MRT unmittelbar und 5 min p.i. eines Gd-KM (Magnevist, 0,1 mmol Gd/kg KG) bei einem 28-jährigen Patienten unter Chemotherapie wegen Morbus Hodgkin. **a** Die native T1w Aufnahme ermöglicht keine klare Abgrenzung der Milzläsion. **b** In der frühen Kontrastierungsphase demarkiert sich die Läsion deutlich vom inhomogen kontrastierenden normalen Milzgewebe. **c** 5 min p.i. ist die Abgrenzung des Herdes bereits wieder schlechter (1,0 T, GRE 64/5/70°).

Tabelle 4.2 Empfohlenes Sequenzprotokoll für die MR-Untersuchung der Milz

Schnitt	Sequenz	Orientierung	Atemstopp	Indikation
a)	T1w GRE	tra	ja	Basisdiagnostik
b)	T2w HASTE	tra	ja	Basisdiagnostik
c)	T2w TSE –/+ Fettsuppression ggf. mit Atemgating	tra	nein	Basisdiagnostik gegenüber b) verbesserte Bildqualität
Optional	T1w GRE mit Gd-Dynamik mit Spätaufnahme	tra	ja	(fraglicher) Herdbefund
Optional	T1w SE oder TSE	tra	nein	wenn a) nicht möglich
Optional	TIRM	tra	nein	wenn c) nicht möglich
d)	Post Gd-KM T1w GRE	tra	ja	Basisdiagnostik
Optional	Post Gd-KM fatsat T1w GRE	tra	ja	z. B. bei organüberschreitenden Prozessen oder unklaren Veränderungen in der Umgebung
Optional	post SPIO-KM T2w HASTE, TSE	tra	nein	verbesserte Abklärung fokaler und diffuser Veränderungen

Beachte: Andere Schnittebenen (vor allem koronar) können in Abhängigkeit von der anatomischen Situation die transversale Ebene ergänzen oder ersetzen.

eines extrazellulären Gd-basierten Kontrastmittels (z. B. Magnevist, Dotarem) mit Anfertigung einer dynamischen T1w Kontrastmittelserie. Diese umfasst T1w GRE-Aufnahmen in Atemstopptechnik vor sowie 15 s, 45 s, 90 s und ca. 3 min nach Bolusinjektion von 0,1 mmol Gd/kg KG Kontrastmittel. Insbesondere die T1w-GRE-Aufnahmen unmittelbar nach Bolusinjektion des Kontrastmittels haben sich für die Detektion fokaler Milzläsionen als sensitive Technik erwiesen (20, 32) (Abb. 4.3). Späte Aufnahmen sollten ca. 6–10 min p.i. unter Verwendung einer fettsupprimierten SE, TSE- oder einer fettsupprimierten GRE-Sequenz erfolgen. Anstatt der o.a. 2D-GRE-Sequenz kann für die T1w Kontrastmittelserie eine 3D-GRE Sequenz (z. B. VIBE) eingesetzt werden, die eine höhere örtliche Auflösung mit angiographischem Effekt bei etwas vermindertem Weichteilkontrast liefert.

Alternativ zum extrazellulären Gd-basierten Kontrastmittel kann ein SPIO-Kontrastmittel (z. B. Endorem, Resovist) infundiert bzw. injiziert werden. Beide genannten Substanzen sind für die MR-Diagnostik der Leber zugelassen, sodass die Beurteilung der Milz im Rahmen einer SPIO-unterstützten MRT der Leber möglich ist. Hierbei ergänzen pw Aufnahmen das Nativprotokoll (41, 42). Nach SPIO-Gabe werden dieselben T2w, pw und T1w Sequenzen wie vor der Kontrastmittelinfusion verwendet. Die pw Bilder vor und nach SPIO-Injektion werden idealerweise mit einer Doppelecho-TSE-Sequenz angefertigt, die als zweites Echo ein T2w Bild liefert.

Bildgebung der normalen Anatomie

Die Milz hat im Vergleich zur Leber längere T1- und T2-Relaxationszeiten und ist deshalb im T1w Bild hypointens und im T2w Bild hyperintens zur Leber (1, 8) (Abb. 4.1). Mit der Verwendung schneller T2w Aufnahmetechniken gleichen sich jedoch die SI zwischen Milz und Leber u. U. an (Abb. 4.4). Unmittelbar nach Bolusinjektion eines extrazellulären Gd-Kontrastmittels zeigt die Milz zumeist einen inhomogenen Signalanstieg (girlandenförmig, fleckförmig oder peripher), wird dann jedoch innerhalb der ersten Minute p.i. homogen hyperintens (9, 14, 15, 19, 32) (Abb. 4.5). Nur in wenigen Fällen kommt es bereits initial zu einem homogenen Enhancement (14, 32). Nach Injektion eines SPIO-Kontrastmittels gelangen ca. 10 % der Dosis in die Milz, und die SI ist auf pw und T2w Aufnahmen deutlich herabgesetzt (41). Im T1w GRE-Bild nach SPIO-Gabe wird die Milz im Vergleich zum Nativbild leicht hypo- bis hyperintens (Abb. 4.6).

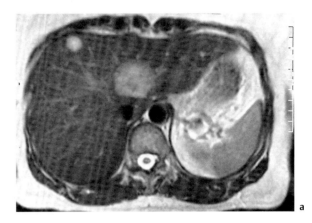
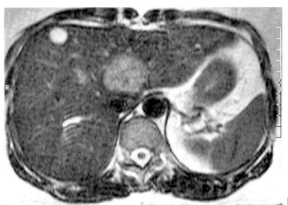

Abb. 4.4 a, b Einfluss des Aufnahmeparameters auf die Kontraste im T2w Bild bei einer 53-jährigen Patientin mit zentral gelegener Lebermetastase (Segmente 3/4 a) und subkapsulärer Leberzyste (Segment 4 a), jedoch normaler Milz (1,0 T). **a** Die T2w FSE-Aufnahme mit einem TR/TE von 3000/90 und einem Turbofaktor von 5 zeigt die hyperintense Milz, die eine ähnliche SI wie die Metastase aufweist. **b** Bei Aufnahme in Atemstopp (FSE 2500/138, Turbofaktor 29) sind Milz und Leber isointens.

Beim Neugeborenen hat die Milz in der ersten Lebenswoche auf T2w Aufnahmen ein iso- bis gering hypointenses Signal relativ zur Leber. Innerhalb der ersten 8 Monate wird das Organ langsam hyperintens. Im T1w Bild ist die Milz in den ersten zwei Wochen isointens oder leicht hypointens gegenüber der Leber. Erst danach verringert sich die SI deutlicher (5).

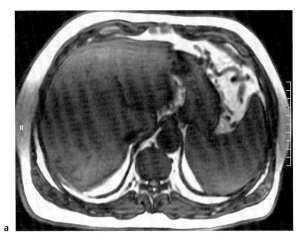
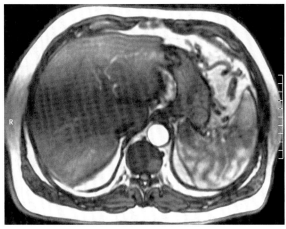
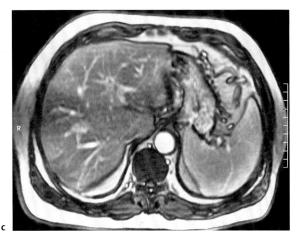

Abb. 4.**5 a–c** Normale KM-Dynamik der Milz bei einem 63-jährigen Patienten mit Pfortaderthrombose (1,0 T). **a** Die Signalabschattung im nativen T1w Bild kommt durch die Verwendung einer Phased-Array-Körperspule zustande. **b** Unmittelbar nach Bolusinjektion eines Gd-KM (0,1 mmol Gd/kg) zeigt die Milz eine girlandenförmige Kontrastierung. **c** Diese wird nach 1 min bereits homogen (GRE 106/5/70°).

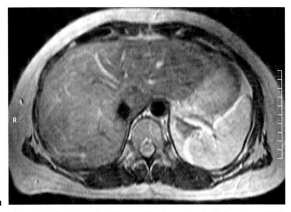
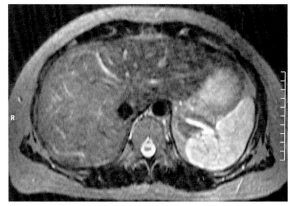

Abb. 4.**6 a–f** Normale Milz vor (**a–c**) und nach Gabe eines SPIO (Resovist, 8 µmol Fe/kg) (**d–f**) bei einer 45-jährigen Patientin mit FNH im Segment 7 der Leber (1,0 T). Im nativen pw (**a**) (SE 2500/45) und T2w Bild (**b**) (SE 2500/90) vor KM-Gabe ist die Milz hyperintens zur Leber, während das T1w Bild (**c**) die Hypointensität der Milz zeigt (GRE 150/5/70°). Nach Gabe des KM kommt es auf der pw (**d**) und der T2w Aufnahme (**e**) in der Milz und in der Leber zu einer deutlichen Signalabnahme (70 min p.i.). Die FNH ist besser abzugrenzen. **f** Im T1w Bild ist bei identischer Einstellung von Fenster und Zentrum die Leber deutlich und die Milz gering signalvermindert.

Abb. 4.**6 c–f** ▷

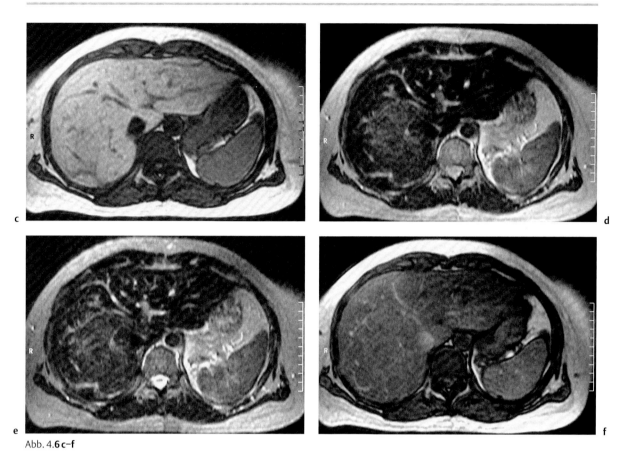

Abb. 4.6 c–f

Bildgebung pathologischer Befunde

Benigne Tumoren

Die beiden häufigsten benignen Läsionen der Milz sind Zysten und Hämangiome. Weitere benigne Tumoren sind u. a. das Lymphangiom, das Hamartom und der entzündliche Pseudotumor. Über die meisten benignen Läsionen wurde bisher nur in Form von Fallberichten publiziert, sodass die Aussagen zu den MR-Charakteristika zurückhaltend bewertet werden müssen.

Bei den *Zysten* handelt es sich zumeist um posttraumatische Pseudozysten oder Pseudozysten nach Milzinfarkt (80 % aller Milzzysten), angeborene, d. h. echte Zysten mit Epithelauskleidung (Epidermoidzysten) oder Echinokokkuszysten (Milzbefall bei Echinokokkose < 2 %). Selten handelt es sich um eine Pseudozyste auf dem Boden einer Pankreatitis. Zysten sind glatt begrenzt, signalarm im T1w, signalreich im T2w Bild und zeigen keine Kontrastmittelaufnahme (35) (Abb. 4.7). Septierungen, wie sie häufig bei der Echinokokkose auftreten (37), können aber nach Kontrastmittelgabe einen Signalanstieg aufweisen. Verkalkungen, die in Echinokokkuszysten, posttraumatischen Pseudozysten und Epidermoidzysten beobachtet werden, sind unabhängig von der Aufnahmesequenz signalarm. Bei hoher Zellzahl, erhöhtem Eiweißgehalt oder Einblutung hat der Zysteninhalt auf T1w Aufnahmen eine angehobene SI (Abb. 4.8), was als Unterscheidungskriterium sekundärer von primären Milzzysten dienen kann.

Im Gegensatz zu Leberhämangiomen sind *Hämangiome* der Milz sehr selten, aber dennoch die häufigsten primären Milztumoren. Es handelt sich vornehmlich um kavernöse Hämangiome, die häufig zystische Anteile mit serösem oder hämorrhagischem Inhalt aufweisen (40). Kapilläre Hämangiome der Milz sind selten. In bis zu 25 % der Fälle kommt es zur spontanen Ruptur. Wenn die gesamte Milz im Sinne einer Hämangiomatose durchsetzt ist, kann dies Ausdruck einer generalisierten Angiomatose sein (Klippel-Trénaunay-Weber-Syndrom). Hämangiome sind im T2w Bild homogen hyperintens und zumeist glatt begrenzt (4, 21, 24) (Abb. 4.9). Bestehen jedoch zystische Anteile neben soliden (z. B. Hämangiomatose) oder liegen Infarkte in großen Hämangiomen vor, imponieren die Läsionen auf T2w Aufnahmen inhomogen (4, 24, 28) (Abb. 4.10). Im T1w Bild sind sie iso- bis hypointens zur Milz, bei Einblutungen u. U. hyperintens (10, 27, 28). Nach Injektion eines extrazellulären Gd-basierten Kontrastmittels zeigen die meisten Hämangiome in der dynamischen MRT ein irisblendenförmiges Enhancement. Auf Spätauf-

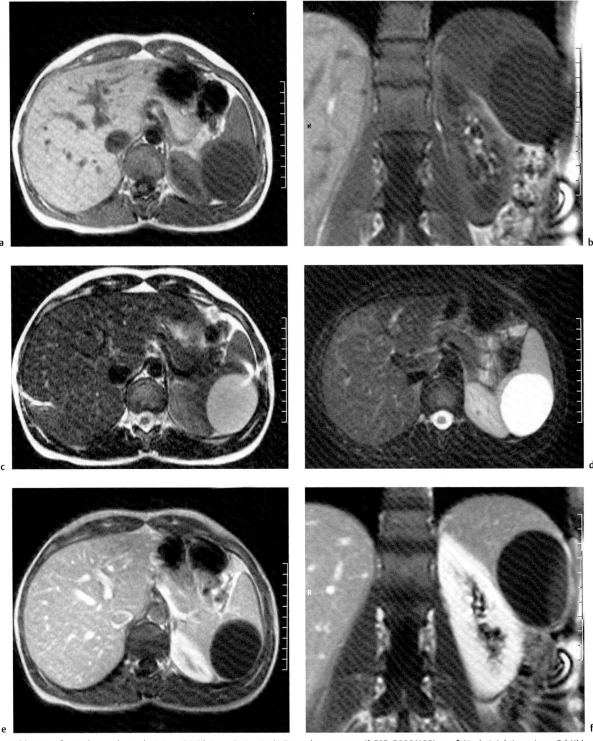

Abb. 4.7 a–f   Epidermoidzyste bei einer 34-jährigen Patientin (1,5 T). **a, b** Im T1w Bild ist die Zyste hypointens zur Milz (GRE 126/5/75°). **c** Bei T2w Bildgebung mit Atemstopp ist die Zyste homogen signalreich und glatt begrenzt (FSE 2500/138, Turbofaktor 23). **d** Noch kontrastreicher ist der Befund im fettsupprimierten Bild abzugrenzen (fsFSE 5000/108). **e, f** Nach Injektion eines Gd-KM (0,1 mmol Gd/kg) zeigt die Zyste keinen Signalanstieg (GRE 126/5/75°). Bem.: lateral Überlagerung von Einfaltungsartefakten streifenförmig (**c**) oder flächig (**f**).

Bildgebung pathologischer Befunde

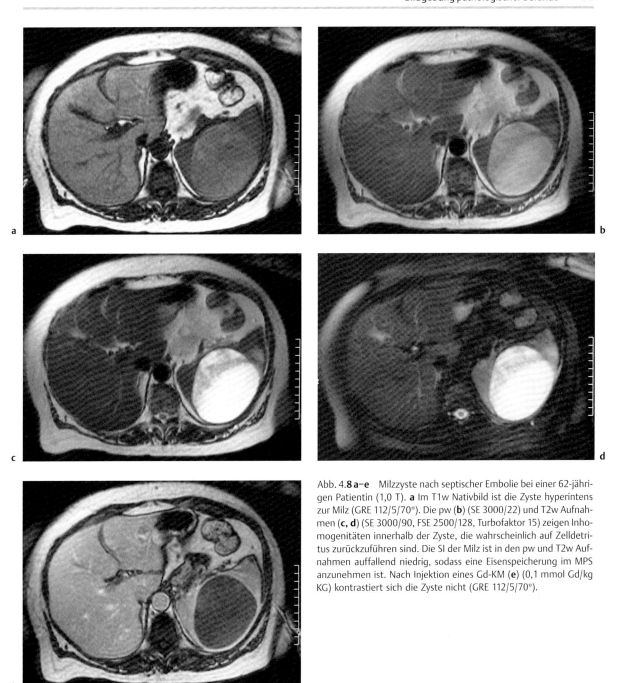

Abb. 4.8 a–e Milzzyste nach septischer Embolie bei einer 62-jährigen Patientin (1,0 T). a Im T1w Nativbild ist die Zyste hyperintens zur Milz (GRE 112/5/70°). Die pw (b) (SE 3000/22) und T2w Aufnahmen (c, d) (SE 3000/90, FSE 2500/128, Turbofaktor 15) zeigen Inhomogenitäten innerhalb der Zyste, die wahrscheinlich auf Zelldetritus zurückzuführen sind. Die SI der Milz ist in den pw und T2w Aufnahmen auffallend niedrig, sodass eine Eisenspeicherung im MPS anzunehmen ist. Nach Injektion eines Gd-KM (e) (0,1 mmol Gd/kg KG) kontrastiert sich die Zyste nicht (GRE 112/5/70°).

nahmen sind sie hyperintens zur Milz (Abb. 4.9) (28). Weitere Anreicherungsmuster sind ein frühes und persistierendes homogenes Enhancement oder die initial periphere Anreicherung mit einer in den Spätaufnahmen verbleibenden Aussparung im Sinne einer fibrösen, zentralen Narbe. Eine gemischte Verteilung der SI findet sich bei der Hämangiomatose (24, 38) (Abb. 4.10) und dem sehr seltenen Littoralzellangiom der Milz (22, 31) (Abb. 4.11).

Das *Lymphangiom* der Milz ist dem Hämangiom ähnlich, da es ebenfalls endothelausgekleidete Räume enthält, die Lymphe statt Blut enthalten (40). Man unterscheidet kapilläre, kavernöse und zystische Lymangiome (13). Sie treten einzeln oder multipel auf (Lymphangiomatose), können auf die Milz beschränkt sein oder im Sinne einer systemischen zystischen Angiomatose mit Hämangiomen und Lymphangiomen in anderen Organen vergesellschaftet sein. Diese Form der Erkrankung verläuft progredient und hat eine schlechte Prognose. Die Signalcharakteristika der Lymphangiome entsprechen denen von Zysten mit proteinreichem Inhalt (40).

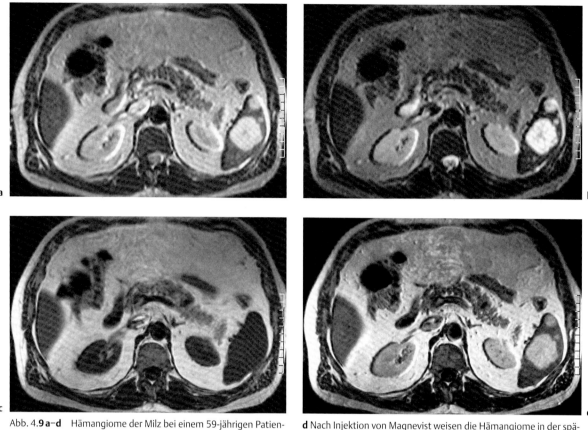

Abb. 4.**9 a–d** Hämangiome der Milz bei einem 59-jährigen Patienten (1,5 T). In den pw (**a**) (SE 2500/15) und T2w Aufnahmen (**b**) (SE 2500/90) lassen sich drei hyperintense Läsionen abgrenzen. **c** Das T1w Nativbild (SE 600/15) ermöglicht keine Abgrenzung der Herde.

d Nach Injektion von Magnevist weisen die Hämangiome in der späten Aufnahme einen deutlichen und homogenen Signalanstieg auf (SE 600/15).

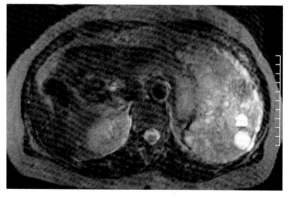

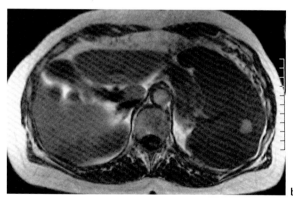

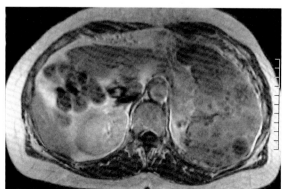

Abb. 4.**10 a–c** Hämangiomatose der Milz bei einer 63-jährigen Patientin (1,5 T) **a** Die T2w Aufnahme zeigt eine inhomogene Milz, in der hypointense neben hyperintensen Läsionen abzugrenzen sind. Der Spiegel in einer der beiden hyperintensen, dorsalen Läsionen entspricht einem Sedimentationseffekt nach Einblutung (SE 2100/90). **b** Im T1w Nativbild ist nur der eingeblutete Herd hyperintens abgrenzbar (SE 600/15). **c** Nach Injektion eines Gd-KM (0,1 mmol Gd/kg) demarkieren sich in der Spätaufnahme multiple Milzläsionen (SE 600/15).

Bildgebung pathologischer Befunde 101

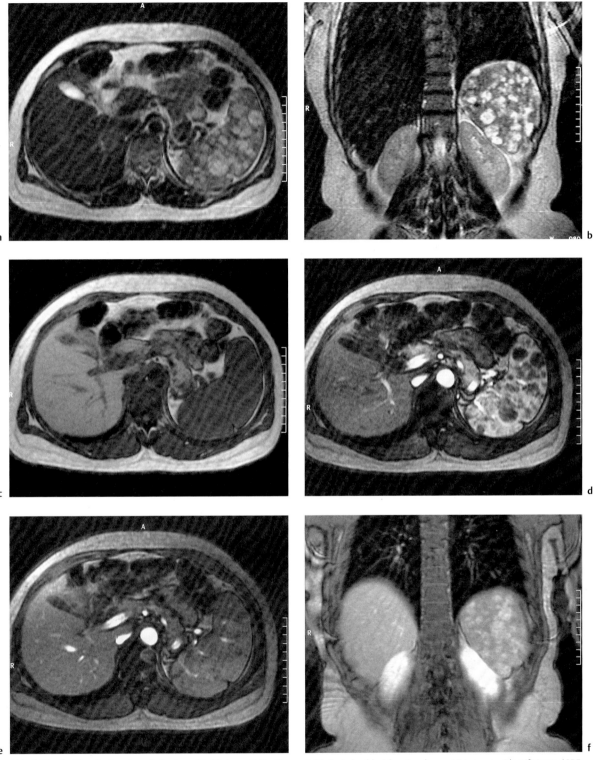

Abb. 4.**11 a–f** Litoralzellangiom bei einer 51-jährigen Patientin (1,0 T). **a, b** Die T2w Aufnahmen zeigen multiple hyperintense Milzherde (FSE 2500/128, Turbofaktor 32). **c** Im T1w Nativbild sind nur wenige von ihnen als hypointense Läsionen abzugrenzen (GRE 112/5/70°). **d** Unmittelbar nach Injektion eines Gd-KM (0,1 mmol Gd/kg) sind zahlreiche signalarme Läsionen zu identifizieren (GRE 63/5/70°). **e** Ungefähr 2 min p.i. sind die Herde nur schlecht abgrenzbar (GRE 63/5/70°). **f** Auf der Spätaufnahme 10 min p.i. sind sie hingegen signalreich zur Milz (GRE 112/5/70°).

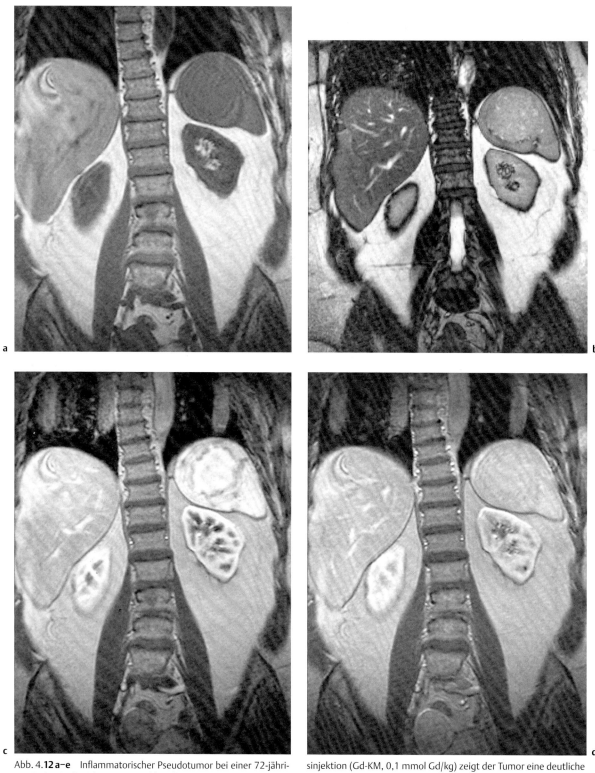

Abb. 4.**12 a–e** Inflammatorischer Pseudotumor bei einer 72-jährigen Patientin (1,5 T). **a** Im T1w Bild ist der Tumor gering hypointens zur Milz (GRE 127/4/80°). **b** Im T2w Bild ist er gering hyperintens und inhomogen (TRUE FISP 4/2/70°). **c** Unmittelbar nach KM-Bolusinjektion (Gd-KM, 0,1 mmol Gd/kg) zeigt der Tumor eine deutliche Anreicherung (GRE 127/4/80°). **d** Bereits in der 1. min kommt es zur SI-Angleichung zwischen Milz und Tumor (GRE 127/4/80°).

Abb. 4.**12 e** ▷

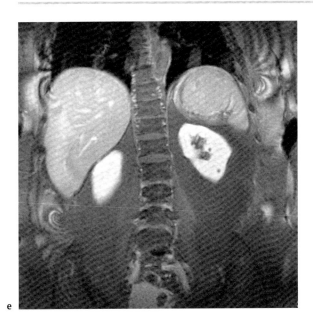

Abb. 4.12e Auch in der Spätaufnahme mit FS ist der Tumor isointens zur Milz. In der linken Niere sind zwei kleine Zysten erkennbar (FS GRE 86/4/60°).

Hamartome der Milz sind sehr seltene Läsionen, die einer atypischen Zusammensetzung von Zellen der roten Pulpa mit oder ohne Zellen der weißen Pulpa entsprechen. Sie sind zumeist relativ klein, können aber auch größere Ausmaße annehmen und dann mit einem Hypersplenismus einhergehen. In der MRT ist das Hamartom isointens im T1w und zumeist deutlich hyperintens im T2w Bild. Die Binnenstruktur ist inhomogen und kann durch Fibrose hypointens im T2w Bild imponieren (25). Nach Injektion eines extrazellulären Gd-basierten Kontrastmittels kommt es zu einem verzögerten, auf Spätaufnahmen jedoch deutlicheren Signalanstieg, der inhomogen sein kann (21, 28).

Auch der *entzündliche Pseudotumor* der Milz ist sehr selten. Histologisch finden sich Entzündungszellen neben einem Stroma aus Fibroblasten. Der Tumor zeigt kein einheitliches SI-Muster. Er wird als isointens zur Milz im T1w Bild, heterogen hypointens auf T2w Aufnahmen und mit verzögerter Kontrastmittelaufnahme beschrieben (12). Offensichtlich kann es aber auch zu einer frühen und deutlichen Kontrastierung des Tumors kommen (Abb. 4.12).

Maligne Tumoren

Der häufigste maligne Tumor der Milz ist das *Lymphom*. So weisen bei der Primärdiagnose eines Hodgkin-Lymphoms 23–34 %, beim Non-Hodgkin-Lymphom 30–40 % der Patienten einen Milzbefall auf. Die Lymphome können sich in Form einer diffusen Infiltration ohne umschriebene Herde, in Form miliarer Herde (< 2 cm) oder als große Tumorknoten manifestieren. Kommt es zu Nekrosen, so sind zystische Anteile vorhanden. Bei den seltenen primären Lymphomen der Milz ohne nodalen Befall (1 % bei Non-Hodgkin-Lymphomen, jedoch häufiger bei AIDS-assoziierten Lymphomen) kann es zu einem Kapseldurchbruch mit Infiltration benachbarter Organe kommen.

Bei der infiltrativen Form und bei Herdbefunden < 1 cm (45–70 % der Fälle) ist der Lymphomnachweis in der Milz mittels MRT schwierig, und u. U. ist nur die Splenomegalie Hinweis auf einen Befall. Der fehlende Signalabfall in der Milz nach Gabe eines SPIO-Kontrastmittels wurde jedoch als sensitives Zeichen für die diffuse Milzinfiltration beschrieben (42). Alternativ kann eine dynamische MRT mit einem extrazellulären Gd-basierten Kontrastmittel durchgeführt werden, wobei die diffuse Milzinfiltration einen fleckförmigen Signalanstieg erkennen lässt (32) (Abb. 4.13). Auch die größeren fokalen Herde zeigen im Nativbild u. U. nur geringe Kontraste zur Umgebung, da sich ihre T1- und T2-Relaxationszeiten wenig von denen der Milz unterscheiden (8, 11, 27, 40) (Abb. 4.14). Erleichtert wird ihr Nachweis durch Tumornekrosen, die im T2w Bild hyperintens zur Milz sind (8). Deutlich besser demarkieren sich fokale Lymphomherde in der dynamischen MRT (32). Man darf davon ausgehen, dass auch in der SPIO-verstärkten MRT der Nachweis fokaler Lymphommanifestationen mit höherer Sensitivität als im Nativbild gelingt.

Metastasen finden sich in der Milz bei ca. 7 % der Patienten mit metastasierten Tumoren. Am häufigsten handelt es sich um Melanommetastasen (50 %), weniger häufig sind Milzmetastasen des Mamma-, Bronchial-, Kolon-, Ovarial-, Endometrium- und Prostatakarzinoms. Milzmetastasen haben im T1w Bild eine niedrige und im T2w Bild eine erhöhte SI (8) (Abb. 4.15). Sie sind nach Gabe eines SPIO-Kontrastmittels auf pw und T2w Aufnahmen sensitiver als auf den Nativaufnahmen nachzuweisen (41). Auch unmittelbar nach Bolusinjektion eines extrazellulären Gd-Kontrastmittels sind Metastasen auf T1w Aufnahmen besser als vor Kontrastmittelgabe abzugrenzen.

104 Milz

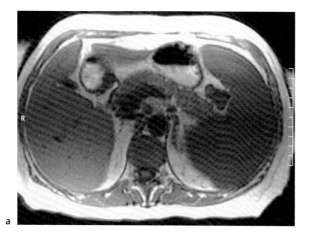

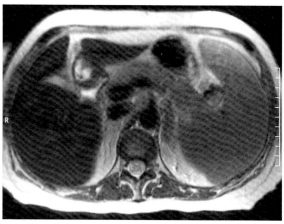

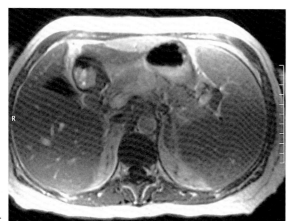

Abb. 4.**13a–c** Kleinknotiger NHL-Befall der Milz bei einer 58-jährigen Patientin (1,5 T). **a** Das T1w Bild zeigt die Splenomegalie und ein Lymphom im Milzhilus (GRE 105/5/75°). **b** Das T2w Bild zusätzlich multiple kleine, schwach signalarme Läsionen (FSE 3800/90, Turbofaktor 5). **c** Nach Injektion eines Gd-KM (0,1 mmol Gd/kg) sind die kleinen Herde deutlicher abzugrenzen (GRE 105/5/75°).

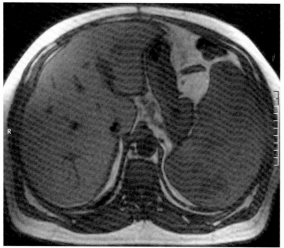

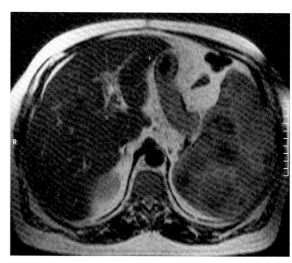

Abb. 4.**14a–c** Grobknotiger NHL-Befall der Milz bei einem 48-jährigen Patienten (1,0 T). **a** Die T1w Nativaufnahme zeigt einzelne hypointense Herde in der vergrößerten Milz (GRE 127/5/70°). **b** Auch im T2w Bild sind die Herde signalarm, wobei sich mehr Läsionen abgrenzen lassen (FSE 2000/138, Turbofaktor 29).

Abb. 4.**14c** ▷

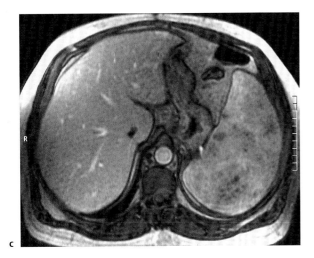

Abb. 4.**14c** Nach Injektion eines Gd-KM (0,1 mmol Gd/kg) zeigt die Milz ein deutlich inhomogenes Enhancement und es sind zahlreiche Herde nachweisbar (GRE 127/5/70°).

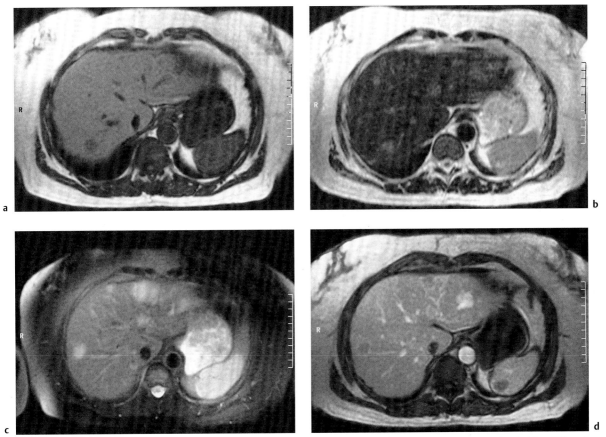

Abb. 4.**15 a–d** Lebermetastasen und Milzmetastase eines Mammakarzinoms bei einer 61-jährigen Patientin (1,0 T). **a** Im T1w Nativbild sind die Lebermetastasen, nicht jedoch die Metastase in der signalarmen Milz erkennbar (GRE 127/5/70°). **b** Das T2w Bild zeigt neben hyperintensen Lebermetastasen auch einen signalreichen Milzherd (FSE 2500/128, Turbofaktor 23). **c** Im fettsupprimierten T2w Bild ist die Milzmetastase isointens zur signalreichen Milz und damit schlecht abgrenzbar (fsFSE 3142/22, Turbofaktor 5). **d** Das kontrastangehobene T1w Bild 2 min p.i. (Gd-KM, 0,1 mmol Gd/kg) ermöglicht eine sehr gute Abgrenzung der Milzmetastase, während die Abgrenzung der kleinen Leberherde relativ schlecht ist (GRE 127/5/70°).

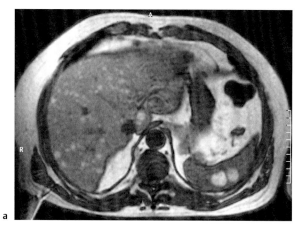
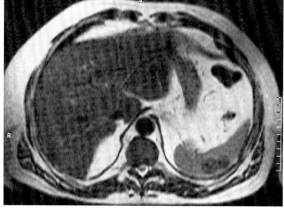
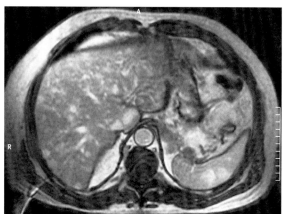

Abb. 4.**16 a–c** Leber- und Milzmetastasen eines melanotischen Melanoms bei einem 64-jährigen Patienten (1,0 T). **a** Im T1w Nativbild haben die multiplen Lebermetastasen und beide Milzmetastasen ein hyperintenses Signal (GRE 112/5/70°). **b** Die Metastasen sind in der T2w Aufnahme signalarm und damit nur noch in der physiologischerweise relativ signalreichen Milz gut abzugrenzen (FSE 2500/128, Turbofaktor 23). **c** Nach Injektion eines Gd-KM (0,1 mmol Gd/kg) sind die Läsionen weniger gut, jedoch noch immer hyperintens vom kontrastierten Leber- und Milzparenchym abzugrenzen (GRE 127/5/70°).

Milzmetastasen bei melanotischem Melanom können im nativen T1w Bild aufgrund ihrer Hyperintensität sensitiv zu detektieren sein. Im T2w Bild können sie hypointens zur Milz sein (26) (Abb. 4.**16**). Auch hämorrhagische Metastasen anderer Primärtumoren können diese Signalcharakteristik zeigen (39).

Das *Angiosarkom* zählt zu den sehr seltenen Milztumoren, ist aber der häufigste nichtlymphomatöse Primärtumor der Milz. Es metastasiert bevorzugt in die Leber und neigt zur Spontanruptur. Der Tumor tritt uni- oder multifokal auf und kann aus zystischen und soliden Anteilen aufgebaut sein. Anders als bei der Leber ist für die Milz nicht erwiesen, ob eine Thorotrastspeicherung die Entstehung des Angiosarkoms induzieren kann. Aufgrund von Einblutungen kann das Angiosarkom im T1w und T2w Bild hypointens zur Milz sein (6, 16).

Infektiöse und nichtinfektiöse Läsionen

Bei immunkompetenten Patienten sind die Histoplasmose, die Tuberkulose und die Echinokokkose die häufigsten nichtviralen Infektionen mit Milzbeteiligung. Virusinfektionen, am häufigsten durch Epstein-Barr-Viren, Varizellen und Zytomegalieviren, führen zur Splenomegalie. Patienten mit einem geschwächten Immunsystem tragen ein erhöhtes Risiko für die Infektion der Milz mit Candida albicans, Aspergillus fumigatus und Cryptococcus neoformans (multiple Mikroabszesse), Mycobacterium tuberculosis (zumeist miliare Form) und Mycobacterium avium inracellulare (MAI) sowie Pneumocystis carinii (im Verlauf früh auftretende disseminierte Verkalkungen).

Zu Milzabszessen kann es auf fünf verschiedenen Wegen kommen:
- hämatogen (z. B. Endokarditis, Sepsis),
- durch lokale Ausbreitung (z. B. Pankreatitis, paranephritischer Abszess),
- durch Superinfektion eines thrombembolischen Milzinfarkts,
- posttraumatisch und
- bei Immunsupression.

Pyogene Abszesse haben eine variable SI im T1w und T2w Bild. Sie können auf T1w Aufnahmen hypointens, aber

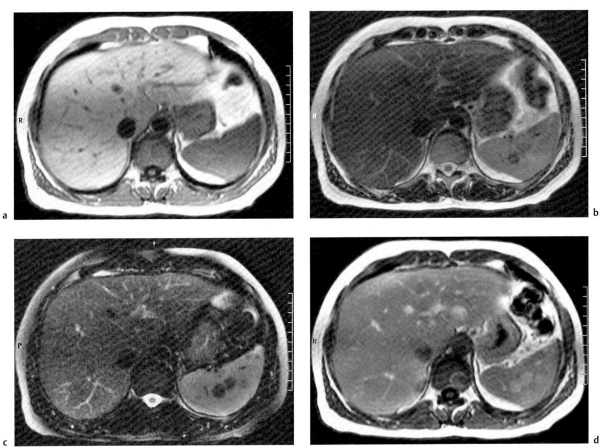

Abb. 4.**17 a–d** Milzbefall im Rahmen einer Sarkoidose bei einer 44-jährigen Patientin (1,0 T). **a** Im T1w Nativbild ist die Milz homogen signalarm (GRE 139/7/70°). **b** Das T2w Bild zeigt signalarme Läsionen in der Milz (FSE 2000/128, Turbofaktor 23). **c** Mit Fettsuppression sind die Herde noch deutlicher abgrenzbar (fsFSE 2000/128, Turbofaktor 23). **d** 3 min p.i. (Gd-KM, 0,1 mmol Gd/kg) zeigen die Sarkoidoseherde eine deutliche KM-Aufnahme (GRE 139/7/70°).

auch hyperintens zur normalen Milz sein (Pus mit hoher Granulozytenzahl). Nach Kontrastmittelgabe demarkiert sich der Abszess als irregulär begrenzte, zystische Läsion. Die multiplen Mikroabszesse bei Pilzbefall der Milz imponieren rundlich, mit erniedrigter SI im T1w und angehobener SI im T2w Bild (27, 33). Zum Nachweis der teilweise sehr kleinen Herde ist die dynamische MRT ein sensitives Verfahren (33). Da kleine Pilzabszesse auch bei vermehrter Eisenspeicherung im MPS der Milz sehr gut abgrenzbar sind (2), darf man davon ausgehen, dass die Sensitivität im Nachweis von Mikroabszessen durch die Anwendung eines SPIO-Kontrastmittels gesteigert werden kann.

Die Sarkoidose kann als granulomatöse Multiorganerkrankung auch die Milz befallen. In der MRT ist die Milz heterogen signalarm, und/oder es zeigen sich hypointense Läsionen im T2w Bild (17) (Abb. 4.**17**).

Bei der seltenen autosomal-rezessiv vererbten Niemann-Pick-Erkrankung kommt es infolge eines angeborenen Enzymdefekts zu einer generalisierten *Speicherung von Sphingomyelin*, u. a. auch in der Milz. Die Milz hat im T1w und T2w Bild eine leicht erhöhte SI, was auf die Lipidspeicherung zurückgeführt wird. Umschriebene Läsionen nehmen verzögert die extrazellulären Gd-basierten Kontrastmittel auf und sind im T2w Bild deutlich hyperintens (23). Auch im Rahmen des Morbus Gaucher können in der vergrößerten Milz in 19–30 % der Fälle fokale Läsionen unterschiedlicher Größe und SI nachweisbar sein (zumeist isointens im T1w und hypointens im T2w Bild).

Trauma

Verletzungen der Milz entstehen durch stumpfe und penetrierende Abdominaltraumen oder iatrogen (z. B. intraoperativ). Ein frisches Hämatom ist im T1w Bild hypo- und im T2w Bild hyperintens. Nach spätestens 7 Tagen wird das Hämatom auf T1w Aufnahmen hyperintens. Ältere Hämatome zeigen bei höherer Feldstärke (z. B. 1,5 T) durch Hämosiderinablagerungen einen signalarmen Randsaum, der vor allem auf T2w Aufnahmen zu sehen ist (7). In allen Sequenzen signalarm sind Verkalkungen eines alten Hämatoms. Die posttraumatische Pseudozyste hat dieselben Signalcharakteristika wie Zysten anderer Genese. Milzhämatome nehmen kein Kontrastmittel auf.

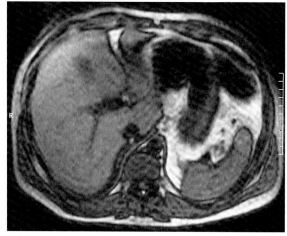
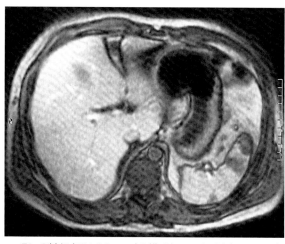

Abb. 4.**18 a, b** Frische Milzinfarkte bei einem 37-jährigen Patienten (1,0 T). **a** Vor KM-Gabe sind die Milzläsionen auf der T1w Aufnahme nicht abgrenzbar (GRE 128/5/70°). **b** Im kontrastangehobenen T1w Bild (Gd-KM, 0,1 mmol Gd/kg) lassen sie sich hingegen als teilweise keilförmige Perfusionsdefekte nachweisen (GRE 128/5/70°).

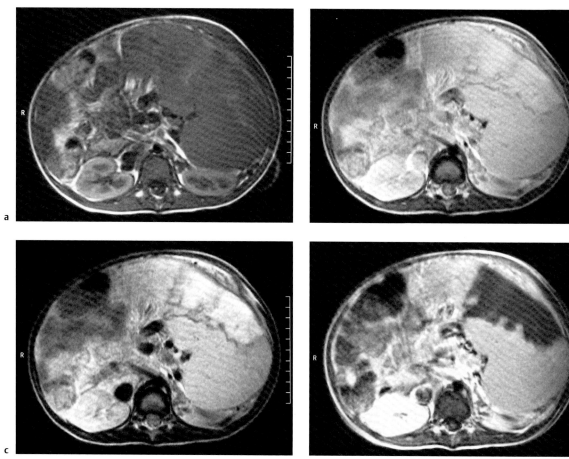

Abb. 4.**19 a–d** Milzinfarkt mit Einblutungen bei einem 6-jährigen Jungen mit Leberzirrhose und Splenomegalie (1,0 T). **a** Das T1w Nativbild zeigt in der vergrößerten Milz eine girlandenförmige, schwach hyperintense Zone, die wahrscheinlich einem hämorrhagischen Randsaum entspricht. In der rechten parakolischen Rinne befindet sich signalarmer Aszites (SE 600/12). Im pw (SE 3000/22) (**b**) und im T2w Bild (SE 3000/90) (**c**) demarkiert sich der Infarkt mit deutlich angehobener SI. Der vermutlich hämorrhagische Saum ist signalarm, was einer Hämosiderinablagerung entsprechen könnte. **d** Nach Injektion eines Gd-KM (0,1 mmol Gd/kg KG) zeigt das Infarktareal keine KM-Aufnahme (SE 600/12).

Milzinfarkt

Die häufigste Ursache eines Milzinfarkts ist die Thrombembolie bei Endokarditis, Vorhofflimmern oder linksventrikulärem Thrombus (ischämischer Infarkt). Bei massiver Splenomegalie kann es aber auch zu venösen Infarkten durch Thrombosen in den Milzsinusoiden kommen, die auf dem Boden des reduzierten Blutflusses in der Milz entstehen. Zu den Komplikationen des Milzinfarkts zählen das subkapsuläre Hämatom, die Milzruptur und die Superinfektion. Die Infarkte haben in Abhängigkeit vom Stadium eine variable Morphologie und SI. Im akuten Stadium sind sie zumeist keilförmig konfiguriert (Abb. 4.18). Subakute Infarkte imponieren zystisch (Abb. 4.19), und im chronischen Stadium bestimmt die Fibrosierung das Erscheinungsbild (27, 40).

Diffuse Veränderungen

Splenomegalie. Es gibt zahlreiche Ursachen für die Splenomegalie. Dazu zählen Abflussbehinderungen (z. B. portale Hypertension, Milzvenenverschluss oder -thrombose), infiltrative Prozesse (z. B. Morbus Gaucher, Histiozytose), hämatologische Erkrankungen (z. B. Polycythaemia vera, Myelofibrose, Leukämie), entzündliche Erkrankungen (z. B. infektiöse Mononukleose) und neoplastische Erkrankungen (z. B. Lymphome, Leukämie). Mit der MRT ist die Ursache der Splenomegalie in einigen Fällen zu diagnostizieren (z. B. portale Hypertension mit Fundusvarizen). In der Regel sind jedoch die klinischen Parameter wegweisend für die spezifische Diagnose (Abb. 4.20).

Eine deutlich verkleinerte Milz besteht bei Thorotrastose und im Endstadium einer Sichelzellanämie, sofern der Patient ein homozygoter Merkmalsträger ist (Autosplenektomie) (27). Aufgrund von Hämosiderineinlagerungen und Verkalkungen hat die Milz bei Sichelzellanämie ein niedriges Signal im T1w und T2w Bild (1). Auch die weitgehende Milzfibrose der Thorotrastose lässt das Organ in allen Pulssequenzen signalarm erscheinen.

Eisenspeicherung. Die häufigsten Gründe für eine gesteigerte lienale Eisenspeicherung sind die vermehrte Sequestrierung von Erythrozyten in der Milz, beispielsweise im Rahmen multipler Transfusionen (extravasale Hämolyse), und die portale Hypertension. Eine seltenere Ursache ist die Rhabdomyolyse. Bei der extravasalen Hämolyse und der Rhabdomyolyse wird das Eisen im MPS der Milz gespeichert, während bei portaler Hypertension Hämosiderinablagerungen in verdickten Kollagenbündeln gefunden werden (Gamna-Gandy-Körper). Die angeborene (autosomal-rezessiver Erbgang) und die erworbene Hämochromatose (z. B. bei sideroblastischer Anämie) mit pathologisch vermehrter intestinaler Eisenresorption führen zu einer Eisenablagerung in den Hepatozyten, im Pankreas, den endokrinen Drüsen und dem Herzen, nicht aber zu einer Speicherung in den Zellen des RES der Leber oder Milz. Auch bei der paroxysmalen nächtlichen Hämoglo-

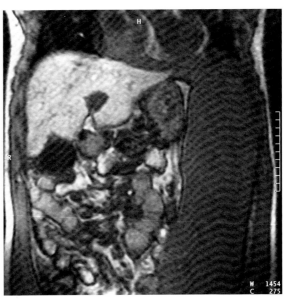

Abb. 4.20 Ausgeprägte Splenomegalie bei einem 41-jährigen Patienten mit Leberzirrhose (1,0 T, koronare Aufnahme, GRE 128/5/70°).

binurie (intravasale Hämolyse) ist die Milz nicht das Organ der Eisenspeicherung (Leber, Nieren). Bei vermehrter Eisenspeicherung im MPS zeigt die Milz eine Signalcharakteristik wie nach Gabe eines SPIO-Kontrastmittels (Abb. 4.21). Die sensitivsten Techniken für den Nachweis der diffusen Signalminderung als Ausdruck der Eisenablagerung sind pw und T2*w GRE-Sequenzen (1, 36). Hohe Eisenkonzentrationen führen auch auf T1w GRE-Aufnahmen zu einer Signalauslöschung. Besteht eine Hämochromatose, so ist die SI der zirrhotischen Leber vermindert, während die möglicherweise vergrößerte Milz eine normale SI aufweist (Abb. 4.22).

Siderotische Herde oder Gamna-Gandy-Körper sind zumeist diffus in der Milz verteilte, wenige Millimeter kleine Läsionen, die besonders deutlich auf GRE-Aufnahmen bei hoher Feldstärke als signalarme Herde sichtbar sind (18, 29, 30). Nach Gabe eines extrazellulären Gd-basierten Kontrastmittels demarkieren sich die Läsionen im T1w Bild noch besser als in den Nativaufnahmen (18). Wird ein SPIO-Kontrastmittel verwendet, sind die Herde isointens oder aber weiterhin erkennbar (Abb. 4.23). Neben der portalen Hypertension, der Pfortader- und Milzvenenthrombose und einer idiopathischen Genese können Gamna-Gandy-Körper in seltenen Fällen auch im Rahmen von hämolytischen Anämien, Leukämien und Lymphomerkrankungen auftreten.

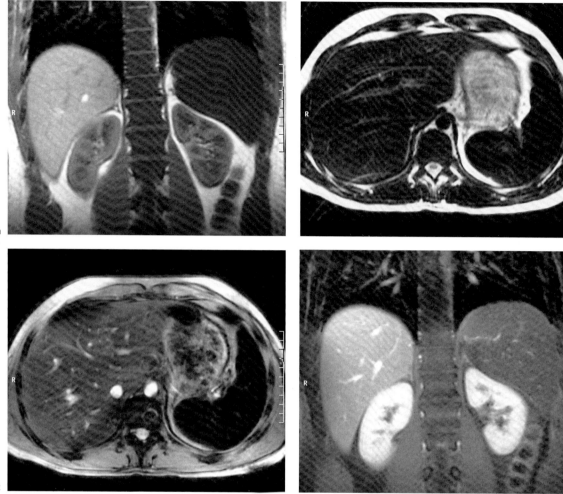

Abb. 4.21 a–d Eisenspeicherung im RES der Milz bei einem 23-jährigen Patienten mit Autoimmunhämolyse (1,5 T). **a** Im T1w Nativbild hat die Milz eine deutlich niedrigere SI als die Leber (GRE 75/5/72°). **b** Auf der T2w Aufnahme ist die SI der Milz noch niedriger als die der Leber (FSE 3000/138, Turbofaktor 28). **c** Im T2*w Bild fällt neben der Hypointensität der Milz auch eine Signalminderung der Leber auf (GRE 96/18/30°). **d** Nach Injektion eines Gd-KM (0,1 mmol Gd/kg KG) nimmt die Milz nur wenig Kontrastmittel auf (fsGRE 73/5/60°).

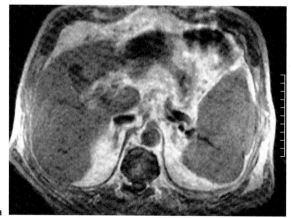
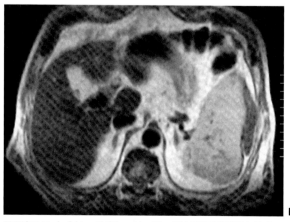

Abb. 4.22 a–c Normale SI der Milz und Hypointensität der Leber durch Eisenüberladung der Hepatozyten im Rahmen einer Hämochromatose mit Leberzirrhose, hepatozellulärem Karzinom (nicht abgebildet) und Splenomegalie bei einem 76-jährigen Patienten (0,2 T). **a** Das T1w Bild zeigt eine unphysiologisch niedrige SI der Leber im Vergleich zur isointensen Milz (SE 520/15). Auch im pw (FSE 3500/26, Turbofaktor 5) (**b**) und im T2w Bild (FSE 3500/106, Turbofaktor 5) (**c**) ist die vergrößerte Milz normal signalreich abgebildet, während die Leber signalarm ist. Der signalarme Bereich links lateral der Milz entspricht dem hypertrophierten linken Leberlappen.

Abb. 4.22 a–c ▷

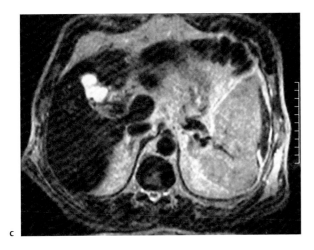

Abb. 4.**22 c**

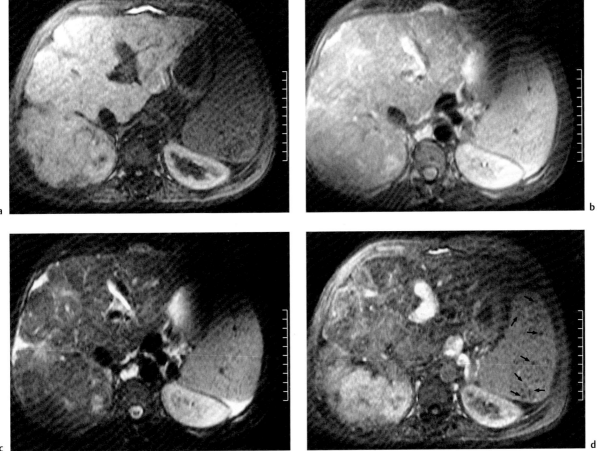

Abb. 4.**23 a–f** Gamna-Gandy-Körper in der vergrößerten Milz bei einem 35-jährigen Patienten mit Leberzirrhose und hepatozellulärem Karzinom im rechten Leberlappen (1,0 T). In den T1w (GRE 150/5/70°) (**a**), pw (SE 2500/45) (**b**) und T2w Nativaufnahmen (SE 2500/90) (**c**) sind in der Milz multiple, signalarme Läsionen erkennbar. 40 min nach Injektion eines SPIO-KM(Resovist, 8 µmol Fe/kg) sind die Herde (Pfeile) im T1w Bild (**d**) besser (GRE 150/5/70°) und auf den pw (SE 2500/45) (**e**) und T2w Aufnahmen (SE 2500/90) (**f**) schlechter abgrenzbar.

Literatur

1. Adler, D. D., G. M. Glazer, A. M. Aisen: MRI of the spleen: normal appearance and findings in sickle-cell anemia. AJR Amer. J. Roentgenol. 147 (1986) 843–845
2. Cho, J.-S., E. E. Kim, D. G. K. Varma, S. Wallace: MR imaging of hepatosplenic candidiasis superimposed on hemochromatosis. J. Comput. Assist. Tomogr. 14 (1990) 774–776
3. Dachman, A. H., A. C. Friedman: Radiology of the Spleen. Mosby, St. Louis 1993
4. Disler, D. G., F. S. Chew: Splenic hemangioma. Amer. J. Roentgenol. 157 (1991) 44
5. Donnelly, L. F., K. H. Emery, K. E. Bove, G. S. Bisset III: Normal changes in the MR appearance of the spleen during early childhood. AJR Amer. J. Roentgenol. 166 (1996) 635–639
6. Ha, H. K., H. H. Kim, B. K. Kim, J. K. Han, B. I. Choi: Primary angiosarcoma of the spleen. CT and MR imaging. Acta radiol. 35 (1994) 455–458
7. Hahn, P. F., S. Saini, D. D. Stark, N. Papanicolou, J. T. Ferrucci: Intraabdominal hematoma: the concentric-ring sign in MR imaging. AJR Amer. J. Roentgenol. 148 (1987) 115–119
8. Hahn, P. F., R. Weissleder, D. D. Stark, S. Saini, G. Elizondo, J. T. Ferrucci: MR imaging of focal splenic tumors. AJR Amer. J. Roentgenol. 150 (1988) 823–827
9. Hamed, M. M., B. Hamm, M. E. Ibrahim, M. Taupitz, A. M. Mahfouz: Dynamic MR imaging of the abdomen with gadopentetate dimeglumine: normal enhancement patterns of the liver, spleen, stomach, and pancreas. AJR Amer. J. Roentgenol. 158 (1992) 303–307
10. Harris, R. D., W. Simpson: Case report: MRI of splenic hemangioma associated with thrombocytopenia. Gastrointest. Radiol. 14 (1989) 308–310
11. Hess, C. F., J. Griebel, U. Schmidl, B. Kurtz, G. Koelbel, E. Jaehde: Focal lesions of the spleen. Preliminary results with fast MR imaging at 1.5 T. J. Comput. Assist. Tomogr. 12 (1988) 569–574
12. Irie, H., H. Honda, K. Kaneko, T. Kuroiwa, T. Fukuya, K. Yoshimitsuk, H. Aibe, R. Hirakata, Y. Horie, T. Maeda, K. Masuda: Inflammatory pseudotumor of the spleen: CT and MRI findings. J. Comput. Assist. Tomogr. 20 (1996) 244–248
13. Ito, K., T. Murata, T. Nakanishi: Cystic lymphangioma of the spleen: MR findings with pathologic correlation. Abdom. Imag. 20 (1995) 82–84
14. Ito, K., D. G. Mitchell, K. Honjo, T. Fujita, H. Awaya, K. Takano, S. Koike, T. Matsumoto, N. Matsunaga: Gadolinium-enhanced MR imaging of the spleen: artifacts and potential pitfalls. AJR Amer. J. Roentgenol. 167 (1996) 1147–1151
15. Ito, K., D. G. Mitchell, K. Honjo, T. Fujita, H. Uchisako, T. Matsumoto, N. Matsunaga, Y. Honma, K. Yamakawa: MR imaging of acquired abnormalities of the spleen. AJR Amer. J. Roentgenol. 168 (1997) 697–702
16. Kaneko, K., H. Onitsuka, J. Murakami, H. Honda, M. Kimura, N. Shiraishi, K. Masuda: MRI of primary spleen angiosarcoma with iron accumulation. J. Comput. Assist. Tomogr. 16 (1992) 298–300
17. Kessler, A., D. G. Mitchell, H. L. Isreal, B. B. Goldberg: Hepatic and splenic sarcoidosis: ultrasound and MR imaging. Abdom. Imag. 18 (1993) 159–163
18. Minami, M., Y. Itai, K. Ohtomo, S. Ohnishi, T. Niki, T. Kokubo, K. Yoshikawa, M. Iio: Siderotic nodules in the spleen: MR imaging of portal hypertension. Radiology 172 (1989) 681–684
19. Mirowitz, S. A., E. Gutierrez, J. K. T. Lee, J. J. Brown, J. P. Heiken: Normal abdominal enhancement patterns with dynamic gadolinium-enhanced MR imaging. Radiology 180 (1991) 637–640
20. Mirowitz, S. A., J. J. Brown, J. K. T. Lee, J. P. Heiken: Dynamic gadolinium-enhanced MR imaging of the spleen: normal enhancement patterns and evaluation of splenic lesions. Radiology 179 (1991) 681–686
21. Ohtomo, K., H. Fukuda, K. Mori, M. Minami, Y. Itai, Y. Inoue: CT and MR appearance of splenic hamartoma. J. Comput. Assist. Tomogr. 16 (1992) 425–428
22. Oliver-Goldaracena, J.M., A. Blanco, M. Miralles, M. A. Martin-Gonzalez: Littoral cell angioma of the spleen: US and MR imaging findings. Abdom. Imag. 23 (1998) 636–639
23. Omarini, L. P. A., S. E. Frank-Burkhardt, T. A. Seemayer, G. Mentha, F. Terrier: Niemann-Pick disease type C: nodular splenomegaly. Abdom. Imag. 20 (1995) 157–160
24. Peene, P., G. Wilms, L. Stockx, H. Rigauts, P. Vanhoenacker, A. L. Baert: Splenic hemangiomatosis: CT and MR features. J. Comput. Assist. Tomogr. 15 (1991) 1070–1073
25. Pinto, P.O., P. Avigado, H. Garcia, E.C. Alves, C. Marques: Splenic hamartoma: a case report. Eur. Radiol. 5 (1995) 93–95
26. Premkumar, A., L. Sanders, F. Marincola, I. Feuerstein, R. Concepcion, D. Schwartzentruber: Visceral metastases from melanoma: findings on MR imaging. Amer. J. Roentgenol. 158 (1992) 293–298
27. Rabsuhka, L. S., A. Kawashima, E. K. Fishman: Imaging of the spleen: CT with supplemental MR examination. Radiographics 14 (1994) 307–332
28. Ramani, M., C. Reinhold, R. C. Semelka, E. S. Siegelman, L. Liang, S. M. Ascher, J. J. Brown, R. N. Eisen, P. M. Bret: Splenic hemangiomas and hamartomas: MR imaging characteristics of 28 lesions. Radiology 202 (1997) 166–172
29. Roubidoux, M. A.: MR of the kidneys, liver, and spleen in paroxysmal nocturnal hemoglobinuria. Abdom. Imag. 19 (1994) 168–173
30. Sagoh, T., K. Itoh, K. Togashi, T. Shibata, K. Nishimura, S. Minami, R. Asato, S. Noma, I. Fujisawa, K. Yamashita, Y. Nakano, J. Konishi: Gamna-Gandy bodies of the spleen: evaluation with MR imaging. Radiology 172 (1989) 685–687
31. Schülen, V., P. Horny, F.-W. Busch: Two cases of vascular tumors of the spleen; imaging results with pathologic correlation. Radiol. J. CEPUR 14 (1994) 61–62
32. Semelka, R. C., J. P. Shoenut, P. H. Lawrence, H. M. Greenberg, T. P. Madden, M. A. Kroeker: Spleen: dynamic enhancement patterns on gradient-echo MR images enhanced with gadopentetate dimeglumine. Radiology 185 (1992) 479–482
33. Semelka, R. C., J. P. Shoenut, H. M. Greenberg, E. J. Bow: Detection of acute and treated lesions of hepatosplenic candidiasis: comparison of dynamic contrast-enhanced CT and MR imaging. J. Magn. Reson. Imag. 2 (1992) 341–345
34. Semelka, R. C., J. P. Shoenut: The spleen. In Semelka, R. C., J. P. Shoenut: MRI of the abdomen with CT correlation. Raven Press, New York 1993 (pp. 53–58)
35. Shirkhoda, A., J. Freeman, A. R. Armin, A. A. Cacciarelli, R. Morden: Imaging features of splenic epidermoid cyst with pathologic correlation. Abdom. Imag. 20 (1995) 449–451
36. Siegelman, E. S., D. G. Mitchell, R. Rubin, H.-W. L. Hann, K. R. Kaplan, R. M. Steiner, V. M. Rao, S. J. Schuster, D. L. Burk, M. D. Rifkin: Parenchymal versus reticuloendothelial iron overload in the liver: distinction with MR imaging. Radiology 179 (1991) 361–366
37. von Sinner, W. N., H. Stridbeck: Hydatid disease of the spleen. Ultrasonography, CT and MR imaging. Acta radiol. 33 (1992) 459–461
38. Teufl, F., S. H. Duda, H. P. Horny, J. C. Xiac, F.-W. Busch, W. Schareck: Hämangiomatose der Milz. Erscheinungsbild in der Magnetresonanztomographie. Radiol. diagnost. 33 (1992) 193–196
39. Torres, G.M., N.L. Terry, P.J. Mergo, P.R. Ros: MR imaging of the spleen. Magn. Reson. Imaging Clin. N. Am. 3 (1996) 39–50
40. Urrutia, M., P. J. Mergo, L. H. Ros, G. M. Torres, P. R. Ros: Cystic masses of the spleen: radiologic-pathologic correlation. Radiographics 16 (1996) 107–129
41. Weissleder, R., P. F. Hahn, D. D. Stark, G. Elizondo, S. Saini, L. E. Todd, J. Wittenberg, J. T. Ferrucci: Superparamagnetic iron oxide: enhanced detection of focal splenic tumors with MR imaging. Radiology 169 (1988) 399–403
42. Weissleder, R., G. Elizondo, D. D. Stark, P. F. Hahn, J. Marvil, J. F. Gonzales, S. Saini, L. E. Todd, J. T. Ferrucci: The diagnosis of splenic lymphoma by MR imaging: value of superparamagnetic iron oxide. Amer. J. Roentgenol. 152 (1989) 175–180

5 Gastrointestinaltrakt

W. Luboldt und M. Laniado

Einleitung

Die bildgebende Untersuchung des Gastrointestinaltrakts (GI-Trakt) war über Jahrzehnte die Domäne röntgenologischer Verfahren, insbesondere in Doppelkontrasttechnik. Mit der Einführung und stetigen Weiterentwicklung der Endoskopie sind die röntgenologischen Methoden heute selbst für die Dünndarmdiagnostik nicht mehr konkurrenzlos. Neue Perspektiven haben sich durch die Fortschritte der CT ergeben, die eine sehr gute Darstellung der Darmwand ermöglicht und im Gegensatz zur konventionellen Röntgendiagnostik und Endoskopie eine direkte Beurteilung der Umgebung des Gastrointestinaltrakts erlaubt. Als weiteres Schnittbildverfahren war die MRT in ihrer Anfangsphase aufgrund der langen Messzeiten wenig geeignet. Vor allem durch die Entwicklung schneller Pulssequenzen und der parallelen Akquisition hat sich diese Situation geändert. Allerdings ist die CT der MRT in der Schnelligkeit, Auflösung, multiplanaren Auswertung, gleichzeitigen diagnostischen Darstellung des gesamten Abdomens und Artefaktfreiheit überlegen, sodass für die meisten gastrointestinalen Fragestellungen die CT der MRT vorgezogen wird. Die Vorteile der MRT liegen im Verzicht auf ionisierende Strahlung, sodass bei jungen/ schwangeren Patienten, Verlaufskontrollen und dynamischen Untersuchungen prinzipiell die MRT zu bevorzugen ist. Das hohe Kontrastpotenzial der MRT prädestiniert die MRT auch für die Darstellung von Entzündungen und Tumoren. Damit hat die MRT des Gastrointestinaltrakts auch unter Berücksichtigung neuer Kontrastmittel ein großes Entwicklungspotenzial.

Indikationen

Seit 1997 wird das *MR-Enteroklysma/MR-Sellink* (7, 8, 14, 16, 26, 31) zur Verlaufsbeurteilung und Darstellung operationsbedürftiger Komplikationen des Morbus Crohn genutzt. Die *MR-Colonographie* (MRC) (15, 18–22) wird zur Tumorfrüherkennung derzeit noch erprobt (Tab. 5.1). Die MRT ist auch zum Nachweis einer Appendizitis eine vielversprechende Methode, wenn sie genauer als eine Ultraschalluntersuchung ist und eine notwendige Operation nicht verzögert. Funktionelle Untersuchungen bei ösophagealem Reflux, Magenentleerungsstörungen, Briden, Beckenbodenhernien oder Darmentleerungsstörungen sind mit der MRT ebenfalls möglich.

Untersuchungstechnik

Patientenvorbereitung

Während zur Beurteilung des Magens und des Dünndarms eine Nahrungskarenz von 12 h ausreicht, sollte zur Beurteilung des Dickdarms der Darm aktiv gereinigt werden. Bei der MR-Colonographie muss der Patient den

Tabelle 5.1 Indikationen und Hinweise zur statischen MRT des Gastrointestinaltraktes

Indikation (Untersuchung)	Sequenz (Orientierung)	Bemerkung
Morbus Crohn (MR-Enteroklysma/Sellink)	HASTE, TrueFISP (?),Gd-VIBE (Bauch: koronar, Becken: axial)	zur Darstellung von Komplikationen (s. Tab. 5.3)
Tumorfrüherkennung (MR-Colonographie)	HASTE, TrueFISP (?), Gd-VIBE (Bauch: koronar, Becken: axial)	in Erprobung
Appendizitis	HASTE, TrueFISP, HASTEIRM (?), STIR (?), Gd-VIBE (?) (nach Auffinden mittels axialer und koronarer HASTE: dann fokussiert axial)	wenn klinisch unklar und OP dadurch nicht verzögert

Die VIBE (volume interpolated breathold examination) wird ca. 40 s nach i. v. Gabe von Buscopan (1 Amp. im Bolus) und Gd-haltigem Kontrastmittel (0,1 mmol/kg KG) durchgeführt und 2-4-mal wiederholt, um bei Peristaltikartefakten alternative Aufnahmen zur Befundung zu haben – ggf. auch mit kleinerem und auf die Pathologie fokussiertem Akquisitionsvolumen. Bei Peristaltikartefakten ist die Akquisitionszeit über die Anzahl der Schichten zu reduzieren.

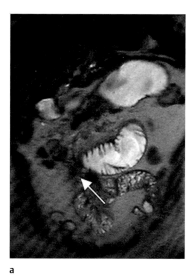 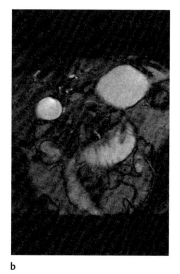 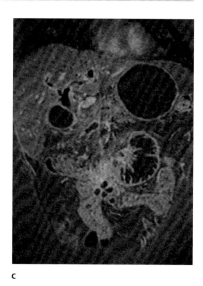

Abb. 5.1 a–c   Ileus. **a** HASTE. **b** True FISP. **c** 3D-GRE (VIBE). Bei Ileus ist der Dünndarm so distendiert, dass die Ursache einer Obstruktion zumeist gut erkannt werden kann (hier Residuum eines chemotherapierten Lymphomkonglomerats im Mesenterium, Pfeil). Die Wiederholung der HASTE-Aufnahme bestätigt die Obstruktion. Mit der kontrastunterstützten VIBE-Sequenz kann die Wand des GI-Traktes in hoher räumlicher Auflösung dargestellt werden. Mit der VIBE kann vitales kontrastmittelaufnehmendes Gewebe von Narbe oder Stuhlresten unterschieden werden.

Darm wie zur Koloskopie reinigen, z. B. mit einer Polyethyleneglycol(PEG)-Elektrolyt-Lösung (GoLytely; Klean-Prep) (4). Um eine ausreichende Reinigung zu gewährleisten, sollte der Patient mit der Vorbereitung um ca. 15 Uhr am Vortag der Untersuchung beginnen und dann nur noch Flüssigkeit zu sich nehmen. Weitere Studien müssen zeigen, ob die Darmreinigung weniger intensiv durchgeführt bzw. auf eine Diät reduziert werden kann (15). Im Gegensatz zur nativen CT wird in der MRT die Beurteilung der Darmwand nicht durch mögliche Reste der Reinigungsflüssigkeit behindert.

Orale/rektale Kontrastmittel

Der GI-Trakt kann nur beurteilt werden, wenn er ausreichend entfaltet ist (Abb. 5.2). Zur Dehnung und Kontrastierung der Magen- oder Darmwand wird Wasser benutzt. Bei der Untersuchung des Dünndarms (Enteroklyse) wird 2,5 % Mannitol zugesetzt, um die Resorption des Wassers im Dünndarm durch Osmose zu verhindern. Eine Wasserkontrastierung und Distention des Dünndarms ist auch mit einer Polyethylenglycol(PEG)-Lösung möglich, wie sie zum Abführen vor Koloskopie benutzt wird (14). Allerdings ist hier der Zeitraum zwischen Beginn der Spülung und Untersuchung so zu wählen, dass ohne Stuhldrang noch Flüssigkeit im Dünndarm ist. Sofern das Kontrastmittel über eine Nasensonde gegeben wird (MR-Sellink), ist eine dynamische Untersuchung möglich (26). Angesichts der Tatsache, dass die Nasensonde nicht unter MRT-Kontrolle positioniert werden kann und manche Patienten prinzipiell die Sonde ablehnen, kann das Kontrastmittel auch oral gegeben werden. Effizienter ist jedoch die Applikation über eine nasojejunale Sonde.

In der MR-Colonographie ist theoretisch ein Wassereinlauf per Einlaufbeutel in ca. 1 m Höhe über dem Patienten der Luftinsufflation vorzuziehen, da auf der HASTE-Sequenz die Darmwand besser durch Wasser (Abb. 5.1) als durch Luft (Abb. 5.2) kontrastiert und eventuell auch distendiert wird. Praktischer ist allerdings die Distension mittels Luft wie in der CT-Colonographie, sodass bis zum Beweis des Nachteils die Luftinsufflation dem rektalen Wassereinlauf vorzuziehen ist.

Spasmolyse

Wenn keine Kontraindikationen gegen Buscopan bestehen, ist eine i. v. Spasmolyse durch eine Ampulle Buscopan (20 mg) immer dann zu empfehlen, wenn eine maximale Distension oder der Einsatz der peristaltiksensitiven VIBE-Sequenz vorgesehen ist. Da Peristaltikartefakte in der HASTE-Sequenz nicht vorkommen, sollte zunächst versucht werden, mit dieser Sequenz die Fragestellung zu beantworten oder zumindest das Gesichtsfeld/Volumen für nachfolgende VIBE-Sequenzen zu optimieren. Das Buscopan sollte also für eine Bolusgabe vor der entscheidenden Bildgebung aufgespart werden. Da das Wirkmaximum von Buscopan schon 1 min nach i. v. Gabe einsetzt und nur wenige Minuten andauert, sollte die entscheidende Bildgebung 1 min nach i. v. Gabe erfolgen und in weniger als 10 min abgeschlossen sein.

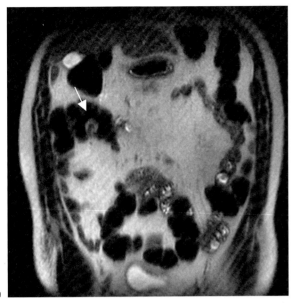 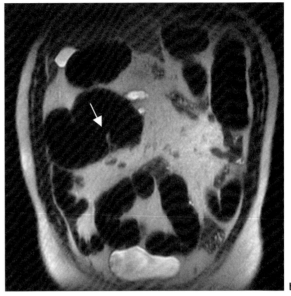

Abb. 5.2a, b Pitfall. Das Ausmaß der Distention des Kolons nach rektaler Insufflation von Luft kann mit einer HASTE-Sequenz beurteilt werden. Bei insuffizienter Distention (a) kann in nicht aufgeweiteten Darmabschnitten ein Tumor wie in diesem Fall (Pfeil) vorgetäuscht werden (b).

Im Falle einer Kontraindikation gegen Buscopan (Prostatahyperplasie, Engwinkelglaukom [grüner Star], tachykarde Herzrhythmusstörungen, Myastenia gravis) kann das Ausmaß von Peristaltikartefakten probeweise mittels einer nativen VIBE-Sequenz ermittelt werden. Wenn eine Ruhigstellung des Darmes dann erforderlich erscheint, kann auf 1 mg Glucagon zur Minderung der Peristaltik ausgewichen werden.

Sequenzen

Bauchraum

Da der Bauchraum in Atemanhaltetechnik untersucht werden sollte, kommen im Wesentlichen die 3 Sequenztypen HASTE-, TrueFISP- und 3D-GRE (VIBE) in Frage (Abb. 5.1). Die HASTE-Sequenz kann auch bei Atmung durchgeführt werden und eignet sich daher am besten zur Orientierung und ersten Suche nach Pathologien. Die TrueFISP-Sequenz eignet sich zur Beurteilung der Offenheit von Gefäßen, zur Differenzierung von Gefäßen und Lymphknoten und aufgrund des Chemical-Shift-Artefakts auch zur Beurteilung von Infiltrationen in Nachbarorgane. Der Chemical-Shift-Artefakt entsteht am Übergang von Weichteil zu Fettgewebe und kann somit eine intakte Fettlamelle als Trennfläche zwischen zwei Organen anzeigen. Die VIBE-Sequenz sollte ca. 1 min nach Buscopangabe und 40 s nach i.v. Kontrastmittelgabe (Gd-haltiges unspezifisches Kontrastmittel, z. B. Magnevist, Dotarem: 0,1 mmol Gd/kg KG) durchgeführt werden. Es empfiehlt sich, die Messung gleich zu wiederholen, um im Falle von Bewegungsartefakten in der ersten Sequenz eine zweite Bildgebung als Ersatz zu haben. Aus dem 3D-Datensatz können wie bei der CT multiplanare Schichten rekonstruiert werden. Im Bauchbereich sollten die Schichten koronar aufgenommen werden, da man in dieser Orientierung

- dem Darm am besten folgen kann,
- einen größeren Anteil an zusammenhängender Darmwand beurteilen kann und
- eine bessere Differenzierung zwischen Haustren und Polypen durch das Gegenüberliegen oder die Regelmäßigkeit von Haustrenanschnitten ermöglicht wird.

Beckenbereich

Im Beckenbereich sind die atembedingten Bewegungen geringer, sodass hier in der Regel die Aufnahmen nicht in Atemstillstand durchgeführt werden müssen. So können im Beckenbereich TSE-oder SE-Sequenzen benutzt werden, die länger als 25 s dauern. Die STIR-Sequenz ist dabei Methode der Wahl in der Beurteilung von Fisteln. Aufgrund der verbesserten Spulentechnologie können die meisten Fragestellung schon mittels der schnellen T2w-Sequenzen geklärt werden, sodass die Untersuchungsdauer wesentlich verkürzt und auf die Gabe von Kontrastmittel verzichtet werden kann (Abb. 5.1). Appendix und Sigma sind in der Regel am besten axial zu beurteilen.

Untersuchungsstrategie

Der Patient wird in bequemer Rücklage untersucht. Eine Oberflächenspule wird mit den im Tisch eingebauten Spulensegmenten kombiniert.

Zur Orientierung sollte der Bauch- und Beckenraum axial wie in der CT mit einer HASTE-Sequenz aufgenommen werden. Während im Bauchraum für die weitere Diagnostik die koronare Ebene die Vorzugsebene für den GI-Trakt ist, sollten die Aufnahmen im Becken primär axial erfolgen. Bei einer Colitis terminalis kann auf das terminale Ileum doppelt anguliert werden. Bei der VIBE-Sequenz können die Orientierungen im Nachhinein mittels multiplanarer Rekonstruktionen beliebig gewählt werden. Bei Auftreten von Peristaltikartefakten oder späteren Aufnahmen nach Abklingen der Buscopanwirkung sollte die Anzahl der Schichten und eventuell auch die Matrix zugunsten einer kürzeren Akquisitionszeit reduziert werden. Lässt sich das Aufnahmevolumen nicht reduzieren, kann die Anzahl der Schichten durch eine größere Schichtdicke (1,5–2 mm) reduziert werden.

Da im Beckenbereich wenig Bewegung vorherrscht, kann die VIBE-Sequenz hier zugunsten einer höheren Auflösung auch unter flacher Atmung durchgeführt werden. Die höhere Auflösung erleichtert die multiplanare Befundung, sodass beispielsweise die sagittale Aufnahme des Rektums durch eine sagittale Rekonstruktion eingespart werden kann. Bei Reduktion der Schichtdicke (Minimum ca. 1 mm) und Erhöhung der Matrix sollte die Anzahl der Akquisitionen erhöht werden, um ein ausreichendes SNR zu gewährleisten.

Da das Kontrastmittelenhancement bei kolorektalen Karzinomen relativ lange andauert, ist das Timing zwischen Kontrastmittelgabe und Bildaufnahme weniger kritisch. Es sollte aber nach Beginn der Kontrastmittelgabe mindestens 40 s mit der Aufnahme gewartet werden, um sicherzustellen, dass das Kontrastmittel beim Auslesen der zentralen k-Raumlinien vor Ort angekommen ist. Es empfiehlt sich, die VIBE als Dynamik zu wiederholen, um bei Auftreten von Artefakten in einer Aufnahme auf andere Aufnahmen zurückgreifen zu können. Die Darmwand kann auf der VIBE-Sequenz nur in Verbindung mit i. v. Kontrastmittel beurteilt werden (Abb. 5.1).

Bildgebung pathologischer Befunde

Magen

Adenokarzinom. Das Adenokarzinom ist der häufigste maligne Tumor des Magens. Etwas weniger als die Hälfte dieser Tumoren betreffen den ösophagokardialen Übergang. Das Karzinom wächst umschrieben, zirkulär oder diffus (Linitis plastica). Die tumorbedingte Wandverdickung kann minimal sein (z. B. 6 mm) oder sehr ausgeprägt (mehr als 4 cm), wobei die transmurale Tumorinfiltration mit der Wanddicke korreliert. So ist ein wandüberschreitendes Wachstum sehr wahrscheinlich, wenn die Magenwand mehr als 2 cm misst. Proximal gelegene Magenkarzinome können den linken Leberlappen, das Zwerchfell und die Milz entlang des Lig. gastrolienale infiltrieren, während das Pankreas bei distalen Karzinomen betroffen sein kann. Lymphknotenmetastasen finden sich perigastral, am Truncus coeliacus, im Lig. hepatoduodenale, retropankreatisch, in der Mesenterialwurzel und/oder paraaortal. Fortgeschrittene Karzinome gehen mit Tumormanifestationen im Omentum majus, im Peritoneum und in den Ovarien einher (Krukenberg-Tumor). Die TNM-Klassifikation des Magenkarzinoms ist in Tab. 5.2 zusammengefasst.

Lymphome des Magens. Sie machen 3–5 % der malignen Magentumoren aus und sind die häufigste Lymphommanifestation im Gastrointestinaltrakt (meist Non-Hodgkin-Lymphom). Es kann ausschließlich der Magen betroffen sein, aber häufiger findet sich ein Lymphombefall auch in anderen Lokalisationen. Da das Lymphom in erster Linie submukös vorliegt, kann die Diagnose endoskopisch schwierig zu stellen sein. Das Magenlymphom kann direkt ins perigastrale Fettgewebe und in die benachbarten Organe infiltrieren, mit einer regionären Lymphadenopathie einhergehen und/oder disseminiert in der Peritonealhöhle verteilt sein. Im Gegensatz zum Adenokarzinom befällt das Lymphom häufig den ganzen Magen und kann trotz einer Dicke von mehr als 4 cm noch auf die Wand beschränkt sein.

Leiomyosarkom. Das seltene Leiomyosarkom macht 1–3 % der malignen Magentumoren aus. Der Primärtumor ist zumeist groß, rund oder ellipsoid konfiguriert und zum größten Teil extragastral lokalisiert, sodass eine Wandverdickung im eigentlichen Sinne nicht vorliegen muss. Leiomyosarkome metastasieren durch direkte Organinfiltration, peritoneale Aussaat und hämatogen (Leber, Lunge, Knochen), während eine Metastasierung in perigastrale und paraaortale Lymphknoten ungewöhnlich ist.

Magenmetastasen. Sie treten am häufigsten bei malignem Melanom, Mamma- und Bronchialkarzinom auf. Zuweilen erscheinen Mammakarzinommetastasen als diffuse Wandverdickung, sodass eine Differenzierung vom primären Adenokarzinom des Magens unmöglich ist. Das Plattenepithelkarzinom des distalen Ösophagus infiltriert die Kardia in 15 % der Fälle. Schließlich kann es bei

Tabelle 5.2 TNM-Klassifikation des Magenkarzinoms

Infiltration		Lymphknoten-metastasen	Fern-metastasen
T1	Lamina propria oder Submukosa	N1 1–6 regionäre LK	M1*
T2	Muscularis propria oder Subserosa	N2 7–15 regionäre LK	
T3	Serosa (viszerales Peritoneum)	N3 > 15 regionäre LK	
T4	Nachbarstrukturen		

* z. B. Leber (45–55 %), Lunge (6–30 %), Peritoneum, Ovarien.

Karzinomen des Colon transversum und des Pankreas zur direkten Magenwandinfiltration entlang des Lig. gastrocolicum bzw. gastrolienale kommen.

Leiomyom. Der häufigste benigne Magentumor ist das Leiomyom, das in der Submukosa entsteht. Es handelt sich zumeist um asymptomatische Tumoren. Bei einer Größe von mehr als 5 cm kommt es gehäuft zu Ulzerationen und Blutungen, sodass die Diagnose auf T1w Bildern aufgrund von relativ frischen (2 Tage bis 4 Wochen), hyperintensen Einblutungen oder Eisenartefakten aus dem Blutabbauprodukt Hämosiderin gestellt werden kann. Andere Ursachen einer Wandverdickung des Magens sind der Morbus Ménétrier (meist Magenfundus und -korpus) und der Morbus Crohn (meist Antrum).

MRT

Um den Magen ausreichend zu entfalten, sollte der Patient 5 min vor der Untersuchung so viel Wasser als möglich trinken und eine Ampulle Buscopan i. v. erhalten. Magenkarzinome stellen sich im Vergleich zur Magenwand auf T2w Aufnahmen (Abb. 5.3) meistens hyperintens dar.

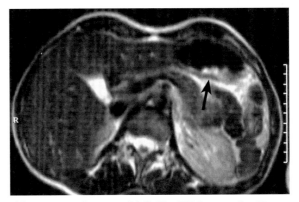

Abb. 5.3 Magenkarzinom (Pfeil). T2w TSE-Sequenz: Das Magenkarzinom fällt hier durch ein hyperintenses Signal auf.

Da sie aber auch isointens im Vergleich zur Magenwand sein können, ist eine KM-unterstützte Untersuchung bei Verdacht auf ein Magenkarzinom zu empfehlen (Abb. 5.4). Zum lokalen Staging von Magentumoren scheint die

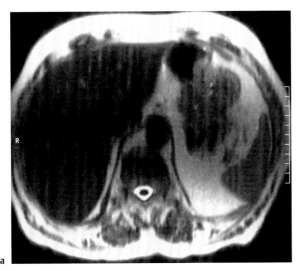

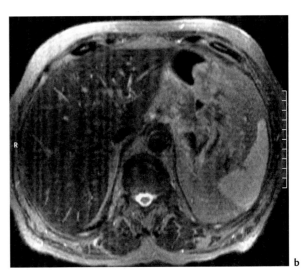

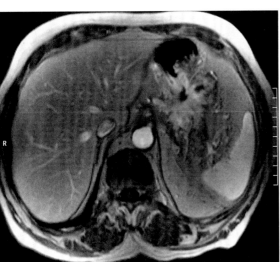

Abb. 5.4 a–c Magenkarzinom. **a** HASTE. **b** STIR. **c** CE T1w GRE. In T2-Gewichtung kommt das Karzinom relativ signalarm zur Darstellung. Es zeigt eine deutliche Kontrastierung nach i.v. KM-Gabe.

118 Gastrointestinaltrakt

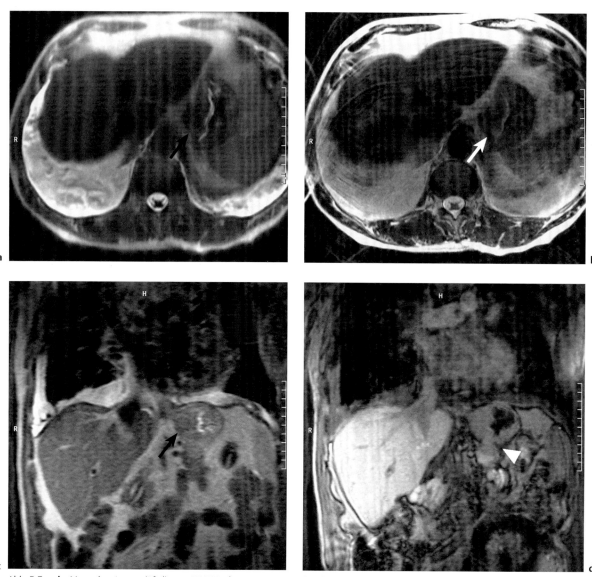

Abb. 5.5a–d Magenkarzinom (Pfeil). **a** HASTE. **b** T2w TSE. **c** HASTE. **d** Gegen-Phase-GRE. Das Magenkarzinom ist in T2-Gewichtung signalarm. Die Infiltration ins Pankreas (Pfeilspitze) ist durch das Fehlen der Fettlamelle auf der Gegen-Phase-GRE-Sequenz zu erkennen.

Chemical-Shift-Technik besonders geeignet (Abb. 5.**5**). Durch eine destruktive Interferenz zwischen Wasser- und Fettsignal (Gegen-Phase), die durch Wahl einer bestimmten TE-Zeit (ungradzahlige Vielfache von 2,1 bei 1,5 T) erzielt werden kann, kommt es zu einer dunklen Trennlinie im Übergangsbereich zwischen perigastralem Fettgewebe und Gewebe. Eine Infiltration des Tumors in Nachbarorgane lässt sich auf diesen Gegen-Phase-Aufnahmen relativ gut an einer Unterbrechung dieser Trennlinie erkennen (Abb. 5.**5**).

Dünndarm

Tumoren des Dünndarms sind selten und machen ca. 6 % der Neoplasien des Gastrointestinaltrakts aus. Ein Drittel der Dünndarmtumoren betreffen das Duodenum, von den übrigen zwei Dritteln sind die meisten im terminalen Ileum lokalisiert. Die häufigsten benignen Dünndarmtumoren sind Leiomyome, Adenome und Lipome. Zu den Malignomen zählen Adenokarzinome, Leiomyosarkome, Lymphome, Neurofibrosarkome, Karzinoide, gastrointestinale Stromatumoren (GIST) und Metastasen (z. B. Lunge, Mamma, malignes Melanom). Bei Neoplasien des Dünndarms kann es zur Intussuszeption kommen.

Leiomyome und -sarkome. Sie sind sehr gefäßreich und oft zentral nekrotisiert. Daher werden sie meist durch massive Blutungen symptomatisch. Sie wachsen exzentrisch und gehen typischerweise mit extraluminalen Raumforderungen einher. In der Bildgebung ist zwischen Myom und Sarkom häufig nicht zu differenzieren.

Adenokarzinome und Lymphome. Sie führen zu einer konzentrischen Darmwandverdickung. Das Adenokarzinom betrifft eher den proximalen Dünndarm (50 % im Duodenum) und geht mit den klinischen Zeichen der Obstruktion einher. Beim Lymphom (20 % aller Dünndarmtumoren) ist das terminale Ileum am häufigsten betroffen, und es finden sich paraaortale und mesenteriale Lymphome. Mesenteriale Lymphome sind beim Non-Hodgkin-Lymphom häufig (50 %), bei Morbus Hodgkin dagegen selten (4 %). Das Karzinoid ist der häufigste primäre Tumor des Dünndarms (Ileozäkalbereich) und der Appendix. Die regionären Lymphknotenvergrößerungen gehen mit sternförmigen Retraktionsphänomenen im Mesenterium einher.

Gastrointestinaler Stromatumor. Der gastrointestinale Stromatumor (GIST) ist ein seltener Tumor. Er entsteht aus der Wand des Dünndarms (20–35 %) oder des Magens (39–70 %). In seltenen Fällen entsteht er auch aus dem Dickdarm (5–15 %), Omentum, Mesenterium (9 %) oder Ösophagus (< 5 %). Er wurde 1998 über die Expression eines CD117(c-kit-protooncogen)-Rezeptors auf der Zelloberfläche als neue Tumorentität definiert (9). Die Mutation des Rezeptors hat eine ständige Aktivierung der Tyrosinkinase zur Folge, die wiederum eine unkontrollierte Zellpoliferation mit Schutz vor Apoptosis bewirkt. Die Identifizierung eines GIST ist therapeutisch entscheidend, da dieser Tumor durch selektive Blockierung der Tyrosinkinase (derzeit mit 400 mg/d Imatinib) effektiv behandelt werden kann. GISTs sind typischerweise große, gut umschriebene, heterogene und zentral nekrotisierende Tumoren (3). Trotz ihrer Größe und Metastasierung in Leber oder Peritoneum wachsen sie nicht obstruierend (Abb. 5.**6**). GISTs haben einen erhöhten Zuckerstoffwechsel der mittels 18F-FDG-PET zur Therapiekontrolle genutzt werden kann. Aufgrund der ausgezeichneten Ansprechrate scheint die Größe des Tumors schon als Parameter zur Therapiekontrolle auszureichen.

Morbus Crohn. Von den entzündlichen Darmerkrankungen des Dünndarms steht der Morbus Crohn im Vordergrund. Er betrifft bevorzugt das terminale Ileum, kann aber prinzipiell alle Anteile des Dünndarms befallen. Es kommt zur Wandverdickung, charakteristischerweise in allen Wandschichten. Daraus resultiert eine Lumeneinengung mit ggf. prästenotischer Dilatation (Abb. 5.**7**). Extraluminal können Fisteln, Abszesse, Phlegmone, Lymphknotenvergrößerungen und eine Hypertrophie des mesenterialen Fettgewebes vorliegen. Der MRT kommt hier die Aufgabe zu, Operationsindikationen zu erhärten (Tab. 5.**3**) und Pathologien zu lokalisieren. Zur medikamentösen Einstellung und Abschätzung des Verlaufs werden primär klinische und laborchemische Parameter zurate gezogen. Der Stellenwert der MRT muss hier in Konkurrenz oder in Zusammenschau mit der Klinik noch bestimmt werden. Mögliche Korrelationen mit dem Crohn's Disease Activity Index (CDAI) (http://www.ibdjohn.com/cdai/) bieten sich hierzu an. In diesen Index gehen ein: Anzahl von weichen/flüssigen Stuhlgängen/Woche, Bauchschmerzen, Wohlbefinden, assoziierte Erkrankungen (Arthritis/Arthralgie, Iritis/Uveitis, Erythema nodosum, Pyoderma gangraenosum, aphtöse Stomatitis, Analfissuren, Fisteln, Abszess, Fieber), Medikamenteneinnahme gegen Durchfall, Hämatokrit und Gewicht.

Sonstige pathologische Befunde des Dünndarms. Eine ungleich seltenere Ursache für postentzündliche Wandverdickungen des Dünndarms ist die *bestrahlungsbedingte Enteritis*. Von den sonstigen pathologischen Befunden des Dünndarms, die der MRT potenziell zugänglich sind, sei hier nur das *Duodenaldivertikel* genannt. Es liegt

Tabelle 5.**3** Operationsindikationen beim Morbus Crohn nach Leitlinie (2005)*

Komplikation		Operationsindikation
Fistel	interenterisch	bei funktionellem Kurzdarmsyndrom (Bypass), ansonsten nur im Rahmen einer Operation aus anderer Indikation
	enterokutan	bei „hohen" enterokutanen Fisteln mit Hautirritationen; eingeschränkt bei distalen enterokutanen Fisteln
	blind endend	absolute OP-Indikation, da sie schwere schleichende Sepsisverläufe induzieren können, die häufig nicht beherrschbar sind
	enterovesikal	absolute OP-Indikation besteht bei jedem Nachweis einer enterovesikalen Fistel oder bei dringendem Verdacht (z. B. rezidivierende Harnwegsinfekte)
	enterovaginal	bei starker Symptomatik (tägliche Sekretion, rezidivierende Vaginitiden, rezidivierende Harnwegsinfekte)
Abszess		interventionelle Drainage aller intraabdominellen Abszesse; operative Drainage bei interventionell nicht zugänglichen oder ganz oberflächlichen Abszessen
Stenose		bei postprandialen Schmerzen, bei auf konservative Therapie refraktärem Subileus (inklusive endoskopische Dilatation) sowie bei Kolonstenosen, auch asymptomatischen, deren Dignität nicht abzuklären ist
Dysplasie		bei bestätigter Dysplasiediagnose und nochmaliger Abklärung der Differenzialdiagnose Colitis ulcerosa
Fulminanter Schub		bei konservativ nicht zu durchbrechender Blutung (> 2 Erythrozytenkonzentrate pro Tag) sowie bei Nichtansprechen auf eine intensivierte immunsuppressive Therapie

* http://www.uni-duesseldorf.de/WWW/AWMF/ll/021-004.htm

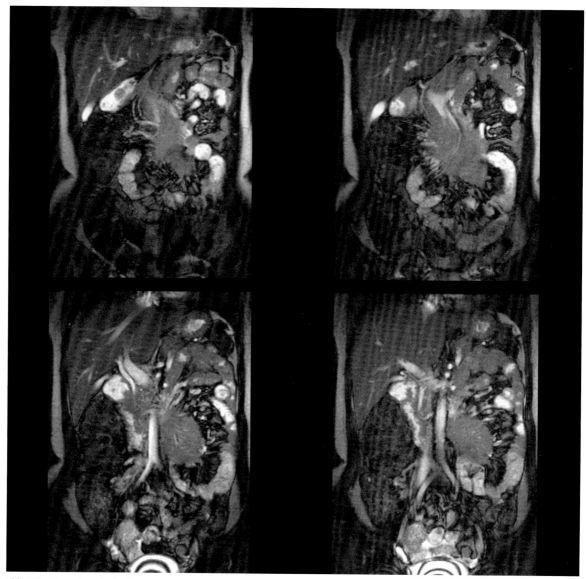

Abb. 5.6 Gastrointestinaler Stromatumor (GIST) im Mesenterium. Die TrueFISP-Sequenz eignet sich zur Beurteilung der Gefäße.

typischerweise an der Medialseite des duodenalen C oder juxtapapillär, was mit Pankreas- und Gallengangerweiterung einhergehen kann.

MRT
Die Suche nach einer Entzündungsreaktion kann mit einer koronaren fettsupprimierten HASTE-Sequenz begonnen werden (Abb. 5.**8**). Da bei Füllung des Darmes mit Wasser Entzündungsreaktionen im T2w Bild weniger deutlich hervortreten als bei dunkel (Lumirem-) kontrastiertem Darm und die Wanddicke bei fehlender Fettkonstrastierung schlecht beurteilbar ist, können die Suchsequenzen (Abb. 5.**8**) durch eine HASTE-Sequenz ohne Fettsättigung in axialer und koronarer Schichtführung ergänzt werden. So lassen sich Wandverdickungen oder zumindest das terminale Ileum als Prädilektionsstelle für den Morbus Crohn leichter auffinden. Zur weiteren Suche oder Beurteilung des Ausmaßes der Entzündung können kontrastmittelunterstützte VIBE-Sequenzen koronar und axial durchgeführt werden (Abb. 5.**8**). Die T1w VIBE-Sequenz ist wegen ihrer besseren Auflösung sowie aufgrund der sich nach i. v. KM-Gabe stark kontrastierenden Darmwand den T2w HASTE- und TrueFISP-Sequenzen sowohl in der Kolondiagnostik als auch in der Dünndarmdiagnostik überlegen (Abb. 5.**1**), sofern die Peristaltik durch Buscopan genügend gedämpft werden kann (8).

Ödem und Kontrastmittelaufnahme können helfen zu entscheiden, ob es sich um eine konservativ zu behandelnde entzündungsbedingte Striktur oder eine narbenbedingte Striktur handelt, die operativ angegangen werden sollte. Die Längenausdehnung des Befunds, die Darmwandverdickung sowie die KM-Anreicherung sind mess-

Bildgebung pathologischer Befunde

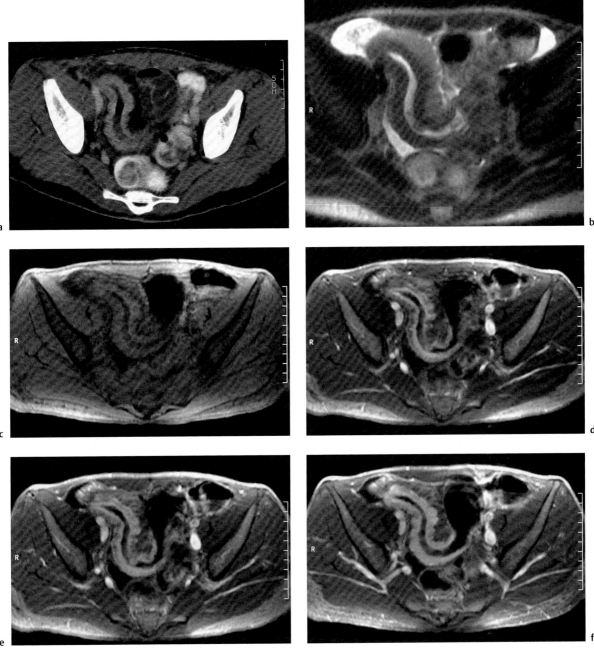

Abb. 5.7 a–f   Morbus Crohn im akuten Schub. **a** CT mit i.v. Kontrastierung. **b** T2w HASTE-Sequenz. **c** T1w GRE-Sequenz nativ und **d–f** zu verschiedenen Zeitpunkten nach i.v. Kontrastierung. Typische Zeichen: perifokal freie Flüssigkeit, langstreckig homogene (ödematöse) Wandverdickung mit Lumeneinengung, prästenotische Dilatation, Distanzierung von Darmschlingen und Hyperämie im betroffenen Abschnitt der Darmwand (s. Tab. 5.4).

bare Größen, die zur objektiven Bestimmung der Entzündungsaktivität herangezogen werden können (13, 24) (Tab. 5.4). Derzeit werden jedoch klinische und laborchemische Parameter zur Therapieeinstellung benutzt. Im Beckenbereich ist die STIR-Sequenz die Sequenz der Wahl, insbesondere zur Darstellung von Fisteln (Abb. 5.8).

Lipome lassen sich in der MRT mit Hilfe der Fettsättigung relativ eindeutig nachweisen. Ein hohes Signal auf

Tabelle 5.4   MRT-Kriterien zur Klassifizierung der Entzündungsaktivität bei entzündlichen Darmerkrankungen (28)

MRT-Kriterien	Entzündungsaktivität		
	geringe	mittlere	schwere
Wandverdickung	4–5 mm	5–10 mm	> 10 mm
Längenausdehnung	< 5 cm	–	–
Kontrastanhebung	< 50 %	≤ 100 %	> 100 %

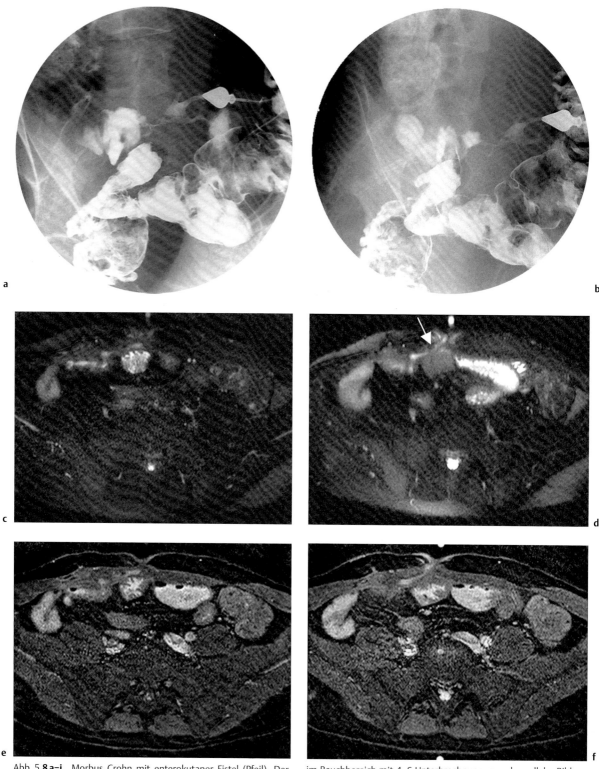

Abb. 5.**8 a–j** Morbus Crohn mit enterokutaner Fistel (Pfeil). Der Fistelausgang wurde mit einer Adalat-Kapsel markiert. Als Suchsequenz für Entzündungen bietet sich die fettgesättigte HASTE an (**c, d** – hier mittels Inversion Recovery Technik als HASTEIRM). Nach Lokalisation eines pathologischen Befunds können atemangehalten gezielt TrueFISP- (**e, f** – Schichtdicke 2 mm) oder STIR-Sequenzen (**g, h** – Schichtdicke 4 mm) mit höherer räumlicher Auflösung (4 mm Schichtdicke) durchgeführt werden. Die STIR-Sequenz kann im Bauchbereich mit 4–6 Unterbrechungen und paralleler Bildgebung (acceleration factor = 2) atemangehalten durchgeführt werden. Die kontrastmittelunterstützte VIBE (**i, j** – Schichtdicke 1,2 mm) zeigt die entzündliche Begleitreaktion im Fettgewebe und die kokardenförmige Wandverdickung (Pfeilspitze), die einem Wandödem entspricht. Sofern schon in T2-Gewichtung der Befund abgeklärt werden kann, erscheint eine kontrastmittelunterstützte T1w-Sequenz überflüssig. Abb. 5.**8 g–j** ▷

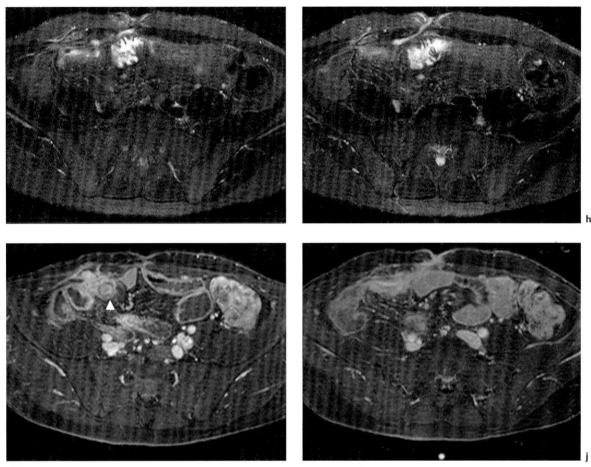

Abb. 5.8 g–j

T1w Bildern, das sich durch Fettsättigung unterdrücken lässt, spricht für ein Lipom. Die übrigen Dünndarmtumoren demarkieren sich in der MRT auf T1w Aufnahmen meistens erst durch ihre Kontrastierung nach i. v. KM-Gabe (95). Lymphome zeigen allerdings nur eine mäßige Kontrastierung und sind daher in erster Linie an der Wandverdickung (Abb. 5.9) in Verbindung mit Lymphknoten im Mesenterium zu erkennen. Mit Ausnahme von Lymphomen, die in T2-Gewichtung isointens im Vergleich zu Fett- und hyperintens im Vergleich zu Muskelgewebe sind (23), ist das Kontrastverhalten von Dünndarmtumoren in T2-Gewichtung in der Literatur bisher noch nicht beschrieben.

Kolon

Karzinom

Das **kolorektale Karzinom** ist der zweithäufigste maligne Tumor bei Männern und Frauen (30). Es entsteht in 70–95 % der Fälle aus einem Adenom (32). Das Karzinom wächst typischerweise zirkulär und führt schließlich zur Obstruktion. Etwa 50 % aller kolorektalen Karzinome finden sich im Rektum, 20 % im Sigma, 6 % im Colon descendens, 8 % im Colon transversum, 6 % im Colon ascendens und 10 % im Zäkum (Abb 5.10). Mehrfachkarzinome treten bei 2–5 % der Patienten mit kolorektalem Karzinom auf (1).

Die TNM-Stadieneinteilung ist in Tab. 5.5 zusammengefasst. Das kolorektale Karzinom breitet sich lokal in das perirektale oder parakolische Fettgewebe aus, daneben über die Lymphbahnen und bei Einbruch in die Gefäße auf hämotogenem Wege. Die Metastasierung beginnt am häufigsten mit einer lymphogenen Ausbreitung. Bei der Operation ist die Resektion des Lymphabflussgebiets entlang den versorgenden Blutgefäßen entscheidend, um Lokalrezidive und sekundäre Fernmetastasen zu verhindern.

Die Lymphabflusswege des Kolons entsprechen der arteriellen Versorgung entlang der A. ileocolica, der A. colica dextra, der beiden Äste der A. colica media und des kurzen Stamms der A. mesenterica inferior mit der A. colica sinistra und den Aa. sigmoideae (Abb 5.10).

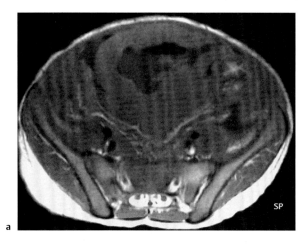
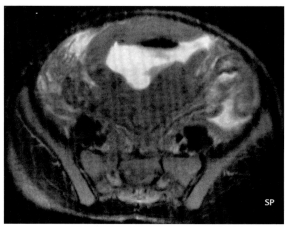
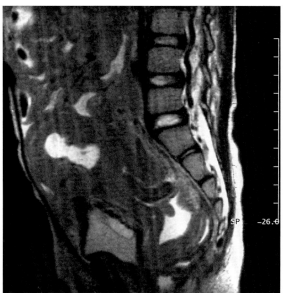

Abb. 5.9a–c Dünndarmlymphom. a Axiale T1w GRE-Sequenz. b Axiale T2w fettsupprimierte TSE-Sequenz. c Sagittale T2w TSE-Sequenz. Die ausgeprägte Darmwandverdickung charakterisiert das Dünndarmlymphom.

Das Rektum führt im Gegensatz zu den anderen Kolonabschnitten nur sehr wenig Lymphgefäße, sodass die Gefahr der lymphogenen Metastasierung erst mit Infiltration der Muscularis mucosae und Submukosa beginnt. Der Lymphabfluss verläuft dann über die A. rectalis superior zur A. mesenterica inferior und über die Aa. rectales inferior und die Iliaca-interna-Gefäße zur seitlichen Beckenwand. Nur bei sehr tiefem Tumorsitz und Infiltration in die Levatorebene oder bei blockiertem Lymphabfluss nach proximal erfolgt die Metastasierung nach distal und inguinal wie beim Analkarzinom. Im Allgemeinen finden sich distale Lymphknoten nicht weiter als 2–3 cm vom Tumorrand entfernt.

Bei gallertartiger Peritonealkarzinose ist differenzialdiagnostisch neben dem muzinösen Adenokarzinom des Kolons und dem Ovarialkarzinom auch an das seltene *Pseudomyxoma peritonei (PMP)* zu denken, das meist als muzinöser Tumor an der Appendix seinen Ursprung hat und durch Ruptur zu der peritonealen Ausbreitung führt.

Fernmetastasierung

Entsprechend dem venösen Abfluss über das Pfortadersystem stellt die Leber das primäre und am häufigsten betroffene Organ für Metastasen dar (Tab. 5.5). Zweithäufigster Metastasierungsort ist die Lunge, wobei vor allem beim tiefen Rektumkarzinom auch eine primäre Lungenmetastasierung bei venöser Drainage über Beckenvenen und paravertebrale Venen auftreten kann. Es folgen in der Häufigkeit Skelettmetastasen und der Befall von Nebennieren und Gehirn. Bei fortgeschrittenem Tumor kommt es zu einer peritonealen Tumoraussaat, ggf. mit Ovarialabsiedelungen.

Die Wahrscheinlichkeit einer synchronen oder metachronen Metastasierung wird von verschiedenen Faktoren des Primärtumors beeinflusst. So steigt die Inzidenz mit zunehmendem T- und N-Stadium, aber auch mit abnehmender Tumordifferenzierung. Weitere nichtetablierte Faktoren, welche die Metastasenhäufigkeit mitbe-

Bildgebung pathologischer Befunde 125

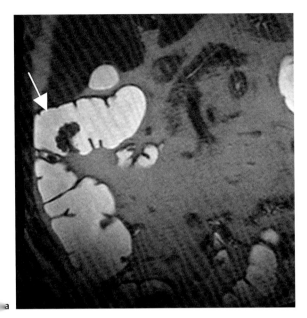
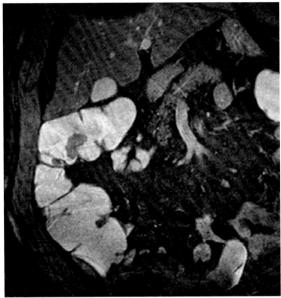
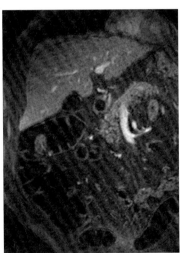

Abb. 5.**10 a–c** Entarteter Polyp (T1 Karzinom) im proximalen Colon transversum dargestellt mit der MR-Colonographie unter Verwendung von Wasser als Einlauf. **a** HASTE. **b** TrueFISP. **c** VIBE. Die HASTE-Sequenz ist weniger artefaktanfällig als die TrueFISP-Sequenz. Die kontrastunterstützte VIBE erlaubt durch die 3D-Datenerfassung in hoher räumlicher Auflösung weitere Nachverarbeitung der Daten z. B. mittels multiplanarer Rekonstruktionen. Tumore (Polypen und Karzinome) nehmen deutlich Kontrastmittel auf, sodass sie erkannt und von Stuhlresten unterschieden werden können.

stimmen, sind der Ploidiestatus, die Wachstumsfraktion sowie der Verlust von Adhäsionsmolekülen.

Kolorektale Karzinomrezidive treten meist lokoregionär auf. Ein Rezidiv im Anastomosebereich tritt besonders häufig auf nach tiefer anteriorer Resektion von Tumoren des proximalen Rektums oder des distalen Sigmoids. Lokalrezidive können die Bauchwand, das Pankreas, die Ureteren und das Beckenskelett infiltrieren. Das präsakrale Rektumkarzinomrezidiv bezieht häufig den M. piriformis ein und kann zu einer Infiltration des N. ischiadicus führen. Tumorrezidive treten in Abhängigkeit vom Stadium bei Diagnosestellung in bis zu 50 % der Fälle auf.

MRT bei Kolonkarzinom

Da beim Kolonkarzinom unabhängig vom T-Stadium die Resektion Methode der Wahl ist, kommt der T-Klassifizierung keine bedeutende Rolle zu. In der Erkennung von

Tabelle 5.**5** TNM-Klassifikation des kolorektalen Karzinoms

Infiltration		Lymphknotenmetastasen	Fernmetastasen
T1	Submukosa	N1 ≤ 3 regionäre LK	M1*
T2	Muscularis propria	N2 > 3 regionäre LK	
T3	Subserosa, nichtperitonealisiertes perikolisches/perirektales Gewebe		
T4	Nachbarstrukturen/viszerales Peritoneum		

Für Kolonkarzinom: Leber (69–80 %), Lunge (12–37 %), Peritoneum (17–32 %), Skelett, Nebennieren, Gehirn.
Für Rektumkarzinom: Leber (59–66 %), Lunge (19–47 %), Peritoneum (12 %), Skelett, Nebennieren, Gehirn.

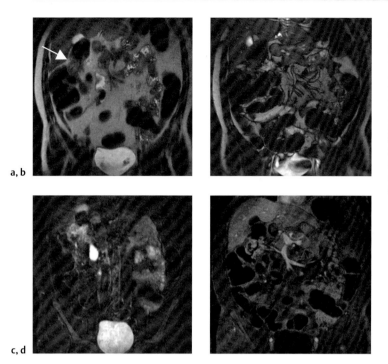

Abb. 5.11 a–d Karzinom im Colon ascendens (Pfeil) dargestellt mit der MR-Colonographie nach Insufflation von Luft. **a** HASTE. **b** TrueFISP. **c** STIR. **d** VIBE. Kolorektale Tumoren sind relativ signalarm auf der HASTE-, TrueFISP- und STIR-Sequenz und werden daher endoluminal besser durch Wasser als durch Luft abgegrenzt. Da die TrueFISP und STIR sehr artefaktanfällig sind und bisher keine relevante Zusatzinformation ergaben, erscheinen sie für die MR-Colonographie zweitrangig zu sein. Bei nicht entfaltetem oder stuhlverschmutztem Rektum kann die STIR-Sequenz zum Ausschluss eines Tumors hilfreich sein.

Lymphknoten weist die CT aufgrund der höheren räumlichen Auflösung und dadurch besseren Qualität in den multiplanaren Rekonstruktionen eine höhere Genauigkeit als die MRT auf. Im M-Staging ist die CT ebenfalls der MRT überlegen, da sich die Lungen- und Abdomenbildgebung in der CT einfacher zu einem 10-s-Scan kombinieren lässt und die CT in der Erkennung von Lungenmetastasen der MRT überlegen ist.

Bei der Suche nach einem Primarius und zum Tumorausschluss ist insbesondere die PET-CT der MRT überlegen. In der Erkennung von relevanten kolorektalen Adenomen scheinen CT-Colonographie und Endoskopie gleichwertig zu sein (25). Da die ionisierende Strahlung ein Nachteil der CT im Screening ist, kann hier die MR-Colonographie in Erwägung gezogen werden (21, 22). Die Möglichkeit der Kombination mit einer MRT der Mamma/Prostata könnte potenziell bei Vorsorgeuntersuchungen genutzt werden. Momentan ist es jedoch schwierig, das Kolon in seiner Gesamtheit in hoher Auflösung und artefaktfrei zu erfassen, sodass sich die MR-Colonographie noch in der Entwicklungsphase befindet.

MR-Colonographie (MRC)
Nach Darmreinigung wird der Darm rektal mit Wasser oder alternativ mit Luft gefüllt, bis der Patient eine weitere Füllung ablehnt. Der Füllungszustand wird mit einer koronaren HASTE-Sequenz in dicken Schichten mit entsprechendem Schichtabstand kontrolliert. Die koronare HASTE-Sequenz wird primär in Apnoe durchgeführt, um mit der Kontrolle zugleich einen repräsentativen Lokalisationsscan für die nachfolgenden ebenfalls in Apnoe durchzuführenden Sequenzen zu haben. Die ventrodorsale Ausdehnung des Darmes wird mit Hilfe der axialen HASTE-Sequenz erfasst. Basierend auf den koronaren und axialen HASTE-Aufnahmen kann das Volume-of-Interest für die nachfolgende HASTE- und VIBE-Sequenz geplant werden. Da die zusätzliche Wasserfüllung unter Buscopan-Spasmolyse die Kolonabmessungen noch erweitern kann, sollte in der Planung ein Sicherheitsabstand zum Kolonrahmen gewählt werden, um nicht Teile des Kolons durch ein zu kleines FOV auszulassen. Die nachfolgenden Sequenzen werden alle in Atemstillstand durchgeführt. Die Dauer des Apnoeintervalls sowie die Schichtdicke und Anzahl der Schichten sind individuell auf den Patienten bzw. auf die Abmessungen des Kolons abzustimmen. Dann werden 1 Ampulle Buscopan (20 mg) i. v. im Bolus verabreicht, der Steady-State-Distentionsdruck über die Höhe, auf der der Einlaufbeutel auf einem Infusionsständer hängt, an die Toleranzgrenze des Patienten angepasst (50 cm Wassersäule) und koronar eine HASTE- sowie in Folge 3 VIBE-Sequenzen 40s nach Boluskontrastmittelgabe (0,2 mmol/kg KG Gd-haltiges Kontrastmittel) aufgenommen (Abb. 5.10). Da das Wirkmaximum von Buscopan ca. 1 min nach i. v. Gabe eintritt, kann schon während der HASTE-Sequenz das Kontrastmittel für die nachfolgende VIBE-Sequenz gegeben werden. Die TrueFISP-Sequenz kann noch vor der VIBE aufgenommen werden, wobei noch nicht geklärt ist, ob die TrueFISP-Sequenz überhaupt einen diagnostischen Zugewinn bringt (Abb. 5.10 u. 5.11). Kolorektale Karzinome weisen nur eine geringe Signalintensität in T2-Gewichtung auf. Die STIR-Sequenz ergibt noch das höchste Signal für kolorektale Karzinome (Abb. 5.11), ist jedoch im Bauchbereich sehr artefaktanfällig, insbesondere wenn Wasser als positives T2-Kontrastmittel Bewegungsartefakte verstärkt. Sofern sich das Kolon aufgrund seiner Abmessung aus

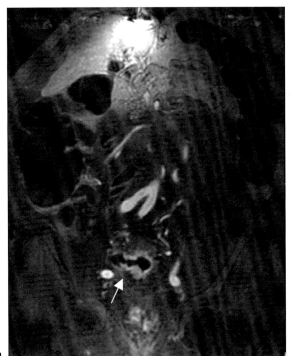
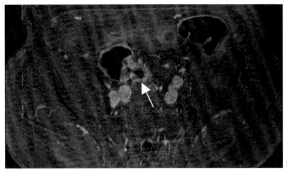
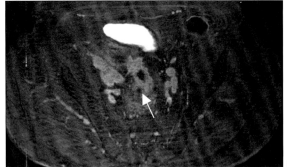

Abb. 5.**12a–c** Sigmakarzinom dargestellt mit einer kontrastunterstützten VIBE (Pfeil). Karzinome zeigen eine hohe Kontrastmittelanreicherung, die auch nach einigen Minuten (mindestens 5 min) noch nachzuweisen ist. Sofern das FOV durch die Homogenität des Magnetfeldes bzw. Spulen für die Abmessungen des Kolons zu klein ist, kann die Untersuchung geteilt werden, sodass im Bauchbereich die VIBE koronar in Apnoe und im Beckenbereich axial unter flacher Atmung zugunsten einer höheren räumlichen Auflösung durchgeführt wird (Base Resolution: 320, Phase Resolution: 0,75, Schichtdicke: 1,2 mm, Averages: 4 → Scandauer: 2,24 min).

spulen- oder magnetfeldtechnischen Gründen nicht mit einer Aufnahme in seiner Gesamtheit erfassen lässt, kann die Untersuchung geteilt und das Kolon im Bauchraum koronar und im Beckenraum axial aufgenommen werden (Abb. 5.**12**).

Entzündliche Erkrankungen

Die häufigsten entzündlichen Erkrankungen des Kolons sind die *Divertikulitis* auf dem Boden einer Divertikulose, die *Colitis ulcerosa* und der *Morbus Crohn*. Deutlich seltener sind postradiogene Veränderungen des Kolorektums. Im Gegensatz zum Morbus Crohn ist bei der Colitis ulcerosa vornehmlich die Mukosa und nicht die gesamte Darmwand befallen. Dennoch besteht bei entsprechender Ausprägung der Entzündung eine deutliche Wandverdickung. Die Colitis ulcerosa beginnt typischerweise im Rektum und breitet sich kontinuierlich nach proximal aus, während beim Morbus Crohn ein diskontinuierlicher Befall häufig ist. Die bei Morbus Crohn typischen Fisteln, Abszesse und lokoregionären Lymphknotenvergrößerungen sind bei der Colitis ulcerosa selten; sigmoidovesikale Fisteln kommen jedoch vor. Im Verlauf einer Divertikulose, die zu ca. 2/3 das Sigma betrifft, kommt es ebenfalls zu einer Darmwandverdickung. Stenosen, peridivertikulitische Infiltrationen des Fettgewebes, gedeckte Perforationen, Abszesse und Fisteln können bei der Divertikulitis auftreten.

Die akute *Appendizitis* betrifft ca. 6% der Bevölkerung. Bei unkomplizierten Fällen zeigen sich eine Wandverdickung, entzündliche Veränderungen im umgebenden Fettgewebe (58–88%) (Flüssigkeitsansammlung um die Appendix) und in bis zu 23% Kotsteine (Appendikolith). Die Häufigkeit der perforierten akuten Appendizitis wird mit 25% angegeben. Dabei kommt es u. U. zur Phlegmone oder zum perityphlitischen Abszess. Im Vergleich zur unkomplizierten Entzündung sind Appendikolithen bei der perforierten Appendizitis sehr viel häufiger.

MRT bei entzündlichen Erkrankungen

Die oben beschriebene MR-Colonographie kann auch zur Beurteilung entzündlicher Erkrankungen im Kolon eingesetzt werden. Bei Patienten mit Colitis ulcerosa ist die Haustrierung reduziert. Die Kolonwand (Mukosa und Submukosa) zeigt im aktiven Stadium in T1- und T2-Gewichtung eine erhöhte Signalintensität (6). Im inaktiven Stadium ist die Colitis ulcerosa eher anhand der Wandverdickung des Kolons zu erkennen. In der Differenzierung zwischen Morbus Crohn und Colitis ulcerosa ist die MRT nicht sensitiver als die Endoskopie (28). Eine transmurale KM-Anreicherung und ein diskontinuierliches Befallsmuster mit Befall des terminalen Ileums und Aussparung des Rektums sind typisch für den Morbus Crohn,

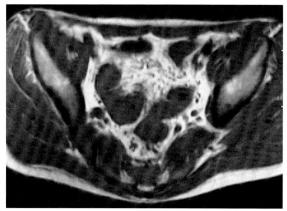 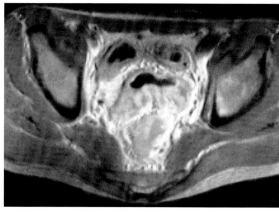

Abb. 5.**13a, b** Akute Colitis ulcerosa im Sigma. **a** T1w SE-Sequenz. **b** Nach i. v. Gd-Gabe. Die kontinuierliche Ausbreitung vom Rektum ausgehend ist typisch für die Colitis ulcerosa. Die Wandverdickung, die Länge des betroffenen Kolonabschnitts sowie die Kontrastmittelanreicherung lassen den Schweregrad der Entzündung erkennen.

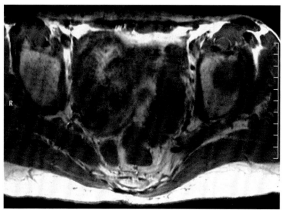 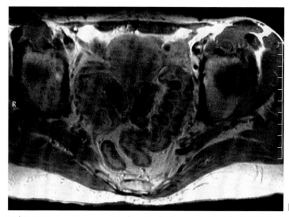

Abb. 5.**14a, b** Strahlenenteritis im Sigma. **a** T1w GRE-Sequenz. **b** Nach i. v. Gd-Gabe. Die Entzündung demarkiert sich erst nach KM-Gabe. Im Gegensatz zum Morbus Crohn beschränkt sich die Entzündung nur auf die Schleimhaut (Mukosa und Submukosa).

während eine retrograd vom Rektum ausgehende kontinuierliche Ausbreitung für eine Colitis ulcerosa spricht (Abb. 5.13). Beim Morbus Crohn zeigt meist die gesamte Darmwand eine Signalanhebung auf KM-unterstützten GRE-Aufnahmen, während bei der Colitis ulcerosa im chronischen Stadium oder bei einer unspezifischen Enteritis die Serosa vorwiegend ausgespart bleibt (Abb. 5.14). Schon nach einem Jahr ist bei der Colitis ulcerosa im chronischen Stadium eine durch Ödem und Lymphangiektasie bedingte Verdickung der Submukosa zu erkennen, die in T1-Gewichtung relativ signalarm zur Darstellung kommt.

Zu den Komplikationen bei Morbus Crohn zählen Fisteln, Abszesse, Stenosen, Konglomerattumoren und sehr selten als Spätkomplikation ein kolorektales Karzinom (Tab. 5.3). Bei der Colitis ulcerosa gehören Blutungen, das toxische Megakolon und im Vergleich zum Morbus Crohn die karzinomatöse Entartung zu den häufigeren Komplikationen. Das Karzinomrisiko korreliert mit dem Ausmaß der Kolonbeteiligung und der Dauer der Erkrankung (40% bei Befall des gesamten Kolons und 25 Jahren Krankheitsdauer) und sollte bei der Verlaufsbeurteilung unbedingt mit berücksichtigt werden.

Bei der Frage nach einer Divertikulitis wird die CT der MRT vorgezogen, da die CT freie Luft als Zeichen einer Perforation nachweisen kann. Die CT scheint auch aufgrund der höheren räumlichen Auflösung sensitiver in der Erkennung entzündlicher Veränderungen des Fettgewebes (Peridivertikulitis) zu sein. Die MRT kann jedoch ebenso zur Diagnostik einer Divertikulitis eingesetzt werden (Abb. 5.15) und dem Patienten eine eventuell notwendige i. v. KM-Gabe in der CT ersparen. Der T2w Kontrast der fettsupprimierten HASTE-Sequenz kann zur Beurteilung der Entzündung sowie zum Ausschluss eines Abszesses genutzt werden. Bei rektaler Gabe einer Gd-Wassermischung (2:100) können mit der VIBE-Sequenz Fistelverbindungen zwischen Sigma und Harnblase direkt (Abb. 5.16) oder indirekt durch Gd in der Blase nachgewiesen werden. Der indirekte Beweis setzt allerdings voraus, dass vorher keine i. v. Gabe von Gd-haltigem Kontrastmittel stattgefunden hat.

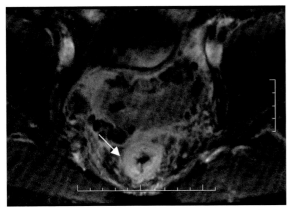 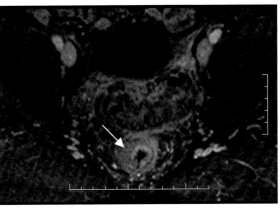

Abb. 5.**15 a, b** Sigmadivertikulitis. **a** T2w TSE. **b** VIBE. Mit Hilfe der MRT kann bei der Divertikulitis das Ausmaß der Entzündung abgeschätzt werden, um in Verbindung mit der Klinik die Entscheidung über eine chirurgische Intervention zu vereinfachen. Eine Perforation lässt sich allerdings mit der MRT nicht ausschließen, sodass hier die CT als Bildgebung der Wahl angesehen werden kann. Die kontrastmittelunterstützte VIBE erscheint allenfalls zur Differenzierung zwischen einer umschriebenen Divertikulitis (keine Divertikel, kurzstreckig, asymmetrisch) und einem Karzinom sinnvoll. Eine Entzündung der Wand demarkiert sich durch ein Ödem (Pfeil) mit relativ geringer Perfusion, während eine Neoplasie mehr Kontrastmittelperfusion bzw. -anreicherung aufweist. Daher sind Neoplasien in T1-Gewichtung eher anhand der Kontrastmittelaufnahme als am Ödem in T2-Gewichtung zu erkennen (vgl. Abb. 5.**11** u. 5.**12**).

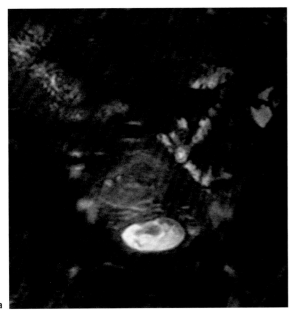 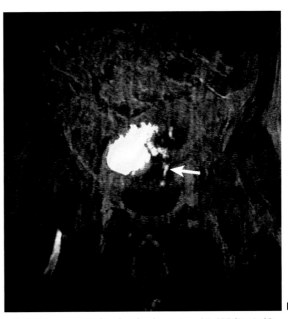

Abb. 5.**16 a, b** Sigmoidovesikale Fistel (Pfeil). **a** Fettsupprimierte HASTE-Sequenz. **b** 3D-GRE-Sequenz. Bei rektaler Gabe eines Gd-Wasser Einlaufs (1:100) können Fisteln evtl. auch direkt oder indirekt (bei Kontrastmittel in der Blase) mit einer 3D-GRE-(Angio-)Sequenz dargestellt werden.

Als sensitive und spezifische Zeichen einer Appendizitis fanden zwei Arbeitsgruppen eine deutliche KM-Anreicherung in der Appendixwand im fettsupprimierten T1w Bild nach i. v. KM-Gabe (11) bzw. ein deutliches hyperintenses Lumen, eine leicht hyperintense, verdickte Appendixwand (Abb. 5.**17**) sowie ein deutlich hyperintenses, periappendikuläres Gewebe im T2w TSE-Bild (10). Die Ergebnisse sind als vorläufig zu betrachten, zeigen aber, dass die MRT potenziell auch für die Diagnose der Appendizitis geeignet wäre.

Funktionelle MRT-Untersuchungen

Funktionelle Untersuchungen sind mit der MRT sehr gut möglich, da ohne Strahlenexposition Aufnahmen in zeitlicher Abfolge beliebig wiederholt werden können. So lassen sich beim Ösophagus der Reflux (12) und beim Magen die Entleerung bzw. Motalität (27) quantifizieren. Funktionelle Störungen bei der Defäkation wie Rektozelen, Invagination oder Beckenbodenhernien (Enterozelen mit/

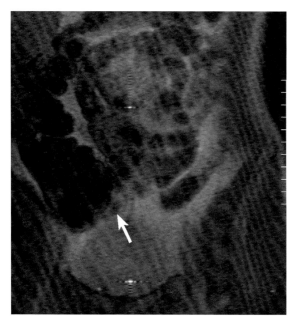

Abb. 5.**17** Appendizitis. – Koronare T2w True-FISP-Sequenz, aufgenommen in Atemanhaltetechnik (25 s) mit einem offenen 0,2-T-MR-Gerät. – Die Wandverdickung mit hyperintensem Signal spricht für eine Appendizitis.

ohne Dezensus von Harnblase, Vagina, Uterus oder Kolon) können bei der dynamischen Untersuchung der MR-Defäkographie erkannt und bewertet werden (2). Die dynamischen Untersuchungen setzen eine Füllung des Rektums voraus. Wenn Wasser in Form von Ultraschallgel oder eines Zellulosegemisches als Medium benutzt wird, eignet sich eine TrueFISP- oder HASTE-Sequenz zur Bildgebung. Sofern eine volumetrische Analyse nötig ist, sollte ein Gd-Wasser-Gemisch (1 : 100) in Verbindung mit einer 3D-GRE-Sequenz benutzt werden.

Ausblick

In der Beurteilung des GI-Traktes konkurriert die MRT sowohl mit Schnittbildverfahren (CT, Ultraschall), konventionell radiologischen Projektionstechniken (Bariumdoppelkontrast, Sellink) als auch mit der Endoskopie. Die Mehrzeilen-CT steht aufgrund der geringen Anfälligkeit gegenüber Bewegungsartefakten, der einfachen und schnellen Durchführbarkeit sowie der hohen räumlichen Auflösung die MRT in der Diagnostik des GI-Traktes derzeit im Vordergrund. Der hohe Weichteilkontrast, die höhere Empfindlichkeit auf Kontrastmittel, insbesondere der Verzicht auf Röntgenstrahlen und evtl. auch auf Kontrastmittel sowie die Möglichkeit, kinematische Aufnahmen für funktionelle Untersuchungen anzufertigen, sind allerdings prinzipielle Vorteile der MRT zusammen mit den neuen Ganzkörper-Spulenkonzepten ist die MRT damit eine interessante Alternative zur CT (17). Beide Verfahren liefern im Gegensatz zur Koloskopie digitale Volumendaten als Voraussetzung für eine computerassistierte Diagnose und einen Cut-off-Wert (z. B. Volumen) für das kolorektale Tumorscreening (33) (www.screening.info).

Literatur

1. Arenas, R. B., A. Fichera, D. Mhoon, F. Michelassi: Incidence and therapeutic implications of synchronous colonic pathology in colorectal adenocarcinoma. Surgery 122 (1997) 706–709; discussion 709–710
2. Bertschinger, K. M., F. H. Hetzer, J. E. Roos, K. Treiber, B. Marincek, P. R. Hilfiker: Dynamic MR imaging of the pelvic floor performed with patient sitting in an open-magnet unit versus with patient supine in a closed-magnet unit. Radiology 223 (2002) 501–508
3. Burkill, G. J., M. Badran, O. Al-Muderis, et al.: Malignant gastrointestinal stromal tumor: distribution, imaging features, and pattern of metastatic spread. Radiology 226 (2003) 527–532
4. Ell, C., W. Fischbach, R. Keller, et al.: A randomized, blinded, prospective trial to compare the safety and efficacy of three bowel-cleansing solutions for colonoscopy (HSG-01*). Endoscopy 35 (2003) 300–304
5. Fletcher, J. G., R. F. Busse, S. J. Riederer, et al.: Magnetic resonance imaging of anatomic and dynamic defects of the pelvic floor in defecatory disorders. Am. J. Gastroenterol. 98 (2003) 399–411
6. Giocagnoni, A., M. Misericordia, F. Terilli, E. Brunelli, S. Contucci, I. Bearzi: MR Imaging of ulcerative colitis. Abdom. Imag. 18 (1993) 371–375
7. Gourtsoyiannis, N., N. Papanikolaou, J. Grammatikakis, P. Prassopoulos: MR enteroclysis: technical considerations and clinical applications. Eur. Radiol. 12 (2002) 2651–2658
8. Gourtsoyiannis, N., N. Papanikolaou, J. Grammatikakis, T. Maris, P. Prassopoulos: MR enteroclysis protocol optimization: comparison between 3D FLASH with fat saturation after intravenous gadolinium injection and true FISP sequences. Eur. Radiol. 11 (2001) 908–913
9. Hohenberger, P., P. Reichardt, C. Stroszczynski, U. Schneider, D. K. Hossfeld: Gastrointestinale Stromatumoren – Tumorentität und Therapie mit Imatinib. Dtsch. Arztebl. 100 (2003) A 1612–1618
10. Hormann, M., K. Paya, K. Eibenberger, R. Dorffner, S. Lang, S. Kreuzer, V. M. Metz: MR imaging in children with nonperforated acute appendicitis: value of unenhanced MR imaging in sonographically selected cases. AJR Am. J. Roentgenol. 171 (1998) 467–470
11. Incesu, L., A. Coskun, M. B. Selcuk, H. Akan, S. Sozubir, F. Bernay: Acute appendicitis: MR imaging and sonographic correlation. AJR Am. J. Roentgenol. 168 (1997) 669–674
12. Knippig, C., R. Fass, P. Malfertheiner: Tests for the evaluation of functional gastrointestinal disorders. Dig. Dis. 19 (2001) 232–239
13. Koh, D. M., Y. Miao, R. J. Chinn, et al.: MR imaging evaluation of the activity of Crohn's disease. AJR Am. J. Roentgenol. 177 (2001) 1325–1332
14. Laghi, A., O. Borrelli, P. Paolantonio, et al.: Contrast enhanced magnetic resonance imaging of the terminal ileum in children with Crohn's disease. Gut 52 (2003) 393–397
15. Lauenstein, T. C., S. C. Goehde, S. G. Ruehm, G. Holtmann, J. F. Debatin: MR colonography with barium-based fecal tagging: initial clinical experience. Radiology 223 (2002) 248–254
16. Low, R. N., C. P. Sebrechts, D. A. Politoske, et al.: Crohn disease with endoscopic correlation: single-shot fast spin-echo and gadolinium-enhanced fat-suppressed spoiled gradient-echo MR imaging. Radiology 222 (2002) 652–660
17. Luboldt, W., N. Hoepffner, K. Holzer: Multidetector CT of the colon. Eur. Radiol. 13 (2003) 50–70 (www.screening.info)
18. Luboldt, W., P. Bauerfeind, P. Steiner, M. Fried, G. P. Krestin, J. F. Debatin: Preliminary assessment of three-dimensional magnetic resonance imaging for various colonic disorders. Lancet 349 (1997) 1288–1291
19. Luboldt, W., P. Bauerfeind, S. Wildermuth, B. Marincek, M. Fried, J. F. Debatin: Colonic masses: detection with MR colonography. Radiology 216 (2000) 383–388

20. Luboldt, W., O. Luz, R. Vonthein, et al.: Three-dimensional double-contrast MR colonography: a display method simulating double-contrast barium enema. AJR Am. J. Roentgenol. 176 (2001) 930–932
21. Luboldt, W., J. G. Fletcher, T. J. Vogl: Colonography: current status, research directions and challenges. Update 2002. Eur. Radiol. 12 (2002) 502–524 (www.screening.info)
22. Luboldt, W., N. Hoepffner, K. Holzer, et al.: [Early detection of colorectal tumors: CT or MRI?]. Radiologe 43 (2003) 136–150 (www.screening.info)
23. Negendank, W. G., A. M. al Katib, C. Karanes, M. R. Smith: Lymphomas: MR imaging contrast characteristics with clinical-pathologic correlations. Radiology 177 (1990) 209–216
24. Pauls, S., W. Kratzer, A. Rieber, et al.: [Quantifying the inflammatory activity in Crohn's disease using CE dynamic MRI]. Rofo. Fortschr. Geb. Rontgenstr. Neuen Bildgeb. Verfahr. 175 (2003) 1093–1099
25. Pickhardt, P. J., J. R. Choi, I. Hwang, et al.: Computed tomographic virtual colonoscopy to screen for colorectal neoplasia in asymptomatic adults. N. Engl. J. Med. 349 (2003) 2191–2200
26. Rohr, A., D. Rohr, T. Kuhbacher, S. Schreiber, M. Heller, M. Reuter: [Radiological assessment of small bowel obstructions: Value of conventional enteroclysis and dynamic MR-enteroclysis]. Rofo Fortschr. Geb. Rontgenstr. Neuen Bildgeb. Verfahr. 174 (2002) 1158–1164
27. Schwizer, W., M. Fox, A. Steingotter: Non-invasive investigation of gastrointestinal functions with magnetic resonance imaging: towards an „ideal" investigation of gastrointestinal function. Gut 52 (2003) iv34–9
28. Shoenut, J. P., R. C. Semelka, C. M. Magro, R. Silverman, C. S. Yaffe, A. B. Micflikier: Comparison of magnetic resonance imaging and endoscopy in distinguishing the type and severity of inflammatory bowel disease. J. clin. Gastroenterol. 19 (1994) 31–35
29. Semelka, R. C., G. John, N. L. Kelekis, D. A. Burdeny, S. M. Ascher: Small bowel neoplastic disease: demonstration by MRI. J. magn. Reson. Imag. 6 (1996) 855–860
30. Surveillance: Epidemiology and End Results (SEER). http://seer.cancer.gov/csr/1973_1999/sections.html
31. Umschaden, H. W., D. Szolar, J. Gasser, M. Umschaden, H. Haselbach: Small-bowel disease: comparison of MR enteroclysis images with conventional enteroclysis and surgical findings. Radiology 215 (2000) 717–725
32. Vogelstein, B., E. R. Fearon, S. R. Hamilton, et al.: Genetic alterations during colorectal-tumor development. N. Engl. J. Med. 319 (1988) 525–532
33. Luboldt, W., C. Tryon, M. Kroll, et al. Automated mass detection in contrast-enhanced CT colonography: an approach based on contrast and volume. Eur. Radiol. 15 (2005) 247–253 (www.screening.info)

6 Rektum und Analkanal

C. Kleßen und M. Laniado

Einleitung

Durch die Entwicklung leistungsfähiger Gradientensysteme und hochauflösender Oberflächen- und Endorektalspulensysteme hat die MRT in der Diagnostik entzündlicher und neoplastischer Erkrankungen des Enddarmes in den letzten Jahren an Bedeutung gewonnen. Im Gegensatz zu den endoskopischen und endosonographischen Verfahren bietet die MRT neben der Nichtinvasivität des Verfahrens den Vorteil, dass sie zusätzlich zur Lumen- bzw. Wanddarstellung eine genaue Beurteilung der umgebenden anatomischen Strukturen des kleinen Beckens erlaubt. Für die Entwicklung einer individuellen (operativen oder konservativen) therapeutischen Strategie ist die Kenntnis des genauen Ausmaßes einer Pathologie bzw. der eventuellen Mitbeteiligung benachbarter Strukturen wichtig. Gegenüber der CT bietet die MRT den prinzipiellen Vorteil einer deutlich besseren Gewebekontrastierung, wobei angesichts der aktuellen Entwicklung der CT (Multislice-Spiraltechnik) deren Stellenwert in der lokalen Rektumdiagnostik derzeit noch nicht feststeht. Die Ausbreitungsdiagnostik kolorektaler Tumoren hinsichtlich lymphogener oder hämatogener (Fern-)Metastasierung ist derzeit noch Domäne der CT.

Indikationen

Für eine MRT-Untersuchung des Rektums, des Analkanals und des Beckenbodens bestehen derzeit folgende Indikationen:
- Beurteilung der Aktivität und des Ausmaßes der Rektum- und Analkanalbeteiligung bei entzündlichen (insbesondere chronisch entzündlichen) Darmerkrankungen und der Beteiligung der umliegenden Organe,
- Darstellung des Ausmaßes und des anatomischen Verlaufs perianaler und perirektaler Fistelsysteme und Abszesse als eigene Entität oder im Rahmen von chronisch entzündlichen Darmerkrankungen zur Planung des therapeutischen Vorgehens,
- Tumorstaging bei Patienten mit malignen Rektum- und Analtumoren, insbesondere bei Tumoren, bei denen klinisch ein fortgeschrittenes lokales Stadium (T3, T4) vermutet wird, oder wenn die Endosonographie vom Patienten aufgrund von Schmerzen nicht toleriert wird oder kein klares Ergebnis liefert,
- Erkennung von Tumorrezidiven nach erfolgter (operativer, konservativer oder kombinierter) Therapie, insbesondere bei vermutetem extraluminalem oder präsakralem Wachstum,
- morphologische und funktionelle Beurteilung des Beckenbodens bei Patienten mit Inkontinenz oder anderen Defäkationsstörungen.

Untersuchungstechnik

Patientenvorbereitung und -lagerung

Neben der üblichen Patientenaufklärung muss der Patient über mögliche Kontraindikationen für die Applikation eines Spasmolytikums befragt und über deren Risiken aufgeklärt werden. Je nach Indikation erfolgt vor der Untersuchung die Platzierung einer Venenverweilkanüle, falls eine intravenöse Kontrastmittelapplikation geplant ist.

Die Durchführung einer Darmreinigung vor der Untersuchung ist empfehlenswert, jedoch nicht in allen Fällen praktikabel und erforderlich.

Zur Reduktion intestinaler Bewegungsartefakte ist die Applikation eines Spasmolytikums zu empfehlen. Verwendet wird üblicherweise Buscopan in einer Dosierung von 20–40 mg. Bei Kontraindikationen (z. B. Engwinkelglaukom, Blasenentleerungsstörungen oder Tachyarrhythmie) kann alternativ Glucagon in einer Dosierung von 1–2 mg gegeben werden. Bei i.v. Injektion sollte die Applikation wegen der geringen Halbwertzeiten der Substanzen unmittelbar vor Beginn des Untersuchungsprotokolls erfolgen.

Der Patient wird für die Untersuchung in eine bequeme Rückenlage (ggf. mit Unterstützung durch ein Kniepolster) gebracht und vor der Untersuchung instruiert, während der Messungen still zu liegen.

Kontrastmittel

Für die MRT-Untersuchung des Rektums ist die Verwendung enteraler Kontrastmittel meist nicht erforderlich. Obwohl einzelne Autoren die Verwendung positiver oder negativer enteraler Kontrastmittel propagieren, erscheint diese im Hinblick auf die aktuelle Literatur nicht erforderlich. Für die Diagnostik entzündlicher Prozesse des Rektums wird eine luminale Kontrastierung nicht benötigt.

Eine intravenöse Kontrastmittelgabe ist für einige Fragestellungen erforderlich. Verwendet werden hierfür Gd-haltige, extrazelluläre Kontrastmittel, z. B. Magnevist (Gd-DTPA) oder Omniscan (Gd-DTPA-BMA), die in ihrer Standarddosierung (0,1 mmol Gd/kg KG) während der Untersuchung maschinell injiziert werden.

Spulensysteme

Aufgrund des wesentlich verbesserten Signal-zu-Rausch-Verhältnisses sollten zur Untersuchung Phased-Array-Oberflächenspulen verwendet werden, die entsprechend der Untersuchungsregion aufgelegt und mit Gurten fixiert werden. Der anfänglich vielversprechende Ansatz der Verwendung endorektaler Spulensysteme konnte sich wegen der schlechten Praktikabilität, der höheren Kosten (Einwegsysteme) und des begrenzten FOV für die Untersuchung des Rektums und des Analkanals nicht etablieren.

Abbildungsebenen

Für die Untersuchung des Rektums und des Analkanals empfiehlt sich nach der Durchführung der üblichen Lokalisationsscans in 3 Ebenen die Wahl sagittaler und transversaler Abbildungsebenen. Diese Abbildungsebenen ermöglichen die beste Beurteilung des Rektums und des Analkanals und deren Beziehung zu den umgebenden anatomischen Strukturen des kleinen Beckens. Bei der Suche nach Fisteln sollten immer zusätzlich Messungen in koronarer Schichtführung durchgeführt werden, auf die sagittalen Schichten kann hier evtl. (je nach Lage der Fisteln) verzichtet werden. Um beim Rektumkarzinom die Darmwand und eine eventuelle Tumorausbreitung in das perirektale Fettgewebe und die umliegenden Organe beurteilen zu können, müssen die transversalen Abbildungsebenen so gewählt werden, dass die Schichten senkrecht zum Lumen des betroffenen Darmabschnitts anguliert sind. Bei tief sitzenden Rektumtumoren sollten zusätzlich Messungen in koronarer Schichtführung erfolgen, um eine eventuelle Beteiligung der Sphinktermuskulatur besser beurteilen zu können.

Sequenzprotokoll

Anschließend an die Durchführung der Lokalisationsscans in 3 Ebenen empfiehlt sich, zur genaueren Eingrenzung der Pathologie und zur Planung weiterer Sequenzen, zunächst die Durchführung schneller Messsequenzen in Atemstopp (z. B. T2-HASTE) in mindestens 2 Ebenen. Neben der extrem kurzen Akquisitionszeit bieten diese den Vorteil einer weitgehenden Unempfindlichkeit gegenüber Bewegungsartefakten.

Bei der Untersuchung von Patienten mit entzündlichen Darmerkrankungen, insbesondere bei der Suche nach perianalen und perirektalen Fisteln, sollten anschließend zunächst IR-Sequenzen mit kurzer Inversionszeit (z. B. TIRM, STIR) zum Einsatz kommen, da diese sehr empfindlich für den Nachweis von Flüssigkeit in Abszesshöhlen und Fistelgängen sind.

Zur Beurteilung neoplastischer Veränderungen des Rektums und deren lokaler Ausbreitung werden als Nativsequenzen hochauflösende T2w TSE-Sequenzen verwendet. Im Vergleich zu den ebenfalls T2w HASTE-Sequenzen zeichnen sich die T2w TSE durch ein günstigeres Kontrast-zu-Rausch-Verhältnis und eine deutlich höhere Ortsauflösung aus, bei allerdings deutlich längerer Akquisitionszeit und stärkerer Anfälligkeit gegenüber Bewegungsartefakten. Insbesondere bei diesen Sequenzen kann die Abbildungsqualität durch die Absättigung der Bauchdecke und die Applikation eines Spasmolytikums (s. o.) erheblich verbessert werden.

Bei entzündlichen Erkrankungen des Rektums ist eine intravenöse Kontrastmittelgabe sinnvoll, da einerseits die Aktivität entzündlicher Prozesse besser beurteilt werden kann und andererseits die Abgrenzbarkeit perianaler und perirektaler Fisteln und Abszesse verbessert wird. Obwohl im Folgenden einzelne Bildbeispiele mit Postkontrastsequenzen dargestellt sind, ist unter Berücksichtigung der aktuellen Literatur eine i. v. Kontrastmittelapplikation zur primären Beurteilung rektaler Tumoren nicht erforderlich. Bei der Diagnostik von Tumorrezidiven kann eine i. v. Kontrastierung jedoch sinnvoll sein.

Nach der Kontrastmittelgabe kommen T1w SE- oder auch TSE-Sequenzen mit spektraler Fettunterdrückung zum Einsatz.

Zur Darstellung der pelvinen Lymphknoten haben sich T1w bis PDw Sequenzen in transversaler Schichtführung, die den gesamten Bereich von der Aortenbifurkation bis zum Beckenboden abdecken, bewährt (siehe hierzu auch Kap. 16).

Durch den Einsatz paralleler Bildgebungstechniken (SENSE, iPAT) lässt sich die Untersuchungszeit verkürzen. Einbußen bzgl. des Signal-Rausch-Verhältnisses müssen hierbei jedoch in Kauf genommen werden.

Da mehrere in jüngster Zeit publizierte Studien einen prädiktiven Wert bestimmter Diffusions- und Perfusionsparameter für das Ansprechen auf eine Radiochemotherapie postulieren, ist die Anwendung diffusions- (DWI) und perfusionsgewichteter (PWI) Sequenzen in klinischer Erprobung.

Die Tab. 6.1 und 6.2 geben einen Überblick über die empfohlenen Sequenzen und deren Messparameter im Einzelnen.

Bildgebung der normalen Anatomie

Das Rektum ist ca. 12–15 cm lang und beginnt in Höhe des 3. Sakralwirbels, dort, wo das Colon sigmoideum sein Mesenterium verliert, und endet am Anus (Abb. 6.1). Im Gegensatz zum Kolon besitzt es weder Tänien noch Haustren oder Appendices epiploicae. Das Rektum weist in der

Tabelle 6.1 Empfohlene Sequenzen und Sequenzparameter zur MRT bei Rektumkarzinom

Gewichtung	Orientierung	Sequenztyp	TR (ms)	TE (ms)	Flip (°)	ETL	FS	Matrix ($N_{phase} \times N_{frequ}$)	NAC	SD (mm)	Atemstopp
PD	tra	TSE (FSE)	1980	10	150	3	–	219 × 512	3	5	–
T2	tra	Single-Shot-TSE mit Half-Fourier Akquisition, z. B. HASTE	800[1]	63	150	115	–	115 × 256	1	5	Ja (1)
T2	sag	Single-Shot-TSE mit Half-Fourier Akquisition, z. B. HASTE	800[1]	63	150	115	–	115 × 256	1	5	Ja (1)
T2[2]	tra	TSE (FSE)	3550	68	180	19	–	179 × 256	5	3	–
T2[2]	sag	TSE (FSE)	3760	68	180	19	–	179 × 256	5	3	–
T1[3]	tra	TSE (FSE)	575	11	150	3	+	230 × 256	3	3	–
T1[3]	sag	TSE (FSE)	575	11	150	3	+	230 × 256	3	3	–

Beachte: Für alle Sequenzen wird die Verwendung einer Mehrelement-Body-Phased-Array-Oberflächenspule empfohlen. Die Angabe der Sequenzparameter dient zur Orientierung, die Parameterkombinationen sind nicht für alle Geräte bzw. Gerätehersteller gleichermaßen anwendbar.
[1] TR: Angabe als technischer Parameter, gibt den zeitlichen Abstand der Akquisition der Schichten an, physikalisch ist TR ∞, da pro Schicht nur eine Anregung erfolgt.
[2] FoV: 180 × 180 mm, zentriert auf den Tumor.
[3] Fettunterdrückte T1w-Sequenzen nach i. v. KM-Applikation. Anwendung bei dieser Indikation nur in Einzelfällen erforderlich (siehe Text).

Tabelle 6.2 Empfohlene Sequenzen und Sequenzparameter zur Beurteilung perianaler bzw. perirektaler Fisteln und Abszesse[1]

Gewichtung	Orientierung	Sequenztyp	TR (ms)	TE (ms)	Flip (°)	ETL	FS	Matrix ($N_{phase} \times N_{frequ}$)	NAC	SD (mm)	Atemstopp
PD	tra	TSE (FSE)	2360	8,5	150	5	–	192 × 512	2	5	–
IR	tra	IR (TI: 150 ms), z. B. TIRM	7770	30	150	7	IR	192 × 512	1	5	–
IR	cor	IR (TI: 150 ms), z. B. TIRM	4990	30	150	7	IR	256 × 512	1	4	–
T1[1]	tra	TSE (FSE)	901	8,5	150	5	+	192 × 512	2	5	–
T1[1]	cor	TSE (FSE)	901	8,5	150	5	+	256 × 512	2	5	–

Beachte: Für alle Sequenzen wird die Verwendung einer Mehrelement-Body-Phased-Array-Oberflächenspule empfohlen. Die Angabe der Sequenzparameter dient zur Orientierung, die Parameterkombinationen sind nicht für alle Geräte bzw. Gerätehersteller gleichermaßen anwendbar.
[1] Fettunterdrückte T1w-Sequenzen nach i. v. KM-Applikation

Sagittalebene 2 Krümmungen auf: die obere dorsal konvexe Flexura sacralis und die weiter kaudal gelegene, nach ventral konvexe Flexura perinealis. Nach der Lage im kleinen Becken wird die Flexura sacralis auch als Pars pelvina recti und die im Dammbereich gelegene Flexura perinealis als Pars perinealis bezeichnet; letztere setzt sich als Pars analis recti (Canalis analis) bis zum Anus fort. Der oberhalb des ca. 3 cm langen Analkanals gelegene Abschnitt des Rektums ist die Ampulla recti. Die Linea anorectalis (dentata) bildet auf der Schleimhautseite die Grenze zwischen Analkanal und Ampulle. Die Grenze zwischen äußerer Haut des Analkanals und der ca. 1 cm langen Zwischenzone (Zona intermedia) wird als Linea

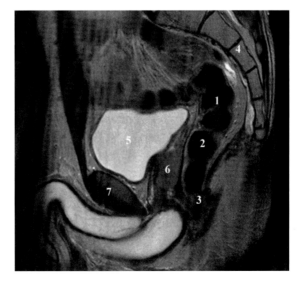

Abb. 6.1 Sagittale T2w TSE-Sequenz: Normalbefund des Rektums beim Mann. Flexura sacralis (1), Flexura perinealis (2), Analkanal (3), Os sacrum (4), Harnblase (5), Prostata (6), Symphyse (7).

136 Rektum und Analkanal

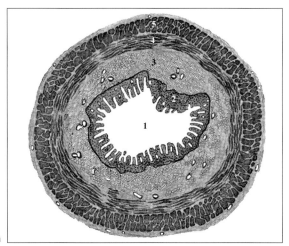
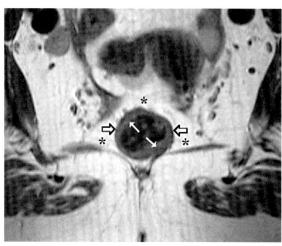

Abb. 6.2 a, b Anatomie des Rektums. **a** Mikroskopische Anatomie (Schema). **b** MR-Anatomie. Darmlumen (1), Tunica mucosa (2), Tela submucosa (3), Tunica muscularis (Muscularis propria) mit Stratum circulare (4) und Stratum longitudinale (5). Im MR-Bild sind Mukosa und Submukosa als hyperintenses Band abgrenzbar (Pfeile). Die schmale Muscularis propria stellt sich hypointens dar (offene Pfeile). Das Mesorektum kommt hyperintens zur Darstellung (*).

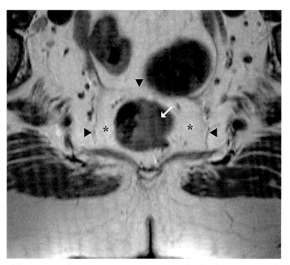

Abb. 6.3 Axiale T2w TSE-Sequenz: Normalbefund. Das Mesorektum (*) und die mesorektale Faszie (Pfeilspitzen) sind gut abgrenzbar. Im Rektum kommt Faezes zur Darstellung (Pfeil).

anocutanea (Anokutanlinie) bezeichnet. Die normale Wandschichtung des Rektums ist in Abb. 6.2 a schematisch dargestellt.

Die Ampulle wird in den oberen ²/₃ vorn und seitlich von Peritoneum bedeckt. Unterhalb der Kohlrausch-Falte liegt das Rektum extraperitoneal, oberhalb davon retroperitoneal. Im klinisch-chirurgischen Schrifttum wird die bindegewebige Hülle der Fascia rectalis, die das Rektum bis zum Beckenboden umscheidet, als Mesorektalfaszie bezeichnet (Abb. 6.3). Diese Schicht ist besonders dorsal stärker entwickelt und liegt hier auf der das Kreuzbein bedeckenden Fascia pelvis parietalis. Bei der sog. „Totalen mesorektalen Exzision (TME)" zur Behandlung des Rektumkarzinoms wird diese mesorektale Faszienhülle samt Lymphbahnen, Lymphknoten und Fettgewebe unter Schonung der Fascia pelvis parietalis und der Nn. splanchnici pelvini (Nn. erigentes) komplett reseziert.

Von den Proktologen wird der unterhalb der Levatorebene gelegene Anteil des Rektums als Analkanal bezeichnet. Analog dazu werden Fisteln in diesem Bereich in der radiologischen Befundterminologie als perianale Fisteln bezeichnet.

Der muskuläre Anteil des Verschlussorgans in der Wand des Analkanals besteht aus den Mm. sphincter ani externus und internus und aus dem M. levator ani. Der muskuläre Verschluss wird ergänzt durch die Blutfülle im Schwellkörper des Analkanals (Abb. 6.4 u. 6.5).

Das Rektum wird bis in den Analkanal von der A. rectalis superior aus der A. mesenterica inferior versorgt. Die paarigen Aa. rectales mediae aus der A. iliaca interna oder aus der A. pudenda interna ziehen seitlich durch das Paraproktium und versorgen den Analkanal und den unteren Abschnitt der Ampulle.

Auf hochauflösenden T2w Bildern der Rektumwand lassen sich mindestens 3 verschiedene Schichten differenzieren: eine innere, hyperintense Schicht, die der Mukosa und Submukosa entspricht, eine hypointense, intermediäre Schicht, die der Muscularis propria entspricht, und eine externe, hyperintense Schicht, die das perirektale Fettgewebe repräsentiert (Abb. 6.2 b). Bei relaxiertem, entleertem Darm kann unter optimalen Bedingungen die Mukosa als feine Linie mit niedriger Signalintensität sichtbar sein. Die mesorektale Faszie kann regelhaft als feine Linie mit niedriger Signalintensität abgegrenzt werden, die das Rektum umscheidet und das perirektale Fettgewebe umgibt (Abb. 6.3). Auf T1w Bildern nach intravenöser Kontrastmittelgabe zeigen die Mukosa mit Muscularis mucosae im Vergleich zur nicht enhancenden Muscularis propria ein frühes und kräftiges Kontrastmittelenhancement. Das perirektale Fettgewebe stellt sich in der T1-Wichtung, je nachdem, ob eine Fettsättigung gewählt wurde oder nicht, hypointens oder hyperintens dar (Abb. 6.5).

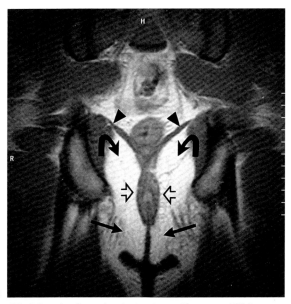 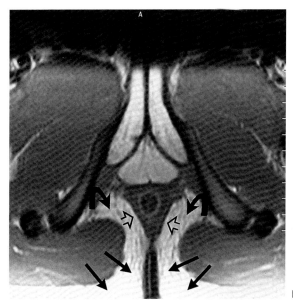

Abb. 6.**4a, b** Normale Anatomie. **a** Koronare TSE-Sequenz. **b** Axiale PDw TSE-Sequenz. Die gebogenen Pfeile zeigen die Fossa ischorectalis, die offenen Pfeile den Paraanalraum und die geraden Pfeile den subkutanen Raum. Im koronaren Bild (**a**) ist der M. levator ani beiderseits deutlich abzugrenzen (Pfeilspitzen).

Bildgebung pathologischer Befunde

Rektumkarzinom

Patienten mit kolorektalen Karzinomen stellen in Europa und den Vereinigten Staaten die zweitgrößte Gruppe der Krebstoten dar (in den USA ca. 56 000 Todesfälle im Jahr, geschätzte Zahl der Neuerkrankungen: 145 000, 60 000 Patienten im Jahr mit metastasierten Tumoren zum Zeitpunkt der Diagnosestellung). Die Inzidenz kolorektaler Malignome ist in sämtlichen Ländern Europas steigend. Während beim Kolonkarzinom die Geschlechterverteilung nahezu ausgeglichen ist, überwiegt beim Rektumkarzinom das männliche Geschlecht. Der Altersgipfel der Erkrankung liegt um das 6.–7. Dezennium, ab dem 40. Lebensjahr verdoppeln sich die Inzidenzraten von Dekade zu Dekade. Den im Kindes- und jungen Erwachsenenalter auftretenden Dickdarmkarzinomen liegt fast immer eine disponierende Erkrankung zugrunde. Die kolorektalen Karzinome entstehen zu 90% im Zuge der sog. Adenom-Karzinom-Sequenz aus Adenomen. Patienten mit benignen Adenomen weisen ein 2–3 fach erhöhtes Karzinomrisiko im Vergleich zur Normalbevölkerung auf. Das Entartungsrisiko steigt mit zunehmender Größe, besonders beim Vorliegen villöser Adenome. In 1% aller Adenome mit 1 cm Durchmesser, in 10% aller Adenome mit 1–2 cm Durchmesser und in 30–50% der Adenome mit >2 cm Durchmesser finden sich bereits invasive Karzinome. Als Rektumkarzinom werden alle Tumoren bezeichnet, welche vom Oberrand des Analkanals bis zu einer endoskopischen Höhe von 16 cm (Rektoskop) – gemessen ab der Anokutanlinie – lokalisiert sind. Die Tatsache, dass 50% der kolorektalen Tumoren im Rektum lokalisiert sind, macht deutlich, wie wichtig eine frühe Erkennung und ein genaues Tumorstaging in dieser Region sind. Die TNM-Klassifikation und die Stadiengruppierung der UICC haben die ältere Dukes-Klassifikation weitgehend ersetzt (Tab. 6.**3a** u. **b**). Die lokale Ausbreitung des Rektumkarzinoms erfolgt über die Rektumwand in das perirektale Gewebe (Mesorektum). Eine Metastasierung findet in der Regel zunächst lymphogen statt.

Tabelle 6.**3a** TNM-Klassifikation für Kolon und Rektum

Stadium	Befall
T1	Submukosa
T2	Muscularis propria
T3	Subserosa, nicht peritonealisiertes perikolisches/perirektales Gewebe
T4	andere Organe oder Strukturen/viszerales Peritoneum
N1	1–3 perikolische/perirektale Lymphknoten (von mindestens 12)
N2	>3 perikolische/perirektale Lymphknoten (von mindestens 12)

Tabelle 6.**3b** UICC-Stadieneinteilung des Rektumkarzinoms

Stadium 0		Tis	N0	M0
Stadium I		T1	N0	M0
		T2	N0	M0
Stadium II	A	T3	N0	M0
	B	T4	N0	M0
Stadium III	A	T1, T2	N1	M0
	B	T3, T4	N1	M0
	C	Jedes T	N2	M0
Stadium IV		Jedes T	Jedes N	M1

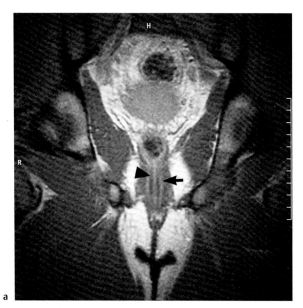

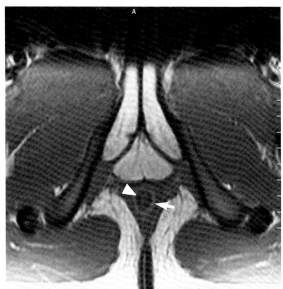

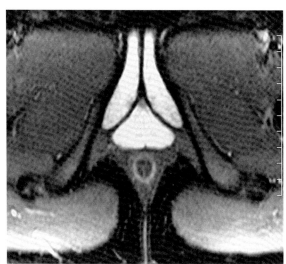

Lymphogene Metastasierung

Das Rektum führt im Gegensatz zu den anderen Kolonabschnitten nur sehr wenig Lymphgefäße, sodass die Gefahr der lymphogenen Metastasierung erst mit Infiltration der Muscularis mucosae und Submukosa beginnt.

Die Lymphe aus den oberen Abschnitten des Rektums fließt zu den Nll. mesenterici inferiores und den Nll. sacrales vor dem Kreuzbein. Vom mittleren, noch oberhalb des Beckenbodens gelegenen Teil des Rektums wird die Lymphe zu den Nll. iliaci interni und den Nll. sacrales geleitet. Lymphgefäße aus der Haut der Analgegend ziehen zu den Nll. inguinales superficiales der Leistengegend, können aber auch den Beckenboden durchqueren und die Nll. sacrales und iliaci interni erreichen.

Fernmetastasierung

Der venöse Abfluss bis in den Bereich des Analkanals erfolgt über die Vena rectalis superior zur Vena mesenterica inferior und damit zur Pfortader. Die Vv. rectales mediae und Vv. rectales inferiores leiten das Blut zur V. iliaca interna und schließlich zur V. cava inferior ab.

Entsprechend dem venösen Abfluss stellt die Leber das primäre und am häufigsten betroffene Zielorgan für Metastasen dar. Zweithäufigster Metastasierungsort ist die Lunge, die vor allem beim tiefen Rektumkarzinom betroffen sein kann. Es folgen in der Häufigkeit Skelettmetastasen und der Befall von Nebennieren und Gehirn. Bei fortgeschrittenen Tumoren kann es zu einer peritonealen Tumoraussaat kommen.

MRT

Die Stärke der MRT bei Staging rektaler Tumoren liegt weniger in einem exakten T-Staging, als in der präzisen Darstellung der Lagebeziehung zwischen dem Tumor und der mesorektalen Faszie als wichtigster anatomischer Landmarke für die totale mesorektale Exzision (TME), die sich als Standardverfahren zur operativen Therapie der im mittleren und unteren Drittel des Rektums gelegenen Karzinome etabliert hat. Die MRT ist als derzeit einziges bildgebendes Verfahren in der Lage, mit hoher Genauigkeit vorherzusagen, ob ein tumorfreier Resektionsrand zu erwarten ist oder nicht und liefert damit insbesondere bei fortgeschrittenen Tumoren wertvolle Informationen für die Planung einer effektiven Therapie. Auf die Lagebeziehung des Tumors zur mesorektalen Faszie muss im Befund detailliert eingegangen werden.

Abb. 6.5 a–c Normale Anatomie des Sphinkterapparats. **a** Koronare PDw TSE-Sequenz. **b** Axiale PDw TSE-Sequenz. **c** Axiale fettsupprimierte T2w TSE. Der M. sphincter ani externus hat eine Signalintensität wie die Skelettmuskulatur, während der M. sphincter ani internus deutlich hyperintens imponiert (Pfeil). Deutlicher sind die Kontraste im fettunterdrückten T2w Bild.

Bildgebung pathologischer Befunde 139

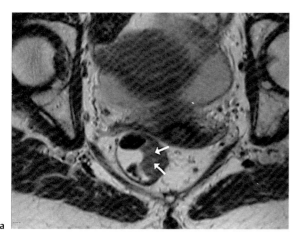
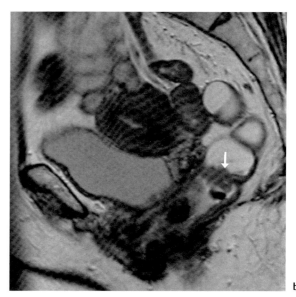

Abb. 6.**6 a, b** Rektumkarzinom im Tumorstadium T1/2. **a** Axiale und **b** sagittale T2w TSE-Sequenz. Der Tumor (Pfeile) sitzt breitbasig der linksseitigen Zirkumferenz des Rektums auf. Ein Wand überschreitendes Tumorwachstum ist nicht erkennbar.

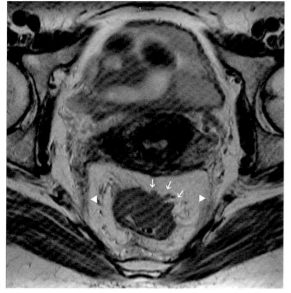
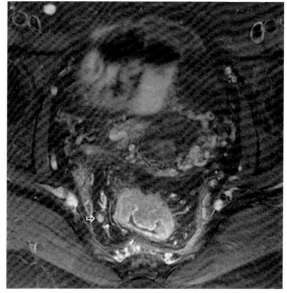

Abb. 6.**7 a, b** Rektumkarzinom im Tumorstadium T3. **a** Axiale T2w TSE-Sequenz, **b** axiale T1w fettsupprimierte Sequenz nach i. v. Bolusgabe eines Gd-haltigen KM (0,1 mmol/kg KG). Der Tumor zeigt ein nodulär infiltratives Wachstum in das Mesorektum (Pfeile). Die mesorektale Faszie (Pfeilspitzen) wird durch die Tumorausläufer nicht erreicht. Großer intraluminaler Tumoranteil, das Darmlumen ist subtotal stenosiert. Nach KM-Gabe ausgeprägtes Enhancement des Tumors (**b**). Rechtsseitig ist im mesorektalen Fettgewebe ein Lymphknoten abgrenzbar (offener Pfeil).

Da, wie bereits erwähnt, in der MRT eine Unterscheidung zwischen Mukosa und Submukosa häufig nicht möglich ist, kann zwischen T1- und T2-Tumoren meist nicht unterschieden werden. T2-Tumoren sind generell durch eine Beteiligung der Muscularis propria charakterisiert, die Grenze zwischen Submukosa und der zirkulären Muskelschicht ist aufgehoben, die äußere Grenze zwischen Muscularis propria und perirektalem Fettgewebe ist jedoch intakt (Abb. 6.**6**).

Das Hauptkriterium zur Unterscheidung zwischen T2- und T3-Tumoren ist die Beteiligung des perirektalen Fettgewebes bzw. des Mesorektums in Form einer fehlenden Abgrenzbarkeit der Muscularis propria und des Mesorektums voneinander. Die besondere Schwierigkeit besteht darin, dass inflammatorische Veränderungen wie desmoplastische Reaktionen, ödematöse Wandveränderungen und Hypervaskularisation zu einem T2-Overstaging führen können. Aus diesem Grunde sollte als sicheres Kriterium für eine T3-Situation lediglich ein noduläres Einwachsen des Tumors in das Mesorektum akzeptiert werden (Abb. 6.**7** u. 6.**8**). Unter klinisch-therapeutischen Gesichtspunkten spielt die Unterscheidung zwischen T2-Stadien und sog. Boderline-T3-Stadien, bei denen es oft unmöglich ist, zwischen einer echten Tumorinvasion des

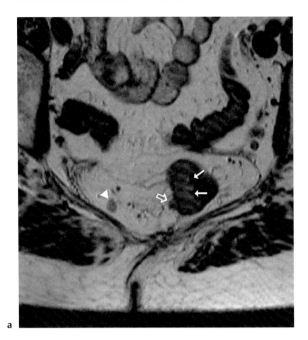
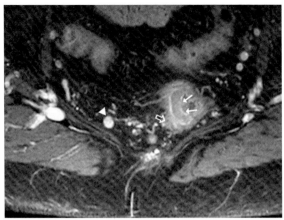

Abb. 6.**8 a, b** Rektumkarzinom im Tumorstadium T3. **a** Axiale T2w TSE- und **b** axiale T1w fettunterdrückte Sequenz nach i. v. Bolusgabe eines Gd-haltigen KM (0,1 mmol/kg KG). Der Tumor (Pfeil) sitzt der rechtsseitigen Zirkumferenz des Rektums auf. Neben streifigen Ausläufern in das perirektale Fettgewebe im Sinne einer desmoplastischen Reaktion zeigt sich ein nodulärer Tumorausläufer in das Mesorektum (offener Pfeil). In der KM-Sequenz deutliches Tumorenhancement. Ein metastasenverdächtiger mesorektaler Lymphknoten ist abgrenzbar (Pfeilspitze).

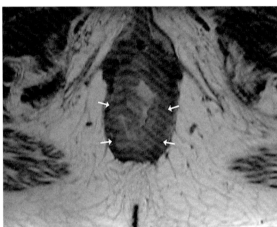
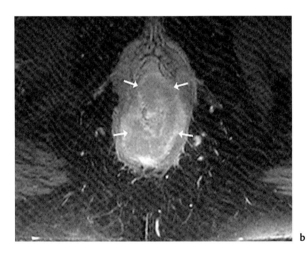

Abb. 6.**9 a–c** Tief sitzendes T4-Rektumkarzinom. **a** Axiale T2w TSE-Sequenz, **b** axiale und **c** sagittale T1w fettunterdrückte Sequenz nach i. v. Bolusgabe eines Gd-haltigen KM (0,1 mmol/kg KG). Der tief sitzende ulzerierende Tumor (Pfeile) infiltriert die Mm. sphincter ani internus und externus, die Vagina und den Analkanal. Das Darmlumen ist subtotal stenosiert.

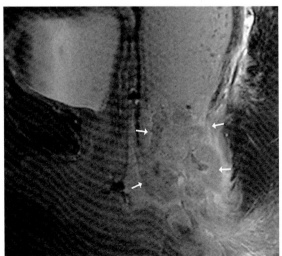

Abb. 6.**11 a–g** ▷
a–d Rezidiv eines Rektumkarzinoms. **a, c** Axiale T2w TSE-Sequenzen, **b, d** axiale T1w fettsupprimierte Sequenzen nach i. v. Bolusgabe eines Gd-haltigen KM (0,1 mmol/kg KG). Der rechtsseitig extraluminal wachsende Tumor (Pfeile) reicht mit einem Ausläufer (Pfeilspitze) bis an die rechte Beckenwand und infiltriert den rechten Harnleiter, in den bereits eine Harnleiterschiene eingelegt wurde (offener Pfeil), sowie die Vagina. In den beiden weiter kranial gelegenen Schichten (**c, d**) ist eine Tumorhöhle (*) mit eingeschmolzenen Tumoranteilen sichtbar.

Mesorektums und fibrotischen Ausläufern im Rahmen einer desmoplastischen Reaktion zu unterscheiden, eine eher untergeordnete Rolle.

T4-Tumoren infiltrieren das viszerale Peritoneum, die umliegenden Beckenorgane oder die muskulären Strukturen der Beckenwand (Abb. 6.**9**).

Trotz der erheblichen Fortschritte der MRT innerhalb der letzten Jahre bleibt das Staging der perirektalen Lymphknoten problematisch (Abb. 6.**10**). Neuere Untersuchungen haben jedoch darauf hingewiesen, dass bei Verwendung hochauflösender MRT-Techniken der Signalintensität und der Wandbegrenzung der Lymphknoten größere Bedeutung zukommt als dem Durchmesser. Befallene Lymphknoten zeigen häufig eine inhomogene Signalintensität und eine irreguläre Wandbegrenzung, wohingegen der Durchmesser allein kein zuverlässiges Staging-Kriterium ist.

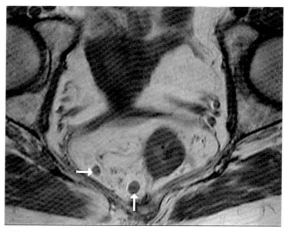

Abb. 6.**10** Mesorektale Lymphknoten bei einem Patienten mit Rektumkarzinom. Axiale PDw-Sequenz. Im mesorektalen Fettgewebe sind 2 vergrößerte Lymphknoten gut abgrenzbar (Pfeile). Über die Dignität dieser Lymphknoten lässt sich jedoch keine sichere Aussage machen.

Tumorrezidiv

Als Lokalrezidiv bezeichnet man das Wiederauftreten des Tumors im Bereich des ehemaligen Primärtumors, des regionalen Lymphabflussgebiets, des Operationsgebiets und im Bereich von Operationsnarben und Drainagestellen nach vorausgegangener Radikaloperation (R0-Resektion). Man unterscheidet zwischen intraluminalen Anastomosenrezidiven und extraluminalen Rezidiven (Abb. 6.**11**). Das präsakrale Rektumkarzinomrezidiv bezieht

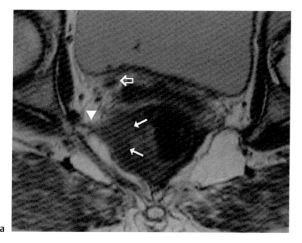

a

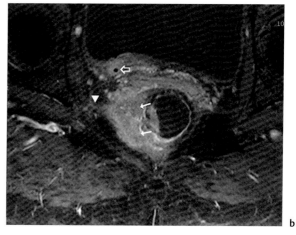

b

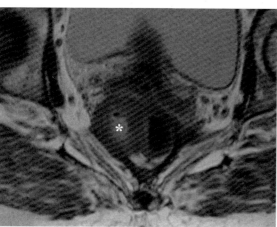

c

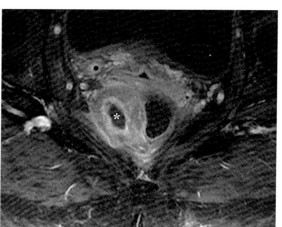

d

Abb. 6.**11 e–g** ▷

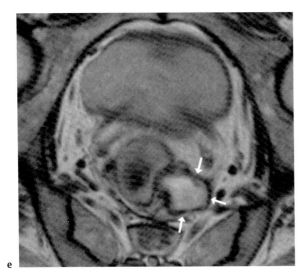
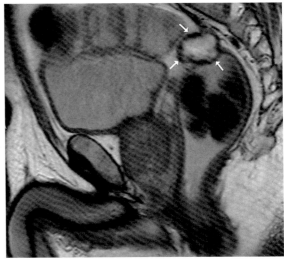

Abb. 6.11 e–g Rezidiv eines muzinösen Rektumkarzinoms. e Axiale und f sagittale T2w TSE-Sequenz, g axiale T1w fettsupprimierte Sequenz nach i.v. Bolusgabe eines Gd-haltigen KM (0,1 mmol/kg KG). Der linksseitig extraluminal wachsende Tumor (Pfeile) stellt sich in der T2-Wichtung aufgrund seines hohen Schleimgehalts hyperintens dar. In der KM-Sequenz zeigt sich im Randbereich des Tumors ein kräftiges Enhancement.

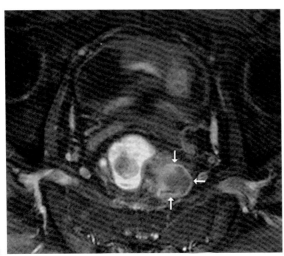

häufig den M. piriformis ein und kann zu einer Infiltration des Os sacrum und des N. ischiadicus führen. Tumorrezidive treten in Abhängigkeit vom Stadium bei Diagnosestellung in bis zu 50 % der Fälle auf.

Die MR-tomographische Unterscheidung zwischen postoperativem oder radiogenem Narbengewebe und Tumorrezidiv kann sehr schwierig sein. Die Hauptkriterien für ein Tumorezidiv sind eine hohe Signalintensität auf T2w Bildern und ein Kontrastmittelenhancement.

Analkarzinom

Das Analkarzinom macht etwa 1–2 % aller kolorektalen Karzinome aus. Die Inzidenz liegt bei 1/100 000 pro Jahr. Man unterscheidet zwischen den Karzinomen des Analkanals und jenen der Perianalregion. Das mediane Alter bei Diagnosestellung liegt bei etwa 60 Jahren, wobei Frauen häufiger betroffen sind. Als Risikofaktoren gelten chronische Entzündungen des Analkanals, wie Fisteln, Fissuren und Abszesse sowie die Übertragung von Viren bei analem Sexualverkehr. Histologisch handelt es sich ganz überwiegend um Plattenepithelkarzinome (ca. 90 %). Daher gilt, anders als beim kolorektalen Karzinom, nicht die Adenom-Karzinom-Sequenz. Das Wachstum erfolgt lokal infiltrierend. Die im oberen Anteil des Analkanals lokalisierten Tumoren metastasieren vorwiegend in die perirektalen, iliakalen und mesenterialen Lymphknoten, eine hämatogene Metastasierung ist selten. Die tief sitzenden Tumoren befallen bevorzugt die inguinalen Lymphknotenstationen. Die Standardtherapie des Analkarzinoms ist die kombinierte Radio-Chemo-Therapie, bei kleinen Tumoren kann die alleinige Radiotherapie ausreichend sein. Die TNM-Klassifikation des Analkarzinoms ist in Tab. 6.4 zusammengefasst.

Entzündliche Darmerkrankungen

Patienten mit Morbus Crohn des Dünndarms entwickeln in 32% der Fälle im Verlauf der Erkrankung perianale Komplikationen in Form von Fisteln und Abszessen. Die Rate erhöht sich auf 56%, wenn zusätzlich das Kolon befallen ist (Abb. 6.12), und auf 70% bei isoliertem Morbus Crohn des Kolons. Bei 5% der Patienten sind die perianalen Fisteln und Abszesse die Erstmanifestation des Morbus Crohn. Neben dem Morbus Crohn kann es auch im Rahmen einer Tuberkulose oder einer Colitis ulcerosa zu perianalen Fisteln kommen. Im Gegensatz zu den herkömmlichen Proktodealabszessen sind die Crohnassoziierten Fisteln und Abszesse häufig fuchsbauartig verzweigt und neigen zum Rezidiv.

Insbesondere bei diesen komplexen Fistelsystemen kann die MRT präoperativ wertvolle Zusatzinformationen über die Ausdehnung und den genauen Verlauf der Fistelsysteme liefern.

Eine rektale KM-Applikation ist bei dieser Indikation in der Regel nicht erforderlich. Im Untersuchungsprotokoll kommen insbesondere IR-Sequenzen (STIR, TIRM) und fettunterdrückte T1w Sequenzen nach intravenöser KM-Applikation in koronarer und transversaler Schichtführung zum Einsatz. Je nach Verlauf der Fisteln kann insbesondere bei vermuteten rektovaginalen, rektovesikalen oder rektourethralen Fisteln die zusätzliche Durchführung sagittaler Messsequenzen erforderlich sein.

Zur Therapieplanung ist eine genaue Analyse der Fistelsysteme bezüglich ihres Verlaufs und ihrer anatomischen Beziehung zum Sphinkterapparat erforderlich. Tab. 6.5 gibt einen Überblick über die Klassifikation perianaler Fisteln. Insbesondere sollte im Befund darauf eingegangen werden, wo die interne und externe Öffnung der Fistel liegen und wie der Verlauf der Fistel bezüglich der Mm.

Tabelle 6.4 TNM-Klassifikation des Analkarzinoms

Tumorgröße	Lymphknotenmetastasen	Fernmetastasen
T1	≤ 2 cm	N1 perirektal	M1*
T2	> 2–5 cm	N2 unilateral A. iliaca interna/inguinal	
T3	> 5 cm	N3 perirektal und inguinal, bilateral	
T4	Organinfiltration	A. iliaca interna/inguinal	

* z. B. Leber (50%), Becken und Peritoneum (25%), Lunge (15%)

Tabelle 6.5 Anatomische Klassifikation perianaler Fisteln

Fisteltyp	Fistelverlauf
Subkutan	von der Linea dentata zur perianalen Haut ohne Beziehung zum Sphinkter
Intersphinkterisch	von der Linea dentata durch den inneren Sphinkter durch den intersphinkterischen Raum zur perianalen Haut
Transsphinkterisch	von der Linea dentata durch den inneren und äußeren Sphinkter, dann paraanal oder durch die Fossa ischiorectalis zur perianalen Haut
Ischiorektal	von der Haut in die Fossa ischiorectalis ohne Kommunikation mit dem Sphinkter oder dem Analkanal, oft verzweigte Gänge
Supralevatorisch	Ausdehnung oberhalb des M. levator ani in den supralevatorischen Raum, Verbindung zum Analkanal oder zum Rektum

sphincter ani externus und internus und des M. levator ani ist. Eine Beschreibung der Lagebeziehung zu den angrenzenden Beckenorganen (Uterus, Tuben, Ovarien, Vagina, Prostata, Vesiculae seminales, Urethra) bzw. deren

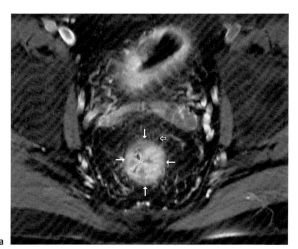
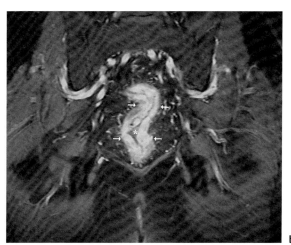

Abb. 6.12a, b Morbus Crohn mit Beteiligung des Rektums. **a** Axiale und **b** koronare T1w fettsupprimierte Sequenz nach i. v. Bolusgabe eines Gd-haltigen KM (0,1 mmol/kg KG). Die Wand des Rektums und des mitabgebildeten rektosigmoidalen Übergangs ist aufgrund der ausgeprägten entzündlichen Reaktion stark verdickt (Pfeile) und zeigt ein kräftiges Enhancement; das Darmlumen (*) ist dadurch subtotal stenosiert. Es zeigen sich kleinste streifige Ausläufer in das perirektale Fettgewebe (offener Pfeil) als Ausdruck einer entzündlichen Begleitreaktion.

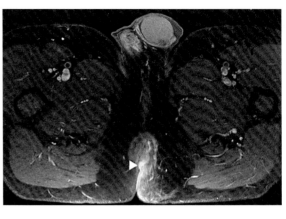
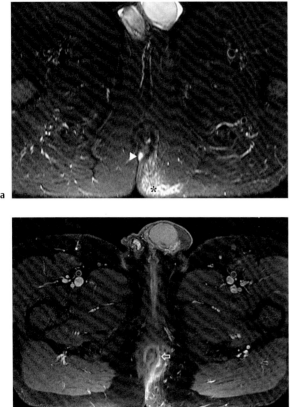
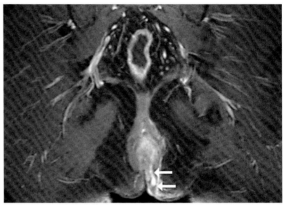

Abb. 6.**13 a–d** Subkutaner Fistelgang bei Morbus Crohn. **a** Axiale fettunterdrückte IR-Sequenz, **b, c** axiale fettunterdrückte T1w fettsupprimierte Sequenzen nach i. v. Bolusgabe eines Gd-haltigen KM (0,1 mmol/kg KG). **d** Koronare, fettunterdrückte, T1w fettsupprimierte Sequenzen nach i. v. KM-Gabe. Die kutane Öffnung des Fistelganges kommt aufgrund ihres Flüssigkeitsgehalts in der TIRM-Sequenz hyperintens bei 6 Uhr zur Darstellung (Pfeilspitze). In den linksseitig im Bereich der Rima ani gelegenen Weichteilen zeigen sich entzündlich ödematöse Veränderungen (*). Die interne Öffnung liegt bei ca. 3 Uhr (offener Pfeil). In der koronaren T1w fettunterdrückten KM-Sequenz ist der Fistelgang nahezu in seiner gesamten Länge abgrenzbar (Pfeile).

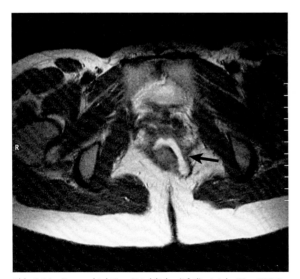

Abb. 6.**14** Transsphinktäre Fistel links (Pfeil). Axiale T2w TSE-Sequenz. Die transsphinktäre Fistel mündet in einen linksseitigen paraanalen Abszess. Ein intersphinktärer Abszess befindet sich ventral des Analkanals.

Beteiligung an dem entzündlichen Geschehen ist ebenfalls erforderlich.

Aktive Fisteln sind im fettsupprimierten T2w oder IRw Bild auf Grund ihres Flüssigkeitsgehalts deutlich hyperintens, auf nicht fettsupprimierten T2w Sequenzen jedoch isointens zum Fettgewebe. T1w Sequenzen zeigen die Fisteln signalarm, wobei nach Kontrastmittelgabe ein Enhancement zu beobachten ist. Dieselbe Signalcharakteristik trifft auf perianale Abszesse zu, von denen ab einer Befundgröße über 1 cm gesprochen wird. Subkutane Fisteln penetrieren vom distalen Analkanal ausgehend lediglich den M. sphincter ani internus und verlaufen zwischen Internus und Externus zur Haut (Abb. 6.**13**). Entsteht eine Fistel weiter kranial oder entwickelt sich eine distal entstandene Fistel ausschließlich oder zusätzlich nach kranial, verläuft sie zunächst im intersphinktären Spalt, d. h. zwischen den Mm. sphincter ani internus und externus. Dort kann sich ein Abszess bilden (intersphinktärer Abszess). Andere Komplikationen sind der Fistel-Abszess-Durchbruch durch den M. sphincter ani externus (transsphinktäre Fistel) in den Paraanalraum (Abb. 6.**14**) oder weiter in die Fossa ischiorectalis. Nicht selten kommt es

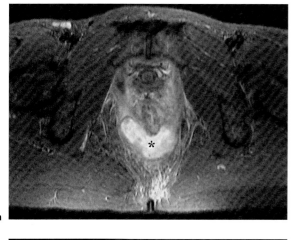
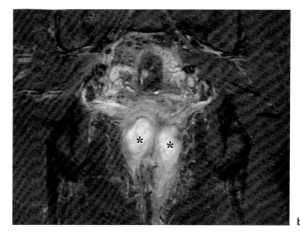
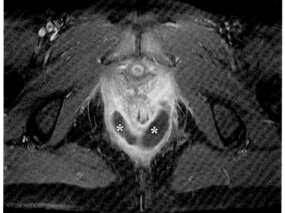
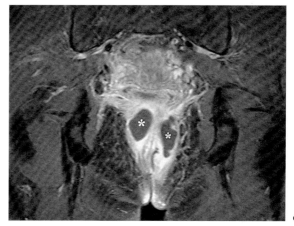

Abb. 6.**15 a–d** Paraanaler Hufeisenabszess. **a** Axiale und **b** koronare fettsupprimierte IR-Sequenz, **c** axiale und **d** koronare T1 w fettsupprimierte Sequenz nach i. v. Bolusgabe eines Gd-haltigen KM (0,1 mmol/kg KG). Die ausgedehnte paraanale Abszessformation (*) kommt in den IR-Sequenzen signalhyperintens zur Darstellung.

In der fettsupprimierten T1-Wichtung nach KM-Gabe kommt der liquide Anteil des Abszesses hypointens zur Darstellung, im Randbereich zeigt sich ein ausgeprägtes Enhancement der Abszessmembran.

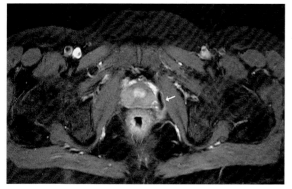
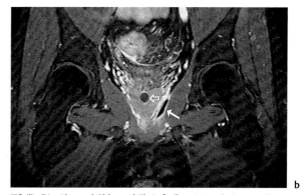

Abb. 6.**16 a, b** Supralevatorischer Abszess. **a** Axiale und **b** koronare T1 w fettunterdrückte Sequenzen nach i. v. Bolusgabe eines Gd-haltigen KM (0,1 mmol/kg KG). Auf dem linksseitigen M. levator ani gelegen kommt eine schmale Abszessformation zur Darstellung

(Pfeil). Die Abszesshöhle enthält Luft (hypointens). Ausgeprägtes KM-Enhancement der Abszessmembran. Nebenbefundlich Utrikuluszyste (offener Pfeil).

dann zum paraanalen bzw. ischiorektalen Abszess (Abb. 6.15). Schließlich kann eine intersphinktäre Fistel nach kranial bis oberhalb der Levatorebene reichen, dort einen Abszess verursachen (supralevatorischer Abszess, Abb. 6.16) und/oder von kranial den M. levator ani durchbrechen (supralevatorische, translevatorische Fistel, Abb. 6.17). Damit gelangt die Entzündung in die Fossa ischiorectalis, wo sich ein Abszess und/oder weitere Fis-

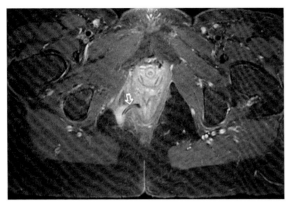

Abb. 6.**17** Supralevatorische (translevatorische) Fistel. Axiale T1w fettunterdrückte Sequenz nach i.v. Bolusgabe eines Gd-haltigen KM (0,1 mm/kg KG). Der Fistelgang (offener Pfeil) verläuft durch den rechtsseitigen M. levator ani.

teln ausbilden können. Narben zeigen im T1w und T2w Bild eine signalarme Morphologie. In fettsupprimierten T2w Aufnahmen können sie jedoch noch leicht hyperintens zum Fettgewebe sein.

Funktionelle Störungen

Funktionsstörungen des Beckenbodens stellen ein häufiges klinisches Problem dar, sind häufig mit Inkontinenz, Stressinkontinenz, Obstipation, Organprolaps und inkompletter Defäkation verbunden und haben dadurch einen erheblichen Einfluss auf die Lebensqualität der Patienten. Gegenüber der etablierten Röntgen-Defäkographie bietet die MR-Defäkographie neben der fehlenden Strahlenexposition den Vorteil eines besseren Weichteilkontrasts und die Möglichkeit der Bildakquisition in verschiedenen Ebenen.

Zur Vorbereitung der Patienten ist eine Darmreinigung durch ein Klistier sinnvoll. Unmittelbar vor der Untersuchung erfolgt die rektale Füllung mit einem Kontrastmittel, am häufigsten wird Ultraschallgel für die Darmkontrastierung verwendet. Im Gegensatz zur Röntgen-Defäkographie ist eine Kontrastierung der Blase und der Vagina wegen des per se guten Weichteilkontrasts in der Regel nicht erforderlich. Eine intravenöse Kontrastmittelgabe ist ebenfalls nicht erforderlich.

Gegenüber der Untersuchung an regulären, geschlossenen MR-Systemen scheint die Untersuchung an offenen Niederfeld-Systemen, die normalerweise zu Forschungszwecken und für interventionelle Prozeduren genutzt werden, aufgrund der physiologischeren Patientenposition (Untersuchung im Sitzen) gewisse Vorteile zu bieten.

An geschlossenen Systemen erfolgt die Untersuchung in Rückenlage. Zum Schutz des Geräts sollten vorher wasserdichte Folien und saugfähige Unterlagen auf dem Untersuchungstisch platziert werden. Zur anatomischen Orientierung und um andere Pathologien im kleinen Becken auszuschließen, ist es sinnvoll, zunächst schnelle T2w Sequenzen (z.B. T2-HASTE) in 3 Ebenen aufzunehmen. Anschließend werden in der Median-Sagittalebene mit einer True-FISP-CINE-Sequenz Bilder in Ruhe, unter Stuhlpress- und -haltemanövern aufgenommen. Wird eine laterale Rektozele oder eine Beckenbodenhernie vermutet, sollte die dynamische Messung in transversaler Ebene wiederholt werden.

Die MR-Defäkographie erlaubt die Erkennung von ventralen und lateralen Rektozelen (Abb. 6.18), Invaginationen sowie eines Rektumprolaps. Beckenbodenhernien können erkannt und quantifiziert werden.

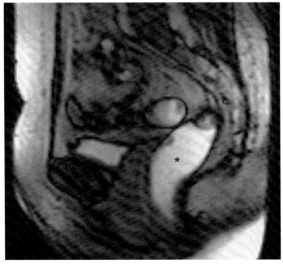
a

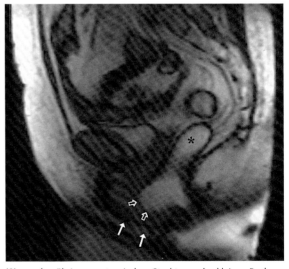
b

Abb. 6.**18 a, b** MR-Defäkographie einer 65-jährigen hysterektomierten Patientin. **a** Sagittale True-FISP CINE-Sequenz in Ruhe, **b** sagittale True-FISP CINE-Sequenz unter Defäkation. Das vor der Untersuchung mittels eines Darmrohres und einer Blasenspritze eingebrachte Ultraschallgel erlaubt eine gute Abgrenzung des Rektums (*) von den übrigen anatomischen Strukturen des kleinen Beckens. Unter Defäkation deutlich sichtbarer Deszensus des Beckenbodens (Pfeile), zudem zeigt sich eine ausgedehnte ventrale Rektozele (offene Pfeile).

Anatomische Landmarken zur Beurteilung der Untersuchungen sind der anorektale Winkel (Winkel zwischen der distalen Rektumhinterwand und einer zentralen Achse durch den Analkanal) und die Pubokokzygeallinie (Verbindungslinie zwischen Unterrand der Symphyse und unterstem kokzygealen Gelenk).

Literatur

1. Bartram C, Brown G: Endorectal ultrasound and magnetic resonance imaging in rectal cancer staging. Gastroenterol. Clin. North. Am. 31 (2002) 827–39.
2. Beets-Tan RG, Beets GL, Van der Hoop AG, Kessels AG, Vliegen RF, Baeten CG, van Engelshoven JM: Preoperative MR imaging of anal fistulas: Does it really help the surgeon? Radiology 218 (2001) 75–84.
3. Beets-Tan RG, Beets GL, Van der Hoop AG, et al.: High resolution magnetic resonance imaging of the anorectal region without an endocoil. Abdom. Imaging. 24 (1999) 576–81.
4. Beets-Tan RG, Beets GL, Vliegen RF, Kessels AG, Van Boven H, De Bruine A, Von Meyenfeldt MF, Baeten CG, Van Engelshoven JM: Accuracy of magnetic resonance imaging in prediction of tumour-free resection margin in rectal cancer surgery. Lancet 357 (2001) 497–504.
5. Beets-Tan RG, Beets GL. Rectal cancer: review with emphasis on MR imaging. Radiology 2004;232(2):335–346.
6. Brown G, Radcliffe AG, Newcombe RG, Dallimore NS, Bourne MW, Williams GT: Preoperative assessment of prognostic factors in rectal cancer using high-resolution magnetic resonance imaging. Br. J. Surg. 90 (2003) 355–64.
7. Brown G, Richards CJ, Bourne MW, Newcombe RG, Radcliffe AG, Dallimore NS, Williams GT: Morphologic predictors of lymph node status in rectal cancer with use of high-spatial-resolution MR imaging with histopathologic comparison. Radiology 227 (2003) 371–7.
8. Brown G, Richards CJ, Newcombe RG, Dallimore NS, Radcliffe AG, Carey DP, Bourne MW, Williams GT: Rectal carcinoma: thin-section MR imaging for staging in 28 patients. Radiology 211 (1999) 215–22.
9. Cawthorn SJ, Parums DV, Gibbs NM, A'Hern RP, Caffarey SM, Broughton CI, Marks CG: Extent of mesorectal spread and involvement of lateral resection margin as prognostic factors after surgery for rectal cancer. Lancet 335 (1990) 1055–9.
10. DeVries AF, Griebel J, Kremser C, Judmaier W, Gneiting T, Kreczy A, Ofner D, Pfeiffer KP, Brix G, Lukas P: Tumor microcirculation evaluated by dynamic magnetic resonance imaging predicts therapy outcome for primary rectal carcinoma. Cancer Res. 61 (2001) 2513–6.
11. DeVries AF, Kremser C, Hein PA, Griebel J, Krezcy A, Ofner D, Pfeiffer KP, Lukas P, Judmaier W: Tumor microcirculation and diffusion predict therapy outcome for primary rectal carcinoma. Int. J. Radiat. Oncol. Biol. Phys. 56 (2003) 958–65.
12. Dzik-Jurasz A, Domenig C, George M, Wolber J, Padhani A, Brown G, Doran S: Diffusion MRI for prediction of response of rectal cancer to chemoradiation Lancet. 360 (2002) 307–8.
13. Grabbe E, Lierse W, Winkler R: The perirectal space: morphology and use in staging of rectal carcinoma. Radiology 149 (1983) 241–6.
14. Hilfiker, PR, Debatin JF, Schwizer W, Schoenenberger AW, Fried M, Marincek B: MR defecography: depiction of anorectal anatomy and pathology. J. magn. Reson. Imag. 22 (1998) 749–55.
15. Kapiteijn E, Marijnen CA, Nagtegaal ID, et al. Preoperative radiotherapy combined with total mesorectal excision for resectable rectal cancer. N Engl J Med 2001;345(9):638–646.
16. Kleßen C, Rogalla P, Taupitz M. Local staging of rectal cancer: the current role of MRI. Eur Radiol 2006;(in press).
17. Laghi A, Ferri M, Catalano C, Baeli I, Iannacone R, Iafrate F, Ziparo V, Passariello R: Local staging of rectal cancer with MRI using a phased array body coil Abdom. Imaging 27 (2002) 425–31.
18. Laniado M, Markowiec F, Dammann F, Jehle EC, Claussen CD, Starlinger M: Perianal complications of Crohn disease: MR imaging findings. Eur. Radiol. 7 (1997) 1035–42.
19. Maccioni F, Colaiacomo MC, Stasolla A, Manganaro L, Izzo L, Marini M. Value of MRI performed with phased-array coil in the diagnosis and pre-operative classification of perianal and anal fistulas. Radiol Med (Torino) 2002;104(1–2):58–67.
20. Myhr GE, Myrvold HE, Nilsen G, Thoresen JE, Rinck PA: Perianal fistulas: use of MR imaging for diagnosis. Radiology 191 (1994) 545–9.
21. Oberholzer K, Junginger T, Kreitner KF, et al. Local staging of rectal carcinoma and assessment of the circumferential resection margin with high-resolution MRI using an integrated parallel acquisition technique. J Magn Reson Imaging 2005;22(1):101–108.
22. Parks AG, Gordon PH, Hardcastle JD: A classification of fistula-in-ano. Br. J. Surg. 63 (1976) 1–12.
23. Roos JE, Weishaupt D, Wildermuth S, Willmann JK, Marincek B, Hilfiker PR: Experience of 4 years with open MR defecography: pictorial review of anorectal anatomy and disease. RadioGraphics 22 (2002) 817–32.
24. Swedish Rectal Cancer Trial Group, Improved survival with preoperative radiotherapy in resectable rectal cancer. Swedish Rectal Cancer Trial. N Engl J Med 336 (1997) 980–7.
25. Vliegen RF, Beets GL, von Meyenfeldt MF, et al. Rectal cancer: MR imaging in local staging–is gadolinium-based contrast material helpful? Radiology 2005;234(1):179–188.
26. Winawer S, Fletcher R, Rex D, et al. Colorectal cancer screening and surveillance: clinical guidelines and rationale-Update based on new evidence. Gastroenterology 2003;124(2):544–560.
27. Wittekind CH, Meyer HJ, Bootz F: TNM Klassifikation maligner Tumoren. 6. Auflage. Springer, Berlin 2002.

7 Nieren und oberes harnableitendes System

M. Taupitz und R. A. Kubik-Huch

Einleitung

Die MRT hat sich in den letzten Jahren für die Nierendiagnostik von einer Methode zur rein morphologischen Darstellung der Niere und renaler Raumforderungen zu einem multimodalen bildgebenden Verfahren entwickelt, mit dem nicht nur die bildgebende Diagnostik von Tumoren durchgeführt werden kann, sondern mit dem auch die Gefäßversorgung der Nieren sowie das obere harnableitende System mit großer Genauigkeit dargestellt werden können. Zudem liefert die Kernspintomographie indirekte Informationen über die Ausscheidungsfunktion der Nieren. Bei entsprechendem Untersuchungsprotokoll mit i. v. Kontrastmittelinjektion kann die MRT also in einem Untersuchungsgang die multiplanare Weichteildarstellung mit qualitativer Abbildung der Gewebeperfusion liefern, ein MR-Arteriogramm und -Venogramm entsteht nahezu automatisch und bei Bedarf kann die Untersuchung mit einer MR-Ausscheidungsurographie abgeschlossen werden. Die MRT kann insbesondere in der Tumordiagnostik und hier als präoperative Modalität die klassische Kombination aus Schnittbilddiagnositk, i. v. Urogramm und gegebenfalls konventioneller Angiographie durch ein einzelnes Verfahren ersetzen. Daher ist hier der Begriff der „All-in-one"-Untersuchung gerechtfertigt. Mit einem solchen Protokoll lassen sich auch Fehlbildungen der Nieren und des oberen harnableitenden Systems gut darstellen. Aufgrund der fehlenden Strahlenexposition und der nicht nierenbelastenden i. v. Kontrastmittelanwendung eignet sich diese Methode insbesondere auch für die Untersuchung junger Patienten bzw. Patientinnen mit einer Pathologie der Nieren oder oberen Harnwege, wenn kein zwingender Verdacht auf ein Malignom vorliegt. Des Weiteren können Patienten mit eingeschränkter Nierenfunktion oder mit einer Unverträglichkeit gegenüber jodhaltigen Kontrastmitteln mit der MRT im Vergleich zur CT ohne Einschränkung der diagnostischen Aussagekraft untersucht werden. Lediglich für die Visualisierung von Konkrementen ist die MRT nur eingeschränkt einsetzbar, allerdings kann die Folge einer Urolithiasis, die Abflussbehinderung, exzellent dargestellt werden.

Indikationen

Aufgrund der technischen Möglichkeiten zur Abklärung der Parenchymstrukturen, zur Darstellung des arteriellen und venösen Gefäßsystems sowie des harnableitenden Systems ist das Indikationsspektrum für eine MRT der Nieren breit gefächert:

- Abklärung bzw. Dignitätsbeurteilung eines inzidentell gefundenen Nierentumors, der aufgrund von Ultraschall oder auch CT nicht sicher benigne ist.
- Bei operationspflichtig erscheinendem Tumor präoperative Darstellung (Tumorausbreitung, Lymphknotenvergrößerungen, intraabdominelle Metastasen) einschließlich Gefäßversorgung der Nieren und Evaluation des oberen harnableitenden Systems zur Operationsplanung.
- Bei unklarer Harnstauung Abklärung der Ursache, z. B. vaskulär bedingte Harnleiterabgangsstenose.
- Darstellung von Fehlbildungen.
- Bei arteriellem Hypertonus Abklärung bezüglich Nierenarterienstenose (wird in diesem Kapitel nicht behandelt, s. Kap. 15).
- Untersuchung im Rahmen der Vorbereitung zu einer Nierenlebendspende.
- Bei Transplantatnieren Abklärung bei Verdacht auf vaskuläre Komplikation, Harnabflussbehinderung, Pefusionsstörung des Parenchyms oder auch bei Verdacht auf einen Tumor.

Untersuchungstechnik

Als Patientenlagerung ist die bequeme Rückenlage Standard, wobei eine Knierolle von den meisten Patienten als angenehm empfunden wird. Da für Untersuchungen der Nieren regelmäßig Sequenzen mit koronarer Schichtorientierung mit Phasenkodierung in Links-Rechts-Richtung durchgeführt werden, besteht die Gefahr der Einfaltung der Arme. Um dies zu vermeiden, können durch Unterlegen entsprechender Kissen die Arme nach ventral angehoben werden (28). Die Arme sollten jedoch nicht auf den Bauch gelagert werden, da es hierdurch bei Sequenzen mit axialer Schichtorientierung zu Einfaltungen kommen kann. Vor der Durchführung von Untersuchungstechniken ohne Atemstillstand – also während freiem Atmens – sind die Patienten sorgfältig anzuweisen, möglichst flach und gleichmäßig zu atmen, um größere Atemexkursionen der Bauchdecke zu vermeiden. Dies gilt insbeondere auch vor der Durchführung von Sequenzen mit atemgetriggerter Datenaufnahme. Vor der Durchführung von schnellen Sequenzen, für die ein Atemstopp erforderlich ist, sollte der Patient durch Aufklärung auf die entsprechenden Atemkommandos vorbereitet werden. Falls eine i. v. Kontrastmittelinjektion geplant ist, sollte dem Patienten vor der Lagerung im Magneten eine flexible Verweilkanüle, am besten antekubital, gelegt und diese über einen Verlängerungsschlauch mit einer NaCl-gefüllten Spritze oder, falls vorhanden, mit einer MR-kompatiblen Injektionspumpe verbunden werden.

Spulen

Nahezu alle Gerätehersteller bieten für die abdominelle MRT Phased-Array-Körper- oder Torsospulen an. Mit dieser Zusatzausrüstung kann das S/R-Verhältnis im Vergleich zur Standardkörperspule verbessert werden (25). Dieser Signalgewinn kommt insbesondere schnellen Sequenzen zugute. Neben dem Aspekt des Gewinns an S/R ist eine Phased-Array-Körperspule mit möglichst vielen Elementen (4 oder besser mehr) Voraussetzung für den Einsatz der so genannten parallelen Bildgebung (z. B. SENSE, sensitivity encoding) zur Reduktion der Messzeit unter die übliche Dauer einer Mittelung. Die parallele Bildgebung kann also eingesetzt werden, um die Messzeit für Sequenzen zu verkürzen oder unter Beibehalt der Akquisitionszeit die Auflösung zu erhöhen; dies gilt sowohl für T1w als auch T2w Sequenzen (10, 32, 59). Allerdings muss hierbei mit einer Reduktion des S/R gerechnet werden (58).

Pulssequenzen

Das Untersuchungsprotokoll für die MRT der Nieren richtet sich nach der Fragestellung (Tab. 7.1). Im allgemeinen Fall umfasst es als Basis für die Weichteildarstellung T2w und T1w Sequenzen in multiplanarer Orientierung, wobei

Tabelle 7.1 Untersuchungstechnik für verschiedene Indikationen

Indikation	Sequenz	Orientierung	Nativ/KM	Bemerkung
Diginitätsbeurteilung unklarer Nierentumoren, Tumorausdehnung	T2w Einzelschuss-TSE	tra, sag, kor	nativ	für Lokalisation, Ausdehnung, Charakterisierung, während Atemstopp
	T1w GRE IP und OP	tra		Lokalisation, Ausdehung Charakterisierung, während Atemstopp
	T2w TSE, atemgetriggert	tra oder kor	nativ	ggf. ergänzend für Darstellung in hoher Auflösung, während freien Atmens
Gefäßdarstellung	T1w 3D-GRE-MRA-Sequenz	kor	unspezifisches KM	arterielle und venöse Phase zur Erzeugung von MR-Angiogrammen und Darstellung der Gewebeperfusion, Tumorcharakterisierung (hypo- vs. hypervaskularisiert) Gefäßvarianten, Fehlbildungen
Verbesserte kontrastverstärkte Weichteildarstellung (alternativ zu „Gefäßdarstellung")	T1w 3D-GRE (z. B. VIBE)	tra oder kor	unspezifisches KM	kortikale, parenchymatöse und exkretorische Phase zur Darstellung der Gewebeperfusion, Tumorcharakterisierung (hypo- vs. hypervaskularisiert)
	T1w GRE-IP	tra	Spätaufnahme nach KM	Detektion kleiner Tumore, Charakterisierung
Hohlsystems	stark T2w TSE	kor	nativ	ohne oder mit Furesis Morphologie des Hohlsystems, Fehlbildungen
	T1w 3D-GRE-Sequenz (wie für MRA)	kor	unspezifisches KM, in Fortsetzung der MRA	ohne oder mit Furesis Ausscheidungs- und Abflussverhältnisse, Fehlbildungen
Verlaufskontrolle	T1w GRE, T2w TSE	tra, kor	nativ	Bestimmung von Tumoranzahl und -größe

Anmerkung:
bei Tumoren präoperativ Kombination aus den Schritten „Tumorausdehung", „Gefäßdarstellung" und „Hohlsystem",
IP = In-Phase, OP = Gegen-Phase.

eine T1w Sequenz in In-Phase- und Gegen-Phase-Technik enthalten sein sollte (s. Kap. 1). Für die Darstellung des Hohlsystems (NBKS und oberes harnableitendes System) im Sinne des statischen MR-Urogramms wird eine stark T2w Sequenz in koronarer Orientierung durchgeführt, ähnlich, wie sie für die MRCP eingesetzt wird (s. Kap. 2). Für die kontrastmittelunterstützte Serie wird eine 3D-MRA-Sequenz in koronarer Orientierung eingesetzt, für die Gefäßdarstellung mit Akquisition während der arteriellen und der venösen Phase (vgl. Kap. 15). Abschließend sollte eine axiale T1w weichteilbetonte Sequenz als Spätaufnahme erfolgen, identisch zur entsprechenden Präkontrastmessung. Falls die Ausscheidung dokumentiert werden soll, wird die 3D-MRA-Sequenz zu Zeitpunkten bei 5 und 10 min nach i. v. Kontrastmittelinjektion wiederholt und, falls erforderlich, auch zu späteren Zeitpunkten. Im Einzelnen umfassen die verschiedenen Untersuchungsschritte die in Tab. 7.**2** aufgeführten Sequenzen.

Nativuntersuchung

In unserer Institution hat es sich bewährt, die Untersuchung nach dem Lokalisationsscan mit einer T2w Einzelschuss-TSE (z. B. HASTE) in axialer, sagittaler und koronarer Orientierung zu beginnen. Hierbei wird die koronare Sequenz in der sagittalen Aufnahme parallel zur Längsachse der Niere geplant. Falls die Anforderung nach einer hohen örtlichen Auflösung besteht, z. B. bei der Darstellung eines kleinen Tumors, sollte zusätzlich eine hochaufgelöste, atemgetriggerte, fettsupprimierte T2w TSE-Sequenz eingesetzt werden (2) (s. Kap 1, T2w Bildgebung) (Abb. 7.**1**). Des Weiteren wird eine T1w 2D-GRE-Sequenz (z. B. 2D-FLASH) in axialer Orientierung akquiriert, und zwar mit In-Phase-Echozeit und Gegen-Phase-Echozeit (vgl. Tab. 1.**3**). Diese Sequenz kann, wenn vorhanden, auch als Doppelechosequenz durchgeführt werden und dient zur Darstellung intratumoraler Verfettungen, z. B. beim Angiomyolipom (28). Alternativ oder ergänzend zur T1w Messung mit 2D-GRE-Sequenz kann eine 3D-GRE-Sequenz mit Fettsuppression (z. B. VIBE) in axialer oder koronarer Orientierung eingesetzt werden (Abb. 7.**1**). Diese liefert im Vergleich zur 2D-Variante eine höhere Auflösung bei dünneren Schichten, hat jedoch in der Nativuntersuchung einen geringeren Weichteilkontrast.

Kontrastverstärkte Untersuchung

Falls bei der kontrastverstärkten Untersuchung besonderer Wert auf eine optimale Weichteildarstellung gelegt wird und die Gefäßdarstellung von untergeordneter Bedeutung ist, sollte die dynamische Untersuchung mit einer axialen oder koronaren weichteilbetonten 3D-GRE-Sequenz (z. B. VIBE) erfolgen. Als Zeitpunkte werden 15 s, 1 min und z. B. 3 min gewählt, entsprechend einer arteriellen bzw. kortikalen Phase, venösen bzw. kortikomedullären Phase und beginnenden exkretorischen Phase (Abb. 7.**1**). Falls bei der kontrastverstärkten Untersuchung eine optimale Gefäßdarstellung erfolgen soll, wird eine 3D-MRA-Sequenz in koronarer Orientierung so geplant, dass sowohl die Aorta und V. cava als auch die Nieren vollständig erfasst sind. Hierbei wird die Schichtorientierung in der sagittalen T2w Nativsequenz (s. o.) parallel zur Nierenlängsachse ausgerichtet. Nach Bestimmung der Kreislaufzeit wird eine Messung während der arteriellen Phase und eine zweite Messung 1 min nach bolusförmiger Kontrastmittelinjektion durchgeführt (Abb. 7.**2**). Diese Messung ist die Grundlage für eine MPR oder eine MIP der Gefäße und liefert gleichzeitig eine detaillierte Darstellung der Organperfusion. Abschließend sollte als weichteilbetonte Spätaufnahme die 2D-GRE oder 3D-GRE entsprechend der Nativuntersuchung gemacht werden. Falls eine Darstellung der Kontrastmittelausscheidung erforderlich ist, wird etwa 10 min nach Kontrastmittelinjektion die 3D-MRA-Sequenz wiederholt (Abb. 7.**2**).

MR-Urographie

Bei der MR-Urographie werden 2 Methoden unterschieden (41, 43):
- T2w statische MR-Urographie,
- T1w MR-Ausscheidungsurographie.

T2w statische MR-Urographie. Sie basiert auf stark T2w TSE-Sequenzen im Sinne einer Hydrographie, wie sie ursprünglich auch für die MRCP konzipiert wurden. Hierbei wird nur stehende Flüssigkeit signalreich dargestellt. Die Schichten werden an einem sagittalen Lokalisationsscan koronar mit entsprechender Angulierung entlang der Nieren und Harnleiter ausgerichtet. Mit T2w Einzelschuss-TSE-Sequenzen (z. B. HASTE, RARE) können dicke Schichten als Projektionsaufnahme während eines kurzen Atemstopps von ca 3–5 s gemessen werden. Hier muss für verschiedene Projektionen jeweils eine neue Aufnahme mit entsprechender Schichtorientierung akquiriert werden. Die Detailauflösung ist jedoch limitiert, sodass diese Technik für eine schnelle Übersicht oder als zusätzlicher Planungsscan Anwendung findet. Eine bessere Bildqualität liefern Mehrschichtmessungen mit einem Paket dünner Schichten mit einer T2w Einzelschuss-TSE-Sequenz während eines Atemstopps von ca 20 s. Hier ist eine Nachbearbeitung mittels MPR oder MIP möglich. Eine weitere Verbesserung der Bildqualität gelingt mit atemgetriggerten T2w 3D-TSE-Sequenzen (44). Hierbei liegt die Untersuchungszeit jedoch bei mehreren Minuten (Abb. 7.**3**). Mit dieser statischen MR-Urographie ist keine funktionelle Information erhältlich, sie liefert jedoch auch eine Abbildung des Hohlsystems bei geringer oder fehlender Ausscheidungsfunktion.

T1w MR-Ausscheidungsurographie. Sie basiert auf der renalen Ausscheidung des zuvor i. v. injizierten MR-Kontrastmittels und dessen Nachweis mit einer stark T1w 3D-GRE-Sequenz in koronarer Orientierung, wie sie auch für die MR-Angiographie eingesetzt wird. Bei dieser MR-Aus-

Tabelle 7.2 Empfohlene Sequenzen und Sequenzparameter für die MR-Untersuchung der Nieren und des oberen harnableitenden Systems

Gewichtung	Orientierung	Sequenztyp	TR (ms)	TE (ms)	Flip (°)	ETL	FS	Matrix ($N_{phase} \times N_{frequ}$)	FOV (mm)	N_{SL}	N_{AC}	SD (mm)	T_{AC} (s/min)	Atemstopp
T2	tra, sag, kor	HASTE	∞	50–80 ms	-	festgelegt	ja/nein	116 × 256	300 (75%)	23	1	7	23 s	ja
T2 (ergänzende T2w)	tra	TSE Atemtrigger	ca. 2500	80	-	7–15	ja	168 × 320	300 (75%)	48	2	4	5–7 min	nein
T1	tra	2D-GRE	ca. 170–200	2,2–7	90	–	nein	116 × 256	300 (75%)	23	1	7	23 s	ja
T1 mit KM Weichteile	tra oder kor	3D-GRE (VIBE)	5–7	2,2–2,6	10	–	ja	116 × 256	300 (75%)	64	1	2,5	20–24 s	ja
T1 mit KM Gefäße	kor	3D-GRE MRA	–	10–15	–	–	nein	128 × 256	300 (75%)	19	4	8	4–8 min	nein
T2 Hohlsystem	kor dünne Schichten	HASTE	∞	91	–	218	ja	218 × 256	400 (100%)	35	1	3	40 s	ja, mehrfach
T2 Hohlsystem	kor dicke Schicht	RARE	2800	1100	–	256	ja	256 × 256	500 (100%)	1	1	120	5 s	ja
T2 Hohlsystem	kor	TSE mit Atemtrigger	2000	740	–	129	ja	384 × 384	380 (100%)	52	1	1,5	5–7 min	nein
T1 KM-Ausscheidung	tra, kor, sag	HASTE	∞	60–80 ms	–	festgelegt	ja/nein	116 × 256	300 (6/8)	23	1	7	23 s	ja

Schichtabstand 10–20 % der Schichtdicke (Distanzfaktor 0,01–0,2).
Bei T1w GRE: TE für In-Phase und Gegen-Phase beachten (Tab. 1.3).
Die Werte für das FOV müssen ggf. an die Patientenmaße angepasst werden.
Beachte:
Die angegeben Sequenzparameter gelten angesichts der Vielzahl von Geräte- und Sequenztypen lediglich als Beispiel, je nach Verfügbarkeit können die Sequenzen mit Techniken der parallelen Bildgebung zur Verkürzung der Messzeit kombiniert werden (bei Sequenzen mit 1 Mittelung). Hierbei ist eine eventuelle Verminderung des S/R-Verhältnisses zu beachten.

Untersuchungstechnik 153

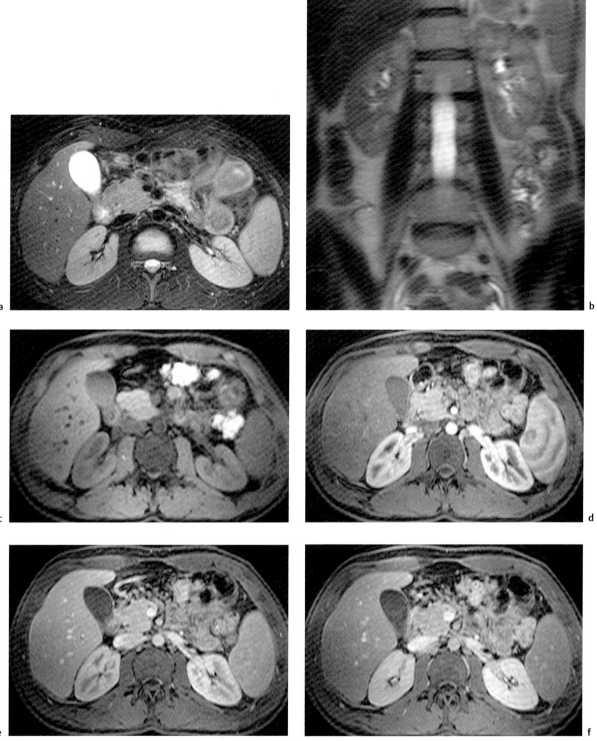

Abb. 7.1 a–f Darstellung normaler Nieren anhand eines Untersuchungsprotokolls mit nativen axialen und koronaren sowie axialen KM-unterstützten Sequenzen: **a** Axiale T2w TSE-Sequenz mit Atemtriggerung. **b** Koronare atemangehaltene T2w TSE-Sequenz (z. B. HASTE). Dynamische KM-unterstützte Serie mit axialer fettsupprimierter atemangehaltener weichteilbetonter T1w 3D-GRE-Sequenz (z. B. VIBE) vor (**c**) sowie nach i. v. Injektion eines Gd-haltigen KM bei 15 s (**d**), bei 1 min (**e**) und bei 3 min (**f**). Dieses Protokoll liefert für die KM-unterstützte Untersuchung hochaufgelöste Bilder mit optimaler Weichteilinformation. In der arteriellen Phase (**d**) exzellente kortikomedulläre Differenzierung des Nierenparenchyms und typische tigerfellartige Musterung der Milz.

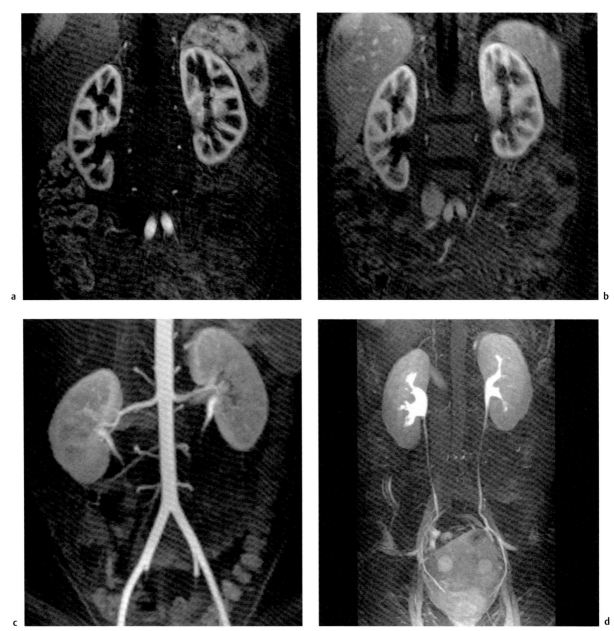

Abb. 7.2 a–d Darstellung normaler Nieren anhand eines Untersuchungsprotokolls, in dem gegenüber Abb. 7.1 für die KM-unterstützte Serie anstatt einer axialen weichteilbetonten 3D-GRE-Sequenz (z. B. VIBE) eine koronare 3D-GRE-Sequenz in MR-Angiographietechnik eingesetzt wurde: 15 s (**a**) und 1 min nach (**b**) i. v. KM-Injektion. **c** MIP-Rekonstruktion aus **a** zur Erstellung eines MR-Arteriogramms. **d** MIP-Rekonstruktion einer Messung 10 min nach KM-Injektion zur Erstellung eines Ausscheidungsbildes (MR-AUG). Mit dieser Protokollvariante erhält man mit der KM-unterstützten Serie eine Darstellung des Parenchyms aufgrund der Perfusion, eine Abbildung der Gefäße und, wenn Spätaufnahmen angeschlossen werden, Abflussbilder.

scheidungsurographie werden Aufnahmen zu ähnlichen Zeitpunkten wie bei einem konventionellem AUG gemacht (Abb. 7.3). Bei stark erweitertem Hohlsystem oder verminderter Ausscheidungsfunktion kann allerdings viel Zeit bis zur vollständigen Kontrastierung des Hohlsystems verstreichen, wodurch die verfügbare Untersuchungszeit die Möglichkeiten dieses Verfahrens limitiert. Gegebenfalls kann der Patient bei unvollständiger Kontrastierung des Hohlsystems zu späten Zeitpunkten erneut im MRT positioniert und untersucht werden. Für beide Verfahren kann die i. v. Gabe von 0,05–0,1 mg Furosemid vorab erfolgen. Hierdurch wird das Hohlsystem diskret erweitert, was zu einer verbesserten Darstellung führt. Bei der MR-Ausscheidungsurographie wird die Kontrastmittelausscheidung beschleunigt und es erfolgt eine bessere Durchmischung im Hohlsystem, was insgesamt zur einer Verbesserung der Abbildungsqualität führt (43).

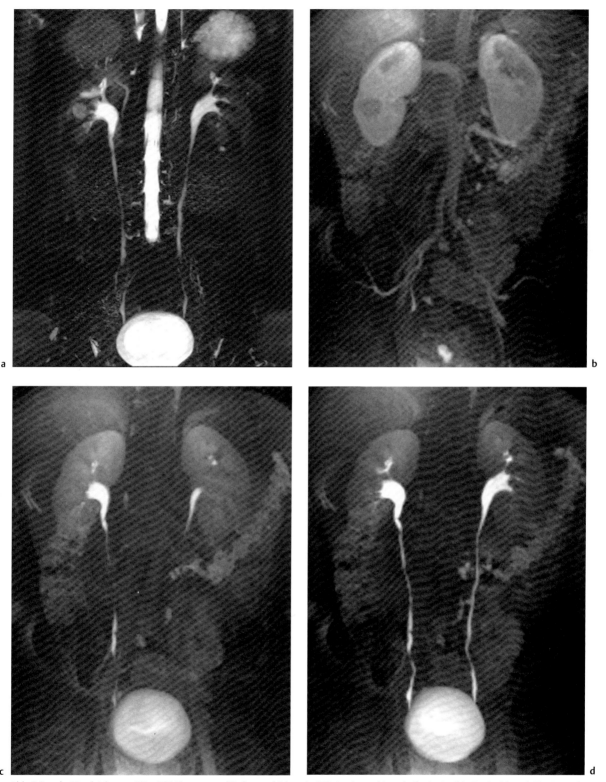

Abb. 7.3 a–d Vergleich von T2w MR-Urogramm (Hydrographie) und Ausscheidungs-MR-Urogramm: Normale Abflussverhältnisse. a Koronare stark T2w TSE-Sequenz in Mehrschichttechnik mit Atemtriggerung als MIP-Rekonstruktion; koronare 3D-GRE-Sequenz in MR-Angiographietechnik: 1 min (b), 7 min (c) und 15 min nach (d) i. v. Injektion eines Gd-haltigen KM (zusätzlich vorab i. v. Injektion von 5 mg Furosemid).

Kontrastmittel

Für die MRT der Nieren einschließlich der MR-Angiographie und der MR-Ausscheidungsurographie werden die bekannten, unspezifischen Gd-haltigen Kontrastmittel, wie z. B. Magnevist (Gd-DTPA), Omniscan (Gd-DTPA-BMA) oder Dotarem (Gd-DOTA) eingesetzt. Alle diese Kontrastmittel verteilen sich nach Injektion rasch im Extrazellulärraum und werden über die Nieren ausgeschieden, sind also bezüglich der renalen Ausscheidung mit den jodhaltigen Röntgenkontrastmitteln vergleichbar, wie sie auch für die Computertomographie und das i. v. AUG eingesetzt werden. Als Dosis wird für eine weichteilbetonte, dynamische Untersuchung und auch für die MR-Ausscheidungsurographie die Standarddosis von 0,1 mmol Gd/kg eingesetzt. Falls eine MR-Angiographie der Nieren durchgeführt wird, wird eine Dosis von 0,2 mmol Gd/kg gewählt. Nach der i. v. Kontrastmittelgabe, insbesondere bei der höheren Dosis, kann es durch dessen starke Konzentration im Urin zu späten Zeitpunkten zu Signalverlusten im Hohlsystem kommen. Eine T2w statische MR-Urographie ist nach i. v. Kontrastmittelgabe nicht mehr möglich.

Bildgebung der normalen Anatomie

Die Nieren sind gepaarte, retroperitoneal gelegene Organe, die in den Fossae lumbales liegen. Das Nierenparenchym besteht makroskopisch aus dem Mark (Medulla renalis) und der Rinde (Cortex renalis). MR-tomographisch ist die kortikomedulläre Differenzierung am besten auf den nativen und frühen KM-verstärkten T1w Sequenzen zu erkennen (Abb. 7.1). Die Nieren verfügen über eine derbe Organkapsel, die normalerweise bildgebend nicht abgrenzbar ist, und sind von dem perirenalen Fettgewebe, der so genannten Capsula adiposa, umgeben. Nieren, Nebennieren und Capsula adiposa werden von einem Fasziensack (Fascia renalis) eingeschlossen. Die Faszien sind MR-tomographisch insbesondere dann gut abgrenzbar, wenn sie – z. B. entzündlich bedingt – verdickt sind (53).

Bildgebung der pathologischen Befunde

Benigne pathologische Befunde

Anlagestörungen

Eine Nierenektopie, wie z. B. die Beckenniere, entsteht dann, wenn während der embryonalen Entwicklung die Wanderung der Niere in die Nierenloge unvollständig ist. Die multiplanare Bildgebung der MRT, und hier insbesondere die koronare Ebene, ist hilfreich für die genaue Lokalisation. Die MR-Angiographie erlaubt außerdem die Beurteilung der Blutversorgung der ektopen Niere, die in der Regel durch aberrierende Arterien, welche von der Aorta oder den Beckenarterien ausgehen, erfolgt.

Die Hufeisenniere (Abb. 7.4) ist das Ergebnis einer Fusion beider Nieren im Bereich der Unterpole, wobei die Verbindung entweder aus fibrösem Gewebe oder aus Nierenparenchym bestehen kann. Die Funktion der ektopen Nieren und Hufeisennieren ist in der Regel normal, aufgrund ihrer ungeschützten Lage werden sie jedoch häufiger bei einem Trauma verletzt als eine Niere in orthotoper Lokalisation (45).

Die ektope Mündung eines Ureters hat ihre Ursache in einer gestörten Migration der Ureterknospe. Bei einer Ektopie der Uretermündung liegt diese in aller Regel kaudal der normalen Ostiumposition. Im weiblichen Fall kann die ektope Uretermündung kaudal in die Harnblase, in die Urethra, in die Vagina oder in den Uterus münden. Im männlichen Fall kann die ektope Uretermündung kaudal in der Harnblase, in der hinteren Harnröhre, in der Samenblase, im Ductus ejaculatorius oder Vas deferens liegen. Insbesondere bei Mädchen oder Frauen führt eine ektope Mündung kaudal des Kontinenzmechanismus zu Inkontinz, was in etwa 50 % ektoper Uretermündungen

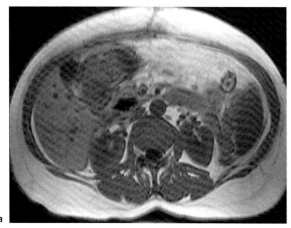
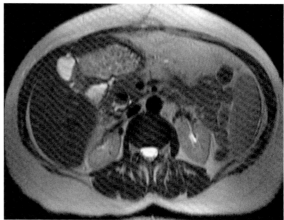

Abb. 7.4 a–d Hufeisenniere ohne weitere Auffälligkeiten. Axiale T1w (a) und T2w Sequenz (b) in Höhe des Nierenhilus.   Abb. 7.4 c, d ▷

Bildgebung der pathologischen Befunde 157

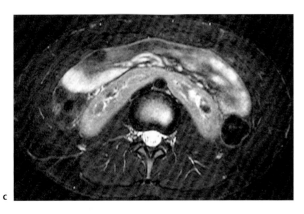

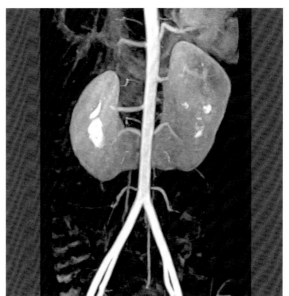

Abb. 7.**4 c, d** **c** Axiale T2w TSE-Sequenz (mit Fettsuppression) weiter kaudal in Höhe der Parenchymbrücke. **d** MIP-Darstellung einer kontrastverstärkten MRA mit Darstellung der Gefäße und des Parenchyms und beginnender KM-Ausscheidung in das NBKS (vom Probebolus).

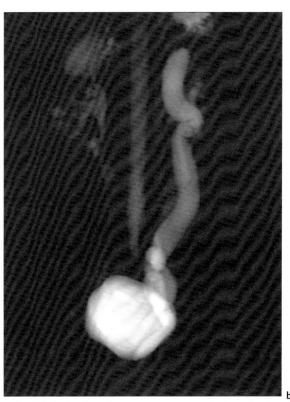

Abb. 7.**5 a, b** Ektop mündender Harnleiter links bei Doppelanlage und Ureter duplex. **a** Koronare T2w HASTE-Sequenz. **b** Koronare stark T2w TSE-Sequenz mit einer dicken Schicht (Projektionstechnik). Die kraniale Anlage ist rudimentär und hydronephrotisch verändert (Pfeil), der deutlich erweiterte Harnleiter der kranialen Anlage mündet in die Urethra (gebogener Pfeil) und weist an der Mündung eine hochgradige Stenose auf.

der Fall ist. In 70 % der Fälle einer ektopen Uretermündung ist diese mit einer renalen Doppelanlage mit Ureter fissus verbunden (5). Eine derartige Fehlbildung sollte so früh wie möglich abgeklärt werden, gelegentlich gelingt die Diagnose auch erst im Erwachsenenalter. Die Kernspintomographie ist aufgrund der Möglichkeit der statischen T2w Urographie auch bei stark funktionseingeschränkter oder funktionsloser Nierenanlage für die Abklärung derartiger Krankheitbilder optimal geeignet (Abb. 7.**5**) (54).

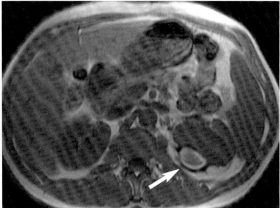

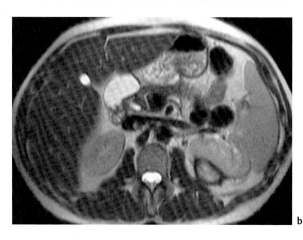

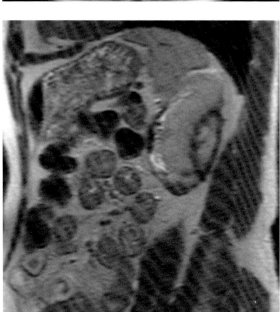

Abb. 7.6 a–c Älteres perirenales Hämatom links nach Punktion. Axiale atemangehaltene T1w GRE-Sequenz (**a**) sowie atemangehaltene T2w TSE-Sequenz in axialer (**b**) und sagittaler (**c**) Orientierung. In T1w hyperintenses Binnenareal und in T2w hypointenser Rand als Zeichen unterschiedlicher Organisation des Hämatoms mit Hämosiderinablagerung am Rand (Pfeil).

Trauma

Abdominelle Traumata, wie sie z. B. bei Verkehrsunfällen auftreten, führen häufig auch zu renalen Kontusionen oder Gefäßverletzungen. Vorgeschädigte Nieren, z. B. im Rahmen einer Hydronephrose, oder solche in ektoper Lokalisation, wie die Hufeisenniere, sind gehäuft betroffen. Da in der Regel die Überwachung schwerverletzter Patienten in der MRT nicht gegeben ist, ist ihre Rolle in einer Notfallsituation beschränkt. Hier ist die Mehrzeilen-CT mit gleichzeitiger Darstellung von Parenchym und Gefäßverhältnissen die Methode der Wahl. Neben externen Traumata können intra- oder perirenale Hämatome auch durch andere Ätiologien wie die extrakorporale Stoßwellenlithotripsie, diagnostische Punktion, Gerinnungsstörungen, arteriovenöse Malformation, Nierenarterienaneurysmen, Nierenzellkarzinom oder Nierenzystenruptur bedingt sein. Hier erlaubt die MRT nicht nur kleinere Blutungsherde nachzuweisen, sondern ist oft auch für das Erkennen der Blutungsursache sowie die Verlaufsbeurteilung hilfreich. Die Signalintensität von hämorrhagischen Läsionen ist auf T1w und T2w Aufnahmen – je nach Alter und Zusammensetzung der Blutung – variabel (Abb. 7.6).

Differenzialdiagnostisch muss das perirenale Hämatom von dem Urinom abgegrenzt werden, das, wie der Urin in der Harnblase, hypointens auf T1w und hyperintens auf T2w Aufnahmen zur Darstellung kommt. In der akuten Phase nach Verletzungen des Nierenbeckenkelchsystems kann mit der seriellen T1w Untersuchung nach i. v. Kon-

Bildgebung der pathologischen Befunde

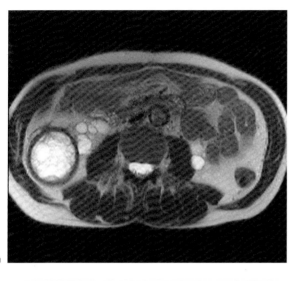
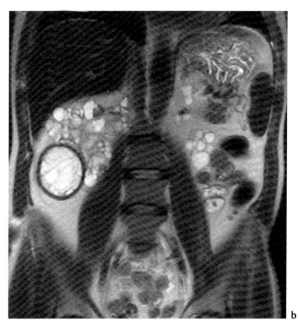
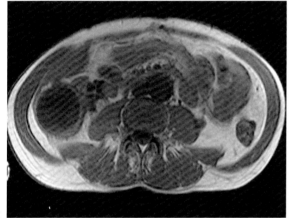

Abb. 7.7 a–d Infizierte Nierenzyste rechts bei Zystennieren beidseits. Atemangehaltene T2w TSE-Sequenz in axialer (a) und koronarer (b) Orientierung, axiale atemangehaltene T1w GRE-Sequenz vor (c) und mit Fettsuppression 2 min nach i. v. KM-Injektion (d). Die Zyste weist in den nativen Sequenzen eine inhomogene Binnenstruktur und eine verdickte Wand auf, die nach KM-Injektion einen deutlichen SI-Anstieg zeigt.

trastmittelgabe eine KM-Leckage nachgewiesen werden (vgl. Abb 7.**33** und 7.**34**).

Entzündungen/Abszess

Bei Patienten mit akuter Pyelonephritis werden bildgebende Verfahren in der Regel dann eingesetzt, wenn der Verdacht auf eine Komplikation wie Pyonephrose oder Abszess besteht. MR-Befunde bei entzündlichen Veränderungen der Nieren umfassen eine Schwellung des Organs, Veränderungen der Signalintensität, verursacht durch das begleitende Ödem, Unschärfe der renalen Konturen sowie Verlust der kortikomedullären Differenzierung. Das umgebende perirenale Fettgewebe kann entzündlich infiltriert und die perirenalen Faszien verdickt sein – beides am besten auf nativen T1w Sequenzen zu erkennen. Bei fortgeschrittenen entzündlichen Veränderungen können fokale Perfusionsdefekte auf kontrastmittelverstärkten Sequenzen zu erkennen sein. Ein vollständig ausgebildeter Abszess zeigt eine zentrale, auf T2w Bildern hyperintense Flüssigkeitsansammlung, umgeben von einem Randsaum mit SI-Anstieg nach i. v. Kontrastmittelgabe (1).

Zu einer Infektion von Nierenzysten kann es im Falle des Vorliegens einzelner Nierenzysten oder auch bei der polyzystischen Nierendegeneration kommen. Wie bei Abszessen sind infizierte Zysten zentral durch liquiden Signalcharakter gekennzeichnet, die verdickte Zystenwand zeigt nach i. v. Kontrastmittelinjektion im T1w Bild einen ausgeprägten SI-Anstieg an (Abb. 7.7) (8).

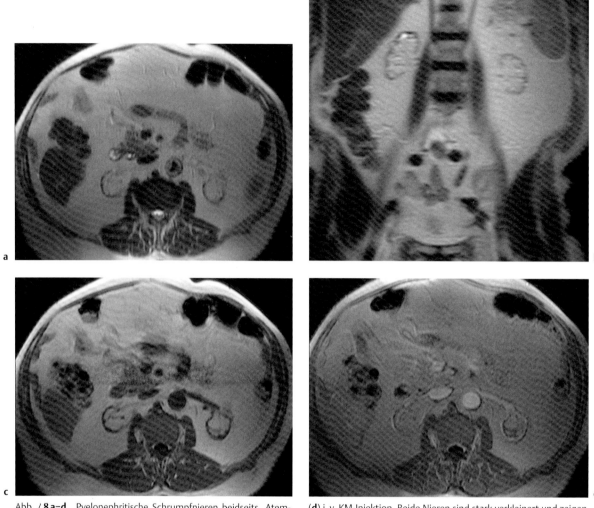

Abb. 7.8 a–d Pyelonephritische Schrumpfnieren beidseits. Atemangehaltene T2w TSE in axialer (**a**) und koronarer (**b**) Orientierung. Axiale atemangehaltene T1w GRE-Sequenz vor (**c**) und 2 min nach (**d**) i. v. KM-Injektion. Beide Nieren sind stark verkleinert und zeigen nur noch ein schmales, jedoch noch perfundiertes Parenchym.

Schrumpfnieren sind meist das Ergebnis chronischer Entzündungen. Die MRT kann zur Darstellung von Schrumpfnieren herangezogen werden, wenn z. B. der Verdacht auf einen Nierentumor besteht. Ansonsten werden Schrumpfnieren meist bei einer aus anderen Gründen indizierten MRT des Oberbauches mit abgebildet (Abb. 7.**8**).

Harnstauung

Eine Erweiterung des Nierenbeckenkelch- und ableitenden Harnsystems ist Folge einer akuten oder chronischen Obstruktion. Als häufigste Gründe für eine akute Harnstauung sind Steine oder Blutkoagel, Schwangerschaft sowie Ureterödem nach iatrogener Instrumentation, z. B. nach Steinextraktion, zu nennen (Abb. 7.**9** u. **7.10**). Eine

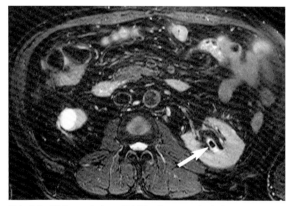

Abb. 7.**9** Kleines mittleres Kelchkonkrement der linken Niere. T2w atemgetriggerte TSE-Sequenz mit Fettsuppression. Das Konkrement stellt sich signalfrei in dem gering erweiterten Kelch dar (Pfeil). Nebenbefundlich Zyste am unteren Nierenpol rechts.

chronische Harnstauung kann kongenital oder erworben sein, zu den letzteren Ursachen zählen Tumoren der Harnblase, der Prostata, der Zervix und des Uterus, des Retroperitoneums, Ureterstrikturen sowie die benigne Prostatahyperplasie. Die MR-Urographie ist im Rahmen einer kombinierten Untersuchung mit Weichteil- und Gefäßdarstellung gerade bei jüngeren Patienten aufgrund der fehlenden Strahlexposition als Alternative zum i. v. AUG oder zur CT zu bevorzugen, wenn die Fragestellung mittels US nicht zu klären ist.

Nierenzysten

Einfache Zysten (Abb. 7.11) sind die häufigsten renalen Läsionen und sind bei ungefähr 50% aller Personen über 50 Jahre zu finden. Sie sind gutartig und stellen in der Regel Zufallsbefunde dar. In der MRT lassen sich scharf begrenzte, auf T1w Aufnahmen hypointense und auf T2w Aufnahmen hyperintense Läsionen erkennen, welche nach i. v. Kontrastmittelinjektion im T1w Bild keinen SI-Anstieg zeigen (28). Nach ihrer Lokalisation kann man Parenchymzysten, kortikale Zysten und parapelvine Zysten unterscheiden. Parapelvine Zysten können im US und in der nativen T1w und T2w MRT gelegentlich eine Erweiterung des Nierenbeckenkelchsystems vortäuschen. Die definitive Klärung erbringt dann die kontrastmittelunterstützte T1w Untersuchung mit Spätaufnahme i. S. eines MR-Ausscheidungsurogramms (Abb 7.12).

Komplizierte Zysten sind die Folge von Entzündung oder Einblutung und enthalten folglich proteinhaltiges Material oder Blut. Sie zeigen oft eine erhöhte SI auf T1w und eine erniedrigte SI auf T2w Aufnahmen, je nach Alter der Blutung kann das Signalverhalten jedoch auch deutlich variieren (Abb. 7.13 u. 7.14). Septierungen, Wandverdickungen und -verkalkungen sind häufig zu finden. Anhand von MR-Kriterien kann die Differenzierung einer komplizierten Zyste von einer Neoplasie gelegentlich schwierig sein. Außerdem wird das gleichzeitige Vorkommen eines Karzinoms in bis zu 30% der hämorrhagischen Zysten beschrieben. In unklaren Fällen ist deshalb eine operative Freilegung der Niere und histologische Sicherung der Diagnose indiziert (40).

Die adulte polyzystische Nierenerkrankung zeigt einen autosomal-dominanten Vererbungsgang und wird in der Regel nach dem 4. Lebensjahrzehnt symptomatisch. Die Erkrankung ist mit Zysten in anderen Organen wie der Leber und Aneurysmen der Hirnarterien assoziiert. Die MRT hat im Vergleich zur KM-verstärkten CT den Vorteil, dass sie auch bei Niereninsuffizienz durchgeführt werden kann (51). Auf MR-Aufnahmen zeigen sich stark vergrößerte Nieren mit multiplen Zysten verschiedener Größe und Signalintensität (Abb. 7.14). Die MR-Untersuchung wird in der Regel bei Patienten mit Fieber oder Schmerzen durchgeführt, um eine Superinfektion (Abb. 7.7) oder ein Nierenzellkarzinom auszuschließen. Die Unterscheidung einer komplizierten hämorrhagischen Zyste von einer Entzündung oder einem Karzinom kann allerdings

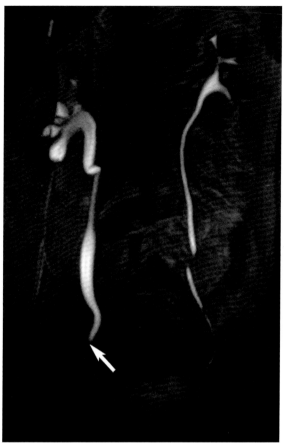

Abb. 7.10 Harnabflussbehinderung rechts bei Harnleiterkonkrement. Ausscheidungs-MR-Urographie mit MIP-Darstellung einer koronaren 3D-GRF-Sequenz ca. 10 min nach i. v. KM-Injektion. Erweiterung des rechten Nierenbeckenkelchsystems und Harnleiters bis zur Iliakalgefäßkreuzung, wo das Konkrement liegt (Pfeil).

auch MR-tomographisch erhebliche Schwierigkeiten bereiten. Eine Studie von Hilpert u. Mitarb. (27) zeigt jedoch, dass bei Patienten mit polyzystischer Nierenerkrankung eingeblutete Zysten häufig dadurch von Karzinomen unterschieden werden können, dass sie sichtbare Flüssigkeits-Hämosiderin-Spiegel aufweisen.

Benigne Nierentumoren

Gutartige Nierentumoren sind in der Regel klein und verursachen keine Symptome. Sie stellen deshalb meist Zufallsbefunde bei der US-Untersuchung, CT oder MRT dar. Benigne Neoplasien der Niere können epithelialen oder mesenchymalen Ursprungs sein (Tab. 7.3). Onkozytom und Nierenzelladenom sind epithelialer Herkunft. Gutartige mesenchymale Tumoren sind Angiomyolipome sowie seltenere Neoplasmen wie Hämangiome, Lymphangiome, Leiomyome, Lipome und juxtaglomeruläre Tumoren (Reninome).

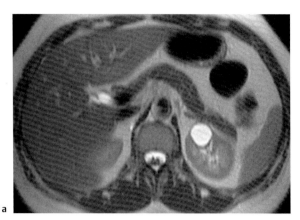
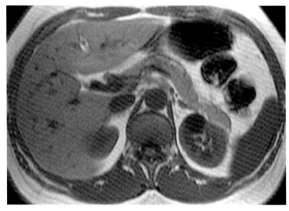
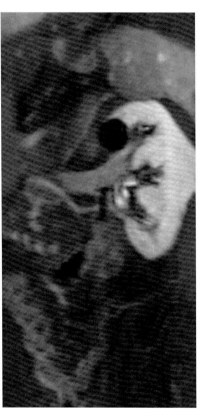

Abb. 7.11 a–c Einfache Nierenzyste. Axiale Aufnahmen mit atemangehaltener T2w TSE-Sequenz (**a**) und T1w GRE-Sequenz (**b**). **c** Parasagittale Rekonstruktion einer 3D-GRE MR-Angiographiesequenz 1 min nach i. v. Injektion eines Gd-haltigen KM. Die Zyste ist glatt begrenzt und in T2w homogen und deutlich hyperintens, in T1w homogen hypointens und zeigt nach KM-Injektion keinen SI-Anstieg.

Tabelle 7.3 Übersicht der benignen Nierentumoren

Häufiger
- Onkozytom
- Angiomyolipom
- Multilokuläres zystisches Nephrom

Sehr selten
- Hämangiom
- Leiomyom
- Lymphangiom
- Lipom
- Juxtaglomerulärer Tumor (Reninom)

Bemerkung: Die früher übliche Bezeichung Adenom für kleine solide Tumoren ist nicht mehr gebräuchlich.

Onkozytome sind seltenere benigne Nierentumoren, die histologisch aus charakteristischen großen eosinophilen Zellen bestehen. Sie kommen 1,6–2,5-mal häufiger bei Männern vor, wobei sie im Vergleich zu den klassischen Adenomen meist in einer etwas höheren Altersgruppe zu finden sind (37, 50). Die Tumoren sind in der Regel relativ groß, durchschnittlich zwischen 5 und 8 cm messend, und zeichnen sich durch eine ausgezeichnete Langzeitprognose aus. Es wurde jedoch über Onkozytome mit fokalen maligne entarteten Arealen berichtet (56). Trotz ihrer Größe sind die Tumoren in ungefähr der Hälfte der Patienten asymptomatisch, in den anderen Fällen ist die Hämaturie die häufigste Manifestation.

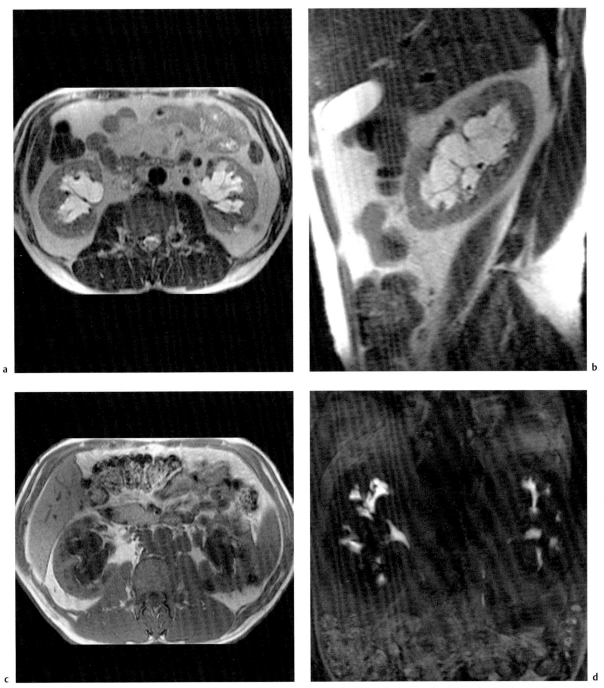

Abb. 7.12 a–d Parapelvine Zysten beidseits. Atemangehaltene T2w TSE-Sequenz in axialer (**a**) und sagittaler (**b**) Orientierung rechtsseitig. **c** Axiale atemangehaltene T1w GRE-Sequenz. **d** MIP-Rekonstruktion einer 3D-GRE MR-Angiographiesequenz 10 min nach i. v. Injektion eines Gd-haltigen KM (MR-AUG). Die ausgeprägten multiplen parapelvine Zysten stellen sich insbesondere in den T2w Aufnahmen als septierte Strukturen im erweiterten Sinus renalis dar und könnten als Erweiterung des NBKS fehlgedeutet werden. Das MR-AUG zeigt jedoch schmale Kelchhälse, lediglich rechts ist die obere Kelchgruppe infolge einer Kompression der Kelchhälse durch die Zysten gering erweitert.

In der CT und MRT zeigen die Tumoren charakteristischerweise eine sternförmige zentrale Narbe innerhalb einer sonst homogenen Raumforderung. Allerdings ist diese Morphologie nur bei etwa der Hälfte der Onkozytome zu sehen, und andererseits kann eine zentrale Narbe gelegentlich auch bei Nierenzellkarzinomen zu finden sein (20). Gelegentlich kann nach Gd-Gabe auf dynamischen Sequenzen eine frühe radspeichenartige Kontrastierung zu erkennen sein, wie sie auch in der konventionellen Angiographie beschrieben wird (35) (Abb. 7.**15** u. 7.**16**).

164 Nieren und oberes harnableitendes System

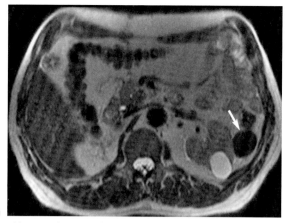
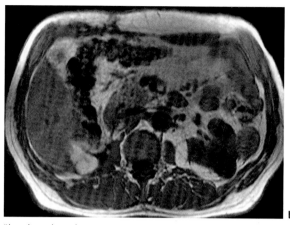

Abb. 7.**13 a, b** Eingeblutete kortikale Zyste neben einer unkomplizierten Zyste. Axiale atemangehaltene T2w TSE-Sequenz (**a**) und T1w GRE-Sequenz (**b**). Die eingeblutete Zyste (Pfeil) weist gegenüber der unkomplizierten Zyste ein gegensätzliches Signalverhalten auf: Hypointens in T2w und mäßig hyperintens in T1w.

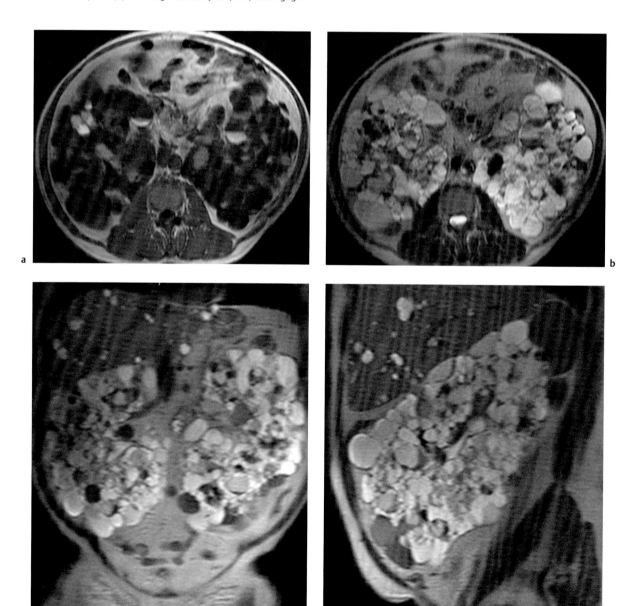

Bildgebung der pathologischen Befunde 165

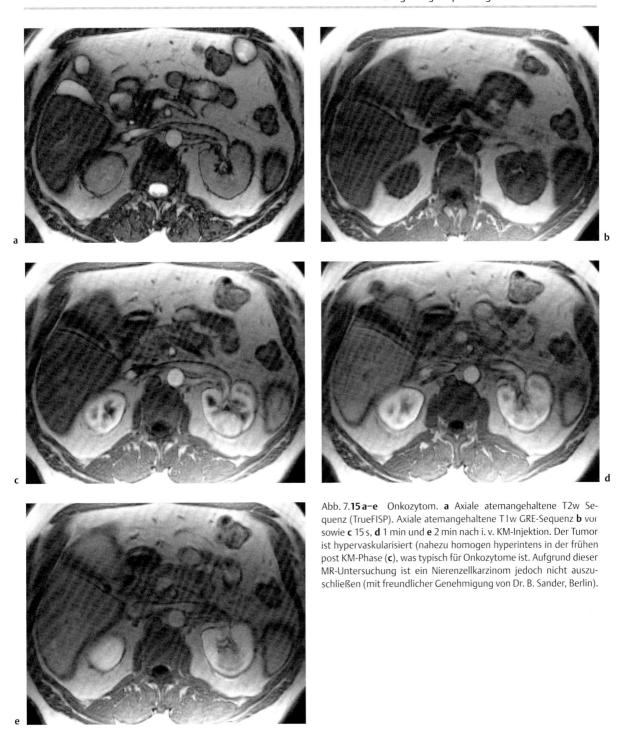

Abb. 7.**15 a–e** Onkozytom. **a** Axiale atemangehaltene T2w Sequenz (TrueFISP). Axiale atemangehaltene T1w GRE-Sequenz **b** vor sowie **c** 15 s, **d** 1 min und **e** 2 min nach i. v. KM-Injektion. Der Tumor ist hypervaskularisiert (nahezu homogen hyperintens in der frühen post KM-Phase (**c**), was typisch für Onkozytome ist. Aufgrund dieser MR-Untersuchung ist ein Nierenzellkarzinom jedoch nicht auszuschließen (mit freundlicher Genehmigung von Dr. B. Sander, Berlin).

◁ Abb. 7.**14 a–d** Polyzystische Nierenerkrankung. **a** Axiale atemangehaltene T1w GRE-Sequenz. Atemangehaltene T2w TSE-Sequnez in axialer (**b**), koronarer (**c**) und sagittaler (**d**) Orientierung. Die Nieren sind beiderseits massiv vergrößert und vollständig zystisch durchsetzt. In T1w sind einzelne Zysten hyperintens, zum Teil mit Spiegelbildung, als Zeichen der Einblutung.

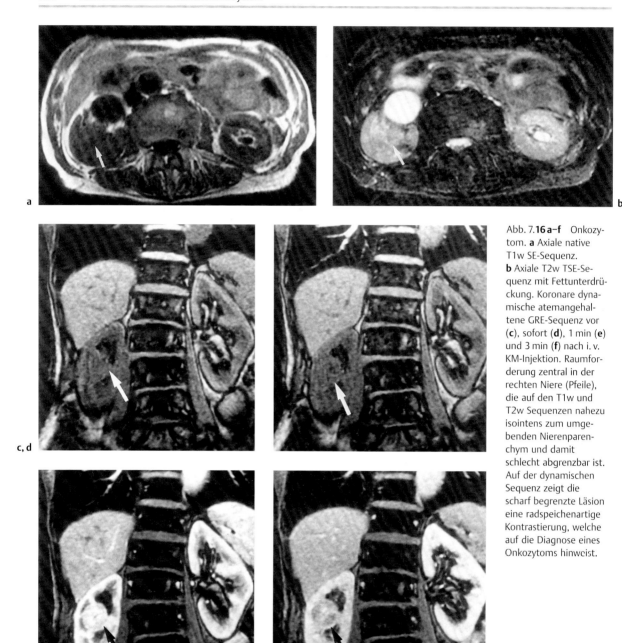

Abb. 7.**16 a–f** Onkozytom. **a** Axiale native T1w SE-Sequenz. **b** Axiale T2w TSE-Sequenz mit Fettunterdrückung. Koronare dynamische atemangehaltene GRE-Sequenz vor (**c**), sofort (**d**), 1 min (**e**) und 3 min (**f**) nach i. v. KM-Injektion. Raumforderung zentral in der rechten Niere (Pfeile), die auf den T1w und T2w Sequenzen nahezu isointens zum umgebenden Nierenparenchym und damit schlecht abgrenzbar ist. Auf der dynamischen Sequenz zeigt die scharf begrenzte Läsion eine radspeichenartige Kontrastierung, welche auf die Diagnose eines Onkozytoms hinweist.

Angiomyolipome sind Hamartome, welche aus Fett, glatter Muskulatur und pathologischen Blutgefäßen bestehen. Hämorrhagien und Nekrosezonen innerhalb des Tumors sind häufig. Angiomyolipome sind mit einer Inzidenz von 0,3 % aller Nierentumoren eher selten (55).

50–80 % der Patienten mit Angiomyolipomen leiden unter einer tuberösen Sklerose, wobei in diesen Fällen die Angiomyolipome in den Nieren in der Regel kleiner, multipel und bilateral sind (16, 37). Die Tumoren können eine Größe von bis zu 20 cm erreichen. Wenn symptomatisch, präsentieren sich die Patienten meist mit einer palpablen abdominalen Raumforderung, Flankenschmerzen, Mikrohämaturie oder retroperitonealer Blutung. Vereinzelt wurden Fälle mit malignem Verhalten wie lokal invasivem Wachstum, regionaler Lymphknotenbeteiligung oder V.-cava-inferior-Thrombose beobachtet. In der Regel zeigen Angiomyolipome jedoch einen gutartigen Verlauf und die chirurgische Resektion führt zur definitiven Heilung (37). Angiomyolipome können mit der MRT mit großer diagnostischer Sicherheit erkannt werden. Die fetthaltigen Tumorareale zeigen eine hohe Signalintensität auf den T1w Sequenzen. Der Fettgehalt kann durch eine zusätzliche

Bildgebung der pathologischen Befunde **167**

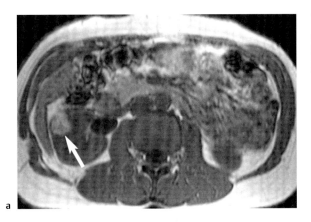
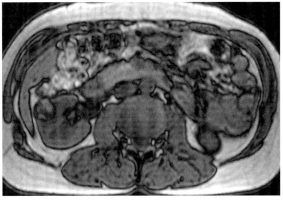
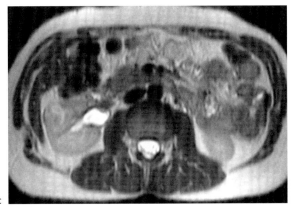

Abb. 7.**17 a–c** Angiomyolipom. Axiale native T1w GRE-Sequenz mit In-Phase- (**a**) und Gegen-Phase-Kontrast (**b**) (zur Technik s. Kap. 1). **c** Axiale T2w HASTE-Sequenz. Tumor der rechten Niere (Pfeil), der im In-Phase-Bild hyperintens ist und im Gegenphase Bild SI-Auslöschungen insbesonder am Rand zeigt. In Zusammensicht beider Bilder muss von einem hohen Fettgehalt des Tumors ausgegangen werden, was die Diagnose eines Angiomyolipoms sehr sicher macht. Das T2w Bild trägt nicht zur Diagnose bei.

fettsupprimierte Sequenz bewiesen werden, was eine klare Abgrenzung von hämorrhagischem Gewebe erlaubt (52). In der Gegen-Phase-Technik stellen sich Angiomyolipome je nach Verteilung der intratumoralen Verfettung intratumoral signalarm dar oder auch nur an der Grenzfläche zum intakten Nierengewebe (Abb. 7.**17** u. 7.**18**). Differenzialdiagnostisch muss noch an ein Liposarkom des perirenalen Fettgewebes gedacht werden, wobei zur genauen Tumorlokalisation die multiplanare Bildgebung der MRT hilfreich ist und bei diesen Tumoren in der Regel die intrarenale Komponente fehlt (13, 57). In Einzelfällen enthalten Angiomyolipome vorwiegend Muskelgewebe bei makroskopisch weitgehend fehlendem Fettanteil; in diesem Fall können sie bildgebend nicht von Karzinomen oder anderen Tumoren unterschieden werden.

Das multilokuläre zystische Nephrom ist ein seltener gutartiger Nierentumor, welcher dem metanephritischen Blastem entstammt und einer benignen Variante des Wilms-Tumors zu entsprechen scheint. Der Tumor zeigt eine biphasische Alters- und Geschlechtsverteilung mit Häufigkeitsgipfeln bei Knaben unter 4 Jahren sowie bei Frauen im Alter von 40–60 Jahren (39, 47). Der Tumor ist meist relativ groß – durchschnittlich ca. 10 cm – und besteht aus multiplen, nichtkommunizierenden, durch dünne Septen getrennte Zysten, die insgesamt von einer dicken Kapsel umgeben sind.

Der klinische Verlauf ist in der Regel gutartig, in seltenen Fällen kann es jedoch zu einer Entartung in ein Nephroblastom im Kindes- bzw. Sarkom im Erwachsenenalter kommen. In der CT und MRT gibt es keine Kriterien, um das multilokuläre zystische Nephrom sicher von einem zystischen malignen Tumor zu differenzieren; differenzialdiagnostisch ist an einen zystischen Wilms-Tumor bzw. ein zystisches Nierenzellkarzinom zu denken. Aus diesen Gründen ist die chirurgische Exzision in allen Fällen indiziert (39).

Seltene benigne Nierentumoren sind Hämangiome, Lymphangiome, Leiomyome, Lipome und juxtaglomeruläre Tumoren (Reninome). Mit Ausnahme des Lipoms sind die MR-Befunde dieser Tumoren unspezifisch und die Diagnose muss histologisch gesichert werden.

Früher wurden als Adenome der Nieren solide Tumoren mit einer Größe bis 2 cm bezeichnet, die sich oft auch histologisch nicht von malignen Adenokarzinomen unterscheiden lassen. Es wird deshalb diskutiert, ob sie möglicherweise nur ein frühes, metastasenfreies Stadium darstellen (37). Heute ist die Bezeichnung Adenom nicht mehr gebräuchlich. Bei Nachweis eines kleinen soliden, vaskularisierten Tumors ohne Kriterien für ein Angiomyolipom (Verfettung) wird dieser als kleines Nierenzellkarzinom eingestuft.

Kleine solide Tumoren mit weniger als 2 cm im Durchmesser ohne pathologische, histologische oder bildgebende Kriterien für Malignität oder aggressives Verhalten werden in 4–22 % aller Autopsien gefunden (21). Da es keine definitiven bildgebenden Unterscheidungskriterien für benigne und maligne Läsionen gibt, sollten jedoch

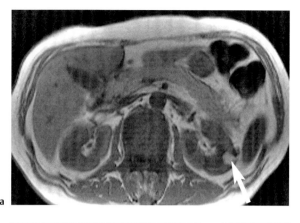
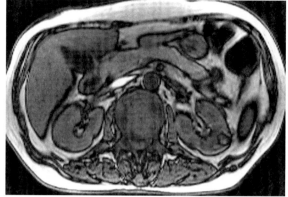
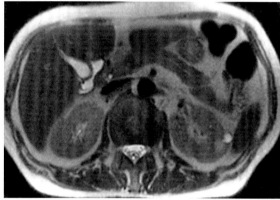
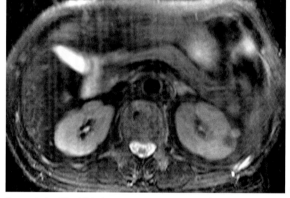

Abb. 7.**18 a–d** Kleines Angiomyolipom. Axiale native T1w GRE-Sequenz mit In-Phase- (**a**) und Gegen-Phase-Kontrast (**b**) (zur Technik s. Kap. 1). **c** Axiale T2w HASTE-Sequenz. **d** Axiale fettsupprimierte T2w TSE-Sequenz. Kleiner Tumor im Nierenparenchym links (Pfeil), der im In-Phase-Bild hyperintens ist und im Gegen-Phase-Bild eine charakteristische ringförmige SI-Auslöschung am Rand zeigt. Der Tumor ist im T2w Bild ohne Fettsuppression signalreich mit Fettsuppression signalarm. Diese Konstellation ist beweisend für einen hohen Fettgehalt des Tumors, was die Diagnose eines Angiomyolipoms sehr sicher macht. Nebenbefundlich ist eine kleine kortikale Nierenzyste angeschnitten.

Tabelle 7.**4** Übersicht über die primären und sekundären malignen Nierentumoren

Primäre maligne Nierentumoren
Häufiger
• Nierenzellkarzinom (Hypernephrom, Adenokarzinom der Niere)
• Nierenbeckenkarzinom (Übergangszellkarzinom)
• Wilms-Tumor (Nephroblastom)
Selten
• Leiomyosarkom
• Rhabdomyosarkom
• Angiosarkom
• Liposarkom
• Fibrosarkom
Sekundäre maligne Nierentumoren
• Metastasen
• Lymphom

auch alle kleinen in der MRT und anderen Untersuchungstechniken als Zufallsbefund entdeckten Läsionen als potenziell maligne angesehen und engmaschig verlaufskontrolliert bzw. chirurgisch entfernt werden. Die multiplanare Bildgebung der MRT ermöglicht die genaue Bestimmung der Lokalisation und Ausdehnung des Tumors. Dies ist insbesondere dann wichtig, wenn chirurgisch nur eine Enukleation oder Nierenteilsresektion und keine Nephrektomie geplant wird.

Maligne Nierentumoren

Primäre Nierentumoren

Eine Übersicht über die häufigsten primären und sekundären Nierentumoren ist in Tab. 7.**4** gegeben.

Das Nierenzellkarzinom ist zwar der häufigste maligne Tumor der Niere, ist aber mit einem Anteil von 2% aller Tumoren des Erwachsenen insgesamt eher selten. Das Karzinom tritt gehäuft bei Männern und vor allem in der 5. und 6. Altersdekade auf. Ungefähr 1% der Patienten ha-

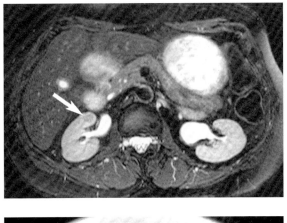
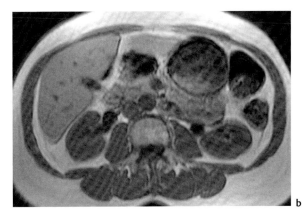
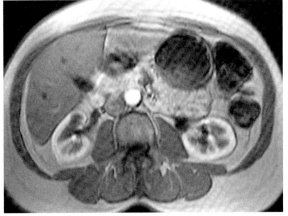

Abb. 7.**19 a–d** Kleines Nierenzellkarzinom rechts, Tumorstadium T1. **a** Axiale atemgetriggerte T2w TSE-Sequenz mit Fettsuppression. Dynamische KM-unterstützte Serie mit axialer atemangehaltener T1w 2D-GRF-Sequenz vor (**b**), sowie nach i. v. Injektion eines Gd-haltigen KM: bei 15 s (**c**), bei 2 min (**d**). Kleiner Tumor in der vorderen Parenchymlippe der rechten Niere (Pfeil) ohne zystischen Charakter in der T2w und mit mäßigem SI-Anstieg nach i. v. KM-Injektion. Somit handelt es sich um einen soliden, vaskularisierten Tumor, der hochgradig malignitätssuspekt ist.

ben bilaterale Läsionen und in ca. 5 % liegen mehrere Tumoren in der gleichen Niere vor. Symptome sind häufig unspezifisch und treten meist erst relativ spät auf. Die als klassisch beschriebene Trias Hämaturie, Schmerzen und palpaple Raumforderung in der Flanke wird nur bei ungefähr 20 % der Patienten gesehen (48).

Eine genaue Beurteilung der Tumorausdehnung ist für die Therapiewahl wichtig, da die radikale Operation die einzige kurative Behandlungsmethode ist. Solange das Karzinom innerhalb der Nierenkapsel lokalisiert ist (Stadium T1, T2), wird eine radikale Nephrektomie durchgeführt, bei Tumoreinbruch in die Nierenvene und V. cava inferior ist zusätzlich eine Thrombektomie bzw. das Einsetzen eines venösen Grafts indiziert.

Während in der amerikanischen Literatur für das Tumorstaging häufig die Robson-Klassifikation benutzt wird, hat sich in Europa das TNM-System durchgesetzt (26).

Die Treffsicherheit für die Stadieneinteilung des Nierenzellkarzinoms variiert in der Literatur für die Mehrzeilen-CT zwischen ca. 70 % und 91 %, die Resultate der MRT sind der CT vergleichbar bis leicht überlegen (12, 17, 31). Bei der Stadieneinteilung von Tumoren mit Tumorthrombus in der V. cava inferior erzielen die Mehrzeilen-CT und die MRT gleichwertig hohe Treffsicherheiten (18). In der Charakterisierung hat die MRT gegenüber der CT einen leichten Vorteil bei der Zuordnung von zystischen Läsionen (33).

Auf nativen T1w Aufnahmen ist das Nierenzellkarzinom wie auch andere solide Nierenläsionen meist isointens im Vergleich zu dem umgebenden Gewebe und der Tumor damit nur erkennbar, wenn er zu einer Formveränderung der Nierenkontur führt. Auf T2w Aufnahmen werden variable Signalintensitäten gesehen. Als Folge von Tumornekrose und Einblutung zeigen etwa 15 % der Nierenzellkarzinome liquide Areale, die auf T2w Aufnahmen hyperintens zur Darstellung kommen. Sowohl der Nachweis als auch die Charakterisierung von Läsionen werden durch i. v. Kontrastmittelgabe verbessert (11, 52).

Auch kleine Tumoren können mit der heute möglichen hohen Auflösung detektiert und charakterisiert werden. Eine wichtige Untersuchungskomponente ist hierbei die kontrastmittelunterstützte Messung bei 1–2 min p.i. (Abb. 7.**19** u. 7.**20**). Für die genaue Beurteilung der Tumorausdehnung sind die multiplanaren Bildgebungsmöglichkeiten der MRT von Vorteil. Sagittale und koronare Auf-

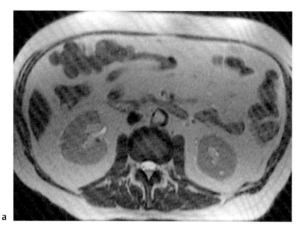
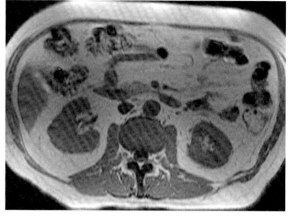
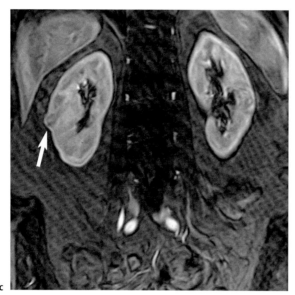

Abb. 7.**20 a–c** Kleines Nierenzellkarzinom rechts, Tumorstadium T1, Zufallsbefund im Rahmen einer Nierenlebendspenderevaluation. **a** Axiale atemangehaltene T2w TSE-Sequenz. **b** Axiale atemangehaltene T1w GRE-Sequenz. **c** Koronare Rekonstruktion aus einer 3D-GRE-MR-Angiographiesequenz 1 min nach i. v. KM-Injektion. In den nativen Bildern ist lediglich eine kleine Parenchymvorwölbung erkennbar, in der KM-verstärkten Aufnahme hier eine inhomogene SI-Anhebung als Malignitätskriterium (Pfeil).

nahmen erlauben eine gute Abgrenzung der Raumforderung von umgebenden Organen (Abb. 7.**21**–7.**24**).

Zum Zeitpunkt der Diagnosestellung liegt in etwa 20 % der Fälle bereits ein Einwachsen in venöse Strukturen vor. Dieses wird am besten mit der kontrastmittelverstärkten 3D-MRA in der venösen Phase (MR-Venogramm) dargestellt (Abb. 7.**23**). Gleichzeitig erlaubt die kontrastmittelverstärkte T1w Untersuchung eine Unterscheidung zwischen vaskularisiertem Tumorthrombus und evtl. zusätzlich vorhandenem Appositionsthrombus.

Aufgrund der hohen Empfindlichkeit der MRT gegenüber Kontrastmittel und der heute möglichen hohen räumlichen Auflösung, namentlich mit 3D-MRA-Sequenzen, können feine Strukturen mit SI-Steigerung nach i. v. Kontrastmittelgabe gut visualisiert werden, was die Unterscheidung zwischen benignen komplizierten Zysten und zystischen Nierenzellkarzinomen erleichtert (Abb. 7.**25**).

Der metastatische Befall eines Lymphknotens wird vermutet, wenn dieser eine Größe von 1–1,5 cm überschrei-

Bildgebung der pathologischen Befunde 171

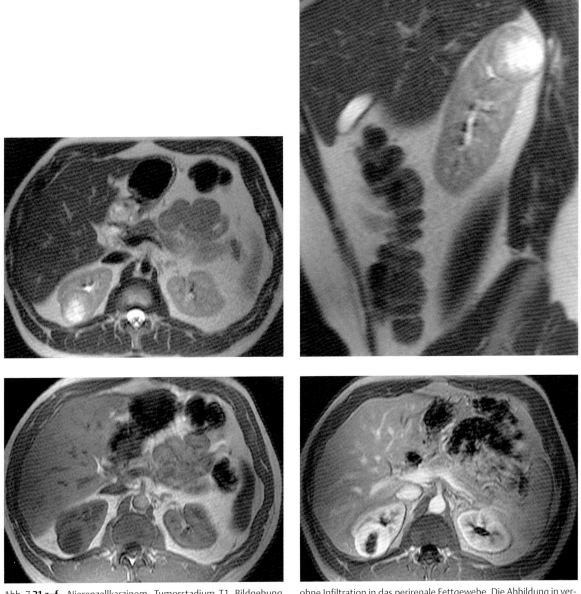

Abb. 7.21 a–f Nierenzellkarzinom, Tumorstadium T1. Bildgebung für die Planung einer organerhaltenden Operation. Atemangehaltene T2w TSE-Sequenz in axialer (a) und sagittaler (b) Orientierung. T1w atemangehaltene GRE-Sequenz vor (c) sowie 2 min nach (d) i. v. Injektion eines Gd-haltigen KM. Rekonstruktionen von 3D-GRE-MR-Angiographiesequenzen bei 15 s (e) als MIP und bei 1 min nach i. v. KM-Injektion (f) als koronare Schichtrekonstruktion. Tumor des oberen Nierendrittels rechts mit Vorwölbung der Nierenkontur ohne Infiltration in das perirenale Fettgewebe. Die Abbildung in verschiedenen Ebenen und KM-Perfusionsphasen ermöglicht eine weitestgehend genaue Darstellung der Tumorausdehnung, insbesondere bezüglich der Strukturen des Sinus renalis (u. a. Nierenbeckenkelchsystem). Die in dem Untersuchungsprotokoll integrierte MR-Angiographie zeigt eine arterielle Dreifachversorgung der rechten Niere. Der Tumor konnte laparoskopisch organerhaltend entfernt werden.   Abb. 7.21 e, f ▷

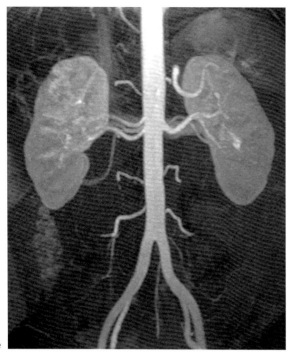
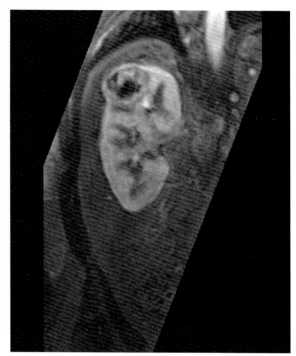

Abb. 7.21 e, f

tet. Falsch positive wie auch falsch negative Ergebnisse sind jedoch aufgrund einer reaktiven Lymphknotenhyperplasie einerseits bzw. mikroskopischem Tumorbefall nichtvergrößerter Lymphknoten andererseits relativ häufig (Abb. 7.24).

Das Nierenbeckenkarzinom (Synonyme: Übergangszellkarzinom, Transitionalzellkarzinom) des oberen Urogenitaltrakts macht etwa 7% aller renalen Neoplasien aus. Ein erhöhtes Erkrankungsrisiko haben Patienten mit Blasenkarzinom sowie Individuen, die einen Analgetikaabusus bzw. eine Exposition mit Karzinogenen (Anilin, Cyclophosphamid, Tabak) aufweisen.

Das Übergangszellkarzinom (Urothelkarzinom) entsteht häufig multizentrisch, zwischen 8 und 40% der Patienten mit Tumoren des Nierenbeckens haben synchron oder metachron einen Zweittumor im unteren Urogenitaltrakt bzw. auf der kontralateralen Seite (6, 60). Die Bedeutung der MRT bei der Diagnosestellung ist limitiert. Solange das Nierenbeckenkelchsystem nicht dilatiert ist, können insbesondere kleinere Tumoren übersehen werden, da sie meist isointens zu dem umgebenden Nierengewebe erscheinen. Allerdings zeigen sie in der Regel in kontrastmittelverstärkten Aufnahmen eine frühe Kontrastierung (3). Ein fortgeschrittenes Tumorstadium mit Invasion des Nierenparenchyms kann bildgebend nicht mehr von einem Nierenzellkarzinom unterschieden werden, sekundäre Zeichen wie Gefäßinvasion sind beim Übergangszellkarzinom zwar seltener, kommen jedoch ebenfalls vor (36) (Abb. 7.26 u. 7.27). Im Befund sollte bei Vorliegen eines Tumors, der nicht typisch für ein Nierenzellkarzinom ist und bei dem es sich um ein Urothelkarzinom handeln könnte, auf diesen Umstand hingewiesen werden. Grund hierfür ist, dass sich die Operationsverfahren unterscheiden. Während beim Nierenzellkarzinom eine Nephrektomie durchgeführt wird, erfolgt bei einem Urothelkarzinom eine Nephroureterektomie.

Das Nephroblastom (Synonym: Wilms-Tumor) ist ein maligner embryonaler Tumor, der gehäuft bei Kindern im Alter von 2,5–3 Jahren ohne Geschlechtsprädilektion auftritt; es ist der häufigste bösartige abdominelle Tumor bei Kindern im Alter zwischen 1 und 8 Jahren überhaupt. Das Nephroblastom ist assoziiert mit Missbildungen des Urogenitaltrakts, Aniridie und Beckwith-Wiedemann-Syndrom (37). Der Tumor zeigt in der MRT variable, durch Nekrose und Einblutung meist inhomogene Signalintensitäten und kann aufgrund des Signalverhaltens allein nicht von anderen renalen Tumoren differenziert werden. Die MRT kann aber bei der präoperativen Planung hilfreich sein, indem sie die Abgrenzung der Raumforderung von normalem Nierengewebe und umgebenden Strukturen ermöglicht (4, 42) (Abb. 7.28).

Leiomyosarkome, Rhabdomyosarkome, Liposarkome, Angiosarkome und Fibrosarkome sind seltene maligne primäre Neoplasien der Nieren. Die MR-Befunde sind meist unspezifisch und die definitive Diagnose wird histologisch gestellt.

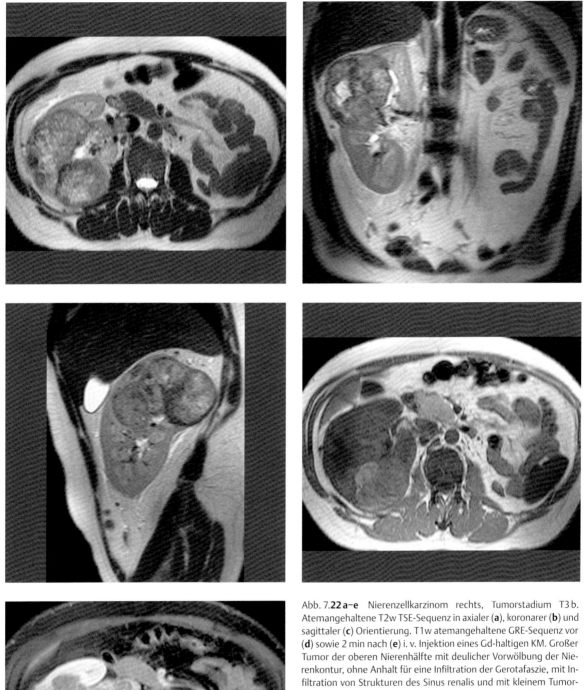

Abb. 7.**22a–e** Nierenzellkarzinom rechts, Tumorstadium T3b. Atemangehaltene T2w TSE-Sequenz in axialer (**a**), koronarer (**b**) und sagittaler (**c**) Orientierung. T1w atemangehaltene GRE-Sequenz vor (**d**) sowie 2 min nach (**e**) i. v. Injektion eines Gd-haltigen KM. Großer Tumor der oberen Nierenhälfte mit deulicher Vorwölbung der Nierenkontur, ohne Anhalt für eine Infiltration der Gerotafaszie, mit Infiltration von Strukturen des Sinus renalis und mit kleinem Tumorthrombus in der V. renalis, der kapp in die V. cava inferior reicht (Pfeil).

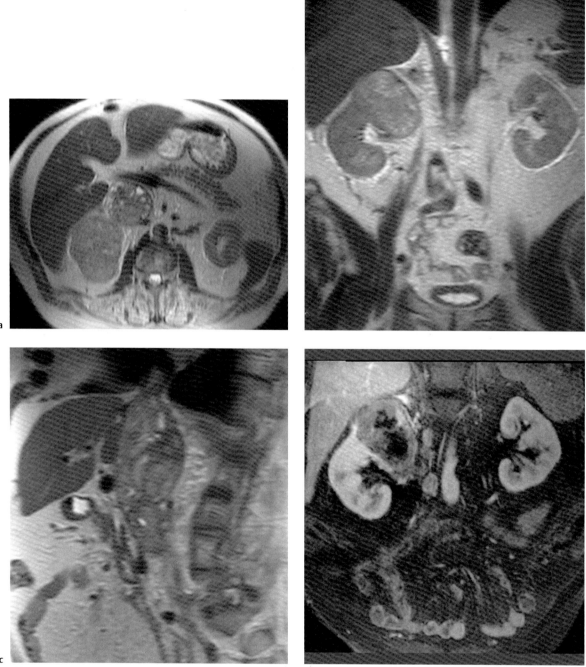

Abb. 7.**23 a–e** Nierenzellkarzinom rechts, Tumorstadium T3 c. Atemangehaltene T2w TSE-Sequenz in axialer (**a**), koronarer (**b**) und sagittaler (**c**) Orientierung. Koronare 3D-GRE-MR-Angiographiesequenz 1 min nach i. v. KM-Injektion mit koronarer Schichtrekontruktion zur Visulaisierung des Tumors (**d**) und koronarer Dünnschicht-MIP zur Visualisierung des Tumorthrombus (**e**). Tumor des oberen Nierendrittels mit Vorwölbung der Nierenkontur, ohne Infiltration in das perirenale Fettgewebe, jedoch mit großem Tumorthrombus in der V. cava inferior, der mit der Spitze bis in den rechten Vorhof reicht (Pfeil).

Abb. 7.**23 e** ▷

Abb. 7.23 e

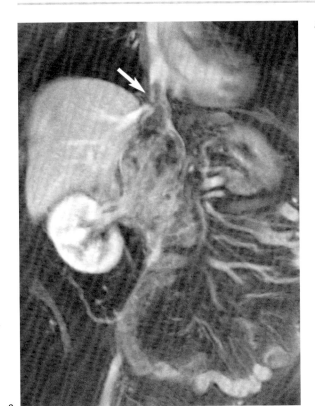

e

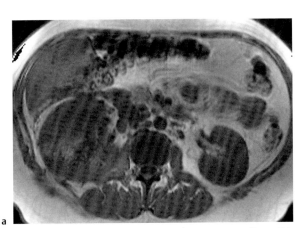

a

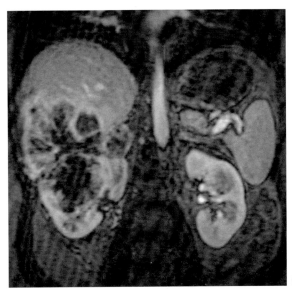

b

Abb. 7.**24 a, b** Nierenzellkarzinom rechts, Tumorstadium T4. **a** Axiale T1w atemangehaltene GRE-Sequenz. **b** 3D-GRE MR-Angiographiesequenz 1 min nach i. v. KM-Injektion mit koronarer Schichtrekontruktion. Der Tumor zeigt in der axialen Schicht eine moderate Ausdehnung, im koronaren Bild ausgedehnte Infiltration in die Leber. Im axialen Bild zusätzlich zahlreiche vergrößerte retroperitoneale Lymphknoten, diese waren histologisch metastasenfrei.

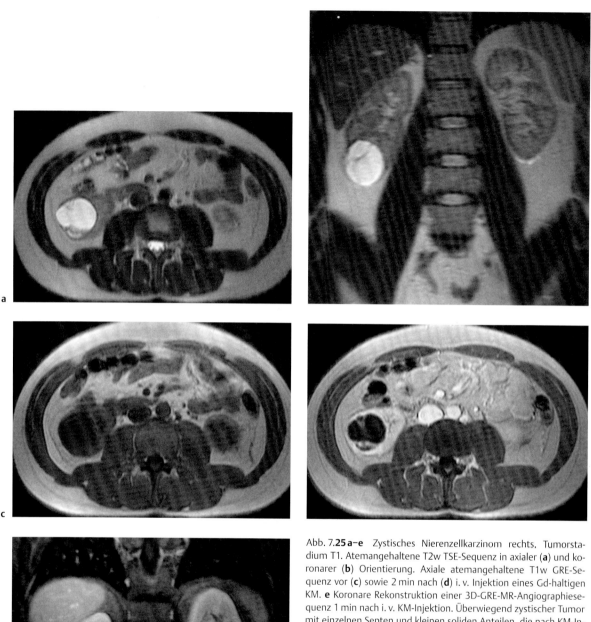

Abb. 7.**25 a–e** Zystisches Nierenzellkarzinom rechts, Tumorstadium T1. Atemangehaltene T2w TSE-Sequenz in axialer (**a**) und koronarer (**b**) Orientierung. Axiale atemangehaltene T1w GRE-Sequenz vor (**c**) sowie 2 min nach (**d**) i. v. Injektion eines Gd-haltigen KM. **e** Koronare Rekonstruktion einer 3D-GRE-MR-Angiographiesequenz 1 min nach i. v. KM-Injektion. Überwiegend zystischer Tumor mit einzelnen Septen und kleinen soliden Anteilen, die nach KM-Injektion einen SI-Anstieg aufweisen.

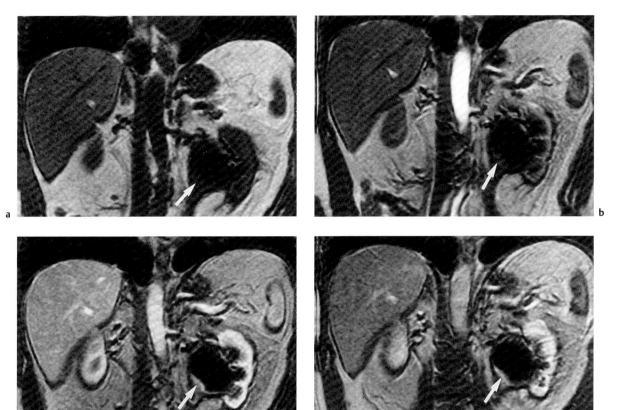

Abb. 7.**26 a–d** Nierenbeckenkarzinom links. Koronare dynamische atemangehaltene GRE-Sequenz vor (**a**), sofort (**b**), 1 min (**c**) und 3 min nach (**d**) i. v. Injektion eines Gd-haltigen KM. Kleine KM-aufnehmende Raumforderung (Pfeile) im linken pyeloureteralen Übergang, die zu einer Abflussbehinderung mit Erweiterung des Nierenbeckenkelchsystems führt.

Sekundäre Nierentumoren

Zwar werden Nierenmetastasen in 2–20 % aller Autopsien nachgewiesen, doch spielen sie für die bildgebenden Verfahren eine untergeordnete Rolle, da sie meist symptomlos sind und damit erst sehr spät oder überhaupt nicht diagnostiziert werden (9). Metastasen stellen sich in der Regel radiologisch als multifokale Läsionen dar (Abb. 7.**29**). Obwohl das Signalverhalten der Läsionen unspezifisch ist, liegt die Diagnose bei multiplen, bilateralen soliden Nierenläsionen und dem Vorhandensein eines bekannten Primärtumors bzw. weiterer extrarenaler Metastasen meist nahe. Bei Primärtumoren wie Bronchuskarzinom, Mammakarzinom oder Kolonkarzinom wurden jedoch auch große solitäre Läsionen beschrieben, die MR-tomographisch nicht von einem Primärtumor zu unterscheiden waren.

Primäre Lymphome der Nieren sind äußerst selten. Die Nieren können jedoch bei Lymphompatienten sekundär mitbeteiligt sein, entweder durch Wachstum per continuitatem von retroperitonealen Lymphknoten ausgehend oder durch hämatogene Ausbreitung. Das Erscheinungsbild der renalen Lymphommanifestation umfasst multiple oder solitäre Läsionen sowie eine diffuse Infiltration, die eine Vergrößerung der Niere zur Folge hat (22, 46). In kontrastmittelverstärkten T1w Sequenzen können die nodulären, meist relativ hypovaskulären Lymphommanifestationen in der Regel in der früharteriellen Phase leicht von dem sich deutlich kontrastierenden normalen Nierenparenchym unterschieden werden (Abb. 7.**30** u. 7.**31**). Weitere MR-Zeichen eines diffusen Lymphombefalls sind ein Verlust der kortikomedullären Differenzierung, diffuse Vergrößerung des Organs sowie die assoziierte Lymphadenopathie (35).

Funktionelle Nierenuntersuchungen

Die MRT zeichnet sich außer durch die hohe räumliche auch durch eine gute zeitliche Auflösung aus. Dadurch erlaubt sie nicht nur eine morphologische Darstellung von pathologischen Nierenprozessen, sondern kann auch gewisse Einblicke in die renale Funktion geben. Verschiedene Erkrankungen wie z. B. Glomerulonephritis, interstitielle Nephritis, Nierenbeteiligung bei Diabetes mellitus oder chronische Harnstauung können zu einer globalen

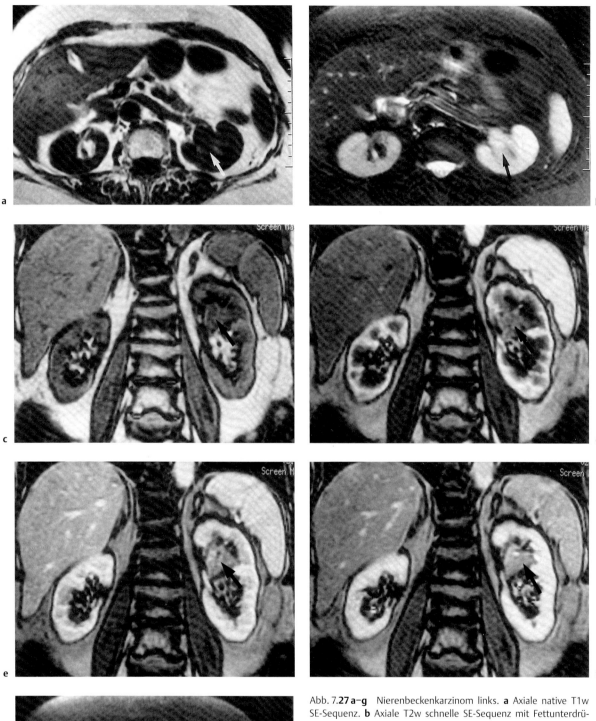

Abb. 7.**27 a–g** Nierenbeckenkarzinom links. **a** Axiale native T1w SE-Sequenz. **b** Axiale T2w schnelle SE-Sequenz mit Fettunterdrückung. Koronare dynamische atemangehaltene GRE-Sequenz vor (**c**), sofort (**d**), 1 min (**e**) und 3 min nach (**f**) i. v. Injektion eines Gd-haltigen KM. **g** Axiale KM-verstärkte T1w SE-Sequenz mit Fettunterdrückung. – Raumforderung im linken Nierenbecken, isointens zu dem umgebenden Nierenparenchym (Pfeil). Die Raumforderung (Pfeil) weist die gleiche Signalintensität wie das Nierenparenchym in den nativen T1w und T2w Aufnahmen auf (**a, b**). Der Tumor (Pfeile) zeigt im Vergleich zum umgebenden Nierenparenchym eine verminderte KM-Aufnahme und lässt sich gut von dem stärker kontrastierenden Parenchym abgrenzen (Pfeil in **c–f, g**). Einfache kleine kortikale Zyste in der rechten Niere (**d**).

Bildgebung der pathologischen Befunde

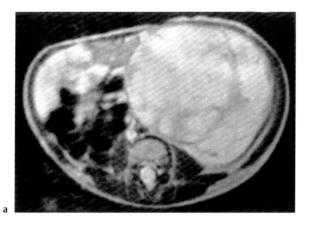
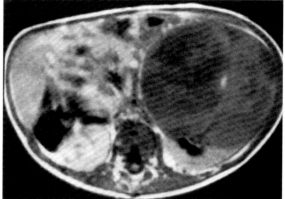
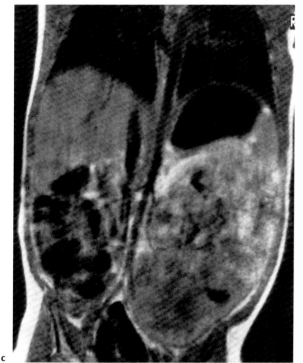

Abb. 7.**28 a–c** Nephroblastom. 18 Monate altes Mädchen. **a** Axiale T2w TSE-Sequenz. **b** Axiale KM-verstärkte T1w SE-Sequenz. **c** Koronare KM-verstärkte T1w SE-Sequenz. Der Tumor zeigt eine inhomogen hohe Signalintensität auf der T2w Aufnahme und ist vom Nierenparenchym schlecht abgrenzbar (**a**). Er nimmt weniger Kontrastmittel als das umgebende normale Nierenparenchym auf. Die multiplanare Bildgebung erlaubt eine genaue Bestimmung der Tumorausdehnung (**b, c**).

Einschränkung der renalen Funktion führen. Andere Entitäten wie die extrakorporale Stoßwellenlithotrypsie hingegen führen zu einer segmentalen Funktionseinschränkung (34). Da Gd-haltige MR-Kontrastmittel im Gegensatz zu den jodhaltigen Röntgenkontrastmitteln, wie sie in der CT oder Angiographie verwendet werden, aufgrund der geringen notwendigen Menge nicht nephrotoxisch sind, kann die kontrastverstärkte MRT auch bei diesen Patienten ohne Risiko verwendet werden (23, 49, 51).

Gadoliniumhaltige Kontrastmittel werden in den Nierenglomeruli vollständig filtriert und dann in den Henle-Schleifen und Sammelröhrchen der Medulla durch Wasserrückresorption konzentriert. Auf Sequenzen, die mit einer hohen zeitlichen Auflösung akquiriert werden, wie dynamische KM-verstärkte GRE- oder echoplanare Sequenzen, kann die KM-Passage durch die konzentrationsabhängigen Veränderungen der Relaxationszeiten gut verfolgt werden. Der typischerweise auftretende Signalintensitätsabfall ist bei Patienten mit eingeschränkter Nierenfunktion und folglich verzögerter KM-Ausscheidung weniger deutlich. Bei starker Niereninsuffizienz mit einer Kreatininclearance über 30 ml/min kann die typische Kontrastumkehr in der Medulla, die auf die starke Gd-Konzentration und den dadurch dominierenden T2-Verkürzungseffekt zurückzuführen ist, sogar vollständig fehlen (35, 36). Ansätze zur quantitativen Beurteilung der Ausscheidungsfunktion beinhalten die serielle Messung nach i. v. Kontrastmittelinjektion mit speziellen Sequenzen, z. B. inversionspräparierten oder saturationspräparierten schnellen Sequenzen, um ein annähernd lineares Verhältnis zwischen lokaler Kontrastmittelkonzentration und SI zu erhalten. Allerdings sind die Fehler bei der Be-

180 Nieren und oberes harnableitendes System

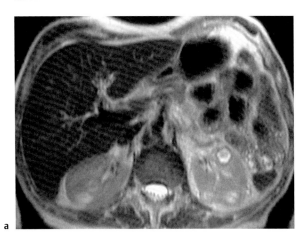

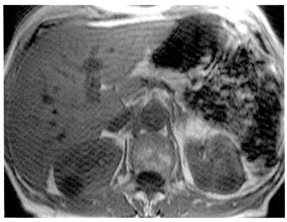

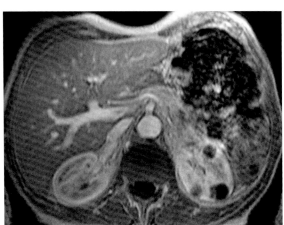

Abb. 7.**29 a–c** Metastasen eines Plattenepithelkarzinoms (HNO-Bereich) in der linken Niere. **a** Axiale atemangehaltene T2w TSE-Sequenz, axiale atemangehaltene T1w GRE-Sequenz vor (**b**) sowie 2 min nach (**c**) i. v. Injektion eines Gd-haltigen KM (in der T1w leicht eingeschränkte Bildqualität mit Konturdoppelungen durch Atemartefakte). Die Metastasen stellen sich in der T2w deutlich hyperintens sowie nach KM-Injektion hypointens dar. Dies deutet auf Nekrosen hin und ist typisch für Metastasen eines Plattenepithelkarzinoms.

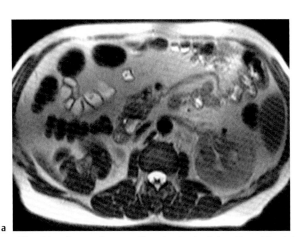

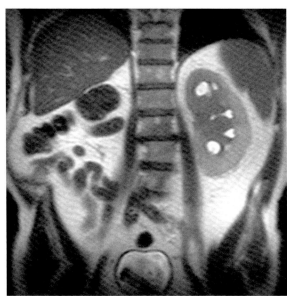

Abb. 7.**30 a–d** Lymphommanifestation in der linken Niere (Einzelniere). Atemangehaltene T2w TSE-Sequenz in axialer (**a**) und koronarer (**b**) Orientierung.   Abb. 7.**30 c, d** ▷

Bildgebung der pathologischen Befunde 181

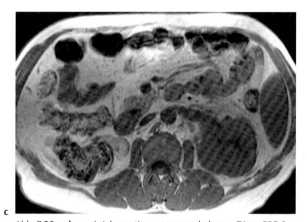
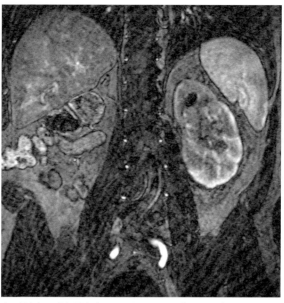

Abb. 7.**30 c, d** **c** Axiale native atemangehaltene T1w GRE-Sequenz. **d** Koronare Rekonstruktion einer 3D-GRE-MR-Angiographiesequenz 15 s nach i. v. Injektion eines Gd-haltigen KM. Weichteiläquivalentes Substrat im Sinus renalis mit Abflussbehinderung aus den Kelchen (**b**), Zirkulationsstörung vor allem im oberen Nierendrittel (**d**). Diagnose eines NHL, aufgrund der Bildgebung wäre auch ein Urothelkarzinom des Nierenbeckens möglich.

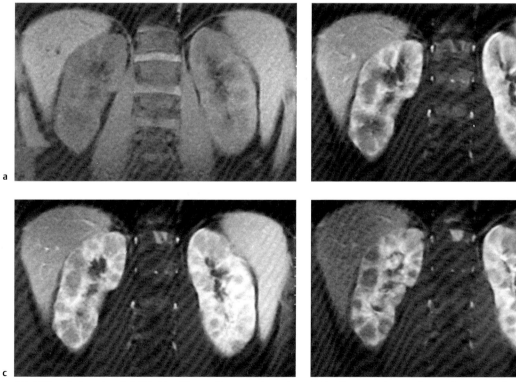

Abb. 7.**31 a–d** Lymphombefall beider Nieren. Koronare dynamische atemangehaltene Tqw GRE-Sequenz vor (**a**), sofort (**b**), 1 min (**c**) und 3 min (**d**) nach intravenöser Injektion eines Gd-haltigen KM. Beide Nieren sind vergrößert und zeigen multiple hypovaskularisierte rundliche Parenchymläsionen.

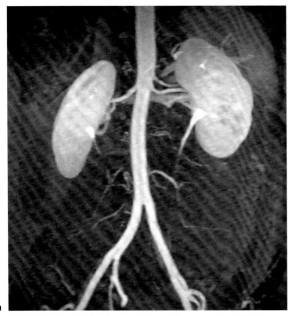 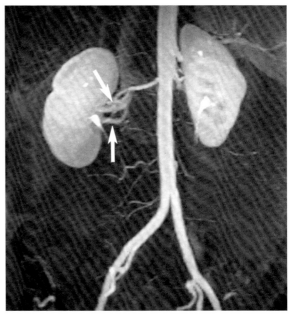

Abb. 7.**32 a, b** Evaluation vor Nierenlebendspende. MIP-Rekonstruktionen einer 3D-GRE-Sequenz 15 s nach i. v. Injektion eines Gd-haltigen KM in LAO- (**a**) und in RAO-Ansicht (**b**). Darstellung von 2 Nierenarterien links und 2 Nierenvenen rechts (Pfeile).

stimmung der lokalen Kontrastmittelkonzentrationen relativ hoch, sodass hier noch kein zuverlässiges Verfahren für die Bestimmung der Nierenfunktionsparameter zur Verfügung steht (7, 38).

Evaluation von Lebendnierenspendern

Für die Bereitstellung von Organen für die Nierentransplantation gewinnt die Lebendnierenspende zunehmend an Bedeutung. Dies liegt auch daran, dass mit der laparoskopischen Donornephrektomie ein vergleichsweise schonendes Verfahren der Nierenentnahme entwickelt wurde, wodurch sich die Bereitschaft zur Lebendnierenspende erhöht hat (14). Mit dem Ziel, das peri- und postoperative Risiko für den Spender so gering wie möglich zu gestalten und optimale Voraussetzungen für ein technisches Gelingen der Transplantation zu schaffen, ist eine sorgfältige Evaluation des potenziellen Spenders und seiner Nieren notwendig. Neben anderen Kriterien ist ein wichtiges Kriterium für die Wahl der Seite des Spenderorgans, dass die Spenderniere nur eine Arterie und eine Vene aufweisen sollte. Allerdings kommen Varianten in der Gefäßanatomie der Nieren arteriell in bis zu 40 % und venös in bis zu 20 % der Fälle vor (30). Daher wurde früher die Abklärung der Gefäßverhältnisse mit einer interventionellen Angiographie durchgeführt. Da es sich bei den Spendern prinzipiell um gesunde Menschen handelt, sollte das Risiko der Angiographie vermieden werden. In mehreren Studien konnte gezeigt werden, dass die MR-Angiographie bezüglich der Darstellung relevanter arterieller Gefäßvarianten der konventionellen Angiographie äquivalent ist und bei der Darstellung von venösen Varianten einen Vorteil hat (Abb. 7.**32**) (15, 29). Zudem erlaubt die MRT mit den eingangs erwähnten Techniken eine umfassende Darstellung der Spendernieren bezüglich der Morphologie einschließlich des harnableitenden Systems zum Ausschluss von Fehlbildungen. In seltenen Fällen werden mit diesem Verfahren inzidentell maligne Nierentumoren gefunden (vgl. Abb. 7.**20**).

Transplantatniere

Bei Patienten nach Nierentransplantation können verschiedene Komplikationen auftreten, darunter postoperativ bedingte Hämatome, Urinome oder Lymphozelen, Stauung des ableitenden Harnsystems, Infarkte, akute tubuläre Nekrose, Toxizität durch Ciclosporin und andere Pharmaka sowie akute oder chronische Abstoßung (19, 24). Die MRT hat in letzter Zeit, nicht zuletzt auch aufgrund technischer Neuerungen, einen zunehmenden Stellenwert bei der Abklärung dieser Veränderungen bekommen. Sie liefert Informationen zur Morphologie, Funktion und Perfusion des Transplantats (19, 24).

Zur Evaluation einer Transplantatniere umfasst das Untersuchungsprotokoll schnelle T2w Sequenzen (z. B. HASTE) in allen drei Raumebenen und eine transversale T1w GRE-Sequenz, kombiniert mit einer kontrastverstärkten 3D-MRA und einer T1w Spätaufnahme. Zusätzlich kann eine statische oder kontrastverstärkte MR-Urographie durchgeführt werden, entsprechend der Angaben in Tabelle 7.**1** und 7.**2**. Hiermit lassen sich postoperative oder postinterventionelle Komplikationen wie z. B. ein

Bildgebung der pathologischen Befunde **183**

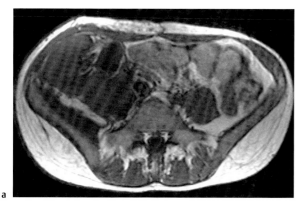

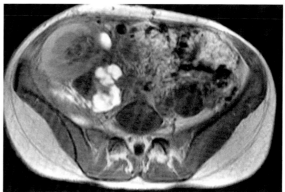

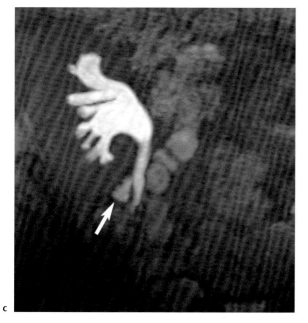

Abb. 7.**33 a–c** Urinom nach Nierentransplantation. Schnelle T1w GRE-Sequenz vor (**a**) und 10 min nach (**b**) i. v. Injektion eines Gd-haltigen KM. **c** Koronare Rekonstruktionr einer 3D-GRE-Sequenz ca. 5 min nach Injektion des Probebolus zur Kreislaufzeitbestimmung, jedoch noch vor der eigentlichen MR-Angiographie (zur Darstellung der Transplantatgefäße). In **b** und **c** Nachweis eines KM-Austritts aus dem Harnleiter mit KM-Ansammlung dorsal der Niere als Hinweis auf ein Urinom (Pfeil in **c**).

Urinom aufgrund eines Ureterlecks darstellen (Abb. 7.**33**). Weitere Komplikationen betreffen z. B. eine Thrombose der Transplantatnierenvene, die mit der 3D-MRA in der venösen Phase gut erfasst werden kann. Zu den Möglichkeiten der Gefäßdarstellung s. auch Kap. 15. Wie in Folge aller operativer Eingriffe kann es auch nach einer Nierentransplantation zu einer Blutung mit Ausbildung eines Hämatoms kommen. Gelegentlich gelingt hier in der kontrastmittelunterstützten Untersuchung der direkte Blutungsnachweis (Abb. 7.**34**).

Liegt eine Abstoßung des Transplantats vor, kann die kortikomedulläre Differenzierung, am besten auf den T1w Aufnahmen erkennbar, verloren gehen. Allerdings ist dieses Zeichen unspezifisch, denn es kann auch bei Ciclosporintoxizität, Stauung und anderen Komplikationen auftreten (19, 24). Infarziertes Nierengewebe bzw. eine kortikale Nekrose zeigen auf den T2w Aufnahmen in der Regel eine erhöhte Signalintensität sowie eine deutliche Minderperfusion auf dynamischen KM-verstärkten Sequenzen (Abb. 7.**35**).

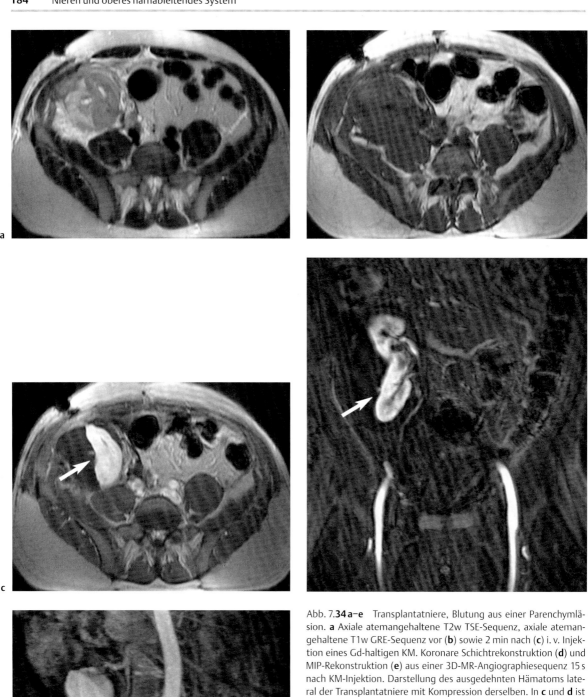

Abb. 7.**34 a–e** Transplantatniere, Blutung aus einer Parenchymläsion. **a** Axiale atemangehaltene T2w TSE-Sequenz, axiale atemangehaltene T1w GRE-Sequenz vor (**b**) sowie 2 min nach (**c**) i. v. Injektion eines Gd-haltigen KM. Koronare Schichtrekonstruktion (**d**) und MIP-Rekonstruktion (**e**) aus einer 3D-MR-Angiographiesequenz 15 s nach KM-Injektion. Darstellung des ausgedehnten Hämatoms lateral der Transplantatniere mit Kompression derselben. In **c** und **d** ist ein Kontrastmittelaustritt aus dem Parenchym als Hinweis auf eine aktive Blutung zu erkennen (Pfeile).

Bildgebung der pathologischen Befunde 185

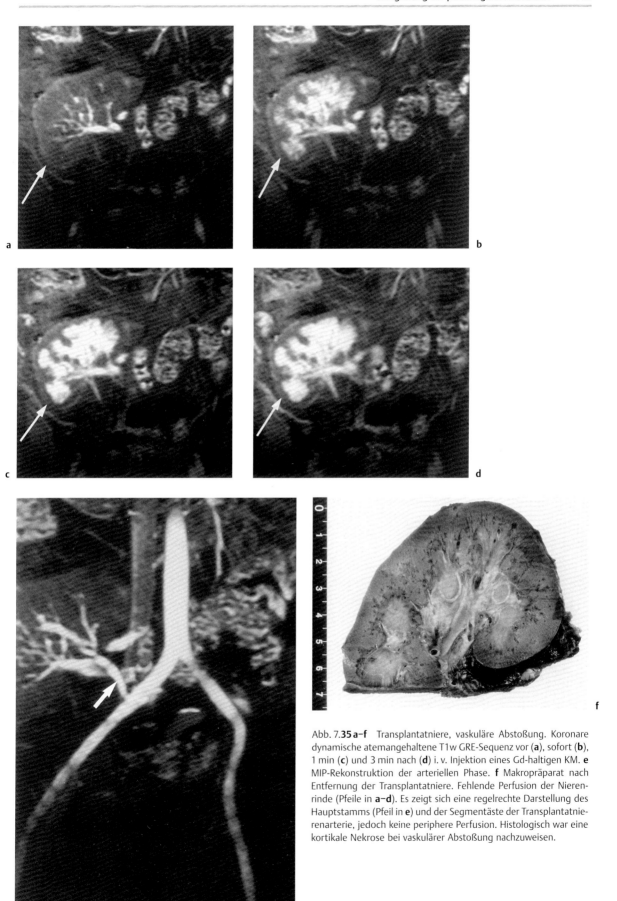

Abb. 7.**35 a–f** Transplantatniere, vaskuläre Abstoßung. Koronare dynamische atemangehaltene T1w GRE-Sequenz vor (**a**), sofort (**b**), 1 min (**c**) und 3 min nach (**d**) i. v. Injektion eines Gd-haltigen KM. **e** MIP-Rekonstruktion der arteriellen Phase. **f** Makropräparat nach Entfernung der Transplantatniere. Fehlende Perfusion der Nierenrinde (Pfeile in **a–d**). Es zeigt sich eine regelrechte Darstellung des Hauptstamms (Pfeil in **e**) und der Segmentäste der Transplantatnierenarterie, jedoch keine periphere Perfusion. Histologisch war eine kortikale Nekrose bei vaskulärer Abstoßung nachzuweisen.

Literatur

1. Aerts, P., L. Van Hoe, H. Bosmans, R. Oyen, G. Marchal, A. L. Baert: Breath-hold MR urography using the HASTE technique. AJR Am. J. Roentgenol. 166 (1996) 543–545
2. Asbach, P., C. Klessen, T. J. Kroencke, C. Kluner, A. Stemmer, B. Hamm, M. Taupitz: Magnetic resonance cholangiopancreatography using a free-breathing T2-weighted turbo spin-echo sequence with navigator-triggered prospective acquisition correction. Magn. Reson. Imag. 23 (2005) 939–945
3. Barentsz, J. O., S. H. Ruijs, S. P. Strijk: The role of MR imaging in carcinoma of the urinary bladder. AJR Am. J. Roentgenol. 160 (1993) 937–947
4. Belt, T. G., M. D. Cohen, J. A. Smith, D. A. Cory, S. McKenna, R. Weetman: MRI of Wilms' tumor: promise as the primary imaging method. AJR Am. J. Roentgenol. 146 (1986) 955–961
5. Berrocal, T., P. Lopez-Pereira, A. Arjonilla, J. Gutierrez: Anomalies of the distal ureter, bladder, and urethra in children: embryologic, radiologic, and pathologic features. Radiographics 22 (2002) 1139–1164
6. Browne, R. F., C. P. Meehan, J. Colville, R. Power, W. C. Torreggiani: Transitional cell carcinoma of the upper urinary tract: spectrum of imaging findings. Radiographics 25 (2005) 1609–1627
7. Buonocore, M. H., R. W. Katzberg: Estimation of extraction fraction (EF) and glomerular filtration rate (GFR) using MRI: considerations derived from a new Gd-chelate biodistribution model simulation. IEEE Trans. Med. Imaging 24 (2005) 651–666
8. Chicoskie, C., A. Chaoui, E. Kuligowska, L. M. Dember, R. Tello: MRI isolation of infected renal cyst in autosomal dominant polycystic kidney disease. Clin. Imaging 25 (2001) 114–117
9. Choyke, P. L., E. M. White, R. K. Zeman, M. H. Jaffe, L. R. Clark: Renal metastases: clinicopathologic and radiologic correlation. Radiology 162 (1987) 359–363
10. Dobritz, M., T. Radkow, M. Nittka, W. Bautz, F. A. Fellner: VIBE mit paralleler Akquisitionstechnik – eine neue Möglichkeit der dynamischen kontrastverstärkten MRT der Leber. Fortschr. Röntgenstr. 174 (2002) 738–741
11. Eilenberg, S. S., J. K. Lee, J. Brown, S. A. Mirowitz, V. M. Tartar: Renal masses: evaluation with gradient-echo Gd-DTPA-enhanced dynamic MR imaging. Radiology 176 (1990) 333–338
12. Ergen, F. B., H. K. Hussain, E. M. Caoili, M. Korobkin, R. C. Carlos, W. J. Weadock, T. D. Johnson, R. Shah, S. Hayasaka, I. R. Francis: MRI for preoperative staging of renal cell carcinoma using the 1997 TNM classification: comparison with surgical and pathologic staging. AJR Am. J. Roentgenol. 182 (2004) 217–225
13. Friedman, A. C., D. S. Hartman, J. Sherman, E. M. Lautin, M. Goldman: Computed tomography of abdominal fatty masses. Radiology 139 (1981) 415–429
14. Giessing, M., S. Deger, B. Schonberger, I. Turk, S. A. Loening: Laparoscopic living donor nephrectomy: from alternative to standard procedure. Transplant. Proc. 35 (2003) 2093–2095
15. Giessing, M., T. J. Kroencke, M. Taupitz, C. Feldmann, S. Deger, I. Turk, K. Budde, V. Ebeling, B. Schoenberger, S. A. Loening: Gadolinium-enhanced three-dimensional magnetic resonance angiography versus conventional digital subtraction angiography: which modality is superior in evaluating living kidney donors? Transplantation 76 (2003) 1000–1002
16. Hajdu, S. I., F. W. Foote, Jr.: Angiomyolipoma of the kidney: report of 27 cases and review of the literature. J. Urol. 102 (1969) 396–401
17. Hallscheidt, P. J., M. Bock, G. Riedasch, I. Zuna, S. O. Schoenberg, F. Autschbach, M. Soder, G. Noeldge: Diagnostic accuracy of staging renal cell carcinomas using multidetector-row computed tomography and magnetic resonance imaging: a prospective study with histopathologic correlation. J. Comput. Assist. Tomogr. 28 (2004) 333–339
18. Hallscheidt, P. J., C. Fink, A. Haferkamp, M. Bock, A. Luburic, I. Zuna, G. Noeldge, G. Kauffmann: Preoperative staging of renal cell carcinoma with inferior vena cava thrombus using multidetector CT and MRI: prospective study with histopathological correlation. J. Comput. Assist. Tomogr. 29 (2005) 64–68
19. Hanna, S., O. Helenon, C. Legendre, J. F. Chiche, D. Di Stefano, H. Kreis, J. F. Moreau: MR imaging of renal transplant rejection. Acta Radiol. 32 (1991) 42–46
20. Harmon, W. J., B. F. King, M. M. Lieber: Renal oncocytoma: magnetic resonance imaging characteristics. J. Urol. 155 (1996) 863–867
21. Harrison, R. B., R. Dyer: Benign space-occupying conditions of the kidneys. Semin. Roentgenol. 22 (1987) 275–283
22. Hauser, M., G. P. Krestin, K. D. Hagspiel: Bilateral solid multifocal intrarenal and perirenal lesions: differentiation with ultrasonography, computed tomography and magnetic resonance imaging. Clin. Radiol. 50 (1995) 288–294
23. Haustein, J., H. P. Niendorf, G. Krestin, T. Louton, G. Schuhmann-Giampieri, W. Clauss, W. Junge: Renal tolerance of gadolinium-DTPA/dimeglumine in patients with chronic renal failure. Invest. Radiol. 27 (1992) 153–156
24. Helenon, O., E. Attlan, C. Legendre, S. Hanna, A. Denys, M. Souissi, H. Kreis, J. F. Moreau: Gd-DOTA-enhanced MR imaging and color Doppler US of renal allograft necrosis. Radiographics 12 (1992) 21–33
25. Helmberger, T., N. Holzknecht, C. A. Lackerbauer, U. Muller Lisse, P. Schnarkowski, J. Gauger, M. Reiser: Array-Oberflachenspule und Atemanhaltetechnik bei der MRT der Leber. Vergleich konventioneller Spinechosequenzen mit schnellen, fettunterdruckenden Gradientenecho- und Turbospinechosequenzen. Radiologe 35 (1995) 919–924
26. Hermanek, P., R. V. P. Hutter, L. H. Sobin, G. Wagner, W. C. TNM-Atlas. 4. Aufl. Springer, Berlin 1998
27. Hilpert, P. L., A. C. Friedman, P. D. Radecki, D. F. Caroline, E. K. Fishman, M. A. Meziane, D. G. Mitchell, H. Y. Kressel: MRI of hemorrhagic renal cysts in polycystic kidney disease. AJR Am. J. Roentgenol. 146 (1986) 1167–1172
28. Israel, G. M., M. A. Bosniak: How I do it: evaluating renal masses. Radiology 236 (2005) 441–450
29. Israel, G. M., V. S. Lee, M. Edye, G. A. Krinsky, M. T. Lavelle, T. Diflo, J. C. Weinreb: Comprehensive MR imaging in the preoperative evaluation of living donor candidates for laparoscopic nephrectomy: initial experience. Radiology 225 (2002) 427–432
30. Kadir, S. Atlas of normal and variant angiographic anatomy W.B. Saunders Company, 1991
31. Kamel, I. R., M. G. Hochman, M. T. Keogan, J. Eng, H. E. Longmaid, 3rd, W. DeWolf, R. R. Edelman: Accuracy of breath-hold magnetic resonance imaging in preoperative staging of organ-confined renal cell carcinoma. J. Comput. Assist. Tomogr. 28 (2004) 327–332
32. Kim, Y. K., C. S. Kim, G. H. Chung, S. B. Jeon, J. M. Lee: Feasibility of application of sensitivity encoding to the breath-hold T2-weighted turbo spin-echo sequence for evaluation of focal hepatic tumors. AJR Am. J. Roentgenol. 184 (2005) 497–504
33. Kreft, B. P., H. Muller-Miny, T. Sommer, A. Steudel, M. Vahlensieck, D. Novak, B. G. Muller, H. H. Schild: Diagnostic value of MR imaging in comparison to CT in the detection and differential diagnosis of renal masses: ROC analysis. Eur. Radiol. 7 (1997) 542–547
34. Krestin, G., R. Fischbach, R. Vorreuther, G. K. von Schlthess: Alterations in renal morphology and function after ESWL therapy: evaluation with dynamic contrast-enhanced MRI. Europ. Radiol. 3 (1993) 227–233
35. Krestin, G. P. Morphologic and Functional MRI of the Kidneys and Adrenal Glands. Field & Wood, Philadelphia 1990
36. Krestin, G. P.: Magnetic resonance imaging of the kidneys: current status. Magn. Reson. Q. 10 (1994) 2–21
37. Leder, L. D., H. S. Richter. Pathology of renal and adrenal neoplasms. In: Lohr, K. L., L. D. Leder, eds. Renal and Adrenal Tumors. Springer, New York 1987; 1–68
38. Levin, Y. S., L. C. Chow, N. J. Pelc, F. G. Sommer, D. M. Spielman: Estimation of renal extraction fraction based on postcontrast venous and arterial differential T1 values: an error analysis. Magn. Reson. Med. 54 (2005) 309–316
39. Madewell, J. E., S. M. Goldman, C. J. Davis, Jr., D. S. Hartman, D. S. Feigin, J. E. Lichtenstein: Multilocular cystic nephroma: a radiographic-pathologic correlation of 58 patients. Radiology 146 (1983) 309–321
40. Marotti, M., H. Hricak, P. Fritzsche, L. E. Crooks, M. W. Hedgcock, E. A. Tanagho: Complex and simple renal cysts: comparative evaluation with MR imaging. Radiology 162 (1987) 679–684
41. Memarsadeghi, M., M. Riccabona, G. Heinz-Peer: MR-Urographie: Prinzipien, Untersuchungstechniken, Indikationen. Radiologe 45 (2005) 915–923

42. Müller, M. F., G. P. Krestin, U. V. Willi: Abdominale Tumoren beim Kind: Vergleich zwischen Magnetresonanztomographie und Ultrasonographie. Fortschr. Röntgenstr. 158 (1993) 9–14
43. Nolte-Ernsting, C., G. Staatz, J. Wildberger, G. Adam: MR-Urographie und CT-Urographie: Prinzipien, Untersuchungstechniken, Anwendungsmoglichkeiten. Fortschr. Röntgenstr. 175 (2003) 211–222
44. O'Malley, M. E., J. A. Soto, E. K. Yucel, S. Hussain: MR urography: evaluation of a three-dimensional fast spin-echo technique in patients with hydronephrosis. AJR Am. J. Roentgenol. 168 (1997) 387–392
45. Pollack, H. M., A. J. Wein: Imaging of renal trauma. Radiology 172 (1989) 297–308
46. Reznek, R. H., I. Mootoosamy, J. A. Webb, M. A. Richards: CT in renal and perirenal lymphoma: a further look. Clin. Radiol. 42 (1990) 233–238
47. Rha, S. E., J. Y. Byun, S. E. Jung, S. N. Oh, Y. J. Choi, A. Lee, J. M. Lee: The renal sinus: pathologic spectrum and multimodality imaging approach. Radiographics 24 Suppl 1 (2004) S117–131
48. Riches, E. W., I. H. Griffiths, A. C. Thackray: New growths of the kidney and ureter. Br. J. Urol. 23 (1951) 297–356
49. Rofsky, N. M., J. C. Weinreb, M. A. Bosniak, R. B. Libes, B. A. Birnbaum: Renal lesion characterization with gadolinium-enhanced MR imaging: efficacy and safety in patients with renal insufficiency. Radiology 180 (1991) 85–89
50. Romis, L., L. Cindolo, J. J. Patard, G. Messina, V. Altieri, L. Salomon, C. C. Abbou, D. Chopin, B. Lobel, A. de La Taille: Frequency, clinical presentation and evolution of renal oncocytomas: multicentric experience from a European database. Eur. Urol. 45 (2004) 53–57
51. Schuhmann-Giampieri, G., G. Krestin: Pharmacokinetics of Gd-DTPA in patients with chronic renal failure. Invest. Radiol. 26 (1991) 975–979
52. Semelka, R. C., H. Hricak, S. K. Stevens, R. Finegold, E. Tomei, P. R. Carroll: Combined gadolinium-enhanced and fat-saturation MR imaging of renal masses. Radiology 178 (1991) 803–809
53. Semelka, R. C., N. Kelekis. Kidneys. In: Semelka, R. C., S. M. Ascher, C. Reinhold, eds. MRI of the abdomen and pelvis. Wiley-Liss, New York 1997; 397–470
54. Staatz, G., D. Rohrmann, C. C. Nolte-Ernsting, C. Stollbrink, P. Haage, T. Schmidt, R. W. Gunther: Magnetic resonance urography in children: evaluation of suspected ureteral ectopia in duplex systems. J. Urol. 166 (2001) 2346–2350
55. Stanley, R. J. Benign renal neoplasm. In: McClennan, B. L., ed. Syllabus: A categorial course in genitourinary radiology: RSNA, 1994.
56. Tikkakoski, T., M. Paivansalo, A. Alanen, M. Nurmi, M. Taavitsainen, P. Farin, M. Apaja-Sarkkinen: Radiologic findings in renal oncocytoma. Acta Radiol. 32 (1991) 363–367
57. Vas, W., M. K. Wolverson, F. Johnson, M. Sundaram, Z. Salimi: MRI of an angiomyolipoma. Magn. Reson. Imag. 4 (1986) 485–488
58. Vogt, F. M., G. Antoch, P. Hunold, S. Maderwald, M. E. Ladd, J. F. Debatin, S. G. Ruehm: Parallel acquisition techniques for accelerated volumetric interpolated breath-hold examination magnetic resonance imaging of the upper abdomen: assessment of image quality and lesion conspicuity. J. Magn. Reson. Imaging 21 (2005) 376–382
59. Yoshioka, H., J. Sato, N. Takahashi, D. Lou, M. Yamaguchi, Y. Saida, Y. Itai: Dual double arterial phase dynamic MR imaging with sensitivity encoding (SENSE): which is better for diagnosing hypervascular hepatocellular carcinomas, in-phase or opposed-phase imaging? Magn. Reson. Imag. 22 (2004) 361–367
60. Yousem, D. M., O. M. Gatewood, S. M. Goldman, F. F. Marshall: Synchronous and metachronous transitional cell carcinoma of the urinary tract: prevalence, incidence, and radiographic detection. Radiology 167 (1988) 613–618

8 Nebennieren

M. Taupitz und G. P. Krestin

Einleitung

Trotz der nur geringen Größe stellen die Nebennieren mit einem Gesamtgewicht von ca. 11 g komplexe hormonproduzierende Organe dar, die durch eine Vielzahl von Regelkreisen reguliert werden. Bei Störungen dieser Regelkreise finden sich nicht nur klinisch manifeste hormonelle Dysfunktionen, sondern auch der diagnostischen Bildgebung zugängliche Veränderungen. Zugleich können in den Nebennieren zahlreiche funktionell inaktive benigne und maligne Tumoren entstehen. Während sich bei 2–10 % aller Autopsiefälle vorher unerkannte Nebennierenadenome finden, können bei Patienten mit fortgeschrittenen malignen extraadrenalen Primärtumoren in bis zu 26 % der Fälle Nebennierenmetastasen nachgewiesen werden. Insgesamt finden sich bei ca. 9 % der Bevölkerung Veränderungen an den Nebennieren, die sich bildgebend erfassen lassen (8, 11). Es ist daher nicht überraschend, dass sich in der abdominellen Bildgebung oft eine Nebennierenläsion als Zufallsbefund findet. Gerade bei Patienten mit bekannten malignen Grunderkrankungen ist die Dignitätsabklärung häufig für das weitere Vorgehen von entscheidender Bedeutung.

Indikationen

Bei einer MRT des Abdomens bzw. des Oberbauches werden die Nebennieren immer mit abgebildet und beurteilt. Insbesondere bei der Untersuchung wegen eines vermuteten oder bereits bekannten Malignoms sind die Nebennieren bezüglich möglicher Metastasen zu beurteilen.

Darüber hinaus ist eine gezielte Untersuchung der Nebennieren in folgenden Fällen indiziert:
- Bekanntes Malignom außerhalb des Abdomens und unklare Raumforderung der Nebennieren in anderen bildgebenen Verfahren.
- Charakterisierung inzidenteller Nebenierenraumforderungen.
- Zur eventuellen weiterführenden Untersuchung bei klinischem Verdacht auf eine funktionelle Erkrankung, bei der eine Raumforderung der Nebennieren zu erwarten ist, z. B. Hyperaldosteronismus, Cushing-Syndrom, Bluthochdruck.

Untersuchungstechnik

Bezüglich der Punkte
- Patientenvorbereitung,
- Lagerung und
- Spulen

sei hier auf die entsprechenden Abschnitte in Kap. 1 (S. 1 ff.) verwiesen.

Für die Abbildungsebenen gilt, dass zusätzlich zu den üblichen axialen Ebenen als ergänzende Ebene eine Messung mit koronarer Schichtorientierung erfolgen sollte, insbesondere zur Darstellung von Nachbarschaftsbeziehungen zu den Zwerchfellschenkeln. Für die Abgrenzung einer Nebennierenraumforderung von den Nierenoberpolen kann eine zusätzliche sagittale Orientierung erforderlich sein.

Pulssequenzen

Wenn die Nebennieren im Rahmen einer MRT des Oberbauches zur Abklärung einer Pathologie, z. B. der Nieren, des Pankreas oder der Leber, mit beurteilt werden sollen, ist darauf zu achten, dass T1w GRE-Sequenzen mit In-Phase- und Gegen-Phase-Bildern im Protokoll beinhaltet sind (Abb. 8.1). Ansonsten ist ein Protokoll zur Untersuchung der Leber (vgl. Kap. 1, S. 3 ff.) oder auch der Nieren (vgl. Kap. 7, S. 150 ff.) bezüglich der Pulssequenzen auch für die Abbildung der Nebennieren geeignet. Insbesondere liefert eine axiale, atemgetriggerte, fettsupprimierte T2w TSE-Sequenz, wie sie für die Untersuchung des Oberbauches vorgeschlagen wird, eine exzellente Detailerkennbarkeit der Nebennieren. Für die zusätzlichen koronaren und sagittalen Schichtorientierungen eignen sich aufgrund der kurzen Messzeit und der Robustheit gegenüber Bewegungsartefakten T2w Einzelschuss-TSE-Sequenzen (z. B. HASTE) (Abb. 8.2, Tab. 8.1).

Falls die Darstellung der Nebennieren bei einer verdächtigten sehr kleinen Raumforderung notwendig ist, sollten aufgrund der geringen Größe ein Satz T1w und T2w Sequenzen mit Schichtdicken von 3 bis max. 5 mm mit max. 20 % Zwischenschichtlücke gewählt werden. Die Auflösung in Frequenz- und Phasenkodierrichtung sollte weniger als 1,5 mm betragen, was mit einem patienten-

Tabelle 8.1 Empfohlene Sequenzen und Sequenzparameter für die MRT der Nebennieren

Gewichtung	Orientierung	Sequenztyp	TR (ms)	TE (ms)	Flip (°)	ETL	FS	Matrix ($N_{phase} \times N_{frequ}$)	FOV (mm)	N_{SL}	N_{AC}	SD (mm)	T_{AC} (s/min)	Atemstopp
T1 In-Phase	tra	2D-GRE	ca. 170–200	4,4–4,8	90	–	nein	116 × 256	300 (6/8)	23	1	3–5	23 s	ja
T1 Gegen-Phase	tra	2D-GRE	ca. 170–200	2,2–2,4	90	–	nein	116 × 256	300 (6/8)	23	1	3–5	23 s	ja
T1 FS	tra	3D-GRE (VIBE)	5–7	2,2–2,6	10	–	ja	116 × 256	300 (6/8)	64	1	2,5	20–24 s	ja
T1 (alternativ)	tra	SE oder TSE	500	10–15	–	–	nein	128 × 256	300 (6/8)	19	4	6	4–8 min	nein
T2	tra	HASTE	8	60–80 ms	–	festgelegt	ja/nein	116 × 256	300 (6/8)	23	1	5	23 s	ja
T2	cor	HASTE	8	60–80 ms	–	festgelegt	ja/nein	192 × 256	300 (8/8)	19	1	5	23 s	ja
T2 (optional)	tra	TSE	5000	80–100	–	7–15	ja	128 × 256	300 (6/8)	21	3	7	4–7 min	nein
T2 (alternativ)	tra	TSE Atemtrigger	2500	80	–	7–15	ja	168 × 320	300 (6/8)	48	2	4	5–7 min	nein

Schichtabstand 10–20% der Schichtdicke (Distanzfaktor 0,01–0,2).
Bei T1w GRE in Abhängigkeit der Feldstärke TE für In-Phase und Gegen-Phase beachten (vgl. Tab. 1.3).
Beachte: Die angegeben Sequenzparameter gelten angesichts der Vielzahl von Geräte- und Sequenztypen lediglich als Beispiel, je nach Verfügbarkeit können die Sequenzen mit Techniken der parallelen Bildgebung zur Verkürzung der Messzeit kombiniert werden (bei Sequenzen mit 1 Mittelung). Hierbei ist eine eventuelle Verminderung des S/R-Verhältnisses zu beachten.

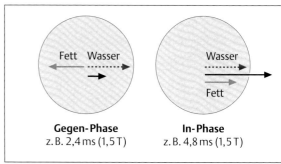

Abb. 8.1 Prinzip der In-Phase- und Gegen-Phase-Bildgebung (engl.: in phase/opposed phase). Aufgrund eines geringen Unterschieds in der Präzessionsfrequenz von Protonen in wässriger und fettiger Umgebung wird bei Vorliegen einer feindispersen Mischung von Wasser und Fett (z. B. im typischen Nebennierenadenom) in Gradientenechosequenzen die Höhe des Echos im Sinne einer Schwebung moduliert. Bei Gegen-Phase-Bedingung subtrahieren sich innerhalb eines Volumenelements die Signalbeiträge aus wässriger und fettiger Umgebung, es resultiert eine niedrige Signalintensität (links). Bei In-Phase-Bedingung addieren sich die Signalbeiträge und es resultiert eine hohe Signalintensität (rechts). Vergleiche auch Abb. 8.**5** und Abb. 8.**10**.

abhängigen Field of View zwischen 28 und 36 cm sowie einer Matrix von 192 × 256 in der Regel erreicht werden kann.

Die oben erwähnten In-Phase- und Gegen-Phase-Bilder werden in der Literatur im Zusammenhang mit der MR-Darstellung der Nebennieren häufig als „chemical shift imaging" oder „CSI" bezeichnet. Diese Technik ist von der ortsaufgelösten MR-Spektroskopie zu unterscheiden, die ebenfalls als CSI bezeichnet und für die Nebennierendarstellung nicht eingesetzt wird. Die In-Phase- und Gegen Phase-Bilder werden entweder in zwei getrennten Sequenzen akquiriert oder, wenn dies technisch an dem entsprechenden MR-Tomographen möglich ist, mit einer GRE-Doppelechosequenz simultan aufgenommen. Die Zusammensicht von In-Phase- und Gegen-Phase-Bildern ist zur Beurteilung von Nebennierenraumforderungen von besonderer Bedeutung, da mit ihr fein verteiltes, intrazelluläres Fett nachgewiesen wird, wobei dies charakteristisch für Nebennierenadenome ist und einen malignen Nebennierentumor mit hoher Sicherheit ausschließt (9, 10, 22).

Kontrastmittel

Ergänzend zur Nativuntersuchung kann eine dynamische Untersuchung nach i. v. Injektion eines Gd-haltigen unspezifischen Kontrastmittels (z. B. Omniscan, Magnevist) in der Standarddosis von 0,1 mmol Gd/kg KG durchgeführt werden. Es gelten an dieser Stelle auch die Ausführungen zu Substanzen und Untersuchungsprotokoll für unspezifische Kontrastmittel (s. S. 9 u. 10). Als Sequenz wird eine übliche T1w GRE-Sequenz mit In-Phase-Echo-

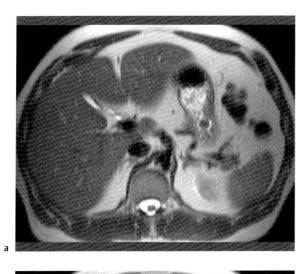
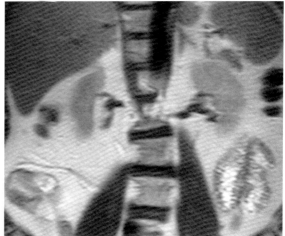
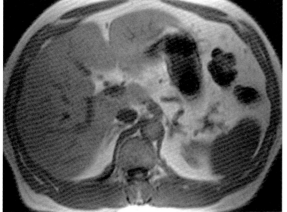
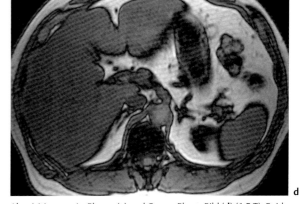

Abb. 8.2a–d Normale Nebennieren. Atemangehaltene T2w HASTE Sequenz in axialer (a) und koronarer (b) Orientierung. Atemangehaltene axiale T1w GRE-Doppelechosequenz mit simultaner Akquisition von In-Phase- (c) und Gegen-Phase-Bild (d) (1,5 T). Beidseits stellen sich die Nebennieren als zart konfigurierte Strukturen dar.

zeit eingesetzt. Alternativ kann für die dynamische Serie eine 3D-GRE-Sequenz (z. B. VIBE) eingesetzt werden. Als Zeitpunkte gelten die aus der Oberbauchdiagnostik bekannten Werte: 15 s (arterielle Phase), 55–60 s (portalvenöse Phase), 2 und 5 min, evtl. auch 10 min (Spätphasen). Wenn eine T1w GRE-Sequenz als Doppelechosequenz zur gleichzeitigen Aufnahme von In-Phase- und Gegen-Phase-Bild verfügbar ist, kann die dynamische Untersuchung auch hiermit durchgeführt werden. Im Gegen-Phase-Bild kann in fetthaltigen Geweben, wie z. B. im Nebennierenadenom, nach i. v. Kontrastmittelinjektion ein Signalanstieg ausbleiben oder es kann sogar zu einer Signalminderung kommen (23), während im In-Phase-Bild ein Signalanstieg erfolgt. Dieses paradoxe Phänomen wird durch die Verteilung des Kontrastmittels vorwiegend im wässrigen Kompartiment und der dadurch bedingten Verschiebung der Signalbeiträge von fettigem und wässrigem Kompartiment in der Gegen-Phase-Bildgebung erklärt. Ein diagnostischer Nutzen dieses Effekts ist bislang allerdings nicht belegt.

Bildanalyse

Neben der Beurteilung der Morphologie der Nebennieren und einer eventuellen Raumforderung kommt der Analyse der SI in den In-Phase- und Gegen-Phase-Bildern sowie auch in den T2w Bildern eine besondere Bedeutung zu. Es wurden zahlreiche quantitative Analyseverfahren vorgeschlagen, die auf „Region-of-interest"(ROI)-Messungen in der Nebennierenraumforderung und ggf. in einem Referenzgewebe in den verschiedenen Sequenzen beruhen (10). Diese Analysen sind zeitraubend, zudem sind die Ergebnisse abhängig von Feldstärke und Messtechnik, sodass publizierte Schwellenwerte für die Diskriminierung von Adenomen gegenüber Malignomen nicht exakt auf jede Situation übertragbar sein müssen. Ein weiterer Problempunkt ist, dass regressive Veränderungen und Einblutungen in Nebennierenraumforderungen die „typischen" SI-Werte verfälschen können. Quantitative Verfahren wurden v.a. in der Anfangszeit der MR-tomographischen Nebennierendiagnostik erforscht und favorisiert. Heute kann die visuelle, qualitative Beurteilung als gleichwertig erachtet werden. Dennoch seien hier kurz einige quantitative Verfahren dargestellt.

SI-Messungen erfolgen innerhalb einer ROI, die so groß wie möglich zu wählen ist und unter Vermeidung von Partialvolumeneffekten und Bewegungsartefakten in den homogenen, soliden Anteilen der Nebennierenläsion gelegt werden sollte.

Die Analyse der In-Phase- und Gegen-Phase-Bilder erfolgt anhand eines Index nach den Angaben von Tsushima u. Mitarb. (29):

$$\text{Index} = ([SI_{IP} - SI_{OP}]/SI_{IP})*100\%.$$

Ein SI-Index größer als 5% entspricht dabei einem signifikanten Lipidanteil. Einfacher ist es, die prozentuale SI-Differenz (SI %) der OP-Bilder im Vergleich zu den IP-Bildern zu berechnen:

$$SI \% = 100 - (SI_{OP}*100/SI_{IP}).$$

Eine prozentuale SI-Differenz von weniger als 5% lässt dabei einen signifikanten Fettanteil ausschließen, während eine Differenz von mehr als 25% als positiver Nachweis für den Fettgehalt einer Läsion gilt. Weitere SI-Quotienten wurden von Fujiyosji und Mitarbeitern untersucht und für weniger aussagekräftig erachtet (10).

Neben dem Vergleich von In-Phase- und Gegen-Phase-Bildern können auch die T2w Bilder zur Analyse herangezogen werden (12, 27). Auf fettsupprimierten T2w Bildern werden die Signalintensitäten des Nebennierentumors (SI_{NN}) mit den SI eines vergleichbaren Areals in der Rückenmuskulatur (SI_M), in der Milz (SI_S), oder der Leber (SI_L) in Bezug gesetzt. Für den interindividuellen Vergleich kann so die relative SI (z. B. $SI_{rel} = SI_{NN}/SI_M$) gebildet werden. Da die Leber- und Milzsignalintensitäten häufig durch Speichererkrankungen (Steatose, Hämosiderose) verändert sind und auch das Fettsignal bei gleichzeitiger Suppression unterschiedlich ist, sollte die Bestimmung der SI_{rel} in Bezug auf Muskulatur erfolgen. Hierbei hat sich ein SI_{rel}-Wert von 3,5 als Wert mit hoher Sensitivität und Spezifität erwiesen, wobei für Adenome Werte unter 3,5 gefunden werden.

Für die Analyse des dynamischen Kontrastverhaltens der Läsionen werden die Signalintensitäten in der Läsion zu den einzelnen Zeitpunkten (SI_T) nach KM-Gabe mit den Nativwerten (SI_N) verglichen. Der dynamische Kontrastquotient ($SI_{dyn} = SI_T/SI_N$) kann so über die Zeit aufgetragen werden. Nach Krestin u. Mitarb. (16) werden ein schneller KM-Anstieg und eine über die Zeit anhaltende hohe SI ($SI_{dyn} > 2$) in der Läsion im Sinne eines Plateaus als Malignitätskriterium angesehen. Demgegenüber gilt ein eher moderater Signalintensitätsanstieg ($SI_{dyn} < 2$) mit einer über die Zeit schnellen Reduktion der Signalintensität bis zur kompletten Kontrastmittelelimination („washout") als typisch für eine benigne Läsion. Die Schwellenwerte für diese Auswertung hängen allerdings von Feldstärke, Gerät und Sequenz ab.

Wie bereits oben erwähnt, kann mit einiger Übung ohne Weiteres die qualitative Bildauswertung als gleichwertig zur quantitativen Analyse gesehen werden. Eine Raumforderung, die im Gegen-Phase-Bild im Vergleich zum In-Phase-Bild in ihrer Gesamtheit oder in großen Teilen als deutlich hypointens erscheint, ist mit hoher Wahrscheinlichkeit ein gutartiger Befund i. S. eines Adenoms. Eine in der T2-Wichtung sehr signalreiche Nebenierenraumforderung ist verdächtig auf eine maligne Läsion. In der dynamischen Untersuchung spricht eine geringe und innerhalb von wenigen Minuten wieder nachlassende SI-Zunahme für einen gutartigen Befund, während ein kräftiger und anhaltender Signalanstieg für Malignität spricht.

Anatomie und Bildgebung der normalen Nebenniere

Die Nebennieren befinden sich in Höhe der 11.–12. Rippe, liegen lateral der Wirbelkörper und sind durch den oberen Anteil der Gerota-Faszie begrenzt. Sie haben annähernd die Form eines umgedrehten Y oder T. Sie sind im perirenalen Fett eingebettet und somit gut von umliegenden Strukturen abgrenzbar. Die rechte Nebenniere liegt oberhalb des oberen Nierenpols, medial der dorsalen Kontur des rechten Leberlappens und lateral des rechten Zwerchfellschenkels und grenzt ventral an die V. cava inferior. Die linke Nebenniere kommt anteromedial des oberen Pols der linken Niere zu liegen. Sie befindet sich lateral des linken Zwerchfellschenkels, posterolateral der Aorta und posteromedial der Milzgefäße und des Pankreas.

Die Nebennieren lassen sich auf T1w und T2w Sequenzen (ohne Fettsuppression) gut vom signalreichen retroperitonealen Fett abgrenzen. Bei den meisten Patienten sind beide Nebennieren gut zu identifizieren. Bei sehr schlanken oder kachektischen Patienten kann die Identifizierung der Nebennieren wegen fehlender Abgrenzung gegenüber dem normalerweise vorhandenen umgebenden Fettgewebe schwierig sein. Ebenso kann bei einer übermäßigen Hepatomegalie oder einer angrenzenden Raumforderung (z. B. Nierentumor) eine Identifizierung der Nebennieren erschwert sein. Gelegentlich kann eine Abgrenzung gegenüber Gefäßen schwierig sein, z. B. bei Patienten mit portaler Hypertension, bei denen eine dilatierte linke Zwerchfellvene eine Auftreibung an der vorderen Begrenzung der linken Nebenniere vortäuschen kann. Vaskuläre Strukturen lassen sich jedoch anhand des flussbedingten Signalverlusts erkennen, für den insbesondere die Einzelschuss-TSE-Sequenzen empfindlich sind.

Die normale Nebenniere zeigt mit allen üblichen Pulssequenzen eine homogene Struktur von eher niedriger bis mittlerer Signalintensität, die etwas höher ist als die der paravertebralen Muskulatur und etwas niedriger als die der Leber und der Nierenrinde. Da die Nebenniere Fett enthält, sind die Signalintensitäten in der fettsensitiven CSI-Sequenz auf den OP-Bildern gegenüber den IP-Bildern reduziert (22). Nach KM-Applikation (unspezifische Gd-Verbindungen) zeigen die Nebennieren eine frühzeitige Signalsteigerung, die innerhalb von 5 min wieder zurückgeht (17).

Bildgebung der pathologischen Befunde

Erste Hinweise auf pathologische Nebennierenveränderungen sind deutliche Konturveränderungen. Mit der Möglichkeit der artefaktfreien atemangehaltenen Bildgebung in Kombination mit Oberflächenspulen ist auch ein Nachweis kleiner Läsionen unter 1 cm Durchmesser gegeben.

Die Erkrankungen der Nebenniere können entsprechend ihrem Ursprungsort als der Nebennierenrinde bzw. dem Nebennierenmark zugehörig unterteilt werden. Betrachtet man die Funktion als Kriterium, so kann eine Einteilung in „stumme" Läsionen, bei denen der Hormonhaushalt normal ist, und in Läsionen, die eine klinische Symptomatik aufgrund einer Hyper- oder Hyposekretion hervorrufen, erfolgen. Primäre oder sekundäre hormonelle Funktionsstörungen der Nebennieren können mittels klinischer Tests nachgewiesen werden. Die bildgebende Diagnostik ist untergeordnet, kann aber gelegentlich für die weitere Therapie von Bedeutung sein. Die MRT ist hierbei keine primäre Untersuchungsmethode.

Die Charakterisierung von nicht endokrin aktiven Nebennierenläsionen stellt ein komplexes Problem dar. Während abdomineller CT-Untersuchungen werden sie als „Inzidentalom" in ca. 0,6–1,3 % der Patienten zufällig entdeckt (28). Bei Autopsien schwanken die Angaben über Inzidentalome zwischen 1,4 und 64,5 % (6). Ihre Größe liegt zwischen 0,5 und 6 cm. Meist liegt ein inaktives Adenom vor, aber bei Patienten mit einem metastasierenden Tumorleiden, beispielsweise beim Bronchialkarzinom, sind die Dignitätsdiagnose und der Metastasenausschluss von besonderer Bedeutung.

Benigne Befunde

Nebennierenrindeninsuffizienz

Die NNR-Insuffizienz (Morbus Addison) wird durch eine primäre Form oder eine Störung im Hypothalamusregelkreis hervorgerufen (sekundäre Form). Als häufigste Ursache wird derzeit ein idiopathischer Autoimmunprozess diskutiert, wobei die Nebennieren normal oder lediglich diskret verkleinert imponieren (1). Die klinische Manifestation erfordert eine Reduktion des Nebennierengewebes um mindestens 90 % (7). Als Ursache für die Destruktion der Nebennierenrinde kommen entzündliche Prozesse wie die Tuberkulose oder Histoplasmose, Tumormetastasen, hämorrhagische Infarzierungen und Speicherkrankheiten in Frage (7). In Verbindung mit einem raumfordernden Prozess (Tuberkulose, Metastase) erscheint die Nebenniere in Form der entsprechenden Läsion vergrößert.

Entzündungen

Vor der Möglichkeit tuberkulostatischer Therapie war der Befall der Nebennieren im Rahmen einer Tuberkulose eine häufige Ursache der Nebenniereninsuffizienz. Mit der Zunahme immunsupprimierender Erkrankungen in neuerer Zeit finden sich heute wieder vermehrt Mitbeteiligungen der Nebennieren im Rahmen entzündlicher Erkrankungen. Als Erreger werden am häufigsten Mycobacterium tuberculosis und Histoplasma capsulatum gefunden, Infektionen mit Blastomyzes und Kryptokokkus kommen aber gelegentlich auch vor. Bei den meisten Patienten findet sich eine Beteiligung auch anderer Organe (24).

Das Befallsmuster der Nebennieren ist in der Regel bilateral und symmetrisch. Typischerweise zeigen die Läsionen eine inhomogene Signalintensität mit zentraler Einschmelzung (Abszedierung). Aufgrund des fehlenden Fettgehalts (keine Signaländerung in der fettsensitiven CSI-Sequenz) sind sie nicht von Malignomen der Nebennieren zu unterscheiden. In der Regel weisen die soliden Anteile der Läsion auf den T2w Bildern eine niedrige SI auf mit einer SI_{rel} von < 3,5 im Vergleich zur paravertebralen Muskulatur. Entscheidend ist auch das dynamische Kontrastverhalten mit einem mäßiggradigen Signalanstieg in der Frühphase und einer raschen Elimination mit SI-Abnahme nach einigen Minuten.

Hyperplasie und Nebennierenrindenüberfunktion

Morphologisch ist die Diagnose einer Hyperplasie der Nebenniere schwierig. Oft sind dabei die Nebennieren nicht pathologisch verändert. Eine diffuse Vergrößerung des Organs mit noch erhaltener Organform deutet auf die Hyperplasie hin (Abb. 8.**3**). Die Rolle der Bildgebung besteht lediglich im Nachweis oder Ausschluss eines Adenoms. Aber auch hierbei ist die Differenzierung zwischen einer makronodulären Hyperplasie, die vor allem beim Hyperaldosteronismus vorkommen kann, und einem kleinen Adenom gelegentlich unmöglich. Funktionelle, szintigraphische Untersuchungen oder die Venenblutentnahme sind in solchen Fällen unumgänglich.

Beim endogenem Hyperkortisolismus (Cushing-Syndrom) liegt in 80 % der Fälle eine vermehrte ACTH-Sekretion bei Störung des hypophysären Regelkreises vor, was mit einer bilateralen Hyperplasie der Nebennieren einhergeht. Bei weniger als 20 % dieser Patienten wird eine ektope paraneoplastische ACTH-Sekretion im Rahmen eines extraadrenal lokalisierten Primärtumors gefunden (Bronchialkarzinom, Mammakarzinom, Melanom). Bei ca. 20 % der Erwachsenen liegt die ACTH-unabhängige primäre Form des Cushing-Syndroms vor, die durch einen kortisolproduzierenden Tumor der Nebennierenrinde hervorgerufen wird. In einem Drittel dieser Fälle ist der Tumor maligne (Nebennierenkarzinom).

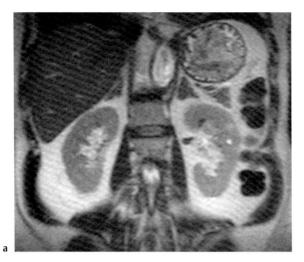
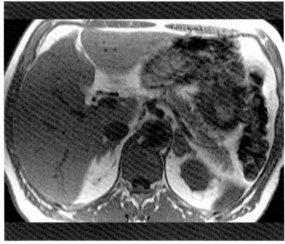
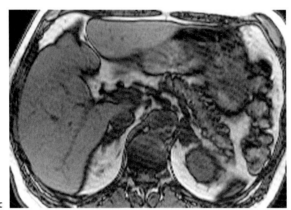

Abb. 8.3a–c Nebennierenhyperplasie beidseits. Atemangehaltene Aufnahmen mit koronarer T2w HASTE-Sequenz (**a**), axialer T1w GRE-Doppelechosequenz mit simultaner Akquisition eines In-Phase- (**b**) und Gegen-Phase-Bildes (**c**) (1,5 T). Die Nebennierenform ist beidseits angedeutet erhalten, die Schenkel sind verdickt, links zusätzlich knotige Komponente. Im Gegen-Phase-Bild (**c**) gegenüber dem In-Phase-Bild (**b**) Signalabfall in beiden Nebennieren.

Der primären Form des Hyperaldosteronismus liegt in 80 % der Fälle ein aldosteronproduzierendes Adenom der Nebennierenrinde zugrunde. In lediglich 20 % der Fälle findet sich als Ursache eine Hyperplasie der Zona glomerulosa. Karzinome sind sehr selten (< 1 %). Die Adenome finden sich unilateral, bevorzugt bei Frauen, und treten in der Regel im Alter zwischen 30 und 50 Jahren auf (7). Die Nebennierenhyperplasie tritt bilateral auf und betrifft Männer und Frauen gleichermaßen. Der Nachweis eines autonomen Adenoms führt in der Regel zu einer chirurgischen Intervention, wohingegen eine Hyperplasie medikamentös behandelt wird.

Bei der erhöhten Produktion von Androgenen wird meist eine kongenitale bilaterale Nebennierenrindenhyperplasie als Folge eines Enzymdefekts der Steroidsynthese gefunden. In ca. 20 % der Fälle liegen autonome Nebennierentumoren vor. Sie können in jedem Lebensalter und gleich häufig bei Männern und Frauen auftreten. Obwohl der Großteil benignen Adenomen entspricht, sind bis zu 25 % der Tumoren maligne (multinodal).

Zysten

Nebennierenzysten sind seltene Läsionen, die in jedem Lebensalter auftreten können. Frauen sind in einem Verhältnis 3:1 häufiger als Männer betroffen (5). Zysten können jede Größe einnehmen; etwa 15 % treten bilateral auf. Aufgrund der unterschiedlichen Histologie werden vier Zystentypen unterschieden. Die häufigsten sind die Endothelialzysten mit 45 %. Als Ursache wird eine lymphatische Abflussstörung diskutiert. Mit 39 % folgen die Pseudozysten, die entweder als Residuen einer Nebenniereneinblutung oder als degenerierte Nebennierenneoplasie zu werten sind. Epitheliale Zysten (9 %) sind selten und beinhalten zystische Adenome. Schließlich liegt den parasitischen Zysten (7 %) eine Echinokokkeninfektion zugrunde.

Im MR-Bild imponieren die Nebennierenzysten hypointens auf T1w und hyperintens auf T2w Bildern (7) (Abb. 8.4). Die dynamischen kontrastverstärkten Sequenzen zeigen keine KM-Anreicherung. Allerdings kommen im Gegensatz zu den Nierenzysten bei Nebennierenzysten oft deutlich verdickte Wände vor.

Bildgebung der pathologischen Befunde

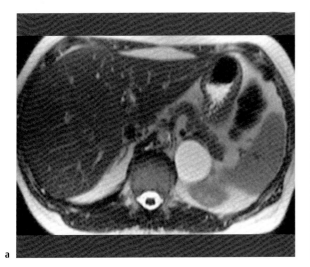

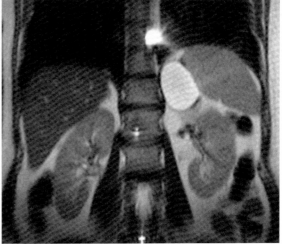

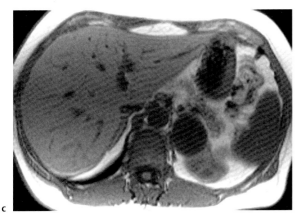

Abb. 8.4a–c Nebennierenzyste links. Atemangehaltene T2w HASTE Sequenz in axialer (a) und koronarer (b) Orientierung, axiale atemangehaltene T1w GRE-Sequenz (c) (1,5 T). Die Nebennierenzyste stellt sich als glatt berandete Raumforderung kranial/ventral des linken oberen Nierenpoles dar und ist homogen, in T2w sehr signalreich und in T1w signalarm.

Nebennierenrindenadenom

Nebennierenrindenadenome sind benigne Tumoren, die von adrenokortikalen Zellen ausgehen. Histologisch bestehen sie vornehmlich aus massiv fettbeladenen Spongiozyten, die entweder trabekulär oder als solide Nester angeordnet sind. Sie sind von einer Faserkapsel umgeben und gut von der übrigen Nebenniere abgegrenzt. Im MR-Bild erscheinen die Adenome als homogene Raumforderungen, die in ihrer Größe von unter 1–8 cm variieren können. Die meisten endokrin nicht aktiven Adenome haben jedoch eine Größe von weniger als 3 cm.

Obwohl die Relaxationszeiten der stummen Adenome ähnlich denen der normalen Nebenniere und der Leber sind (4, 25), zeigen einige hormonproduzierende Adenome, insbesondere die aldosteronproduzierenden Adenome, mäßig erhöhte Signalintensitäten auf den T2w Bildern (1). Allerdings gibt es auch endokrin aktive Adenome, die isointens mit Lebergewebe zur Darstellung kommen, genauso wie stumme Adenome, die gegenüber dem Lebergewebe hyperintens imponieren können. Letzteres ist oft Ausdruck von hämorrhagischen Infarzierungen und Nekrosebildung in den Adenomen (7). Eine sichere Differenzierung der endokrin aktiven von den nicht hypersezernierenden Adenomen ist daher mittels MRT kaum möglich.

In der Regel jedoch unterscheiden sich Nebennierenadenome auf den T2w Aufnahmen von Malignomen der Nebennieren. Unabhängig von der hormonellen Aktivität liegt die SI_{rel} bezogen auf Muskelgewebe meist unter 3,5. Mittels der In-Phase- und Gegen-Phase-Bildgebung lassen sich Adenome mit einer 100%igen Treffsicherheit identifizieren. Aufgrund ihres Fettgehalts zeigen sie in Gegen-Phase-Bildern die charakteristische Signalintensitätsabnahme von über 25% im Vergleich zu den In-Phase-Bildern (10, 22, 29, 31) (Abb. 8.5). Nach Applikation von Kontrastmittel weisen die Adenome eine mäßiggradige frühe SI-Steigerung auf mit anschließendem schnellem Rückgang der SI (16). Größere Nebennierenrindenadenome können durch Einblutungen eine inhomogene Darstellung im T2w Bild, im Gegen-Phase-Bild und nach Kontrastmittelinjektion aufweisen. Allerdings ist hier im Gegen-Phase-Bild auch der Nachweis nur kleiner Areale einer eindeutigen Verfettung als Hinweis für ein Adnom zu werten (Abb. 8.6).

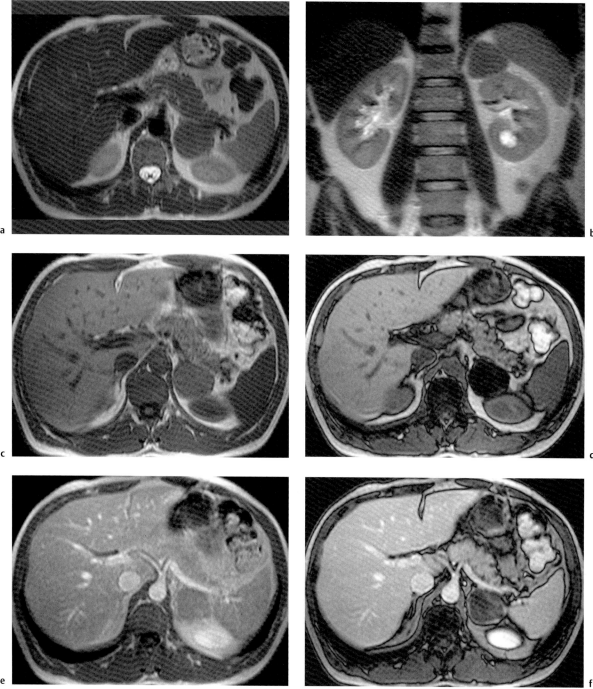

Abb. 8.**5 a–f** Hormonell inaktives Nebennierenadenom links mit typischer MR-tomographischer Darstellung. Atemangehaltene T2w HASTE Sequenz in axialer (**a**) und koronarer (**b**) Orientierung. Axiale atemangehaltene T1w GRE-Doppelechosequenz mit simultaner Akquisition von In-Phase- und Gegen-Phase-Bildern: In-Phase (**c**) und Gegen-Phase (**d**) vor sowie 1 min nach (**e**, **f**) i. v. Injektion eines Gd-haltigen KM (1,5 T). Im nativen T1w Gegen-Phase-Bild (**d**) gegenüber dem In-Phase Bild (**c**) deutlich geringere Signalintensität der Nebenierenraumforderung als Zeichen der fein dispersen Verfettung, wie sie typisch für ein Nebennierenadenom ist. In den T2w Aufnahmen keine signalreichen Areale, somit keine regressiven Veränderungen. Die KM-verstärkten Aufnahmen zeigen einen nur geringen SI-Anstieg der Raumforderung sowohl in In- (**e**) als auch in Gegen-Phase (**f**) (vgl. auch Abb. 8.**10**).

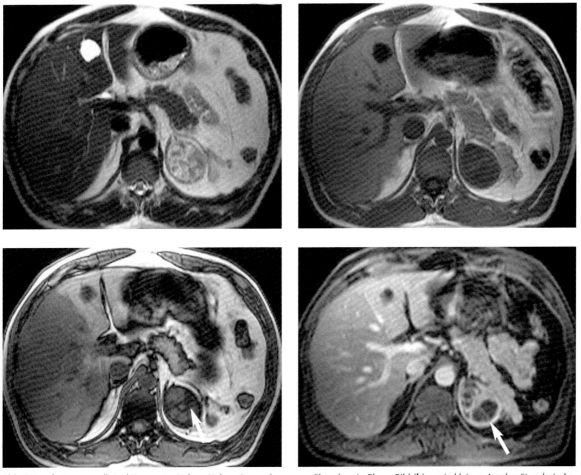

Abb. 8.6 a–d Hormonell inaktives, atypisches Nebennierenadenom. Axiale atemangehaltene Aufnahmen mit T2w HASTE-Sequenz (**a**), T1w GRE-Doppelechosequenz mit simultaner Akquisition von In-Phase (**b**) und Gegen-Phase-Bild (**c**). **d** Fettsupprimierte T1w GRE-Sequenz 2 min nach i. v. Injektion eines Gd-haltigen KM (1,5 T). Im T2w Bild inhomogene, teils hyper- teils hypointense Signalgebung der Raumforderung. Im nativen T1w Gegen-Phase-Bild (**c**) gegenüber dem In-Phase-Bild (**b**) nur in kleinen Arealen Signalminderung als Hinweis auf geringe Verfettung (Pfeil in **c**). Die KM-verstärkte Aufnahme zeigt einen inhomogenen, teils kräftigen Signalanstieg der Raumforderung unter Aussparung rundlicher Binnenareale (Pfeil in **d**). Histologisch Nebennierenadenom mit zahlreichen Einblutungen. Nebenbefundlich inhomogene Steatosis hepatis und Leberzyste.

Myelolipom

Das Myelolipom ist ein seltener Tumor der Nebenniere und setzt sich aus reifem Fettgewebe und hämatopoetischem Gewebe zusammen, wobei die Anteile unterschiedlich sein können. Diese Tumoren werden meist zufällig entdeckt. Große Myelolipome können abdominelle Beschwerden verursachen, als Komplikation kann eine spontane Einblutung vorkommen. Die MR-tomographische Darstellung wird typischerweise durch den großen Gehalt von reinem Fettgewebe bestimmt. Dies führt zu einer sehr signalreichen Darstellung in nicht fettsupprimierten T1w und T2w Sequenzen mit signalarmer Darstellung in den entsprechenden fettsupprimierten Sequenzen. Im Gegen-Phase-Bild stellt sich das Myelolipom aufgrund des nahezu ausschließlichen Vorliegens von Fettgewebe sehr signalreich dar. Allerdings können in Myelolipomen bindegewebige Anteile oder auch größere Anteile von hämatopoetischem Gewebe vorliegen, was zu einer inhomogenen Darstellung mit einem Nebeneinander von Signalcharakteristika von Fettgewebe und nicht fetthaltigem Gewebe führt (Abb. 8.7) (9).

Hämangiom

Das Hämangiom der Nebenniere stellt eine Rarität dar und wird meist nur zufällig nachgewiesen. Allerdings können kavernöse Hämangiome der Nebenniere Durchmesser bis 25 cm annehmen und somit auch klinisch Symptome verursachen (30). Nebennierenhämangiome stellen sich im T2w Bild homogen signalreich dar, im In-Phase- und Gegen-Phase-Bild liefert dieser Tumor die gleiche SI. In der dynamischen Untersuchung kann, insbe-

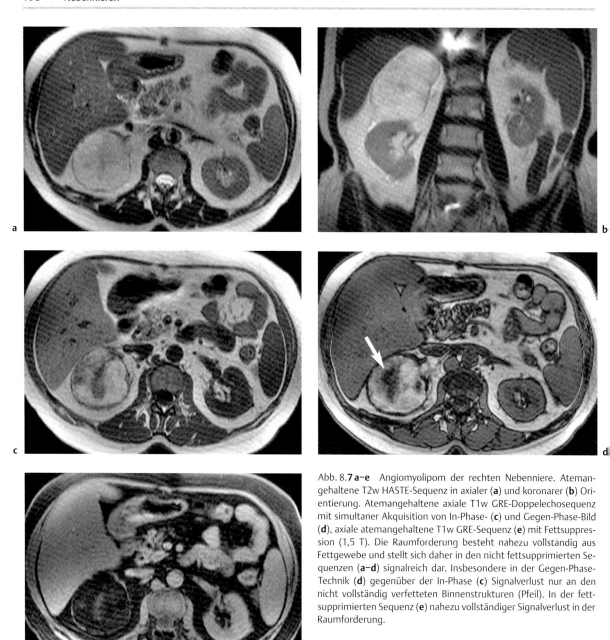

Abb. 8.7 a–e Angiomyolipom der rechten Nebenniere. Atemangehaltene T2w HASTE-Sequenz in axialer (**a**) und koronarer (**b**) Orientierung. Atemangehaltene axiale T1w GRE-Doppelechosequenz mit simultaner Akquisition von In-Phase- (**c**) und Gegen-Phase-Bild (**d**), axiale atemangehaltene T1w GRE-Sequenz (**e**) mit Fettsuppression (1,5 T). Die Raumforderung besteht nahezu vollständig aus Fettgewebe und stellt sich daher in den nicht fettsupprimierten Sequenzen (**a–d**) signalreich dar. Insbesondere in der Gegen-Phase-Technik (**d**) gegenüber der In-Phase (**c**) Signalverlust nur an den nicht vollständig verfetteten Binnenstrukturen (Pfeil). In der fettsupprimierten Sequenz (**e**) nahezu vollständiger Signalverlust in der Raumforderung.

sondere bei großen Tumoren, ein Irisblendenphänomen beobachtet werden, wie es aus der Darstellung von Leberhämangiomen bekannt ist. Die MR-tomographische Charakterisierung ist insofern problematisch, dass zwei Kriterien für einen benignen Nebennierentumor fehlen, nämlich die relativ geringe SI im T2w Bild und die signalarme Darstellung im Gegen-Phase-Bild (Abb. 8.**8**).

Maligne Tumoren

Primäres Nebennierenrindenkarzinom

Das Nebennierenrindenkarzinom ist ein seltener Tumor mit einer Inzidenz von etwa 1 pro 1 Million (7). Es kann in jedem Lebensalter auftreten; das mittlere Alter liegt jedoch im 50. Lebensjahr. Über 90 % der beschriebenen Fälle zeigen zum Zeitpunkt der Diagnose eine Größe von über 6 cm. Häufiger ist ein linksseitiges als ein rechtsseitiges Auftreten, in 10 % der Fälle liegen bilaterale Karzinome

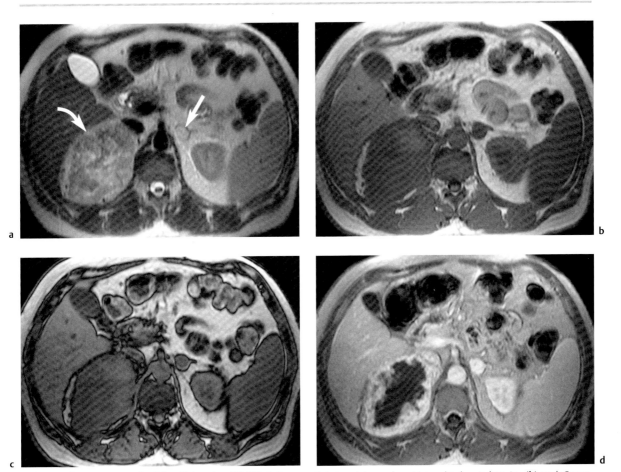

Abb. 8.8 a–d Hämangiom der linken Nebenniere (Pfeil) bei einem Patienten mit großem Nierenzellkarzinom rechts (gebogener Pfeil). Axiale atemangehaltene Aufnahmen mit T2w HASTE-Sequenz (**a**), T1w GRE-Doppelechosequenz mit simultaner Akquisition von In-Phase- (**b**) und Gegen-Phase-Bild (**c**). **d** T1w In-Phase-Bild 2 min nach i. v. Injektion eines Gd-haltigen KM (1,5 T). Das Nebennierenhämangiom ist in T2w (**a**) deutlich hyperintens, in T1w nativ deutlich hypointens ohne Unterschied zwischen In- (**b**) und Gegen-Phase (**c**). Nach KM-Injektion homogene und hyperintense Darstellung des Nebennierenhämangioms (**d**). Obwohl die Darstellung typisch für ein Nebennierenhämangiom ist, wurde in Anbetracht der Seltenheit und des großen Nierenzellkarzinoms rechts bei Verdacht auf einen Metastase die linke Nebenniere entfernt.

vor. Etwa die Hälfte der Nebennierenrindenkarzinome ist endokrin aktiv (Hyperkortisolismus, Virilisierung) (2).

Die MR-Erscheinung ist von der Tumorgröße und der Tumorvaskularisation abhängig. Während kleine Tumoren von einer Größe < 5 cm in der Regel mit homogener SI zur Darstellung kommen, zeigen große Tumoren oft Areale von Nekrosen und hämorrhagischer Infarzierung (Abb. 8.9). Die Infiltration in Nachbarorgane ist häufig. Eine Infiltration der Gefäße, insbesondere der V. cava, kann mittels MR vor allem durch flusssensitive GRE-Bilder oder durch eine MRA (vgl. Kap. 15) nachgewiesen werden.

Auf den T2w Bildern stellen sich Nebennierenrindenkarzinome typischerweise signalreich dar mit einer SI$_{rel}$ bezogen auf Muskulatur von mehr als 3,5. Im Gegensatz zu den Adenomen enthalten die Nebennierenkarzinome kein Fett, sodass die Signalminderung im Gegen-Phase-Bild gegenüber dem In-Phase-Bild weniger als 5 % beträgt. Nach i. v. Kontrastmittelinjektion findet sich bei diesen hypervaskularisierten Tumoren schon in der ersten Minute ein kräftiger SI-Anstieg mit einer anschließenden Plateauphase mit einer erhöhten Signalintensität über mehr als 10 min (14).

Metastasen

Die Nebennieren stellen einen bevorzugten hämatogenen Metastasierungsort für eine Vielzahl von Primärtumoren dar. Am häufigsten sind das Bronchial- und das Mammakarzinom, gefolgt von Melanom, gastrointestinalen Tumoren, dem medullären Schilddrüsenkarzinom und dem Pankreaskarzinom (7). In einem Autopsiegut von Tumorpatienten konnten NN-Metastasen mit einer Häufigkeit von bis zu 27 % nachgewiesen werden (24).

Da Metastasen kein Fett enthalten, stellen sie sich im In-Phase- und Gegen-Phase-Bild mit ähnlicher SI dar (Abb. 8.**10**).

200 Nebennieren

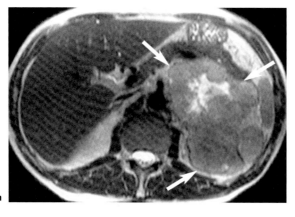
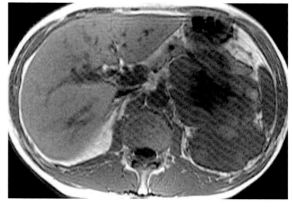
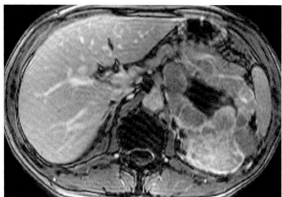

Abb. 8.**9 a–c** Nebennierenrindenkarzinom. Axiale atemangehaltene Aufnahmen mit T2w HASTE-Sequenz (**a**), T1w GRE-Sequenz vor (**b**) und 2 min nach (**c**) i. v. Injektion eines Gd-haltigen KM (1,5 T). Riesige Raumforderung im linken Oberbauch (Pfeile). Im T2w Bild zentral signalreiche nekrotische Areale mit fehlendem Signalanstieg nach KM-Inkektion.

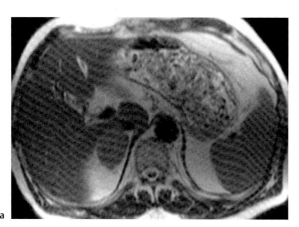
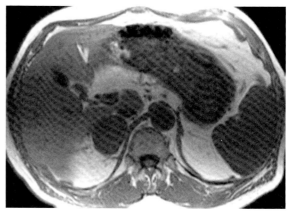
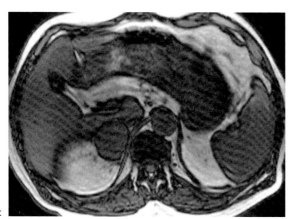

Abb. 8.**10 a–c** Nebennierenmetastase rechts (Primärtumor: Urothelkarzinom). Axiale atemangehaltene Aufnahmen mit T2w HASTE-Sequenz (**a**), T1w GRE-Doppelechosequenz mit simultaner Akquisition von In-Phase (**b**) und Gegen-Phase-Bild (**c**) (1,5 T). Glatt berandete Raumforderung der rechten Nebenniere mit homogener Signalgebung in allen Sequenzen, insbesondere identische Signalintensität im In- und Gegen-Phase-Bild, somit kein Fettgehalt des Tumors (vgl. auch Abb. 8.**5**).

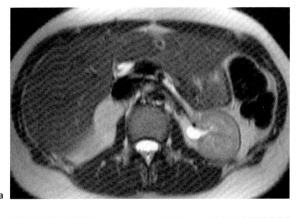
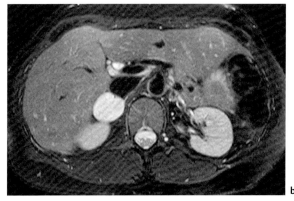
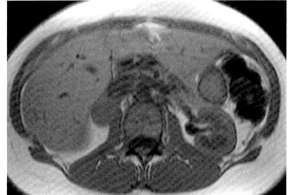
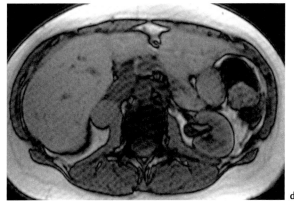

Abb. 8.**11 a–d** Phäochromozytom rechts. Axiale T2w Aufnahmen mit atemangehaltener T2w HASTE-Sequenz (**a**), atemgetriggerter T2w TSE-Sequenz mit Fettsuppression (**b**), T1w GRE-Doppelechosequenz mit simultaner Akquisition von In-Phase- (**c**) und Gegen-Phase-Bild (**d**) (1,5 T). Glatt berandete Raumforderung der rechten Nebenniere mit homogener Signalgebung in allen Sequenzen (typisch hyperintens in T2w, hypointens in T1w), insbesondere identische Signalintensität im In- und Gegen-Phase-Bild, somit kein Fettgehalt des Tumors.

Lymphom

Die Nebennierenbeteiligung ist beim Non-Hodgkin-Lymphom häufiger als beim Morbus Hodgkin. Primäre Nebennierenlymphome sind selten (24). Bei den meisten Patienten liegt gleichzeitig eine retroperitoneale Lymphomatose vor. Obwohl der Lymphombefall meist bilateral ist, kommt es selten zu einer NN-Insuffizienz (7).

MR-tomographisch können Nebennierenlymphome nicht von anderen Malignomen der Nebenniere differenziert werden. So besteht auf den T2w Bildern eine erhöhte Signalintensität der Läsionen, die auch kein Fett enthalten (19). Nach i. v. Kontrastmittelinjektion findet sich meist eine deutliche langanhaltende SI-Steigerung (16).

Phäochromozytom

Das Phäochromozytom ist der häufigste Tumor des Nebennierenmarks und entwickelt sich aus adrenomedullären Zellen, die eine Affinität zu Chromsalzen besitzen. Phäochromozytome produzieren zu 80 % Adrenalin und zu 20 % Noradrenalin. Ihre Metaboliten können im Serum und Urin nachgewiesen werden. Phäochromozytome imponieren häufig als runde oder ovale Raumforderungen, die vom komprimierten umgebenden Gewebe gut abgrenzbar sind und eine durchschnittliche Größe von 5 cm aufweisen (Abb. 8.**11**). Sie sind gut vaskularisiert und häufig hämorrhagisch (18) (Abb. 8.**12**).

Im Rahmen multipler endokriner Neoplasien sind Phäochromozytome häufig assoziiert mit anderen endokrinen Tumoren (20). Familiär auftretende Phäochromozytome sind die häufigste Form der angeborenen Erkrankung. Die autosomal-dominant vererbten MEN-Syndrome 2A (Morbus Sippel) und 2B sind in etwa 65–100 % mit Phäochromotzytomen assoziiert, die in diesem Falle meist (80 %) bilateral auftreten. Phäochromozytome kommen in etwa 10 % der Patienten mit Neurofibromatose vor, und auch eine Assoziation zum Hippel-Lindau-Syndrom ist beschrieben. Etwa 15 % der Phäochromozytome sind außerhalb der Nebenniere lokalisiert; die Tumoren jedoch, die mit einem endokrinen Syndrom assoziiert sind, finden sich alle intraadrenal. Obwohl überwiegend benigne, erfüllen etwa 13 % der Phäochromozytome die Malignitätskriterien (7), wobei die extraadrenal lokalisierten Phäochromozytome häufiger zur malignen Entartung neigen.

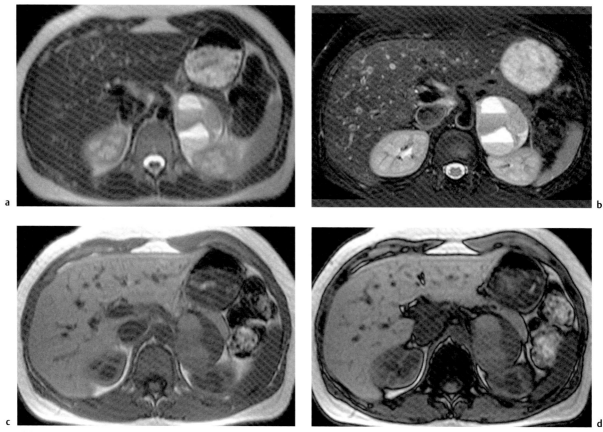

Abb. 8.12 a–d Phäochromozytom links mit Einblutungen. Axiale T2w Aufnahmen mit atemangehaltener T2w HASTE-Sequenz (a), atemgetriggerter T2w TSE-Sequenz mit Fettsuppression (b), T1w GRE-Doppelechosequenz mit simultaner Akquisition von In-Phase- (c) und Gegen-Phase-Bild (d) (1,5 T). Raumforderung der linken Nebenniere mit liquiden Binnenarealen mit Sedimentierung als Zeichen von Einblutungen. Im Vergleich von In- und Gegen-Phase-Bild kein Hinweis auf einen Fettgehalt des Tumors.

Im T2w MR-Bild zeigt das Phäochromozytom gegenüber Muskulatur und Leber eine deutlich erhöhte Signalintensität (Abb. 8.11). Dies trifft auch für die soliden Tumoranteile zu, wobei sich als Zeichen der Nekrose häufig ein insgesamt inhomogenes Signalmuster mit zentral zystischen Arealen nachweisen lässt (Abb. 8.12) (7, 25).

Da Phäochromozytome in der Regel kein Fett enthalten, sind sie mit der In- und Gegen-Phase-Bildgebung nicht von anderen nicht lipidhaltigen Läsionen zu unterscheiden. In der Literatur wurden vereinzelte Fälle von zumindest partiell fetthaltigen Phäochromozytomen beschrieben, die in der fettsensitiven Sequenz falsch als Adenome interpretiert wurden (21).

Nach i. v. Kontrastmittelinjektion zeigen Phäochromozytome ähnlich den Malignomen eine ausgeprägte frühe SI-Steigerung und eine langsame SI-Abnahme (Plateauphase). Einige Autoren (14) beschreiben eine im Vergleich zu den Malignomen noch deutlich ausgeprägtere Signalzunahme.

Im Vergleich zu anderen Untersuchungsmethoden ist die MRT im Nachweis eines adrenalen Phäochromozytoms der CT gleichwertig und der MIBG-Szintigraphie überlegen (MRT besitzt eine höhere Sensitivität bei niedrigerer Spezifität). Für extraadrenale Phäochromozytome sind MRT und MIBG-Szintigraphie etwa gleich zuverlässig.

Neuroblastom

Das Neuroblastom ist der häufigste Tumor bei Kindern unter 5 Jahren (s. Kap. 17). Der Tumor entwickelt sich aus undifferenzierten Zellen des neuralen Ektoderms, ausgehend von sympathischen Ganglien (18). Typischerweise sind die Neuroblastome im Nebennierenmark lokalisiert. Ein Vorkommen im Grenzstrang ist ebenfalls häufig (3). In der Regel produzieren Neuroblastome Katecholamine oder weniger aktive Vorstufen, die im Urin nachgewiesen werden können. Die Metastasierung erfolgt recht ausgedehnt und früh, sodass die ersten klinischen Symptome häufig im Rahmen der Organmetastasierung auftreten.

Verkalkungen, die in ca. 40–50 % der Neuroblastome auftreten, können MR-tomographisch nicht gut nachgewiesen werden. Der Vorteil der MRT liegt in der Möglichkeit einer besseren Stadieneinteilung der Erkrankung durch die genaue Ausdehnungsbestimmung in unterschiedlichen Ebenen. Auf T1w Bildern erscheinen die

Neuroblastome iso- bis hyperintens im Vergleich zur Muskulatur, auf T2w Aufnahmen sind sie in der Regel hyperintens. Als nichtfetthaltiger Tumor lässt sich mit fettsensitiven Sequenzen keine Änderung der Signalintensität nachweisen. Nach KM-Gabe zeigt sich eine frühe und ausgeprägte Anreicherung.

Rationelles Vorgehen zur Differenzierung von Nebennierenläsionen

Ziel der MR-Bildgebung ist die möglichst genaue Differenzierung einer vorliegenden Nebennierenläsion. Es wurden daher zahlreiche Sequenzen hinsichtlich ihrer Treffsicherheit für die Dignitätszuordnung getestet (10, 13, 15, 16, 22, 25–27, 29, 31). Die Angaben über Sensitivität, vor allem aber auch Spezifität dieser Untersuchungsmethoden schwanken.

Als sehr sensitiv und spezifisch hinsichtlich des Nachweises von Fett und damit der Diagnose von Adenomen hat sich die Chemical-Shift-Bildgebung mit dem Vergleich von Gegen-Phase zu In-Phase erwiesen. Hiermit gelingt in den meisten Fällen somit auch die Unterscheidung zwischen benignen und malignen Nebennierenraumforderungen. Bei nicht fetthaltigen Tumoren zeigen nur noch die Entzündungen in den T2w Aufnahmen sowie in der dynamischen Untersuchung einen benignen Charakter. Alle übrigen Läsionen (Metastasen, primäre Karzinome, Lymphome, Phäochromozytome) können mit Hilfe der MRT nicht mehr sicher weiter differenziert werden.

Folgende Vorgehensweise ist daher für die Zuordnung einer Nebennierenläsion empfehlenswert (Abb. 8.**13**): Da die Treffsicherheit der Chemical-Shift-Bildgebung bisher mit 100% angegeben wird, kann beim Nachweis von Fett in einer Nebennierenläsion ein Adenom als gesichert angenommen werden und somit die Untersuchung beendet werden. Wird in der Läsion kein Fett nachgewiesen, kann mittels T2w Sequenz (SI_{rel} bezogen auf Muskulatur < 3,5) und kontrastmittelverstärkter dynamischer Untersuchung (kurz anhaltender Signalanstieg) eine benigne entzündliche Erkrankung vermutet werden. Alle übrigen Läsionen müssen bis zum Beweis des Gegenteils als Malignome oder Phäochromozytome angesehen werden.

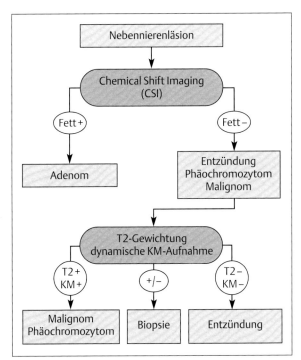

Abb. 8.**13** Abklärungsweg von Nebennierenläsionen: Kann mittels der fettsensitiven Sequenzen intratumorales, fein verteiltes Fett nachgewiesen werden, so ist die Diagnose eines Adenoms gesichert. Bei fehlendem Nachweis von Fettgehalt kann durch die Kombination von T2-Gewichtung und dynamischer kontrastverstärkter Sequenz eine weitere Differenzierung zwischen entzündlichen Raumforderungen einerseits und Malignomen und Phäochromozytomen andererseits vorgenommen werden.

Literatur

1. Baker, M. E., R. Blinder, C. Spritzer, G. S. Leight, R. J. Herfkens, N. R. Dunnick: MR evaluation of adrenal masses at 1.5 T. AJR Am. J. Roentgenol. 153 (1989) 307–312
2. Bodie, B., A. C. Novick, J. E. Pontes, R. A. Straffon, J. E. Montie, T. Babiak, L. Sheeler, P. Schumacher: The Cleveland Clinic experience with adrenal cortical carcinoma. J. Urol. 141 (1989) 257–260
3. Brady, T. M., B. H. Gross, G. M. Glazer, D. M. Williams: Adrenal pseudomasses due to varices: angiographic-CT-MRI-pathologic correlations. AJR Am. J. Roentgenol. 145 (1985) 301–304
4. Chang, A., H. S. Glazer, J. K. Lee, D. Ling, J. P. Heiken: Adrenal gland: MR imaging. Radiology 163 (1987) 123–128
5. Cheema, P., R. Cartagena, W. Staubitz: Adrenal cysts: diagnosis and treatment. J. Urol. 126 (1981) 396–399
6. Commons, R., R. Callaway: Adenomas of the adrenal cortex. Arch. intern. Med. (1948) 37–41
7. Dunnick, N. R.: The adrenal gland. In: Taveras, J. M., et al., eds. Radiology: Diagnosis, Imaging, Intervention. Lippincott, Philadelphia 1988
8. Dunnick, N. R., M. Korobkin, I. Francis: Adrenal radiology: distinguishing benign from malignant adrenal masses. AJR Am. J. Roentgenol. 167 (1996) 861–867
9. Elsayes, K. M., G. Mukundan, V. R. Narra, J. S. Lewis, Jr., A. Shirkhoda, A. Farooki, J. J. Brown: Adrenal masses: MR imaging features with pathologic correlation. Radiographics 24 Suppl 1 (2004) S73–86
10. Fujiyoshi, F., M. Nakajo, Y. Fukukura, S. Tsuchimochi: Characterization of adrenal tumors by chemical shift fast low-angle shot MR imaging: comparison of four methods of quantitative evaluation. AJR Am. J. Roentgenol. 180 (2003) 1649–1657
11. Glazer, H. S., P. J. Weyman, S. S. Sagel, R. G. Levitt, B. L. McClennan: Nonfunctioning adrenal masses: incidental discovery on computed tomography. AJR Am. J. Roentgenol. 139 (1982) 81–85
12. Gruss, L. P., J. H. Newhouse: Eight echo T2 measurements of adrenal masses: limitations of differential diagnosis by relaxation time determination. J. Comput. Assist. Tomogr. 20 (1996) 792–797
13. Haider, M. A., S. Ghai, K. Jhaveri, G. Lockwood: Chemical shift MR imaging of hyperattenuating (>10 HU) adrenal masses: does it still have a role? Radiology 231 (2004) 711–716
14. Ichikawa, T., K. Ohtomo, G. Uchiyama, H. Fujimoto, K. Nasu: Contrast-enhanced dynamic MRI of adrenal masses: classification of characteristic enhancement patterns. Clin. Radiol. 50 (1995) 295–300
15. Korobkin, M., T. J. Lombardi, A. M. Aisen, I. R. Francis, L. E. Quint, N. R. Dunnick, F. Londy, B. Shapiro, M. D. Gross, N. W. Thompson: Characterization of adrenal masses with chemical shift and gadolinium-enhanced MR imaging. Radiology 197 (1995) 411–418

16. Krestin, G. P., G. Freidmann, R. Fishbach, K. F. Neufang, B. Allolio: Evaluation of adrenal masses in oncologic patients: dynamic contrast-enhanced MR vs CT. J. Comput. Assist. Tomogr. 15 (1991) 104–110
17. Krestin, G. P., W. Steinbrich, G. Friedmann: Adrenal masses: evaluation with fast gradient-echo MR imaging and Gd-DTPA-enhanced dynamic studies. Radiology 171 (1989) 675–680
18. Leder, L. D., H. S. Richter. Pathology of renal and adrenal neoplasms. In: Lohr, E. L., L. D. Leder, eds. Renal and Adrenal Tumors. Springer, New York 1987; 1–68
19. Lee, M. J., W. W. Mayo-Smith, P. F. Hahn, M. A. Goldberg, G. W. Boland, S. Saini, N. Papanicolaou: State-of-the-art MR imaging of the adrenal gland. Radiographics 14 (1994) 1015–1029; discussion 1029–1032
20. Mathieu, E., E. Despres, N. Delepine, A. Taieb: MR imaging of the adrenal gland in Sipple disease. J. Comput. Assist. Tomogr. 11 (1987) 790–794
21. McLoughlin, R. F., J. H. Bilbey: Tumors of the adrenal gland: findings on CT and MR imaging. AJR Am. J. Roentgenol. 163 (1994) 1413–1418
22. Mitchell, D. G., M. Crovello, T. Matteucci, R. O. Petersen, M. M. Miettinen: Benign adrenocortical masses: diagnosis with chemical shift MR imaging. Radiology 185 (1992) 345–351
23. Mitchell, D. G., A. H. Stolpen, E. S. Siegelman, L. Bolinger, E. K. Outwater: Fatty tissue on opposed-phase MR images: paradoxical suppression of signal intensity by paramagnetic contrast agents. Radiology 198 (1996) 351–357
24. Moulton, J. S., J. S. Moulton: CT of the adrenal glands. Semin. Roentgenol. 23 (1988) 288–303
25. Reinig, J. W., J. E. Stutley, C. M. Leonhardt, K. M. Spicer, M. Margolis, C. B. Caldwell: Differentiation of adrenal masses with MR imaging: comparison of techniques. Radiology 192 (1994) 41–46
26. Schwartz, L. H., D. M. Panicek, J. A. Koutcher, R. T. Heelan, M. S. Bains, M. Burt: Echoplanar MR imaging for characterization of adrenal masses in patients with malignant neoplasms: preliminary evaluation of calculated T2 relaxation values. AJR Am. J. Roentgenol. 164 (1995) 911–915
27. Slapa, R. Z., W. Jakubowski, A. Januszewicz, A. A. Kasperlik-Zaluska, E. Dabrowska, J. Fijuth, T. Feltynowski, R. Tarnawski, L. Krolicki: Discriminatory power of MRI for differentiation of adrenal non-adenomas vs adenomas evaluated by means of ROC analysis: can biopsy be obviated? Eur. Radiol. 10 (2000) 95–104
28. Thompson, N. W., P. S. Cheung: Diagnosis and treatment of functioning and nonfunctioning adrenocortical neoplasms including incidentalomas. Surg. Clin. North. Am. 67 (1987) 423–436
29. Tsushima, Y., H. Ishizaka, M. Matsumoto: Adrenal masses: differentiation with chemical shift, fast low-angle shot MR imaging. Radiology 186 (1993) 705–709
30. Yamada, T., T. Ishibashi, H. Saito, K. Majima, M. Tsuda, S. Takahashi, T. Moriya: Two cases of adrenal hemangioma: CT and MRI findings with pathological correlations. Radiat Med 20 (2002) 51–56
31. Zimmermann, G. G., J. F. Debatin, G. P. Krestin: Differenzierung von Nebennierentumoren: Verbesserung der Treffsicherheit durch Kombination fettsensitiver, T2 gewichteter und kontrastmittelverstärkter MR-Sequenzen. Fortschr. Röntgenstr. 167 (1997) 153–159

9 Retroperitoneum

G. Krupski-Berdien und V. Nicolas

Einleitung

In den letzten Jahren hat die MR-Technik erhebliche Fortschritte gemacht. Für die Bildgebung des Retroperitonealraumes sind hier vor allem die parallele Bildgebung, verbesserte Gradientenechosequenzen (3D-Volumenakquisition, z. B. VIBE) auf dem Boden leistungsstärkerer Gradientensysteme (30–40 mT/m), ultraschnelle Sequenzen in Atemanhaltetechnik sowie optimierter Techniken zur Magnetisierungspräparation zu nennen. Von zunehmender Bedeutung sind darüber hinaus die Nutzung von optimierten Körperspulen oder mehreren Oberflächenspulen und damit der Darstellbarkeit des gesamten Retroperitoneums in einer Untersuchungssequenz (z. B. „Total-Imaging-Matrix", Fa. Siemens). Alle diese Neuerungen gestatten es, weitestgehend artefaktfrei und in kurzer Zeit die Untersuchungen durchzuführen. Ungeachtet der Lage im menschlichen Körper stellt die MRT heute die Methode der Wahl bei der Diagnostik von malignen und benignen Weichteiltumoren dar, da nur mit der MRT Kriterien der Malignität erfassbar und ob der möglichen Gewebedifferenzierung eine vage Typisierung (z. B. differenziertes Liposarkom) möglich sind. Daneben gestattet sie eine exzellente lokale Ausdehnungsdiagnostik. Da die Überlebenswahrscheinlichkeit bei Erkrankung an einem malignen Weichteiltumor von zwei wesentlichen Punkten abhängt – Sicherheitsabstand am Resektionsrand und histologischer Subtyp der Läsion (3) –, obliegt der MRT hier vor allem die entscheidende Aufgabe der exakten Lokalisation zur OP-Planung für Biopsiegewinnung und schließlich Resektion, wenn Kriterien der Malignität klinisch, z. B. Wachstum, und von Seiten der Bildgebung vorliegen.

Weiterhin gilt insbesondere im Bereich des Retroperitoneums, dass die adäquate Darstellung eines Tumors in der Magnetresonanztomographie die Abbildung sowohl in Tumorlängs- als auch in Tumorquerachse erfordert. Hierbei muss die Ausbreitungsrichtung der Weichteiltumoren Beachtung finden. Diese orientiert sich in den meisten Fällen an den anatomisch vorgegebenen Kompartimenten und verläuft damit entlang von Muskellogen, Gefäß- und Nervenscheiden oder anderen präformierten Räumen.

Eine heute wesentliche Zielsetzung ist die Standardisierung der Untersuchungsstrategie, um Follow-ups am gleichen oder ggf. an anderen Geräten zu ermöglichen. Wichtig ist darüber hinaus, dass neben dem tumorösen Prozess klar identifizierbare anatomische Details wie typische Knochenstrukturen, Gelenke oder unveränderliche Weichteilstrukturen (Gefäßgabeln, Muskelzüge) mit abgebildet werden, um das Wiederauffinden der jeweiligen Region, auch nach chirurgischen Interventionen, zu erleichtern.

In diesem Kapitel sollen die pathologischen Prozesse des Retroperitoneums behandelt werden; organbezogene Tumoren und metastatische Prozesse sind in den entsprechenden anderen Kapiteln aufgeführt.

Indikationen

Eine Indikation für die Durchführung einer MR-tomographischen Untersuchung besteht bei einem palpatorischen oder sonographischen respektive computertomographischen und klinischen Verdacht auf einen raumfordernden Prozess im Spatium retroperitoneale, dem Verdacht auf eine retroperitoneale Fibrose oder sonstiger Erkrankungen im Retroperitonealraum. Sicherlich mehr als die Hälfte der MRT-Untersuchungen des Retroperitonealraumes werden mit der Frage nach Weichteiltumoren durchgeführt. Entzündungen und Abszedierungen sind eher der CT-Diagnostik vorbehalten, da hier auch eine interventionelle Diagnostik und Therapie möglich ist. Lediglich die allerdings seltenen retroperitonealen Fisteln bei z. B. Morbus Crohn werden gerne in der MRT dargestellt.

Untersuchungstechnik

Die obligate Lagerung des Patienten bei Fragen, die das Retroperitoneum betreffen, ist die Rückenlage. Um dynamische Kontrastmitteluntersuchungen durchführen und bei Bedarf auch Buscopan oder Glucagon applizieren zu können, wird vor der Untersuchung eine Venenverweilkanüle platziert. Im Allgemeinen wird das Retroperitoneum mit einer Kombination von Wirbelsäulen- und Phased-Array-Abdominal-Oberflächenspule untersucht. Der kombinierte Einsatz von Phased-Array-Körperspulen erlaubt die Nutzung schneller Pulssequenzen und der paral-

Tabelle 9.1 Empfohlene Sequenzen und Sequenzparameter für die MR-Untersuchung des Retroperitoneums (die Werte beziehen sich auf 1,5 T, Gradient 30 mT/m, Phased-Array-Spulen, parallele Bildgebung)

Gewichtung	Orientierung	Sequenztyp	TR (ms)	TE (ms)	FS	Matrix ($N_{phase} \times N_{frequ}$)	FOV (mm)	N_{SL}	N_{AC}	SD (mm)	T_{AC}	Atemstopp
T2	tra/kor	HASTE	653	55	–	128 × 256	450	19	1	6–8	12 s	+
T2	tra/kor	TSE	3200	101	–	180 × 256	350	19	1	6–8	40 s	+
T1 ± i. v. KM	tra	2D-FLASH	183	4,76	–	196 × 256	350	19	1	6–8	23 s	+
Fettsuppression: T1 post i. v. KM	tra	2D-FLASH	208	2,47	+	128 × 256	350	19	1	6–8	22 s	+
Optional (s. Text): T2	tra	TIRM	4860	15	–	384 × 512	350	21	1	6–8	4,14 min	–
Oder (s. Text): T1	tra	SE	601	14	–	280 × 512	360	23	1	8	2,11 min	–
T1 mit Fettsuppression	kor	SE	840	13	+	300 × 512	360	19	1	6–8	3,45 min	–
T1	tra	3D-FLASH VIBE	5,12	1,81	+	182 × 256	360	36	1	2	34 s	–
T2	tra/kor	TSE	5540	99	–	330 × 512	360	21	3	6	3,10 min	–

Beachte:
T1w Sequenzen auch in TSE-Technik mit entsprechenden Parametern möglich.
Die angegeben Sequenzparameter gelten angesichts der Vielzahl von Geräte- und Sequenztypen lediglich als Beispiel, je nach Verfügbarkeit können die Sequenzen mit Techniken der parallelen Bildgebung zur Verkürzung der Messzeit kombiniert werden. Hierbei ist eine eventuelle Verminderung des S/R-Verhältnisses zu beachten.

lelen Bildgebung und sollte auf jeden Fall dem Ganzkörperresonator vorgezogen werden (4, 11). Für Kleinkinder wird häufig eine Mehrkanalkopfspule, Kniespule oder flexible Oberflächenspule verwendet (5).

Abbildungsebenen

Bei der Wahl der Abbildungsebenen wird als erste Schichtführung meist die koronare Ebene zur Abschätzung der kraniokaudalen Ausdehnung und topographischen Beziehung einer Raumforderung zum M. iliopsoas, zu den Nieren und den Nebennieren gewählt, gefolgt von transversalen Schichten, um den Vergleich mit der Computertomographie zu erleichtern. Das Untersuchungsvolumen und die Schichtdicke müssen der jeweiligen Fragestellung angepasst werden. Allgemein bewährt hat sich eine Schichtdicke von 4–10 mm ohne Schichtabstand in Abhängigkeit von der Größe der Läsion.

Pulssequenzen

Um schnell eine grobe Orientierung zu erhalten, bietet sich im Retroperitoneum die T2w HASTE-Sequenz in Atemstillstand an. Durch die Messung während des Atemstillstands kommt es zu einer erheblichen Reduktion von Bewegungsartefakten und zu einer genaueren Einhaltung der angestrebten Schichtebene. Das höhere Fettgewebesignal in diesen schnellen Sequenzen gegenüber den konventionellen Sequenzen kann zu einer erschwerten Differenzierung zwischen Flüssigkeit und Fettgewebe führen. Fettsupprimierende Sequenzen erlauben jedoch eine gute Unterscheidung zwischen retroperitonealem Fett und Flüssigkeit (z. B. Inversion-Recovery-Sequenzen oder spektral-fettgesättigte T2w Sequenzen).

Wenn es die Ausstattung erlaubt, sollten die T1w Sequenz, ohne und mit i. v. Kontrastmittel, als Gradientenechosequenz (z. B. 2D-FLASH) durchgeführt werden, wodurch die Messung von größeren Schichtstapeln in einem Atemstillstand von weniger als 30 s durchzuführen ist. Gradientenechosequenzen haben neben der Geschwindigkeit gegenüber Spinechosequenzen auch den Vorteil, dass heterotope Ossifikationen und Einblutungen als Artefakte respektive Feldinhomogenitäten gut erkannt werden können. In der Regel ist bei allen Fragestellungen, die das Retroperitoneum betreffen, die Applikation von intravenösem Kontrastmittel notwendig, da die Tumorgrenzen und die intratumorale Architektur genauer zu erfassen sind. Um eine optimale Vergleichsmöglichkeit zu haben, sollten grundsätzlich zur T1w Nativserie identische Parameter benutzt werden (Tab. 9.1). Nach Kontrastmittelapplikation können, wenn möglich, ebenfalls 2D-FLASH-Sequenzen mit Fettunterdrückung aufgezeichnet werden, die meist in zwei Phasen durchgeführt werden müssen. Alternativ kann auch eine 3D-GRE-Sequenz (VIBE) genutzt werden, die durch schnelle Akquisition und hohe Auflösung besticht, aber durch die inhärente Fettsättigung leider Informationen zum Fettgehalt vermissen lässt.

Ist aus technischen Gegebenheiten eine Untersuchung in Atemanhaltetechnik nicht möglich, kann die T1w Sequenz als SE-Sequenz oder aber auch als GRE-Sequenz angefertigt werden. Die T2w Sequenz sollte aber in jedem Fall als schnelle SE-Sequenz (FSE bzw. TSE) akquiriert werden. Bei schnell an Größe zunehmenden Tumoren mit dem Verdacht auf eine Einblutung kann ebenso wie zur Sicherung einer hämatomverdächtigen Raumforderung eine T2*-Sequenz sinnvoll sein. Alle zuletzt genannten Sequenzen können auch immer unterhalb des Beckenkamms zur Anwendung kommen, da die Artefakte durch Atemexkursionen dann zu vernachlässigen sind. Ausführliche Untersuchungsparameter sind in Tab. 9.1 aufgeführt.

Kontrastmittel

Bei Verdacht auf einen pathologischen Prozess im Retroperitoneum gehört die Applikation eines intravenösen, unspezifischen, Gd-haltigen Kontrastmittels (z. B. Magnevist, Dotarem) obligat zu einer vollständigen MR-tomographischen Untersuchung. Die zu applizierende Kontrastmittelmenge liegt wie üblich bei 0,1 mmol Gd/kg KG. Neuere Kontrastmittel, insbesondere USPIO, konnten abgesehen von der Lymphknotendetektion bis dato keinen Vorteil für die retroperitonale MR-Diagnostik zeigen.

Durch die Nutzung der oben angeführten Techniken ist es möglich, die Vorteile der MRT im Bereich des Retroperitoneums, insbesondere den hohen Weichteilkontrast und die multiplanare Darstellung, in vollem Umfang zu nutzen. Damit sind eine präoperative chemo- und/oder strahlentherapeutische Behandlung wesentlich exakter zu planen.

Anatomie

Der hinter der Peritonealhöhle gelegene Bindegeweberaum wird Spatium retroperitoneale genannt. In diesen Raum wölben sich dorsomedial die Lendenwirbelsäule und beidseits davon der M. psoas vor. Innerhalb des Spatium retroperitoneale liegen medial die Pars abdominalis aortae, V. cava inferior, V. lumbalis ascendens, Teile des Truncus sympathicus, vegetative Nervengeflechte und die Cisterna chyli. Seitlich des paarigen M. psoas ist der Retroperitonealraum durch die Nierenlager aufgeweitet. In der hinteren und seitlichen Begrenzung des Spatium retroperitoneale verlaufen die Nerven des Plexus lumbalis, der N. subcostalis und die segmentalen Blut- und Lymphgefäße. Dorsokranial begrenzt die Hüllfaszie das Diaphragma, kaudal die peritoneale Umschlagsfalte am Rektum respektive Leistenband das Retroperitoneum. Im Bereich seiner größten Ausdehnung im Oberbauch unterscheidet man zusätzlich den vorderen Pararenalraum zwischen Peritoneum und Gerota-Faszie, den Pararenalraum zwischen Gerota-Faszie und Zuckerkandl-Faszie sowie den hinteren Pararenalraum zwischen Zuckerkandl-Faszie und der Hüllfaszie der autochtonen Rückenmuskulatur, welche aus der Fascia transversalis hervorgeht. Die Faszien als präzise anatomische Grenzen sind beim Gesunden auch in der MRT nicht regelhaft abbildbar, demarkieren sich bei entzündlichen Prozessen oft aber sehr gut.

Pathologie der Weichteiltumoren

Weichteiltumoren sind Neoplasien des mesenchymalen Stammgewebes. Sie können in den Extremitätenweichteilen, aber auch in jedem anderen Organ auftreten. Da die Bindegewebezelle ihre Proliferationskapazität nicht verliert, ist eine Differenzierung in verschiedene mesenchymale Gewebe (Bindegewebe, Fettgewebe, Muskelgewebe, Knorpelgewebe, Knochengewebe, Nervengewebe, synoviales Gewebe etc.) möglich. Die heute gebräuchliche Klassifikation dieser Tumorgruppe wurde von Enzinger u. Weiss erarbeitet (8). Diese Einteilung richtet sich nach den speziellen mesenchymalen Gewebecharakteristika, die das Tumorgewebe imitiert. Unterschieden werden benigne und maligne Weichgewebetumoren und solche, bei denen das biologische Verhalten nicht sicher zuzuordnen ist. Diese werden als Tumoren intermediärer Dignität betitelt. Des Weiteren existieren neben diesen so genannten nichtneoplastische Läsionen, die Tumoren imitieren und als tumorartig eingestuft werden. Auch bei diesen kann es, wie z. B. bei der tiefen Fibromatose, zu Rezidiven kommen. Es sind jedoch keine Metastasen beobachtet worden.

Die Klassifikation von Enzinger u. Weiss basiert vor allem auf der biologischen Wertigkeit: benigne, intermediär und maligne. Hierbei erfolgt die Unterteilung entsprechend der Ähnlichkeit der Zellen und der Gewebedifferenzierung im Vergleich mit normalem Gewebe. Die in Tab. 9.2 aufgeführte und sehr detaillierte Unterteilung gibt einen Überblick über die große Gruppe der Weichgewebetumoren.

Im klinischen Alltag findet das „staging system" des American Joint Committee on Cancer die häufigste Anwendung. Hier liegt das TNM-System zugrunde, das in Tab. 9.3 für die Weichteilsarkome aufgeführt ist. Eine entscheidende Bedeutung in der Therapieentscheidung besitzt darüber hinaus der Grad der Gewebedifferenzierung, ausgedrückt durch das histologische Grading: während gut differenzierte G1-Tumoren nach R0-Resektion in der Regel keiner Nachbehandlung bedürfen, ist bei dedifferenzierten G3-Tumoren ob des hohen Rezidivrisikos fast regelhaft eine Nachbestrahlung und/oder adjuvante systemische Therapie abhängig vom Tumortyp zu erwägen.

Tumoren des Weichgewebes sind selten und es ist nahezu unmöglich, die Inzidenz exakt anzugeben. Insbesondere die Inzidenz der benignen Tumoren kann mit letzter Konsequenz nur geschätzt werden und soll ca. 300 pro 100 000 Individuen betragen (8). Die statistische Erfas-

Tabelle 9.2 Klassifikation von Tumoren des Weichgewebes (nach Enzinger u. Weiss, Salzer u. Kuntschik)

Ausgangsgewebe	Tumorartig	Benigne	Intermediär	Maligne
Fettgewebe	• Lipomatose und Varianten • Lipoblastomatose	• Lipom und Varianten • Spindelzellipom • pleomorphes Lipom • Angiolipom • Lipopblastom • Hibernom	• atypisches Lipom	• Liposarkome • hochdifferenziert • lipomartig • sklerosierend • inflammatorisch • myxoxid • rundzellig • pleomorph • dedifferenziert
Fibroblastisches Gewebe	• Fibromatose • faszial • muskuloaponeurotisch • infantile Myofibromatose • solitär • multizentrisch • infantile und juvenile Fibromatose mit Subtypen • Muskelfibrose • kongenital erworben • noduläre Fasziitis • proliferative Fasziitis • proliferative Myositis • Elastofibrom • Keloid • fibröses Hamartom des Kindesalters • kalzifizierendes aponeurotisches Fibrom • fibromyxoider inflammatorischer Pseudotumor • Xanthom • generalisiertes eruptives Histiozytom • Retikulohistiozytom • lokalisiert • multizentrisch	• Fibrom mit Subtypen • nasopharyngeales Angiofibrom • Riesenzellfibroblastom • intranodales Myofibroblastom • fibröses Histiozytom • juveniles Xanthogranulom	• atypisches Fibroxanthom • Dermatofibrosarcoma protuberans • Bednar-Tumor • plexiformer fibrohistiozytischer Tumor (PFT)	• Fibrosarkom mit Subtypen • kongenitales und infantiles Fibrosarkom • maligne fibröse Histiozytome • storiform • pleomorph • myxoxid • riesenzellig • inflammatorisch • angiomatoid
Glatte Muskulatur	• Leimyomatose • intravenös • peritoneal	• Leiomyom mit Subtypen • Angiomyom • epitheloides Leiomyom mit Subtypen		• Lelomyosarkom mit Subtypen • epitheloides Leiomyosarkom • myxoides Leiomyosarkom
Quergestreifte Muskulatur		• Rhabdomyom • fetaler Typ • adulter Typ • genitaler Typ		• Rhabdomyosarkom • embryonal • botryoid • alveolär • pleomorph • gemischt • Ektomesenchynom maligner Tritontumor
Blutgefäße	• Hämangiomatose • pyogenes Granulom • papilläre endothelialeHyperplasie	• Hämangiom mit Subtypen • epitheloides Hämangiom • Glomustumor • Hämangioperizytom • infantiles Hämangioperizytom	• Hämangioendotheliom • epitheloid • spindelzellig • papilläres Angioendotheliom	• Angiosarkom mit Subtypen • Karposi-Sarkom • maligner Glomustumor • malignes Hämangioperizytom
Lymphgefäße	• Lymphangiomatose • Lymphangiomyomatose	• Lymphangiom • Lymphangiomyom		• Angiosarkom

Tabelle 9.2 (Fortsetzung)

Ausgangsgewebe	Tumorartig	Benigne	Intermediär	Maligne
„Synoviales" Gewebe	• tenosynovialer Riesenzelltumor • lokalisiert • diffus			• malignes Synovialom (Synovialsarkom) • biphasisch • monophasisch • fibrös • epithelial • kalzifizierend • undifferenziert • maligner Riesenzelltumor der Sehnenscheiden
Knochen und Knorpelgewebe	• ossifizierende Pseudotumoren • Panniculitis ossificans • Myositis ossificans • Fibrodysplasia ossificans progressiva	• extraskelettales Osteom • extraskelettales Chondrom		• extraskelettales Osteosarkom • extraskelettales Chondrosarkom • extraskelettales myxoides Chondrosarkom • extraskelettales mesenchymales Chondrosarkom
Peripheres Nervengewebe	• traumatisches Neurom • Neurofibromatose Recklinghausen mit Subtypen	• Schwannom mit Subtypen • Neurofibrom mit Subtypen • Granularzelltumor • pigmentierter neuroektodermaler Tumor des Kindesalters • ektopes Meningeom • nasales Gliom • Neurothekom • Ganglioneurom • melanozytisches Schwannom • Paraganglion mit Subtypen		• malignes Schwannom mit Subtypen • maligner Tritontumor • maligner Granularzelltumor • maligner pigmentierter neuroektodermaler Tumor • maligner primitiver peripherer neuroektodermaler Tumor • Neuroblastom • Ganglioneuroblastom • malignes melanozytisches Schwannom • malignes Paragangliom • extraspinales Ependymom
Unklar		• kongenitaler Granularzelltumor • Myxom mit Subtypen • Parachordom • aggressives Angiomyxom		• alveoläres Weichteilsarkom • Epitheloidsarkom • Klarzellsarkom • extraskelettales Ewing-Sarkom • extrarenaler maligner Rhabdoidtumor

sung der malignen Weichteiltumoren ist dagegen übersichtlicher, da davon ausgegangen werden muss, dass alle malignen Weichteiltumoren früher oder später klinisch manifest und einer Biopsie zugeführt werden. In den USA schätzt man das Gesamtaufkommen maligner Tumoren auf rund 486 300 im Jahre 1990. Dabei wird von einem Anteil von ungefähr 5700 Weichteilsarkomen und ca. 3100 sarkomassoziierter Todesfälle ausgegangen. Es darf also ein Anteil von 1 % der Weichteilsarkome an allen malignen tumorösen Erkrankungen angenommen werden.

Die Inzidenz wird in der Literatur mit 1,35–1,4 auf 100 000 angegeben (8). Man geht davon aus, dass die Inzidenz für Weichteilsarkome der Extremitäten bei Menschen im Senium zunimmt (bis zu 8 pro 100 000 bei über 80-Jährigen) (21).

Eine Übersicht über die wesentlichen epidemiologischen Kennzahlen gibt Tab. 9.4.

Hinsichtlich ihres Auftretens gibt es eine gewisse Häufung einzelner Tumorentitäten in gewissen Lokalisationen: Fast die Hälfte aller retroperitonealen, intraabdomi-

Tabelle 9.3 TNM-Klassifikation der Weichteilsarkome (nach American Joint Committee on Cancer 1992)

T Primärtumor
- T1 Tumor kleiner als 5 cm
- T2 Tumor größer als 5 cm

N regionale Lymphknoten
- N0 keine histologisch verifizierten regionalen Lymphknotenmetastasen
- N1 histologisch verifizierte regionale Lymphknotenmetastasen

M Fernmetastasen
- M0 keine Fernmetastasen
- M1 Fernmetastasen

G histologischer Grad der Malignität
- G1 hochdifferenzierter Tumor (meist geringe Malignität)
- G2 mitteldifferenzierter Tumor (meist mäßiggradige Malignität)
- G3 wenig differenzierter Tumor (meist hohe Malignität)
- G4 undifferenzierter (anaplastischer) Tumor

Tabelle 9.4 Epidemiologie der Weichteilsarkome (Memorial Sloan-Kettering Cancer Center New York 1982–1992 [n = 2044])

Geschlechterverhältnis m/w	1,2 : 1	
Altersverteilung	< 30. LJ	18 %
	31.–50. LJ	33 %
	51.–70. LJ	26 %
	> 70. LJ	12 %

nellen oder viszeralen Tumoren sind Leiomyosarkome, während im Bereich der Extremitäten gehäuft Liposarkome (26 %) oder maligne fibröse Histiozytome (respektive der hieraus abgeleiteteten „neueren" Entitäten) (24 %) gefunden wurden. Im Retroperitoneum tritt in der Häufigkeit das Leiomyosarkom gefolgt von dem Liposarkom und dem Schwannom (11) auf.

Die klassische histologische Typisierung (Leiomyosarkom, Liposarkom, malignes fibröses Histiozytom usw.) wird heute zugunsten einer auf Immunhistochemie und molekularbiologischer Feintypisierung beruhender Klassifikation der Tumoren zunehmend verlassen (6, 7). Dieses hat oft erheblichen Einfluss auf die Therapie: Die in ihrer Typisierung relativ junge Tumorentität GIST (gastrointestinaler Stromatumor, eine Sarkomvariante) ist molekularbiologisch durch die teilweise exzessive c-kit-Expression charakterisiert, welche gleichzeitig in Form des Thyrosinkinase-Inhibitors Imatinib (Glivec) ein chemotherapeutischer Therapieansatz ist.

MRT-Befunde in der Primärdiagnostik

Tumoren

Die Klinik der Weichteiltumoren ist trotz der verschiedenen Lokalisationen relativ einheitlich. Fast allen gemein ist die schmerzlose Schwellung. Die Erfahrung zeigt, dass die Patienten meist erst sehr spät einen Arzt aufsuchen.

Häufig wird die „Schwellung" im Rahmen einer Routineuntersuchung zufällig entdeckt.

Neben der Frage nach der Lokalisation und der Ausdehnung einer Raumforderung sowie eines potenziellen Zugangsweges für die obligate offene Biopsie wird vom Kliniker vor allem die Frage nach der Dignität an den Radiologen herangetragen. Es lassen sich dabei Kriterien erarbeiten, nach denen eine Verdachtsdiagnose begründet werden kann. Die wichtigsten Entscheidungshilfen für eine Einschätzung sind

- die Tumormatrix,
- die Tumorbegrenzung,
- die Tumorausbreitung sowie
- der Signalanstieg des Tumorgewebes nach i. v. Kontrastmittelapplikation (24).

Die *Tumormatrix* stellt eine wichtige Hilfe für die Unterscheidung zwischen einer benignen und einer malignen Läsion dar. So kann z. B. eine einheitlich homogene Darstellung einer Läsion in allen akquirierten Sequenzen den Verdacht auf einen benignen Tumor nahelegen. Bei schnellwachsenden Tumoren lässt sich histologisch eine Gewebeheterogenität nachweisen, bestehend aus dem Nebeneinander von vitalen und nekrotischen Arealen mit Vernarbungen und Einblutungen. Allerdings können auch benigne Tumoren in der MRT eine inhomogene Tumormatrix aufweisen. Bei Hämangiomen finden sich z. B. neben signalvermindernden Blutungsresten frische, signalintensive Thromben, neben signalreichem langsam fließendem Blut fokale Signalausfälle, welche durch Absättigungsphänomene oder schnell fließendes Blut hervorgerufen werden. Zentrale Tumornekrosen gelten als ein relativ verlässliches Kriterium für die Malignität eines Tumors, wenn randständig eine starke Proliferation in Form von Kontrastmittelaufnahme zu finden ist. Einzeln betrachtet stellt dieses Kriterium jedoch kein zuverlässiges Unterscheidungsmerkmal dar.

Weiteres sehr wichtiges Kriterium ist die *Tumorbegrenzung*. Die üblicherweise als Kriterium der Benignität gewertete glatte Begrenzung einer Raumforderung muss bei der Diagnose Sarkom mit größter Vorsicht gewertet werden. Weichteilsarkome bilden typischerweise eine so genannte Pseudokapsel aus, die aus komprimiertem umgebendem Gewebe besteht und die in der T2w Sequenz eine scharfe Kontur bedingen kann. Umgekehrt kann diese Kontur bei der Ausbildung eines peritumorösen Ödems unscharf erscheinen. Eine weitere Erschwernis sind die entzündlich veränderten oder auch eingebluteten Tumoren, die unabhängig von ihrer Dignität unscharf begrenzt zur Darstellung kommen. Berquist u. Mitarb. (1) beschrieben 1990 in einer Studie, in der 95 Weichteiltumoren in der MRT auf ihre Differenzierungsmöglichkeit zwischen benigne und maligne retrospektiv beurteilt wurden, dass auch 40 % der benignen Läsionen unscharfe Begrenzungen aufwiesen.

Zusätzliches Kriterium für den Versuch der Unterscheidung zwischen gutartigen und bösartigen Weichteiltumoren betrifft die *Tumorausbreitung*. Während High-Grade-Sarkome schnell in die Umgebung penetrieren, breitet sich ein benigner Prozess meist innerhalb seines Entstehungskompartiments aus und respektiert mit seinem verdrängenden Wachstum die Faszienbegrenzung relativ lange. Zu berücksichtigen ist allerdings, dass einige Weichteilstrukturen wie periossäre Spatien, neurovaskuläre Züge, das Unterhautfettgewebe, die Haut und auch die Faszien primär unbegrenzte Einheiten darstellen. Eine Ausbreitung über diese genannten Strukturen hinaus kann also ebenso kein eindeutiges Kriterium darstellen.

Das *Kontrastmittelverhalten* ist hinsichtlich der Tumorentität ebenfalls nur eingeschränkt spezifisch. Da Gd-haltiges unspezifisches MR-Kontrastmittel ein identisches Verteilungsvolumen wie die Röntgenkontrastmittel besitzt, ist es möglich, die Verteilungsmodelle zu übernehmen. Demzufolge verteilt sich das Kontrastmittel im Extrazellulärraum, wobei nach der initialen vasalen Phase das Interstitium betont wird. Entsprechend der starken Vaskularisierung maligner Prozesse und ihrem vergrößerten Interstitium weisen sie häufig eine auffällige Kontrastmittelaffinität auf, die über die Signalintensitätsmessung quantifizierbar wird. Allerdings darf nicht außer Acht gelassen werden, dass es durchaus auch hypovaskularisierte maligne Weichteiltumoren gibt. Darüber hinaus lassen sich jedoch auch benigne Läsionen anführen, die unterschiedliche Gewebekomponenten und dementsprechend nach i. v. Kontrastmittelapplikation einen protrahierten Signalanstieg aufweisen (z. B. Hamartome, lipomatöse Hämangiome etc.).

Die Dynamik des Signalanstiegs kann einen Hinweis auf die Dignität eines Tumors geben. Allerdings existiert auch hierbei keine exakte Trennlinie zwischen einem malignen und einem benignen Prozess (10).

Petterson u. Mitarb. (19) untersuchten 1988 benigne und maligne Tumoren der Extremitäten auf ihre T1- und T2-Relaxationszeiten, um einen möglicherweise bestehenden Unterschied einzelner Tumorarten, zumindest aber eine Unterscheidungsmöglichkeit zwischen benignen und malignen Läsionen herauszuarbeiten. Dabei ergab sich die Problematik, dass die Relaxationszeiten schon innerhalb eines Tumors zwischen 20 und 60 % variierten, wenn verschiedene „regions of interest" (ROI) gewählt wurden. In dieser Studie ließ sich mit Hilfe der Relaxationszeiten kein Unterscheidungskriterium zwischen benignen und malignen Tumoren nachweisen. Aufgrund der komplexen Zusammensetzung der Weichteiltumoren subsumieren die Autoren, dass keine direkte Korrelation zwischen der vorliegenden Histologie und den Relaxationszeiten und somit auch der MR-tomographischen Darstellung besteht. Intraindividuelle Messungen konnten aber am Beispiel des Ewing-Sarkoms genutzt werden, um ein Ansprechen auf eine Chemotherapie zu dokumetieren (23).

In Abb. 9.1 sind am Beispiel „Liposarkom" Malignitätskriterien und Unterschiede der Bildgebung bei hoher und niedriger Differenzierung exemplarisch dargestellt.

Zur Differenzierung zwischen einem benignen und malignen Prozess müssen alle oben aufgeführten Kriterien berücksichtigt werden, die für sich allein keine determinierende Aussage zulassen. Erst in der Zusammenarbeit

Tabelle 9.5 Möglichkeiten der Tumoreinordnung basierend auf Signalintensitäten und wichtigen Differenzialdiagnosen

Bildeindruck	Mögliche Diagnose
Hell in T1-Sequenzen	• Lipom/differenziertes Liposarkom
	• frisches Hämatom/Hämangiom
	• Melanom
Dunkel in T2-Sequenzen	• pigmentierte villonoduläre Synovialitis
	• Riesenzelltumor
	• fibröse Tumoren
	• altes Hämatom
	• Ablagerung (HS, Amyloid)
	• Melanom
Dunkel in T1 und hell in T2	• alle sonstigen Tumoren
	• Zysten (DD cave myxoides Liposarkom)

aller Aspekte und insbesondere auch unter Berücksichtigung der Klinik (schnellwachsende Raumforderung) wird eine korrekte Differenzierung in bis zu 95 % der untersuchten Fälle in der Literatur propagiert (1). Regelhaft klärt heute eine chirurgische Exzision bei kleinen Herden oder aber offene Biopsie bei großen oder nicht ohne wesentlichen Flurschaden zu resezierenden Läsionen Typ und Dignität des Tumors.

Die malignen Läsionen stellen eine relativ homogene Gruppe in ihrem Darstellungsmuster in der MRT dar. Fast alle Weichteilsarkome zeigen ein einheitliches Signalverhalten. Unabhängig von ihrer histologischen Komposition besitzen sie lange T1- und lange T2-Relaxationszeiten, sodass hochmaligne Liposarkome, maligne fibröse Histiozytome, Fibrosarkome oder Rhabdomyosarkome in der T1w Sequenz signalarm und in der T2w Sequenz signalintensiv abgebildet werden (10). Liegt ein höherer Differenzierungsgrad vor, können mitunter Darstellungsmerkmale des zugrunde liegenden Gewebes erkannt werden.

Die malignen Weichteiltumoren kommen in der T1w Sequenz mit muskeläquivalenter Signalintensität zur Darstellung, die eine Abgrenzung gegenüber dem umgebenden Muskelgewebe nicht erlaubt. Nach intravenöser Applikation von Gd-DTPA zeigen alle Sarkome einen deutlichen Anstieg der Signalintensität, wobei Aussagen zur intratumoralen Architektur vorgenommen werden können. Hierbei ist zu beachten, dass ein nur partiell vitaler Tumor nach KM-Applikation in seiner Ausdehnung leicht unterschätzt werden kann. In der T2w Sequenz stellen sich alle Tumoren signalreich dar, sodass die Frage nach einem infiltrativen Wachstum in dieser Darstellungsart am deutlichsten beantwortet werden kann.

Bei Tumoren, die in der T1w Sequenz ein kräftiges Signal mit vergleichsweise geringerem Signal in der T2w Sequenz aufweisen, muss die Einlagerung von paramagnetischen Substanzen angenommen werden. Entsprechende Befunde werden insbesondere bei Hämatomen, Hämangiomen, eingebluteten Tumoren und bei einigen Zysten beobachtet (differenzialdiagnostische Wegweiser in Tab. 9.5).

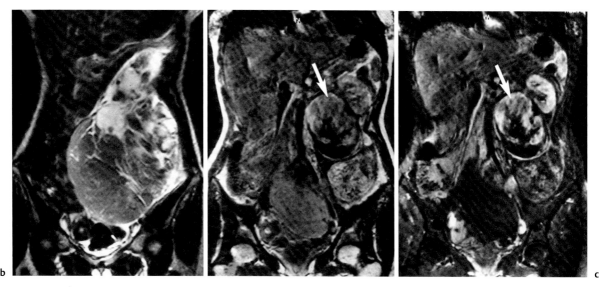

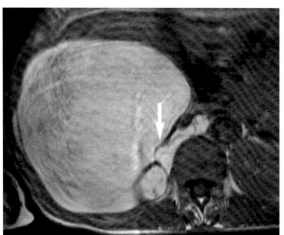

Abb. 9.1 a–d   Kriterien der Malignität am Beispiel Liposarkom. Koronare SE T2w (**a**), koronare T1w vor (**b**) und nach (**c**) i. v. Kontrastmittelgabe) zeigt sich ein teils fetthaltig, teils solider Tumor des linksseitgen Retroperitonealraumes mit Nekrosen, aber auch Arealen kräftiger Kontrastmittelaufnahme in einzelnen Noduli (Pfeile) bei einem entdifferenzierten G3-Liposarkom. **d** Ausgedehnte Raumforderung des rechten Retroperitoneums mit fett-isointenser Komponente, aber am Rande liegenden Anteilen mit teils kräftigen Septen bei einem hochdifferenzierten G1-Liposarkom. Entscheidende Hinweise auf eine Malignität sind Septierungen, Zysten, Nekrosen, solide Tumoranteile mit KM-Aufnahme sowie Randunschärfen.

Von Seiten der MR-tomographischen Bildgebung ergibt sich generell auch unter Berücksichtigung sämtlicher Beurteilungsparameter eine nur sehr unvollständige Treffsicherheit in der Differenzierung einzelner Tumorentitäten. Dieses ist in Anbetracht der über 140 Tumorentitäten der Weichgewebe in der WHO-Klassifikation auch nicht zu erwarten (17). Eine dezidierte Beschreibung des Befundspektrums erscheint daher nicht sinnvoll. Die folgenden Darstellungen sollen sich deshalb auf Tumoren beschränken, die aufgrund ihrer Häufigkeit oder spezieller Gesichtspunkte in der MRT von besonderer Bedeutung sind.

Lipome

Lipome sind sehr selten innerhalb der ersten zwei Lebensjahrzehnte und treten gehäuft zwischen dem 40. und 60. Lebensjahr auf, wenn das Fett durch körperliche Inaktivität zu kumulieren beginnt (8). Nach einer initialen Wachstumsphase zeigen Lipome meistens eine Größenpersistenz.

Lipome verhalten sich in der MRT erwartungsgemäß kongruent mit dem „normalen" Fettgewebe (Abb. 9.2). Sie kommen sowohl in der T1w als auch in der T2w Sequenz signalreich zur Darstellung und zählen damit zu den Tumoren, die in der MRT relativ zuverlässig eingeordnet werden können, zumal durch die Technik der Fettsuppression eine Zuordnung des Gewebes möglich ist. In vielen Fällen lässt sich MR-tomographisch eine Kapsel nachweisen.

Liposarkome

Liposarkome sind in Bezug auf den gesamten Körper die am häufigsten vorkommenden Sarkome. Man unterscheidet hochdifferenzierte, myxoide, rundzellige, pleomorphe, zystische und dedifferenzierte Liposarkome. In der T2w Sequenz zeigen sich diese Tumoren sehr signalintensiv, wobei eine inhomogene Tumorbinnenstruktur zu beobachten ist. Häufig kann bei den Liposarkomen ein infiltratives Wachstum nachgewiesen werden und auch ossäre Destruktionen stellen keine Seltenheit dar.

Dissenz herrscht in der Literatur nach wie vor über das Signalverhalten hochdifferenzierter Liposarkome. In unserem Patientengut weisen hochdifferenzierte Liposarkome ohne Ausnahme Gewebeanteile auf, die sich in der T1-Gewichtung muskelisointens und in der T2-Gewich-

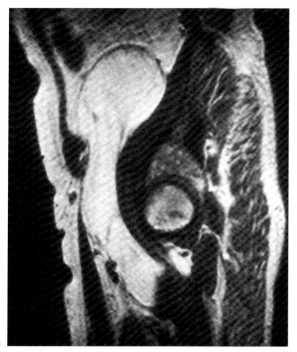
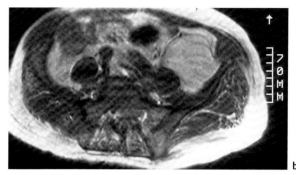
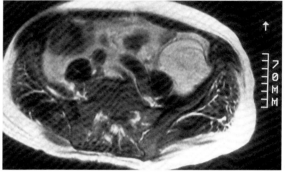

Abb. 9.2 a–c   Lipom. **a** Sagittale T1w SE-Sequenz. **b** Transversale T2w schnelle SE-Sequenz. **c** Transversale T1w SE-Sequenz nach i. v. KM-Injektion. Großer hantelförmiger, retroperitonealer Tumor mit nahezu homogenem fettäquiintensen Signalverhalten, der bis auf die Höhe des Trochanter minor reicht. Auch nach der Applikation von Gadolinium ergibt sich keine Veränderung der Signalintensität im Vergleich mit der nativen T1-Gewichtung. Die Abgrenzung gegenüber dem umliegenden Gewebe gelingt in allen angefertigten Sequenzen.

tung signalreich abbildeten (Abb. 9.**1**); allerdings können derartige suspekte Gewebsanteile in Form von Septen oder randständigen Kompartimenten klein und prima vista unbedeutend erscheinen. Nur bei ausschließlicher Zusammensetzung aus Fett und bei jeglichem Fehlen von Septen oder Kontrastmittelaufnahme in einer fettsupprimierten T1-Sequenz ist das Vorliegen eines Liposarkoms unwahrscheinlich (9, 13, 15, 16).

Da auch fettige Anteile in anderen Sarkomen auftreten können, ist der Umkehrschluss – maligner imponierender Tumor mit Fett = Liposarkom – ebenso wenig möglich.

Leiomyosarkome

Leiomyosarkome sind die häufigsten retroperitonealen Sarkome, jedoch weisen sie unter den Sarkomen nur einen Anteil zwischen 5 und 10 % auf. Etwa 50 % aller Leiomyosarkome treten im Bereich des Spatium retroperitoneale auf. Ein weiterer Prädilektionsort für Leiomyosarkome stellt die intraperitoneale Kavität dar, dort im Bereich des Omentums, des Mesenteriums und des Magens. Mehr als 60 % aller retroperitonealen Leiomyosarkome werden bei Frauen gefunden, womit diese Tumorart eine Ausnahme unter den Weichteilsarkomen darstellt. Der Altersmedian zur Zeit der Diagnosestellung beträgt 60 Jahre. Im Bereich des Retroperitoneums werden meist mäßig differenzierte Leiomyosarkome angetroffen. Das Leiomyosarkom zeigt unter den Weichteilsarkomen die größte Bandbreite histologischer Variationen, sodass eine Klassifikation nur bei drei deutlich zu unterscheidenden Leiomyosarkomen vorgenommen wurde:
- das epitheloide Leiomyosarkom, welches bevorzugt im Bereich der Extremitäten auftritt,
- das myxoide Leiomyosarkom, das am häufigsten im Uterus gefunden wurde, und
- das Granularzellleiomyosarkom, bei dem sich kein bevorzugter Wachstumsort nachweisen ließ.

Retroperitoneale Leiomyosarkome stellen eine höchst aggressive Gruppe der Sarkome dar und sind zum Zeitpunkt der Diagnose meist schon so groß, dass eine Resektion in toto nicht mehr in Betracht kommt. Die 5-Jahres-Überlebensrate wird mit 0–29 % angegeben (3). In der MRT stellen sich Leiomyosarkome ebenfalls in der T1w Sequenz muskelisointens und in der T2w Sequenz signalreich dar. Nach Appliktion von intravenösem Kontrastmittel zeigen sie einen deutlichen Signalanstieg; dabei werden häufig zentrale Nekrosen und ein infiltratives Wachstum in ca. 50 % der Fälle beobachtet (Abb. 9.**3**) (6).

Fibrosarkome

Fibrosarkome können in jedem Alter auftreten, werden jedoch am häufigsten zwischen dem 30. und 55. Lebensjahr beobachtet. Diese Tumorart kann überall im Körper auftreten, wo Bindegewebe anzutreffen ist. Am häufigsten ist das Fibrosarkom jedoch im Bereich der unteren Extremität zu finden (45 %), gefolgt von der oberen Extremi-

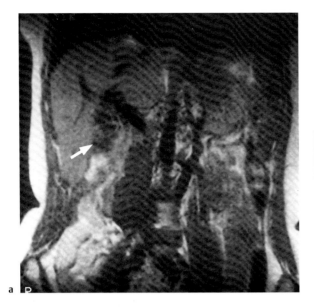
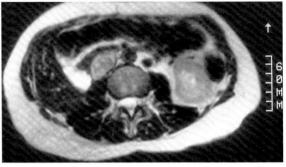
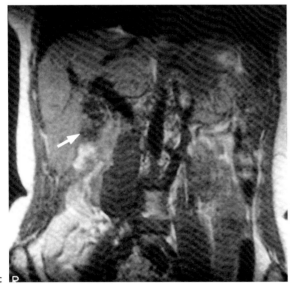

Abb. 9.3 a–c Leiomyosarkom. a Koronare T1w SE-Sequenz. b Transversale T2w schnelle SE-Sequenz. c Koronare T1w SE-Sequenz nach i. v. KM-Injektion. Nachweis eines schwer abzugrenzenden retroperitonealen Tumors (Pfeil), der vom Nierenhilus bis in den Leberhilus hineinreicht (Pfeil). In der T2w schnellen SE-Sequenz zeigt die Raumforderung einen deutlichen Signalanstieg im Vergleich mit der nativen T1-Gewichtung. Es gelingt eine eindeutige Abgrenzung gegen die umgebenden Strukturen. Nur im direkten Vergleich mit der nativen T1-Gewichtung läßt sich ein dezenter Signalanstieg des Tumors nach Applikation von KM i. v. nachweisen (Pfeil).

tät (28 %) und dem Körperstamm (17 %). Fibrosarkome in der Kopf- und Halsregion sind selten und werden in diesem Bereich in der Nasenhaupthöhle, in den Sinus oder im Nasopharynx angetroffen. Histologisch werden das hochdifferenzierte Fibrosarkom, das als Untergruppierung noch das sklerosierende epitheloide Fibrosarkom aufweist, und das undifferenzierte Fibrosarkom unterschieden. Als schwierige histologische Differenzialdiagnosen gelten andere spindelzellige Tumoren, wie das maligne fibröse Mesotheliom, das Dermatofibrosarcoma protuberans und die spindelzellige Form des Rhabdomyosarkoms.

In der T1w Sequenz kommen Fibrosarkome muskeläquiintens zur Darstellung, während sie in der T2w Sequenz signalreich imponieren (Abb. 9.4). Also auch diese Untergruppe der Weichteilsarkome lässt sich von den anderen MR-tomographisch nicht differenzieren. Ein exophytisches Wachstum zeigen die Fibrosarkome in über 60 % der Fälle, sodass in der T2w Sequenz wie auch in der kontrastverstärkten T1w Sequenz in der Mehrzahl der Fälle eine Infiltration in das umgebende Gewebe nachzuweisen ist (13).

Maligne fibröse Histiozytome

Das maligne fibröse Histiozytom wird am häufigsten zwischen dem 50. und 70. Lebensjahr nachgewiesen. Ein Auftreten dieses Tumors bei Patienten unter 20 Jahren ist ausgesprochen selten und stellt eine Rarität dar (8). Das maligne fibröse Histiozytom wird in vier histologische Untergruppen unterteilt:
- das storiforme pleomorphe,
- das myxoide,
- das großzellige und
- das inflammatorische.

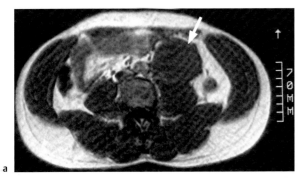
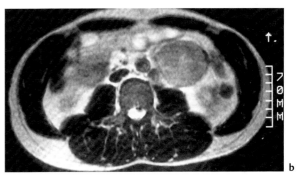
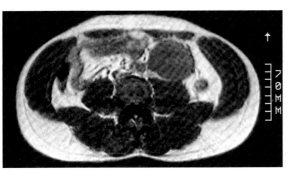

Abb. 9.**4a–c** Fibrosarkom. **a** Transversale T1w SE-Sequenz. **b** Transversale T2w schnelle SE-Sequenz. **c** Transversale T1w SE-Sequenz nach i. v. KM-Injektion. Linksseitige muskeläquiintense Raumforderung (Pfeil), die dem M. iliopsoas ventral aufsitzt. Auch in der T1-Gewichtung ohne i. v. Kontrastmittel erscheint der M. iliopsoas nicht infiltriert. In der T2-Gewichtung stellt sich der Tumor signalreich dar. Die Abgrenzung gegen den M. iliopsoas ist jetzt eindeutig, wobei die ventrale Abgrenzung erschwert ist. Im Vergleich mit der nativen T1-Gewichtung zeigt sich eine geringe KM-Aufnahme. Dabei kein sicherer Nachweis von Nekrosen.

Der häufigste Manifestationsort sind die Extremitäten, wobei beim inflammatorischen malignen fibrösen Histiozytom jedoch der Prädilektionsort retroperitoneal liegt (8). Diese Untergruppe zeigt im Bereich des Retroperitoneums eine Lokalrezidivrate von 50 % und metastasiert in der Hälfte der Fälle (12). Etwa zwei Drittel dieser Tumorart werden bei männlichen Individuen nachgewiesen und Weiße sind häufiger betroffen als Farbige. Das inflammatorische maligne fibröse Histiozytom wird häufig von einer Leukozytose mit Neutrophilie und Eosinophilie sowie Fieber begleitet.

Auch das maligne fibröse Histiozytom zeigt in der MRT das oben beschriebene Signalverhalten, wobei in ca. der Hälfte der Fälle ein umgebenes Ödem nachweisbar ist (13) (Abb. 9.**5**). Aufgrund des schnellen Wachstums sind bei knapp 50 % dieser Tumoren zentrale Nekrosen in kontrastverstärkter T1-Gewichtung deutlich zu dokumentieren (13).

Seltene Tumoren

Neben den zuvor geschilderten Tumorentitäten, die weit über 90 % der retroperitonealen Tumoren ausmachen, finden sich hier auch neurogene Tumoren wie Schwannome (Abb. 9.**6**) und periphere Nervenscheidentumoren oder äußerst seltene Entitäten wie primitive neuroektodermale Tumoren (PNET), extraossäre Ewing-Sarkome, Klarzellsarkome (das Weichteilpendant des Melanoms) u.v.m. Wie zuvor gesagt, obliegt es auch hier der MRT, die Ausbreitungsdiagnostik zu stellen und Hinweise zur Dignität zu geben.

Nichttumoröse Erkrankungen

Morbus Ormond

Diese idiopathische Fibrose betrifft Männer zweimal häufiger als Frauen und zeigt einen Altersgipfel zwischen 40 und 60 Jahren. 10 % dieser Erkrankung werden als medikamenteninduziert eingestuft, wobei Medikamente wie Methysergid und Blocker des adrenergen Systems verantwortlich gemacht werden. Des Weiteren wird der Morbus Ormond (retroperitoneale idiopathische Fibrose) auch postaktinisch, postinflammatorisch oder posttraumatisch beobachtet. Meist ist eine etwa 2 cm dicke weichteildichte Gewebeplatte im lumbosakralen Retroperitoneum nachzuweisen. Obligat ist eine Ummauerung der Nerven und Gefäße des Retroperitoneums, wobei jedoch kein infiltratives Wachstum vorliegt.

In der MRT zeigt der Morbus Ormond eine Signalintensität, die zwischen der Intensität von Muskulatur und Fett angesiedelt ist, also bindegewebstypisch, und häufig ein flaues KM-Enhancement (Abb. 9.**7**).

Retroperitoneale Xanthofibrogranulomatose

Eine histologische Differenzialdiagnose zum Morbus Ormond stellt die retroperitoneale Xanthofibrogranulomatose dar, die sich durch das Vorliegen von Riesenzellen histologisch von der retroperitonealen idiopathischen Fibrose differenzieren lässt. Der für den Diagnostiker entscheidende Unterschied in der Darstellung ist das infiltrative Wachstum, welches alle retroperitonealen Strukturen betreffen kann. Das Signalverhalten der retroperitonealen Xanthofibrogranulomatose ist mit dem des Morbus Ormond identisch.

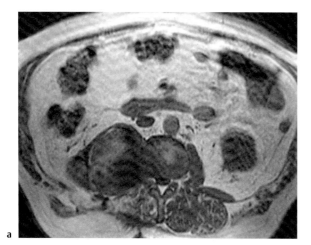
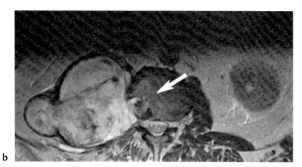
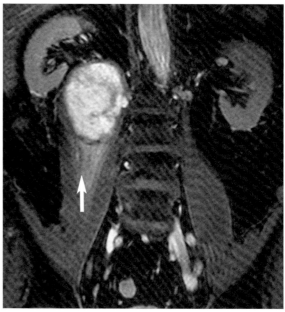

Abb. 9.**5a–c** Malignes fibröses Histiozytom G2 des rechtsseitigen M. psoas mit Infiltration des LWK 2 (Pfeil). Transversale T1W 2D-Flash-Sequenzen vor (**a**) und nach Kontrastmittelgabe (**b**) sowie koronare T1w GRE mit spektraler Fettsättigung nach KM-Gabe (**c**). Der Tumor wirkt pseudokapsulär durch Kompression des angrenzenden gesunden Gewebes. Man erkennt hier die deutliche perifokale entzündliche Mitreaktion bei ansonsten zirkumskriptem Tumor (Doppelpfeil).

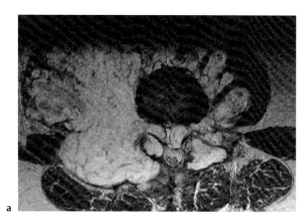
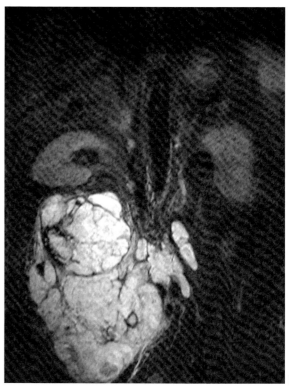

Abb. 9.**6a, b** Neurofibrome bei bekannter Neurofibromatose Typ II. In der transversalen T2w SE-Sequenz (**a**) erkennt man das typische sanduhrartige Vorwachsen in den Spinalkanal und den Durchbruch durch die dorsale Fascia transversalis. In der kontrastmittelunterstützten koronaren T1w Flash-Sequenz mit Fettunterdrückung (**b**) stellt sich der Tumor typisch ausgedehnt homogen kontrastmittelaufnehmend dar.

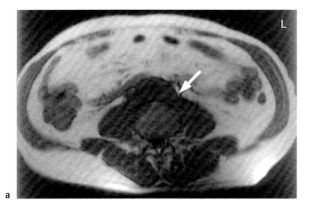
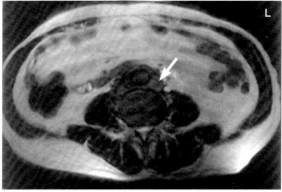
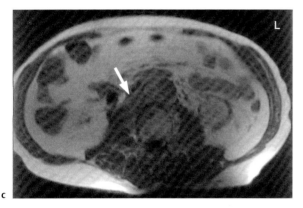

Abb. 9.7 a–c Morbus Ormond. a Transversale T1w SE-Sequenz. b Transversale T2w schnelle SE-Sequenz. c Transversale T1w SE-Sequenz nach i. v. KM-Injektion. Darstellung einer retroperitonealen Raumforderung (Pfeil), welche die großen Gefäße ummauert, ohne dass eine Infiltration nachzuweisen wäre. Auch die angrenzenden Wirbelkörper sind eindeutig abzugrenzen. In der T2-Gewichtung stellt sich die Raumforderung signalreich dar. Nach i. v. Applikation von KM kommt es zu einem protrahierten Signalanstieg.

MRT in der Rezidivdiagnostik

Eine weitere wichtige Aufgabe fällt der MRT in der postoperativen Nachsorge zu. Weichteilsarkome neigen zu Lokalrezidiven. In der Literatur wird die Häufigkeit ihres Auftretens mit 7–38 % angegeben (8). Schätzungsweise 80 % aller Lokalrezidive treten innerhalb der ersten 2 Jahre nach der Operation auf. Simon u. Enneking (22) berichten in ihrer Studie, die 54 Patienten umfasste, dass alle Lokalrezidive während der ersten 30 Monate nach der chirurgischen Intervention zu verzeichnen waren.

Bei der MR-tomographischen Rezidivdiagnostik ist darauf zu achten, dass in der Frühphase, d. h. direkt postoperativ oder nach erfolgter Strahlentherapie, Signalalterationen im Sinne von Lymphödemen, Seromen, Abszessen oder infizierten Lymphozelen differenziert werden müssen, was in der Regel durch die Kontrastmittelgabe möglich ist. Voraussetzung ist jedoch, dass ein Ausgangsbefund nach erfolgter radikaler Operation und/oder Strahlentherapie vorliegt und basierend auf diesem Ausgangsbefund frühzeitig rezidivbedingte Alterationen zu diagnostizieren sind. Dabei hat sich gezeigt, dass Narbengewebe bis zu 6 Monaten postoperativ Kontrastmittel aufnehmen kann, wobei es in der T2w SE-Sequenz eher signalarm zur Darstellung kommt, und dass andererseits ein Tumorrezidiv frühzeitig eine Kontrastmittelaufnahme zeigt (13, 16).

Um bereits kleinere Rezidive erkennen zu können, sollte zu Beginn der Nachsorge, also nach einem operativen Eingriff bzw. nach dem Ende der Radiatio, eine MRT erfolgen. Im weiteren Verlauf sind MR-tomographische Kontrollen nach 3, 6 und 12 Monaten zu empfehlen. Im 2. Jahr sollten 2 Kontrollen im 6-monatigen Abstand erfolgen. Danach erscheinen einjährige Kontrollen ausreichend. Dieses engmaschige Nachsorgeschema mutet vor dem Hintergrund der Rezidivhäufigkeit in den ersten 2 Jahren sinnvoll an (8) und wird in der eigenen Klinik praktiziert (13).

Die MRT ist heute das Standardverfahren bei der Abklärung von Weichteiltumoren. Im Vergleich mit anderen Schnittbildverfahren hat sie sich als günstiger in ihren Darstellungsmöglichkeiten, vor allem aber als sensitiver und spezifischer erwiesen (38, 13, 14, 16, 18, 20, 22). Die zur Operations- oder Bestrahlungsplanung notwendige genaue Lagedokumentation ist als der besondere Vorzug der MRT zu werten. Die präoperative Evaluierung eines malignen Tumorleidens bedarf neben der Bildgebung allerdings auch der Abklärung einer eventuell vorliegenden Metastasierung – insbesondere pulmonal. Je nach beteiligtem Organsystem sind das Auffinden von Metastasen und ihre Bewertung der konventionellen Röntgendiagnostik, dem Ultraschall, der Szintigraphie oder der Computertomographie mit und ohne PET vorbehalten.

Literatur

1. Berquist, T. H., R. L. Ehman, B. F. King, C. G. Hodgman, D. M. Ilstrup: Value of MR imaging in differentiating benign from malignant soft-tissue masses. AJR Amer. J. Roentgenol. 155 (1990) 1251–1255
2. Brammer, R., S. O. Schönberg: Current concepts and advances in clinical parallel magnetic resonance imaging. Top Magn. Reson. Imaging 15 (2004) 129–158
3. Brennan, M. F.: Soft tissue sarcoma: advances in understanding and management. Surgeon 3 (2005) 216–223
4. Campeau, N. G., C. D. Johnson, Felmlee: MR imaging of the abdomen with a phased array multicoil: prospective cinical evaluation. Radiology 195 (1995) 769–775
5. Chung, T., R. Muthulillai: Application of SENSE in clinical pedictric body MR imaging. Top Magn. Reson. Imaging 15 (2004) 187–196
6. Coindre, J. M.: Immunhistochemistry in the diagnosis of soft tissue tumors. Histopathology 43 (2003) 1–16
7. Czerniak, B: Pathologic and molecular aspects of soft tissue sarcomas. Surg. Oncol. Clin. N. Am. 12 (2003) 263–303
8. Enzinger, F. M., S. H. W. Weiss: Soft Tissue Tumors, 3rd ed. Mosby, St. Louis 1995
9. Einarsdottir, H., V. Soderlund, O. Larson, G. Jenner, H. C. Bauer: MR-imaging of lipoma and liposarcoma. Acta Radiol. 40 (1999) 64–68
10. Erlemann, R., P. Vasallo, G. Bongartz, H. Müller-Miny, E. Rummeny, U. Stöber, P. E. Peters: Musculoskeletal neoplasms: fast low-angle shot MR imaging with and without Gd-DTPA. Radiology 176 (1990) 489–495
11. Erzen, D., M. Sencar, J. Novak: Retroperitoneal sarcoma: 25 years of experience with aggressive surgical treatment at the Institute of Oncology, Ljubljana. J. Surg. Oncol. 91 (2005) 1–9
12. Fukuda, T., M. Tsuneyoshi, M. Enjoji: Malignant fibrous histiocytoma of soft parts: an ultrastructural quantitative study. Ultrastruct. Pathol. 12 (1988) 117–126
13. Habermann, C. R., V. Nicolas, M. Beese: MR imaging in soft tissue sarcomas. Europ. Radiol. 135 Suppl. 7 (1997) 670
14. Hylsop, W. B., N. C. Balci, R. C. Semelka: Future horizons in MR imaging. Mag. Reson. Imaging Clin. N. Am. 13 (2005) 211–214
15. Jelinek, J. S., M. J. Kransdorf, B. M. Shmookler: Liposarcoma of the extremities: MR and CT findings in the histologic subtypes. Radiology 186 (1993) 455–459
16. Nicolas, V., M. Beese, C. R. Habermann: Primär- und Rezidivdiagnostik bei Weichteilsarkomen der Extremitäten in der MRT. Zbl. Radiol. 147 (1993) 900
17. Katenkamp D.: Morphology and molecular biology of malignant soft tissue sarcomas. Schweiz. Rundsch. Med. Prax. 87 (1998) 1043–1049
18. Petasnick, J. P., D. A. Turner, J. R. Charters, S. Gitelis, C. E. Zacharias: Soft tissue masses of the locomotor system: comparison of MRI with CT. Radiology 160 (1986) 125–133
19. Pettersson, H., R. M. Slone, S. Spanier, T. Gillespy III, J. R. Fitzsimmons, K. N. Scott: Musculoskeletal tumors: T1 and T2 relaxation times. Radiology 167 (1988) 783–785
20. Reuther, G., W. Mutschler: Detection of local recurrent disease in musculoscletal tumors: magnetic resonance imaging versus computed tomography. Skelet. Radiol. 19 (1990) 85–90
21. Rydholm, A., N. O. Berg, B. Gullberg: Epidemiology of soft tissue sarcomas in the locomotor system: a retrospective population-based study of the interrelationship between clinical and morphological variables. Acta pathol. microbiol. scand., Sect, A 92 (1984) 363–379
22. Simon, N. A., W. F. Enneking: The management of soft tissue sarcomas of the extremities. J. Bone Joint Surg. 58A (1976) 317–329
23. Shapeero, L. G., D. Vanel: Imaging evaluation of the response of high-grade osteosarcoma and Ewing sarcoma to chemotherapy with emphasis on dynamic contrast-enhanced magnetic resonance imaging. Semin. Muscoloskelet. Radiol. 4 (2000) 137–146
24. Totty, W. A., W. A. Murphy, J. K. Lee: Soft tissue tumors: MR imaging. Radiology 160 (1986) 135–141

10 Harnblase
V. Nicolas und D. Beyersdorff

Einleitung

Sonographie, Zystographie, Miktionszystourethrographie und i. v. Urogramm sind die primären bildgebenden Verfahren zur Untersuchung der Harnblase. Bei unklaren Befunden können die CT und MRT wichtige Zusatzinformationen liefern. Vorteile der MRT sind wie auch in anderen Regionen der exzellente Weichteilkontrast und die freie Wahl der Untersuchungsebene. Diese Vorteile der MRT gegenüber der CT haben sich in den letzten Jahren durch die Einführung der Mehrzeilenspiralcomputertomographie mit der Möglichkeit der Dünnschichtrekonstruktionen und konsekutiven multiplanaren Rekonstruktion relativiert.

Indikationen

Die Indikation zur MRT besteht vornehmlich in der Stadieneinteilung maligner Tumoren der Harnblase, der Rezidivdiagnostik sowie bei Verdacht auf eine Beteiligung der Harnblase im Rahmen gynäkologischer Erkrankungen bzw. bei Tumoren der Prostata und des Rektums. In Einzelfällen können bei kongenitalen Anomalien und entzündlichen Prozessen Zusatzinformationen durch die multiplanaren Darstellungsmöglichkeiten der MRT gewonnen werden.

Untersuchungstechnik

Für die Darstellung der Harnblase und des perivesikalen Fettgewebes weisen Phased-Array-Spulen (z. B. 4-Kanal-Körper-Phased-Array-Spule) im Vergleich zur Körperspule ein deutlich besseres S/R-Verhältnis auf und ermöglichen somit eine bessere anatomische Auflösung. Phased-Array-Spulensysteme werden heute standardmäßig für die Untersuchung des Abdomens eingesetzt. Zur Darstellung aller Blasenabschnitte sollte eine optimale Blasenfüllung zum Nachweis auch kleiner Läsionen vorliegen. Daher sollte der Patient bzw. die Patientin rechtzeitig vor der Untersuchung darauf hingewiesen werden, in einem ausreichend langen Zeitraum vor der Untersuchung nicht Wasser zu lassen. Allerdings können bei zu praller Blasenfüllung kleinere Befunde der Diagnostik entgehen. Zusätzlich führt eine zu volle Harnblase infolge Unwohlsein gelegentlich zu Bewegungsartefakten. Zu deren Vermeidung sollte auf eine möglichst bequeme Lagerung des Patienten – z. B. mit zusätzlicher Knierolle – geachtet werden. Durch die Anwendung eines Bauchgurtes oder der Körper-Phased-Array-Spule, die oberhalb der Symphyse mit leichtem Druck angelegt werden, können Atemartefakte reduziert werden. Die Darmperistaltik wird durch die i. v./i. m. Gabe von Buscopan oder Glucagon verringert.

Abbildungsebenen

Die Wahl der Untersuchungsebene richtet sich nach der Lokalisation des pathologischen Prozesses. Die multiplanaren Darstellungsmöglichkeiten in der MRT erlauben eine Untersuchungsebene senkrecht zur betroffenen Blasenwand, d. h. Läsionen im Bereich der lateralen Blasenwand sind am besten in der transversalen bzw. koronaren Ebene zu untersuchen, Läsionen am Blasendach bzw. Blasenausgang in der sagittalen bzw. koronaren Ebene. In problematischen Fällen sollten durch eine ggf. doppelte Angulierung die Schichten senkrecht zum pathologischen Prozess gelegt werden (9).

Pulssequenzen

Die Darstellung der Harnblase setzt eine Kombination von T2w und T1w Aufnahmen nativ sowie nach i. v. KM-Gabe in mindestens zwei Ebenen voraus (Tab. 10.1). Die Schichtdicke sollte 4–5 mm nicht überschreiten.

Für die Untersuchung der Harnblase verwenden wir folgendes Untersuchungsprotokoll:
- multiplanarer Lokalisationsscan,
- schnelle T1- und T2-gewichtete Sequenzen in axialer, koronarer und sagittaler Orientierung,
- transversale T2w TSE-Sequenz,
- 2. Ebene senkrecht zur Läsion T1w nativ sowie nach i. v. Gd-DTPA.

Alternativ können schnelle T1w Sequenzen oder dreidimensionale Sequenzen mit dünnen Schichten angewandt werden.

Tabelle 10.1 Empfohlene Sequenzen und Sequenzparameter für die MR-Untersuchung der Harnblase bei 0,5 T

Gewichtung	Orientierung	Sequenztyp	TR (ms)	TE (ms)	ETL	FS	Matrix ($N_{phase} \times N_{frequ}$)	FOV (mm)	N_{SL}	N_{AC}	SD (mm)	T_{AC} (mm)	Atemstopp
T2	tra ggf. anguliert	TSE	3500	150	5	–	250 × 256	300	11	1	4–5	1	–
T2	tra, sag, kor	HASTE	∞	64	–	–	112 × 256	300	17	1	4–5	1	–
T1	tra	TSE	823	10	3	–	270 × 512	340	19	3	4–5	1	–

Wahl der zweiten Ebene evtl. doppelt anguliert, senkrecht zu Tumor/Harnblasenwand nativ und nach i. v. KM. Werte beziehen sich auf 1,5 T (Magnetom Vision, Siemens).
Beachte:
Die angegeben Sequenzparameter gelten angesichts der Vielzahl von Geräte- und Sequenztypen lediglich als Beispiel, je nach Verfügbarkeit können die Sequenzen mit Techniken der parallelen Bildgebung zur Verkürzung der Messzeit kombiniert werden. Hierbei ist eine eventuelle Verminderung des S/R-Verhältnisses zu beachten.

Kontrastmittel

Als Kontrastmittel kommen die zugelassenen Gd-haltigen Substanzen zur i. v. Injektion in der Standarddosis von 0,1 mmol Gd/kg KG zur Anwendung (z. B. Magnevist, Dotarem, Omniscan). Bei der kontrastmittelunterstützten Untersuchung mit konventioneller T1-gewichteter Sequenz ist darauf zu achten, dass direkt nach Bolusinjektion die T1-gewichtete TSE-Sequenz gestartet wird, um einen maximalen Kontrast zwischen Urin, Blasenschleimhaut und Blasenwand in der Frühphase zu erreichen. In der dynamischen Untersuchung nach Kontrastmittelinjektion zeigt sich zumeist ein frühzeitiges Enhancement des Harnblasentumors. In der Rezidivdiagnostik kann gelegentlich eine Quantifizierung der SI-Zunahme in der dynamischen MRT hilfreich in der Unterscheidung zwischen Narbengewebe und lokalem Tumorrezidiv sein. Bei verzögertem Start der Untersuchung kann es bereits zu einer Durchmischung des Urins mit Kontrastmittel und somit schlechter Abgrenzbarkeit der Läsion kommen. Abhängig von der intravesikalen Kontrastmittelkonzentration lässt sich in einigen Fällen eine Dreischichtung des Urins beobachten. Dabei findet sich in den dorsalen Abschnitten infolge der hohen Gd-Konzentration ein Signalverlust, im mittleren Abschnitt ein hohes Signal und im ventralen Anteil reiner Urin mit niedrigen SI (vgl. Abb. 10.3). Die intravesikale Applikation eines eisenoxidhaltigem Kontrastmittels wurde im Rahmen einer Studie geprüft, sie führt in der T2w Bildgebung zu einer homogenen Signalintensitätsminderung des Harnblasenlumens. Dieser Effekt führt jedoch nicht zu einer zuverlässigeren Abgrenzbarkeit der Mucosa und hat sich nicht bewährt (3).

Bildgebung der normalen Anatomie

Die Untersuchung der Harnblase umfasst T1w und T2w Sequenzen nativ sowie nach i. v. Kontrastmittelgabe. Im T1w Bild weisen der Urin und die Harnblasenwand wegen ihrer relativ langen T1-Zeit eine niedrige SI auf. Bei starker T1w und praller Blasenfüllung kann eine Unterscheidung zwischen Blasenwand und Urin schwierig sein. Im T2w Bild stellt sich die Harnblasenwand als signalarmes Band gegenüber dem signalreichen Urin und dem relativ signalreichen perivesikalen Fettgewebe dar. Bei der Beurteilung der Blasenwand sind im T2w Bild Chemical-Shift-Artefakte zu berücksichtigen. Durch Änderung der Phasenkodierrichtung können somit Fehlinterpretationen vermieden werden. Nach i. v. KM-Gabe kommt es in der Frühphase zu einem Signalanstieg der Mukosa im Vergleich zu den tiefen Muskelschichten (14). Im Weiteren zeigt sich ebenfalls ein Signalanstieg der gesamten Blasenwand, der jedoch unter dem der Mukosa liegt. Durch Einstrom von kontrastmittelangereichertem Urin kann es zu Inhomogenitäten des Urins im Bereich der Harnleiterostien, anschließend zu einer Dreischichtung des Urins und später zu einem weitgehend homogenen Signalanstieg des Urins kommen.

Bildgebung der pathologischen Befunde

Missbildungen

Zu den häufigsten Missbildungen der Harnblase zählen Agenesie, Hypoplasie, Blasenduplikation, Ekstrophie und Blasendivertikel. Die MRT spielt nur eine sehr untergeordnete Rolle in der Diagnostik dieser Missbildungen, da durch die Sonographie und die Zystographie eine ausreichende Diagnostik gewährleistet ist.

Harnblasendivertikel stellen meist Zufallsbefunde bei der Untersuchung der Beckenorgane in der MRT dar. In der Mehrzahl der Fälle handelt es sich um erworbene (Pseudo-)Divertikel, die durch einen erhöhten intravesikalen Druck, z. B. im Rahmen einer benignen Prostatahyperplasie, eines Prostatakarzinoms oder einer Harnröhrenstriktur, entstehen. In der MRT charakterisieren sie sich als Aussackung der Blasenwand. Die gegenüber der Harnblasenwand dünne Divertikelwand stellt sich im T2w Bild signalarm dar. Regelhaft lässt sich ein schmaler,

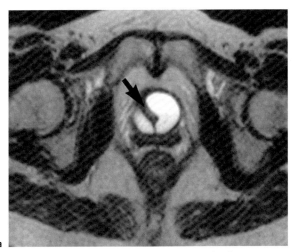 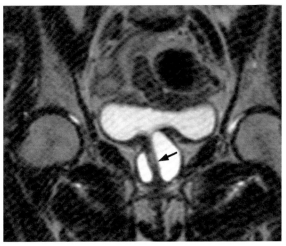

Abb. 10.**1 a, b** Harnröhrendivertikel. **a** Axiale schnelle T2w SE-Sequenz. **b** Koronare schnelle T2w SE-Sequenz. Typisches „pferdefußkonfiguriertes" Harnröhrendivertikel, das die Harnröhre (Pfeil) umschließt.

gelegentlich breiter Divertikelhals erkennen (Abb. 10.**1**). Klinisch sind Divertikel meist ohne Relevanz. In einigen Fällen kann es jedoch durch Stase zu einer sekundären Entzündung und Steinbildung kommen. Ebenso werden Karzinome innerhalb von Divertikeln gehäuft beobachtet (s. u.).

Entzündungen

Die Diagnose einer *Zystitis* wird in den meisten Fällen durch klinische und bakteriologische Untersuchungen gestellt, selten komplettiert durch eine Zystoskopie mit Biopsie. Ihre Ätiologie ist meist bakterieller Natur, bei älteren Frauen häufig in Kombination mit einer Urethritis und Vaginitis. Weitere Ursachen einer Zystitis sind Blasenentleerungsstörungen, operative Eingriffe sowie ein Zustand nach Radiatio, z. B. bei gynäkologischen Tumoren. Die Entzündung führt zu einer fokalen oder diffusen Verdickung der Harnblasenwand mit mittlerem oder inhomogenem Signal im T1w Bild. In der T2w weisen die betroffenen Abschnitte eine höhere SI gegenüber den nicht veränderten Wandabschnitten auf. Nach Hricak (5) hat die akute *radiogene Zystitis* ein charakteristisches Signalverhalten. Im nativen T1w Bild zeigt die Blasenwand ein homogenes Signal, während im T2w Bild eine dünne innere signalärmere Schicht gegenüber der verdickten äußeren Blasenwand erkennbar ist. Nach KM-Gabe weist die entzündete Blasenwand eine inhomogene SI-Zunahme auf. Die hohe SI in der T2w und der deutliche Signalanstieg nach KM sind dabei auf die Hyperämie zurückzuführen (4). Bei der *chronischen Zystitis* ist die Blase deutlich verkleinert, die Blasenwand verdickt. Nach KM-Gabe sind häufig Areale mit inhomogenem Signalanstieg der Schleimhaut zu erkennen, die von kleinen oberflächlichen Tumoren nicht differenziert werden können.

Benigne Tumoren

Benigne Tumoren der Harnblase sind selten und umfassen Leiomyome, Neurofibrome, Phäochromozytome, Polypen, Hämangiome, Hamartome und Fibrome. Trotz des in einigen Fällen charakteristischen klinischen Bildes ist basierend allein auf dem Signalverhalten und der Konfiguration in der MRT keine sichere Differenzierung zwischen einem benignen und malignen Prozess möglich.

Leiomyome werden meist bei jungen Frauen vorwiegend im Bereich des Trigonums, seltener im Bereich der laterodorsalen Harnblase beobachtet. Leiomyome sind glatt begrenzte Tumoren und zeigen ein der Harnblasenwand ähnliches Signalverhalten mit mittlerer SI im T1w und niedriger SI im T2w Bild. Das Signalverhalten kann jedoch, ähnlich wie bei Uterusmyomen, durch regressive Veränderungen (z. B. Einblutungen, Verkalkungen) variieren (8).

Phäochromozytome der Harnblase werden in ca. 1 % einer extraadrenalen Manifestation beobachtet und sind mit < 1‰ der Harnblasentumoren sehr selten. Zu den Lokalisationen zählen das Trigonum, die Harnleiterostien, das Blasendach und selten die laterale Blasenwand. In der Mehrzahl der Fälle handelt es sich um benigne extraadrenale Phäochromozytome, dennoch sind 30–40 % maligne. Die Tumoren sind stark vaskularisiert. Häufig finden sich Nekrosen und Einblutungen. Durch Dehnung der Harnblasenwand und bei Miktion können die für ein Phäochromozytom der Harnblase typischen Symptome wie Hypertension, intermittierende Hämaturie und Kopfschmerzattacken und Schweißausbrüche beobachtet werden. In der MRT charakterisieren sie sich im T1w Bild mit muskeläquivalenter SI und zeigen nach i. v. Kontrastmittelgabe einen deutlichen Signalanstieg. T2w lassen sie sich als signalreiche Läsionen abgrenzen. Abhängig von regressiven Veränderungen können die zentralen Tumoranteile unterschiedliche SI aufweisen (7).

Harnblase

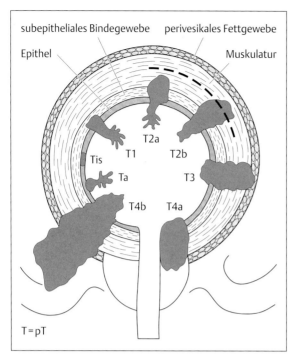

Abb. 10.2 Stadieneinteilung des Harnblasenkarzinoms.

Tabelle 10.2 TNM-Klassifikation der Harnblasenkarzinome

Ta	Papilläres nichtinvasives Karzinom
Tis	Carcinoma in situ
T1	Tumor infiltriert subepitheliales Bindegewebe
T2	Tumor infiltriert Muskulatur
T2a	Tumor infiltriert oberflächliche Muskulatur (innere Hälfte)
T2b	Tumor infiltriert tiefe Muskulatur (äußere Hälfte)
T3	Tumor infiltriert perivesikales Fettgewebe
T3a	Tumor infiltriert perivesikales Fettgewebe – mikroskopisch
T3b	Tumor infiltriert perivesikales Fettgewebe – makroskopisch
T4	Tumor infiltriert eine der folgenden Strukturen: Prostata, Uterus, Vagina, Beckenwand, Bauchwand
T4a	Tumor infiltriert Prostata, Uterus, Vagina
T4b	Tumor infiltriert Beckenwand, Bauchwand

Über das MR-tomographische Bild des *Hämangioms* der Harnblase liegen in der Literatur nur vereinzelte Fallberichte vor (1). Entsprechend den hepatischen Hämangiomen weisen sie im T1w Bild niedrige, in der T2w hohe SI auf.

Maligne Tumoren

Primäre Harnblasentumoren sind in >90% epithelialen Ursprungs und zumeist maligne. Unter den malignen Tumoren der Harnblase stehen die Übergangsepithel- oder Urothelkarzinome mit 90% an erster Stelle. Diese Tumoren sind meist an der lateralen und dorsalen Harnblasenwand, in der Nähe der Uretermündung sowie im Bereich des Trigonums lokalisiert. Charakteristisch sind ein multizentrisches Auftreten sowie eine hohe Rezidivrate von 30–85% nach TUR. Unter den verbleibenden Neoplasien entfallen ca. 2–5% auf die Plattenepithelkarzinome. Meist handelt es sich dabei um Patienten mit chronischer Zystitis und Bilharziose. Etwa 2–3% sind Adenokarzinome.

Anhand ihres Wachtumsverhaltens lassen sich die Tumoren in papilläre und nichtpapilläre sowie in infiltrierende und nichtinfiltrierende Formen unterscheiden. Die Infiltrationstiefe, der Grad der Differenzierung sowie eine eventuelle lymphogene und hämatogene Tumormanifestation bestimmen dabei die Prognose und die Wahl des therapeutischen Vorgehens.

Stadieneinteilung

Die Stadieneinteilung des Harnblasenkarzinoms geschieht nach der TNM-Klassifikation (Tab. 10.2, Abb. 10.2). Die initiale Diagnose und das Staging erfolgen vornehmlich zystoskopisch. Bis zu 70% der Tumoren zeigen zum

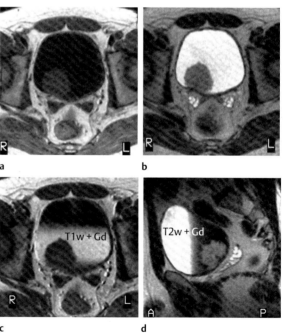

Abb. 10.3 a–d Papilläres Harnblasenkarzinom (Stadium T1). a Axiale T1w SE-Sequenz nativ. b Axiale T2w schnelle SE-Sequenz. c Sagittale T2w schnelle SE-Sequenz. d Axiale T1w SE-Sequenz nach i. v. KM-Injektion von 0,12 mmol Gd/kg KG (Spätphase). – In T1-Gewichtung muskeläquivalente Raumforderung ohne mögliche Abgrenzung der Blasenwand, in T2-Gewichtung guter Kontrast zwischen Tumor, signalreichem Urin und signalarmer Blasenwand, nach KM-Injektion in der Spätphase schlechtere Abgrenzbarkeit von Tumor und Blasenwand im Vergleich zur T2-Gewichtung. Schichtungsphänomen des Urins, Signalumkehr des Urins in der T2-Gewichtung nach KM-Injektion.

Zeitpunkt der Diagnosestellung ein oberflächliches Wachstum ≤T1G3 und können durch eine transurethrale Resektion und angrenzende Biopsie, mit der eine lokale Tumorkontrolle in mehr als 80% erreicht werden kann, suffizient therapiert werden.

Als oberflächliches Harnblasenkarzinom werden die Tumorstadien ≤T1G3 zusammengefasst.

Liegt bei Diagnosestellung bereits ein großer Tumor vor oder aber ist anhand der transurethralen Resektion eine Beteiligung der Muskularis zu erkennen, sollten weiterführende bildgebende Verfahren zur Bestimmung der Infiltrationstiefe durchgeführt werden. Die MRT erfolgt meist in Kenntnis des Zystoskopiebefunds mit der Fragestellung nach der Infiltrationstiefe. Dementsprechend werden die Schichtebenen senkrecht zur betroffenen Blasenwand geplant. In der Nativuntersuchung weisen die polypös oder breitbasig der Wand aufsitzenden Tumoren im T1w Bild blasenwandäquivalente SI auf. Im T2w Bild liegt ihre SI über der der normalen Blasenwand, die Tumoren können jedoch gelegentlich isointens oder sogar hypointens imponieren (Abb. 10.3 u. 10.5). Die fehlende Differenzierung der einzelnen Blasenwandschichten sowie die meist nur geringen Signalunterschiede zwischen Tumorgewebe und Blasenwand limitieren die Klassifikation auf ein blasenwandbeschränktes Wachstum oder ein höheres Tumorstadium.

Nach i. v. Kontrastmittelgabe zeigt das Tumorgewebe in der frühen Phase einen signifikanten, selektiven Signalanstieg, der die Abgrenzung zur normalen Blasenwand erleichtert. In Einzelfällen gelingt gegenüber der Nativuntersuchung die Unterscheidung zwischen einem oberflächlich wachsenden (T2) (Abb. 10.3 u. 10.4) und die tiefen Muskelschichten (T3a) infiltrierenden Tumor (Abb. 10.5 u. 10.6). Initiales Zeichen eines infiltrativen Prozesses

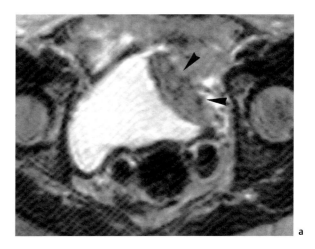

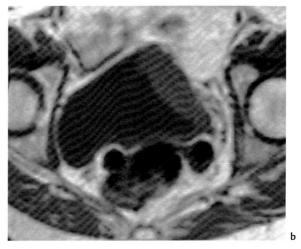

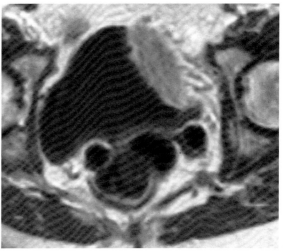

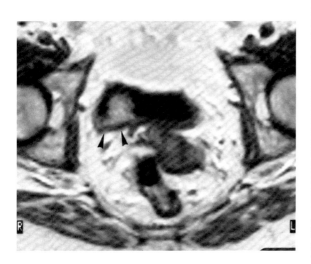

Abb. 10.**4** Papilläres Harnblasenkarzinom (Stadium T1). Axiale T1w SE-Sequenz nach bolusförmiger i. v. KM-Injektion von 0,1 mmol Gd/kg KG. Selektive KM-Aufnahme des Tumors in der Frühphase, fehlende KM-Aufnahme der normalen nichtinfiltrierten Blasenwand (Pfeilspitzen).

Abb. 10.**5 a–c** Harnblasenkarzinom (Stadium T3). **a** Axiale T2w SE-Sequenz. **b** Axiale T1w SE-Sequenz nativ. **c** Axiale T1w SE-Sequenz nach bolusförmiger i. v. KM-Injektion von 0,12 mmol Gd/kg KG. –Signalarme Darstellung des Tumors gegenüber dem signalreichen Urin, eingeschränkte Beurteilbarkeit durch Bewegungsartefakte in der T2-Gewichtung, nativ keine exakte Abgrenzung des Tumors von der dorsolateralen Blasenwand, erst nach KM-Injektion selektive KM-Aufnahme des Blasentumors. Breitflächige Infiltration des perivesikalen Fettgewebes (Pfeilspitzen).

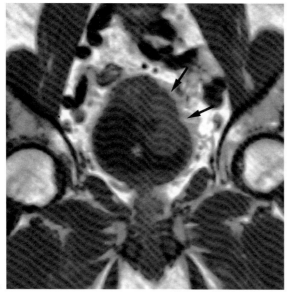 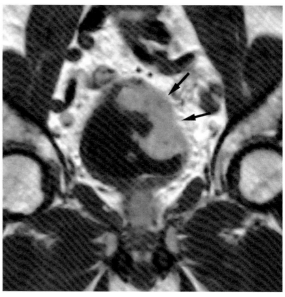

Abb. 10.**6a, b** Harnblasenkarzinom (Stadium T3). **a** Koronare T1w SE-Sequenz nativ. **b** Koronare T1w SE-Sequenz nach bolusförmiger i. v. KM-Injektion von 0,12 mmol Gd/kg KG. – Großer, an der laterokranialen Blasenwand links gelegener Tumor mit zentralem Biopsiedefekt. Nach KM-Injektion bessere Abgrenzung der Tumorregion von der normalen Blasenwand gegenüber der Nativuntersuchung. Infiltration des perivesikalen Fettgewebes (Pfeile).

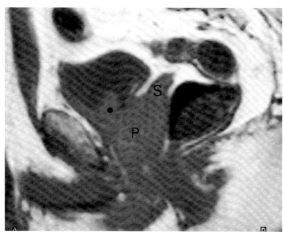 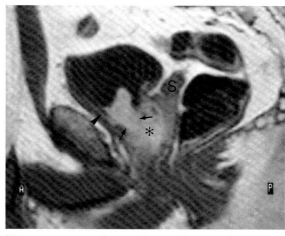

Abb. 10.**7a, b** Harnblasenkarzinom (Stadium T4). **a** Sagittale T1w SE-Sequenz nativ. **b** Sagittale T1w SE-Sequenz nach bolusförmiger i. v. KM-Injektion von 0,12 mmol Gd/kg KG. – Polypöse Raumforderung (•) im Bereich des Blasenausgangs, die nicht von der Prostata (P) zu trennen ist. Nach KM-Injektion starke SI-Zunahme des Tumors, gute Abgrenzung von nichtbetroffenen Blasenwandabschnitten (Pfeilspitze), Infiltration der Prostata (Pfeile). Zentrale Zone der Prostata (*), Samenblase (S).

ist eine plateauartige Wandbegrenzung. Überschreitet der Tumor die Organgrenze (T3b), so zeigt sich eine Signalabnahme des angrenzenden perivesikalen Fettgewebes (Abb. 10.5 u. 10.6). Die Erkennung einer Infiltration in die angrenzenden Organe gelingt sowohl anhand der kontrastmittelunterstützten als auch T2w MRT. Die Vorteile der T2w liegen dabei in der Darstellung der zonalen Anatomie der Prostata und des Uterus sowie des lobulierten Aufbaus der Samenblasen. Erste Zeichen einer Samenblasenbeteiligung, analog der CT, ist eine Obliteration des Harnblasen- bzw. Samenblasenwinkels, im Falle einer Infiltration mit konsekutivem Signalverlust im T2w Bild (Abb. 10.7 u. 10.8).

Die Treffsicherheit der MRT in der Stadieneinteilung des Harnblasenkarzinoms liegt über der der CT. Dies liegt zum einen an den multiplanaren Darstellungsmöglichkeiten der MRT, welche die in der axialen CT nur unzureichend einsehbaren Abschnitte wie das Trigonum und das Blasendach darzustellen vermag. Durch die Möglichkeit der multiplanaren Rekonstruktion in der Mehrzeilenspiralcomputertomographie ist dieser Nachteil jedoch relativiert worden. Zum anderen ist eine Differenzierung zwischen Tumorgewebe und nicht betroffenen Wandabschnitten infolge der fehlenden Dichteunterschiede in der CT nicht möglich. Die Ergebnisse der computertomographischen und nativen MR-tomographischen Zuordnung organbegrenzter (≤T3a) bzw. die Blasenwand überschreitender (≤T3b) Tumoren sind mit ca. 73–89% annähernd gleich. MRT-Untersuchungen nach KM erlauben eine bessere Differenzierung zwischen den Stadien T2 und T3a mit einer verbesserten Gesamttreffsicherheit von 83–96% (2, 4, 6, 10, 11–13).

Rezidivdiagnostik

Die Nachsorge der Patienten nach TUR oder Blasenteilresektion erfolgt in der Regel zystoskopisch. Die Fragestellung an die MRT betrifft dabei die Differenzierung zwischen einer fokalen Wandverdickung, Narbengewebe und Rezidivtumor. Abhängig vom Alter (>6 Monate) stellt sich Narbengewebe im T2w Bild signalarm dar. Nach KM-Gabe ist im Vergleich zum Tumorrezidiv kein oder ein nur geringer Signalanstieg zu erkennen (Abb. 10.9 u. 10.10). Gelegentlich kann eine Quantifizierung der SI-Zunahme nach KM in der dynamischen MRT hilfreich sein in der Unterscheidung zwischen Narbengewebe und lokalem Tumorrezidiv (2).

Zu den seltenen malignen Tumoren der Harnblase zählen diejenigen nichtepithelialen Ursprungs (Rhabdo- und Leiomyosarkom) sowie sekundäre Tumoren wie Metastasen.

Unter den Sarkomen steht zahlenmäßig das *Rhabdomyosarkom* im Kindesalter an erster Stelle. Typisch sind ausgedehnte, polyzyklisch konfigurierte Tumormassen mit bei Diagnosestellung meist schon nachweisbarem in-

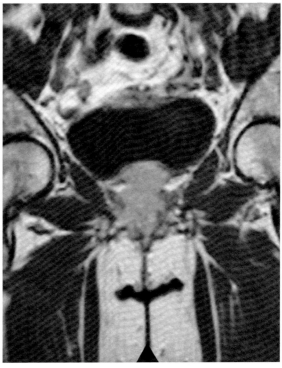

Abb. 10.**8** Harnröhrenkarzinom. Koronare T1w SE-Sequenz nach bolusförmiger i. v. KM-Injektion von 0,12 mmol Gd/kg KG. Große signalreiche, polyzyklisch begrenzte Raumforderung mit breitflächiger Infiltration des Beckenbodens (Pfeile).

filtrativem Wachstum und frühzeitiger hämatogener und lymphogener Metastasierung. Das Signalverhalten der Sarkome entspricht dem der Karzinome, wobei insbesondere bei großvolumigen Tumoren bereits zentrale

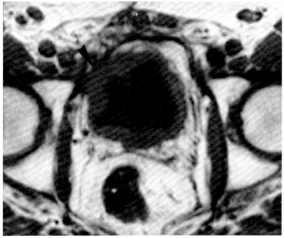
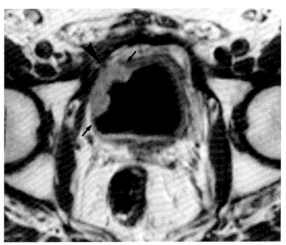

Abb. 10.**9a, b** Harnblasenkarzinomrezidiv. **a** Axiale T1w SE-Sequenz nativ. **b** Axiale T1w SE-Sequenz nach bolusförmiger i. v. KM-Injektion von 0,12 mmol Gd/kg KG. – Diffuse Blasenwandverdickung bei benigner Prostatahypertrophie mit einem maximalen Durchmesser von 2 cm rechts ventral mit zentralem Defekt nach Biopsie; fehlende Abgrenzung des perivesikalen Fettgewebes (Pfeilspitze). Nach KM-Injektion starke SI-Zunahme des Tumors und exakte Abgrenzung von der hypertrophierten Blasenwand (Pfeile).

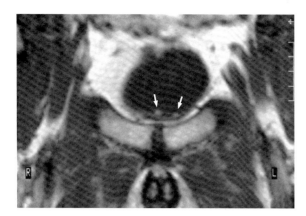

Abb. 10.**10** Harnblasenkarzinomrezidiv. Koronare T1w SE-Sequenz nach bolusförmiger i. v. KM-Injektion von 0,12 mmol Gd/kg KG. Zustand nach mehrfachen transurethralen Resektionen. Nachweis zweier 4 mm großer KM-aufnehmender Blasentumoren (Pfeile).

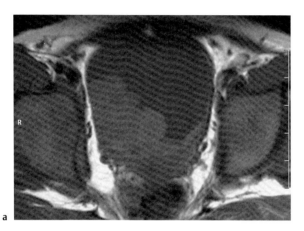

a

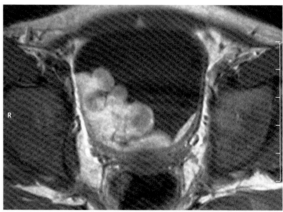

b

Abb. 10.**11 a–c** Butryoides Rhabdomyosarkom. **a** Axiale T1w SE-Sequenz nativ. Axiale (**b**) und koronare (**c**) T1w SE-Sequenz nach bolusförmiger i. v. KM-Injektion von 0,12 mmol Gd/kg KG. – 2-jähriges Mädchen mit einem großen traubenförmig imponierenden Tumor. Kein Nachweis eines die Blasenwand überschreitenden Tumorwachstums, das erst nach KM-Injektion ausgeschlossen werden kann.

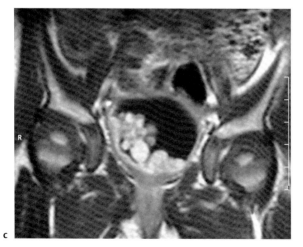

c

Nekrosen erkennbar sind (Abb. 10.**11**). Die Indikation zur MRT besteht vornehmlich in der Beurteilung der Größenausdehnung und der Verlaufskontrolle unter Chemotherapie.

Primäre Lymphome der Harnblase sind selten. Meist handelt es sich um einen Organbefall im Rahmen eines *malignen Lymphoms*. Die Darstellung entspricht dem anderer maligner Blasentumoren, wobei nach unserer Erfahrung die KM-Aufnahme unter der der Urothelkarzinome liegt (Abb. 10.**12**).

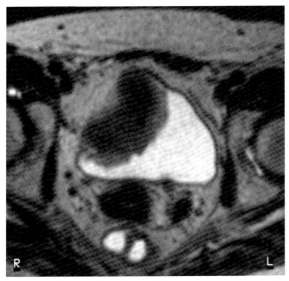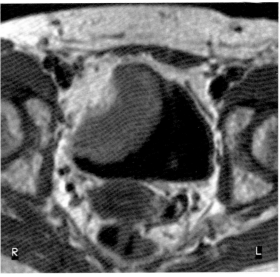

Abb. 10.**12 a, b** Lymphom der Harnblase. **a** Axiale schnelle T2w SE-Sequenz. **b** Axiale T1w SE-Sequenz nach bolusförmiger i. v. KM-Injektion von 0,12 mmol Gd/kg KG. – Primäre Lymphommanifestation an der Harnblase einer 54-jährigen Patientin. Große, breitbasig der ventrolateralen Blasenwand rechts aufsitzender Tumor mit unregelmäßiger Tumoroberfläche und Nachweis zweier Gewebekomponenten in der T2-Gewichtung. Nach KM-Injektion gegenüber einem Urothelkarzinom nur geringe SI-Zunahme des Tumors.

Literatur

1. Amano, T., K. Kunimi, H. Hisazumio et al.: Magnetic resonance imaging of bladder hemangioma. Abdom. Imaging 18 (1993) 97
2. Barentsz, J. O., G. J. Jager, P. B. J. van Vierzen et al.: Staging urinary bladder cancer after transurethral biopsy: value of fast dynamic contrast-enhanced MR imaging. Radiology 201 (1996) 185
3. Beyersdorff, D., M. Taupitz, M. Giessing, I. Türk, D. Schnorr, S. Loening, B. Hamm: Staging von Harnblasentumoren in der MRT: Wertigkeit der intravesikalen Applikation von eisenoxidhaltigem Kontrastmittel in Kombination mit hochaufgelöster T2-gewichteter Bildgebung. Fortschr. Röntgenstr. 172 (2000) 504–508
4. Hawnaur, J. M., R. J. Johnson, G. Read: Magnetic resonance imaging with gadolinium-DTPA for asessment of bladder carcinoma and its response to treatment. Clin. Radiol. 4 (1993) 302
5. Hricak, H.: The Bladder and female urethra. In Hricak, H., B. Carrington, eds.: MRI of the pelvis. Appleton & Lange, Norwalk 1991
6. Kim, B., R. C. Semelka, S. M. Ascher et al.: Bladder tumor staging: comparison of contrast-enhanced CT, T1- and T2-weighted MR imaging, dynamic Gadolinium-enhanced imaging and late Gadolinium-enhanced imaging. Radiology 193 (1994) 239
7. Langkowski, H., V. Nicolas: Phäochromozytom in der Harnblase. Fortschr. Röntgenstr. 153 (1990) 479
8. Maya, M. M., C. Slywotsky: Urinary bladder leiomyoma: Magnetic resonance imaging findings. Urol. Radiol. 14 (1992) 197
9. Narumi, Y., T. Kadota, E. Inoue, K. Kuriyama, M. Fujita, N. Hosomi, Y. Sawai, M. Kuroda, T. Kotake, C. Kuroda: Bladder Tumors: Staging with Gadolinium-enhanced oblique MR Imaging. Radiology 187 (1993) 145–150
10. Neuerburg, J. M., K. Bohndorf, M. Sohn et al.: Urinary bladder neoplasms: evaluation with contrast enhanced MR imaging. Radiology 172 (1989) 739
11. Nicolas, V., R. Spielmann, R. Maas, et al.: Diagnostische Aussagekraft der MR-Tomographie nach Gadolinium-DTPA im Vergleich zur Computertomographie bei Harnblasentumoren. Fortschr. Röntgenstr. 153 (1990) 197
12. Persad, R., J. Kabala, D. Gillat, et al.: Magnetic resonance imaging in the staging of bladder cancer. Brit. J. Radiol. 71 (1993) 566
13. Sparenberg, A., B. Hamm, P. Hammerer et al.: The diagnosis of bladder carcinoma by NMR tomography: an improvement with Gd-DTPA? Fortschr. Röntgenstr. 155 (1991) 117
14. Tanimoto, A., Y. Yuasa, Y. Imai, M. Izutsu, K. Hiramatsu, M. Tachibana, H. Tazaki: Bladder tumor staging: Comparison of conventional and Gadolinium-enhanced dynamic MR Imaging and CT. Radiology 185 (1992) 741–747
15. Wittekind, C., H.-J. Meyer, F. Bootz: Urologische Tumoren: Harnblase. In: TNM Klassifikation maligner Tumoren. Hrsg. Wittekind, C., H.-J. Meyer, F. Bootz: (UICC). 6. Aufl. Springer, Berlin 2002; 187–189

11 Prostata und Samenblasen

V. Nicolas, D. Beyersdorff, U. G. Mueller-Lisse, W. Pennekamp, C. M. Heyer

Einleitung

In den letzten Jahren hat die MRT bei der Untersuchung der Beckenorgane zunehmend an Bedeutung gewonnen. Methodisch-technische Innovationen in der MRT und MR-Spektroskopie konnten die Sensitivität und Spezifität dieser Untersuchungsmethode in der Diagnostik der Prostata deutlich verbessern. Aber erst durch die seit einigen Jahren verfügbare Endorektal-Körper-Phased-Array-Spule ist eine detaillierte Darstellung der zonalen Anatomie der Prostata möglich, welche die Grundlage für eine Beurteilung pathologischer Prozesse der Prostata ist.

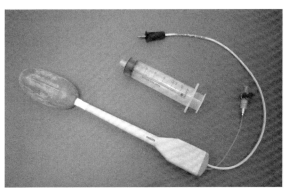

Abb. 11.1 Endorektale Spule.

Indikationen

Die möglichen Indikationen zur MRT ergeben sich aus den Ergebnissen der klinischen Basisuntersuchungen, der rektalen Palpation und transrektalen Sonographie. Hierzu zählen die Stadieneinteilung des Prostatakarzinoms, die Diagnostik bei unklarem Palpations- oder unauffälligem sonographischen Befund und erhöhtem PSA, wiederholte negative Biopsien bei dynamischen PSA, die Rezidivdiagnostik nach radikaler Prostatektomie sowie die Ausdehnungsbeurteilung bei Prostatasarkomen. Die MR-Spektroskopie sowie die dynamische kontrastmittelunterstützte MRT haben die Sensitivität der Methode verbessern können. Dies betrifft insbesondere die differenzialdiagnostische Abgrenzung von Entzündungen, Fibrosen oder PIN. Die Kombination der T2w-Bildgebung mit der Kontrastmitteldynamik und der MRS lassen auch eine weitere Verbesserung des bioptischen Tumornachweises erwarten.

Untersuchungstechnik

In den Anfängen der MRT stand für die Untersuchung der Prostata lediglich die Körperspule zur Verfügung, die zwar eine übersichtliche Darstellung der Beckenorgane unter Einschluss der Lymphabflusswege und knöcherner Strukturen gewährleistete, deren S/R-Verhältnis jedoch keine hochauflösende Darstellung der Prostata zuließ. Erst mit der Entwicklung endorektal applizierbarer Spulen (Abb. 11.1), die derzeit Standard bei der Untersuchung der Prostata sind, sowie der Kombination mit einer Körper-Phased-Array-Spule gelang eine detaillierte Darstellung der zonalen Anatomie und angrenzender Gewebe.

Die Untersuchung des Patienten erfolgt in Rückenlage. Nach rektaler Austastung wird die Endorektalspule eingeführt und der sie umgebende Ballon mit insgesamt 100–150 ml Luft gefüllt, bis der Patient ein leichtes Druckgefühl angibt. Um eine Spulendislokation zu vermeiden, kann die Spule zusätzlich am Oberschenkel fixiert werden. Anschließend erfolgt die Platzierung der Körper-Phased-Array-Spule. Zur Vermeidung von Bewegungsartefakten sollte auf eine möglichst bequeme Lagerung des Patienten, z. B. mit zusätzlicher Knierolle, geachtet werden. Durch die Anwendung eines Bauchgurtes, der oberhalb der Symphyse mit leichtem Druck angelegt wird, können Atemartefakte reduziert werden. Die Darmperistaltik wird durch die i. v./i. m. Gabe von Buscopan oder Glucagon (cave Kontraindikationen) verringert.

Abbildungsebenen

Bei der Einstellung der transversalen Ebene ist auf eine exakte Positionierung der Schichten z. B. parallel zum Hüftpfannendach zu achten, da durch die symmetrische Anordnung der peripheren Zone die Bildinterpretation deutlich erleichtert wird. Die Festlegung der koronaren Ebene sollte parallel zur Samenblasenlängsachse erfolgen. In dieser Ebene sind die Samenblasenbasis, die Ductus deferentes sowie beim Karzinom der peripheren

Tabelle 11.1 Empfohlene Sequenzen und Sequenzparameter für die MR-Untersuchung der Prostata

Gewichtung	Orientierung	Sequenztyp	TR (ms)	TE (ms)	ETL	FS	Matrix (N_{phase} × N_{frequ})	FOV (mm)	N_{SL}	N_{AC}	SD (mm)	T_{AC} (min)	Atemstopp
T1 0,5 T	tra	T1	500	15	–	–	180 × 256	180	16	2	5	5	–
T2	tra	TSE	5200	150	15	–	180 × 256	150	16	16	4	10–14	–
T2 1,5 T	cor*	TSE	5200	150	15	–	180 × 256	150	16	16	4	10–14	–
T2	tra	TSE	5250	112	15	–	240 × 256	120	16	2	3	5	–
T2	cor*	TSE	5250	112	15	–	240 × 256	120	16	2	3	5	–
In Einzelfällen (s. Text)													
T1 (Gd)	tra/sag	T1	500	15	–	–				2	5		–

* Anguliert zur Samenblasenlängsachse

Zone die Ausdehnung in die Samenblasen am besten zu beurteilen. Durch die spulenbedingte Aufrichtung des Rektums ist meist nur eine minimale Angulation erforderlich. Liegen unklare Befunde in den axialen und koronaren Ebenen (z. B. Blasenhals) vor, kann die Untersuchung durch eine sagittale Ebene komplettiert werden.

Pulssequenzen

Die Darstellung der zonalen Anatomie und somit auch die Zuordnung pathologischer Prozesse erfolgt auf der Basis von T2w Turbo-SE-Aufnahmen in mindestens zwei Ebenen (Tab. 11.1). Die Schichtdicke sollte 3 mm nicht überschreiten. GRE-Sequenzen sind zur Charakterisierung zonaler Läsionen nur unzureichend. T1w Aufnahmen, evtl. mit Fettsuppression, sind zusätzlich zur Differenzierung fetthaltiger Gewebe, zum Nachweis postbioptischer Veränderungen sowie zur Beurteilung der lokoregionären Lymphabflusswege erforderlich.

Für die Untersuchung der Prostata empfiehlt sich folgendes Untersuchungsprotokoll:
- multiplanarer Scout view (Localizer),
- transversale T2-TSE,
- koronale, parallel zur Samenblasenlängsachse platzierte T2-TSE,
- transversale T1-SE.

Kontrastmittel

Eine KM-Gabe ist für die Standarduntersuchung der Prostata nicht erforderlich. Gelegentlich lassen sich Zusatzinformationen bei entzündlichen Prozessen und malignen Tumoren (beim Prostatakarzinom mit Verdacht auf Rektum- oder Harnblaseninfiltration sowie bei sarkomatösen Prozessen) gewinnen. Die zu applizierende KM-Menge liegt bei 0,12 mmol/kg KG.

Bei der dynamischen MRT werden nach Kontrastmittelgabe in kurzen Intervallen T1-gewichtete Bilder der Prostata aufgenommen. Durch die Analyse der Anstiegsgeschwindigkeit und der maximalen Signalintensität kann hier in Einzelfällen eine nähere Gewebedifferenzierung zwischen gesundem und pathologischem Gewebe vorgenommen werden. Zum Einsatz kommen hier z. B. Inversion-Recovery-Turbo-FLASH-Sequenzen (TR/TE = 1300 ms/4.2 ms, (TI) 654 ms, Flipwinkel 13°, FOV 360 mm, 128 × 128 Matrix). Bei 10 Schichten mit einer Schichtdicke von 4 mm ergibt sich eine Untersuchungszeit von 13 s für jede Phase (3, 23, 78, 85).

Bildgebung der normalen Anatomie

Die Prostata hat beim erwachsenen Mann die Form und Größe einer Kastanie und umschließt wie eine invertierte Pyramide die Urethra zwischen Harnblasenhals und Diaphragma urogenitale. Ihr Gewicht schwankt zwischen 15–20 g. Der kaudale bis zum Diaphragma urogenitale reichende Abschnitt wird als Apex, der kraniale als Basis bezeichnet. Lateral wird die Prostata durch die medialen Anteile der Mm. levator ani begrenzt. Die Samenblasen mit einer Länge von ca. 5–6 cm und Breite von ca. 1 cm sitzen kranial der Basis prostatae auf und ziehen seitlich der Ductus deferentes nach kraniolateral. Die von dem viszeralen Blatt der abdominellen Faszien eingebundene Prostata wird nach dorsal durch die Denonvillier-Faszie getrennt. Sie besteht aus einer mit der externen longitudinalen Rektummuskulatur verwachsenen Schicht und einer dickeren fibroelastischen Membran, die die gesamte dorsale Seite der Prostata vom Diaphragma urogenitale

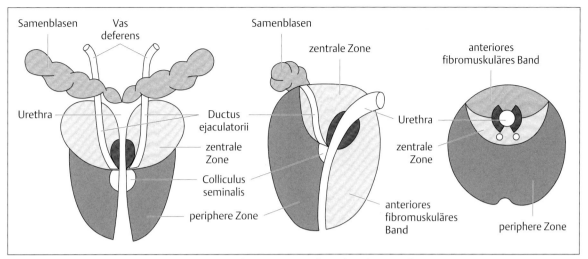

Abb. 11.2 Schemazeichnung Anatomie der Prostata in koronarer, sagittaler und axialer Darstellung.

nach kranial über die Samenblasen bis zur Excavatio rectovesicalis am Beginn der Peritonealhöhle überzieht.

Im ventralen und lateralen Aspekt findet sich ein ausgedehnter Venenkomplex. Die neurovaskulären Leitungsbahnen teilen sich an der Basis in ein oberes Bündel (neurovaskuläres Bündel), dessen Nervenfasern die Prostatakapsel an der posterolateralen Seite penetrieren, und ein unteres Bündel, das innerhalb der Denonvillier-Faszie zur Apex und den Corpora cavernosa verläuft.

Die heute gängige Einteilung der glandulären Elemente der Prostata geht auf detaillierte anatomische und histologische Untersuchungen von McNeal et al. 1972 (54) zurück. Anatomischer Orientierungspunkt ist die Urethra, welche die Prostata in einen anterioren fibromuskulären und einen posterolateralen glandulären Abschnitt unterteilt. Die prostatische Harnröhre besteht aus zwei annähernd gleich langen Segmenten, die in Drüsenmitte in einem Winkel von 35 Grad zueinander stehen. Die Ductus ejaculatorii laufen hierzu parallel und münden auf dem Colliculus seminalis in das distale Urethrasegment. Die glandulären Elemente lassen sich in drei Zonen unterteilen:

- Die keilförmige *zentrale Zone* umschließt die Ductus ejaculatorii und reicht vom Colliculus seminalis bis dorsal des Blasenhalses.
- Bis zu 75 % des Drüsengewebes einer normalen Prostata entfällt auf die *periphere Zone*. An der Basis liegt sie der zentralen Zone an und umschließt die Urethra in den distal des Kollikulus gelegenen Abschnitten bis zur Apex.
- Die *Übergangszone* liegt mit je einem Lappen in Höhe der proximalen Urethra, kranial des Kollikulus. Das ventrale Drittel der Prostata besteht aus fibromuskulärem Gewebe (anteriores fibromuskuläres Band), das vom Blasenhals bis zur Apex reicht (Abb. 11.2).

Die normale Prostata weist im T1w Bild eine homogene, mittlere Signalintensität auf, die gering über der des Muskelgewebes liegt. Eine Differenzierung der zonalen Anatomie gelingt am besten auf T2w Aufnahmen. Die periphere Zone zeigt sich in der transversalen Ebene als sichelförmiges Gewebe mit homogener, hoher Signalintensität. Die zentralen Drüsenabschnitte, bestehend aus der zentralen Zone und der Übergangszone, weisen teils signalarme, teils signalreiche Anteile auf. Eine sichere Differenzierung der Übergangszone gelingt nicht. Dies mag zum einen in dem nur geringen Anteil der Übergangszone am gesamten prostatischen Drüsengewebe (5–10 %) liegen, zum anderen weist die Übergangszone einen – entsprechend ihrem embryonalen Ursprung – der peripheren Zone identischen Aufbau auf. Die Signaldifferenz zwischen der peripheren Zone und den zentralen Drüsenabschnitten lässt sich durch ihren histologisch differenten Aufbau erklären. So ist das stromale Gewebe der zentralen Zone aus langen, dicht um die Azini gelagerten Fasern glatter Muskulatur aufgebaut, die Azini der peripheren Zone hingegen sind klein und dünnwandig mit nur vereinzelten Muskelfasern im umliegenden periazinären Stroma angeordnet. Somit wäre die niedrige SI der zentralen Zone auf den hohen Anteil an glatter Muskulatur zurückzuführen (88). Gleichzeitig legt der unterschiedliche histologische Aufbau funktionelle Unterschiede in ihrer Sekretion bzw. ihrem Flüssigkeitsgehalt nahe (29). Das anteriore fibromuskuläre Band weist im T2w Bild muskeläquivalente SI auf. Mit der Endorektalspule kann die Prostatakapsel als signalarme Begrenzung in den basisnahen und mittleren Drüsenabschnitten zur signalreichen peripheren Zone und dem im T2w TSE-Bild signalreichen Fettgewebe differenziert werden. Das neurovaskuläre Bündel ist dorsolateral der Prostata als punkt- oder dreieckförmige Formation erkennbar (Abb. 11.3).

Die Signalintensität der Samenblasen im T1w Bild entspricht der der Prostata. Der läppchenförmige, drüsige Aufbau stellt sich im T2w Bild dar. Die intraluminale, hohe Signalintensität variiert mit dem Alter des Patienten und liegt beim Erwachsenen über dem des Fettgewebes. Die

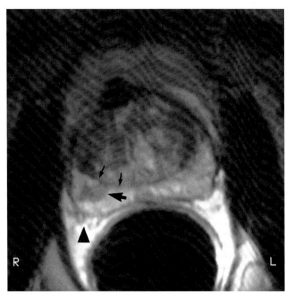

Abb. 11.**3** Prostatakarzinom Stadium T2a. Axiale T2w schnelle SE-Sequenz. Umschriebener signalarmer Tumorfokus in der rechten peripheren Zone (großer Pfeil), inhomogenes zentrales Signalmuster mit teils signalreicheren, teils signalarmen Anteilen (BPH), Pseudokapsel (kleine Pfeile), regelrechte Darstellung der Prostatakapsel, unauffälliges neurovaskuläres Bündel (Pfeilspitze).

Tabelle 11.**2** Signalverhalten der Prostata in der MRT

	T2w	T1w
Periphere Zone	++	0
Zentrale Zone	+/–	0
Prostatakapsel	– –	n.a.
Samenblasen	++	0
Fettgewebe	+	++
Muskulatur	–	0
Benigne Prostatahyperplasie	+/–	0
Tumor	–*	n.a.
Postbioptische Einblutung	+	++

Begrenzung der Tubuli und die Kapsel der Samenblasen weisen niedrige SI auf.

Tabelle 11.**2** gibt einen Überblick über das Signalverhalten der Prostata und der angrenzenden Gewebe im T1w und T2w Bild.

(¹H-) Magnetresonanzspektroskopie

Bei mehrdimensionalen MRS-Untersuchungen, die synonym als *Chemical Shift Imaging* (CSI) oder *MR Spectroscopic Imaging* (MRSI) bezeichnet werden, kommen vorwiegend Spin-Echo-Sequenzen (SE, PRESS – point resolved spectroscopy) (9, 71) oder STEAM-Sequenzen (stimulated echo acquisition mode) (25, 26, 59) zur Signalanregung, Signalaufnahme und Ortskodierung zur Anwendung. Im Allgemeinen werden STEAM-Sequenzen eingesetzt, wenn TE weniger als 30 ms betragen soll, während PRESS- und SE-Sequenzen bei Untersuchungen mit längerem TE bevorzugt werden (17). Die Zahl der benachbarten Voxel in den verschiedenen Raumrichtungen wird bei der mehrdimensionalen MRS durch die Zahl der Phasenkodierschritte in der jeweiligen Richtung bestimmt (Abb. 11.**4**). Während mit jedem Phasenkodierschritt das Signal/Rausch-Verhältnis besser wird, nimmt die Untersuchungsdauer direkt proportional zur Zahl der Phasenkodierschritte zu.

Das aufgezeichnete MR-Signal wird bei der MRS in seine zugrunde liegenden Frequenzen aufgeschlüsselt und in einem Frequenzspektrum dargestellt (Abb. 11.**5**). Die Resonanzfrequenz charakteristischer Wasserstoffbindungen eines Stoffwechselprodukts kann in Hz oder in ppm angegeben werden, entsprechend der Abweichung von der Frequenz von Trimethylsilylpropionat, TSP, ausgedrückt in *parts per million* der Larmor-Frequenz bei der zugrunde liegenden Magnetfeldstärke. Die ppm-Skala erleichtert das Erkennen eines Stoffwechselprodukts, da sie unabhängig von der magnetischen Flussdichte ist, sodass sich die Resonanzfrequenzen in jedem ¹H-MR-Spektrum an der gleichen Stelle befinden. Damit können biochemische Substanzen, deren MR-Resonanzfrequenzen z. B. aus *In-vitro*-Untersuchungen bekannt sind, auch *in vivo* im MR-Spektrum erkannt werden. Bei Unterdrückung der besonders starken Signale von Wasser und Fett durch frequenzselektive Sättigungspulse können Stoffwechselprodukte mit geringerer Konzentration im Frequenzspektrum dargestellt werden. In der Prostata sind das vor allem:

- Zitrat, das aus dem Zitronensäurezyklus ausgeschleust, gespeichert und in die Drüsengänge ausgeschieden wird,
- Cholin, das beim Aufbau und Abbau von Zellmembranen anfällt, und
- Kreatin, das in energiereichen Phosphaten vorkommt (49, 16, 34, 82, 61, 62, 64).

Um diese Stoffwechselprodukte *in vivo* nachzuweisen, müssen neben der Unterdrückung der Signale von Fett und Wasser außerdem durch geeignete Einstellung zusätzlicher kleiner Magnetfelder (Shimming) die durch den Patienten oder die Probe erzeugten Inhomogenitäten ausgeglichen werden. Das Signal/Rausch-Verhältnis wird durch multiple Akquisitionen oder Phasenkodierschritte verbessert. Durch Signalsättigung im Bereich um das Zielvolumen wird der Einfluss von störenden Signalbeiträgen von außerhalb des Zielvolumens unterdrückt (37, 9, 89, 56, 86). Das bei der MRS in Form eines FID (free induction decay) aufgenommene Signal erfordert eine Nachverarbeitung, die im Allgemeinen in mehreren Schritten erfolgt. Dazu gehören die Verbesserung der digitalen Frequenzauflösung durch „Zero-Filling", die „Apodisation" durch Anheben der spektralen Signale gegenüber dem elektrostatischen Rauschen durch Gauß- oder Lorentz-

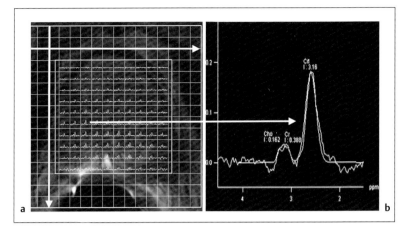

Abb. 11.**4a, b** Planung und Darstellung der MR-Spektroskopie auf MRT-Bildern. **a** Weiße Pfeile deuten Richtungen der Phasenkodierschritte in der Ebene des MRT-Bildes an. **b** Einzelnes MR-Spektrum mit Signalen von Zitrat (Cit), Kreatin (Cr) und Cholin (Cho).

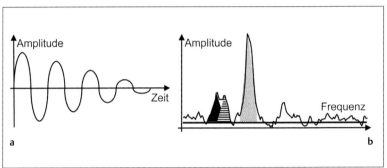

Abb. 11.**5a, b** Aus dem MR-Signal (**a**) entsteht durch Fourier-Transformation das Frequenzspektrum (**b**) der MR-Spektroskopie. Das In-vivo-MR-Spektrum der Prostata erlaubt keine unmittelbare Quantifizierung. Das Verhältnis der Flächenintegrale von Kreatin (quergetreift) und Cholin (schwarz) zusammen zu Zitrat (gepunktet) unterscheidet in der peripheren Zone der Prostata gesundes Gewebe von Prostatakarzinomen.

Filterung, die Fourier-Transformation in ein Frequenzspektrum und die Korrektur von Grundlinie und Phase des Frequenzspektrums (17).

MR-Spektroskopie der Prostata: Biochemische Grundlagen

In normal differenzierten Prostataepithelzellen wird Zitrat aus dem Zitronensäurezyklus ausgeschleust und in Anwesenheit von Zinkionen in den Epithelzellen und in den Drüsenausführungsgängen gespeichert (14–16). Daher ist die Zitratkonzentration in der peripheren Zone der Prostata besonders hoch, in der zentralen Zone aber besonders gering. In der Transitionalzone, dem Entstehungsort der benignen Prostatahyperplasie (BPH), liegt die Zitratkonzentration bei hohem Drüsenanteil der BPH in der gleichen Größenordnung wie in der peripheren Zone, bei hohem Stromaanteil der BPH jedoch deutlich darunter. Prostatakarzinome (PCAs) verlieren mit Abnahme der Zelldifferenzierung die Enzymausstattung zur Speicherung und Ausscheidung von Zitrat. Je höher der Zellumsatz des PCA ist, desto mehr Zitrat wird in den Energiestoffwechsel eingeschleust (14, 16). Prostatakarzinome verringern darüber hinaus den Raum, in dem Zitrat gefunden werden kann, da sie Drüsenausführungsgänge einengen oder darin einwachsen. Der erhöhte Zellumsatz im Tumorgewebe bedingt eine Konzentrationserhöhung freier, cholinhaltiger Moleküle im Zytosol und im Interstitium (19), die wesentliche Bestandteile von Zellmembranen darstellen. Die ^{1}H-MRS der Prostata unterscheidet gesundes Prostatagewebe mit hohen Zitratsignalen und niedrigen Cholinsignalen von PCA-Gewebe mit niedrigen Zitratsignalen und hohen Cholinsignalen (49, 34, 28, 16, 64).

Bildgebung der pathologischen Befunde

Anomalien

Kongenitale Missbildungen der Prostata wie die Agenesie und Hypoplasie sind häufig vergesellschaftet mit anderen Anomalien des Urogenitaltrakts. Die Prostata kann in diesen Fällen fehlen, oder aber es finden sich nur wenige glanduläre Anteile. *Prostatazysten* können angeboren sein und sind auf eine Fehlentwicklung der Residuen des Müller- oder auch des Wolff-Ganges zurückzuführen. Die häufigsten Zysten sind Retentionszysten, die von den prostatischen oder unter dem Trigonum liegenden Azini ihren Ausgang nehmen. Als weitere Ursachen gelten eine Prostatitis sowie die traumatische Zyste (35). Die MRT erlaubt eine exakte Lokalisation und Größenbestimmung der Zyste (29). Zysten des Müller-Ganges, die einen bindegewebigen Strang zum Colliculus seminalis aufweisen,

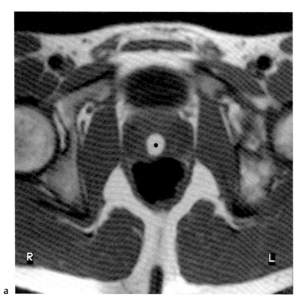
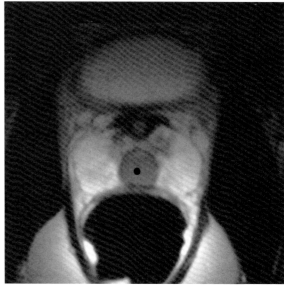
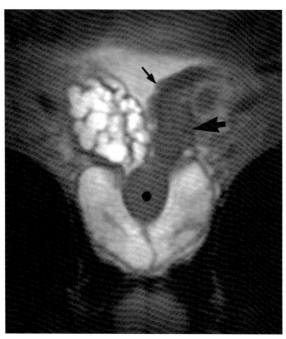

Abb. 11.**6 a–c** Eingeblutete Prostatazyste. **a** Axiale T1w SE-Sequenz, **b** axiale T2w schnelle SE-Sequenz, **c** koronare T2w schnelle SE-Sequenz. – Sonographisch unklare Raumforderung der Prostata. In der T1w Nachweis einer glatt begrenzten signalreichen Raumforderung. In der T2w kommt sie signalarm gegenüber der peripheren Zone zur Darstellung (●) Signalverlust des Ductus deferens (kleiner Pfeil) und der linken Samenblase (großer Pfeil) durch punktionsbedingte Einblutungen.

oder die Utrikuluszyste mit möglicher Verbindung zur Urethra sind in der Mittellinie lokalisiert. Ihre Signalintensität variiert mit der Zusammensetzung der Flüssigkeit, d. h. bei Superinfektion oder Hämorrhagie. Unkomplizierte Zysten mit serösem Zysteninhalt weisen T1w und T2w die Signalintensität von Urin auf (Abb. 11.**6**).

Analog zur Prostata kann eine komplette Agenesie oder einseitiges Fehlen einer Samenblase meist vergesellschaftet mit einer renalen Agenesie, Fehlen des Vas deferens und eine vasoureterale Verbindung vorliegen. Seltenere Anomalien umfassen Ektopien und atypische Einmündungen des Ureters und des Samenblasenganges.

Entzündungen

Bakterielle Entzündungen der Prostata (meist durch E. coli, Gonokokken, Staphylokokken und Streptokokken) entstehen am häufigsten aszendierend über die Urethra, deszendierend über die Harnblase oder über den Ductus deferens sowie nach vorausgegangenen chirurgischen Eingriffen. Seltener entsteht die Prostatitis durch hämatogene Streuung. Der Prostataabszess ist meist Folge einer akuten Prostatitis.

Die Diagnostik der Prostatitis erfolgt klinisch und sonographisch. Klinisch relevante Zusatzinformationen sind durch die MRT nicht zu erhalten; die nachweisbaren Veränderungen sind ohne Kenntnis der Klinik unspezifisch. Auf die Platzierung einer Endorektalspule sollte im Falle einer akuten Prostatitis verzichtet werden, um einen möglichen Übertritt von Keimen in die Blutbahn zu vermeiden.

Im T1w Bild zeigt sich bei der *akuten Prostatitis* eine diffus vergrößerte Prostata. In der T2w stellen sich die entzündlichen Abschnitte als Areale mit hoher Signalintensität dar, die von der signalreichen peripheren Zone nur schwer abgegrenzt werden können. Der *Prostataabszess* imponiert im T1w Bild als signalarmer Fokus, im T2w Bild mit hoher Signalintensität. Bei der *chronischen Prostatitis* kommt es zur Bindegewebevermehrung und Narbenbildung in der Prostata, die als signalarme Areale im T2w Bild, sofern sie innerhalb der peripheren Zone lokalisiert sind, anhand der Bildmorphologie nicht von einem Karzinom unterschieden werden können (75).

Entzündungen der Samenblasen sind meist Folge einer Prostatitis. Das MR-tomographische Bild ist variabel und hängt von der Akuität der Entzündung ab. Im Akutstadium ist die Samenblase vergrößert und zeigt im T1w Bild eine normale oder im Falle einer Hämospermie eine angehobene Signalintensität. T2w findet sich im akuten Stadium eine Signalanhebung, während bei der chronischen Entzündung ein Signalverlust sowohl im T1w als auch im T2w Bild zu beobachten ist.

Benigne Tumoren

Die benigne Prostatahyperplasie (BPH) beginnt als lokalisierte Proliferation, ausgehend von den periurethralen Drüsen und der Übergangszone, und führt im weiteren Verlauf zu einer Kompression der angrenzenden normalen Drüsenanteile und zur Kompression der Urethra mit konsekutiver Obstruktion (55).

Das MR-tomographische Bild der BPH ist charakteristisch, wenn auch eine gewebespezifische Diagnose nicht mit Sicherheit gestellt werden kann. Die Signalcharakteristik der BPH weist eine erhebliche Variabilität auf und hängt vom Verhältnis der vorhandenen glandulären und stromalen Komponenten ab. Eine detaillierte Beurteilung erfolgt im T2w-Bild mit Nachweis multipler signalreicher Noduli (sekretgefüllte hyperplastischen Drüsen), abgegrenzt durch einen signalarmen Randsaum (Pseudokapsel) (Abb. 11.7 u. 11.8). Bestehen größere Anteile der BPH aus fibrösen und muskulären Komponenten, dominieren signalarme Areale. In ausgeprägten Fällen kann die periphere Zone durch die BPH deutlich komprimiert und in der MRT nur als schmales signalreiches Band abgegrenzt werden. Rein basierend auf den SI vermag die MRT nicht zwischen benignen und malignen Prozessen zu differenzieren. Die MR-tomographische Zuordnung erfolgt somit ausschließlich anhand der Lokalisation und dem Nachweis einer intakten peripheren Zone.

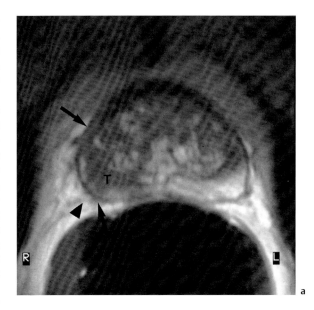

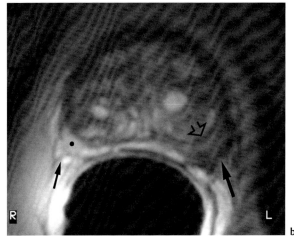

Abb. 11.7 a, b   Prostatakarzinom Stadium T3a, BPH. **a** Axiale T2w schnelle SE-Sequenz. Ausgedehntes Karzinom dorsoperipher rechts (T) mit transkapsulärer Tumorausbreitung (Pfeil dorsal) entlang des neurovaskulären Bündels (Pfeilspitze). Gemischtförmige BPH. Prostatakapsel (Pfeil ventral). **b** Axiale T2w schnelle SE-Sequenz. Umschriebenes Karzinom dorsoperipher links (Pfeil) mit transkapsulärer Tumorausbreitung entlang des neurovaskulären Bündels. Kompression der rechten peripheren Zone (.) durch eine ausgedehnte vorwiegend zystische BPH mit Abgrenzung zur peripheren Zone durch Ausbildung einer Pseudokapsel (offener Pfeil).

Maligne Tumoren

Prostatakarzinom

Das Prostatakarzinom ist die häufigste Krebserkrankung und die zweithäufigste krebsbedingte Todesursache beim Mann. Die in den letzten Jahren zu beobachtende steigende Inzidenz ist dabei im Wesentlichen auf die Einführung des PSA-Tests Mitte der 80er-Jahre und die zunehmende Akzeptanz der klinischen Vorsorgeuntersuchun-

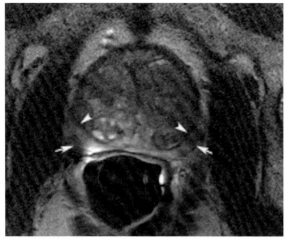 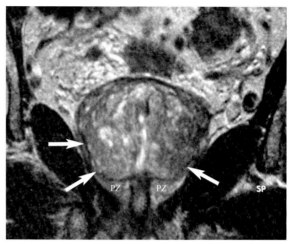

Abb. 11.**8 a, b** BPH. MRT: axiale (**a**), koronare (**b**) T2w-TSE. Diffuse Prostatavergrößerung mit inhomogenem, teils zystisch imponierenden zentralen Drüsenabschnitten. Abgrenzung der BPH von der komprimierten peripheren Zone (PZ) durch eine Pseudokapsel.

Tabelle 11.**3** TNM-Stadium des Prostatakarzinoms

T1	**Tumor weder tastbar noch bildgebend sichtbar**
T1a	< 5 % des resezierten Gewebes befallen (incidental carcinoma)
T1b	> 5 % des resezierten Gewebes befallen (incidental carcinoma)
T1c	Tumor durch Nadelbiopsie diagnostiziert
T2	**Tumor begrenzt auf die Prostata**
T2a	< Hälfte eines Lappens befallen
T2b	> Hälfte eines Lappens befallen
T2c	beide Lappen befallen
T3	**Tumor durchbricht die Kapsel**
T3a	extrakapsuläre Ausbreitung (ein-/beidseitig)
T3b	Samenblaseninfiltration
T4	**Tumor ist fixiert oder infiltriert andere Nachbarstrukturen als Samenblasen**

gen zurückzuführen. Es wird geschätzt, dass bis zu 50 % der Männer im Alter von 50 Jahren und ca. 90 % im Alter von 80 Jahren ein Prostatakarzinom aufweisen. Das kumulative Risiko, dass die Diagnose eines Prostatakarzinoms gestellt wird, beträgt für einen Mann bis zu seinem 85. Lebensjahr 24 %. Die Überlebensraten von Patienten mit Prostatakarzinom haben sich in den vergangenen 20 Jahren von 67 % auf 93 % verbessert. 72 % aller Patienten überleben mehr als 10 Jahre, 53 % sogar mehr als 15 Jahre (ACS 2002). Ursächlich ist hier neben der Detektion des Karzinoms in einem frühen Stadium die Weiterentwicklung radikaler Operationsverfahren, Innovationen in der Strahlentherapie und Entwicklungen in der medikamentösen antiandrogenen Therapie zu nennen.

Voraussetzung für eine adäquate Therapie des Prostatakarzinoms ist eine exakte Lokalisation, Beurteilung der lokalen Tumorausdehnung und der Nachweis bzw. Ausschluss einer lymphogenen und/oder hämatogenen Tumormanifestation. Die rektale Palpation, transrektale Sonographie komplettiert durch die gezielte oder randomisierte Stanzbiopsie sowie die Bestimmung des prostataspezifischen Antigens (PSA) zählen zu den urologischen Basisuntersuchungen. Beim lokalisierten, d. h. auf die Prostata begrenzten Karzinom, steht, in Abhängigkeit vom Alter und möglichen Begleiterkrankungen, die radikale Prostatektomie an erster Stelle der therapeutischen Optionen, während fortgeschrittene Stadien einer Radiatio, evtl. in Kombination mit einer Androgenblockade, zugeführt werden. Die Bedeutung bildgebender Verfahren liegt somit in der Beurteilung des lokalen Tumorwachstums und dem Ausschluss etwaiger Zweitmanifestationen.

Mit bis zu 97 % stellen Adenokarzinome den größten Anteil der malignen Tumoren der Prostata. Zu den prognostische relevanten Parametern zählen das Tumorvolumen (55), das TNM-Stadium der Gleason-Score (30) und der PSA-Wert (4). Ein weiteres allgemeines Malignitätskriterium für Tumoren stellt die Neovaskularisation einer Neoplasie bei Transformation der Hyperplasie zur Neoplasie dar (24, 86).

Als Prädilektionsstelle des Prostatakarzinoms gilt in bis zu 70 % die periphere Zone mit Bevorzugung des dorsolateralen Anteils. 20 % entstehen in der Übergangs- oder Transitionalzone und 10 % in der zentralen Zone.

Stadieneinteilung des Prostatakarzinoms
Die Stadieneinteilung des Prostatakarzinoms erfolgt nach der aktuellen, seit 2003 gültigen TNM-Klassifikation (Tab. 11.**3**).

Stadium T1. Im Stadium T1 ist der Tumor aufgrund seiner geringen Größe weder klinisch noch mit bildgebenden Verfahren diagnostizierbar. Meist handelt es sich um histologische Zufallsbefunde, z. B. im Rahmen einer transurethralen Resektion (TURP) bei BPH. Das Stadium *T1a* ist definiert als ein Tumor < 5 %, Stadium *T1b* > 5 % des Gewebes im Resektat. Der Nachweis von Tumorgewebe im Rahmen einer Nadelbiopsie entspricht dem Stadium *T1c*.

Stadium T2. Im Stadium T2 liegt ein organbegrenztes Tumorwachstum vor. Weiter differenziert wird, ob < als 50 % (*T2a*), > als 50 % (*T2b*) oder beide Lappen (*T2c*) in unterschiedlicher Größe befallen sind.

Stadium T3. Das Stadium T3 beinhaltet die ein- oder beidseitige Kapselpenetration und Infiltration in das periprostatische Gewebe (*T3a*) und/oder eine Infiltration der Samenblasen (*T3b*).

Stadium 4. Im Stadium 4 infiltriert der Tumor Nachbarstrukturen mit Ausnahme der Samenblasen. Hierzu zählen der Blasenhals, der Sphincter externus, das Rektum/Colon sigmoideum, die Mm. levatores und die Fixation des Tumors an der Beckenwand.

Endorektale MRT des Prostatakarzinoms

Das Signalverhalten und der Nachweis des Prostatakarzinoms hängen von der Lokalisation des Tumors und der Art der gewählten MR-Sequenz ab. Im T1w Bild weisen Karzinome eine äquivalente oder etwas geringere Signalintensität im Vergleich zum normalen Drüsengewebe auf. Als typischer Befund im T2w Bild demarkieren sie sich als signalarme Areale innerhalb der signalreichen peripheren Zone. Die niedrigen SI des Prostatakarzinoms sind dabei auf den sehr eng gelagerten Anteil zellulärer Elemente mit nur geringer Kapazität von Mucin oder Flüssigkeit zurückzuführen. Die Bestimmung der intraglandulären Tumorgröße kann insbesondere bei Vorliegen einer vorwiegend stromalen BPH Schwierigkeiten bereiten, da für beide Entitäten annähernd vergleichbare Signalintensitäten vorliegen können. Der Beurteilung weiterer in den zentralen Drüsenabschnitten lokalisierter Karzinomherde sind somit Grenzen gesetzt. Karzinome, die von der Übergangszone ausgehen, werden als Transitionalkarzinome bezeichnet. Zum Zeitpunkt der Diagnose sind sie meist relativ groß, da sie der initialen Palpation entgehen können. Ihre Signalcharakteristik entspricht der des in der peripheren Zone entstehenden Karzinoms und weist meist ein homogen niedriges Signal im T2w Bild auf (Abb. 11.**9** u. 11.**10**).

Die fehlende karzinomspezifische Signalintensität schließt die MRT als Screeningverfahren aus. Die Diagnose des Prostatakarzinoms erfolgt in der MRT ausschließlich anhand der Lokalisation, d. h. des Nachweises eines signalarmen Fokus innerhalb der peripheren Zone. Bei klinischem Verdacht auf ein Prostatakarzinom mit unklarem Palpationsbefund und negativer Sonographie kann die MRT mit zur Festlegung des Biopsieortes herangezogen werden.

Bei der Bildinterpretation müssen insbesondere postbioptische Signalalterationen (Einblutungen) berücksichtigt werden (66, 97, 78). T2w lassen sie sich als signalreiche Foci darstellen und können eine normale, intakte periphere Zone vortäuschen. In Zweifelsfällen ist das Ausmaß der Blutung bei unklarem Befund im T2w Bild anhand des T1w Bildes abzuschätzen (Abb. 11.**11** u. 11.**12**). Eine ähnliche Situation kann bei Einblutung in die Samenblasen beobachtet werden. Des Weiteren ist im T1w Bild eine Signalabnahme des periprostatischen Gewebes

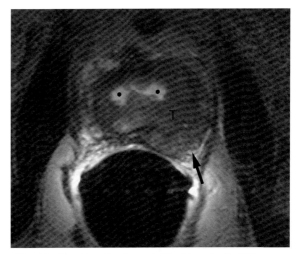

Abb. 11.**9** Transitionalkarzinom. Axiale T2w schnelle SE-Sequenz. Zustand nach transurethraler Resektion der Prostata; ausgedehnter, zentral homogen imponierender Tumor (T) mit breiter Kontaktfläche zur prostatischen Harnröhre (●). Periprostatische Infiltration links (Pfeil).

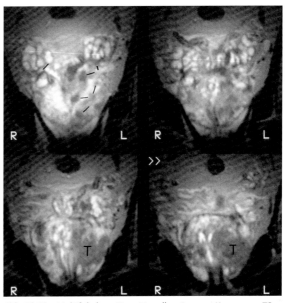

Abb. 11.**10** Multifokales Transitionalkarzinom. Koronare T2w schnelle SE-Sequenz. Zentral homogener Tumor (T) mit Infiltration der zentralen Drüsenanteile und Verlagerung der prostatischen Harnröhre. Zusätzlich multiple Tumorherde innerhalb der linken peripheren Zone (Striche).

durch ein begleitendes Ödem nicht als Tumorinfiltration fehlzuinterpretieren. Da diese Areale aus der Beurteilung herausgenommen werden müssen, empfiehlt sich die Untersuchung vor oder erst 6 Wochen nach Biopsie.

Für die Beurteilung der lokalen Tumorausbreitung sind verschiedene, auch bei der Untersuchung anderer Organregionen gültige Kriterien wie die Abgrenzung der normalen Organkontur, eine intakte Organkapsel, Signalalte-

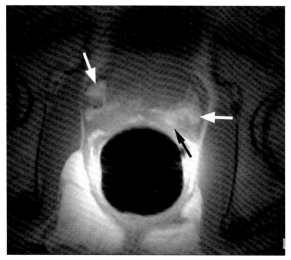

Abb. 11.**11** Postbioptisch ausgedehnte Einblutungen beiderseits (Pfeile). Axiale T1w SE-Sequenz.

rationen des peritumorösen Gewebes und die Abgrenzung zu umliegenden Organen zu berücksichtigen. Erste Barriere zwischen organbegrenztem Wachstum und extraprostatischer Tumorausbreitung ist die Prostatakapsel. Falsch positive Ergebnisse bei der Abgrenzung der Tumorstadien T2 und T3 in der konventionellen MRT beruhen auf der nur unzureichenden Trennung zwischen Tumorgewebe und Organkapsel, die durch den Einsatz der endorektalen MRT deutlich reduziert werden konnten. Für eine Beteiligung der Prostatakapsel gelten nach Outwater u. Mitarb. (71) verschiedene Kriterien: Hierzu zählen eine plateauartige Konfiguration, eine Retraktion und eine Verdickung bzw. Vorwölbung der Prostatakapsel als indirekter Hinweis für eine Kapselinfiltration; streifenförmige Ausläufer und Gewebe tumoräquivalenter Signalintensität außerhalb der normalen Organkontur hingegen als direkte Zeichen für ein organüberschreitendes Wachstum (Abb. 11.**13**–11.**15**). Die Tumorausbreitung beim PCA erfolgt dabei nicht willkürlich, sondern entlang der die Kap-

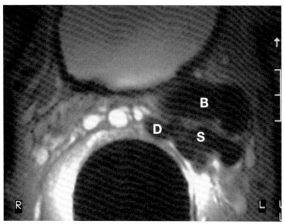
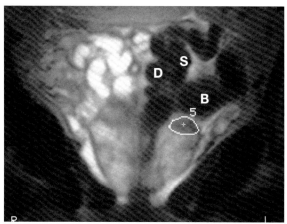

Abb. 11.**12 a, b** Frische postbioptische Einblutung in die Samenblase (S), den Ductus deferens und paravesikal (B) links. Axiale (**a**) und koronare (**b**) T2w schnelle SE-Sequenz.

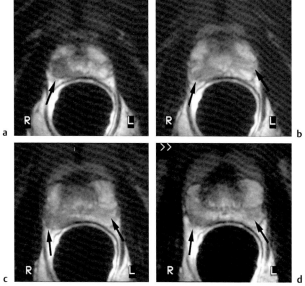

Abb. 11.**13 a–d** Prostatakarzinom Stadium T3a. **a–d** Axiale T2w schnelle SE-Sequenz. Multifokales Prostatakarzinom (Pfeil) mit verschiedenen Zeichen der Kapselbeteiligung und Kapselpenetration: **a** Bulging, **b** Stranding, **c, d** extrakapsulärer Tumor, **c** Retrektion.

Bildgebung der pathologischen Befunde

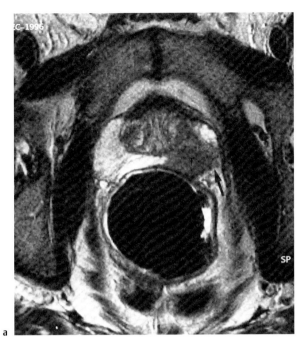

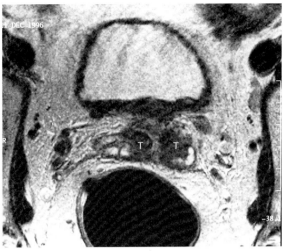

Abb. 11.**14 a, b** Prostatakarzinom Stadium T3b. **a, b** Axiale T2w schnelle SE-Sequenz, Endorektal-/Phased-Array-Spule (Combi-Coil). Fast vollständiger Signalverlust (T) der linken peripheren Zone mit Infiltration des periprostatischen Fettgewebes entlang des neurovaskulären Bündels (Pfeil), Infiltration beider Samenblasen (T).

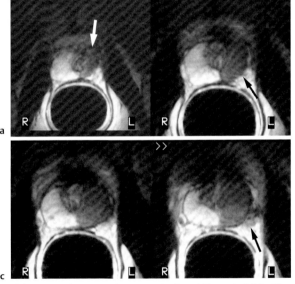

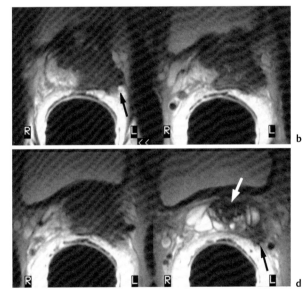

Abb. 11.**15 a–d** Prostatakarzinom Stadium T3b. **a, b** Axiale T2w schnelle SE-Sequenz. **c, d** Koronare T2w schnelle SE-Sequenz. – Ausgedehntes Karzinom (Pfeile) der linken peripheren Zone mit transkapsulärer Ausbreitung in das periprostatische Fettgewebe. In den koronaren Schichten zeigen sich zwei verschiedene Infiltrationswege in die linke Samenblase entlang des Ductus deferens und paraprostatisch.

sel penetrierenden Nervenfasern unter Einbeziehung des neurovaskulären Bündels (95). Bei kleinen, solitären organbegrenzten Tumoren wird von einigen Operateuren eine nerverhaltende Prostatektomie durchgeführt. Die MRT erlaubt hier die exakte Darstellung der operativ zu erhaltenden kontralateralen Seite durch Darstellung der unauffälligen peripheren Zone, der Prostatakapsel und des neurovaskulären Bündels im mittleren/basisnahen Abschnitt.

Die MRT ist anderen bildgebenden Verfahren wie der CT und der transrektalen Sonographie im Nachweis einer *Samenblaseninfiltration* überlegen, da sie bereits eine frühzeitige Tumorinvasion erfasst. Bevor Änderungen bezüglich der Organkonfiguration und -größe darstellbar sind, zeigt sich im Falle einer Tumorinfiltration eine ein- oder beidseitige Signalabnahme der betroffenen Samenblase im T2w Bild mit Zerstörung des normalerweise lobulierten Drüsenaufbaus. Dabei können zwei unter-

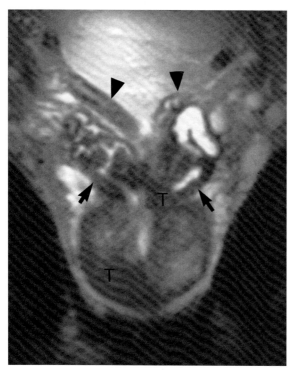

Abb. 11.16 Prostatakarzinom Stadium T3b. Koronare T2w schnelle SE-Sequenz. Diffuses beidseitiges Prostatakarzinom (T) mit vollständiger Durchsetzung der rechten Samenblase (Pfeil). Infiltration des proximalen Drittels der linken Samenblase und konsekutiver distaler Stauung (Pfeil). Ductus deferentes (Pfeilspitzen).

schiedliche Infiltrationswege beobachtet werden: direkt per continuitatem entlang des Colliculus seminalis oder bei breitflächiger, extrakapsulärer Infiltration entlang der äußeren Organkontur in die Samenblase. Für eine sichere Diagnostik ist eine Untersuchung in zwei Ebenen unabdingbar (Abb. 11.14–11.17). Dabei ermöglicht eine Angulierung der Schichtebene parallel zur Längsachse der Samenblasen die simultane Darstellung der tumorbefallenen Anteile der peripheren Zone und der Samenblasen.

Bei Tumoren im *Stadium T4* handelt es sich per definitionem um fixierte Prozesse mit Infiltration in die Nachbarorgane wie z. B. die Harnblase oder das Rektum. Während die T2w Aufnahmen primär zur Lokalisation des Prostatakarzinoms und zur Beurteilung der direkt benachbarten Strukturen herangezogen werden, wird die Notwendigkeit von T1w Untersuchungen nach Kontrastmittelgabe bei der Abklärung einer Organinfiltration, wie bereits bei Harnblasenkarzinomen beschrieben (66), deutlich. Im T2w Bild zeigt sich im Falle einer Harnblaseninfiltration eine Unterbrechung der signalarm dargestellten Harnblasenwand mit gutem Kontrast zum signalreichen Urin. Analog ist eine Infiltration des Rektums an einer Unterbrechung der Denonviellier-Faszie und einer Signalanhebung der normalerweise mit niedriger Signalintensität dargestellten Rektummuskulatur erkennbar. In Einzelfällen kann im T1w Bild nach Kontrastmittelgabe besser zwischen Tumor und Blasen- bzw. Rektumwand differenziert werden (Abb. 11.18 u. 11.19).

Klinische Informationen wie der Palpationsbefund, PSA-Wert, die PSA-Dynamik, Alter des Patienten sowie vorausgegangene Therapien (Hormontherapie, transurethrale Resektionen, Radiatio) sind für die Interpretation der MRT-Bilder unerlässlich. Allerdings führt die Kenntnis klinischer Daten nicht zu einer verbesserten Sensitivität, sondern eher zu einer Zunahme falsch positiver Befunde nach einer Studie von Dhingsa et al. 2004 (20). Ein weiterer wesentlicher Faktor stellt die Erfahrung des Untersuchers bei der Interpretation endorektaler MR-Aufnahmen dar (33, 65). Unter alleiniger Anwendung der Endorektalspule sehen die Ergebnisse im Nachweis für den Nachweis von Tumorherden bei erhöhtem PSA und bisher negativer Stanzbiopsie vielversprechend aus. Für den Tumornachweis fand sich eine Sensitivität von 85 % für die MRT. Bei fehlenden suspekten Arealen in der MRT ergab sich ein hoher negativer Vorhersagewert von 94,4 %, dass auch in einer erneuten Prostatbiopsie kein Tumor gefunden wird (76).

Die Ergebnisse hinsichtlich der lokalen Tumorausbreitung (organbegrenzt, Kapselpenetration) variieren zwischen 55 und 91 %. Als Ursachen sind neben den o.a. Parametern die fehlende Signalspezifität des Tumors, eine unterschiedliche Tumorgröße und die Ausdehnung der Kapselinfiltration bzw. -penetration zu nennen. Die Sensitivität der MRT im Nachweis einer Samenblasenbeteiligung liegt bei 90–95 % mit einer Spezifität von bis zu 90 % (22, 36, 52, 66, 67, 91).

Ob durch die kontrastmittelverstärkte MRT neben einer möglichen Gewebecharakterisierung zusätzlich eine Verbesserung des lokalen Stagings insbesondere in der Differenzierung zwischen T2- und T3-Tumoren gelingt, bleibt zum jetzigen Zeitpunkt noch offen (47). Demgegenüber sind die Ergebnisse der dynamischen kontrastmittelverstärkten MRT in der Abgrenzung des Prostatakarzinoms von normalem Drüsengewebe vielversprechend. Dabei zeigen Prostatakarzinome meist einen steilen Signalanstieg und höhere SI als gesundes Prostatagewebe in der peripheren Zone (Abb. 11.20). Die Analyse der Anstiegsgeschwindigkeiten und maximalen SI verbesserte die Sensitivität für den Tumornachweis in der peripheren Zone in einer Studie von 76 % auf 83 %, für das lokale Tumorstaging ergaben sich jedoch keine signifikanten Vorteile gegenüber den T2-Bildern (43). Kriterien wie Auswaschphänomene, die Bestimmung des relativen maximalen Enhancements sowie der Einsatz spezieller Nachverarbeitungsalgorithmen sind weitere Ansätze in der MR-tomographischen Gewebedifferenzierung (62, 23).

(¹H-) Magnetresonanzspektroskopie des Prostatakarzinoms

Bei der klinischen Anwendung erfolgt die Unterscheidung von gesundem Prostatagewebe und PCA durch die MRS bevorzugt über das (Cholin + Kreatin)/Zitratverhältnis (CK/Z), da eine unmittelbare Quantifizierung der Flächen unter den Signalbeiträgen einzelner Stoffwechselprodukte nicht

Bildgebung der pathologischen Befunde 241

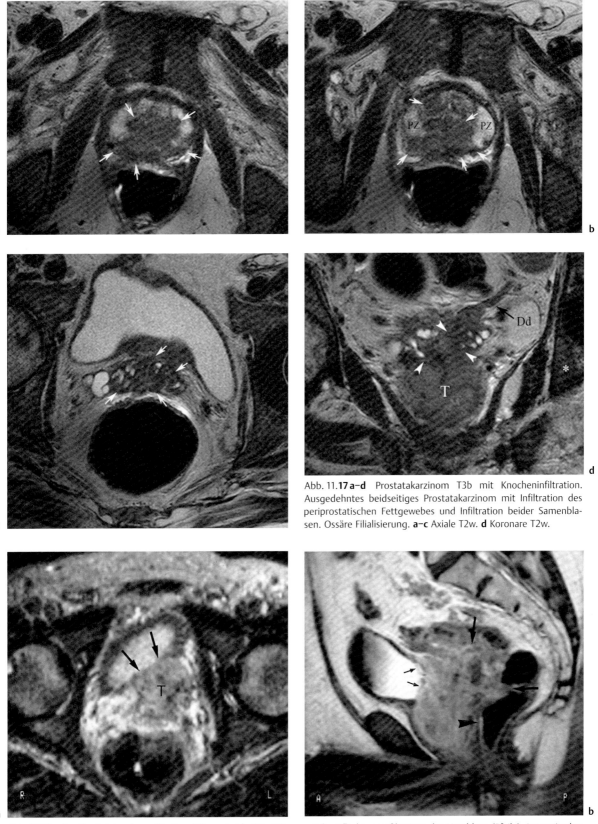

Abb. 11.**17a–d** Prostatakarzinom T3b mit Knocheninfiltration. Ausgedehntes beidseitiges Prostatakarzinom mit Infiltration des periprostatischen Fettgewebes und Infiltration beider Samenblasen. Ossäre Filialisierung. **a–c** Axiale T2w. **d** Koronare T2w.

Abb. 11.**18a, b** Prostatakarzinom Stadium T4a. **a** Axiale T2w SE-Sequenz. **b** Sagittale T1w SE-Sequenz nach i. v. KM-Injektion von 0,12 mmol Gd/kg KG (Körperspule). – Ausgedehntes Karzinom (T) mit breitflächiger Infiltration der Harnblase (Pfeile). Im sagittalen Bild zusätzlich erkennbare Infiltration von Rektum und Sigma.

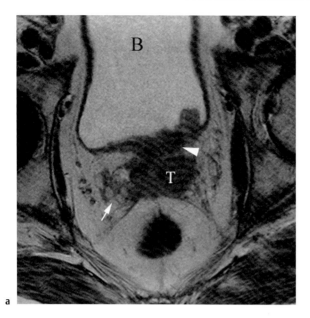
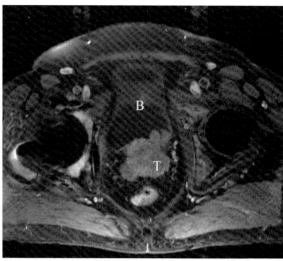
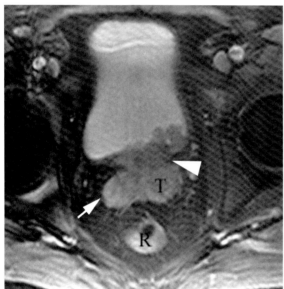

Abb. 11.**19a–c** Prostatakarzinom Stadium T4, klinisch Hämaturie. **a** Axiale T2w: signalarmer Tumor mit breitflächigem Kontakt zur Blasenhinterwand und intraluminalem Tumorwachstum. Aufgehobener Harnblasen-/Samenblasenwinkel (Pfeilspitze). Infiltration der linken und partiell rechten Samenblase (Pfeil). **b** Axiale T1w FS nach KM: signalreiche Darstellung des Tumors im Vergleich zur nicht infiltrierten Blasenwand. **c** Axiale TRUFI nach KM: schlechtere Abgrenzung des Tumors von der normalen Blasenwand und fehlende Differenzierung der noch erhaltenen Samenblasenanteile.

möglich ist (49, 16). Der Vergleich von MR-Spektren aus der peripheren Zone der Prostata (Entstehungsort von ca. 70–75% der PCAs) (57) ergibt, das CK/Z bei bis zu 96% der PCA mehr als drei Standardabweichungen über dem Durchschnittswert in gesundem Prostatagewebe liegt (49, 34, 48, 60). Unabhängig von der Erfahrung des Radiologen mit der Prostata-MRT verbessert sich durch Kombination mit der mehrdimensionalen MRS die Treffgenauigkeit beim sextantenbezogenen Nachweis oder Ausschluss eines PCA statistisch signifikant um ca. 10%. Der positive Vorhersagewert der kombinierten MRT und mehrdimensionalen MRS (beide mit Verdacht auf PCA) liegt bei 89–92%. Der negative Vorhersagewert der kombinierten MRT und 3D-MRS (beide ohne Anhalt für PCA) liegt bei 74–82% (n = 53 Patienten) (81) (Abb. 11.**21** u. 11.**22**).

Bei der Tumorlokalisation in einem Sextanten der Prostata sind MRT und mehrdimensionale MRS zusammen der Stanzbiopsie besonders im Bereich der Prostataapex überlegen (n = 47 Patienten) (96). Bei Patienten mit Prostataeinblutungen nach Biopsie verbessert die Kombination der MRS mit der MRT die Spezifität von 26% auf 66% und die Treffgenauigkeit von 52% auf 75% (n = 49 Patienten) (45). Der Ausschluss eines kapselüberschreitenden Tumorwachstums gelingt bei der MRT der Prostata mit einer Spezifität von bis zu 95%, die Sensitivität ist mit 17–54% jedoch mäßig. Mit zunehmender Zahl von tumorverdächtigen MR-Spektren in der peripheren Zone der Prostata steigt die Wahrscheinlichkeit eines kapselüberschreitenden Tumorwachstums jedoch deutlich an; das Erkennen eines organüberschreitenden PCA-Wachstums wird

Bildgebung der pathologischen Befunde   243

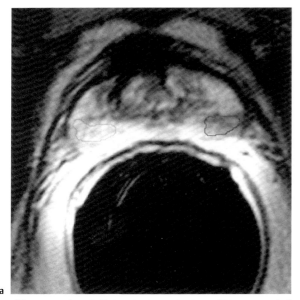

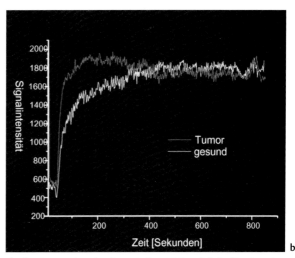

Abb. 11.**20 a, b** 62-jähriger Patient mit einem PSA von 7 ng/ml und bioptisch gesichertem Prostatakarzinom. In der axialen T2-gewichteten TSE-Sequenz (**a**) zeigt sich links dorsolateral in der peripheren Zone eine umschriebene signalarme Region. Im Seitenvergleich zeigen sich in der dynamischen MRT nach bolusförmiger Applikation von Kontrastmittel ein rascherer Anstieg der Signalintensität und eine höhere erreichte Signalintensität (**b**) (aus 7).

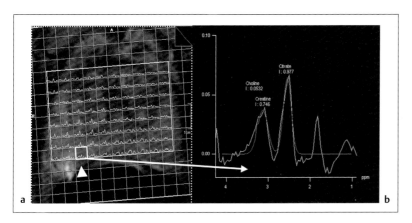

Abb. 11.**21 a, b** 72-jähriger Patient mit PSA-Zunahme von 3,0 auf 4,5 ng/ml in ca. 2 Jahren, bisher keine Biopsie, digitale rektale Untersuchung und transrektale Ultraschalluntersuchung der Prostata negativ. MRT (**a**, mit überlagerter MR-Spektroskopie) und MR-Spektroskopie (**b**, Anteil des rechten mittleren Sextanten der Prostata dorsal (Pfeilspitze in **a**, MR-Spektrum in **b**).

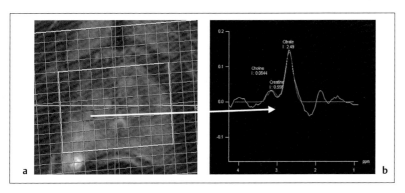

Abb. 11.**22 a, b** 72-jähriger Patient mit PSA-Zunahme von 3,0 auf 4,5 ng/ml in ca. 2 Jahren, bisher keine Biopsie, digitale rektale Untersuchung und transrektale Ultraschall-Untersuchung der Prostata negativ. MRT (**a**, mit Raster für MR-Spektroskopie) und MR-Spektroskopie (**b**, Einzelspektrum) zeigen übereinstimmend einen negativen Befund für den dargestellten Anteil des rechten mittleren Sextanten der Prostata ventral.

statistisch signifikant um 8–13 % verbessert (n = 53 Patienten) (98). Bei der Abschätzung von Tumorvolumina oberhalb einer Mindestgröße von 0,5 ccm sind die mehrdimensionale MRS und die kombinierte MRT und MRS der MRT allein überlegen (n = 37 Patienten) (12). Im pathologischen Bereich oberhalb von drei Standardabweichungen über dem Durchschnitt in gesundem Prostatagewebe zeigt CK/Z eine erhebliche Spannbreite (49, 34, 61). Erste Untersuchungen zeigen, dass die Cholinkonzentration in Prostatakarzinomen mit Abnahme der Tumorzelldifferenzierung zunimmt (95), sodass die MRS möglicherweise eine Abschätzung der Tumoraggressivität erlaubt. Neue Untersuchungen belegen, dass die mehrdimensionale MRS in einem in zwei Raumrichtungen angulierten Messvolumen eine noch bessere Abdeckung der Prostata ermöglicht (80) und auf ein 3T-Ganzkörper-MR-Untersuchungsgerät übertragen werden kann (51).

Als nichtinvasives Untersuchungsverfahren eignet sich die MRS grundsätzlich zum Erkennen therapiebedingter Stoffwechselveränderungen an der Prostata, z. B. bei Hormontherapie, Strahlentherapie und Kryotherapie.

Ähnlich wie Zellproliferation, Zellapoptose und Produktion von PSA werden auch Produktion, Akkumulation und Sekretion von Zitrat in der Prostata durch Dihydrotestosteron gesteuert. Hormonentzugstherapien, die entweder die Testosteronproduktion anhalten (Kastration, LHRH-Analoga) oder die Bindungsstellen für Dihydrotestosteron an der Prostata besetzen (Antiandrogene), vermindern den Zitratgehalt der Prostata (15, 61). Dabei nimmt die Konzentration von Zitrat bei zunehmender Dauer der Hormontherapie offenbar früher oder stärker ab als die Konzentration von Cholin, sodass CK/Z unter Hormontherapie sowohl in gesundem Gewebe als auch in PCA-Gewebe der peripheren Zone der Prostata zunimmt. Die Unterscheidbarkeit von gesundem Gewebe und PCA anhand des CK/Z bleibt jedoch im Grunde erhalten, solange noch Stoffwechselprodukte nachweisbar sind. Liegt die Zitratkonzentration unter Hormontherapie bereits unter der Nachweisgrenze der ^{1}H-MRS, so deutet noch nachweisbares Cholin auf PCA-Gewebe hin (n = 95 Patienten) (61). Unter Berücksichtigung der Veränderungen von CK/Z bleibt die Treffgenauigkeit der kombinierten MRT und MRS der Prostata wenigstens für die ersten vier Monate der Hormontherapie erhalten (n = 64 Patienten mit radikaler Prostatektomie nach MRT und 3D/MRSI, davon n = 16 mit neoadjuvanter Hormontherapie) (62). Mit Hilfe der kombinierten MRT und MRS der Prostata kann also das Ansprechen auf eine Hormontherapie überprüft werden; in Arealen mit Nachweis von Stoffwechselprodukten in der MRS kann im Grunde noch zwischen gesundem Gewebe und PCA unterschieden werden.

Bei lokal begrenzt wachsendem PCA erzielt die Strahlentherapie heute ähnlich günstige Ergebnisse wie die radikale Prostatektomie. Entscheidend für den Therapieerfolg sind eine möglichst hohe Strahlendosis am Zielorgan und eine möglichst geringe Dosis an den benachbarten Organen. Bei der Bestrahlungsplanung mit dem Ziel einer Dosiseskalation in den PCA-Herden gelingt die geometrische Übertragung der Information aus kombinierten MRT- und MRS-Untersuchungen der Prostata auf Ultraschallaufnahmen und CT-Aufnahmen mit Hilfe relativ einfacher Formeln (100, 21). Dieses Vorgehen eignet sich besonders dann, wenn die kombinierte MRT und MRS einzelne PCA-Herde differenziert. Bei diffus verteilten PCA-Herden ergeben sich jedoch keine Vorteile für die Tumor-Kontrollwahrscheinlichkeit (TCP) und die Verringerung der durch Strahlentherapie bedingten Morbidität (100). Nach Strahlentherapie ist Zitrat typischerweise nicht mehr im Prostatagewebe nachzuweisen, Dennoch unterscheidet eine Multivariatenanalyse von In-vitro-MR-Spektren nach Strahlentherapie klar zwischen Stanzbiopsien mit und ohne histopathologischen PCA-Nachweis (n = 35 Patienten 18–36 Monate nach Strahlentherapie der Prostata, 116 Stanzbiopsien in der MRS mit histopathologischer Kontrolle) (58). Daher erscheint es immerhin möglich, bei einem Wiederanstieg des PSA-Wertes nach Strahlentherapie („PSA-Versagen") den noch oder wieder aktiven PCA-Herd in der Prostata auch *in vivo* mit Hilfe der kombinierten MRT und MRS zu finden.

Nach fokaler Kryotherapie der Prostata kann die kombinierte MRT und MRS zwischen nekrotischen Gewebearealen im Kryotherapiebereich, gesundem Restgewebe und PCA-Resten bzw. PCA-Rezidiven unterscheiden. Bei Patienten mit PSA-Versagen nach Kryotherapie erkennt die kombinierte MRT und MRS PCA-Herde auch dann, wenn die Stanzbiopsie kein Tumorgewebe erbringt (50, 76).

Insbesondere in Kombination mit der MRT erkennt und lokalisiert die mehrdimensionale ^{1}H-MRS der Prostata Karzinome mit hoher Sensitivität und Spezifität. Grundsätzlich bleibt die Unterscheidbarkeit von gesundem und karzinomatös entartetem Prostatagewebe auch nach Hormontherapie, Strahlentherapie oder Kryotherapie der Prostata erhalten. Da die kombinierte MRT und MRS der Prostata nichtinvasiv und strahlenfrei und daher an sich beliebig wiederholbar ist, bietet sie sich für die Planung von Biopsien und Therapien der Prostata ebenso an wie für die Kontrolle des Therapieerfolgs. Ein breiterer klinischer Einsatz würde erfordern, dass die bislang nur wenig verbreitete Technologie der kombinierten MRT und MRS der Prostata möglichst vielen Anwendern in einer einfach zu bedienenden und auszuwertenden Weise zugänglich gemacht wird.

MR-gesteuerte Prostatabiopsie

Die derzeit routinemäßig durchgeführten systematischen Prostatabiopsien mit einer 18-G-Biopsienadel zeigen im Vergleich zum Prostatektomiepräparat in einem erheblichen Umfang von bis zu 65 % Abweichungen des Gleason-Scores, insbesondere bei besser differenzierten Tumoren (8). In einer lokalisationsbezogenen Auswertung mit Vergleich der MRT-Bildgebung mit MR-Spektroskopie, der Biopsiehistologie und der Histologie der Prostatektomiepräparate zeigte die MRT mit MR-Spektroskopie eine höhere Sensitivität, aber geringere Spezifität im Vergleich zur Biopsie. Deshalb wird auch weiterhin eine Prostatabiopsie notwendig sein (97). Aufgrund der höheren Sensitivität im Vergleich zur digitalen rektalen Untersuchung und zum TRUS könnte die MRT mit MR-Spektroskopie, ggf. auch in Kombination mit einer dynamischen kontrastunterstützten MRT dazu beitragen, die Zahl der falsch negativen Stanzen zu verringern und repräsentative Tumorareale zu erkennen, um anhand der Biopsiehistologie eine korrekte Abschätzung der Prognose vornehmen zu können. Dies könnte zum einen durch Übermittlung der MR-Befunde auf den TRUS bei einer TRUS-gesteuerten Prostatabiopsie und zum anderen durch eine

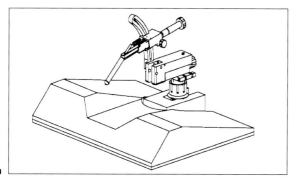 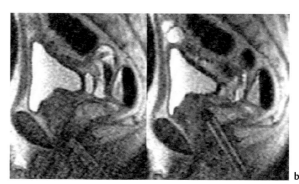

Abb. 11.23 a, b Vorrichtung zur MR-gesteuerten transrektalen Prostatabiopsie (a). Sie besteht aus einer im MRT sichtbaren, mit Kontrastmittel gefüllten Führungshülse und einem Stativ, das neben einer Höhenverstellung eine Bewegung nach vorwärts und rückwärts sowie eine Rotation zulässt. Die Nadelführung wird im MRT mit T2-gewichteten Bildern (HASTE-Sequenz) ausgerichtet (b) und bei geeigneter Position arretiert. Ausrichtung der Nadelführung auf die Apex und die Basis der Prostata (aus 7).

direkte MR-gesteuerte Prostatabiopsie erfolgen. Ideal wäre eine Biopsie im MRT im Anschluss an die diagnostische Untersuchung. Bisher stehen zur MR-gesteuerten Prostatabiopsie offene MRT-Systeme mit zumeist geringerer Feldstärke oder geringerer Feldhomogenität zur Verfügung (18, 13). Für die Prostatabiopsie wurden dabei transperineale und transglutäale Zugangswege beschrieben. Der Nachteil dieser Systeme ist eine schlechtere diagnostische Bildqualität, was eine Untersuchung des Patienten an zwei verschiedenen Geräten erforderlich macht.

In Kooperation mit der Industrie (MRI-Devices/Daum GmbH) wurde ein Gerät entwickelt, mit dem unter Verwendung der Körper-Phased-Array-Spule im geschlossenen Hochfeldgerät (1,5 T) MR-gesteuert Stanzbiopsien der Prostata über einen transrektalen Zugangsweg entnommen werden können (6). Ein Prototyp steht für den klinischen Einsatz zur Verfügung. Die Vorrichtung besteht aus einer im MRT sichtbaren Nadelführung, einem Haltearm mit diversen Justiermöglichkeiten, einer Grundplatte sowie einem Lagerungskissen für die Bauchlage (Abb. 11.23).

Die im MRT sichtbare Nadelführung wird nach der Lagerung des Patienten in Bauchlage transrektal eingeführt und mit dem Haltearm verbunden. Der Haltearm erlaubt eine Rotation der Nadelführung und eine Bewegung nach vorwärts und rückwärts sowie eine Verstellung der Höhe. Zusätzlich kann der Insertionswinkel verändert werden. Die Rotationsbewegung und Vorwärts- und Rückwärtsbewegung erfolgen von außen durch eine Teleskopstange. Die Nadelführung kann so unter MRT-Kontrolle auf die gewünschte Region innerhalb der Prostata ausgerichtet werden. Daraufhin wird die Nadelführung arretiert und mit einer MR-kompatiblen Nadel eine Stanzbiopsie entnommen. Die Biopsie wird von der Magnetöffnung ohne vorherige Umlagerung des Patienten entnommen. Die Biopsievorrichtung ermöglicht die Biopsie am gleichen Gerät, an dem auch die diagnostische Untersuchung mit der kombinierten Endorektal-Körper-Phased-Array-Spule durchgeführt wurde. Durch die zunächst durchgeführte T2-gewichtete TSE-Sequenz mit den gleichen Parametern wie in der diagnostischen MRT ist eine gute Reproduktion und räumliche Zuordnung der Befunde aus der diagnostischen Untersuchung mit der kombinierten Endorektal-Körper-Phased-Array-Spule möglich.

Bisher wurden im Rahmen einer Studie bei 12 Patienten Biopsien entnommen. Dabei konnten 5 Prostatakarzinome histologisch gesichert werden (7). Eine Verbesserung der Methode kann sich durch Biopsievorrichtungen mit eingebauten Spulen ergeben, die bisher im Tierversuch getestet wurden (90). Eine Alternative zur MR-gesteuerten Prostatabiopsie im MRT stellt die Fusion von MRT-Datensätzen mit TRUS-Bildern dar. Hierbei könnten, eine einwandfreie Fusion vorausgesetzt, die Vorteile des besseren Tumornachweises in der MRT mit der schnelleren und kostengünstigeren TRUS-gesteuerten Biopsieentnahme kombiniert werden. Bisher liegen für die Methode jedoch nur wenige Erfahrungen an Patienten mit Rezidivverdacht bei Prostatakarzinom nach Radiatio vor (45).

Rezidivdiagnostik des Prostatakarzinoms

Die Inzidenz eines PCA-Rezidivs nach radikaler Prostatektomie korreliert stark mit dem präoperativen PSA-Wert, dem histopathologischen Tumorstadium, dem Gleason-Score und dem chirurgischen Absetzungsrand (11, 32, 73). Bis zu 50% der Patienten mit einem präoperativen PSA von > 10 ng/ml oder einem Gleason-Score > 7 entwickeln postoperativ innerhalb von 7 Jahren ein Rezidiv; bei Patienten im Stadium T3 mit nachgewiesener extrakapsulärer Tumorausbreitung liegt die Rezidivrate bei ca. 35% (11). In den Fällen, in denen ein positiver Absetzungsrand vorliegt, ist, unabhängig vom Tumorstadium, ein Rezidiv in 25% der Fälle innerhalb von 5 Jahren zu beobachten (60).

Wichtigster Parameter in der Verlaufskontrolle des Prostatakarzinoms nach chirurgischer Therapie, Radiatio oder unter Androgendeprivation ist das PSA. Nach radikaler Prostatektomie liegt das PSA meist unter der Nachweisgrenze bzw. bei Werten < 0,4 ng/ml. Der Nachweis eines vormals nicht nachweisbaren bzw. ein Anstieg eines über längere Zeit konstant niedrigen PSA-Wertes spricht für verbliebenes Prostatarestgewebe, ein Rezidiv oder eine Metastasierung.

246 Prostata und Samenblasen

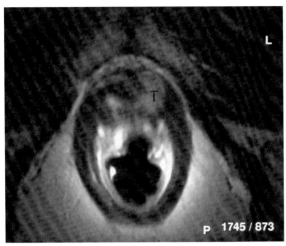

Abb. 11.**24** Tumorrezidiv (T) im Bereich der Apex. Axiale T2w schnelle SE-Sequenz.

Tumorrezidive nach radikaler Prostatektomie entstehen in enger Nachbarschaft zum Resektionsgebiet (positive margin) insbesondere im Bereich der Apex und der vesikourethralen Anastomose. Der digitalen rektalen Untersuchung kommt in der Rezidivdiagnostik nur eine untergeordnete Bedeutung zu. Zum einen muss ein minimales, detektierbares und auch palpatorisch zugängliches Volumen vorhanden sein, zum anderen ist die Anatomie des kleinen Beckens durch die vorausgegangene Operation meist so alteriert, dass eine Differenzierung zwischen postoperativem Narbengewebe und Rezidivtumor meist nicht vorgenommen werden kann (31, 53). Nach Radiatio limitiert zudem das meist kleine, geschrumpfte und fibrös umgewandelte Organ eine Differenzierung zwischen malignem und benignem Gewebe.

Die MR-tomographische Rezidivdiagnostik setzt auch zum Nachweis kleinerer Befunde den Einsatz endorektaler oder hochauflösender Oberflächenspulen voraus. Neben einer detaillierten Darstellung der Prostataloge unter Einschluss der ehemaligen Samenblasenregion sollte insbesondere die vesikourethrale Anastomose dünnschichtig und ggf. in mehreren Ebenen dargestellt werden (Abb. 11.**24**–11.**27**). Tumorrezidive weisen im Vergleich zu der im T2-Bild signalarm dargestellten Muskulatur erhöhte Signalintensitäten auf und lassen sich anhand der Asymmetrie im Vergleich zur Gegenseite meist eindeutig zuordnen. Bei negativem Palpationsbefund und unauffälligem transrektalem Ultraschall kann die MRT zur Festlegung des Biopsieortes hilfreich sein. Ein weiterer Vorteil der MRT insbesondere im Vergleich zur CT und Sonographie liegt im Nachweis auch kleiner, gruppierter asymmetrisch angeordneter Lymphknoten oder mit o.g. Verfahren nur insuffizient darstellbarer Lymphknotenregionen (Abb. 11.**28**). Dem Einsatz der MRT zur Differenzierung zwischen aktivem und inaktivem Tumorgewebe nach Androgendeprivation bzw. Radiatio kommt nur eine untergeordnete Bedeutung infolge der sich überlappenden Signalintensitäten zwischen Fibrose, residualem Drüsengewebe und aktivem Tumorgewebe zu. Eventuell ist hier eine bessere Gewebecharakterisierung durch die MR-Spektroskopie zu erwarten.

Andere maligne Prostatatumoren

Zahlreiche maligne Varianten des PCA wurden in des letzten zwei Dekaden beschrieben. Die Häufigkeit atypischen Karzinome liegt bei < 5 % aller malignen Prostatatumoren (Tab. 11.**4**). Als Ausgangspunkt sind hier epitheliale oder stromale Anteile der Prostata oder ektope, innerhalb der Prostata lokalisierte Zellen zu nennen. Anhand der klinischen Symptomatik sind diese Tumoren nicht vom typischen Adenokarzinom zu differenzieren. Allerdings ergeben sich erhebliche Unterschiede hinsichtlich der Ätiologie und ihrem therapeutischem Ansprechen. Über die bildmorphologischen Charakteristika insbesondere in der

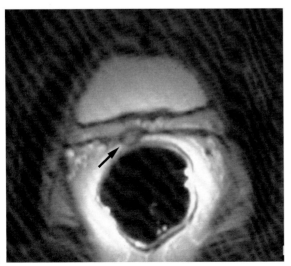 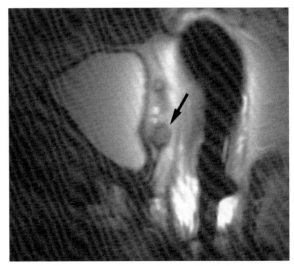

Abb. 11.**25** Tumorrezidiv (Pfeil) im Bereich der Prostataloge. **a** Axiale T2w schnelle SE-Sequenz, **b** sagittale T2w schnelle SE-Sequenz.

Bildgebung der pathologischen Befunde 247

Tabelle 11.4 Atypische maligne Prostatatumoren (aus 69)

Epitheliale Tumoren	**Varianten des Adenokarzinoms** • Adenokarzinom mit endometriodem Bild • Comedokarzinom • muzinöses Karzinom • adenoid-zystisches Karzinom • Siegelringkarzinom • adenosquammöses Karzinom **Andere epitheliale Karzinome** • Plattenepithelkarzinom • Transitionalzellkarzinom • neuroendokrine Neoplasien • Karzinoid und kleinzelliges Karzinom
Nichtepitheliale Tumoren	**Tumoren mit muskulärer Differenzierung** • Rhabdomyosarkom • Leiomyosarkom **Andere seltene Sarkome** • Fibrosarkom • malignes fibröses Histiozytom • Osteosarkom **Angiosarkom** • Chondrosarkom • maligner Nervenscheidentumor **Gemischte Tumoren** • Karzinosarkom • maligner phylloider Tumor **Hämatolymphogene Malignome** • malignes Lymphom • leukämische Beteiligung der Prostata **Metastasen**

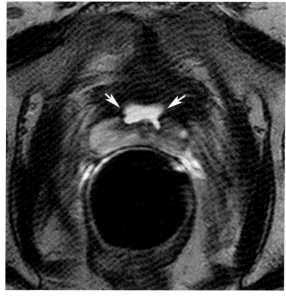

Abb. 11.26 Zustand nach TURP. Erweiterung der prostatischen Harnröhre und des Blasenhalses.

MRT liegen zu den einzelnen Tumoren nur wenige Publikationen vor. In den meisten Fällen sind diese Tumoren rein bildmorphologisch nicht von den klassischen in der peripheren Zone gelegenen Adenokarzinomen zu unterscheiden.

Muzinöse Karzinome weisen kein charakteristisches Echomuster in der Sonographie auf. Im Gegensatz zum typischen signalarmen Karzinom in der peripheren Zone zeigen die Zellen des muzinösen Karzinoms ein erweitertes Lumen und eine vermehrte muzinöse Speicherung, die meist mit einer signalreichen Darstellung des Tumors im T2w Bild einhergeht (83, 84).

Beim *Transitionalzellkarzinom* der Prostata handelt es sich entweder um einen primären Tumor ausgehend von

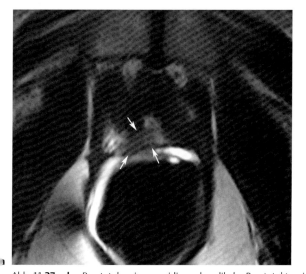
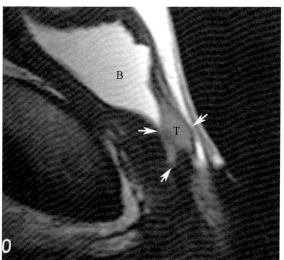

Abb. 11.27 a, b Prostatakarzinomrezidiv nach radikaler Prostatektomie. **a** Axiale T2w. **b** Sagittale T2w: Tumorrezidiv (T) an der apexnahen Absetzungsstelle.

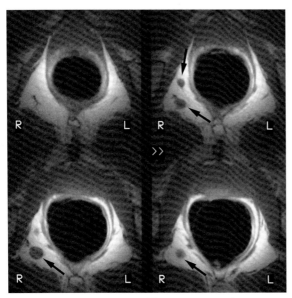

Abb. 11.28 Obturatorische Lymphknotenmetastasen bei Prostatakarzinom. Axiale T1w SE-Sequenz. Nachweis multipler bis 5 mm großer Lymphknotenmetastasen (histologisch gesichert) im primären Lymphabflussgebiet der Prostata.

den prostatischen Drüsengängen/Acini oder um eine synchrone bzw. metachrone Infiltration ausgehend von einem Harnblasen- oder Urethrakarzinom. Eine stromale Invasion kann bei beiden Formen beobachtet werden. Die Häufigkeit der primären Form liegt bei 2–4 % aller Prostatakarzinome, die einer sekundären Infiltration der Prostata bei ca. 7–43 %. In den meisten Fällen handelt es sich bei Diagnosestellung um fortgeschrittene, meist homogen signalarme Tumoren (Abb. 11.**9** u. 11.**10**).

Prostatasarkome zählen zu den klinisch seltenen Befunden maligner Tumoren der Prostata. Meist handelt es sich um lokal bereits fortgeschrittene Tumoren, die im Rahmen ihrer lokalen Tumorexpansion zu einem klinischen Beschwerdebild mit Miktions- und Defäkationsstörungen, Hämaturie und obstruktiver Nephropathie etc. führen. Die Beurteilung einer Infiltration in die Nachbarorgane steht bei der CT- und MR-tomographischen Diagnostik im Vordergrund. Im Kindes- und Jugendalter handelt es sich histologisch meist um *Rhabdomyosarkome*, im Erwachsenenalter um *Leiomyosarkome* (Abb. 11.**29** u. 11.**30**). Je nach Größe des Sarkoms kann der genaue Ursprungsort auch in der MRT nur teilweise geklärt werden, da vielfach der normale Drüsenaufbau der Prostata nicht mehr er-

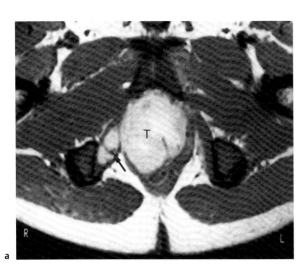

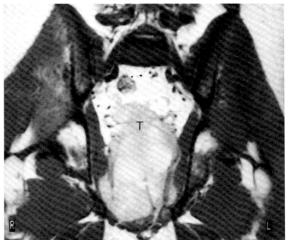

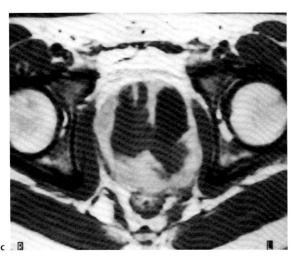

Abb. 11.**29 a–c** Rhabdomyosarkom. **a** Axiale pw SE-Sequenz, **b** koronare pw-SE-Sequenz, **c** axiale T1w SE-Sequenz nach i. v. KM-Injektion von 0,12 mmol Gd/kg KG (Körperspule). – Ausgedehnter Tumor (T) mit Infiltration des M. levator ani und des M. obturatorius (Pfeil) sowie der Samenblasen. Nach KM-Injektion Demarkierung zentral nekrotischer Anteile.

kennbar ist. Dabei lassen sich die verschiedenen Gewebekomponenten in Abhängigkeit von der gewählten Untersuchungssequenz erkennen. Während das T1w Bild nur andeutungsweise ein inhomogener Tumoraufbau vermuten lässt, ist auf PDw und T2w Aufnahmen das für einen schnellwachsenden Tumor typische Signalverhalten erkennbar. Bildmorphologisch zeigt sich eine septierte Raumforderung im kleinen Becken mit zentral gelegenen signalreichen Anteilen, die im T2w Bild fast flüssigkeitsäquivalente Werte aufweisen und zentralen Nekrosen entsprechen. Die äußere Tumorbegrenzung wird häufig von einer Kapsel gebildet. Dieser Kapselnachweis kann dabei speziell bei erhaltener Drüsenperipherie differenzialdiagnostisch hilfreich sein.

Ein für einen histologischen Tumortyp charakteristisches Signalverhalten unter Verwendung verschiedener Sequenzen mit und ohne KM liegt nicht vor. Dennoch kann im Vergleich zu den Prostatakarzinomen ein sinnvoller Einsatz von Gd-DTPA bei Prostatasarkomen erkannt werden. Die KM-Gabe dient dabei zur Darstellung perfundierter und nekrotisch zerfallener Tumorabschnitte und bei technisch nicht durchführbarer Zystoskopie der Abklärung einer Beteiligung der Harnblase und des Rektums.

Eine weitere Indikation für die bildgebende Diagnostik stellt die Verlaufskontrolle unter Chemotherapie dar. So ist neben der Beurteilung der Tumorgröße und Ausdehnung durch die KM-Gabe eine exakte Bestimmung noch verbliebener aktiver Tumoranteile möglich.

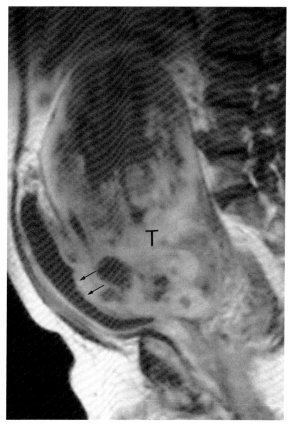

Abb. 11.**30** Leiomyosarkom. Sagittale T1w SE-Sequenz nach i.v. KM-Injektion von 0,12 mmol Gd/kg KG (Körperspule). Riesiger Tumor (T) mit ausgedehnten zentralen Nekrosen und Infiltration der Harnblasenhinterwand (Pfeile).

Literatur

1. American Cancer Society: Cancer facts and figures 2002. ACS, Atlanta 2002
2. Babaian, R.J., A. Toi, K. Kamoi, P. Troncoso, J. Sweet, R. Evans, D. Johnston, M. Chen: A comparative analysis of sextant and an extended 11-core multisite directed biopsy strategy. J. Urol. 163 (2000) 152
3. Barentsz, J. O., G. J. Jager, P. B. van Vierzen, et al.: Staging urinary bladder cancer after transurethral biopsy: the value of fast dynamic contrast-enhanced MR imaging. Radiology 201 (1996) 185–193
4. Berner, A., H. Waere, J. M. Nesland, et al.: DANN ploidy, serum prostate specific antigen, histological grade and immunhistochemistry as predictive parameters of lymph node metastasis in T1-T3/M0 prostatic adenocarcinoma. Br. J. Urol. 75 (1995) 26–32
5. Beyersdorff, D., U. Darsow, C. Stephan, D. Schnorr, S. Loening, M. Taupitz: MRT des Prostatakarzinoms mit drei verschiedenen Spulensystemen: Abbildungsqualität des Tumors und Staging. Rofo 175 (2003) 799–805
6. Beyersdorff, D., A. Winkel, B. Hamm, S. Lenk, S. Loening, M. Taupitz: MR-imaging-duided prostate biopsy with a closed MR unit at 1.5 T: initial results. Radiology 234 (2005) 576–581
7. Beyersdorff, D., B. Hamm: MRT zur Problemlösung beim Nachweis des Prostatakarzinoms. Rofo 177 (2005) 788–795
8. Bostwick, D.G.: Gleason grading of prostatic needle biopsies – correlation with grade in 316 matched prostatectomies. Am. J. Surg. Pathol. 18 (1994) 796–803
9. Bottomley, P. A., W. A. Edelstein, T. H. Forster, W. A. Adams: In vivo solvent suppressed localized hydrogen nuclear magnetic resonance spectroscopy: a window to metabolism? Proc. Natl. Acad. Sci. 82 (1985) 2148
10. Carter, H. B., U. M. Hamper, S. Seth, R. C. Sanders, J. J. Epstein, P. C. Walsh: Evaluation of transrectal ultrasound in the early detection of prostate cancer. J. Urol. 142 (1989) 1008
11. Catalona, W.J., D. S. Smith: Cancer recurrence and survival rates after anatomic radical retropubic prostatectomy for prostate cancer: Intermediate-term results. J. Urol. 160 (1998) 2428
12. Coakley, F. V., J. Kurhanewicz, Y. Lu, K. D. Jones, M. G. Swanson, S. D. Chang, P. R. Carroll, H. Hricak: Prostate cancer tumor volume: measurement with endorectal MR and MR spectroscopic imaging. Radiology 223 (2002) 91
13. Cormack, R.A., A. V. D'Amico, N. Hata, et al.: Feasibility of transperineal prostate biopsy under interventional magnetic resonance guidance. Urology 56 (2000) 663–664
14. Costello, L. C., R. B. Franklin: Concepts of citrate production and secretion by prostate: 1. Metabolic relationships. Prostate 18 (1991 a) 25
15. Costello, L. C., R. B. Franklin: Concepts of citrate production and secretion by prostate: 2. Hormonal relationships in normal and neoplastic prostate. Prostate 19 (1991 b) 181
16. Costello, L. C., R. B. Franklin, P. Narayan: Citrate in the diagnosis of prostate cancer. Prostate 38 (1999) 237
17. Cousins, J. P.: Clinical MR spectroscopy: fundamentals, current applications, and future potential. AJR Am. J. Roentgenol. 164 (1995) 1337
18. D'Amico, A. V., C. M. Tempany, R. Cormack, et al.: Transperineal magnetic resonance image guided prostate biopsy. J. Urol. 164 (2000) 385–387
19. Daly, P. F., R. C. Lyon, P. J. Faustino, et al.: Phospholipid metabolism in cancer cells monitored by 31P NMR spectroscopy. J. Biol. Chem. 31 (1987) 14875
20. Dhingsa, R., A. Qayyum, F. V. Coakley, et al.: Prostate cancer localization with endorectal MR imaging and MR spectroscopic imaging: effect of clinical data on reader accuracy. Radiology 230 (2004) 215–220

21. DiBiase, S. J., K. Hosseinzadeh, R. P. Gullapalli, S. C. Jacobs, M. J. Naslund, G. N. Sklar, R. B. Alexander, C. Yu: Magnetic resonance spectroscopic imaging-guided brachytherapy for localized prostate cancer. Int. J. Radiation Oncology Biol. Phys. 52 (2002) 429
22. Engelbrecht, M. R., G. J. Jager, R. J. Laheij, A. L. Verbeek, H. J. Van Lier, J. O. Barentsz: Local staging of prostate cancer using magnetic resonance imaging: a meta-analysis. Eur. Radiol. 12 (2002) 2294–2302
23. Engelbrecht, M. R., H. J. Huisman, R. J. Laheij, et al.: Discrimination of prostate cancer from peripheral zone and central gland tissue using dynamic contrast-enhanced MR imaging. Radiology 229 (2003) 248–254
24. Folkman, J., K. Watson, D. Ingber, et al.: Induction of angioneogenesis during the transition from hyperplasia to neoplasia. Nature 229 (1989) 58–61
25. Frahm, J., K. D. Merboldt, W. Haenike: Localized proton spectroscopy using stimulated echos. J. Magn. Reson. 72 (1987) 502
26. Frahm, J., T. Michaelis, K. D. Merboldt, H. Bruhn, M. L. Gyngell, W. Haenike: Improvements in localized proton NMR spectroscopy of human brain: water suppression, short echo times, and 1 ml resolution. J. Magn. Reson. 90 (1990) 464
27. Futterer, J. J., T. W. Scheenen, H. J. Huisman, et al.: Initial experience of 3 tesla endorectal coil magnetic resonance imaging and 1H-spectroscopic imaging of the prostate. Investigative Radiology 39 (2004) 671–680
28. Garcia-Segura, J. M., M. Sanchez-Chapado, C. Ibarburen, J. Viano, J. C. Angulo, J. Gonzalez, J. M. Rodriguez-Vallejo: In vivo proton magnetic resonance spectroscopy of diseased prostate: spectroscopic features of malignant versus benign pathology. Magn. Reson. Imaging 17 (1999) 755
29. Gevenois, P. A., M.L. Van Sinoy, S. A. Sintzoff, B. Stallenberg, I. Salomon, G. Van Regemorter, J. Struyven: Cyst of the prostate and seminal vesicles: MR imaging findings in 11 cases. AJR Am. J. Roentgenol. 155 (1990) 1021
30. Gleason, D. F., G. T. Mellinger: Prediction of prognosis for prostatic adenocarcinoma by combined histological grading and clinical staging. J. Urol. 111 (1974) 58–64
31. Goldenberg, S. l., M. Carter, S. Dashefsky, et al.: Sonographic characteristics of the urethrovesical anastomosis in the early post-radical prostatectomy patient. J. Urol. 147 (1992) 1307
32. Grossfeld, G. D., D. M. Stier, S. C. Flanders, et al.: Use of second treatment following definitive local thearpy for prostate cancer: DATA from the caPSURE database. J. Urol. 160 (1998) 1398
33. Harris, R. D., A. R. Schned, J. A. Heaney: Staging of prostate cancer with endorectal MR imaging: lessons from a learning curve. RadioGraphics 15 (1995) 813–829
34. Heerschap, A., G. J. Jager, M. van der Graaf, J. O. Barentsz, S. H. Ruijs: Proton MR spectroscopy of the normal human prostate with an endorectal coil and a double spin-echo pulse sequence. Magn. Reson. Med. 37 (1997) 204
35. Hendry, W. F., J. P. Pryor: Müllerian duct (prostatic utricle) Cyst: diagnosis and treatment in subfertile males. Br. J. Urol. 69 (1992) 79
36. Heuck, A., A. Graser, B. Sommer, U. Müller-Lisse, et al.: MRT des Prostatakarzinoms mittels kombinierter Endorektal- und Phased-Array-Spulen: Ergebnisse des lokalen Tumorstagings bei 106 Patienten. Fortschr. Röntgenstr. 175 (2003) 163
37. Hore, P. J.: Solvent suppression in Fourier transform nuclear magnetic resonance. J. Magn. Reson. 55 (1983) 283
38. Huch Boni, R. A., J. A. Boner, U. M. Lutolf, F. Trinkler, D. M. Pestalozzi, G. P. Krestin: Contrast-enhanced endorectal coil MRI in local staging of prostate carcinoma. J. Comput. Assist. Tomogr. 19 (1995) 232–237
39. Huisman, H. J., M. R. Engelbrecht, J. O. Barentsz: Accurate estimation of pharmacokinetic contrast-enhanced dynamic MRI parameters of the prostate. J. Magn. Reson. Imaging 13 (2001) 607–614
40. Ito, H., K. Kamoi, K. Yokoyama, K. Yamada, T. Nishimura: Visualization of prostate cancer using dynamic contrast-enhanced MRI: comparison with transrectal power Doppler ultrasound. British Journal of Radiology 76 (2003) 617–624
41. Jaeger, T. M., N. Weidner, K. Chew, D. H. Moore, R. L. Kerschmann, F. M. Waldman, P. R. Carroll: Tumor angiogenesis correlates with lymph node metastases in invasive bladder cancer. J. Urol. 154 (1995) 69–71
42. Jager, G. J., E. T. Ruijter, C. A. van de Kaa, et al.: Local staging of prostate cancer with endorectal MR imaging: correlation with histopathology. AJR Am. J. Roentgenol. 166 (1996) 845–852
43. Jager, G. J., E. T. Ruijter, C. A. van de Kaa, et al.: Dynamic turbo-FLASH subtraction technique for contrast-enhanced MR imaging of the prostate: correlation with histopathologic results. Radiology 203 (1997) 645–652
44. Jager, G. J., J. L. Severens, J. R. Thornbury, et al.: Prostate cancer staging: should MR imaging be used? a decision analytic approach. Radiology 215 (2000) 445–451
45. Kaplan, I., N. E. Oldenburg, P. Meskell, et al.: Real-time MR-ultrasound image guided stereotactic prostate biopsy. Magn. Reson. Imaging 20 (2002) 295–299
46. Kaji, Y., J. Kurhanewicz, H. Hricak, D. L. Sokolov, L. R. Huang, S. J. Nelson, D. B. Vigneron: Localizing prostate cancer in the presence of postbiopsy changes on MR imaging: role of proton MR spectroscopic imaging. Radiology 206 (1998) 785
47. Kiessling, F., M. Lichy, R.Grobholz, N. Farhan, M. Heilmann, M. S. Michel, L. Trojan, A. Werner, J. Rabe, S. Delorme, H. U. Kauczor, H. P. Schlemmer: Detection of prostate carcinomas with T1-weighted dynamic contrastenhanced MRI. Value of two-compartment model. Radiologe 43 (2003) 474
48. Kim, J. K., D. Y. Kim, Y. H. Lee, N. K. Sung, D. S. Chung, O. D. Kim, K. B. Kim: In vivo differential diagnosis of prostate cancer and benign prostatic hyperplasia: localized proton magnetic resonance spectroscopy using external-body surface coils. Magn. Reson. Imaging 16 (1998) 1281
49. Kurhanewicz, J., D. B. Vigneron, H. Hricak, P. Narayan, P. Carroll, S. J. Nelson: Three-dimensional H-1 MR spectroscopic imaging of the in situ human prostate with high (0.24–0.7-cm3) spatial resolution. Radiology 198 (1996a) 795
50. Kurhanewicz, J., D. B. Vigneron, H. Hricak, F. Parivar, S. J. Nelson, K. Shinohara, P. R. Carroll: Prostate cancer: metabolic response to cryosurgery as detected with 3D H-1 MR spectroscopic imaging. Radiology 200 (1996b) 489
51. Kuroda, K., Y. Kaji, R. V. Mulkern, N. Takei, Y. Kitamura, M. Tamura, K. Sugimura: MR observations of prostate metabolites at 3 Tesla. Proceedings of the International Society for Magnetic Resonance in Medicine (ISMRM) (2002) 1921
52. Langlotz, C. P., M. D. Schnall, H. Pollack: Staging of prostate cancer: accuracy of MR imaging. Radiology 194 (1995) 645
53. Lightner, D. J., P. H. Lange, P. K. Reddy, et al.: Prostate specific antigen and local recurrence after radical prostatectomy. J. Urol. 144 (1990) 921
54. McNeal, J.E.: The prostate and prostatic urethra: a morphologic synthesis. J. Urol. 107 (1972) 1008
55. McNeal, J.E., D. G. Bostwick, R. A. Kindrachuk, et al.: Patterns of progression in prostate cancer. Lancet 1 (1986) 60–63
56. Males, R. G., D. B. Vigneron, J. Star-Lack, S. C. Falbo, S. J. Nelson, H. Hricak, J. Kurhanewicz: Clinical application of BASING and spectral/spatial water and lipid suppression pulses for prostate cancer staging and localization by in vivo 3D 1H magnetic resonance spectroscopic imaging. Magn. Reson. Med. 43 (2000) 17
57. Maßmann, J., A. Funk, J. Altwein, M. Praetorius: Prostatakarzinom (PC) – eine organspezifische Neoplasie aus Sicht der Pathologie. Radiologe 43 (2003) 423
58. Menard, C., I. C. P. Smith, R. L. Somorjai, L. Leboldus, R. Patel, C. Littman, S. J. Robertson, T. Bezabeh: Magnetic resonance spectroscopy of the malignant prostate gland after radiotherapy: a histopathologicstudy of diagnostic validity. Int. J. Radiation Oncology Biol. Phys. 50 (2001) 317
59. Moonen, C. T. W., P. C. M. van Zijl, J. Gillen, et al.: Comparison of single-shot localization methods (STEAM and PRESS) for in vivo proton NMR spectroscopy. NMR in Biomed 2 (1989) 201
60. Morton, R. A., M. S. Steiner, P. C. Walsh: Cancer control following anatomical radical prostatectomy: An interim report. J. Urol. 145 (1991) 1197
61. Mueller-Lisse, U. G., M. G. Swanson, D. B. Vigneron, H. Hricak, A. Bessette, R. G. Males, P. J. Wood, S. Noworolski, S. J. Nelson, I. Barken, P. R. Carroll, J. Kurhanewicz: Time-dependent effects of hormone-deprivation therapy on prostate metabolism as detected by combined magnetic resonance imaging and 3D magnetic resonance spectroscopic imaging. Magn. Reson. Med. 46 (2001a) 49–57
62. Mueller-Lisse, U. G., D. B. Vigneron, H. Hricak, M. G. Swanson, P. R. Carroll, A. Bessette, J. Scheidler, A. Srivastava, R. G. Males, I.

Cha, J. Kurhanewicz: Localized prostate cancer: effect of hormone deprivation therapy measured by using combined three-dimensional 1H MR spectroscopy and MR imaging: clinicopathologic case-controlled study. Radiology 221 (2001 b) 380

63. Mueller-Lisse, U. G., U. L. Mueller-Lisse, S. Haller, et al.: Likelihood of prostate cancer based on prostate-specific antigen density by MRI: retrospective analysis. Journal of Computer Assisted Tomography 26 (2002) 432–437

64. Mueller-Lisse, U. G., M. Scherr: 1H-MR-Spektroskopie der Prostata: Ein Überblick. Radiologe 43 (2003) 481

65. Mueller-Lisse, U. G., U. Mueller-Lisse, J. Scheidler, G. Klein, M. Reiser: Reproducibility of image interpretation in MRI of the prostate: application of the sextant framework by two different radiologists. European Radiology 15 (2005) 1826–1833

66. Mullerad, M., H. Hricak, L. Wang, et al.: Prostate cancer: detection of extracapsular extension by genitourinary and general body radiologists at MR imaging. Radiology 232 (2004) 140–146

67. Nicolas, V., M. Beese, A.Keulers, M. Bressel, H. Kastendieck, H. Huland: MR-Tomographie des Prostatakarzinoms – Vergleich konventionelle und endorektale MRT. Fortschr. Röntgenstr. 161 (1994) 319

68. Nicolas, V., M. Beese, C. Lund, S. Joobmann, P. Hammerer, R. P. Henke: Endorectal surface coil (ERC) MRI of prostate carcinoma – staging and volumetry. Radiology 179 (1995)

69. Nicolas, V., S. H. Heywang-Köbrunner: Urogenitaltrakt, Retroperitoneum, Mamma. Handbuch diagnostischer Radiologie. Springer, Berlin 2004

70. Ogura, K., S. Maekawa, K. Okubo, et al.: Dynamic endorectal magnetic resonance imaging for local staging and detection of neurovascular bundle involvement of prostate cancer: correlation with histopathologic results. Urology 57 (2001) 721–726

71. Ordridge, R. J., M. R. Bendall, R. E. Gordon, A. Conelly: Volume selection for in-vivo biological spectroscopy. In: Govil, G., C. L. Khetrapal, A. Saran (eds.): Magnetic resonance in biology and medicine. Tata McGraw-Hill, New Dehli 1985; 387

72. Outwater, E. K., R. O. Petersen, E. S. Siegelmann, L. G. Somella, C. E.Chernesky, D. G. Mitchell: Prostate carcinoma:assessment of diagnostic criteria for capsular penetration on endorectal coil MR images. Radiology 193 (1994) 333

73. Oyen, R. H., H. P. Van Poppel, F. E. Ameye, et al.: Lymph node staging of localized prostatic carcinoma with CT and CT-guided fine-needle aspiration biopsy: Prospective study of 285 patients. Radiology 190 (1994) 315

74. Padhani, A. R., A. D. MacVicar, C. J. Gapinski, et al.: Effects of androgen deprivation on prostatic morphology and vascular permeability evaluated with MR imaging. Radiology 218 (2001) 365–374

75. Papanicolaou, N., R.C. Pfister, S. A. Stafford: Prostatic abscess: imagig with transrectal sonography and MR. AJR Am. J. Roentgenol. 149 (1987) 981

76. Parivar, F., H. Hricak, K. Shinohara, J. Kurhanewicz, D. B. Vigneron, S. J. Nelson, P. R. Carroll: Detection of locally recurrent prostate cancer after cryosurgery: evaluation by transrectal ultrasound, magnetic resonance imaging, and three-dimensional proton magnetic resonance spectroscopy. Urology 48 (1996) 594

77. Perrotti, M., K. R. Han, R. E. Epstein, et al.: Prospective evaluation of endorectal magnetic resonance imaging to detect tumor foci in men with prior negativ prostatic biopsy: a pilot study. J. Urol. 162 (1999) 1314–1317

78. Preziosi, P., A. Orlacchio, G. Di Giambattista, et al.: Enhancement patterns of prostate cancer in dynamic MRI. Eur. Radiol. 13 (2003) 925–930

79. Qayyum, A., F. V. Coakley, Y. Lu, et al.: Organ-confined prostate cancer: effect of prior transrectal biopsy on endorectal MRI and MR spectroscopic imaging.[see comment]. AJR Am. J. Roentgenol. 183 (2004) 1079–1083

80. Roell, S., T. W. J. Scheenen, D. W. J. Klomp, F. van Dorsten, U. Boettchen, A. Heerschap: Robust retrospective fat removal for MR-spectroscopy of the prostate. Proceedings of the International Society for Magnetic Resonance in Medicine (ISMRM) (2002) 1920

81. Rouviere, O., O. Valette, S. Grivolat, et al.: Recurrent prostate cancer after external beam radiotherapy: value of contrast-enhanced dynamic MRI in localizing intraprostatic tumor–correlation with biopsy findings. Urology 63 (2004) 922–927

82. Scheidler, J., H. Hricak, D. B. Vigneron, K. K. Yu, D. L. Sokolov, R. L. Huang, C. J. Zaloudek, S. J. Nelson, P. R. Carroll, J. Kurhanewicz: Prostate Cancer: localization with three-dimensional proton MR spectroscopic imaging – clinicopathologic study. Radiology 213 (1999) 473

83. Schiebler, M. L., B. C. Yankaskas, C. Tempany, et al.: MR imaging in adenocarcinoma of the prostate: interobserver variation and efficacy for determining stage C disease. AJR Am. J. Roentgenol. 158 (1992) 559–562

84. Schiebler, M. L., M. D. Schnall, E. Outwater: MR imaging of mucinous adenocarcinoma of the prostate. J. Comput. Assist. Tomogr. 16 (1992) 493

85. Schlemmer, H. P., J. Merkle, R. Grobholz, et al.: Can pre-operative contrast-enhanced dynamic MR imaging for prostate cancer predict microvessel density in prostatectomy specimens? European Radiology 14 (2004) 309–317

86. Schricker, A. A., J. M. Pauly, J. Kurhanewicz, M. G. Swanson, D. B. Vigneron: Dualband spectral-spatial RF pulses for prostate MR spectrsocopic imaging. Magn. Reson. Med. 46 (2001) 1079

87. Siegal, J. A., E. Yu, M. K. Brawer: Topography of neovascularity in human prostate carcinoma. Cancer 75 (1995) 2545–2551

88. Sommer, F.G., J. E. McNeal, C. L. Carrol: MR depiction of zonal anatomy of the prostate at 1.5 T. J. Comput. Assist. Tomogr. 10 (1986) 983

89. Star, L. J., S. J. Nelson, J. Kurhanewicz, L. R. Huang, D. B. Vigneron: Improved water and lipid suppression for 3D PRESS CSI using RF band selective inversion with gradient dephasing (BASING). Magn. Reson. Med. 38 (1997) 311

90. Susil, R.C., A. Krieger, J. A. Derbyshire, et al.: System for MR image guided prostate interventions: canine study. Radiology 228 (2003) 886–894

91. Tempany, C. M., A. D. Rahmouni, J. I. Epstein, P. C. Walsh, E. A. Zerhouni: Invasion of the neurovascular bundle by prostate cancer: evaluation with MR imaging. Radiology 181 (1991) 107–112

92. Tempany, C. M., X. Zhou, E. A. Zerhouni, et al.: Staging of prostate cancer: results of radiology diagnostic oncology group project comparison of three MR imaging techniques. Radiology 192 (1994) 47–54

93. Tempany, C. M.: MR staging of prostate cancer: how we can improve our accuracy with decisions aids and optimal techniques. Magn. Reson. Imaging. Clin. N. Am. 4 (1996) 519–532

94. van Dorsten, F. A., M. van der Graaf, M. R. Engelbrecht, et al.: Combined quantitative dynamic contrast-enhanced MR imaging and (1)H MR spectroscopic imaging of human prostate cancer. J. Magn. Reson. Imaging 20 (2004) 279–287

95. Vigneron, D. B., R. Males, S. Noworolski, S. J. Nelson, J. Scheidler, D. Sokolov, H. Hricak, P. Carroll, J. Kurhanewicz: 3D MRSI of prostate cancer: correlation with histologic grade. Proceedings of the International Society for Magnetic Resonance in Medicine, Sixth Scientific Meeting and Exhibition, Sydney, Australia, April 18–24, 1998, Volume 2: S488

96. Villers, A., J. E. McNeal, E. A. Redwine, F. S. Freiha, T. A. Stamey: The role of perineural space invasion in the local spread of prostatic adenocarcinoma. J. Urol. 142 (1989) 763

97. Wefer, A. E., H. Hricak, D. B. Vigneron, et al.: Sextant localization of prostate cancer: comparison of sextant biopsy, magnetic resonance imaging and magnetic resonance spectroscopic imaging with step section histology. J. Urol. 164 (2000) 400–404

98. White, S., H. Hricak, R. Forstner, et al.: Prostate cancer. Effect of postbiopsy hemorrhage on interpretation of MR images. Radiology 195 (1995) 385–390

99. Yu, K. K., J. Scheidler, H. Hricak, D. B. Vigneron, C. J. Zaloudek, R. G. Males, S. J. Nelson, P. R. Carroll, J. Kurhanewicz: Prostate cancer: prediction of extracapsular extension with endorectal MR imaging and three-dimensional proton MR spectroscopic imaging. Radiology 213 (1999) 481

100. Zaider, M., M. J. Zelefsky, E. K. Lee, K. L. Zakian, H. I. Amols, J. Dyke, G. Cohen, Y. C. Hu, A. K. Endi, C. S. Chui, J. A. Koutcher: Treatment planning for prostate implants using magnetic-resonance spectroscopy imaging. Int. J. Radiation Oncology Biol. Phys. 47 (2000) 1085

12 Uterus und Vagina

C. Klüner und B. Hamm

Einleitung

In der Diagnostik des weiblichen Beckens gewinnt die MRT als das für viele benigne und maligne Erkrankungen bildgebende Verfahren mit der höchsten Sensitivität und Spezifität zunehmend an Bedeutung. Die frei wählbare Schichtebene (z. B. in sagittaler Orientierung) ist besonders vorteilhaft für die Darstellung des Uterus und der hohe Weichteilkontrast bietet derzeit die beste Möglichkeit zur Beurteilung der zonalen Anatomie. Fortschritte in der Spulentechnologie und der Einsatz schneller Pulssequenzen haben die MRT zu einer zuverlässigen Untersuchungstechnik mit hoher Bildqualität gemacht.

Zweifellos bleibt der Ultraschall neben der klinischen Untersuchung das am häufigsten eingesetzte diagnostische Verfahren, wird allerdings durch die Untersucherabhängigkeit, durch die unzureichende Gewebecharakterisierung und vor allem die fehlende Möglichkeit eines Stagings von Malignomen begrenzt.

Die Computertomographie hat sich aufgrund des geringen Weichteilkontrasts als ineffizient für das lokale Tumorstaging erwiesen und sollte nur noch bei fortgeschrittenen Tumorstadien angewendet werden. Die MRT bietet demgegenüber eine exzellente morphologische Darstellung des weiblichen Beckens und weist den größten diagnostischen Wert beim Staging von Malignomen auf. Neuere Studien haben zudem nachgewiesen, dass die MRT als prätherapeutisches Verfahren bei Zervix- und Endometriumkarzinomen durchaus kosteneffektiv ist. Neben der Beurteilung maligner Raumforderungen wird die MRT auch in der Diagnostik und Therapieplanung benigner Raumforderungen des Uterus zunehmend eingesetzt.

Indikationen

Für die Beurteilung von Malignomen des Uterus (Zervix- und Endometriumkarzinom) und des Karzinoms der Vagina stellt die MRT die Methode der Wahl dar. Sie findet darüber hinaus zunehmend Einsatz im Rahmen der Strahlentherapieplanung und der Verlaufskontrolle nach Radiatio. Die MRT bietet sich als ergänzendes Verfahren an bei Patienten mit unklarem sonographischen Befund, unklarer Zuordnung einer pelvinen Raumforderung und Patientinnen, bei denen eine weitere Charakterisierung einer Läsion erwünscht wird.

Untersuchungstechnik

Für eine optimale Untersuchungsplanung sowie die anschließende Befundung ist es empfehlenswert, vor der Untersuchung einige klinische Informationen von der Patientin zu erfragen (Tab. 12.1). Die Erhebung einer gynäkologischen Anamnese erleichtert die Bildinterpretation, da das Erscheinungsbild der weiblichen Beckenorgane vom Menstruationszyklus und dem Hormonstatus beeinflusst wird. Wichtig ist daneben die Frage nach Fremdkörpern (z. B. Spirale) und vorangegangenen Operationen bzw. Bestrahlungen. Neben den üblichen Fragen hinsichtlich der bekannten Kontraindikationen einer MR-Untersuchung (Herzschrittmacher etc.) empfiehlt es sich, die Angaben der Patientin auf einem separaten Fragebogen aufzuzeichnen, sodass sie für die abschließende Beurteilung zur Verfügung stehen (Tab. 12.1).

Patientinnen mit einer intrauterinen Spirale können problemlos untersucht werden. Zunächst befürchtete Überwärmungen oder Dislokationen treten nicht auf. Die Spirale bildet sich im Cavum uteri als signalarme Struktur ab.

Eine Nahrungskarenz vor der Untersuchung ist nicht erforderlich. Zu Beginn der Untersuchung sollte die Harnblase entleert bzw. nur mittelgradig gefüllt sein, um Bewegungsartefakte bzw. ein Unterbrechen der Untersuchung wegen Harndrangs zu vermeiden. Das Einführen eines Vaginaltampons zur besseren Abgrenzung der Vaginalwand ist nicht erforderlich und führt darüber hinaus bei Verwendung von Gradientenechosequenzen zu Suszeptibilitätsartefakten.

Für die Lagerung der Patientin kann die Bauchlage (Reduktion der Atemartefakte) oder die bevorzugte und bequemere Rückenlage gewählt werden. Bei der Rückenlage empfiehlt sich zur Reduktion von Bewegungsartefakten die Vorsättigung der Bauchdecke (Abb. 12.1 u. 12.2). Bewegte Strukturen führen zu Bewegungsartefakten und Konturunschärfen, resultierend aus den Atemexkursionen, der Darmperistaltik und der Gefäßpulsation. Vor der Untersuchung wird die Patientin aufgefordert, während

Tabelle 12.1 Nützliche klinische Daten, die vor jeder MR-Untersuchung des weiblichen Beckens eingeholt werden sollten

1. In welchem menstruellen Status befindet sich die Patientin?		
Prämenopause	Postmenopause	
Datum der letzten Periode:		
Besteht die Möglichkeit einer Schwangerschaft?		
nein	ja	
2. Werden exogene Hormone eingenommen?		
Östrogene:	nein	ja
Antibabypille:	nein	ja
3. Parität?		
Nullipara	Pluripara	Sectio
4. Fremdkörper (Tampon, Spirale, Zervixringpessar usw.)?		
Nein	ja	
Wenn ja, Art des Fremdkörpers:		
5. Wurde bei der Patientin bereits eine gynäkologische Operation (einschließlich Kürettage) oder Strahlentherapie durchgeführt?		
Operation:	nein	ja
Wenn ja, Art und Datum des Eingriffs:		
Strahlentherapie:	nein	ja
Wenn ja, Ende der Bestrahlung:		
6. Bestehen bei der Patientin Kontraindikationen gegen		
Kontrastmittel?	nein	ja
Buscopan?	nein	ja
Glucagon?	nein	ja

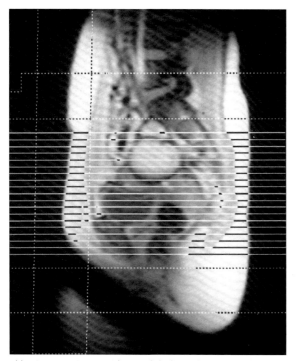

Abb. 12.**1** Vorsättigung der Bauchdecke und der Gefäße. Platzierung der Vorsättigung auf die signalintensive Bauchdecke zur Reduktion von Atemartefakten sowie Vorsättigung der Gefäße kranial und kaudal des Untersuchungsvolumens zur Eliminierung von Pulsationsartefakten. Sagittale T1w GRE-Sequenz.

der Untersuchung gleichmäßig und flach zu atmen (Reduktion der atembedingten Artefakte der Bauchdecke). Die Darmperistaltik lässt sich suffizient durch eine fraktionierte i. v. Applikation von 40 mg Buscopan oder 2 mg Glucagon reduzieren. Die intravenöse Gabe erfolgt über einen Zugang mit langer Zuleitung, welche ebenfalls für eine spätere i. v. KM-Applikation genutzt werden kann. Eine kranial und kaudal des Untersuchungsfeldes platzierte Vorsättigung reduziert sowohl arterielle als auch venöse Inflow-Artefakte der Gefäße (Abb. 12.**1**). Bei der Erstellung transversaler Bilder sollte die Phasenkodierrichtung anterior-posterior gewählt werden, sodass Pulsationsartefakte der Gefäße nicht über die interessierenden Organe in Beckenmitte verlaufen. Gleiches gilt für sagittale Aufnahmen mit einer Phasenkodierrichtung ebenfalls in a.-p. Ausrichtung.

Üblicherweise wird das Becken mit der Körperspule untersucht. Eine deutliche Verbesserung des S/R-Verhältnisses und der räumlichen Auflösung lässt sich durch Verwendung einer Phased-Array-Körperspule erreichen (Abb. 12.**3**). Diese Spule kann derzeit als Spule der Wahl für MR-tomographische Beckenuntersuchungen angesehen werden. Die zwischenzeitlich eingesetzten Spulenpaare (z. B. Helmholtz-Spule) und auch die endoluminale Spule haben sich nicht durchsetzen können. Die endorektale Spule bietet zwar im Nahbereich (z. B. im Fall eines Zervixkarzinoms) eine hohe räumliche Auflösung, ermöglicht jedoch nicht ein komplettes Staging der angrenzenden Strukturen und wird darüber hinaus von den Patientinnen schlecht toleriert.

Abbildungsebenen

Ein wichtiger Aspekt der Untersuchungsplanung ist die richtige Wahl der Abbildungsebenen. Uterus und Zervix lassen sich ebenso wie die uterosakralen Ligamente und der präsakrale Raum in der transversalen Ebene ausreichend gut darstellen. Zur Beurteilung der Parametrien und der Lymphknoten ist die transversale Ebene sogar optimal. In der sagittalen Ebene lässt sich der Uterus in der gesamten Länge abbilden, was als Vorteil gegenüber der transversalen Schichtebene anzusehen ist. Das Lig. vesicouterinum und die anatomische Relation von Uterus und Vagina zu Harnblase und Rektum kann in dieser Ebene ebenfalls am besten beurteilt werden. Angulierte Ebenen sind bei der Beurteilung uteriner Fehlbildungen (z. B. angulierte frontale Schichtebene in Abhängigkeit zur Ante- bzw. Retroflektion des Uterus) und bei der Beurteilung der myometralen Infiltrationstiefe eines Endometriumkarzinoms (exakt transversale Ebene im Bereich des Corpus uteri in Abhängigkeit zur Ante- bzw. Retroflektion des Uterus) besonders hilfreich. Im Übrigen wird die frontale Ebene bei Untersuchungen des Uterus und der Vagina jedoch nur in Einzelfällen als zusätzliche Abbildungsebene gewählt.

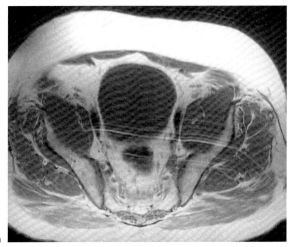
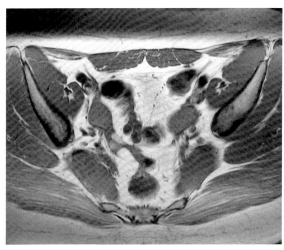

Abb. 12.**2 a, b** Verbesserung der Bildqualität durch Vorsättigung der Bauchdecke. **a** Ohne Vorsättigung; die signalintensive Bauchdecke verursacht atembedingte Artefakte im kleinen Becken (T1w SE-Sequenz). **b** Mit Vorsättigung; Elimination von atembedingten Artefakten durch Vorsättigung der Bauchdecke. Regelrechte Darstellung der Ovarien in der Fossa ovarica beiderseits. Man beachte die scharfe Abbildung des Darms durch die intravenöse Applikation eines Spasmolytikums. T1w SE-Sequenz.

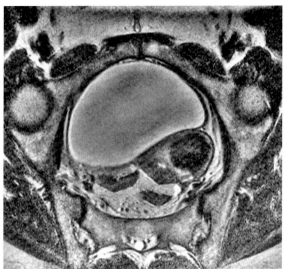
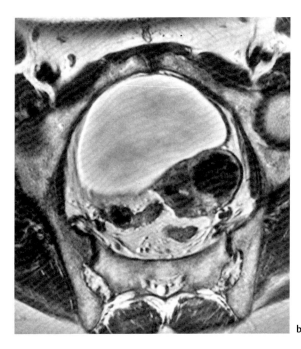

Abb. 12.**3 a, b** Verbesserung des S/R-Verhältnisses durch Einsatz der Phased-Array-Körperspule (**a, b** T2w TSE-Bilder mit identischen Sequenzparametern). Schnitt durch das Corpus uteri mit Nachweis einzelner intramuraler Leiomyome. **a** Körperspule, **b** Phased-Array-Körperspule.

Pulssequenzen

Für die Beurteilung von Uterus und Vagina werden sowohl T1w als auch T2w Bilder benötigt. T2w Bilder sind am besten geeignet, die zonale Anatomie des Uterus darzustellen und die Intaktheit muskulärer Strukturen (z. B. Harnblasen- und Rektumwand, Muskulatur der Beckenwand) zu beurteilen. T1w Bilder zeigen hingegen den besten Kontrast zum pelvinen Fettgewebe und eignen sich dadurch vor allem zur Beurteilung der Lymphknotenstationen. Typische Parameter konventioneller T1w und T2w SE- bzw. TSE-Sequenzen finden sich in Tab. 12.**2**. Die konventionellen T2w SE-Sequenzen sind weitgehend von den schnellen T2w SE-Sequenzen (Turbo-SE bzw. TSE) abgelöst worden (Vorschläge für entsprechende Pulssequenzparameter in Tab. 12.**2**). Ein Teil des Zeitgewinns durch den Einsatz der schnellen SE-Sequenzen sollte in eine höhere Bildmatrix und mehrere Bildmittlungen investiert werden. Der Einsatz dieser schnellen SE-Sequenzen zusammen mit der Phased-Array-Körperspule bietet eine exzellente räumliche Auflösung bei gleichzeitig reduzierter Untersuchungszeit. Fettgesättigte SE-Sequenzen sind besonders hilfreich,

Tabelle 12.2 Empfohlene Pulssequenzen für die MR-Untersuchung von Uterus und Vagina

Gewichtung	Orientierung	Sequenztyp	TR (ms)	TE (ms)	Flip (°)	ETL (z. B.)	FS	Matrix ($N_{phase} \times N_{frequ}$)	FOV (mm)	N_{SL}	N_{AC}	SD (mm)	T_{AC}	Atemstopp
T2	sag	TSE/FSE	4200	20/120	–	5	N	220 × 512	320 (6/8)	19	2	5	6,2	nein
T2	sag altern.	SE	2500	90	–	–	N	128 × 256	320 (6/8)	19	2	5	11	nein
T2	tra	TSE	7000	112	–	15	N	240 × 512	320 (6/8)	19	3	5	5,6	nein
T2	tra altern.	SE	2500	90	–	–	N	128 × 256	320 (6/8)	19	2	5	11	nein
PD/T1	tra	TSE	1150	10	–	3	N	228 × 512	320 (6/8)	23	3	8	5	nein
T1	tra altern.	SE	500	15	–	–	N	192 × 256	320 (6/8)	19	4	8	8	nein
T1	sag	TSE	650	10	–	3	N	270 × 512	320 (6/8)	15	4	5	4	nein
T1	sag altern.	SE	500	15	–	–	N	192 × 256	320 (6/8)	15	4	5	8	nein
T1	tra	SE	500	15	–	–	J	192 × 256	320 (6/8)	13	4	5	8	nein
T2	tra	TSE	7000	112	–	15	J	240 × 512	320 (6/8)	19	3	5	5,6	nein

Beachte: Für TSE-FSE-Sequenzen mit hoher Auflösung wird die Verwendung einer Phased-Array-Körperspule empfohlen. Schichtabstand immer 20 % der Schichtdicke (Distanzfaktor 0,2).

um Läsionen mit hämorrhagischem von Läsionen mit fettreichem Inhalt zu unterscheiden (z. B. Endometriosezysten versus Dermoide), die im T1w und T2w Bild ähnlich aussehen können. So können kleine, signalintensive Endometrioseherde bei konventioneller Untersuchungstechnik im signalintensiven Fettgewebe untergehen und sind mit der Fettsättigungstechnik besser zu erfassen. Diese Untersuchungstechnik bietet sich auch für die KM-unterstützte Untersuchung mit dem Ziel einer besseren Unterscheidung von Fettgewebe und KM-aufnehmendem Gewebe an.

Gradientenecho-(GRE-)Sequenzen haben sich wegen der schlechteren räumlichen Auflösung für die Untersuchung der weiblichen Beckenorgane bisher nicht als Alternative durchsetzen können. Nur in Ausnahmefällen sind dynamische Kontrastmittelstudien mittels GRE-Sequenzen erforderlich.

Kontrastmittel

Durch die intravenöse Gabe von paramagnetischen Gd-haltigen Kontrastmitteln (z. B. Magnevist, Dotarem) lässt sich auch im T1w Bild die zonale Anatomie des Uterus darstellen (s. Abb. 12.**13** u. 12.**19**). Sie ist jedoch insgesamt weniger deutlich zu erkennen als im T2w Bild. Eine Kontrastmittel-unterstützte Untersuchung in Ergänzung zu den T1w und T2w Aufnahmen wird nur bei speziellen Fragestellungen empfohlen, so z. B. beim Endometriumkarzinom oder zur Differenzierung vitaler und nekrotischer Tumoranteile. Die erfolgt in der Regel mit einer hochauflösenden T1w SE-Sequenz.

Bei Fragestellungen, die sich primär auf den Uterus bzw. die Vagina beziehen, ist die routinemäßige Verabreichung eines oralen Kontrastmittels nicht erforderlich.

Generelle Untersuchungsstrategie

Die MR-Untersuchung des **Uterus** umfasst in der Regel T2w Aufnahmen in sagittaler Ebene sowie T2w und T1w Aufnahmen in der transversalen Ebene. Empfohlen wird diese Kombination von Pulssequenzen für die Untersuchung von Uterusfehlbildungen sowie für die Diagnostik benigner und maligner Tumoren (z. B. Leiomyome, Endometrium- und Zervixkarzinome). Im Falle des Endometriumkarzinoms verbessern ergänzende Kontrastmittel-unterstützte T1w Aufnahmen die diagnostische Sicherheit. Hierbei werden sagittale T2w Bilder für die Tumordetektion, optimale Darstellung der Tumorausdehnung in kraniokaudaler Richtung und die Beurteilung einer möglichen Infiltration von Harnblase bzw. Rektum benötigt. Transversale T2w Bilder enthalten die meiste Information hinsichtlich einer tumorösen Infiltration in die Parametrien, die sakrouterinen Ligamente und die Beckenwand. Gleichzeitig bieten sie eine zusätzliche Beurteilung der Harnblasenwand bzw. des Rektums in Ergänzung zur sagittalen Ebene. Die T1w Aufnahmen werden (von der Aortenbifurkation bis zum Beckenboden!) in der Regel

Bildgebung der normalen Anatomie

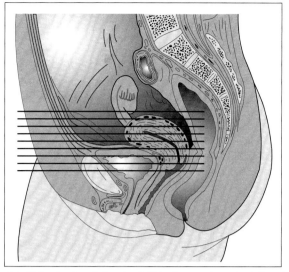 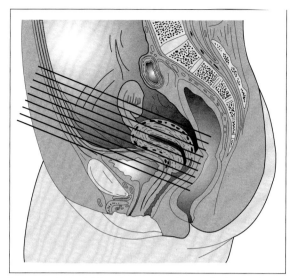

Abb. 12.**4 a, b** Angulation der Schichtebene entlang der Achse des Corpus uteri. Vergleich **a** der transversalen mit **b** der angulierten Schichtebene.

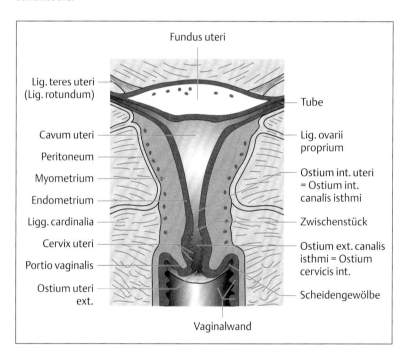

Abb. 12.**5** Frontalschnitt durch den Uterus mit Darstellung von Korpus, Isthmus und Zervix (nach Martius).

nur in der transversalen Ebene angefertigt und eignen sich vor allem für die Beurteilung des Lymphknotenstatus. Im Falle von Uterusanomalien sollte man von den standardorthogonalen Ebenen auf angulierte Ebenen entlang der eigentlichen Uterusachse ausweichen (Abb. 12.**4**).

Für die Beurteilung der **Vagina** sind T2w Aufnahmen in transversaler Ebene essenziell und zusätzliche identische T1w Aufnahmen hilfreich (s. Abb. 12.**21**) für die Diagnosestellung. Kontrastmittel-unterstützte T1w Aufnahmen unterstreichen die zonale Anatomie (s. Abb. 12.**21 c**). Bei Tumoren der Vagina wird die Anfertigung zusätzlicher T2w Aufnahmen in sagittaler Ebene zur Beurteilung der kraniokaudalen Tumorausdehnung und der ergänzenden Beurteilung von Harnblasen- und Rektumwand empfohlen. Aufnahmen in frontaler Ebene (T2w) sind bei Verdacht auf Tumorinfiltration in den benachbarten M. levator ani indiziert.

Bildgebung der normalen Anatomie

Das MR-Bild des Uterus und der Vagina ist abhängig vom Alter und dem hormonellen Status der untersuchten Patientin (14, 31, 32, 54, 61, 93).

Der **Uterus** besteht aus 3 unterschiedlichen Abschnitten: Korpus, Isthmus (bzw. unteres Uterinsegment) und Zervix (Abb. 12.**5**).

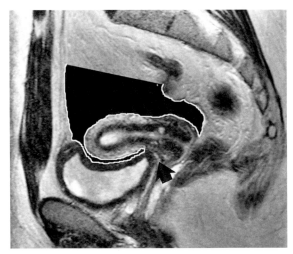

Abb. 12.**6** Mit Peritoneum bedeckte Abschnitte des Uterus, dargestellt im sagittalen T2w TSE-Bild. Homogene Markierung der Peritonealhöhle im kleinen Becken.

Die Wand des Corpus uteri besteht (im Gegensatz zur Zervix) fast ausschließlich aus glatter Muskulatur. Das Cavum uteri wird von Endometrium ausgekleidet und stellt nur einen schmalen Spalt dar. Der Isthmus uteri (unteres Uterinsegment) bildet außerhalb der Schwangerschaft mit dem Ostium internum den Übergang vom Korpus zur Cervix uteri. Der Isthmus hat eine Höhe von nur ca. 0,5 cm. Die Abgrenzung von der Cervix uteri hat ihre Berechtigung durch den „Funktionswechsel" des Isthmus im Verlauf der Schwangerschaft, da er sich hierbei überproportional vergrößert und somit eine Kapazitätsreserve darstellt. Die Cervix uteri ragt mit der Portio in das Scheidengewölbe vor. Die Wand der Zervix besteht überwiegend aus derbem Bindegewebe und zu etwa 10 % aus ringartig angeordneter glatter Muskulatur. Im Gegensatz zur Portio uteri ist der Zervikalkanal mit Zylinderepithel ausgekleidet. In Höhe des äußeren Muttermundes treffen Plattenepithel und Zylinderepithel aufeinander.

Der Uterus ist durch Peritoneum überzogen (Abb. 12.**6**). Nach ventral setzt sich das Peritoneum vom Uterus auf das Harnblasendach fort, unterhalb dieser Umschlagfalte liegt das Lig. vesicouterinum. Die dorsale Bedeckung des Uterus mit Peritoneum setzt sich nach kaudal bis in Höhe der hinteren Vaginalfornix fort und bedeckt von dort aus die ventrale Rektumwand (Douglas-Raum). Die Gefäße des Uterus ziehen durch die Parametrien und erreichen das Organ im Bereich des Isthmus uteri (d. h. in Höhe der inneren Öffnung des Zervikalkanals). Die Ureteren ziehen ca. 2 cm lateral der Zervix durch die Parametrien. Die Parametrien setzen sich hauptsächlich aus bindegewebigen Anteilen und in den lateralen, beckenwandnahen Abschnitten aus einem größeren Anteil von Fettgewebe zusammen; sie haben eine hohe Dichte an Gefäßen (inkl. Lymphgefäßen). Kaudal begrenzt werden die Parametrien vom Lig. cardinale, welches von der Zervix bis zur Beckenwand zieht und beiderseits das Parametrium vom paravaginalen Bindegewebe (Parakolpos) trennt. Insgesamt tragen 8 Ligamente zur Halterung bzw. Aufhängung des Uterus bei. Unter diagnostischen Gesichtspunkten, wie z. B. der Ausbreitungsdiagnostik des Zervixkarzinoms, sind das Lig. vesicouterinum und das Lig. sacrouterinum von besonderer Bedeutung (Abb. 12.**7**). Das Lig. vesicouterinum zieht von der Zervix zur Basis bzw. Hinterwand der

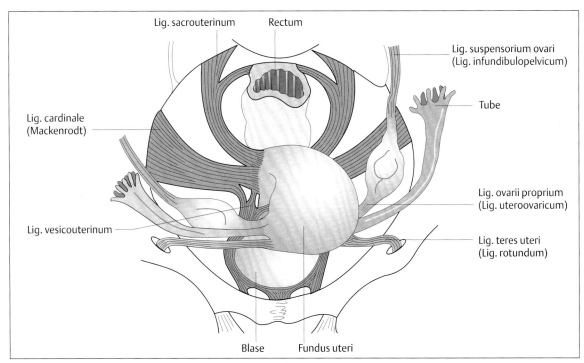

Abb. 12.**7** Die Bandverbindungen der inneren Genitalorgane (nach Martius).

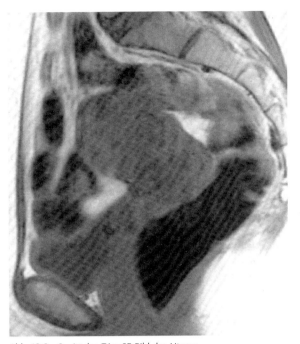

Abb. 12.**8** Sagittales T1w SE-Bild des Uterus.

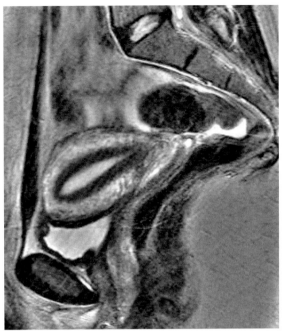

Abb. 12.**9** Regelrechte Dreischichtung des Corpus uteri. 30-jährige Patientin, Mitte des Menstruationszyklus; T2w SE-Sequenz. Das signalintensive Endometrium wird von der hypointensen Übergangszone umgeben, während das übrige Myometrium mäßig hyperintens ist.

Harnblase, während das Lig. sacrouterinum von der Zervix zum Os sacrum zieht und das Rektum umschließt.

Bei Frauen im gebärfähigen Alter hat der Uterus üblicherweise eine Länge von 6–9 cm. Auf T1w Bildern erscheint der Uterus homogen und hypointens (Abb. 12.**8**). Auf T2w Bildern können 3 Uterusschichten unterschieden werden: das Endometrium, eine Übergangszone und das Myometrium (Abb. 12.**9**).

Das Endometrium zeigt eine hohe Signalintensität im T2w Bild. Die Dicke des Endometriums variiert mit dem Menstruationszyklus zwischen 1 und 3 mm zu Beginn der Proliferationsphase (Abb. 12.**10**) und zwischen 5 und 7 mm in der Mitte der Sekretionsphase (Abb. 12.**9** u. 12.**11**). Während der Menstruation findet sich gelegentlich ein Blutkoagel im Cavum uteri, das nicht zu Fehlbeurteilungen führen sollte (z. B. Fremdkörper) (Abb. 12.**12**).

Das Myometrium weist auf T2w Bildern eine mittlere Signalintensität auf, die in der Sekretionsphase durch einen vermehrten Flüssigkeitsgehalt in diesem Abschnitt des Menstruationszyklus ansteigt (Vergleich von Abb. 12.**9** u. 12.**11** mit Abb. 12.**10**). Die Gefäße innerhalb des Myometriums sind in dieser Phase des Menstruationszyklus ebenfalls besonders prominent. Zwischen Myometrium und Endometrium findet sich die signalarme Übergangszone. Diese entspricht dem inneren Anteil des Myometriums, der einen geringeren Wassergehalt und ein höheres Kern-Zytoplasma-Verhältnis aufweist als das äußere Myometrium (62, 77). Die Dicke der Übergangszone beträgt normalerweise maximal 5 mm. Eine

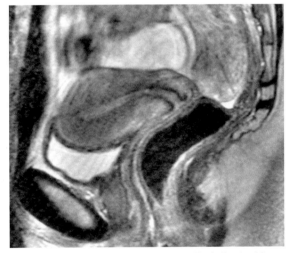

Abb. 12.**10** Uterus während der ersten Zyklushälfte (Proliferationsphase) mit schmalem Endometrium und relativ geringer Signalintensität des Myometeriums. 32-jährige Patientin; T2w SE-Sequenz.

verbreiterte Übergangszone (über 12 mm) ist Zeichen einer Adenomyose.

Nach intravenöser Applikation eines paramagnetischen, Gd-haltigen Kontrastmittels lässt sich auf T1w Bildern die zonale Anatomie des Uterus erkennen (Abb. 12.**13**). Ein betontes Enhancement findet sich im Endometrium und

260 Uterus und Vagina

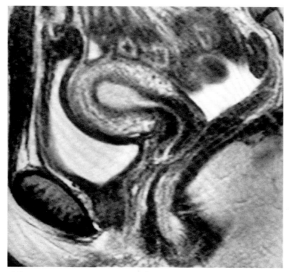

Abb. 12.**11** Uterus während der Sekretionsphase. 18-jährige Patientin; T2w TSE-Sequenz. Breites Endometrium und vermehrte Signalintensität des Myometriums. Nebenbefund: geringer Aszites im Douglas-Raum und gute Markierung der peritonealen Umschlagfalte vom Uterus auf das Rektum.

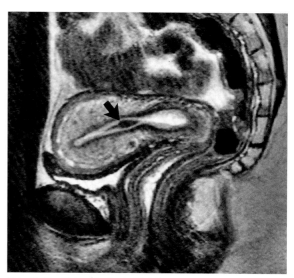

Abb. 12.**12** Kleines Blutkoagel (Pfeil) im Cavum uteri. T2w TSE-Sequenz.

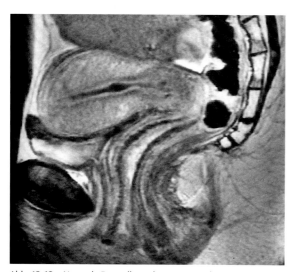

Abb. 12.**13** Normale Darstellung des Uterus nach intravenöser Applikation eines Gd-haltigen KM. Gleiche Patientin wie Abb. 12.**12**; T1w SE-Sequenz. Betontes KM-Enhancement des Endometriums. Gleichzeitig deutliches Enhancement der vaginalen Schleimhaut. Hypointensität der Muskulatur der Vaginalwand.

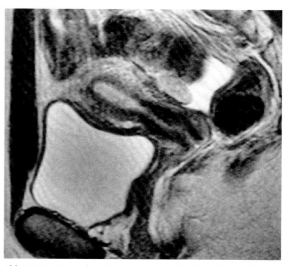

Abb. 12.**14** Normaler Uterus eines geschlechtsreifen 14-jährigen Mädchens; T2w TSE-Sequenz. Man beachte die Länge der Cervix uteri im Vergleich zum Korpus.

Myometrium, während die Übergangszone von geringer Signalintensität ist (vermutlich wegen des dichteren Gewebes und des geringeren extrazellulären Verteilungsvolumens für das Kontrastmittel) (8, 77).

Bei Kleinkindern findet sich durch den Einfluss der mütterlichen Östrogene noch eine gute Differenzierung zwischen Myometrium und Endometrium. In der Prämenarche ist das Endometrium hingegen entweder als dünner signalintensiver Streifen oder überhaupt nicht zu erkennen, die Übergangszone ist vom signalarmen Myo-

metrium nicht zu differenzieren. In dieser Phase ist der Korpus des Uterus klein und die Zervix länger als der Korpus (Abb. 12.**14**).

In der Postmenopause findet sich regelmäßig eine gute Differenzierung zwischen dünnem Endometrium und einem signalarmen Myometrium (Abb. 12.**15**). Im T2w Bild ist das Endometrium als dünner signalintensiver Streifen zu erkennen, die Übergangszone ist vom signalarmen Myometrium nicht zu differenzieren. Die Dicke des Endometriums nimmt nach der Menopause auf ca. 3–5 mm ab (bezogen auf die Gesamtdicke des Endometriums). Wird jedoch eine Hormonbehandlung durchgeführt, können die prämenopausale Signalcharakteristik und auch die zonale Anatomie erhalten bleiben; die Dicke des Endometriums kann dabei 10 mm betragen. Es ist an dieser Stelle darauf hinzuweisen, dass sich auch sonographisch 3 unterschiedliche Zonen des Uterus nachweisen lassen, wobei die divergierenden sonographischen Dickenangaben dieser Zonen so zu werten sind, dass diese nicht direkt mit den 3 in der MRT nachweisbaren Schichten vergleichbar sind (64).

Unter exogener Hormonbehandlung kann sich die MR-tomographische Darstellung von Uterus und Vagina beträchtlich verändern. Bei Frauen, die orale Kontrazeptiva einnehmen, findet sich beispielsweise in den T2w Bildern eine höhere Signalintensität des Myometriums (Abb. 12.**16**).

Die Zervix weist im Erwachsenenalter auf T2w Bildern eine innere Schicht von hoher Signalintensität auf, eine relativ breite mittlere Schicht von geringer Signalintensität und eine äußere Schicht von mittlerer Signalintensität (Abb. 12.**11** u. 12.**17**). Die Zone hoher Signalintensität der inneren Schicht entspricht den endozervikalen Drüsen und Schleim im Zervikalkanal. Mit der hochauflösenden MRT lässt sich gelegentlich noch eine weitere, dünne, mäßig signalvermehrte Schicht im T2w Bild darstellen (Abb. 12.**18**), wobei es sich in erster Linie um die Mukosa des Zervikalkanals handelt. Hier zeigen sich auch die Plicae palmatae. Die durch Signalarmut charakterisierte Schicht entspricht dem bindegewebsreichen Stroma der Zervix, während die äußere Schicht mit einer dem Myometrium vergleichbaren Signalintensität einen lockereren Gewebeaufbau zeigt (16). Ovula-Nabothi-Zysten sind eine häufig anzutreffende benigne Veränderung der Zervix, die durch Vergrößerung oder Obstruktion von zervikalen Schleimdrüsen entstehen. Auf T2w Bildern haben diese Zysten eine rundliche bis ovale Konfiguration bei glatter Begrenzung und hoher Signalintensität (Abb. 12.**6** u. 12.**42**) (55). Unter intravenöser Kontrastmittel-Applikation lässt sich die beschriebene zonale Gliederung mit einem stärkeren Kontrastmittel-Enhancement der Schleimhaut im Zervikalkanal, der Portio und des äußeren Zervixstromas auch im T1w Bild erkennen (Abb. 12.**19**). Im Gegensatz zum Corpus uteri bietet die Zervix keine wesentlichen Veränderungen der zonalen MR-Anatomie zwischen Frauen im gebärfähigen Alter und der Postmenopause bzw. zwischen Frauen ohne und mit hormoneller Behandlung bzw. hormoneller Kontrazeption.

Die Parametrien haben aufgrund des hohen Bindegewebsanteils, der Gefäße und Lymphgefäße etc. eine geringe Signalintensität im T1w Bild und sind somit nicht ausreichend von der Zervix abzugrenzen (Abb. 12.**20a**). Im T2w Bild weisen die Parametrien eine vermehrte Signalintensität auf, was zu einem guten Kontrast zwischen dem signalarmen Zervixstroma (mittlere Schicht) und dem parametranen Gewebe führt (Abb. 12.**20b**). Die äußere Schicht des Zervixstromas ist im T2w Bild nicht immer von den Parametrien abzugrenzen. Bei fortgeschrittenen Tumoren mit einer Infiltration bis in die becken-

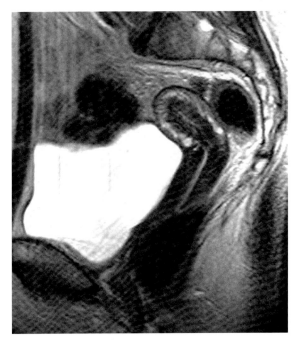

Abb. 12.**15**   Uterus in der Postmenopause. T2w SE-Sequenz sagittal.

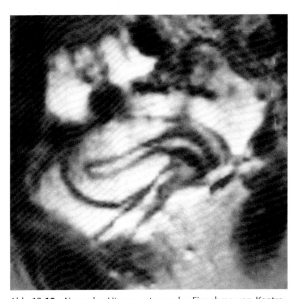

Abb. 12.**16**   Normaler Uterus unter oraler Einnahme von Kontrazeptiva. T2w SE-Sequenz. Schmales Endometrium und vermehrte Signalintensität des Myometriums.

wandnahen Abschnitte der Parametrien lässt sich die Infiltration des Fettgewebes am besten im T1w Bild nachweisen.

Auf T1w Bildern hat die **Vagina** eine mittlere Signalintensität und lässt sich kaum von der Urethra und dem Rektum abgrenzen (Abb. 12.**21a**). Demgegenüber gelingt die Differenzierung der Vagina auf T2w Bildern und Kontrastmittel-unterstützten T1w Bildern (Abb. 12.**21b u. c**)

262 Uterus und Vagina

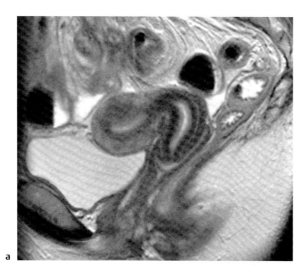
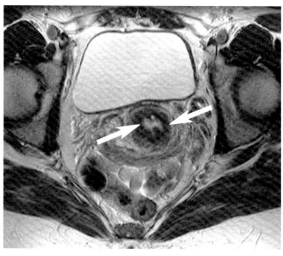

Abb. 12.**17 a–c** Regelrechter Befund von Cervix uteri. **a** und **b** T2w TSE-Bilder in sagittaler und transversaler Ebene. **a** Sagittale Aufnahme. Die signalarme Übergangszone des Corpus uteri geht in das signalarme Zervixstroma über. Nebenbefund: geringer Aszites im Douglas-Raum. **b** Transversale Aufnahme. Darstellung des ringförmigen signalarmen inneren Zervixstromas (Pfeile), das den schmalen, signalintensiven Zervikalkanal umgibt. **c** T1w SE-Bild in sagittaler Ebene nach i.v. KM-Injektion. Betontes SI-Enhancement von Endometrium und Mukosa der Zervix.

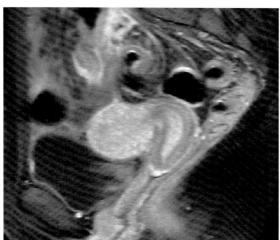

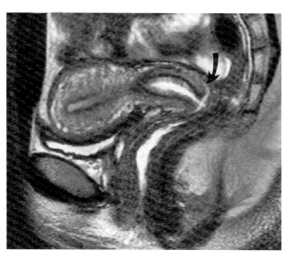

Abb. 12.**18** Regelrechte Darstellung der Cervix uteri. (Sagittales T2w TSE-Bild). 4 Schichten lassen sich erkennen: zentral der signalintensive Mukus, umgeben von den Plicae palmatae, angrenzend das hypointense innere Zervixstroma und schließlich das mittelintensive äußere Zervixstroma. Die Portio ragt in die Vagina. Gute Abgrenzung der dorsalen Vaginalfornix (Pfeil) durch den signalintensiven Mukus.

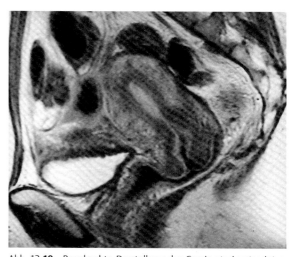

Abb. 12.**19** Regelrechte Darstellung der Cervix uteri unter intravenöser KM-Applikation. Sagittales T1w SE-Bild. SI-Enhancement von Endometrium und Mukosa der Zervix sowie der Vagina (mäßiges Enhancement der äußeren Schichten des Myometriums). Kein Enhancement des Mukus im Zervikalkanal und in der Vagina. Gute Abgrenzung der dorsalen und ventralen Vaginalfornizes. Der Urin in der Harnblase ist nach i.v. KM-Injektion sehr signalreich.

Bildgebung der normalen Anatomie

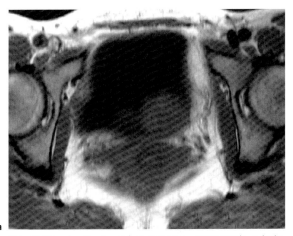
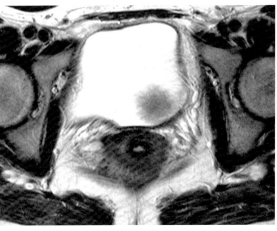

Abb. 12.**20 a, b** Zervix und Parametrien. Transversale Schichtebene. **a** Im T1w Bild lassen sich Zervix und Parametrien nur schlecht differenzieren. Die beckenwandnahen Abschnitte der Parametrien enthalten Fettgewebe und sind somit partiell hyperintens.

b Im T2w Bild gelingt eine gute Markierung der Zervix anhand des signalarmen Zervixrings. Der Übergang des äußeren Zervixstromas zu den Parametrien ist fließend.

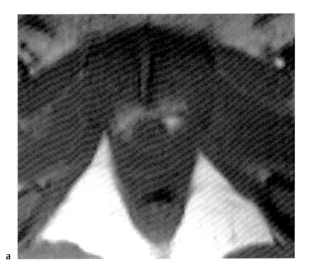
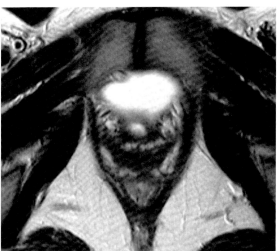
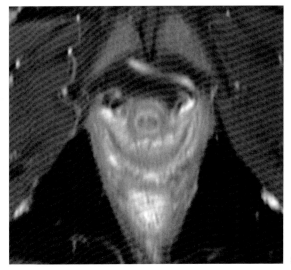

Abb. 12.**21 a–c** Regelrechte Darstellung der Vagina in der transversalen Ebene. **a** Unzureichende Abgrenzung der Vagina gegenüber dem Parakolpium, der Urethra und dem Rektum im T1w SE-Bild. **b** Klare Abgrenzung der Vagina gegenüber dem umgebenden signalintensiven Parakolpium, der Urethra, dem Rektum und dem M. levator ani in dem T2w Bild. **c** Darstellung der Vagina unter intravenöser KM-Applikation. Transversales T1w TSE-Bild.

deutlich besser. Tampons in der Vagina sind zu einer angemessenen Beurteilung nicht erforderlich, sondern können sogar zu einer verzerrten Darstellung führen. Die Unterscheidung der dorsalen Vaginalfornix von der Zervix und der Rektumvorderwand gelingt am besten in der sagittalen Schichtebene (Abb. 12.**18** u. 12.**19**), während die kleinere ventrale Vaginalfornix nicht so gut von der Zervix zu unterscheiden ist. Das paravaginale Gewebe (Parakolpos) erscheint durch seine venöse Gefäßdichte mit hoher Signalintensität im T2w Bild (Abb. 12.**12** u. 12.**21 b**).

Auch das MRT-Bild der Vagina unterliegt hormonellen Einflüssen. Während des Menstruationszyklus erscheint in der frühen Proliferationsphase im T2w Bild die Vaginalwand signalarm, und zentral zeigt sich ein Streifen von hoher Signalintensität (Epithel und Schleim). Während der Sekretionsphase findet sich eine mäßige Verbreiterung dieses zentralen Streifens bei gleichzeitigem Signalanstieg (ca. 70% der untersuchten Frauen) der Vaginalwand. Während der Sekretionsphase ist somit der Kontrast zwischen Vaginalwand und Schleimhaut bzw. Mukus geringer als in der Proliferationsphase (35). Bei Frauen in der Postmenopause ohne exogene Hormonsubstitution lässt sich die Vagina mit geringer Signalintensität im T2w Bild und einem nur sehr dünnen zentralen signalintensiven Streifen darstellen. Führen diese Frauen jedoch eine Östrogensubstitution durch, erscheint die Vagina wie bei prämenopausalen Frauen in der Proliferationsphase.

Bildgebung der pathologischen Befunde

Kongenitale Fehlbildungen des Uterus

Während der untere Teil der Vagina sich aus dem Sinus urogenitalis entwickelt, gehen Tuben, Uterus, Zervix und der obere Teil der Vagina während der Embryonalentwicklung aus den beiden Müller-Gängen hervor. Anomalien der Müller-Gänge entstehen durch Agenesie bzw. durch fehlende oder unvollständige Verschmelzung der beiden Gänge oder durch ausbleibende Septumrückbildung (Abb. 12.**22**). Derartige Fehlbildungen sind nicht selten; sie finden sich bei 2–3% aller Frauen (23, 85). Bei Patientinnen mit Infertilität oder wiederholten Spontanaborten liegt die Prävalenz mit 9–25% wesentlich höher (1, 28). Klinisch manifestieren sich solche Fehlbildungen neben Schmerzen durch primäre Amenorrhö, rezidivierende Spontanaborte, Geburtskomplikationen und Symptome einer Endometriose. Besonders zu berücksichtigen ist, dass in 20–40% der Fälle ebenfalls Fehlbildungen der Nieren vorliegen wie Agenesie, Ektopie oder Rotationsanomalien.

Neben der diagnostischen Laparoskopie werden als nichtinvasive Verfahren die Hysterosalpingographie, der endovaginale Ultraschall und die MRT eingesetzt. Die MRT-Untersuchung ist aufgrund ihrer fehlenden Invasivität, der komplexen Darstellung der pelvinen Anatomie und der Möglichkeit, gleichzeitig den gesamten Harntrakt zu beurteilen (12, 74), vorteilhaft und wird zumindest vor möglichen chirurgischen Eingriffen als Methode der Wahl angesehen (53, 57).

Bei der Untersuchungstechnik ist auf eine möglichst hohe räumliche Auflösung zu achten. Besonders gut geeignet sind schnelle SE-Sequenzen mit mehrfachen Bildmittelungen (2–4) und hoher Matrix in Verbindung mit einer Phased-Array-Körperspule. Vorbereitung und Lagerung der Patientin entsprechen den üblichen Empfehlungen. Eine intravenöse Kontrastmittel-Applikation ist nicht erforderlich. Folgende Untersuchungssequenzen (Tab. 12.**3**) sind sinnvoll: Zunächst Anfertigung von T1w Bildern in frontaler Ebene mit großem FOV zur Beurteilung der Nieren und der Harnabflusswege, daraufhin T2w Pulssequenzen des kleinen Beckens in sagittaler und transversaler Ebene mit 4–5 mm Schichtdicke. Durch gute Beurteilbarkeit der Kontur und der zonalen Anatomie des Uterus bei gleichzeitiger Darstellung der Ovarien sind dies die wichtigsten Pulssequenzen. Aus den sagittalen Bildern lässt sich eine 3. Ebene für T2w Bilder ableiten, die sich entlang der langen Achse des Uterus ausrichten sollte (Abb. 12.**4**) (wichtig für die Differenzierung eines Uterus septus vom Uterus bicornis). Die Kontur des Cavum uteri lässt sich während der Sekretionsphase (breiteres Endometrium!) am besten beurteilen. T1w Bilder in der transversalen Ebene ermöglichen zusätzlich die Charakterisierung von Ovarialzysten oder Fibromen bzw. von stattgehabten Blutungen. Bei Verdacht auf Endometriose bietet sich eine fettgesättigte T2w Pulssequenz an, um auch kleine signalintensive Endometrioseherde zu erfassen.

Agenesie und segmentale Atresie

Die Agenesie unterschiedlicher Abschnitte des urogenitalen Traktes ist mit Ausnahme der Tuben MR-tomographisch gut zu beurteilen (Abb. 12.**23**). Die häufigste Anomalie aus dieser Gruppe ist das Mayer-Rokitansky-Küster-Hauser-Syndrom – eine Agenesie des Uterus, der Zer-

Tabelle 12.**3** Kongenitale Fehlbildungen – empfohlene Untersuchungssequenzen

Sequenz	Abbildungsbereich/ FOV (Schichtebene)	Kommentar
T1w SE	gesamter Harntrakt (frontal)	Fehlbildungen der Nieren und Harnwege
T2w TSE	Uterus und Vagina inkl. Ovarien (transversal und sagittal)	Uterusfehlbildungen, Vaginalseptum, Ovarien
T2w TSE	Uterus (parallel zur Uterusachse)	Uterusfehlbildungen
T1w SE (optional)	wie T2w TSE (transversal oder sagittal)	Ovarien: Charakterisierung, Einblutungen
T2w Fatsat (optional)	kleines Becken (transversal)	Endometrioseherde

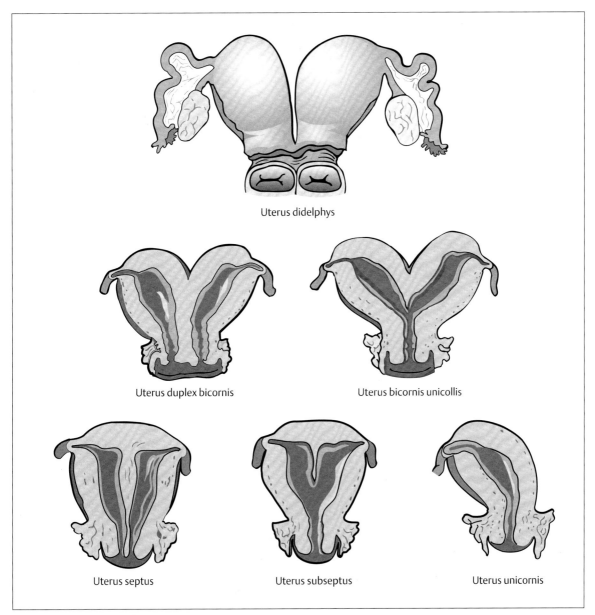

Abb. 12.**22** Fehlbildungen des Uterus.

vix und des oberen Teiles der Vagina. Tuben und Ovarien sind in den meisten Fällen vorhanden. Dieses Syndrom ist nach der gonadalen Dysgenesie die zweithäufigste Ursache einer primären Amenorrhö (94). Eine isolierte Agenesie oder Hypoplasie des Uterus ist hingegen sehr selten.

Das Fehlen des Uterus ist am besten auf sagittalen T2w Bildern zu erfassen, während eine fehlende Zervix oder proximale Vagina eher auf den transversalen T2w Bildern zu erkennen ist. Beim Mayer-Rokitansky-Küster-Hauser-Syndrom imponiert MR-tomographisch eine blind endende untere Vagina bei fehlendem Uterus und fehlender Zervix. Selten findet sich ein hypoplastischer Uterus mit Atresie der oberen Vagina (71).

Uterus didelphys und Uterus duplex bicornis

Ein Uterus didelphys resultiert aus einer völlig fehlenden Verschmelzung der beiden Müller-Gänge. Es finden sich 2 komplett ausgebildete Uteri und Cervices mit einem Septum im oberen Abschnitt der Vagina. Falls das Vaginalseptum einseitig verschlossen ist, resultieren ein Hämatometrokolpos und eine ipsilaterale Hämatosalpinx (4). Beim Uterus duplex fehlt das Vaginalseptum, es findet sich nur eine Vagina, in die beide Zervixkanäle münden.

Die beiden Uteruskörper liegen regelhaft weit auseinander, während die Zervixkanäle parallel verlaufen, wenn auch ebenfalls durchgehend getrennt sind (Abb. 12.**24 u.** 12.**25**). Bei doppelt angelegten Zervixkanälen

266 Uterus und Vagina

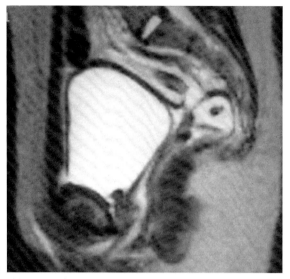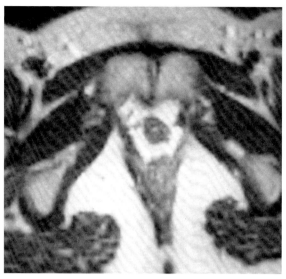

Abb. 12.**23 a, b** Agenesie von Uterus und Vagina. T2w SE-Bilder in **a** sagittaler und **b** transversaler Ebene.

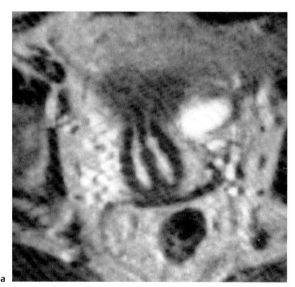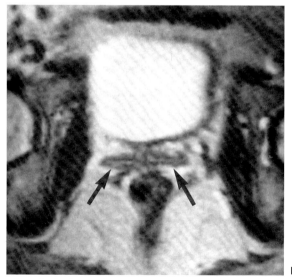

Abb. 12.**24 a, b** Uterus didelphys. T2w SE-Sequenz. **a** Gute MRT-Darstellung der beiden parallel verlaufenden Zervixkanäle und **b** Nachweis von 2 Vaginae (Pfeile).

sollte besonderes Augenmerk auf das Vaginalseptum bzw. eine doppelte Vagina gelegt werden (Abb. 12.**24**). Da eine bildgebende Darstellung des Vaginalseptums nicht immer möglich ist, sollte hier eine Korrelation mit dem körperlichen Untersuchungsbefund erfolgen, um diese Anomalie von einem Uterus bicornis bicollis zu unterscheiden (10, 71).

Uterus unicornis

Ein Uterus unicornis entsteht durch vollständige oder fast vollständige Entwicklungshemmung eines Müller-Ganges. Bei unvollständiger Entwicklungshemmung ist ein rudimentäres Horn mit oder ohne funktionalem Endometrium vorhanden. Klinisch manifestiert sich diese Fehlbildung zumeist durch eine sehr hohe Rate von Spontanaborten oder Komplikationen während der Geburt. Ein undurchgängiges Horn mit funktionierendem Endometrium kann zur Entstehung einer Endometriose führen (Abb. 12.**26**). MR-tomographisch imponiert ein lateral flektierter, bananenförmiger Uterus ohne die typische dreieckige Konfiguration des Corpus uteri. Die normale zonale Anatomie ist erhalten. Wenn ein rudimentäres Horn vorhanden ist, bildet sich dieses als Struktur von ähnlicher Signalintensität wie das Myometrium ab. Bei Vorhandensein von Endometrium kann das rudimentäre Horn durch Hämorrhagien aufgetrieben sein (10, 71). Patientinnen mit

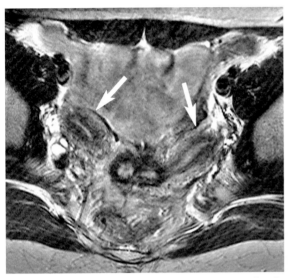
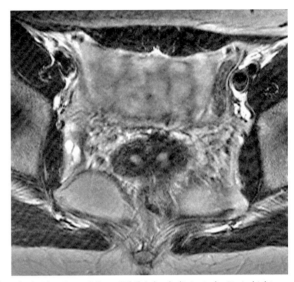

Abb. 12.**25 a, b** Uterus duplex. T2w TSE-Sequenz. **a** Gute Erkennbarkeit der beiden Uterushörner (Pfeile) durch die typische Dreischichtung (Endometrium, Übergangszone und Myometrium) mit **b** parallel verlaufenden Zervikalkanälen.

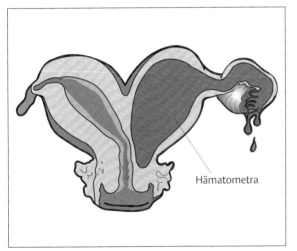

Abb. 12.**26** Undurchgängiges Horn eines Uterus unicornis, wobei versprengtes Endometrium über die Tuben zu einer Endometriose führen kann.

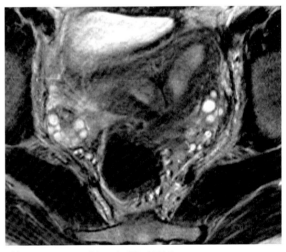

Abb. 12.**27** Uterus bicornis. T2w TSE-Sequenz.

dieser Fehlbildung sollten auf zusätzliche extrauterine Endometrioseherde untersucht werden.

Uterus bicornis

Durch teilweises Nichtverschmelzen der Müller-Gänge entsteht ein Uterus bicornis. Das die beiden Hörner trennende Septum besteht aus Myometrium und kann bis zur inneren Zervixöffnung (Uterus bicornis unicollis) bzw. äußeren Zervixöffnung (Uterus bicornis bicollis) reichen.

MR-tomographisch lassen sich 2 Gebärmutterhöhlen mit normalem Endometrium (Abb. 12.**27**) nachweisen (auch hier die beste Abbildungsqualität in der Sekretionsphase!). Der Fundus („Dach des Uterus") ist konkav (mehr als 1 cm abgesenkt) bei gleichfalls vergrößertem interkornualem Abstand (> 4 cm) (10, 69). Die konkave Konfiguration des Fundus lässt sich am besten auf der angulierten frontalen T2w Aufnahme entlang der Uterusachse darstellen. Das trennende Septum weist in allen Pulssequenzen eine dem Myometrium identische Signalintensität auf. Der untere Anteil des Septums kann bindegewebig sein und hat dann sowohl auf T1w als auch T2w Bildern eine niedrige Signalintensität. Falls ein Zervixseptum vorhanden ist, besteht dieses ebenfalls aus Bindegewebe. Als *Uterus arcuatus* wird die schwach ausgeprägte Form der Bikornuität bezeichnet, mit abgeflachtem Fundus und einem maximal 1 cm langen Septum.

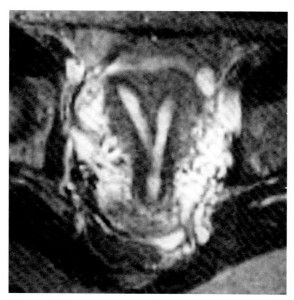

Abb. 12.**28** Uterus septus. T2w SE-Sequenz.

Uterus septus

Ein septierter Uterus resultiert aus der fehlenden Rückbildung des fibrösen Septums zwischen beiden Uterushörnern. Das Septum kann unvollständig sein oder bis zur äußeren Zervixöffnung reichen. Die Therapie des Uterus septus unterscheidet sich grundlegend von der des Uterus bicornis. Während die Resektion des Septums beim Uterus septus endoskopisch erfolgen kann, erfordert die Korrektur des Uterus bicornis ein offenes chirurgisches Vorgehen. Die für die weitere Therapieplanung aus diesem Grund wichtige Unterscheidung zwischen Uterus septus und Uterus bicornis lässt sich MR-tomographisch am besten anhand der angulierten frontalen T2w Aufnahmen entlang der Uterusachse differenzieren. Im Unterschied zum Uterus bicornis liegen die beiden Uterushörner beim Uterus septus näher beieinander (Abstand weniger als 4 cm), und der Fundus ist konvex oder allenfalls gering abgeflacht (Abb. 12.**28**) (69).

Benigne erworbene pathologische Befunde des Uterus

Leiomyome

Leiomyome sind mit einer Prävalenz von 30–40 % der Frauen im gebärfähigen Alter die häufigsten Tumoren des Uterus. Sie bestehen aus glatter Muskulatur mit einem unterschiedlichen Anteil von Bindegewebe und können solitär oder multipel auftreten. Am häufigsten sind sie im Corpus uteri (90 %), seltener in der Zervix (5 %) und nur in wenigen Fällen extrauterin lokalisiert. Nach ihrer Lokalisation im Uterus werden submuköse, intramurale und subseröse Leiomyome unterschieden. Die meisten Leiomyome sind *intramural* lokalisiert und werden in der Regel als Zufallsbefund entdeckt. Abhängig von ihrer Größe und Lokalisation können intramurale Leiomyome jedoch auch zu Infertilität führen (z. B. durch Obstruktion der Tubenwinkel) oder den Geburtsvorgang behindern (z. B. durch Behinderung der Wehentätigkeit). 5–10 % der Leiomyome liegen *submukös* bzw. wölben sich in das Uteruskavum vor. Diese Leiomyome führen am häufigsten zu klinischen Symptomen (z. B. Hypermenorrhö). *Subseröse* Leiomyome täuschen gelegentlich eine solide Raumforderung der Ovarien vor, selten sind sie infolge einer Stieldrehung Ursache eines akuten Abdomens. Weitere häufige klinische Symptome sind: Uterusvergrößerung, Menorrhagien, Infertilität, wiederholte Aborte und Geburtskomplikationen.

Die Behandlung der Leiomyome richtet sich nach dem klinischen Beschwerdebild sowie ihrer Größe und Lokalisation. Bei Patientinnen mit Kinderwunsch können kleine submuköse Leiomyome hysteroskopisch entfernt werden, während intramurale Läsionen bei diesen Patientinnen als Indikation zur Myomektomie gelten. Als neuere Therapieoption auch bei größeren und mutiplen Leiomyomen kann als Alternative zur Hysterektomie eine transarterielle Embolisation der Myome über die Aa. uterinae erwogen werden (45, 51).

Ein Uterus myomatosus wird in der Regel schon bei der gynäkologischen Untersuchung diagnostiziert; darüber hinaus können die Leiomyome auch sonographisch nachgewiesen werden. Nur selten ergeben sich hierbei artdiagnostische Probleme. Aufgrund der hohen räumlichen Auflösung mit Erfassung auch kleinster Leiomyome (z. B. im Bereich des Tubenwinkels), der sicheren artdiagnostischen Zuordnung (z. B. subseröse Leiomyome) und letztlich wegen der exakten morphologischen Darstellung bietet sich die MRT vor allem vor Organ erhaltenden, operativen Eingriffen, interventioneller Therapie (transarterieller Myomembolisation) und in seltenen Fällen für die artdiagnostische Zuordnung an (6, 18). Werden Leiomyome im Rahmen einer MR-tomographischen Untersuchung als Zufallsbefund entdeckt, müssen sie vom Radiologen eindeutig als benigne Läsion klassifiziert werden, um nicht eine weitere unnötige Diagnostik zu verursachen.

MRT-Bild
Entscheidend für die morphologische Zuordnung und die artdiagnostische Beurteilung sind T2w Pulssequenzen, die in 2 Ebenen durchgeführt werden sollten (Tab. 12.**4**). T1w Aufnahmen sind für die Klassifikation von Leiomyomen nicht erforderlich, können jedoch dem Nachweis von möglichen Einblutungen dienen.

Leiomyome des Uterus haben ein typisches MR-tomographisches Erscheinungsbild. Im T2w Bild besitzen sie (im Gegensatz zu malignen Tumoren) eine niedrige Signalintensität, weisen eine wohl definierte Begrenzung auf, heben sich deutlich von der höheren Signalintensität des Myometriums ab und haben regelhaft eine rundliche Konfiguration (Abb. 12.**29**–12.**32**) (34, 76). Um die Leiomyome lässt sich zumeist eine Pseudokapsel komprimierten angrenzenden Gewebes nachweisen. In dem

Saum um die Leiomyome finden sich daneben gelegentlich erweiterte Lymphspalten und Venen sowie ein geringes Ödem. Diese Veränderungen lassen insgesamt im T2w Bild einen schmalen hyperintensen Saum um die sonst signalarmen Leiomyome erkennen (Abb. 12.**32** u. 12.**38**). Nachweisen lässt sich dieser hyperintense Saum in ca. einem Drittel der Patientinnen mit Leiomyomen (65). Im T1w Bild findet sich lediglich ein vergrößerter Uterus, wobei die Leiomyome isointens zum übrigen Uterus sind.

Tabelle 12.**4** Leiomyome und Adenomyosis – empfohlene Untersuchungssequenzen

Sequenz	Abbildungsbereich/ FOV (Schichtebene)	Kommentar
T2w SE	Uterus (transversal und sagittal)	Bestimmung von Größe und Lokalisation, DD Leiomyom vs. Adenomyosis, Charakterisierung

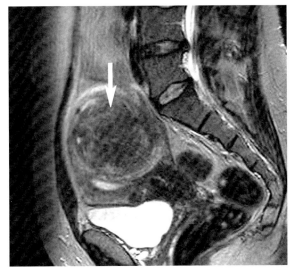

Abb. 12.**29** Intramurale Leiomyome. Sagittales T2w TSE-Bild. Nachweis von 2 signalarmen Raumforderungen im Myometrium, das größte Leiomyom (Pfeil) in der dorsalen Uteruswand zeigt degenerative Veränderungen, ein kleinerer Myomknoten findet sich in der Uterusvorderwand.

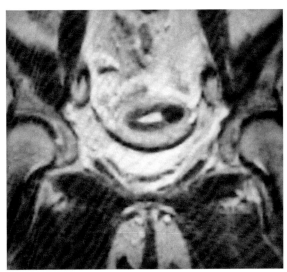

Abb. 12.**30** Kleines intramurales Leiomyom im Bereich des linken Tubenwinkels. Frontales T2w SE-Bild.

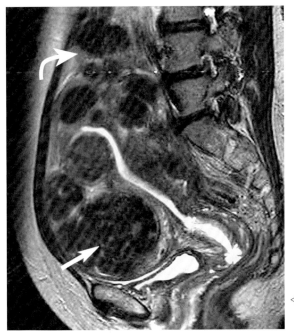

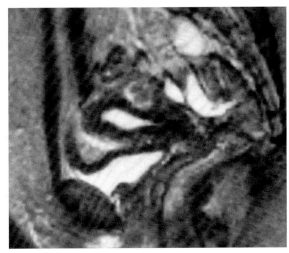

Abb. 12.**32** Kleines intramurales Leiomyom der dorsalen Uteruswand mit schmalem hyperintensem Saum. Sagittales T2w SE-Bild.

◁ Abb. 12.**31** Uterus myomatosus mit multiplen, teils intramuralen (Pfeil), submukösen und subserösen (gebogener Pfeil) Leiomyomen. Sagittales T2w TSE-Bild.

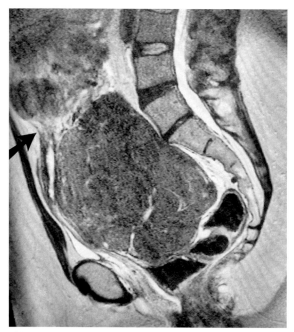

Abb. 12.**33** Riesige Leiomyome des Uterus. Sagittales T2w TSE-Bild. Die Signalarmut spricht bereits für Benignität der Raumforderungen. Die pelvine Raumforderung hat Uterus und Harnblase nach ventral verlagert, während die kraniale Raumforderung dem Uterus einen elongierten Aspekt verleiht. Die Verbindung zum Uterus (Pfeil) ist beweisend für das Leiomyom gegenüber dem Ovarialfibrom.

Die anatomische Zuordnung der Leiomyome stellt in der MRT kein Problem dar. Submuköse Leiomyome heben das Endometrium an oder lassen sich als gestieltes Leiomyom im Uteruskavum nachweisen. Aufgrund der geringen Signalintensität der Leiomyome ist die Differenzierung gegenüber einem Endometriumpolyp bzw. einem Endometriumkarzinom (mit höherer Signalintensität im T2w Bild) unproblematisch (66). Intramurale Leiomyome (Abb. 12.**29**) sind gegenüber dem signalintensiveren Myometrium sehr gut abzugrenzen. Größere subseröse Leiomyome (Abb. 12.**33**) können zunächst als pelvine Raumforderungen imponieren, wobei die geringe Signalintensität der Raumforderung zumindest den Verdacht auf ein Leiomyom aufkommen lassen sollte (DD Fibrom des Ovars). Der Nachweis einer stielförmigen Verbindung zum Uterus (im T2w Bild) ist beweisend (Abb. 12.**33** u. 12.**34**).

Außer anhand ihrer Lokalisation lassen sich die Leiomyome noch in nicht degenerativ und degenerativ veränderte Läsionen unterscheiden. Nicht degenerativ veränderte Leiomyome besitzen im T2w Bild eine nahezu homogene Hypointensität. Degenerative Veränderungen sind hingegen als signalintensive, intratumorale Areale zu erkennen (T2w Bild). Solche Veränderungen sind in bis zu 60%, insbesondere in großen Leiomyomen nachzuweisen (Abb. 12.**34** u. 12.**35**). Die häufigste degenerative Veränderung von Leiomyomen ist die sog. hyaline Degeneration (signalintensiv im T2w Bild, signalarm im T1w Bild). Hämorrhagische Degenerationen sind deutlich seltener (sog. rote Degeneration) und lassen sich aufgrund der signalintensiven Anteile im T1w Bild diagnostizieren (bei hoher bzw. unterschiedlicher Signalintensität im T2w Bild in Abhängigkeit vom Zeitpunkt der Einblutung) (46). Neben den genannten degenerativen Veränderungen sind Verkalkungen typisch, diese sind MR-tomographisch schwierig innerhalb der signalarmen Raumforderung zu erkennen, jedoch ohnehin für die artdiagnostische Zuordnung der Raumforderung bei o. g. typischem Erscheinungsbild bedeutungslos. Durch die intravenöse KM-Applikation lässt sich die Detektion von Leiomyomen nicht verbessern

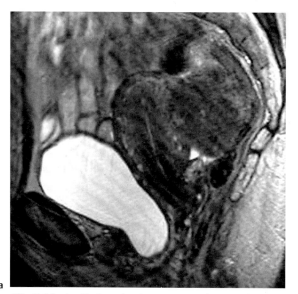
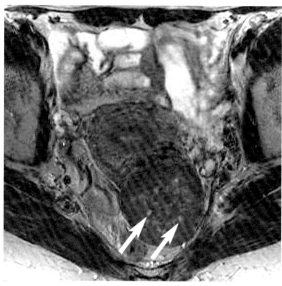

Abb. 12.**34 a, b** Großes subseröses Leiomyom der Uterushinterwand. **a** Sagittales T2w TSE-Bild. **b** Transversales T2w TSE-Bild. Inhomogene signalintensive Areale (Pfeile) in der sonst signalarmen Raumforderung entsprechen Degenerationen.

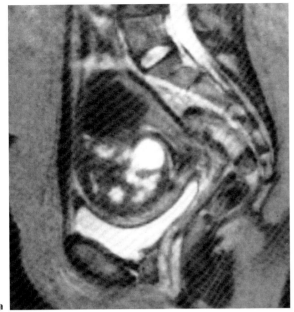
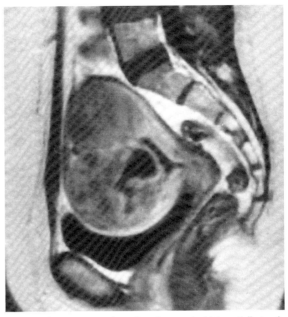

Abb. 12.**35a, b** Großer Uterus myomatosus mit nicht degenerativ und degenerativ veränderten Leiomyomen. **a** Im T2w SE-Bild, sagittale Ebene, zeigt sich unterhalb des nicht degenerativen, homogen hypointensen Leiomyoms eine vorwiegend signalarme Raumforderung mit inhomogenen signalintensiven Arealen, welche den Degenerationen entsprechen. Das Cavum uteri ist partiell signalarm aufgrund von Blutkoageln nach einer Kürettage. **b** Das T1w SE-Bild unmittelbar nach KM-Applikation zeigt nur eine geringe KM-Aufnahme beider Leiomyome.

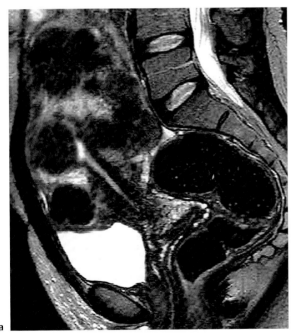
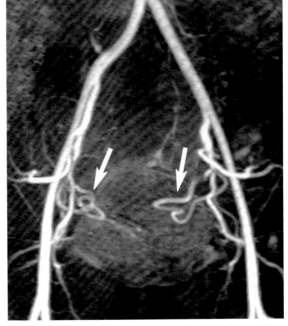

Abb. 12.**36a, b** Uterus myomatosus. **a** Sagittales T2w TSE-Bild. **b** In der MR-Angiographie (MIP, coronale Projektion) vermehrt geschlängelt verlaufende, ausgezogen imponierende Aa. uterinae bds. (Pfeile).

(38), da der Grad der Vaskularisation der Leiomyome unterschiedlich ist und dementsprechend auch das SI-Enhancement (Abb. 12.35). Jedoch wird eine bessere Differenzierung zwischen Leiomyomen und Leiomyosarkomen des Uterus durch dynamische Kontrastmittel-gestützte schnelle Gradientenechosequenzen diskutiert (22). Daneben ist eine Kontrastmittelapplikation zur Planung und Therapiekontrolle einer interventionellen, transarteriellen Myomembolisation (Abb. 12.36 u. 12.37) hilfreich (45, 51).

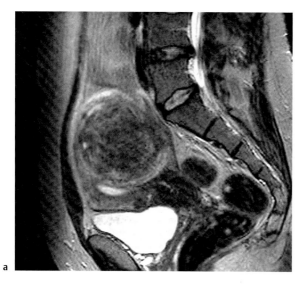
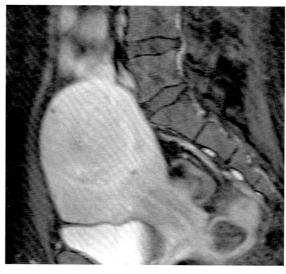
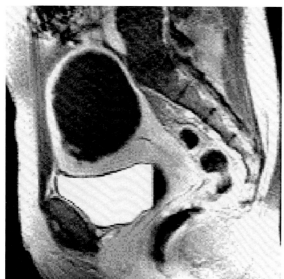

Abb. 12.**37 a–c** Intramurales Leiomyom der Uterushinterwand. **a** Sagittales T2w TSE-Bild. **b** Das T1w SE-Bild nach KM-Applikation zeigt vor Embolisationstherapie nahezu homogene Kontrastierung des Leiomyoms. **c** Nach Embolisation über beide Aa. uterinae im T1w SE-Bild nach KM-Applikation lässt sich keine Perfusion des Leiomyoms mehr nachweisen. Hingegen erscheint das Myometrium des Uterus weiterhin unauffällig perfundiert.

Adenomyose

Die Adenomyose ist definiert durch eine ektope Ansiedlung von Endometrium im Myometrium (68). Da dieses ektope Endometrium fast nur aus Gewebe des Stratum basilare besteht, zeigt es keine Abhängigkeit zur hormonalen Stimulation und enthält in der Regel keine Einblutungen (im Unterschied zur Endometriose, bei der Endometriumgewebe vom Funktionalistyp versprengt ist). Eine Adenomyose des Uterus findet sich häufiger als zunächst klinisch erwartet. So ist sie histologisch in bis zu 25 % aller Hysterektomien nachweisbar (70). In einem Viertel der Fälle ist die Adenomyose mit Leiomyomen vergesellschaftet.

Symptome treten meistens in der 4.–5. Dekade auf; bei Mehrgebärenden findet sich eine erhöhte Inzidenz. Zu den klinischen Symptomen der Adenomyose, die durchaus denen von Leiomyomen ähneln, gehören Hypermenorrhö, Dysmenorrhö und ein vergrößerter Uterus. Der körperliche Untersuchungsbefund zeigt einen vergrößerten Uterus, der im Vergleich zum Uterus myomatosus von weicherer Konsistenz ist.

Eine sichere Unterscheidung von Adenomyose und Leiomyomen ist von großem Interesse, da bei Leiomyomen durch eine Myomektomie der Uterus erhalten werden kann, während im Falle einer symptomatischen Adenomyose die Hysterektomie (oder entsprechend neueren Studien alternativ eine interventionelle Behandlung) die Methode der Wahl ist. Eine hormonelle Therapie, die zu einer Größenabnahme von Leiomyomen führen kann, zeigt im Fall der Adenomyose keinen Erfolg.

Die MR-tomographische Differenzierung zwischen einer Adenomyose und Leiomyomen ist unproblematisch und der Diagnostik mittels transabdominalem oder transvaginalem Ultraschall, insbesondere in Fällen einer Vergesellschaftung mit Leiomyomen, deutlich überlegen (5, 17, 50).

Bildgebung der pathologischen Befunde 273

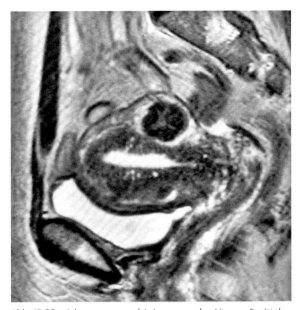

Abb. 12.**38** Adenomyose und Leiomyome des Uterus. Sagittales T2w TSE-Bild. Verbreiterung der hypointensen Übergangszone mit einzelnen versprengten Hyperintensitäten. Zusätzlich intramurale Leiomyome der Uterushinter- und -vorderwand.

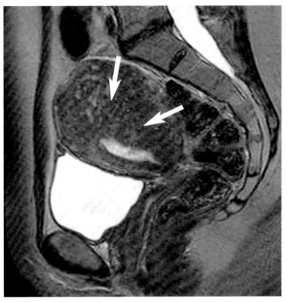

Abb. 12.**39** Fokale Adenomyose des Uterus. Sagittales T2w TSE-Bild. Fokale Verbreiterung der signalarmen Übergangszone (Pfeil).

MRT-Bild
Die Diagnose der Adenomyose basiert auf T2w Bildern (Tab. 12.**4**).

Das entscheidende Kriterium für die Diagnose der Adenomyose ist eine pathologische Verbreiterung der signalarmen Übergangszone auf über 12 mm (Abb. 12.**38**– 12.**40**) (7, 91, 92). Eine Verbreiterung der Übergangszone zwischen 5 und 10 mm wird auch in seltenen Fällen bei normalen Uteri (z. B. im Rahmen passagerer Kontraktionen) beobachtet und sollte somit nicht zur Diagnosestellung einer Adenomyose herangezogen werden (44). Häufig finden sich innerhalb der verdickten Übergangszone punktförmige Hyperintensitäten (Abb. 12.**38** u. 12.**39**). Wenn diese hyperintensen Areale nur im T2w Bild zu erkennen sind, handelt es sich am ehesten um eingesprengtes Drüsengewebe (72). Zeigen dagegen sowohl T1w als auch T2w Bilder kleinherdige Hyperintensitäten, sind diese in erster Linie durch kleinherdige Einblutungen verursacht. Die Adenomyose kann in einer fokalen oder auch diffusen Form auftreten. Bei der diffusen Form finden sich die Veränderungen im gesamten Uterus (Abb. 12.**40**), der deutlich vergrößert sein kann. Bei der fokalen Form wird nur eine umschriebene Verdickung der Übergangszone mit unscharfer Begrenzung zum umgebenden Myometrium (Abb. 12.**39**) beobachtet. Die fokale Form ist gelegentlich schwierig vom Leiomyom zu unterscheiden, da beide im T2w Bild als hypointense Läsionen erscheinen. Allerdings zeigen sich Leiomyome als runde, deutlich abgegrenzte Läsionen, während Adenomyome üblicherweise eine unregelmäßige Konfiguration mit unscharfer Begrenzung aufweisen. Adenomyome grenzen fast immer an die Übergangszone und sind im Gegensatz zu Leio-

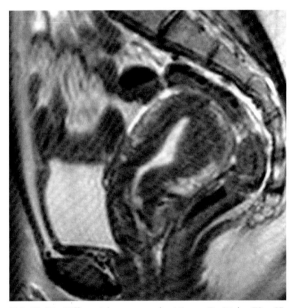

Abb. 12.**40** Diffuse Adenomyose des Uterus. Sagittales T2w SE-Bild. Generalisierte Verbreiterung der hypointensen Übergangszone.

myomen sehr selten submukös oder subserös lokalisiert (92). Die Kontrastmittel-Applikation liefert zur Abklärung einer Adenomyose oder der Abgrenzung von Leiomyomen keine diagnostische Zusatzinformation und ist zumeist nur zur Planung und Therapiekontrolle im Falle einer geplanten transarteriellen Embolisationstherapie indiziert (43, 83).

Gestationsbedingte Trophoblastenerkrankungen: Blasenmole und Chorionkarzinom

Die gestationsbedingten Trophoblastenerkrankungen (GTE) umfassen eine zytogenetisch und klinisch heterogene Gruppe von Krankheitsbildern, die durch eine Proliferation des trophoblastischen Gewebes gekennzeichnet sind. Durch die Proliferation dieses fetalen Gewebes kommt es zur Tumorbildung mit einem Differenzierungsgrad von benigne bis hochmaligne (Blasenmole – destruierende Blasenmole – Chorionkarzinom). GTE sind die häufigsten Neoplasien in der Schwangerschaft. Neben den klinischen Zeichen (uterine Blutungen, Vergrößerung des Uterus und Rückbildungsstörungen des Uterus nach einem Abort) nimmt das β-HCG im Serum als Tumormarker eine besondere Stellung in der Diagnostik ein (die β-HCG-Werte korrelieren sehr präzise mit dem Tumorverhalten, sodass auch Remissionen bzw. Progressionen anhand dieser Werte definiert werden können). Die Aufgabe der MRT ist somit weniger die artdiagnostische Zuordnung der Raumforderung als vielmehr die Bestimmung von Lokalisation und Ausdehnung des Tumors sowie Verlaufskontrollen unter Therapie.

MRT-Bild
Im Falle einer GTE findet sich durch die Raumforderung eine Aufhebung der zonalen Architektur des Uterus, wobei die Hauptmanifestation der Raumforderung im Myometrium liegt und nur selten zu einer Infiltration des Endometriums führt. Der Tumor ist aufgrund von Nekrosen und Einblutungen meist inhomogen strukturiert. Da diese Tumoren stark vaskularisiert sind, finden sich dilatierte, geschlängelte Gefäße im Tumor. Verursacht durch die intratumoralen, arteriovenösen Shunts zeigen sich auch die uterinen und iliakal internen Gefäße mit vergrößertem Durchmesser. 6–9 Monate nach Beginn einer Chemotherapie sollte sich wieder eine normale zonale Anatomie des Uterus zeigen (33).

Endometriumpolyp

In etwa 10% aller Uteri, insbesondere im Klimakterium, findet man Polypen des Endometriums. Die meisten Polypen entstehen im Fundus, gewöhnlich in den Tubenwinkeln. Endometriumpolypen treten häufig in Kombination mit Uterusmyomen auf. Nur in weniger als 1% der Fälle findet sich in einem Endometriumpolyp eine maligne Entartung im Sinne des Endometriumkarzinoms (60).

Als Symptome treten unregelmäßige oder andauernde Blutungen auf. Bei postmenopausalen Blutungen finden sich Polypen des Endometriums allein in über 20% der Fälle. Viele Endometriumpolypen verursachen jedoch überhaupt keine Symptome.

Die Diagnose von Endometriumpolypen kann schwierig sein, selbst bei einer sorgfältig durchgeführten Abrasio werden sie gelegentlich nicht entfernt. Der sicherste Nachweis erfolgt durch die Hysteroskopie, während der Vaginalsonographie Grenzen gesetzt sind. Die MRT wird in Anbetracht der ohnehin indizierten Abrasio selten zur Diagnostik eingesetzt. Häufiger ist jedoch die Indikation zur Abklärung einer postmenopausalen Blutung gegeben, sodass der Radiologe sich auch mit dem MR-tomographischen Bild des Endometriumpolyps auseinandersetzen muss.

MRT-Bild
Die diagnostisch entscheidenden Bilder sind die T2w Aufnahmen in sagittaler und transversaler Ebene. Hier erscheinen die Polypen mit identischer oder etwas geringerer Signalintensität als das übrige Endometrium (Abb. 12.**41**), gelegentlich kann ein großer Polyp das Uteruskavum aufweiten. Im T1w Bild lässt sich der Polyp in aller Regel nicht abgrenzen. Nach KM-Applikation zeigen Endometriumpolypen ein deutliches Enhancement, ähnlich dem übrigen Endometrium (25, 38). Die Differenzierung des Endometriumpolyps zu einem submukösen Leiomyom erfolgt durch die unterschiedliche Signalintensität im T2w Bild (Leiomyom signalarm) und wird durch eine KM-Untersuchung in fraglichen Fällen zusätzlich erleichtert (Leiomyom allenfalls geringes KM-Enhancement).

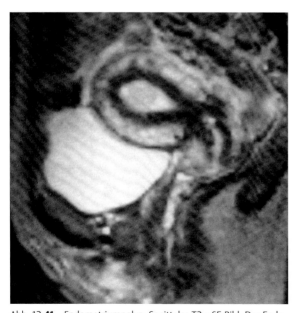

Abb. 12.**41** Endometriumpolyp. Sagittales T2w SE-Bild. Der Endometriumpolyp hat eine etwas geringere Signalintensität als das Endometrium. Eine Unterscheidung zwischen Polyp bzw. polypösem Endometriumkarzinom ist MR-tomographisch nicht möglich. Regelrechte und intakte hypointense Übergangszone des Myometriums.

Stenose der Cervix uteri

Eine Stenose der Zervix kann sich infolge einer Infektion, eines operativen Eingriffs oder einer Radiotherapie entwickeln. Zervixstenosen finden sich am häufigsten in

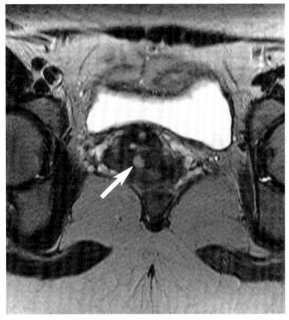 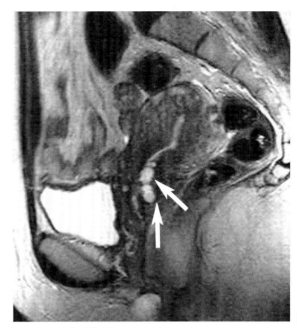

Abb. 12.**42a, b** Mehrere Ovula Nabothi (Pfeile). **a** Transversales und **b** sagittales T2w TSE-Bild.

Höhe der äußeren Zervixöffnung und können Ursache einer Sero-, Hämato- oder Pyometra sein.

Die MR-tomographische Diagnose einer Zervixstenose basiert auf dem Nachweis einer intrauterinen Flüssigkeitsretention (signalintensiv im T2w Bild) in Verbindung mit einer meist kurzstreckigen Einengung des hyperintensen Zervikalkanals (im T2w Bild). Im Gegensatz zu einer tumorbedingten Stenosierung ist das Zervixstroma von regelrechter Signalarmut.

Zervixzysten (Ovula Nabothi)

Ovula Nabothi (Abb. 12.**42**) sind Retentionszysten mit einem Durchmesser von einigen Millimetern. Sie sind in der Regel asymptomatisch, benötigen keine Behandlung, stellen meist einen Zufallsbefund dar und sind MR-tomographisch einfach von anderen Veränderungen der Cervix uteri, z. B. dem Zervixkarzinom, abzugrenzen (55). Nur selten erreichen sie eine Größe mit einem Durchmesser von 2–4 cm.

Maligne Uterustumoren

Endometriumkarzinom

Das Endometriumkarzinom ist das häufigste Malignom des weiblichen Genitaltraktes (Inzidenz 28 Neuerkrankungen jährlich bei 100 000 Frauen). Die meisten Patientinnen befinden sich in der Postmenopause, lediglich 2–5 % sind jünger als 40 Jahre. Das Karzinom entsteht typischerweise in der Funktionalis des Endometriums. Man darf annehmen, dass dieses Karzinom unter der Einwirkung von Östrogenen wächst. Das Endometriumkarzinom tritt meist erst dann auf, wenn die Funktionalis des Endometriums nicht mehr sekretorisch umgewandelt und abgestoßen wird. Zu den Risikofaktoren für die Entwicklung eines Endometriumkarzinoms gehören neben einer lang dauernden, postmenopausalen, exogenen Östrogenzufuhr (die zusätzliche Einnahmen von Gestagenen reduziert dieses Risiko wiederum) Östrogen produzierende Tumoren. Frauen mit einem Endometriumkarzinom sind häufig übergewichtig, haben eine Hypertonie und eine reduzierte Glucosetoleranz bis hin zum Diabetes mellitus – dieses Bild wird gelegentlich auch als „Korpuskarzinomsyndrom" bezeichnet.

Das Endometriumkarzinom wächst invasiv in das Myometrium, bricht aber nur selten durch die Serosa in die freie Bauchhöhle. In ca. 10 % wird die Zervix von dem Karzinom befallen. Die Metastasierung auf dem Lymph- und Blutweg erfolgt beim Endometriumkarzinom später als beim Zervixkarzinom. Hierbei ist eine enge Korrelation zwischen lymphogener Metastasierung und der Invasionstiefe in das Myometrium (11, 60) gezeigt worden. Bei oberflächlicher Infiltration des Myometriums (Stadium Ib) liegt die Inzidenz von Lymphknotenmetastasen lediglich bei 3 %, während im Falle einer tiefen myometranen Infiltration (Stadium Ic) Lymphknotenmetastasen bereits bei 40 % der Patientinnen vorliegen. Die Bestimmung der myometranen Infiltrationstiefe ist somit ein wichtiger prognostischer Faktor. Bevorzugt metastasiert das Endometriumkarzinom in die Vagina im Sinne einer retrograden Metastasierung (5–10 %), eine Tatsache, die bei der MR-tomographischen Untersuchungsplanung zu berücksichtigen ist. Besonderes Augenmerk ist hier auf das obere Drittel der Vagina und im unteren Drittel auf die vordere Vaginalwand und den Urethralwulst zu richten. Eine hä-

Tabelle 12.**5** Endometriumkarzinom – empfohlene Untersuchungssequenzen

Sequenz	Abbildungsbereich/ FOV (Schichtebene)	Kommentar
T2w TSE	Uterus und Vagina (transversal und sagittal) (Schichtdicke 3–5 mm)	myometrane Infiltrationstiefe, Infiltration der Zervix, Metastasierung in die Vagina
T1w SE oder PDw TSE	gesamtes Becken (transversal)	Lymphknotenstaging, Beckenwand
T1w SE	Uterus und Vagina (optimale Ebene entsprechend den T2w Bildern)	Nativuntersuchung vor KM-Gabe
T1w SE mit KM	wie T1w SE	Tumorausdehnung, myometrane Infiltrationstiefe, DD Tumor vs. Nekrose bzw. Flüssigkeit

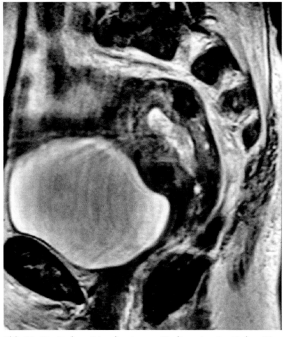

Abb. 12.**43** Endometriumkarzinom; Stadium Ia. Sagittales T2w TSE-Bild. Pathologische Verbreiterung des Endometriums mit teils signalärmeren Strukturen. Die schmale hypointense Übergangszone ist erhalten. Nebenbefund: Uterusmyome, Bewegungsartefakte der signalintensiven Harnblase.

matogene Metastasierung in andere Organe erfolgt beim Endometriumkarzinom nur selten bzw. spät.

Das wichtigste Symptom des Endometriumkarzinoms ist die postmenopausale Blutung. Diese Blutungen sind häufig das einzige Symptom des Endometriumkarzinoms.

Die wichtigste Untersuchung zur Bestätigung eines Endometriumkarzinoms ist die fraktionierte Abrasio (fraktioniert, um einen Befall der Endozervix im Sinne eines Stadiums II auszuschließen bzw. nachzuweisen). Der transvaginale Ultraschall bietet zuverlässige Ergebnisse bei Endometriumkarzinomen im Stadium I hinsichtlich der myometranen Infiltrationstiefe. Für ein generelles Tumorstaging (z. B. Tumorausdehnung auf die Cervix uteri) ist die sonographische Untersuchung jedoch nicht geeignet (96).

Aufgrund der guten Darstellung der myometranen Infiltrationstiefe und des gesamten Tumorstagings darf die MRT inzwischen als die Methode der Wahl für das Tumorstaging eines Endometriumkarzinoms angesehen werden. Die MRT bietet eine optimale Basis für Therapieentscheidungen (z. B. Hysterektomie mit/ohne Lymphadenektomie bzw. Chemotherapie oder Gestagentherapie).

MRT-Bild und Tumorstaging

Es gibt kein typisches MR-tomographisches Bild des Endometriumkarzinoms. Kleine Endometriumkarzinome haben eine identische Signalintensität wie das übrige Endometrium, sodass die MRT nicht geeignet ist, sicher zwischen einem nicht infiltrierendem Endometriumkarzinom und einer Endometriumhyperplasie bzw. einem Endometriumpolypen zu differenzieren. Ziel der MR-tomographischen Untersuchungen ist stattdessen die Stadieneinteilung eines gesicherten Endometriumkarzinoms.

Das Untersuchungsprotokoll umfasst zunächst T2w Aufnahmen des Uterus und der Vagina in 2 Ebenen (Tab. 12.**5**) für die Beurteilung der myometranen Infiltrationstiefe, einer möglichen Infiltration in die Zervix und die Erfassung einer retrograden Metastasierung in die Vagina. Vor einer Kontrastmittel-unterstützten Untersuchung sollten T1w Aufnahmen des gesamten Beckens in transversaler Ebene für die Beurteilung der pelvinen Lymphknoten und der Beckenwand angefertigt werden. T1w Nativaufnahmen tragen in der Regel nicht zum Staging des auf den Uterus begrenzten Endometriumkarzinoms bei, sie sollten jedoch für eine Einschätzung des SI-Enhancements vor der Kontrastmittel-unterstützten Untersuchung erstellt werden. Die Kontrastmittel-verstärkten T1w Aufnahmen (in SE- bzw. TSE-Technik) erfolgen unmittelbar nach bolusförmiger KM-Applikation (in der besten Ebene entsprechend einer der vorangegangenen T2w Aufnahmen), wodurch eine bessere Abgrenzung des Endometriumkarzinoms gegenüber dem Myometrium gelingt.

Das Endometriumkarzinom erscheint im T2w Bild als signalintensive Raumforderung, meist als pathologische Verbreiterung oder Lobulierung des Endometriums, gelegentlich auch mit heterogenen, signalärmeren Anteilen (Abb. 12.**43** u. 12.**44**). Da diese Veränderungen nicht spezifisch sind für das Endometriumkarzinom und auch bei der Endometriumhyperplasie, dem Endometriumpolyp oder Blutkoageln beobachtet werden, ist die histologische Abklärung entscheidend. Die signalintensive Unterbrechung der Übergangszone weist auf eine Infiltration in das Myometrium hin, wobei MR-tomographisch auch die Tiefe der Infiltration (s. Tumorstaging) beurteilt werden kann. Für eine möglichst genaue Beurteilung der myometranen Infiltrationstiefe ist die Durchführung von Aufnahmen in 2 Ebenen essenziell (Abb. 12.**45**). Gelegentlich

Bildgebung der pathologischen Befunde 277

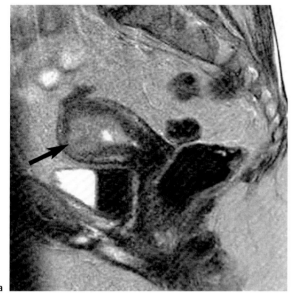
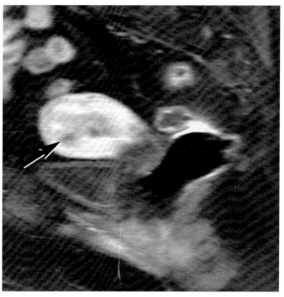

Abb. 12.**44a, b** Endometriumkarzinom; Stadium Ib. **a** Sagittales T2w TSE-Bild. Pathologische Verbreiterung des Endometriums. Zusätzlich im Bereich der Uterusvorderwand Verdacht auf eine Infiltration zumindest der inneren Hälfte des Myometrium (Pfeil). **b** In der T1w SE-Aufnahme nach KM-Applikation lässt sich bei besserer Abgrenzbarkeit des Endometriumkarzinoms die Infiltration bis in die innere Schicht des Myometriums belegen.

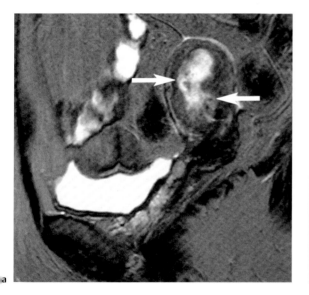
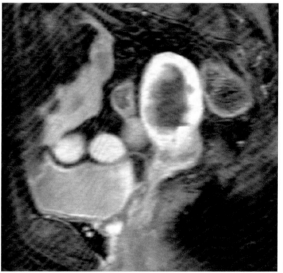

Abb. 12.**45a–c** Endometriumkarzinom; Stadium Ic. **a** Sagittales T2w SE-Bild. Bereits ohne KM-Applikation Nachweis einer Infiltration der Uterusvorder- und hinterwand (Pfeile) durch das Endometriumkarzinom. **b, c** Sagittales bzw. transversales T1w SE-Bild unmittelbar nach KM-Applikation. Kontrastverbesserung zwischen hypovaskularisiertem Endometriumkarzinom und KM-aufnehmendem Myometrium mit Nachweis einer tiefen myometranen Infiltration der Uterusvorderwand und einer oberflächlichen Infiltration der Uterushinterwand.

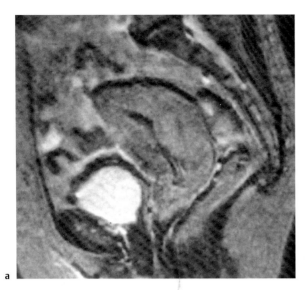
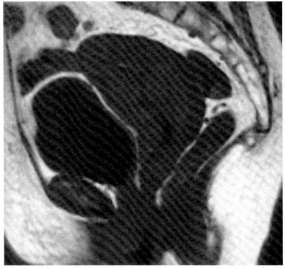
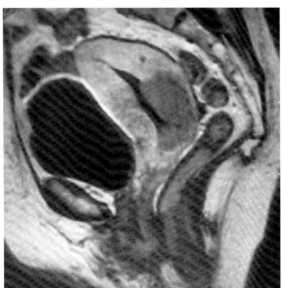

Abb. 12.**46 a–c** Endometriumkarzinom; Stadium II. **a** Auf dem sagittalen T2w SE-Bild ist eine Abgrenzung des histologisch gesicherten Endometriumkarzinoms aufgrund der Isointensität zum übrigen Myometrium nicht möglich. Signalarmes Cavum uteri aufgrund von Blutkoageln. Atypische Abbildung der Cervix uteri bei Zustand nach Konisation. T1w SE-Aufnahmen **b** vor und **c** unmittelbar nach KM-Applikation. In der KM-Untersuchung zeigt sich eine deutlich bessere Abgrenzung des Endometriumkarzinoms mit Infiltration bis in die äußeren Schichten des Myometriums und Infiltration der Zervix.

fehlt auch auf T2w Aufnahmen eine ausreichende Abgrenzung des Tumors zum umgebenden Myometrium (Abb. 12.**46 a**). Fehler bei der Stadieneinteilung des Endometriumkarzinoms kommen vor allem bei großen polypösen Endometriumkarzinomen (die das Myometrium nur ausdünnen und nicht infiltrieren), zusätzlich vorliegenden größeren Leiomyomen, kongenitalen Anomalien, kleinen atrophischen Uteri und bei einer völligen Aufhebung der zonalen Anatomie (78) vor. Die intravenöse KM-Applikation ist für die MR-tomographische Untersuchung des Endometriumkarzinoms prinzipiell immer indiziert (36, 95). Das Karzinom zeigt dabei ein geringeres Enhancement als das übrige Endometrium und das Myometrium, sodass die Tumorgrenzen besser bestimmt werden können (Abb. 12.**46 u.** 12.**47**). Verbessert wird ebenfalls die Unterscheidung zwischen vitalem Tumor einerseits und Nekrose bzw. Flüssigkeit (z. B. Hämatometra bzw. Pyometra) andererseits.

Die MR-tomographische Stadiumeinteilung des Endometriumkarzinoms richtet sich nach der FIGO-Klassifikation (Tab. 12.**6**).

Im **Stadium I** befindet sich der Tumor nur im Corpus uteri. In Anbetracht der sehr unterschiedlichen Prognose wird das Stadium I weiter unterteilt:
Ia – Tumor auf Endometrium begrenzt,
Ib – Tumorinfiltration bis in die innere Hälfte des Myometriums (bezogen auf die Dicke des Myometriums),
Ic – Infiltration bis in die äußere Hälfte des Myometriums.

Man kann davon ausgehen, dass es sich um ein Stadium Ia handelt, wenn die hypointense Übergangszone intakt ist (Abb. 12.**43**). Sollte gerade beim atrophischen Uterus die Übergangszone nicht ausreichend abgrenzbar sein, kann von einem Stadium Ia ausgegangen werden, wenn sich eine glatte und klare Grenze zwischen Tumor und Myometrium zeigt. Im Stadium Ib findet sich eine Unterbre-

Tabelle 12.6 Stadieneinteilung des Endometriumkarzinoms

FIGO*	Kriterien	MR-Kriterien**
0	Carcinoma in situ	Tumor nicht erkennbar
I	Tumor auf Corpus uteri begrenzt	
Ia	Tumor betrifft nur das Endometrium	die Übergangszone – sofern erkennbar – ist intakt; falls Übergangszone nicht abgrenzbar, sollte die Grenze zwischen Tumor bzw. Endometrium und Myometrium glatt und scharf sein
Ib	Infiltration der inneren Hälfte des Myometriums	umschriebene Unterbrechung der Übergangszone bzw. unscharfe Grenze zwischen Tumor und Myometrium; die pathologischen Veränderungen beziehen sich nur auf die innere Hälfte des Myometriums
Ic	Infiltration bis in die äußere Hälfte des Myometriums	tiefe Infiltration des Myometriums (50 % der Myometriumdicke); eine dünne äußere Myometriumschicht ist Hinweis, dass die Serosa noch nicht infiltriert ist
II	Tumorinfiltration der Zervix ohne Organ überschreitendes Wachstum	der pathologische Prozess ergreift die Endozervix bzw. infiltriert das Zervixstroma
IIa	Zervixstroma nicht infiltriert	regelrechte Darstellung des hypointensen Zervixstromas (T2w Bild)
IIb	Zervixstroma infiltriert	signalreiche Infiltration des Zervixstromas (T2w Bild)
III	Organ überschreitendes Tumorwachstum, jedoch auf kleines Becken begrenzt	
IIIa	Tumor befällt Uterusserosa und/oder Adnexe; positive Peritonealzytologie	komplette Tumorinfiltration des Myometriums (sollte in 2 Ebenen bestätigt werden); KM-unterstützte T1w Bilder zeigen ein pathologisches Enhancement der Peritonealkarzinose
IIIb	Vaginalmetastase	signalreiche Raumforderung der Vagina
IIIc	Lymphknotenmetastasen	vergrößerte pelvine Lymphknoten (1 cm)
IV	Tumorausdehnung über das kleine Becken hinaus bzw. Tumorinfiltration in die Mukosa von Harnblase oder Rektum	Nachweis einer signalreichen Unterbrechung der normalerweise signalarmen Muskulatur von Harnblasen- bzw. Rektumwand

* International Federation of Gynecology and Obstetrics.
** Bezogen auf T2w und KM-unterstützte T1w Bilder.

chung der Übergangszone bzw. eine unscharfe/unregelmäßige Grenze zwischen Tumor und Myometrium; dabei darf sich die Ausdehnung oder pathologische Veränderung nur auf die innere Hälfte des Myometriums beziehen. Das wichtigste Kriterium des Stadiums Ib ist die Unterbrechung der Übergangszone, wobei diese gerade bei Frauen in der Postmenopause nicht exakt abgrenzbar ist. Bei der Beurteilung der myometranen Tumorinfiltration hilft die Kontrastmittel-unterstützte T1w Aufnahme. Eine tiefe Infiltration des Myometriums (Stadium Ic) entspricht einer Tumorausdehnung bis in die äußere Hälfte des Myometriums (Abb. 12.**45 a–c**). Erschwert wird die Stadienbestimmung durch eine symmetrische Ausdünnung des Myometriums (z. B. durch einen großen polypösen, endokavitären Tumor oder einer Hämatometra). Das

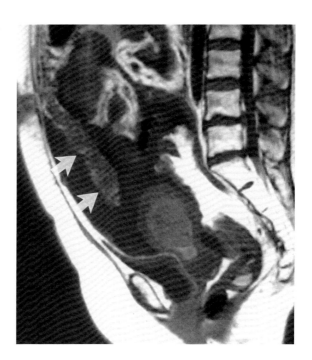

Abb. 12.**47** Endometriumkarzinom; Stadium IV. Sagittales T1w SE-Bild. Neben dem vergrößerten, etwas unregelmäßig begrenzten Uterus finden sich Aszites sowie eine tumoröse Infiltration des Omentum majus (Pfeile).

frühere FIGO-Kriterium der Länge des Uteruskavums wäre MR-tomographisch einfach zu bestimmen, korreliert jedoch keineswegs mit dem tatsächlichen Tumorstadium. Die Größe des Uterus und somit die Länge des Uteruskavums wird vornehmlich vom Hormonstatus bestimmt und nicht vom Stadium des Endometriumkarzinoms. Prognostisch wesentlich wichtiger ist die Beurteilung der myometranen Tumorinfiltration.

Das **Stadium II** entspricht einer Tumorinfiltration in die Zervix bzw. Endozervix (Abb. 12.**46 a, c**). Die Tumorausdehnung auf die Zervix lässt sich anhand der T2w Aufnahmen in 2 Ebenen bereits vermuten, sollte jedoch durch eine Kontrastmittel-unterstützte Untersuchung weiter abgeklärt werden. Nur durch die Kontrastmittel-unterstützte Untersuchung lassen sich falsch positive Befunde (verursacht durch Blutkoagel im Zervikalkanal bzw. eine Hämatometra) gegenüber einer tatsächlichen Tumorausdehnung auf die Endozervix bzw. das Zervixstroma abgrenzen.

MR-tomographisch lassen sich auch Endometriumkarzinome im **Stadium III** und **IV** beurteilen, wobei der Tumor in beiden Stadien bereits den Uterus überschritten hat (Stadium III: Tumor auf das Becken begrenzt; Stadium IV: Tumorausdehnung außerhalb des kleinen Beckens bzw. Infiltration in die Mukosa von Harnblase oder Rektum). Eine Infiltration der Harnblasen- bzw. Rektumwand lässt sich durch die umschriebene und signalintensive Unterbrechung der sonst hypointensen Muskelschicht im T2w Bild diagnostizieren. Ein weiteres Kriterium des Organ überschreitenden Tumorwachstums ist eine unregelmäßige Oberfläche des Uterus in Verbindung mit Aszites (Abb. 12.**47**).

Die Beurteilung der Lymphknoten erfolgt nach denselben Kriterien wie in der Computertomographie und basiert lediglich auf dem größten Querdurchmesser der Lymphknoten. Ein kleiner Vorteil der MRT gegenüber der CT liegt in der weitaus besseren Beurteilung des T-Stadiums selbst, woraus indirekte Rückschlüsse für die Differenzierung reaktiv bzw. tumorös vergrößerter Lymphknoten gezogen werden können. Durch den Einsatz von superparamagnetischen Eisenpartikeln (intravenös appliziert) scheint jedoch erstmals eine Differenzierung zwischen normalem Lymphknotengewebe und Tumorgewebe möglich (s. Kap. 15).

Stellenwert der MRT im Staging des Endometriumkarzinoms
In einer Multicenterstudie aus dem Jahre 1991 konnte für die MR-Untersuchung von 83 Patientinnen mit Endometriumkarzinom eine Treffsicherheit im generellen Tumorstaging von 85 % (37) und eine exakte Beurteilung der myometranen Tumorinfiltration (Stadium Ia-c) nur in 74 % gezeigt werden. In einer nachfolgenden Studie gelang die klinisch bzw. prognostisch wichtigste Unterscheidung zwischen Stadium Ia-Ib gegenüber Stadium Ic ebenfalls nur in 78 % (78). Die Aussage hinsichtlich der myometranen Infiltrationstiefe kann jedoch durch eine intravenöse KM-Applikation (z. B. Magnevist, Dotarem) deutlich verbessert werden (36, 41, 75, 95). In neueren Studien ließ sich entsprechend eine Treffsicherheit der präoperativen KM-gestützten MRT-Untersuchung von 91 % hinsichtlich der Differenzierung der Tumorstadien Ia-Ib gegenüber Ic zeigen (13).

Die besten Ergebnisse des präoperativen Tumorstagings lassen sich inzwischen mit der MRT erzielen. Ein Vergleich zum transvaginalen Ultraschall bietet sich nur für Endometriumkarzinome im Stadium I an, während die Vorteile der MRT bei den fortgeschrittenen Tumorstadien offensichtlich sind (18, 84, 88). Im Stadium I gleicht die diagnostische Sicherheit der MR-tomographischen Nativuntersuchung (T2w Bilder) der des transvaginalen Ultraschalls. Signifikant bessere Ergebnisse als der transvaginale Ultraschall bietet die KM-unterstützte MR-Untersuchung (18, 48, 49, 96). Durch den Wegfall unnötiger Lymphknotenresektionen erweist sich die MRT beim Endometriumkarzinom darüber hinaus als sehr kosteneffektiv (27).

Zervixkarzinom

Das Zervixkarzinom zeigt in seiner Häufigkeit (Inzidenz 16 Neuerkrankungen jährlich bei 100.000 Frauen) einen ersten Gipfel zwischen dem 35. und 45. Lebensjahr und einen zweiten Gipfel zwischen dem 65. und 75. Lebensjahr. Es handelt sich um den häufigsten malignen Tumor bei Frauen unter 50 Jahren. Das Zervixkarzinom, das früher am häufigsten bei der geschlechtsreifen Frau auftrat, wird jedoch mehr und mehr ein Karzinom der älteren Frau. Diese Verschiebung darf in erster Linie als Erfolg der Krebsvorsorge aufgefasst werden. Tritt jedoch ein invasives Zervixkarzinom bei Frauen unter 35 Jahren auf, handelt es sich häufig um besonders aggressiv verlaufende Karzinomfälle. Heute geht man davon aus, dass das Zervixkarzinom stufenweise entsteht (Dysplasie – Carcinoma in situ – mikroinvasives Karzinom). Dysplasien und Carcinoma in situ werden heute als „zervikale intraepitheliale Neoplasie (CIN)" zusammengefasst. Bereits beim Mikrokarzinom (Stadium Ia2: Invasionstiefe < 5 mm und Oberflächenausdehnung < 7 mm) muss in bis zu 10 % der Fälle mit Lymphknotenmetastasen gerechnet werden (19, 60).

Das Karzinom breitet sich in den weiteren Stadien sowohl kontinuierlich (Scheidenwand, Parametrien und Corpus uteri) als auch lymphogen aus. Die lymphogene Metastasierung erfolgt in der Regel der Reihenfolge: parametrane Lymphknoten – Lymphknoten der Fossa obturatoria und entlang der iliakal internen Gefäße sowie anschließend der iliakal kommunen Gefäße. Schließlich werden die paraaortalen Lymphknoten befallen. Selten und spät beobachtet man beim Zervixkarzinom hämatogene Metastasen (vor allem Lunge und Skelett).

Erstsymptome sind zyklusunabhängige Blutabgänge und Ausfluss. Besonders wertvoll für die Entdeckung des Zervixkarzinoms sind Untersuchungen im Rahmen der Früherkennung, kein anderes gynäkologisches Karzinom ist einer körperlichen Untersuchung so gut zugänglich wie das Zervixkarzinom. Eine Schwangerschaft schließt das Vorhandensein eines Zervixkarzinoms nicht aus.

MRT-Bild und Tumorstaging

Ziel der MR-tomographischen Untersuchung ist nicht die Detektion eines Zervixkarzinoms, sondern das Staging eines bereits gesicherten Karzinoms. Die meisten Informationen bieten wiederum T2w Aufnahmen (Tab. 12.**7**). Im T2w Bild erscheint das Zervixkarzinom als Läsion von hoher Signalintensität, die von der geringen Signalintensität des Zervixstromas gut zu unterscheiden ist (Abb. 12.**48** – 12.**50**). Auf T1w Bildern hat das Karzinom dieselbe Signalintensität wie das Zervixstroma, das Myometrium und die Vagina, sodass der Tumor nicht ausreichend abgrenzbar ist (Abb. 12.**53 b**). T1w Bilder sind geeignet zur Beurteilung einer größeren Tumormasse in den Parametrien sowie zum Lymphknotenstaging. Im Gegensatz zum Endometriumkarzinom bringt die intravenöse Kontrastmittel-Applikation kaum einen diagnostischen Gewinn hinsichtlich des Tumorstagings (30, 82). Zervixkarzinome zeigen unter KM-Applikation ein sehr unterschiedliches Enhancement, wobei der Signalanstieg des Tumors die Abgrenzung zum parametranen Fettgewebe erschwert. Die bessere Unterscheidung zwischen vitalem und nekrotischem Tumorgewebe im Rahmen der Kontrastmittel-unterstützten Untersuchung ist nur selten von klinischer Bedeutung (Abb. 12.**51**). Dynamische KM-Studien unter Einsatz schneller GRE-Sequenzen zeigten ein früheres Enhancement des Zervixkarzinoms im Vergleich zum umgebenden Zervixstroma (97). Eine bessere Tumorabgrenzung im Vergleich zu den T2w Bildern wird hiermit zwar nicht erreicht, jedoch konnte ein Zusammenhang zwischen frühem KM-Enhancement und möglichem Therapieerfolg einer Strahlentherapie hergestellt werden (22, 57). Eine zusätzliche Indikation zur intravenösen KM-Applikation kann sich beim fortgeschrittenen Zervixkarzinom mit Verdacht auf eine Tumorinfiltration der Harnblase bzw.

Tabelle 12.**7** Zervixkarzinom – empfohlene Untersuchungssequenzen

Sequenz	Abbildungsbereich/ FOV (Schichtebene)	Kommentar
Sequenz	Abbildungsbereich/FOV (Schichtebene)	Kommentar
T2w TSE	Uterus und Vagina (transversal und sagittal) (evtl. auch angulierte Schichtebene transversal zur Zervixachse)	Infiltrationstiefe des Zervixstromas, Infiltration der Parametrien, Ausdehnung auf Vagina und Corpus uteri
T1w SE oder PDw TSE	gesamtes Becken (transversal)	Beckenwandinfiltration, Lymphknotenstaging

des Rektums ergeben. Die Tumorinfiltration in die muskulären Wandschichten ist in der Kontrastmittel-unterstützten Untersuchung (in SE-Technik unmittelbar nach bolusförmiger KM-Applikation) manchmal besser zu erfassen als auf den T2w Bildern (Abb. 12.**52**).

Die MR-tomographische Stadieneinteilung des Zervixkarzinoms richtet sich nach den FIGO-Kriterien (Tab. 12.**8**). Das präklinische, ausschließlich mikroskopisch diagnostizierte Karzinom (**Stadium Ia**) lässt sich MR-tomographisch nicht erfassen. Im **Stadium Ib** ist das Karzinom auf die Zervix (mit oder ohne Beteiligung des Corpus uteri) begrenzt. Das wesentliche MR-tomographische Kriterium dieses Stadiums ist ein vollständig erhaltener, signalarmer Saum von normalem Zervixstroma im T2w Bild, welcher den Tumor umschließt (Abb. 12.**53** u. 12.**54**). Die Beurteilung dieses noch erhaltenen Zervixstromas wird durch die T2w Darstellung in 2 Ebenen er-

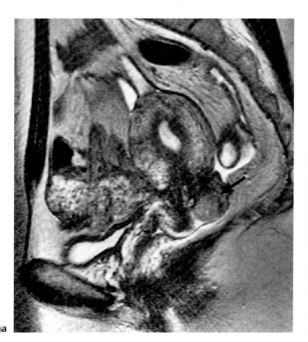
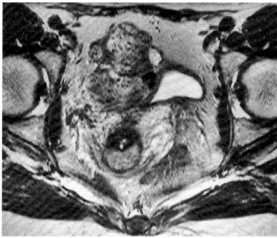

Abb. 12.**48 a, b** Zervixkarzinom; Stadium Ib. T2w TSE-Bilder. **a** Sagittale Aufnahme. Kleines Karzinom (Pfeil) im hinteren Zervixpfeiler. Protrusion von Zervix und Karzinom in die Vagina bei erhaltender Hypointensität der angrenzenden Vaginawand. **b** Die transversale Aufnahme zeigt eine regelrechte Hypointensität des ventralen Zervixstromas und eine Tumorausdehnung zwischen 3.00 und 9.00 Uhr.

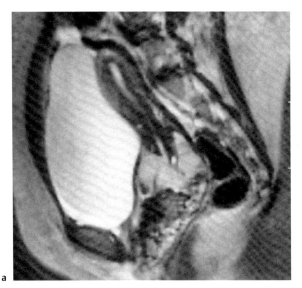

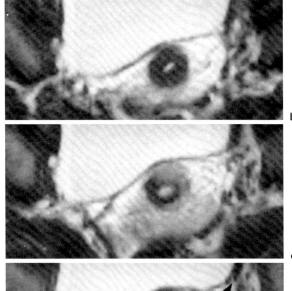

Abb. 12.**49 a–d** Zervixkarzinom; Stadium IIb. T2w SE-Aufnahmen. **a** Sagittales Bild. Signalintensive Tumorinfiltration des ventralen und dorsalen Zervixpfeilers, wobei sich der Tumor polypös in die Vagina vorwölbt. **b–d** Die transversalen Aufnahmen zeigen die Zervix in mehreren Ebenen von kranial nach kaudal mit einem regelrechten Befund in dem kranialen Abschnitt (**b**) und einer nahezu vollständigen Tumorinfiltration des gesamten Zervixstromas in Höhe der Portio (**d**). Komplette Tumorinfiltration des Zervixstromas links mit Infiltration in das Parametrium links (Pfeil).

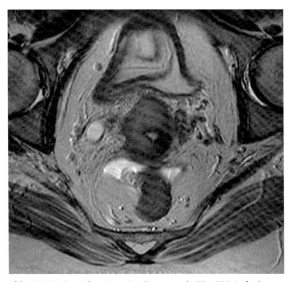

Abb. 12.**50** Zervixkarzinom IIa. Transversale T2w TSE-Aufnahmen. Erhaltener Ring aus hypointensem Zervixstroma um das Karzinom ohne Anhalt für eine Infiltration der Parametrien. Zusätzlich atypisch auch in Richtung des Zervikalkanals hypointenses Stroma nahezu allseits abgrenzbar.

leichtert. Im T1w Bild findet sich eine regelrechte Grenze zum umgebenden Fettgewebe (Abb. 12.**53 b**). Eine Infiltration in die oberen zwei Drittel der Vagina entspricht dem **Stadium IIa**. (Dieses Stadium ist selbstverständlich am besten im Rahmen der klinischen Untersuchung zu erfassen.) Eine Infiltration der Vaginalwand erscheint als signalintensive Unterbrechung der sonst signalarmen Muskulatur im T2w Bild (Abb. 12.**55 a** u. 12.**58**). Kommt es nur zur Vorwölbung des Zervixkarzinoms in die Vagina, findet sich im T2w Bild noch eine regelrecht erhaltene, signalarme Wand der Vaginalfornizes.

Die Infiltration der Parametrien entspricht einem **Stadium IIb** und ist in fortgeschrittenen Fällen als Raumforderung mit unregelmäßiger Begrenzung in den Parametrien auf T2w und T1w Bildern nachzuweisen. Eine beginnende parametrane Tumorinfiltration lässt sich MR-tomographisch nur indirekt erfassen (Abb. 12.**55 b**): Wichtigstes Kriterium einer möglichen parametranen Tumorinfiltration ist die vollständige tumoröse (signalintensive) Durchsetzung des signalarmen Zervixstromas im T2w Bild (58, 80). Während der Nachweis eines noch erhaltenen Saums von Zervixstroma um den Tumor als zuverlässiges Kriterium hinsichtlich einer fehlenden Infiltration der Parametrien gewertet werden kann (Abb. 12.**54**), ist von einer beginnenden Tumorinfiltration

Bildgebung der pathologischen Befunde

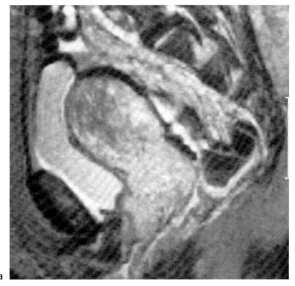

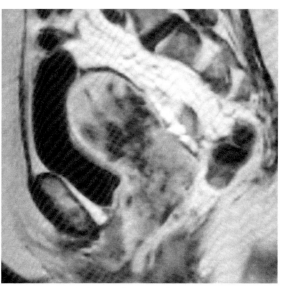

Abb. 12.**51 a, b** Zervixkarzinom; Stadium IIIa. Ausgedehntes Karzinom mit Infiltration des Corpus uteri und der Vagina bis in das untere Vaginaldrittel. **a** Gegenüber der T2w SE-Aufnahme ergibt **b** die T1w SE-Aufnahme nach KM-Applikation eine bessere Differenzierung zwischen vitalem und nekrotischem Tumorgewebe.

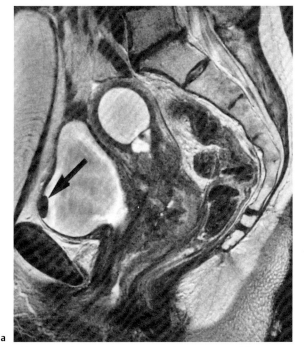

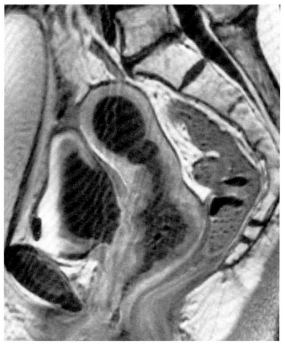

Abb. 12.**52 a, b** Zervixkarzinom; Stadium IV. Ausgedehntes Zervixkarzinom mit Infiltration der Vagina bis in das untere Vaginaldrittel sowie Harnblaseninfiltration. Im Vergleich zur **a** T2w TSE-Aufnahme lässt **b** die T1w SE-Aufnahme nach KM-Applikation das Ausmaß der Tumornekrose und die Tumorinfiltration der Harnblasenwand besser erkennen (vergleiche die Signalintensität der Harnblasenhinterwand mit der Harnblasenvorderwand). Die Luftansammlung (Pfeil) in der Harnblase weist auf eine tumorbedingte Fistel hin. Flüssigkeitsretention im Cavum uteri als Folge der tumorbedingten Obstruktion des Zervikalkanals. Regelrechte Darstellung der Rektumvorderwand ohne Hinweis auf Infiltration.

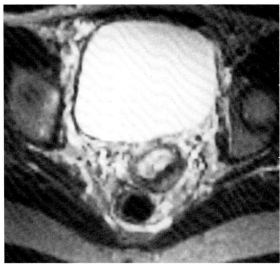 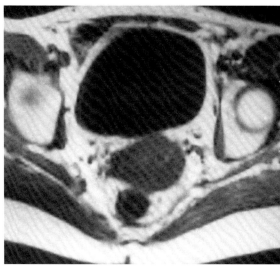

Abb. 12.**53 a, b** Zervixkarzinom; Stadium Ib. **a** Das signalintensive Karzinom wird von signalarmem Zervixstroma noch komplett umgeben. T2w SE-Aufnahme. **b** Die T1w SE-Aufnahme erlaubt keine Differenzierung zwischen Tumor, Zervixstroma und parazervikalem Gewebe. Regelrechte Darstellung des Fettgewebes in den lateralen Anteilen der Parametrien beiderseits.

Tabelle 12.**8** Stadieneinteilung des Zervixkarzinoms

FIGO*	Kriterien	MR-Kriterien
0	Carcinoma in situ	Tumor nicht nachweisbar
I	Karzinom auf Uterus begrenzt (Tumorausdehnung auf das Corpus uteri findet keine separate Berücksichtigung)	
Ia	präklinisches, ausschließlich mikroskopisch diagnostizierbares Karzinom	Tumor nicht erkennbar
Ia1	minimale Invasion (< 2 mm)	
Ia2	Invasionstiefe < 5 mm; Oberflächenausdehnung < 7 mm	
Ib	Tumor größer als Stadium Ia2	signalintensive Raumforderung mit partieller Infiltration des signalarmen Zervixstromas
II	Organ überschreitendes Tumorwachstum (ohne Infiltration der Beckenwand oder des unteren Vaginaldrittels)	
IIa	ohne Infiltration der Parametrien	Infiltration der oberen zwei Drittel der Vagina; tumorbedingte Unterbrechung der signalarmen Vaginalwand (lediglich eine Tumorvorwölbung in die Vagina sollte nicht als Infiltration gewertet werden)
IIb	mit Infiltration der Parametrien	Darstellung einer infiltrierenden Raumforderung in den Parametrien; komplette tumoröse Infiltration des Zervixstromas als indirektes Zeichen einer beginnenden Parametrieninfiltration
III	Tumorinfiltration der Beckenwand und/oder Ausdehnung bis in das untere Drittel der Vagina und/oder Hydronephrose	
IIIa	Tumorinfiltration bis in das untere Drittel der Vagina; keine Beckenwandinfiltration	signalintensive Unterbrechung der Vaginalwand im distalen Vaginaldrittel
IIIb	Infiltration der Beckenwand und/oder Hydronephrose	Infiltration der Beckenwand (am häufigsten Infiltration des M. obturator internus, M. piriformis oder M. levator ani) als signalreiche Infiltration; dilatierter Ureter
IV	Tumorausdehnung über das kleine Becken hinaus oder Infiltration der Schleimhaut von Harnblase oder Rektum	
IVa	Tumorinfiltration der Schleimhaut von Harnblase oder Rektum	im T2w Bild Nachweis einer direkten Tumorausdehnung mit Unterbrechung der signalarmen Muskelschichten von Harnblase bzw. Rektum; pathologisches Signal-Enhancement im Bereich der Tumorinfiltration unter KM-Applikation
IVb	Fernmetastasen	Fernmetastasen

* Bezogen auf T2w Bilder (sofern nicht anders angegeben).

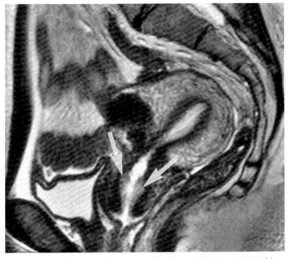
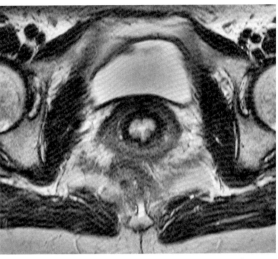

Abb. 12.**54 a, b** Zervixkarzinom; Stadium Ib. T2w TSE-Bilder.
a Das kleine Zervixkarzinom zeigt sich als signalintensive Raumforderung mit vorwiegend intrazervikalem Wachstum (Pfeile). Das Karzinom wird sowohl in der sagittalen (**a**) als auch transversalen (**b**) Aufnahme noch von signalarmem Zervixstroma umgeben. Regelrechte Darstellung der signalarmen Vaginalwand ohne Anhalt für tumoröse Infiltration. Nebenbefund: Descensus uteri und Leiomyome der Uterusvorderwand.

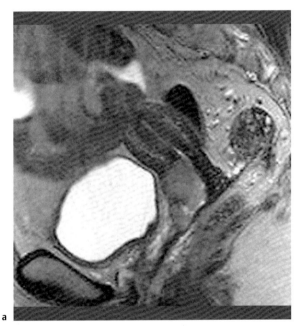
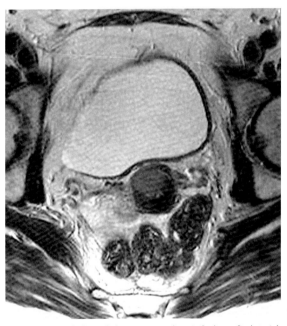

Abb. 12.**55 a, b** Zervixkarzinom; Stadium IIb. T2w TSE-Bilder. Karzinom mit ventral vollständiger Infiltration des Zervixstromas. **a** Die sagittale Aufnahme zeigt eine Tumorinfiltration im Bereich der ventralen Vaginalfornix bei erhaltener Hypointensität der dorsalen Vaginalwand. **b** Auf der transversalen Aufnahme findet sich eine komplette tumoröse Infiltration des Zervixstromas zwischen 9.00 und 12.00 Uhr, während linksseitig noch ein schmaler Saum signalarmen Zervixstromas zu erkennen ist.

der Parametrien auszugehen (Abb. 12.**55** u. 12.**56**), wenn sich eine völlige tumoröse Durchsetzung der Zervixstromas findet; hierbei ist jedoch mit einer größeren Rate falsch positiver Befunde zu rechnen (56).

Im **Stadium IIIa** findet sich eine Fortsetzung des signalintensiven Tumors bis in das untere Vaginaldrittel (in diesen Fällen sollten in Anbetracht der unterschiedlichen Lymphabflusswege auch die inguinalen Lymphknoten mit untersucht werden!). Eine Infiltration der Beckenwand bzw. tumorbedingte Obstruktionen eines oder beider Ureteren entsprechen dem **Stadium IIIb** (Abb. 12.**57**). Bereits eine tumorbedingte Aufbrauchung der lateralen Fettlamelle im T1w Bild darf aus operationstechnischer Sicht bereits als Beckenwandinfiltration gewertet werden. Die Infiltration in die Muskulatur der Beckenwand lässt sich am besten auf den T2w Bildern als signalintensive Infiltration nachweisen.

286 Uterus und Vagina

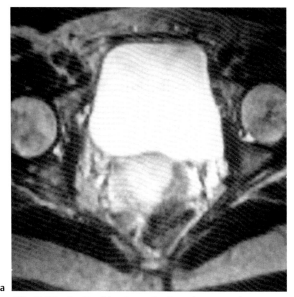
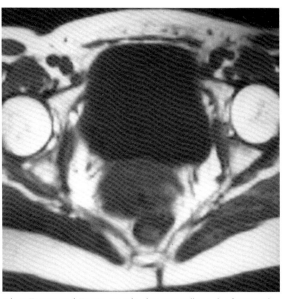

Abb. 12.**56a, b** Zervixkarzinom; Stadium IIb. **a** Komplette tumoröse Infiltration des Zervixstromas rechts im T2w SE-Bild. **b** Korrespondierendes T1w SE-Bild bei fehlender Differenzierung zwischen Tumor und Zervix. Regelrechte Darstellung der fettgewebshaltigen lateralen Abschnitte der Parametrien.

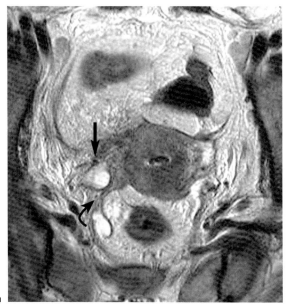
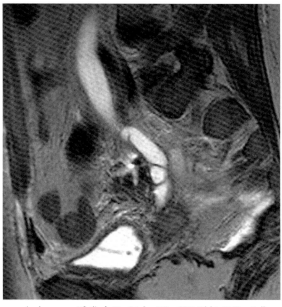

Abb. 12.**57a, b** Zervixkarzinom; Stadium IIIb. **a** Transversales T2w TSE-Bild. Tumorinfiltration in beide Parametrien; rechts reicht das Karzinom bis an den Ureter (Pfeil) und infiltriert das Lig. sacrouterinum (gebogener Pfeil). **b** Sagittales T2w TSE-Bild mit Darstellung des dilatierten rechten Ureters (als Ausdruck einer tumorbedingten Harnstauung).

Die Infiltration von Harnblase und/oder Rektum (**Stadium IVa**) lässt sich im T2w Bild als signalintensive Unterbrechung der sonst signalarmen Muskulatur der Harnblasen- bzw. Rektumwand nachweisen (Abb. 12.**58** u. 12.**59**). Bei fraglichen Befunden hinsichtlich einer Harnblasen- bzw. Rektuminfiltration bietet sich die zusätzliche Kontrastmittel-unterstützte Untersuchung an, mit Nachweis eines Enhancements im Bereich der tumorösen Infiltrationen (Abb. 12.**52b**) bzw. besseren Abgrenzung einer tumorbedingten Fistel. Die FIGO-Klassifikation berücksichtigt nur die Tumorinfiltration in die Schleimhaut von Harnblase bzw. Rektum, da nur diese endoskopisch beurteilt werden kann. Demgegenüber ermöglicht die MRT-Untersuchung bereits den Nachweis einer Tumorinfiltration in die darunter liegenden muskulären Schichten.

Die Beurteilung der Lymphknoten erfolgt regelhaft weiterhin lediglich nach dem Kriterium der Lymphknotengröße (Abb. 12.59b), wobei die Abgrenzung der Lymphknoten zu den übrigen anatomischen Strukturen durch die hochauflösende MRT in Verbindung mit der Phased-Array-Körperspule erleichtert wird (47). Während die intravenöse Applikation eines extrazellulären paramagnetischen Kontrastmittels keine Unterscheidungsmöglichkeit zwischen normalen und befallenen Lymphknoten bietet (15), kann eine solche Differenzierung zukünftig durch den Einsatz von superparamagnetischen Eisenpartikeln gelingen.

Stellenwert der MRT im Staging des Zervixkarzinoms

Während die Diagnosestellung mittels klinischer Untersuchung sicher gelingt, weist der Vergleich zwischen der klinischen (bimanuellen) Untersuchung und dem operativen Ergebnis für die klinische Untersuchung eine hohe Fehlerrate hinsichtlich der Stadieneinteilung des Zervixkarzinoms aus. Bereits im Stadium Ib wird der Tumor in 20–30 % der Fälle falsch eingeschätzt und in den Tumorstadien IIa–IIIb liegt die Fehlerrate der klinischen Untersuchung zwischen 50 und 60 % (15, 52). Häufig wird im Rahmen der klinischen Untersuchung das eigentliche Tumorstadium überschätzt (overstaging). Das Tumorstaging konnte auch durch den Einsatz der Computertomographie in Anbetracht des schlechten Weichteilkontrasts nicht relevant verbessert werden (Tab. 12.9) (7). Die besten Ergebnisse des präoperativen Tumorstagings lassen sich inzwischen mit der MRT erzielen (79, 81, 86) (Tab. 12.9). Durch den Wegfall unnötiger Zusatzuntersuchungen erweist sich die MRT beim Zervixkarzinom darüber hinaus als kosteneffektiv (40). Die MRT ist heute da-

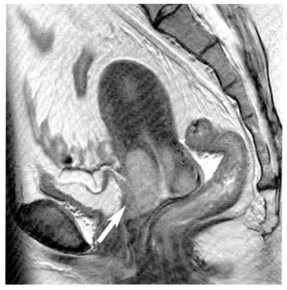

Abb. 12.**58** Zervixkarzinom; Stadium IV. Sagittales T2w TSE-Bild. Ausgedehntes Karzinom mit Infiltration im Bereich der ventralen Vaginalfornix und Infiltration muskulärer Anteile der Harnblasenhinterwand (Pfeil).

Tabelle 12.**9** Treffsicherheit der verschiedenen Untersuchungsverfahren im Staging des Zervixkarzinoms

	Methode	Kim u. Mitarb. 1990	Subak u. Mitarb. 1995	Sironi u. Mitarb. 1991
Infiltration der Parametrien	Klinische Untersuchung	78 %		
	CT	70 %	76 %	62 %
	MRT	92 %	94 %	81 %
Tumorstadien	Klinische Untersuchung	70 %		
	CT	63 %	65 %	
	MRT	83 %	90 %	

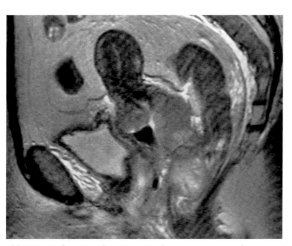 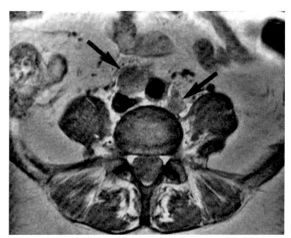

Abb. 12.**59 a, b**   Zervixkarzinom, Stadium IV. **a** Fortgeschrittenes Zervixkarzinom mit Infiltration der Hinterwand der Vagina, des Douglas-Raumes und des Rektums. T2w TSE-Bild. **b** Paraaortale Lymphknotenmetastasen (Pfeile). PD-TSE-Bild.

neben als Methode der Wahl für die Entscheidung, ob sich eine Patientin noch im operablen Stadium befindet oder eher einer Strahlentherapie zugeführt werden sollte, anzusehen. Einen besonderen Stellenwert nimmt die MRT inzwischen auch für die Strahlentherapieplanung und -therapiekontrolle ein, da mit keinem anderen Verfahren die Tumorausdehnung in allen 3 Ebenen so gut darstellbar ist und ein Therapieeffekt bereits früh nachweisbar ist (67).

Pathologische Befunde der Vagina

MR-tomographische Untersuchungen der Vagina konzentrieren sich auf kongenitale Fehlbildungen und maligne Tumoren. Aufgrund der Seltenheit dieser Krankheitsbilder liegen nur geringe Erfahrungen zur MR-tomographischen Diagnostik auf diesem Gebiet vor (73). Unter allen bildgebenden Verfahren bietet die MRT jedoch die beste diagnostische Aussage. Diagnostisch am wichtigsten sind T2w Aufnahmen in transversaler und sagittaler Schichtebene, bevorzugt mit maximal 4 mm Schichtdicke (63).

Kongenitale Fehlbildungen

Zu den kongenitalen Fehlbildungen der Vagina zählt die Agenesie, die Duplikation (Abb. 12.**60**) und das Vaginalseptum. Vaginalsepten sind häufig mit anderen Anomalien der Müller-Gänge (z. B. Uterus didelphys) assoziiert. Fibröse Septen in Höhe des Introitus der Vagina können isoliert auftreten und einen Hämatokolpos bereits beim Neugeborenen verursachen (Abb. 12.**61**). Eine Agenesie kann die gesamte oder auch nur Teile der Vagina betreffen (Abb. 12.**24**). Im Falle einer vaginalen Atresie sollten immer die Nieren mit untersucht werden, da das Krankheitsbild häufig mit einer unilateralen Nierenagenesie oder Ektopie vergesellschaftet ist (26).

Ebenfalls zu den kongenitalen Fehlbildungen gehört die Gartner-Gang-Zyste. Die Gartner-Gang-Zyste ist eine Retentionszyste und befindet sich in der Vaginalwand, am häufigsten in anterolateraler Position (Abb. 12.**62**). Diese Zysten sind in der Regel asymptomatisch, können jedoch in Abhängigkeit von ihrer Größe u. a. auch die Urethra komprimieren. MR-tomographisch lässt sich die Diagnose einer Gartner-Gang-Zyste aus der Lokalisation und dem zystischen Charakter der Läsion ableiten. Da die Zyste in der Regel eine stark proteinhaltige Flüssigkeit enthält, ist sie durch eine hohe Signalintensität im T1w Bild charakterisiert.

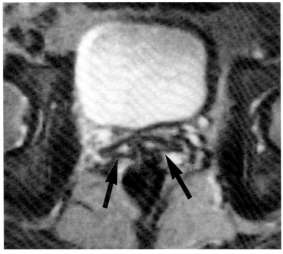

Abb. 12.**60** Doppelt angelegte Vagina (Pfeile). Transversales T2w SE-Bild.

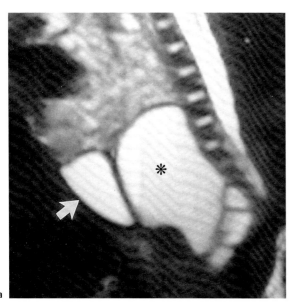
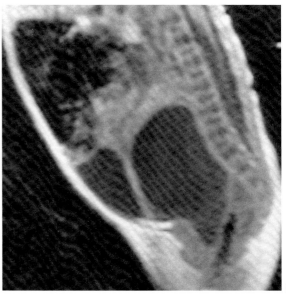

Abb. 12.**61 a, b** Hämatokolpos eines 17 Tage alten Säuglings. **a** T2w HASTE-Sequenz, **b** T1w GRE-Sequenz. Hämatokolpos und Hämatometra (Stern) mit Sedimentierung. Pfeil = Harnblase.

Bartholini-Zyste

Bartholini-Zysten werden durch einen Sekretstau in den vulvovaginalen Drüsen, zumeist infolge einer Entzündung oder eines Traumas hervorgerufen. Bartholini-Zysten sind in der Regel asymptomatisch und somit ein Zufallsbefund der MR-tomographischen Untersuchung. Sie sind zumeist im distalen Bereich der Vagina posterolateral gelegen. Der Inhalt der Bartholini-Zyste ist von hoher Signalintensität im T2w Bild und von mittlerer bis hoher Signalintensität im T1w Bild in Abhängigkeit des Proteingehalts der Flüssigkeit.

Tumoren der Vagina

Tumoren der Vagina sind in der Regel maligne, wobei zwischen dem primären Vaginalkarzinom und Metastasen eines anderen Primärtumors zu unterscheiden ist. Primäre Karzinome der Vagina sind selten (weniger als 2 % aller gynäkologischen Malignome). Häufiger finden sich demgegenüber Metastasen in der Vagina, wobei das Endometrium- und das Zervixkarzinom die häufigsten Primärtumoren darstellen, gefolgt vom Kolonkarzinom, Nierenzellkarzinom und malignen Melanomen.

MR-tomographisch lassen sich primäre und sekundäre maligne Tumoren der Vagina nicht unterscheiden, ebenfalls kann die Differenzierung zu einem raumfordernden entzündlichen Prozess schwierig sein. Auch die Kontrastmittel-unterstützte Untersuchung bietet keine zusätzlichen Differenzierungskriterien, da die Tumoren häufig von einer Entzündung begleitet sind, die ein starkes SI-Enhancement hervorruft. Die Unterscheidung zwischen einem primären Zervixkarzinom und einem Karzinom der proximalen Vagina kann gelegentlich schwierig sein. Liegt der größte Anteil der Raumforderung im Bereich der Vagina, spricht dies eher für ein Malignom der Vagina. Insgesamt sind die MR-tomographischen Kriterien unspezifisch, sodass eine ausreichende Charakterisierung nur durch die Biopsie zu erreichen ist.

Die wesentliche Funktion der MRT liegt im Staging eines gesicherten Vaginalkarzinoms (Abb. 12.**63**). Hilfreich hierfür ist die Hinzuziehung der TNM- bzw. FIGO-Klassifikation (Tab. 12.**10**). Die empfohlene Untersuchungstechnik für die MR-tomographische Beurteilung des Vaginalkarzinoms ist in Tab. 12.**11** zusammengefasst. Im **Stadium I** kann auf den T2w Bildern die normalerweise signalarme Vaginalwand bereits durch Tumoranteile höherer Signalintensität unterbrochen sein. Im **Stadium II** findet sich eine signalarme Infiltration des perivaginalen Fettgewebes (T1w Bild), wobei dieses Kriterium in Anbetracht des schmalen Fettgewebesaumes unzuverlässig ist. Im T2w Bild kann sich ein Wand überschreitendes Tumorwachstum auch als Raumforderung innerhalb des sehr signalreichen Venengeflechts des Parakolpiums zeigen. Für die Erfassung der fortgeschrittenen **Stadien III und IV** sind T2w Pulssequenzen erforderlich (mindestens 2 Ebenen), um eine tumorbedingte signalintensive Infiltration

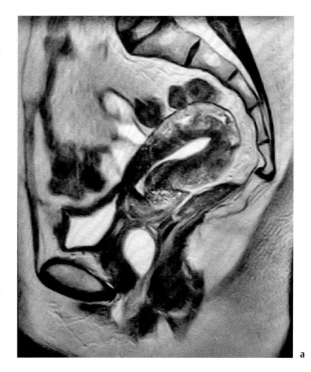

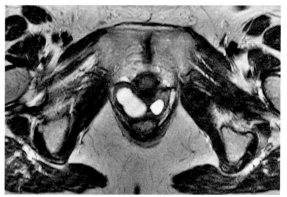

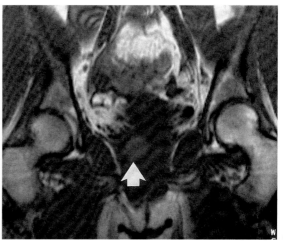

Abb. 12.**62 a, b** Gartner-Gang-Zysten. **a** Sagittales und **b** transversales T2w TSE-Bild. Nachweis von 2 signalintensiven Zysten der Vagina. **b** Vermehrte Signalintensität des Zysteninhalts (Pfeil) im T1w TSE-Bild.

290 Uterus und Vagina

Tabelle 12.10 Stadieneinteilung des Vaginalkarzinoms

FIGO	Kriterien	MR-Kriterien*
0	Carcinoma in situ	Tumor nicht erkennbar
I	Tumor begrenzt auf die Vagina	signalintensive Raumforderung ohne/mit Unterbrechung der signalarmen Vaginalwand bei unauffälliger Darstellung des Parakolpiums
II	Tumor infiltriert das paravaginale Gewebe, keine Infiltration der Beckenwand	Ausdehnung der Raumforderung in das Parakolpium
III	Tumor erreicht bzw. infiltriert die Beckenwand	signalintensive Infiltration der Beckenwandmuskulatur (vor allem M. levator ani)
IVa	Tumor infiltriert die Schleimhaut von Harnblase und/oder Rektum und/oder überschreitet das kleine Becken	im T2w Bild Nachweis einer Tumorausdehnung mit Unterbrechung der signalarmen Muskelschichten von Harnblase bzw. Rektum; pathologisches Enhancement im Bereich der Tumorinfiltration unter KM-Applikation
IVb	Fernmetastasen	Fernmetastasen

* Bezogen auf T2w und KM-unterstützte T1w Bilder.

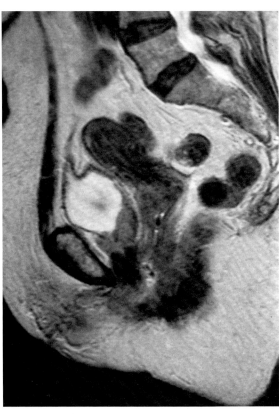

der Harnblasen- bzw. der Rektumwand oder der Muskulatur von Beckenwand bzw. Beckenboden (M. obturatorius, M. piriformis und M. levator ani) zu erfassen. Kleinere vesikovaginale Fisteln sind anhand eines kräftigen Enhancements in der Kontrastmittel-unterstützten Aufnahme am besten zu erkennen.

Tabelle 12.11 Vaginalkarzinom – empfohlene Untersuchungssequenzen

Sequenz	Abbildungsbereich/ FOV (Schichtebene)	Kommentar
T2w TSE	Uterus bis Beckenboden (transversal und sagittal)	Bestimmung der kraniokaudalen Ausdehnung, Tiefe der Infiltration, Infiltration von Harnblase, Urethra und Rektum, Infiltration der Beckenwandmuskulatur (vor allem M. levator ani)
T1w SE oder PDw TSE	Aortenbifurkation bis Beckenboden inkl. inguinale Lymphknoten (transversal)	Lymphknotenstaging, Infiltration des Fettgewebes
T1w SE mit KM	Uterus bis Beckenboden (transversal)	Tumorstaging s. T2w TSE, Fisteln

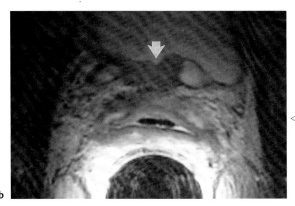

◁ Abb. 12.63 a, b Vaginalkarzinom; Stadium IVa. a Sagittales T2w TSE-Bild. Ausgedehnte Tumorinfiltration der Vagina, des Harnblasenbodens und des ventralen Zervixpfeilers. b Transversales T2w TSE-Bild unter Verwendung einer endorektalen Spule. Tumormanifestation in der ventralen Vaginalwand sowie der Harnblasenhinterwand (Pfeil) mit konsekutiver Harnstauung in beiden Ureteren (mit freundlicher Genehmigung von R. Huch, Zürich).

MRT-Bild nach Dilatation und Kürettage

Nach einer komplikationslosen Dilatation und Kürettage finden sich MR-tomographisch lediglich Veränderungen im Bereich des Endometriums. Lineare Areale von geringer Signalintensität im Uteruskavum (T2w Bild) entsprechen Blutkoageln. Die Grenze zwischen Endometrium und Übergangszone ist unverändert scharf. Selbst wenige Tage (2–7 Tage) nach der Kürettage zeigen sich die Übergangszone und das Myometrium nach komplikationslosen Eingriffen von normaler Breite und Signalintensität (3).

MRT-Bild nach Radiatio

Die Ultraschall- und CT-Diagnostik spielt in der Detektion eines Tumorrezidivs und in der Differenzierung zwischen Narbe und Tumorrezidiv nur eine untergeordnete Rolle. Der bessere Weichteilkontrast der MRT erlaubt hingegen die Identifizierung von strahlenbedingten Veränderungen aller Organe und Gewebe des Beckens. Die MR-tomographisch fassbaren Signalveränderungen (T2w Bild) sind proportional zur Gesamtstrahlendosis und zeigen einen signifikanten Anstieg ab einer Schwellendosis von 45 Gy (87). Die beobachteten Strahlenveränderungen sind unabhängig von der Bestrahlungsart und treten sowohl nach perkutaner Radiatio als auch nach Brachytherapie auf (87). Darüber hinaus gelingt MR-tomographisch die Erfassung eines Rezidivs und die Differenzierung einer Strahlenfibrose von residualem Tumorgewebe.

Uterus. Bei Frauen im gebärfähigen Alter kann es nach Radiatio zu verschiedenen Veränderungen an Myometrium und Endometrium kommen (2). Das Myometrium zeigt eine Abnahme der Signalintensität auf T2w Bildern, wodurch die zonale Anatomie nicht mehr zu erkennen ist (Abb. 12.**64**). Die Breite des Endometriums verringert sich, und die Signalintensität im T2w Bild nimmt ab. Die genannten Veränderungen lassen sich am besten ab dem 6. Monat nach Radiatio darstellen, während sie im Verlauf der Radiatio sowie in den ersten Monaten danach durch ein bestrahlungsinduziertes Ödem überlagert sind. Zusätzlich kann es sowohl als direkter Effekt der Radiatio auf das Uterusgewebe, als auch durch eine strahlenbedingte Unterfunktion der Ovarien mit fehlender hormoneller Stimulierung, zu einer Größenabnahme des Uterus kommen. In der Postmenopause lassen sich 6 Monate nach Abschluss der Radiatio keine strahlenbedingten Veränderungen des Uterus darstellen. Bei diesen Frauen behält der Uterus seine niedrige Signalintensität im T2w Bild bei fehlender zonaler Anatomie des Myometriums.

Vagina. In der akuten und subakuten Phase nach Radiatio zeigt die Vagina im T2w Bild eine erhöhte Signalintensität infolge ödematöser und entzündlicher Veränderungen. Unter KM-Applikation kommt es zu einem vermehrten Enhancement des Gewebes. Ab dem 6. Monat nach Abschluss der Radiatio findet sich eine fibrosebedingte geringe Signalintensität der Vagina in allen Sequenzen (Abb. 12.**65**). Gelegentlich kann die Radiatio eine Vagi-

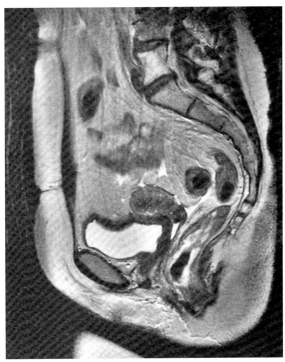

Abb. 12.**64** Regelrechter Befund des Uterus bei Zustand nach Radiatio vor 18 Monaten. 40-jährige Patientin; sagittales T2w TSE-Bild. Kleiner, signalarmer Uterus. Geringe Flüssigkeitsretention im oberen Vaginaldrittel als Zeichen einer postaktinischen Vaginalstenose.

nalstenose zur Folge haben, die zu einer Sero- bzw. Hämatometra führt (Abb. 12.**66**). Vaginale Fisteln lassen sich am besten in einer Kontrastmittel-unterstützten T1w Untersuchung abgrenzen (pathologisches Enhancement im Bereich der Fistel evtl. mit signalarmer Darstellung des Fistelkanals).

Residualtumor bzw. Tumorrezidiv nach Radiatio

Die Frage nach einem Residualtumor bzw. Tumorrezidiv nach Radiatio betrifft in erster Linie das Zervixkarzinom. Der wichtigste Aspekt für eine zuverlässige MR-tomographische Aussage ist der zeitliche Abstand zwischen Ende der Radiatio und der MR-tomographischen Untersuchung. Dieses Zeitintervall sollte nicht kürzer sein als 6 Monate (!). In der akuten bzw. subakuten Phase nach Radiatio lässt sich aufgrund der pathologischen Signalanhebung nicht zwischen einem Residualtumor und einem postaktinischen Ödem des Gewebes oder einer Entzündung unterscheiden (Abb. 12.**67**). Selbst Fibrosen zeigen sich im frühen Stadium (bis 6 Monate nach Radiatio) deutlich signalreicher als im Spätstadium (20). Die beste diagnostische Sicherheit für die Erfassung eines Tumorrezidivs bietet die MRT somit erst ab einem Zeitintervall von 6 Monaten nach Abschluss der Radiatio (39). Zervixstroma und Myometrium haben zu diesem Zeitpunkt eine

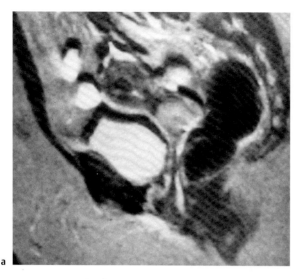
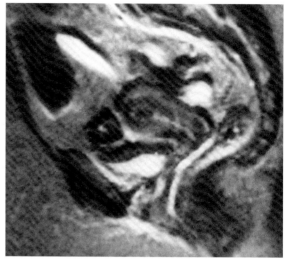

Abb. 12.**65 a–c** Zervixkarzinom, Verlauf nach Radiatio. Sagittale T2w SE-Bilder. **a** Signalintensives Karzinom der Zervix vor Beginn der Radiatio. **b** Regelrechter Befund der Zervix 4 Wochen nach Abschluss der Radiatio. **c** Deutliche Hypointensität von Zervixstroma und Vagina 6 Monate nach Abschluss der Radiatio. Verdacht auf Zervikalstenose mit Flüssigkeitsretention im Cavum uteri.

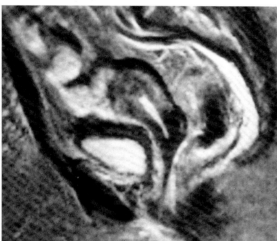

Abb. 12.**66 a, b** Vaginalstenose mit konsekutiver Hämatometra und Hämotosalpinx; Zustand nach Radiatio vor einem Jahr. Hämorrhagische Flüssigkeitsretention im Cavum uteri sowie im oberen Vaginaldrittel. **a** Sagittales T2w SE-Bild. **b** Transversales T1w SE-Bild. Hämatosalpinx beiderseits (Pfeile).
▽

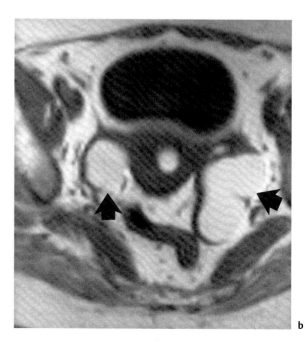

Bildgebung der pathologischen Befunde **293**

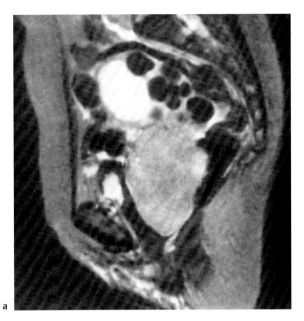

Abb. 12.**67 a–c** Zervixkazinom; Verlauf nach Strahlentherapie. Sagittale T2w SE-Aufnahmen. **a** Tonnenförmiges Karzinom der Cervix uteri (vor Beginn der Radiatio). Flüssigkeitsretention im Cavum uteri bei tumorbedingter Obstruktion des Zervikalkanals. Multiple hypointense Leiomyome des Corpus uteri. **b** Aufnahme unmittelbar nach Abschluss der Radiatio. Die Strukturen der Cervix uteri sind wieder zu erkennen, wobei die Zervix noch eine pathologisch erhöhte Signalintensität aufweist (Differenzialdiagnose: Tumorrest, Ödem bzw. Entzündung). Rückbildung der Flüssigkeitsretention im Cavum uteri. **c** Aufnahme 6 Monate nach Abschluss der Radiatio. Regelrechte Darstellung der Cervix uteri ohne Anhalt für Residualtumor. Unveränderter Befund der multiplen Uterusmyome.

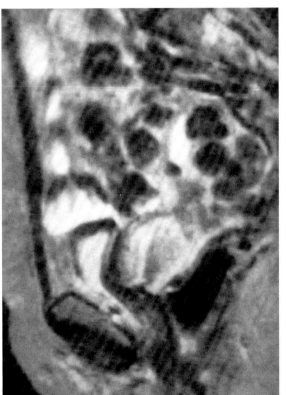

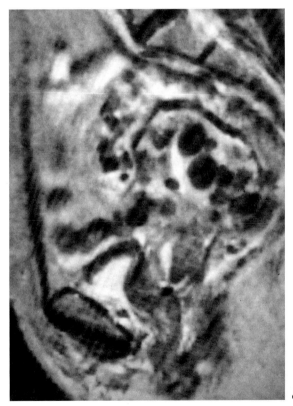

geringe Signalintensität. Tumorrezidive sind am besten im T2w Bild als signalintensive Raumforderungen zu erfassen (Abb. 12.**68**–12.**70**). Die MR-Kriterien entsprechen denen der Primärdiagnostik.

Tumorrezidiv nach Operation

Die MRT eignet sich aufgrund des unterschiedlichen Signalverhaltens von Tumorrezidiv und Fibrose sehr gut zur Differenzierung dieser beiden Entitäten (58). Sonographie und Computertomographie sind demgegenüber nicht in der Lage, zwischen Tumorrezidiv und Fibrose zu

294 Uterus und Vagina

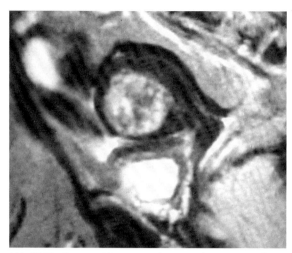

Abb. 12.**68** Tumorrezidiv eines Endometriumkarzinoms nach Radiatio. Sagittales T2w SE-Bild. Signalintensive Raumforderung innerhalb des signalarmen Myometriums.

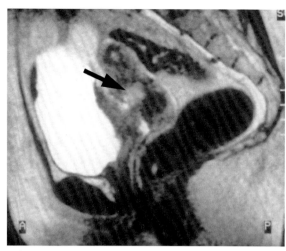

Abb. 12.**69** Tumorrezidiv eines Zervixkarzinoms nach Radiatio. Sagittales T2w SE-Bild. Kranial der signalarmen Narbe findet sich ein signalintensives Tumorrezidiv (Pfeil). Postaktinisch verdickte Harnblasenhinterwand (mit freundlicher Genehmigung von M. Lorenzen, Hamburg).

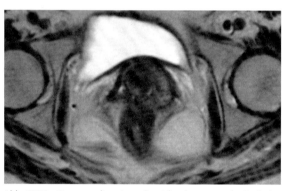

Abb. 12.**70** Tumorrezdiv eines Zervixkarzinoms nach Radiatio. Transversales T2w TSE-Bild. Tumorsuspekte Hyperintensität des Zervixstromas von 12.00–5.00 Uhr. Beiderseits lateral kommt die hypointense Vaginalwand zur Darstellung (mit freundlicher Genehmigung von M. Lorenzen, Hamburg).

unterscheiden; einziges Kriterium bleibt hier die Konfiguration der Läsion. Auch die klinische Untersuchung ist wegen ausgedehnter postoperativer Veränderungen hinsichtlich ihrer Aussage eingeschränkt. Bei suspekten Palpationsbefunden bleibt die Frage nach einem Tumorrezidiv oder postoperativ narbigen Veränderungen häufig offen.

Eine typische Lokalisation für das Rezidiv eines Zervixkarzinoms ist der Scheidenstumpf (Abb. 12.**71**). Tumorrezidive besitzen im T2w Bild in der Regel eine vermehrte Signalintensität und sind typischerweise inhomogen strukturiert (42); dagegen erscheinen postoperative Fibrosen im T2w Bild von geringer Signalintensität. In den ersten postoperativen Wochen bis Monaten kann jedoch auch eine Narbe aufgrund von Entzündung oder Neovaskularisation noch eine vermehrte Signalintensität aufweisen, sodass bei der Differenzierung zwischen Tumorrezidiv und postoperativer Narbe mindestens 6 Monate zwischen Operation und MR-tomographischer Untersuchung verstrichen sein sollten. Selbst bei Einhaltung dieser Frist finden sich Überlappungen der Signalintensität zwischen Tumorrezidiv und Fibrose im T2w Bild. Differenzialdiagnostisch hilfreich ist dann die Durchführung einer dynamischen Kontrastmittel-unterstützten MR-Untersuchung mit schnellen GRE-Sequenzen (Abb. 12.**72**). Hierbei ist die räumliche Auflösung zweirangig, entscheidend ist eine zeitliche Analyse des Enhancements, da Tumorrezidive ein signifikant früheres und stärkeres Enhancement zeigen als narbige Veränderungen (29). Hilfreich ist die KM-

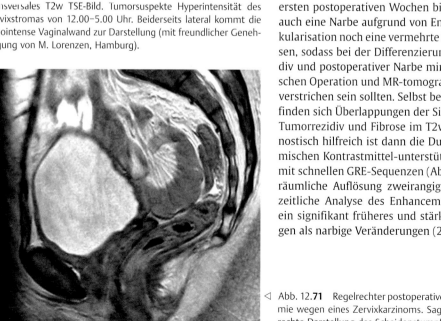

◁ Abb. 12.**71** Regelrechter postoperativer Zustand nach Hysterektomie wegen eines Zervixkarzinoms. Sagittales T2w TSE-Bild. Regelrechte Darstellung des Scheidenstumpfes mit unauffälliger vaginaler Abschlussplatte zum Peritoneum.

Bildgebung der pathologischen Befunde

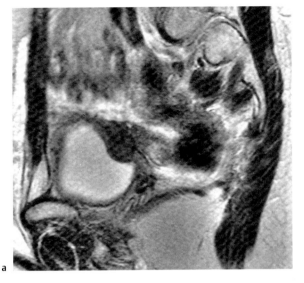
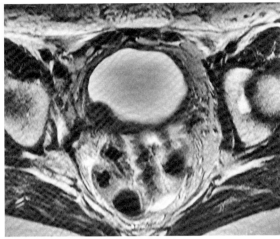
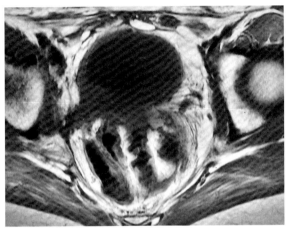
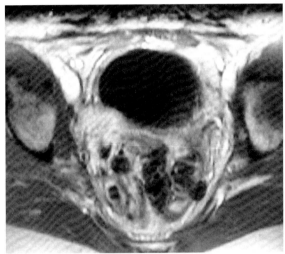

Abb. 12.**72 a–d** Tumorrezidiv nach Hysterektomie wegen Zervixkarzinoms. **a** Sagittales und **b** transversales T2w TSE-Bild. Umschriebene signalarme Raumforderung im Bereich der vaginalen Abschlussplatte mit Beteiligung der rechten lateralen Harnblasenwand. Der morphologische Befund spricht für ein Tumorrezidiv, während die Signalarmut der Läsion eher einer Narbe entspricht.

c Transversales T1w SE-Bild vor sowie **d** T1w GRE-Bild 1 Minute nach bolusförmiger intravenöser KM-Applikation. Die Raumforderung fixiert eine Sigmaschlinge und zeigt eine Verbindung bis zur rechten Beckenwand. Nachweis eines starken KM-Enhancements der Raumforderung im Sinne eines Tumorrezidivs (histologisch bestätigt).

Applikation ebenfalls für die Beurteilung einer Harnblasen- oder Rektumbeteiligung des Tumorrezidivs in Form eines pathologischen, umschriebenen Enhancements der Harnblasen- bzw. Rektumwand (Abb. 12.**72**). Die Diagnose eines Tumorrezidivs an der Beckenwand erfolgt nach den üblichen Kriterien mit Nachweis einer entsprechenden Raumforderung. Die Infiltration der Beckenwandmuskulatur lässt sich wiederum am besten im T2w Bild nachweisen. Eine seitendifferente Flüssigkeitseinlagerung im Interstitium der ipsilateralen unteren Extremität kann als beginnendes Lymphödem interpretiert werden.

Beim Endometriumkarzinom treten 70 % aller Rezidive innerhalb der ersten 3 Jahre nach Behandlung auf. Diese Rezidive sind vor allem im Bereich der Beckenwand, Parametrien oder im Bereich des Scheidenstumpfes lokalisiert. Die MR-Kriterien eines Tumorrezidivs nach Operation eines Endometriumkarzinoms entsprechen den geschilderten Kriterien eines Rezidivs des Zervixkarzinoms.

Literatur

1. Ansbacher R: Uterine anomalies and future pregnancies. Clin Perinatol 10 (1983) 295–304.
2. Arrivé L, Chang YCF, Hricak H, et al.: Radiation-induced uterine changes: MR imaging. Radiology 170 (1989) 55–8.
3. Ascher SM, Scoutt LM, McCarth SM, et al.: Uterine changes after dilatation and curettage: MR imaging findings. Radiology 180 (1991) 433–5.
4. Ballesio L, Andreoli C, De Cicco ML, et al.: Hematocolpos in double vagina associated with uterus didelphus: US and MR findings. Eur J Radiol 45 (2003) 256–70.
5. Bazot M, Cortez A, Darai E, et al.: Ultrasonography compared with magnetic resonance imaging for the diagnosis of adenomyosis: correlation with histopathology. Hum Reprod 16 (2001) 2427–33.

6. Bazot M, Salem C, Frey I, Darai E: Imaging of myomas: is preoperative MRI usefull? Gynecol Obstet Fertil 30 (2002) 711–6.
7. Boss EA, Barentsz JO, Massuger LF, Boonstra H: The role of MR imaging in invasive cervical carcinoma. Eur Radiol 10 (2000) 256–70.
8. Brown HK, Stoll BS, Nicosia SV, et al.: Uterine junctional zone: Correlation between histologic findings and MR imaging. Radiology 179 (1991) 409–13.
9. Byun JY, Kim SE, Choi BG, et al. : Diffuse and focal adenomyosis: MR imaging findings. Radiographics 19 (1999) 161–70.
10. Carrington BM, Hricak H, Nuruddin RN, et al.: Mullerian duct anomalies: MR imaging evaluation. Radiology 176 (1990) 715–20.
11. Chen SS, Lee L: Reroperitoneal lymph node metastases in stage I carcinoma of the endometrium: Correlation with risk factors. Gynecol Oncol 16 (1983) 319–25.
12. Console D, Tamburrini S, Barresi D, et al.: The value of the MR imaging in the evaluation of Mullerian duct anomalies. Radiol Med 102 (2001) 226–32.
13. Cunha TM, Felix A, Cabral I: Preoperative assessment of deep myometrial and cervical invasion in endometrial carcinoma: comparison of magnetic resonance imaging and gross visual inspection. Int J Gynecol Cancer 11 (2001) 130–36.
14. De Graef M, Karam R, Juhan V, et al.: High signals in the uterine cervix on T2-weighed MRI sequences. Eur Radiol 13 (2003) 118–26.
15. Delgado G, Bundy B, Zaino R, Sevin BU, Creasman WT, Major F: Prospective surgical-pathological study of disease-free interval in patients with stage IB squamous cell carcinoma of the cervix: a Gynecologic Oncolocy Group study. Gynecol Oncol 38 (1990) 352–57.
16. De Souza NM, Hawley IC, Schwieso JE, Gilderdale DJ, Soutter WP: The uterine cervix on in vitro and in vivo MR images: A study of zonal anatomy and vascularity using an enveloping cervical coil. AJR 163 (1994) 607–12.
17. Dueholm M, Lundorf E, Hansen ES, et al.: Magnetic resonance imaging and transvaginal ultrasonography for the diagnosis of adenomyosis. Fertil Steril 76 (2001) 588–94.
18. Dueholm M, Lundorf E, Hansen ES, et al.: Accuracy of magnetic resonance imaging and transvaginal ultrasonography in the diagnosis, mapping and measurement of uterine myomas. Am J Obstet Gynecol (2002) 409–15.
19. Fleischer AC, Javitt MC, Jeffrey RB, Jones HW: Clinical Gynecologic Imaging. Lippincott-Raven, Philadelphia 1997.
20. Flückinger F, Ebner F, Poschauko H, Arian-Schad K, Einspieler R, Hausegger K: Stellenwert der Magnetresonanztomographie beim primär bestrahlten Karzinom der Cervix uteri: Therapieerfolgsbeurteilung und Nachsorge. Strahlenther Onkol 167 (1991) 152–7.
21. Frei KA, Kinkel K: Staging endometrial cancer: role of magnetic resonance imaging. J Magn Reson Imaging 13 (2001) 850–5.
22. Gong QY, Brunt JN, Romaniuk CS, et al.: Contrast enhanced dynamic MRI of cervical carcinoma during radiotherapy: early prediction of tumour regression rate. Br J Radiol 72 (1999) 1177–84.
23. Golan A, Langer R, Bukovsky I, et al.: Congenital anomalies of the mullerian system. Fertil Steril 51 (1989) 747–55.
24. Goto A, Takeuchi S, Sugimura K, Maruo T: Usefulness of Gd-DTPA contrast-enhanced dynamic MRI and serum determination of LDH and its isozymes in the differential diagnosis of leiomyosarcoma from degenerated leiomyoma of the uterus. Int J Gynecol Cancer 12 (2002) 354–61.
25. Grasel RP, Outwater EK, Siegelmann ES, et al.: Endometrial polyps: MR imaging features and distinction from endometrial carcinoma. Radiology 214 (2000) 47–52.
26. Griffin JE, Edwards C, Madden JD, Harrod MJ, Wilson JD: Congenital absence of the vagina -the Mayer-Rokitansky-Kuester-Hauser syndrome. Ann Intern Med 85 (1976) 224–36.
27. Hardesty LA, Sumkin JH, Nath ME, et al.: Use of preoperative MR imaging in the management of endometrial carcinoma: cost analysis. Radiology 215 (2000) 45–9.
28. Harger JH, Archer DF, Marchese SG, et al.: Etiology of recurrent pregnancy losses and outcome of subsequent pregnancies. Obstet Gynecol 62 (1983) 574–81.
29. Hawighorst H, Knapstein PG, Schaeffer U, et al.: Pelvic lesions in patients with treated cervical carcinoma: Efficacy of pharmacokinetic analysis of dynamic MR images in distinguishing recurrent tumors from benign conditions. AJR 166 (1996) 401–8.
30. Hawighorst H, Knapstein PG, Weikel W, et al.: Cervical carcinoma: Comparison of standard and pharmacokinetic MR imaging. Radiology 201 (1996) 531–9.
31. Haynor D, Mack L, Soules M, et al.: Changing appearance of the normal uterus during the menstrual cycle: MR studies. Radiology 161 (1986) 459–62.
32. Hötzinger H, Spätling L: MRI in der Gynäkologie und Geburtshilfe. Springer, Berlin 1994.
33. Hricak H, Demas B, Braga C, et al.: Gestational trophoblastic neoplasm of the uterus: MR assessment. Radiology 161 (1986) 11–6.
34. Hricak H, Tscholakoff D, Heinrichs L, et al.: Uterine leiomyoma correlation by magnetic resonance imaging: Clinical symptoms and histopathology. Radiology 158 (1986) 385–91.
35. Hricak H, Chang YCF, Thurnher S: Vagina: Evaluation with MR imaging. Part I. Normal anatomy and congenital anomalies. Radiology 169 (1988) 169–74.
36. Hricak H, Hamm B, Semelka R, et al.: Carcinoma of the uterus: Use of gadopentetate dimeglumine in MR imaging. Radiology 181 (1991) 95–106.
37. Hricak H, Rubinstein LV, Gherman GM, Karstaedt N: MR imaging evaluation of endometrial carcinoma: Results of an NCI cooperative study. Radiology 179 (1991) 829–32.
38. Hricak H, Finck S, Honda G, et al.: MR imaging in the evaluation of benign uterine masses: Value of gadopentetate dimeglumine-enhanced T1-weighted images. AJR 158 (1992) 1043–250.
39. Hricak H, Swift PS, Campos Z, Quivey JM, Gildengorin V, Göranson H: Irradiation of the cervix uteri: Value of unenhanced and contrast-enhanced MR imaging. Radiology 189 (1993) 381–8.
40. Hricak H, Powell CB, Yu KK, et al.: Invasive cervical carcinoma: Role of MR imaging in pretreatment work-up-cost minimization and diagnostic efficacy analysis. Radiology 198 (1996) 403–9.
41. Ito K, Matsumoto T, Nakada T, et al.: Assessing myometrial invasion by endometrial carcinoma with dynamic MRI. J Comput assist Tomogr 18 (1994) 77–86.
42. Jha YY, Kang HK, Chung TW, et al.: Uterine cervical carcinoma after therapy: CT and MR imaging findings. Radiographics 23 (2003) 969–81.
43. Jha RC, Takahama J, Imaoka I, et al.: Adenomyosis: MRI of the uterus treated with uterine artery embolization. AJR 181 (2003) 851–6.
44. Kang S, Turner DA, Foster GS, Rapoport MI, Spencer SA, Wang JZ: Adenomyosis: Specificity of 5 mm as the maximum normal uterine junctional zone thickness in MR images. AJR 166 (1996) 1145–50.
45. Katsumori T, Nakajima K, Tokuhiro M: Gadolinium-enhanced MR imaging in the evaluation of uterine fibroids treated with uterine artery embolization. AJR 177 (2001) 303–7.
46. Kawakami S, Togashi K, Konischi I, et al.: Red degeneration of uterine leiomyoma: MR appearance. J Comput Assist Tomogr 18 (1994) 925–8.
47. Kim SH, Kim SC, Choi BI, Han MC: Uterine cervical carcinoma: Evaluation of pelvic lymph node metastasis with MR imaging. Radiology 190 (1994) 807–11.
48. Kim SH, Kim HD, Song YS, Kang SB, Lee HP: Detection of deep myometrial invasion in endometrial carcinoma: Comparison of transvaginal ultrasound, CT and MRI. J Comput assist Tomogr 19 (1995) 766–72.
49. Kinkel K, Kaji Y, Yu KK, et al.: Radiologic staging in patients with endometrial cancer: a meta-analysis. Radiology 212 (1999) 711–18.
50. Kinkel K, Vincent B, Balleyguier C, Helenon O, Moreau J: Value of MR imaging in the diagnosis of benign uterine conditions. J Radiol 81 (2000) 773–9.
51. Kroncke TJ, Gauruder-Burmester A, Hamm B: Uterine fibroid embolization – a new therapeutic option for symptomatic leiomyomata of the uterus. Rofo 174 (2002) 1227–35.
52. Lagasse LD, Creasman WT, Shingleton HM, Ford JH, Blessing JA: Results and complications of operative staging in cervical cancer: experience of the Gynecologic Oncology Group. Gynecol Oncol 9 (1980) 90–8.
53. Lang IM, Babyn P, Oliver GD: MR imaging of paediatric uterovaginal anomalies. Pediatr Radiol 29 (1999) 163–70.

54. Lee JKT, Gersell DJ, Balfe DM, Worthington JL, Picus D: The uterus: In vitro MR anatomic correlation of normal and abnormal specimens. Radiology 157 (1985) 175–9.
55. Li H, Sugimura K, Okizuka H, et al.: Markedly high signal intensity lesions in the uterine cervix on T2-weighted imaging: differentiation between mucin-producing carcinomas and nabothian cysts. Radiat Med 17 (1999) 137–43.
56. Lien H, Blomlie V, Iversen T, et al.: Clinical stage I carcinoma of the cervix: Value of MR imaging in determinating invasion into the parametrium. Acta radiol 34 (1993) 130–2.
57. Loncaster JA, Carrington BM, Sykes JR, et al.: Prediction of radiotherapy outcome using dynamic contrast MRI of carcinoma of the cervix. Int J Radiat Oncol Biol Phys 54 (2002) 759–67.
58. Lorenzen M, Nicolas V, Kopp A: Rezidivdiagnostik gynäkologischer Tumoren in der MRT. Rofo 161 (1994) 526–30.
59. Marten K, Vosshenrich R, Funke M, et al.: MRI in the evaluation of mullerian duct anomalies. Clin Imaging 27 (2003) 346–50. IN PROCESS
60. Martius G, Breckwoldt M, Pfleiderer A: Lehrbuch der Gynäkologie und Geburtshilfe. Thieme, Stuttgart 1996.
61. Masui T, Katayama M, Kobayashi S, et al.: Changes in myometrial and junctional zone thickness and signal intensity: demonstration with kinematic T2-weighted MR imaging. Radiology 221 (2001) 75–85.
62. McCarthy S, Scott G, Majumdar S, et al.: Uterine junctional zone: MR study of water content and relaxation properties. Radiology 171 (1989) 241–3.
63. McCarthy S, Hricak H: The uterus and vagina. In Higgins, C. B., H. Hricak, C. A. Helms: Magnetic Resonance Imaging of the Body. Lippincott-Raven, Philadelphia 1997 (pp. 761–814).
64. Mitchell DG, Schonholz L, Hilpert PL, et al.: Zones of the uterus: Discrepancy between US and MR images. Radiology 174 (1990) 827–31.
65. Mittl RL, Yeh IT, Kressel HY: High-signal-intensity rim surrounding uterine leiomyomas on MR images: Pathologic correlation. Radiology 180 (1991) 81–3.
66. Murase E, Siegelmann ES, Outwater EK, et al.: Uterine Leiomyomas: Uterine leiomyomas: histopathologic features, MR imaging findings, differential diagnosis, and treatment. RadioGraphics 19 (1999) 1179–97.
67. Ohara K, Tanaka Y, Tsunoda H, Nishida M, Sugahara S, Itai Y: Assesment of cervical cancer radioresponse by serum squamous cell carcinoma antigen and magnetic resonance imaging. Obstet Gynecol 100 (2002) 781–7.
68. Parrott E, Butterworth M, Green A, White IN, Greaves P: Adenomyosis – a result of disordered stromal differentiation. Am J Pathol 159 (2001) 623–30.
69. Pellerito JS, McCarthy SM, Doyle MB, et al.: Diagnosis of uterine anomalies: Relative accuracy of MR imaging, endovaginal sonography, and hysterosalpingography. Radiology 183 (1992) 795–800.
70. Reinhold C, Atri M, Mehio A, Zakarian R, Aldis AE, Bret PM: Diffuse uterine adenomyosis: Morphologic criteria and diagnostic accuracy of endovaginal sonography. Radiology 197 (1995) 609–14.
71. Reinhold C, Hricak H, Forstner R, et al.: Primary amenorrhea: Evaluation with MR imaging. Radiology 203 (1997) 383–90.
72. Reinhold C, Tafazoli F, Mehio A, et al.: Uterine adenomyosis: endovaginal US and MR imaging features with histopathologic correlation. Radiographics 19 (1999) 147–60.
73. Rouanet JP, De Graef M, Teissier JM, et al.: Imaging of the cervix and vagina. J Radiol 82 (2001) 1845–53.
74. Saleem SN: MR imaging diagnosis of uterovaginal anomalies: current state of the art. Radiographics 23 (2003) 13 IN PROCESS CITATION.
75. Savci G, Ozyaman T, Tutar M, Bilgin T, Erol O, Tuncel E: Assessment of depth of myometrial invasion by endometrial carcinoma: comparison of t2-weighted SE and contrast-enhanced dynamic GRE MR imaging. Eur Radiol 8 (1998) 218–23.
76. Schnall MD: Magnetic resonance evaluation of acquired benign uterine disorders. Semin Ultrasound 15 (1994) 18–26.
77. Scoutt LM, Flynn SD, Luthringer DJ, McCauley TR, McCarthy SM: Junctional zone of the uterus: Correlation of MR imaging and histologic examination of hysterectomy specimens. Radiology 179 (1991) 403–7.
78. Scoutt LM, McCarthy SM, Flynn SD, et al.: Clinical stage I endometrial carcinoma: Pitfalls in preoperative assessment with MR imaging. Radiology 194 (1995) 567–72.
79. Sheu MH, Chang CY, Wang JH, Yen MS: Preoperativ staging of cervical carcinoma with MR imaging: a reappraisal of diagnostic accuracy and pitfalls. Eur Radiol 11 (2001)1828–33.
80. Sironi S, Belloni C, Taccagni GL, Del Maschio A: Carcinoma of the cervix: Value of MR imaging in detecting parametrial involvement. AJR 156 (1991) 753–6.
81. Sironi S, Zanello A, Rodighiero MG, et al.: Invasive carcinoma of the cervix uteri (Stage IB–IIB): Comparison of CT and MR for the assessment of the parametrium. Radiol Med 81 (1991) 671–7.
82. Sironi S, DeCobelli F, Scarfone G, et al.: Carcinoma of the cervix: Value of plain and gadolinium-enhanced MR imaging in assessing degree of invasiveness. Radiology 188 (1993) 797–801.
83. Siskin GP, Tublin ME, Stainken BF, et al.: Uterine artery embolization for the treatment of adenomyosis: clinical response and evaluation with MR imaging. AJR 177 (2001) 297–302.
84. Smith RC, McCarthy S: Magnetic resonance staging of neoplasms of the uterus. Radiol Clin N Amer 32 (1994) 109–31.
85. Sorensen SS: Estimated prevalence of mullerian anomalies. Acta Obstet Gynecol Scand 67 (1988) 441–5.
86. Subak LL, Hricak H, Powell CB, Azizi L, Stern JL: Cervical carcinoma: Computed tomography and magnetic resonance imaging for preoperative staging. Obstet Gynecol 86 (1995) 43–50.
87. Sugimura K, Carrington BM, Quivey JM, Hricak H: Postirradiation changes in the pelvis: assessment with MR imaging. Radiology 175 (1990) 805–13.
88. Taieb S, Ceugnart L, Leblanc E, et al.: MR imaging of endometrial carcinoma: role and limits. Bull Cancer 89 (2002) 963–8.
89. Tempany CMC: MR and Imaging of the Female Pelvis. Mosby, St. Louis 1995.
90. Todo Y, Sakuragi N, Nishida R, et al.: Combined use of magnetic resonance imaging, CA 125 assay, histologic type, and histologic grade in the prediction of lymph node metastasis in endometrial carcinoma. Am J Obstet Gynecol 188 (2003) 1265–72.
91. Togashi K, Nishimura K, Itho K, et al.: Adenomyosis: Diagnosis with MR imaging. Radiology 166 (1988) 111–4.
92. Togashi K, Ozasa H, Konishi I, et al.: Enlarged uterus: Differentiation between adenomyosis and leiomyoma with MR imaging. Radiology 171 (1989) 531–4.
93. Togashi, K, Nakai A, Sugimura K: Anatomy and physiology of the female pelvis: MR imaging revisited. J Magn Reson Imaging 13 (2001) 842–9.
94. Wentz AC: Congenital anomalies and intersexuality. In Jones, H. W., A. C. Wentz, L. S. Burnett: Novak's Textbook of Gynecology, 11th ed. Williams & Wilkins, Baltimore 1988 (pp. 140–186).
95. Yamashita Y, Harada M, Sawada T, Takahashi M, Miyazaki K, Okamura H: Normal uterus and FIGO stage I endometrial carcinoma: Dynamic gadolinium-enhanced MR imaging. Radiology 186 (1993) 495–501.
96. Yamashita Y, Mizutani H, Torashima M, et al.: Assessment of myometrial invasion by endometrial carcinoma: Transvaginal sonography vs contrast-enhanced MR imaging. AJR 161 (1993) 595–9.
97. Yamashita Y, Baba T, Baba Y, et al.: Dynamic contrast-enhanced MR imaging of uterine cervical cancer: pharmacokinetic analysis with histopathologic correlation and ist importance in predicting the outcome of radiation therapy. Radiology 216 (2000) 803–9.

13 Adnexe
M. Reuter und M. Lorenzen

Einleitung

25 % aller invasiven Tumoren des weiblichen Genitaltraktes sind Ovarialkarzinome, es ist in Bezug auf die absolute Zahl der Sterbefälle nach dem Mammakarzinom das am häufigsten zum Tode führende Genitalkarzinom (42). In frühen Stadien bleiben Ovarialkarzinome oft symptomlos, sodass sie meist erst spät entdeckt werden (42). Daraus ergibt sich die Notwendigkeit einer Verbesserung der Diagnostik – insbesondere der Frühdiagnostik. Als primäres bildgebendes Verfahren hat sich die transvaginale Sonographie bewährt (2, 6). Die MRT wird in der Regel als ergänzendes Diagnostikum zur Abklärung einer Raumforderung des Ovar eingesetzt.

Indikationen

Gutartige Zysten stellen die große Mehrheit an Ovarialtumoren, die wegen des Verdachts auf Malignität operiert werden. Der transvaginale Ultraschall ist als Ergänzung der Palpation zur gynäkologischen Routineuntersuchung avanciert. Der direkte sonographische Zugang ermöglicht die Anwendung hoher Ultraschallfrequenzen mit entsprechend hoher Auflösung (6). Die MRT bietet sich als ergänzende Untersuchung bei Patientinnen mit unklaren komplexen oder soliden Ultraschallbefunden an (24, 39). Die Analyse der Signalintensitäten in den verschiedenen Sequenzen erlaubt in begrenztem Umfang eine Gewebetypisierung und damit eine verlässliche Differenzierung seröser, muzinöser, hämorrhagischer, fetthaltiger oder anderer solider Läsionen. Schließlich ermöglichen der bekanntermaßen hohe Weichteilkontrast und die multiplanare Schichtführung eine übersichtliche Darstellung der engen räumlichen Beziehung der Beckenorgane zueinander und zur Beckenwand. Die MRT trägt über eine Optimierung der präoperativen Diagnostik zur Umsetzung eines weniger invasiven Therapiekonzepts bei. Bei gleich bleibender therapeutischer Qualität werden solche Befunde, die nach der präoperativen Diagnostik höchstwahrscheinlich benigner Natur sind, pelviskopisch angegangen. Bereits präoperativ suspekte Raumforderungen werden dagegen einer Laparotomie zugeführt (23). Obwohl die MRT eine kostenintensive Untersuchung darstellt, kann sie bei gezieltem Einsatz durch eine Zurücknahme radikaler chirurgischer Eingriffe zu einer Begrenzung der Gesundheitsausgaben beitragen (26).

Untersuchungstechnik

Im Aufklärungsgespräch sollten der Hormonstatus bzw. der Zyklustag erfragt werden, da die Größe der Ovarien sowie der funktionellen Zysten durch den Menstruationszyklus beeinflusst werden. Eine Dokumentation etwaiger gynäkologischer Operationen ist obligat.

Die MR-tomographische Untersuchung der Adnexe kann grundsätzlich sowohl an supraleitenden Geräten mit hoher Feldstärke als auch an Mittelfeldgeräten erfolgen, wobei – sofern verfügbar – 1,5 T Geräten der Vorzug gegeben werden sollte. Zur Vermeidung von Bewegungsartefakten sollte die Harnblase vor der Untersuchung geleert werden. Die Untersuchung erfolgt in Rückenlage in möglichst bequemer Position, gegebenenfalls unterstützt durch eine zusätzliche Knierolle. Zur Unterdrückung der Darmperistaltik wird ein Spasmolytikum (Buscopan oder Glucagon i.v.; cave Kontraindikationen) injiziert. Als Empfangsantenne dient ein hochauflösendes Phased-Array-Oberflächenspulensystem mit vier oder mehr Spulenelementen bzw. Kanälen (28). Um Bewegungsartefakte der Bauchdecke sowie Atemartefakte zu reduzieren, wird die Spule mit leichtem Druck oberhalb der Symphyse platziert. Atemartefakte werden weiterhin durch eine gleichmäßige und flache Atemlage vermindert.

Abbildungsebenen

Das Standardprotokoll umfasst transversale und koronare Schichtungen. Die transversale Ebene ermöglicht eine verlässliche Abgrenzung zur iliakalen Gefäßachse und zur Beckenwand sowie zu Blase und Rektum. Die koronare Ebene erleichtert die Zuordnung des Ursprungs einer Läsion der Fossa ovarica. Die sagittale Bildebene verdeutlicht die Beziehung zu Uterus, Rektum und Douglas-Raum und kann in Einzelfällen das Standardprotokoll ergänzen.

Tabelle 13.1 Standardsequenzen zur Untersuchung der Adnexe

Sequenz	Orientierung	Bemerkung
T2w IR	tra	sensitive Tumordetektion, Gewebecharakterisierung, Beurteilung von Beckenwandabstand, Darm, Blasenhinterwand, Peritoneum, Lymphknoten, Aszites
T2w TSE	kor	Tumorbinnenstruktur, Gewebecharakterisierung, Abgrenzung zu Uterus, Vagina, Gefäßen, Aszites
T1w SE oder TSE	tra	Gewebecharakterisierung
T1w SE oder TSE, fs + Gd	tra	Tumorbinnenstruktur, Gewebecharakterisierung
T1w SE oder TSE, fs + Gd	kor	Tumorbinnenstruktur, Gewebecharakterisierung

Pulssequenzen

Für die Gewebecharakterisierung von Raumforderungen des Ovar sind T1w und T2w Sequenzen obligat. Das Sequenzprotokoll (Tab. 13.1 u. 13.2) beginnt vorzugsweise mit einer transversalen fettsupprimierten IR-Sequenz, d. h. bei 1,5 T Feldstärke mit einem Inversionsdelay von ca 150 ms. Diese ermöglicht bei reduzierter Auflösung den sensitiven Nachweis zystischer Tumoranteile und gibt durch die Gewebecharakterisierung gemeinsam mit der nachfolgenden nativen T1w SE-Sequenz wichtige differenzialdiagnostische Hinweise. Die koronare T2w TSE-Sequenz stellt die Tumorbinnenstruktur hochaufgelöst und kontrastreich dar. Die kontrastmittelunterstützten Serien erfolgen in zwei Ebenen (transversal, koronar) als fettsupprimierte T1w SE- oder TSE-Sequenzen. Aufgrund der schlechten Auflösung haben sich GRE-Sequenzen für die Untersuchung der Adnexe nicht bewährt. Dynamische Kontrastmitteluntersuchungen der überwiegend zystischen oder zystisch-soliden Adnextumoren bringen keinen diagnostischen Zugewinn. Einzelschuss-TSE bzw. HASTE-Sequenzen sind zwar sehr kontrastreich und artefaktfrei, zeigen aber im Vergleich zu T2w TSE-Sequenzen eine deutlich reduzierte Auflösung. Sie sollten daher nur im seltenen Falle einer suboptimalen T2w TSE-Bildgebung zur Anwendung kommen (40).

Kontrastmittel

Ein negativer intestinaler Kontrast hat sich zur sicheren Abgrenzung zystischer Tumoranteile gegenüber liquiden Darmstrukturen bewährt (23). Das negative enterale Kontrastmittel muss spätestens zwei Stunden vor Untersuchungsbeginn verabreicht werden, um eine ausreichende Kontrastierung der Dünn- und Dickdarmschlingen im kleinen Becken zu gewährleisten. Hierzu kann z. B. Lösferron oral verwendet werden (zugelassen für die Behandlung eines Eisenmangels: 1 Tbl. auf 1 l Wasser, $1/4$ l der Lösung beginnend 2 h vor der Untersuchung halbstündlich trinken) oder Lumirem (Guerbet).

Für die Dignitätsbeurteilung relevante Details der Tumorbinnenstruktur wie diskrete intratumorale Wandunregelmäßigkeiten, Septen sowie Noduli werden vielfach erst durch eine intravenöse Kontrastierung (Gd-basiertes, unspezifisches Kontrastmittel, z. B. Omniscan, Magnevist, Dotarem) sichtbar. Daher wird das Sequenzprotokoll durch kontrastmittelunterstützte T1w SE oder TSE-Sequenzen in zwei senkrecht zueinander stehenden Ebenen abgeschlossen. Im Falle einer anhand der Nativbilder für eine Blutungszyste (Endometriose- oder Schokoladenzyste) oder ein Teratom charakteristischen Befundkonstellation ist die intravenöse Kontrastierung verzichtbar.

Tabelle 13.2 Empfohlene Sequenzen und Sequenzparameter für die MRT der Adnexe

Gewichtung	Orientierung	Sequenztyp	TR (ms)	TE (ms)	Flip (°)	ETL	FS	Matrix (N_{phase} × N_{frequ})	FOV (mm)	N_{SL}	N_{AC}	SD (mm)	T_{AC} (min)	Atemstopp
T2	tra	IR (z. B. TIRM[1])	5035	15	180	7	ja	210 × 256	260 (8/8)	19	1	6	4,33	nein
T2	kor	TSE	3882	99	180	11	nein	220 × 256	250 (8/8)	19	2	6	5,25	nein
T1	tra	SE	456	14	90	–	nein	205 × 256	260 (8/8)	19	1	6	2,5	nein
T1 + Gd	tra	SE	637	20	90	–	ja	205 × 256	260 (8/8)	13	1	6	3,5	nein
T1 + Gd	kor	SE	637	20	90	–	ja	205 × 256	280 (8/8)	13	1	6	3,5	nein

[1] TI = 150 ms
Beachte:
T1w Sequenzen auch in TSE-Technik mit entsprechenden Parametern möglich.
Die angegeben Sequenzparameter gelten angesichts der Vielzahl von Geräte- und Sequenztypen lediglich als Beispiel, je nach Verfügbarkeit können die Sequenzen mit Techniken der parallelen Bildgebung zur Verkürzung der Messzeit kombiniert werden. Hierbei ist eine eventuelle Verminderung des S/R-Verhältnisses zu beachten.

Bildgebung der normalen Anatomie

Anatomische Vorbemerkung

Die Adnexe bestehen aus der Tuba uterina, dem Ovar und dem Lig. latum. Dieses entsteht aus der Serosaduplikatur beider Peritonealblätter, die als Perimentum den Uterus überziehen. Im oberen Rand des Lig. latum verläuft die Tuba uterina, im vorderen Blatt das Lig. teres uteri und im hinteren Blatt das Lig. ovarii proprium. Beide Ligamente entspringen am Corpus uteri unmittelbar unter der Tubeneinmündung. Dabei zieht das Lig. teres uteri in den Leistenkanal, das Lig. ovarii proprium dient als Befestigung des Ovars. Im Bindegewebe des Lig. latum verlaufen die A. und V. ovarica sowie Nerven und Lymphgefäße.

Die Tuba uterina ist 8–20 cm lang und liegt intraperitoneal, angeheftet an die Mesosalpinx. Unterschieden werden die Ampulla tubae uterinae, die aus den erweiterten lateralen zwei Dritteln besteht, und das zum Isthmus tubae uterinae verengte mediale Drittel. Intrauterin durch die Uteruswand verläuft die Pars uterina. Die Ampulla tubae mündet mit dem Ostium abdominale in die Peritonealhöhle. Die Tubenöffnung ist von fransenförmigen Fimbriae tubae umgeben. Die am Ovar befestigte lange Fimbria ovarica sichert bei stark beweglichem Tubenende den Kontakt mit dem Ovar.

Das mandelförmige Ovar ist 2,5–5 cm lang und 0,5–1 cm dick. Es ist von einer Bindegewebekapsel eingehüllt, die fest mit der Grenzschicht aus modifiziertem Peritonealepithel verwachsen ist. Darunter liegt die Rindenzone, in der die Follikel mit den Eizellen heranreifen. Davon ist die Markzone unscharf abgegrenzt, die stark gewundene Blutgefäße, Lymphgefäße und Nerven enthält. Diese münden am Hilus in das Organ.

Während der Follikelreifung wandern Urgeschlechtszellen in das Ovar ein und entwickeln sich zu Oogonien, die von Follikelepithel umgeben werden und sich zum Primärfollikel differenzieren. In der weiteren Oogenese wird der Primärfollikel zum Sekundärfollikel. Einige Sekundärfollikel erreichen das Stadium des sprungreifen Graaf-Follikel. Die den Follikel umgebenden Zellen bilden die Matrix für die Theca folliculi, die die Östrogenproduktion übernimmt.

Ovarien und Tuba uterina migrieren bis zum Ende des ersten Lebensjahres kaudalwärts vom thorakolumbalen Übergang in die Fossae ovaricae. Die Fossa ovarica liegt beiderseits an der Beckenwand zwischen der obliterierten Umbilikalarterie als ventraler Begrenzung und dem Ureter als posteriorer Begrenzung. Bei Nullipara sind die Ovarien in der Regel in den Fossae ovaricae nachweisbar. In der Schwangerschaft können sie in den Douglas-Raum oder nach ventral bis an die Bauchwand verlagert sein und post partum in dieser Lokalisation persistieren.

Die arterielle Versorgung erfolgt über die A. ovarica aus der Aorta abdominalis, die zunächst retroperitoneal verläuft und danach in das Lig. suspensorium ovarii eintritt

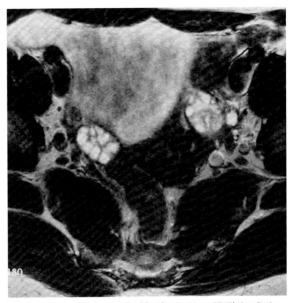

Abb. 13.1 Regelrechter Befund beider Ovarien. 27-jährige Patientin; axiales T2w TSE-Bild. Typische Abbildung mehrerer signalintenser Follikelzysten.

und Versorgungsäste zum Ovar abgibt. Die A. uterina entspringt aus der A. iliaca interna und gibt Rr. ovaricae und Rr. tubaricae ab, die im Ansatz des Lig. latum an der seitlichen Uteruskante zum Tubenwinkel verlaufen und außerdem Anastomosen mit der A. ovarica bilden. Die Venen aus dem Versorgungsgebiet von A. ovarica und A. uterina entspringen aus zusammenhängenden venösen Plexus, den Plexus pampiniformes. Die linke V. ovarica drainiert in die linke V. renalis, die rechte V. ovarica mündet direkt in die V. cava inferior. Die venöse Drainage aus der V. uterina erfolgt in die V. iliaca interna.

Der Lymphabfluss aus dem Ovar und der Tube erfolgt über die Nodi lymphatici lumbales. Lymphgefäße aus der Umgebung des Tubenwinkels verlaufen im Lig. teres uteri zu den Nodi lymphatici inguinales superficiales der Leistenbeuge.

Bildgebung

Die Tuben sind MR-tomographisch nur ausnahmsweise erkennbar und imponieren in der T2w Sequenz als horizontal verlaufende tubuläre Strukturen mit intermediärer Signalintensität.

In der Prämenopause sind die Ovarien im T2w Bild regelmäßig abgrenzbar (Abb. 13.1). Typisches Kennzeichen sind die rundlichen, signalintensen Follikelzysten. Die Größe der Follikelzysten beträgt zwischen wenigen Millimetern und 2,5 cm und kann im Zyklusverlauf variieren. Die größte Follikelzyste wird auch als dominanter Follikel bezeichnet. Follikel- und Retentionszysten können im Zyklusverlauf durch wiederholte Aufnahmen abgegrenzt werden. Funktionszysten ändern regelmäßig Größe und

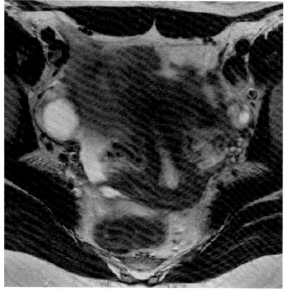
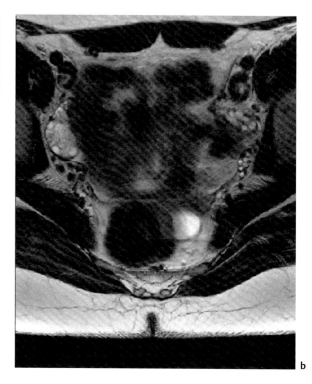

Abb. 13.**2 a, b** Bildgebung zu unterschiedlichen Zykluszeiten. 19-jährige Probandin; transversale T2w TSE-Bilder. **a** Präovulatorisch. **b** Postovulatorisch. Größenänderung des dominanten Follikels im Zyklusverlauf, nebenbefundlich geringe Ansammlung freier Flüssigkeit im Douglas-Raum.

Signalintensität (Abb. 13.**2**). Verlaufsuntersuchungen sollten transvaginal sonographisch erfolgen. Im T1w Bild sind Follikelzysten muskelisointens und somit nur schwer abgrenzbar. Die zonale Anatomie, d. h. eine Differenzierung in Rinde und Mark, ist am besten präovulatorisch im T2w Bild erkennbar. Typischerweise verhält sich die Rinde muskelisointens, während die Markzone leicht hyperintens (zwischen Muskel- und Fettsignal) ist. Die zonale Anatomie ändert sich oft im Zyklusverlauf. Outwater et al. beschreiben eine zonale Anatomie in 85% bei prä- und in 28% bei postmenopausalen Ovarien (21). Postmenopausal erscheinen die Ovarien in der T2w Sequenz signalärmer als prämenopausal, was auf die geringere Follikelzahl und -größe und die zunehmende Fibrosierung im Rahmen der Atrophie zurückzuführen ist. Entsprechend erschwert ist die Abgrenzbarkeit des postmenopausalen Ovar.

Bildgebung der pathologischen Befunde

Entzündliche Erkrankungen

Häufigste Erreger entzündlicher Prozesse der weiblichen Genitalorgane sind Chlamydia trachomatis und Neisseria gonorrhoeae, die aszendierend über die Zervix und das Endometrium in die Tuben und Ovarien verschleppt werden können.

Ein im Gefolge einer Salpingitis resultierender Tubenverschluss mit Fibrose ist in der Regel im MRT nicht diagnostizierbar, eine ergänzende Abklärung wird jedoch mit der MR-Hysterosalpingographie beschrieben (Abb. 13.**3**). Nach vorheriger Instillation von verdünntem Gd-haltigen Kontrastmittel (für die i. v. Injektion) in das Cavum uteri wird die Tubendurchgängigkeit mit einer 3D-Angiographiesequenz geprüft (38). Die entstehende *Salpingitis* ist als Flüssigkeitsretention in den normalerweise nicht abgrenzbaren Tuben erkennbar. Besonders gut gelingt der Nachweis in der T2w koronaren Sequenz, in der sich die erweiterte Tube als annähernd horizontal verlaufende signalreiche Struktur vom Uterus zum Ovar verfolgen lässt. Eine Pyosalpinx ist bildmorphologisch von der Saktosalpinx nicht unterscheidbar. Als Komplikation einer in den Douglas-Raum verschleppten Salpingitis mit Entzündung des ovariellen Serosaüberzugs entsteht der *Tuboovarialabszess*. Dieser ist in der MRT als ödematöse, kontrastmittelaufnehmende Formation um das häufig nicht vergrößerte Ovar nachweisbar.

Extrauteringravidität

Der Nachweis einer Extrauteringravidität ist eine Domäne der transvaginalen Sonographie, die bereits in der 7. Schwangerschaftswoche 62 % der Extrauteringraviditäten darstellen kann. In der MRT sind Extrauteringraviditäten immer Zufallsbefunde, da kaum eine Indikation für die MRT in der Frühschwangerschaft gegeben ist. Entsprechende Befunde erscheinen in der T2w Sequenz überwiegend zystisch signalreich mit intermediär signalgebenden soliden oder nekrotischen Anteilen in Abhängigkeit davon, ob die Gravidität noch intakt ist oder nicht. Bei MR-tomographischem Verdacht auf eine Extrauterinschwan-

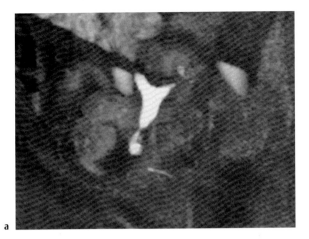
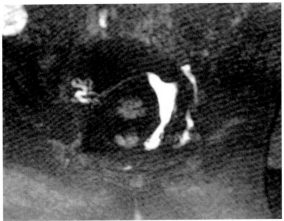
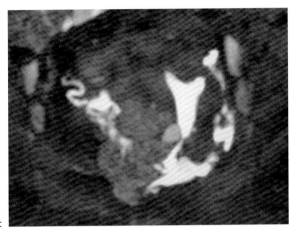

Abb. 13.**3 a–c** Dynamische MR-Hysterosalpingographie während der frühen (**a, b**) und späten (**c**) Füllungsphase. Maximale Intensitätsprojektionen (MIP). Regelrechte Darstellung des Cavum uteri (**a**) und der Tuben (**b**). Beidseitiger KM-Austritt nach intraperitoneal (**c**) als Ausdruck der Tubendurchgängigkeit (mit freundlicher Genehmigung von Priv. Doz. Dr. W. Wiesner, Klinik Stephanshorn, St. Gallen).

gerschaft ist eine Darstellung in der sagittalen Ebene zur besseren Identifikation der Chorionhöhle sinnvoll. Die Differenzialdiagnose gegenüber zystischen Adnextumoren ist nicht immer zuverlässig möglich.

Ovarialtorsion

Eine Torsion begleitet üblicherweise eine Raumforderung des ipsilateralen Ovars, jedoch wird sie – insbesondere im Kindesalter – auch bei normalen Ovarien beobachtet. Die MRT zeigt wandverdickte Follikelzysten sowie ein ausgeprägtes Ödem des ovariellen Stromas mit entsprechender Distanzierung der Follikelzysten. Einblutungen sind Ausdruck einer hämorrhagischen Infarzierung (25). Eine Kontrastmittelaufnahme der Follikelwände weist auf die erhaltene Vitalität des Ovars hin (8).

Benigne Tumoren

Die morphologische Diagnostik erlaubt in begrenztem Umfang eine Gewebetypisierung, die sich im Wesentlichen auf die Differenzierung zystischer und solider Anteile bezieht.

Überwiegend zystische gutartige Tumoren

Follikel- und Corpus-luteum-Zyste. Ovarialzysten sind die häufigsten benignen Adnextumoren in der Prämenopause. *Follikelzysten* entwickeln sich als Folge einer Follikelpersistenz, während *Corpus-luteum-Zysten* aus nicht gesprungenen Follikeln entstehen. Diese Retentionszysten verursachen selten klinische Beschwerden, es handelt sich meistens um Zufallsbefunde. Allerdings können bei Stieldrehungen akute peritonitische Beschwerden auftreten.

Nach bildmorphologischen Kriterien ist eine Trennung von Follikel- und Luteinzysten nicht möglich. Sie werden daher als *einfache* (seröse) (Abb. 13.**4**) oder im Falle einer Einblutung als *hämorrhagische Zyste* (Abb. 13.**5**) beschrieben. Es handelt sich dabei immer um glatt begrenzte dünnwandige, einkammerige (unilokuläre) Raumforderungen. Septierungen und Wandunregelmäßigkeiten fehlen. Einfache Zysten sind im T1w Bild homogen signalarm und im T2w Bild homogen signalintens entsprechend seröser Flüssigkeit (4, 13, 16, 32). Sie erreichen eine Größe von bis zu 4 cm. Einblutungen in Ovarialzysten kommen gelegentlich vor und werden nach den makroskopischen Aspekt der Hämoglobinabbauprodukte auch Schokoladenzysten genannt. Eingeblutete Zysten variieren in ih-

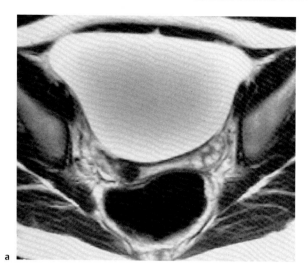
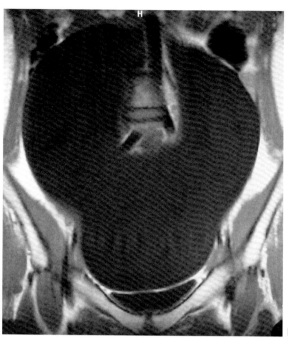

Abb. 13.**4a, b** Einfache Zyste. **a** Axiales T2w TSE-Bild. **b** Koronares T1w SE-Bild. Seröse Parovarialzyste mit den typischen Kriterien einer einfachen Zyste: flüssigkeitsäquivalentes Signal in beiden Sequenzen, einkammerig, dünnwandig, Fehlen solider Elemente. Ungewöhnliche Befundausdehnung.

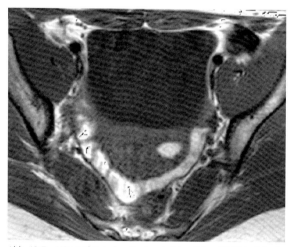

Abb. 13.**5** Hämorrhagische Zyste. Axiales T1w SE-Bild. Primär hohe Signalintensität in einer kleinen Zyste der linken Adnexe.

rem Erscheinungsbild je nach Ausmaß und Alter der Blutung. Typische hämorrhagische Zysten zeigen in beiden Sequenzen eine hohe Signalintensität (4, 9, 32).
Stein-Leventhal-Syndrom. Kennzeichnend für das Stein-Leventhal-Syndrom sind bilateral vergrößerte, polyzystische Ovarien mit Zysten gleicher Größe. Das Stein-Leventhal-Syndrom ist mit Oligo- oder Amenorrhö, Adipositas und Infertilität kombiniert. Akzessorisches Zeichen ist eine Hypoplasie des Uterus mit erhaltener zonaler Anatomie im T2w Bild. Der Befund multipler peripherer Ovarialzysten im MRT ist jedoch nicht spezifisch für eine kleinzystische Degeneration der Ovarien (12).

Zystadenom. Sie sind die häufigste benigne Neoplasie der Ovarien in der Postmenopause. In Abhängigkeit von dem Zysteninhalt werden *seröse* und *muzinöse* Zystadenome (Abb. 13.**6**) unterschieden. Seröse Zystadenome sind ein-, zwei- oder mehrkammerig, während muzinöse Zystadenome immer mehrkammerig sind. In der MRT zeigen sie eine zarte Wandung und minimale, ebenfalls zarte Septierungen. Einzelne intrazystische Vegetationen sind die Ausnahme. Zystadenome sind meist deutlich größer als funktionelle Zysten. Es gibt keine verlässlichen Kriterien zur Unterscheidung seröser Zystadenome von den anderen gutartigen zystischen Ovarläsionen. Die Signalintensität variiert mit dem Zysteninhalt: eingeblutete oder muzinöse Flüssigkeiten verkürzen die T1-Relaxationszeit und zeigen in beiden Sequenzen ein helles Signal, während seröse Zystadenome analog den einfachen Zysten flüssigkeitsisointens zur Darstellung kommen (5, 13, 15).
Saktosalpingen. Saktosalpingen erweisen sich in der Abgrenzung gegenüber anderen benignen zystischen Adnextumoren als wenig aussagekräftig (13). Einzelne Saktosalpingen zeigen die typische, einem Posthorn ähnliche Konfiguration. Diese geschlängelten, tubulär-zystischen Formationen mit glatter Begrenzung werden als charakteristisch für Saktosalpingen beschrieben (Abb. 13.**7**) (9, 13). Jedoch sind Verwechslungen mit einfachen/hämorrhagischen Zysten oder wegen des multizystischen Bildes auch mit Zystadenomen häufig. Das Signalverhalten der *Hämatosalpingen* gleicht dem der hämorrhagischen Zysten.
Parovarialzyste. Nach den Saktosalpingen sind Parovarialzysten die häufigsten benignen zystischen Extraovarialtumoren. Diese sind im MRT gegenüber den einfachen Ovarialzysten nicht zu unterscheiden (Abb. 13.**4**).

Bildgebung der pathologischen Befunde 305

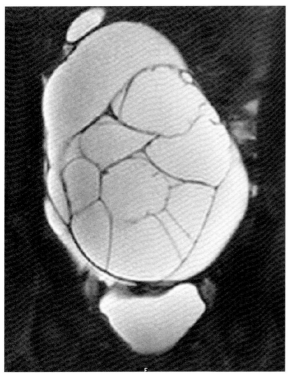

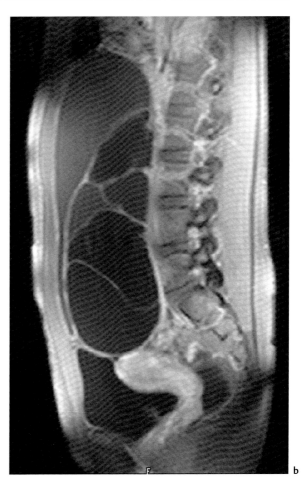

Abb. 13.**6 a, b** Muzinöses Zystadenom. **a** Koronares T2w TSE-Bild. **b** Sagittale T1w SE-Aufnahme nach KM-Applikation. Ungewöhnlich voluminöse, mehrkammerige Raumforderung mit überwiegend zarten Wänden und Septen und nur vereinzelten diskreten Unregelmäßigkeiten. Flüssigkeitsisointenses Signal des Zysteninhaltes mit angedeuteter Signalanhebung zweier kranialer Zystenkammern im sagittalen T1w SE-Bild.

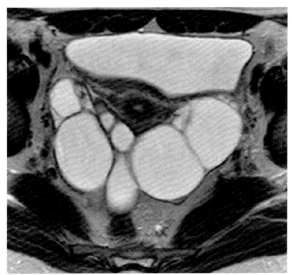

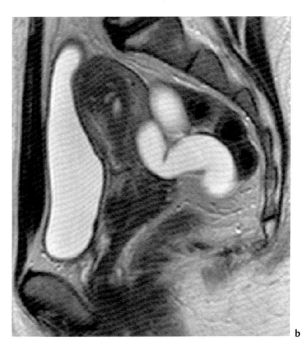

Abb. 13.**7 a, b** Saktosalpinx. Axiale (**a**) und sagittale (**b**) T2w TSE-Bilder. Die geschlängelte, tubuläre Formation (**b**) weist auf die Tube als Ursprung der Läsion hin, während der multizystische Eindruck im axialen Bild (**a**) an ein Zystadenom denken lässt.

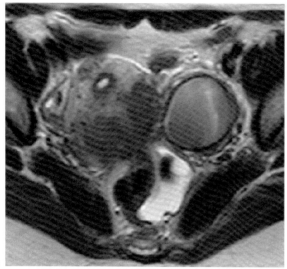
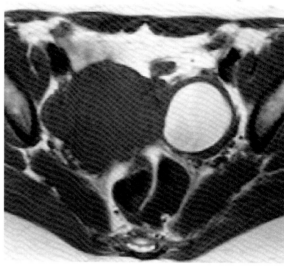

Abb. 13.**8a, b** Endometriosezyste. Axiale T2w TSE- (**a**) und T1w SE-Bilder (**b**). Einkammerige Zyste mit der typischen kapselartigen Wandverdickung und ebenso charakteristischer Verkürzung beider Relaxationszeiten.

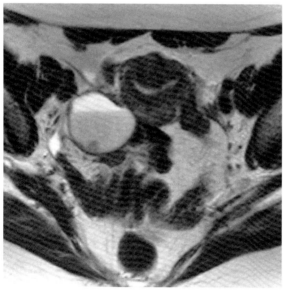

Abb. 13.**9** Endometriosezyste. Axiales T2w TSE-Bild. Typische Spiegelbildung mit Überlagerung signalarmer und signalreicher intrazystischer Anteile in Folge unterschiedlich ausgeprägter Verkürzung der T2-Zeiten. Zusätzlich umschriebener Thrombus im dorsalen Zystenanteil.

Endometriose. Unter einer Endometriose versteht man das Auftreten hormonabhängiger Endometriumnester in ektoper Lokalisation, die durch die Tuben in die Peritonealhöhle gelangen können und zu zyklusabhängigen Beschwerden führen. Am häufigsten manifestiert sich die Endometriose bilateral an den Ovarien als zystische menstruationsabhängige Blutansammlung. Weitere Lokalisationen sind das pelvine Peritoneum und die uterinen Ligamente.

Endometriosezyste. Typischerweise handelt es sich um mehrkammerige Formationen mit einer dicken signalarmen Wand. Die kapselartig verdickten Wandungen erleichtern die Differenzierung gegenüber den dünnwandigen hämorrhagischen Zysten (Abb. 13.**8**). Oft besteht ein unscharfer Übergang der Zystenwand zur Umgebung. Die paramagnetischen Blutabbauprodukte, namentlich das Methämoglobin und Hämosiderin, induzieren eine Verkürzung beider Relaxationszeiten. Charakteristisch ist eine primär hohe Signalintensität im T1w Bild, weshalb eine intravenöse Kontrastierung obsolet ist. Im T2w Bild zeigen Endometriosezysten ein heterogenes Signal, welches von Alter und Resorptionsgrad der Blutung abhängig ist. Die Zysten können signalreich bis intermediär signalgebend sein. Ein hoher Hämosiderinanteil induziert jedoch eine starke Verkürzung der T2 Zeit mit entsprechend signalarmer Darstellung. Für das T2w Bild typisch ist ein sogenanntes „shading" mit Spiegelbildung durch Überlagerung signalarmer und intermediärer oder signalreicher intrazystischer Anteile (Abb. 13.**9**). Zum sicheren Nachweis einer Endometriose ist immer eine Kombination nativer T1w und T2w Sequenzen notwendig (9, 13, 20, 32, 34).

Dermoidzyste. Die Dermoidzyste, das reife zystische *Teratom*, ist mit 20% die häufigste gutartige Raumforderung in der Pubertät. Dermoide sind ektodermalen Ursprungs und zählen zu den Keimblatttumoren. Entstehend aus den drei Keimblättern enthalten sie Talg, der mit Haaren, Zähnen oder Knochen durchsetzt sein kann. Die Zahn- und Knochenanlagen können in einen abgrenzbaren Dermoidzapfen eingeschlossen sein. Dermoide sind angeboren und finden sich häufig bilateral. Beschwerden treten nur bei Stieldrehungen auf, in der Regel sind Dermoide jedoch asymptomatische Zufallsbefunde. Es besteht ein potenzielles Entartungsrisiko, das bei serösen Dermoiden

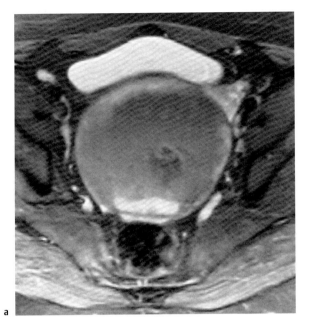
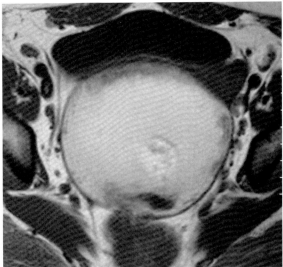

Abb. 13.**10 a–c** Reifes Teratom. Axiale TIRM (**a**) und T1w SE-Bilder (**b**), sagittale T2w TSE-Aufnahme (**c**). Fettäquivalente Signalintensität in allen Sequenzen, umschriebene zystische Formation im dorsalen Anteil.

bis zu 20 % beträgt und die histologische Abklärung in jedem Fall erforderlich macht. Eine maligne Transformation von Dermoidzysten wird als eine transmurale Ausdehnung der soliden Komponente mit invasivem Wachstum in die Nachbarorgane beschrieben (10).

Für die MR-Diagnostik ist der Fettanteil diagnostisch hilfreich. Eine in allen Sequenzen fettgewebsäquivalente Signalintensität ist das Kennzeichen der Dermoide (4, 9, 13, 16, 29, 32, 33) (Abb. 13.**10**). Dabei kann an der Grenzfläche zwischen intrazystischem Fett und umgebendem Darm oder zwischen Fett und Flüssigkeit innerhalb der zystischen Raumforderung ein Chemical-Shift-Artefakt beobachtet werden. Der häufig in Teratomen enthaltene Flüssigkeitsanteil bedingt einen charakteristischen Fett-Flüssigkeits-Spiegel, der im T2w Bild als intermediär signalgebendes Fett über signalreicher Flüssigkeit zur Darstellung kommt. Zusätzlich werden gelegentlich wandständige Protrusionen beobachtet.

Die MRT kann – einmal abgesehen von Endometriosezysten und Teratomen – oft keine spezifische Artdiagnose treffen. Eine allein auf der MR-Morphologie beruhende Einteilung fällt naturgemäß nicht so differenziert aus wie eine histologische Klassifikation. Im Falle fehlender typischer artdiagnostischer Hinweise sollten eindeutig be-

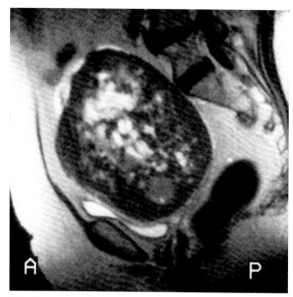

Abb. 13.**11** Ovarialfibrom. Sagittales T2w TSE-Bild. Heterogenes Signal mit signalarmen soliden und einzelnen signalreichen zystischen Anteilen.

nigne zystische Adnexprozesse rein deskriptiv als einfache bzw. hämorrhagische Zysten oder im Falle einer Kammerung mit Septierung als komplexe Zysten beschrieben werden (9, 41). Für den Kliniker tritt die exakte Artdiagnose gegenüber der Dignität einer Raumforderung der Adnexe ohnehin in den Hintergrund.

Überwiegend solide gutartige Raumforderungen

Ovarialfibrom. Ovarialfibrome leiten sich vom Mesenchym ab und stellen etwa 4 % aller Ovarialtumoren. Sie treten unilateral auf, sind solide, glatt begrenzt und hormonell inaktiv. Das Prädilektionsalter liegt zwischen 50 und 60 Jahren. Sie sind im T1w Bild gering signalgebend, in der T2w Sequenz stellen sie sich gleichermaßen überwiegend signalarm dar (35). Viele Fibrome zeigen im T2w Bild ein heterogenes Signal mit signalarmen soliden und signalreichen zystischen Anteilen (Abb. 13.**11**). Die Abgrenzung zu einem gestielten Uterusmyom kann schwierig sein, insbesondere wenn das Ovarialfibrom dem Uterus anliegt. Maligne Entartungen werden beschrieben und können allein magnetresonanztomographisch nicht eindeutig gegenüber den benignen Varianten unterschieden werden (Abb. 13.**12**).

Das Ovarialfibrom tritt in Zusammenhang mit dem *Meigs-Syndrom*, einer gutartigen, mit Pleuraergüssen und Aszites assoziierten Erkrankung gehäuft auf.

Hormonbildende Adnextumoren. Hormonbildende Adnextumoren werden in östrogen- und androgenproduzierende Neoplasien unterteilt. Zu den häufigsten östrogenproduzierenden Tumoren zählen *Granulosazelltumoren* und *Thekome*. Sie treten überwiegend postmenopausal unilateral auf. Die vermehrte Östrogenproduktion löst eine Endometriumhyperplasie, vaginale Blutung und zystische Mastopathie aus. Im Kindesalter führen Granulosazelltumoren zum Bild einer Pseudopubertas praecox. Der wichtigste androgenproduzierende Tumor ist der *Sertoli-Leydig-Zell-Tumor*. Die Testosteronproduktion führt zu Sterilität, zunehmender Körperbehaarung und Klitorishypertrophie. Maligne Entartungen kommen vor. Diese Signaltumoren imponieren in der MRT überwiegend solide mit einem variablen Anteil zystischer Komponenten (11, 18). Nach intravenöser Injektion eines Gd-basierten Kontrastmittels zeigt sich ein mäßiges Enhancement (Abb. 13.**13**).

Maligne Tumoren

Das *Ovarialkarzinom* ist in Deutschland mit etwa 8000 Neuerkrankungen/Jahr die sechsthäufigste Krebserkrankung der Frau. Mit etwa 6250 Sterbefällen/Jahr nimmt es bei den Krebstodesfällen sogar den 5. Platz ein. In Relation

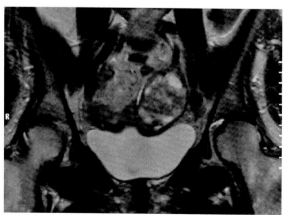
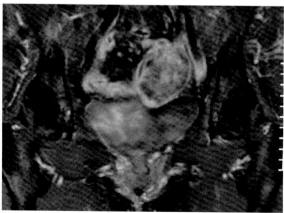

Abb. 13.**12 a, b** Aus einem serösen Zystadenofibrom entwickeltes mäßig differenziertes Adenokarzinom. Koronare Bilder mit T2w TSE- (**a**) und T1w SE fs nach i. v. KM-Injektion (**b**). Überwiegend solide Raumforderung mit einzelnen Nekrosen, keine sichere Abgrenzung gegenüber dem benignen Ovarialfibrom in Abb. 13.**11**.

zur Anzahl der Erkrankten ist das Ovarialkarzinom die häufigste gynäkologische Krebstodesursache (36). Mit zunehmendem Alter steigt das Erkrankungsrisiko. Während Frauen unter 40 Jahren nur selten erkranken, ist knapp die Hälfte der Patientinnen über 60 Jahre alt. Der Anteil der Ovarialkarzinome an den in der Prämenopause diagnostizierten Adnextumoren beträgt weniger als 5 %. Da charakteristische Frühsymptome fehlen, werden Ovarialkarzinome meist erst spät im Rahmen einer routinemäßigen gynäkologischen Untersuchung entdeckt. Durch den rasch progredienten Krankheitsverlauf wird die Prognose weiter verschlechtert. Die Prognose des Ovarialkarzinoms ist erheblich günstiger, wenn es in einem frühen, auf das kleine Becken begrenzten Stadium (FIGO I–II) diagnostiziert wird. Diese Konstellation trifft für nur etwa 30 % der Patientinnen zu. Dann sind 5-Jahres-Überlebensraten von 60 % bis über 90 % möglich (22).

Ovarialkarzinome sind histologisch außerordentlich vielfältig. Es gibt zahlreiche histologische Hauptklassen, von denen die meisten noch weiter differenziert werden. Mit etwa 60 % der ovariellen Neoplasien ist der epitheliale Subtyp bei weitem der häufigste. Das Zystadenokarzinom ist das gängige epitheliale Karzinom (3). Der Übergang zwischen den eindeutig benignen Ovarialtumoren (Zystadenome, Adenofibrome) und den eindeutigen malignen Ovarialkarzinomen ist fließend (7) und wird durch so genannte *Borderlinetumoren* charakterisiert. Diese machen etwa 17 % aller epithelialen Ovarialtumoren aus und bilden in der histologischen WHO-Klassifikation der Ovarialkarzinome eine eigenständige Einheit. Sie sind sowohl in ihrem klinischen Verhalten als auch ihren morphologischen Eigenschaften zwischen den benignen Ovarialtumoren und den Ovarialkarzinomen angesiedelt (Abb. 13.**14** u. 13.**15**). Histologisches Kennzeichen der Borderlinetumoren ist eine vermehrte atypische Epithelproliferation ohne destruierendes Wachstum.

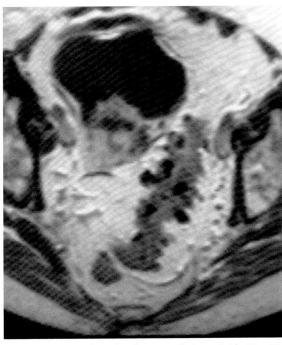

Abb. 13.**13** Hämorrhagisch infarziertes Thekom. Axiale T1w SE-Aufnahme nach KM-Applikation. Teils zystische, teils solide Raumforderung.

Die aus der Pathologie bekannten makroskopischen Dignitätskriterien (3) wurden modifiziert auf die MRT übertragen und werden in der radiologischen Literatur in weitgehender Übereinstimmung verwendet (5, 9, 13, 27, 30, 32, 37, 39, 41). Eine Raumforderung wird als maligne klassifiziert, wenn wenigstens einer der folgenden Befunde vorliegt (Abb. 13.**15**–13.**17**):
- eine solide oder überwiegend solide Raumforderung mit oder ohne Nekrose,

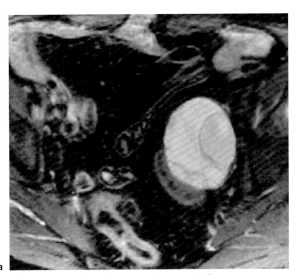
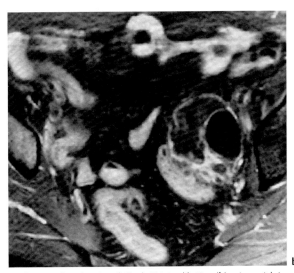

Abb. 13.**14 a, b** Muzinöses Zystadenom mit Übergang in einen Borderlinetumor. Axiale Bilder mit TIRM- (**a**) und T1w SE fs nach i. v. KM-Injektion (**b**). Mehrkammerige Raumforderung mit komplexer Struktur im dorsalen Anteil: Nach KM-Applikation (**b**) zeigen sich in diesem Bereich auffallend verdickte Wände und Septen.

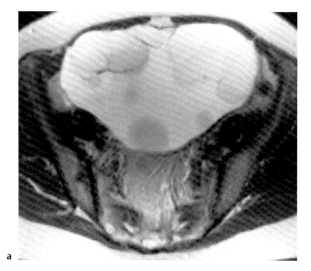
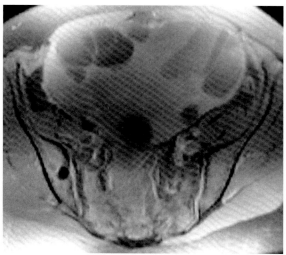
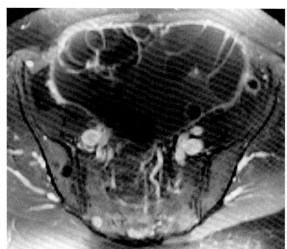

Abb. 13.**15a–c** Sehr hoch differenziertes Adenokarzinom mit stellenweisem Grenzbefund zu einem Borderlinetumor. Axiale Bilder mit T2w TSE- (**a**), T1w SE- (**b**) und T1w SE fs nach i. v. KM-Injektion (**c**). Voluminöse, mehrkammerige Raumforderung mit inhomogenem Signal im nativen T1-Bild (**b**). Die primär signalangehobenen Tumorkammern entsprechen muzinösen oder eingebluteten Flüssigkeiten. Nach KM-Applikation (**c**) finden sich suspekte Auflagerungen im Bereich der ventral gelegenen Wände und Septen.

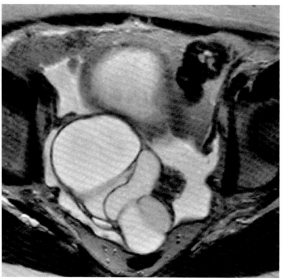
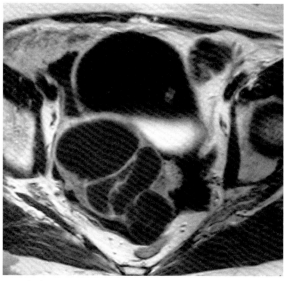

Abb. 13.**16a, b** Gering differenziertes, serös papilläres Ovarialkarzinom; FIGO IC. Axiale Bilder mit T2w TSE- (**a**) und T1w SE nach i. v. KM-Injektion (**b**). Mehrfach gekammerte überwiegend zystische Raumforderung mit nodulärer Projektion und rasenartiger Wandverdickung, freie Flüssigkeit intraperitoneal.

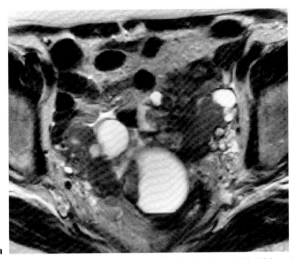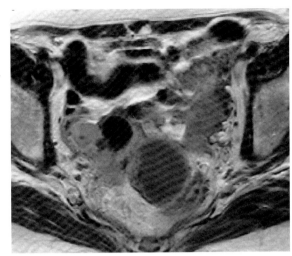

Abb. 13.**17 a, b** Zystadenokarzinom beider Ovarien. Axiale Bilder mit T2w TSE- (**a**) und T1w SE nach i. v. KM-Injektion (**b**). Ausgedehnte zystisch-solide Raumforderung mit insbesondere konfluierenden soliden Anteilen.

- eine überwiegend zystische Raumforderung mit einer Stärke der Wände oder Septen von mehr als 3 mm,
- eine zystische Raumforderung mit nodulären oder papillären Projektionen,
- eine ausgeprägte Vielkammerigkeit,
- eine Infiltration in Nachbarorgane oder in die Beckenwand und schließlich
- eine Tumormanifestation in Peritoneum, Mesenterium oder Omentum.

In der MR-Literatur werden jedoch vereinzelte wandständige Noduli und solide Anteile auch bei Zystadenomen (Abb. 13.**6**) (5, 27, 41) und Zystadenofibromen (30) beschrieben. Wegen der schon aus der Pathologie bekannten Unspezifität der makroskopischen Tumorzeichen unterliegt die allein auf morphologischen Kriterien beruhende magetresonanztomographische Dignitätsbeurteilung denselben Limitationen wie die Makroskopie (7). Da aber andere, spezifischere Kriterien für Malignität nicht verfügbar sind, muss in der präoperativen Diagnostik unverändert sorgfältig nach soliden Elementen gefahndet werden. Wegen der eingeschränkten Spezifität der Dignitätskriterien werden in bis zu 20 % falsch-positive Befunde erhoben (23). Umgekehrt kann die MRT durch Ausschluss solider Strukturen bei unklaren zystischen Adnextumoren mit komplexem vaginalsonographischen Befund Malignität mit hoher Wahrscheinlichkeit ausräumen und in diesen Fällen die weitere Therapieplanung zugunsten der operativen Pelviskopie beeinflussen (23).

Zwar erfasst die MRT eine Metastasierung in das Peritoneum, Mesenterium oder Omentum ebenso wie Aszites und Lymphome (14, 31), in der Praxis wird die Krankheitsausbreitung jedoch durch eine Staging-Laparotomie bestimmt (22). Im Rahmen eines exakten und systematischen intraoperativen Staging wird jede noch so kleine makroskopisch erkennbare oder palpable Auffälligkeit biopsiert. Demgegenüber werden retroperitoneale Lymphome und subdiaphragmale Implantate zuverlässiger mit der MRT oder CT diagnostiziert. Die Stadieneinteilung erfolgt analog der übrigen gynäkologischen Malignome nach der FIGO- oder UICC-Klassifikation (Tab. 13.**3**).

Ovarialmetastasen können uni- oder bilateral auftreten und sind meistens von Ovarialkarzinomen nicht zu differenzieren, wenngleich eine Mehrkammerigkeit der Läsion eher für ein Ovarialkarzinom und gegen eine sekundäre Neubildung spricht (1). Sie sind selten und kommen bei Mammakarzinomen, malignen Melanomen und gastrointestinalen Karzinomen vor. Bilaterale Abtropfmetastasen eines Siegelringkarzinoms des Magens werden als *Krukenberg-Tumoren* bezeichnet (Abb. 13.**18**). Je nach Primärmanifestation imponieren Ovarialmetastasen solide

Tabelle 13.**3** FIGO- und UICC-Stadien des Ovarialkarzinoms

FIGO	UICC	Tumorausdehnung
I	T1	Tumor auf Ovarien beschränkt
IA	T1A	ein Ovar, kein Aszites
IB	T1B	beide Ovarien, kein Aszites
IC	T1C	ein oder beide Ovarien, Aszites mit Tumorzellen
II	T2	Wachstum in einem oder beiden Ovarien mit Ausbreitung ins kleine Becken
IIA	T2A	Ausbreitung und/oder Metastasen in Uterus und/oder Tuben
IIB	T2B	Ausbreitung in andere Beckengewebe
III	T3	Wachstum in einem/beiden Ovarien mit peritonealer Metastasierung im Abdomen
IV	T4	Wachstum in einem/beiden Ovarien und/oder Fernmetastasen

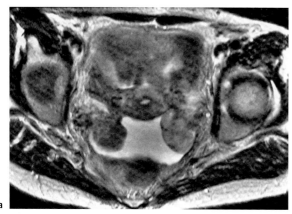
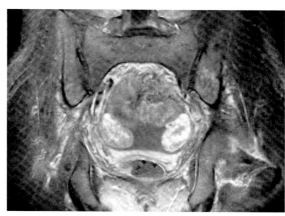

Abb. 13.**18 a, b** Bilaterale Ovarialmetastasen eines Magenkarzinoms. Transversales T2w TSE-Bild (**a**) und koronares T1w SE fs Bild nach i. v. KM-Injektion (**b**). Solide Raumforderungen der Ovarien mit inhomogener KM-Aufnahme.

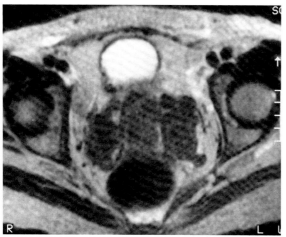

Abb. 13.**19** Ovariallymphome bei disseminiertem Non-Hodgkin-Lymphom. Transversales T2w TSE-Bild. Bilateral vergrößerte Ovarien mit intermediärer Signalintensität.

oder zystisch und können deutliche Vergrößerungen oder diffuse Durchsetzungen der Ovarien hervorrufen. Ein begleitender Aszites kann durch eine Peritonealkarzinose zusätzlich auftreten. Das MR-tomographische Erscheinungsbild ist außerordentlich variabel. Nach i. v. Kontrastmittelgabe zeigen Ovarialmetastasen je nach dem Vaskularisationsgrad des Primärtumors ein mäßiges bis starkes Enhancement.

Tubenkarzinom

Das Tubenkarzinom ist eine sehr seltene Erkrankung, die gehäuft bei kinderlosen Frauen vorkommt und in 10–15 % bilateral auftritt. Das Prädilektionsalter liegt zwischen 50 und 60 Jahren. Histologisch handelt es sich um Adenokarzinome, die dem serösen Zystadenokarzinom ähneln. Die Tumorausbreitung erfolgt zunächst endoluminal via Tube mit einer frühen lymphatischen und hämatogenen Metastasierung in die paraaortalen, iliakalen und inguinalen Lymphknoten und in das Peritoneum. MR-tomographisch ist der Tumor von einem zystischen Ovarialkarzinom nicht differenzierbar.

Dysgerminom

Dysgerminome sind seltene embryonale Tumoren und bilden das Gegenstück zu den Seminomen. 75 % der Dysgerminome entwickeln sich im 2. und 3. Lebensjahrzehnt. Es handelt sich überwiegend um unilaterale solide Tumoren. 33 % zeigen ein aggressives Verhalten mit destruierendem Wachstum in die Umgebung und einer frühen lymphogenen und hämatogenen Metastasierung. In der T2w Sequenz kommen sie mit intermediärer oder erhöhter Signalintensität zur Darstellung.

Lymphome der Ovarien

Ein primärer Lymphombefall der Ovarien ohne Nachweis einer Knochenmarkinfiltration oder einer Lymphknotenstation ist eine Rarität. Bei disseminiertem malignem Lymphom wird ein Befall der Ovarien autoptisch in bis zu 30 % nachgewiesen. Typischerweise ist eine bilaterale Aussaat vorhanden, wobei die symmetrisch vergrößerten Ovarien diffus infiltriert sind. In der MRT (17) imponieren die Ovarien in beiden Sequenzen intermediär signalgebend, im T2w Bild mit etwas höherer Signalintensität als Muskulatur und ausschließlich solide (Abb. 13.**19**). Follikelzysten sind durch die diffuse Durchsetzung nicht mehr abgrenzbar, was die Differenzierung von bilateral vergrößerten Lymphknoten erschwert. Nach i. v. Kontrastmittelgabe kommt es zu einem mäßigen Enhancement, das für die Differentialdiagnose nicht wegweisend ist.

Rezidivtumoren

Tumorrezidive oder Residualtumoren werden bei Ovarialkarzinomen aufgrund der bei Diagnosestellung meist fortgeschrittenen Erkrankung relativ häufig beobachtet. Dabei sind Tumorrezidive nach Hysterektomie gehäuft am Vaginalstumpf oder im Douglas-Raum nachweisbar (Abb. 13.**20** u. 13.**21**). Morphologie und Signalgebung von Tumorrezidiven gleichen den primären Ovarialkarzinomen. Lymphogene Metastasen werden besonders an der Beckenwand und paraaortal beobachtet. Bei einer Aszitesbildung sollte auf versprengte interintestinale Tumorzellnester, auf Implantate an der Leberkuppe sowie eine hepatische Filialisierung geachtet werden. Allerdings ist eine bildgebende Diagnostik im Rahmen der Nachsorge erst bei klinischem oder laborchemischem (Tumormarker CA 125) Verdacht auf das Vorliegen einer Rezidiverkrankung indiziert (19). Dabei haben sich ein negativer Darmkontrast und fettsupprimierte Sequenzen bewährt.

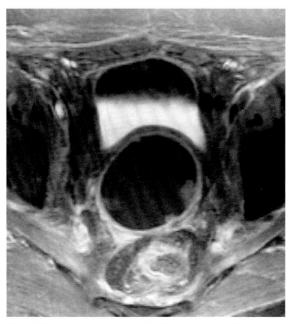

Abb. 13.**20** Rezidivtumor am Scheidenstumpf bei Status nach Ovarialkarzinom, Ovarektomie links und suprazervikaler Hysterektomie, Chemotheraphie und Irradiatio. Axiale Aufnahme mit T1w SE fs nach i. v. KM-Injektion. Einkammerige überwiegend zystische Raumforderung mit suspekten nodulären Projektionen an der inneren Zystenwandung.

Literatur

1. Brown, D. L., K. H. Zou, C. M. C. Tempany et al.: Primary versus secondary ovarian malignancy: imaging findings of adnexal masses in the Radiology Diagnostic Oncology Group Study. Radiology 219 (2001) 213–218
2. Cohen, C. J., T. S. Jennings: Screening for ovarian cancer: the role of non-invasive imaging techniques. Amer. J. Obstet. Gynecol. 170 (1994) 1088–1094
3. Czernobilsky, B.: Common epithelial tumors of the ovary. In: R. J. Kurman (Hrsg.): Blaustein's pathology of the female genital tract. Springer, New York, Berlin 1987, 639–646
4. Dooms, G. C., H. Hricak, D. Tscholakoff: Adnexal structures: MR imaging. Radiology 158 (1986) 639–646
5. Ghossain, M. A., J. N. Buy, C. Ligneres et al.: Epithelial tumors of the ovary: comparison of MR and CT findings. Radiology 181 (1991) 863–870
6. Granberg, S., A. Norström, M. Wikland: Tumors in the lower pelvis as imaged by vaginal sonography. Gynecol. Oncol. 37 (1990) 224–229
7. Granberg, S.: Relationship of macroscopic appearance to the histologic diagnosis of ovarian tumors. Clin. Obstet. Gynecol. 36 (1993) 363–374
8. Haque, T. L., K. Togashi, H. Kobayashi et al.: Adnexal torsion: MR imaging findings of viable ovary. Eur. Radiol. 10 (2000) 1954–1957
9. Jain K. A., D. L. Friedman, T. W. Pettinger et al.: Adnexal masses: comparison of specificity of endovaginal US and pelvic MR imaging. Radiology 186 (1993) 697–704
10. Kido, A., K. Togashi, I. Konishi et al.: Dermoid cysts of the ovary with malignant transformation: MR appearance. Am. J. Roentgenol. 172 (1999) 445–449
11. Kim S. H., S. H. Kim: Granulosa cell tumor of the ovary: common findings and unusual appearances on CT and MR. J. Comput. Assist. Tomogr. 26 (2002) 756–761
12. Kimura, I., K. Togashi, S. Kawakami et al.: Polycystic ovaries: implications of diagnosis with MR imaging. Radiology 201 (1996) 549–552
13. Kombächer P., B. Hamm, R. Becker et al.: Tumoren der Adnexe – Vergleich von Magnetresonanztomographie, Endosonographie und histologischen Befunden. Fortschr. Röntgenstr. 156 (1992) 303–308
14. Kurtz, A. B., J. V. Tsimikas, C. M. C. Tempany et al.: Diagnosis and staging of ovarian cancer: comparative values of Doppler and conventional US, CT, and MR imaging correlated with surgery and histopathologic analysis – report of the Radiology Diagnostic Oncology Group. Radiology 212 (1999) 19–27
15. Mawhinney, R. R., M. C. Powell, B. S. Worthington et al.: Magnetic resonance imaging of benign ovarian masses. Brit. J. Radiol. 61 (1988) 179–186

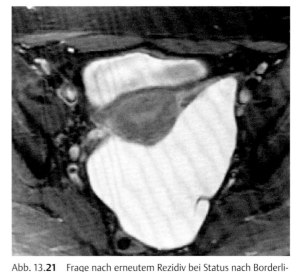

Abb. 13.**21** Frage nach erneutem Rezidiv bei Status nach Borderlinetumor, Ovarektomie rechts, Rezidiv links und Resektion. Axiale TIRM-Aufnahme. Irreguläre zystische Raumforderung intrapelvin mit mutmaßlicher Einfaltung links lateral. Die histologische Aufarbeitung ergab den Befund einer Peritonealzyste.

16. Mitchell D. G., M. C. Mintz, C. E. Spritzer et al.: Adnexal masses: MR imaging observations at 1,5 T, with US and CT correlation. Radiology 162 (1987) 319-324
17. Mitsumori, A., I. Joja, Y. Hiraki: MR appearance of non-Hodgkin's lymphoma of the ovary. Am. J. Roentgenol. 173 (1999) 245
18. Morikawa K., H. Hatabu, K. Togashi et al.: Granulosa cell tumor of the ovary: MR findings. J. Comput. Assist. Tomogr. 21 (1997) 1001-1004
19. Organkommission Ovar der Arbeitsgemeinschaft für Gynäkologische Onkologie (AGO). Diagnostische und therapeutische Standards beim Ovarialkarzinom (Langversion), Dezember 2000
20. Outwater, E., M. L. Schiebler, R. S. Owen et al.: Characterization of hemorrhagic adnexal lesions with MR imaging: blinded reader study. Radiology 186 (1993) 489-494
21. Outwater, E., A. Talerman, C. Dunton: Normal adnexa uteri specimens: anatomic basis of MR imaging features. Radiology 201 (1996) 751-755
22. Pfisterer, J., A. du Bois: Das Ovarialkarzinom: Therapeutische Standards – klinische Empfehlungen. Thieme, Stuttgart 2002
23. Reuter, M., J. C. Steffens, U. Schüppler et al.: Präoperative Differentialdiagnostik zystischer Adnextumoren: Doppelkontrast-MRT. Fortschr. Röntgenstr. 164 (1996) 394-400
24. Reuter, M., J. C. Steffens, U. Schüppler et al.: Critical evaluation of the specificity of MRI and TVUS for differentiation of malignant from benign adnexal lesions. Eur. Radiol. 8 (1998) 39-44
25. Rha S. E., J. Y. Byun, S. E. Jung et al.: CT and MR imaging features of adnexal torsion. Radiographics 22 (2002) 283-294
26. Schwartz, L. B., E. Panageas, R. Lange: Female pelvis: impact of MR imaging on treatment decisions and net cost analysis. Radiology 192 (1994) 55-60
27. Scoutt, L. M., S. M. McCarthy, R. Lange et al.: MR evaluation of clinically suspected adnexal masses. J. Comput. Assist. Tomogr. 18 (1994) 609-618
28. Smith, R. C., C. Reinhold, T. McCauley et al.: Multicoil high-resolution fast spin-echo MR imaging of the female pelvis. Radiology 184 (1992) 671-675
29. Stevens S. K., H. Hricak, Z. Campos: Teratomas versus cystic hemorrhagic adnexal lesions: differentiation with proton-selective fatsaturation MR imaging. Radiology 186 (1993) 481-488
30. Stevens, S. K., H. Hricak, J. L. Stern: Ovarian lesions: detection and characterization with gadolinium-enhanced MR imaging at 1,5 T. Radiology 181 (1991) 481-488
31. Tempany, C. M. C., K. H. Zou, S. G. Silverman et al.: Staging of advanced ovarian cancer: comparison of imaging modalities – Report from the Radiological Diagnostic Oncology Group. Radiology 215 (2000) 761-767
32. Thurnher S. A.: MR imaging of pelvic masses in women: contrast-enhanced vs. unenhanced images. Am. J. Roentgenol. 159 (1992) 1243-1250
33. Togashi, K., K. Nishimura, K. Itoh et al.: Ovarian cystic teratomas: MR imaging. Radiology 162 (1987) 669-673
34. Togashi, K., K. Nishimura, I. Kimura et al.: Endometrial cysts: diagnosis with MR imaging. Radiology 180 (1991) 73-78
35. Troiano, R. N., K. M. Lazzarini, L. M. Scoutt et al.: Fibroma and fibrothecoma of the ovary: MR imaging findings. Radiology 204 (1997) 795-798
36. Tumorregister München http://www.med.uni-muenchen.de/trm
37. Wagner, B. J., J. L. Buck, J. D. Seidmann et al.: From the Archives of the AFIP. Ovarian epithelial neoplasms: radiologic-pathologic correlation. Radiographics 14 (1994) 1351-1374
38. Wiesner, W., S. G. Ruehm, G. Bongartz et al.: Three-dimensional dynamic MR hystersalpingography: a preliminary report. Eur. Radiol. 11 (2001) 1439-1444
39. Yamashita, Y., Y. Hatanaka, M. Torashima et al.: Characterization of sonographically indeterminate ovarian tumors with MR imaging. A logistic regression analysis. Acta Radiol. 38 (1997) 572-577
40. Yamashita, Y., Y. Tang, Y. Abe et al.: Comparison of ultrafast half-Fourier single-shot turbo spin-echo sequence with turbo spin-echo sequences for T2-weighted imaging of the female pelvis. J. Magn. Reson. Imaging 8 (1998) 1207-1212
41. Yamashita, Y., M. Torashima, Y. Hatanaka et al.: Adnexal masses: accuracy of characterization with transvaginal US and precontrast and postcontrast MR imaging. Radiology 194 (1995) 557-565
42. Yancik, R.: Ovarian cancer: Age contrasts in incidence, histology, disease stage at diagnosis, and mortality. Cancer 71 (1993) 517-523

14 MR-Beckenmessung
M. Mühler

Einleitung

Die Aufgabe der Pelvimetrie ist es, dem Geburtshelfer objektive Informationen über die Beckenmaße und die Konfiguration des knöchernen Beckens der Gebärenden zu geben, die ihm helfen sollen, fetopelvine Dysproportionen zu erkennen und die Entscheidung zwischen vaginaler Entbindung und primärer Sectio caesarea zu treffen. In der Größen- und Gewichtsbestimmung des ungeborenen Kindes hat sich der Ultraschall als Standard bewährt.

Bis Ende der 50er-Jahre wurde die konventionelle Pelvimetrie als Routineverfahren eingesetzt. Mit wachsender kritischer Einschätzung des Risikos der Strahlenexposition in utero und Berichten über ein erhöhtes Krebsrisiko reduzierte sich die Zahl der Pelvimetrien deutlich (3, 10). Mit neuen Verfahren – wie der digitalen Bildverstärkerradiographie und der CT – ließ sich die Strahlendosis zwar erheblich reduzieren, was zu einem erneuten Aufleben der Pelvimetrie führte, doch kam man weiterhin nicht ohne ionisierende Strahlen aus. Die MR-Pelvimetrie, erstmals 1985 beschrieben, ist heute als das Standardverfahren für die Pelvimetrie anzusehen (10, 11).

Die MR-Pelvimetrie ist mit einer Variation von 1 % eine Methode mit hoher Genauigkeit (11). Die Inter- und Intrauntersuchervariabilität des fetalen Ultraschalls als auch der MR-Pelvimetrie ist sehr gering (5, 10).

Die verschiedenen geburtshilflichen Indices zur Bestimmung fetopelviner Dysproportionen haben sich als nicht ausreichend prädikativ hinsichtlich des Geburtsverlaufes erwiesen, weshalb die Wertigkeit der Pelvimetrie in den letzten Jahrzehnten zunehmend hinterfragt wurde (3, 10, 12, 13). In der Folge fand eine Verlagerung der Pelvimetrie von der pränatalen auf die postnatale Periode statt, in deren Konsequenz die Pelvimetrie nach protrahierter Geburt zum Ausschluss zu kleiner Beckenmaße durchgeführt wurde (3). Für die häufigste Indikation zur Pelvimetrie, die Beckenendlage, konnte eine signifikante Reduktion der sekundären Sectio-caesarea-Rate nachgewiesen werden (12).

Auf die Durchführung einer MRT bei Schwangeren sollte im ersten Trimenon (Organogenese) verzichtet werden (4, 6, 7). Auch wenn eine schädigende Wirkung auf den Feten nicht nachgewiesen werden konnte, sind die Effekte auf den menschlichen Feten durch das statische Magnetfeld, das Gradientensystem und das Hochfrequenzfeld nicht explizit untersucht worden (6).

Aus diesem Grund sollte die Spezifische Absorptionsrate (SAR) möglichst gering gehalten werden. Die SAR einer SE- oder TSE-Sequenz ist bei diagnostisch gleichwertiger Bildqualität um ein Vielfaches größer als die einer GRE-Sequenz, wobei zur Bewertung darauf hinzuweisen ist, dass beide Sequenzen als unbedenklich anzusehen sind (13).

Neben dem vollständigen Verzicht auf ionisierende Strahlen hat die MR-Pelvimetrie weitere Vorteile:
1. Adipöse Patientinnen lassen sich in der MRT mit hoher Bildqualität untersuchen.
2. Die Patientinnen müssen zur Anfertigung einer weiteren Ebene nicht umgelagert werden.
3. Die pelvimetrischen Werte können im Gegensatz zur konventionellen Pelvimetrie direkt ohne Vergleichsmaßstab oder Korrektur gemessen werden.
4. Zusätzlich zum knöchernen Becken können mit den gängigen Untersuchungsprotokollen die Beckenweichteile beurteilt werden.

Die MR-Pelvimetrie hat trotz ihrer limitierten Vorhersagekraft einen Platz in der geburtshilflichen Diagnostik. Die Aufgabe des radiologisch tätigen Arztes ist allerdings beschränkt auf die Durchführung der Untersuchung und das Ausmessen der Beckendurchmesser. Die zusammenfassende Beurteilung kann nur der erfahrene Geburtshelfer leisten.

Indikationen

Eine absolute Indikationsliste für die Pelvimetrie kann nicht gegeben werden. Die Indikationsstellung variiert von Geburtshelfer zu Geburtshelfer und reflektiert die Tatsache, dass die Beckenmaße nur ein Element der Geburtsverzögerung darstellen.

Folgende Situationen können als Indikation zur Pelvimetrie aufgefasst werden:
1. Beckenendlage.
2. Anamnese einer protrahierten Geburt (Dystokie).
3. Anamnestischer Verdacht auf eine Beckendeformität (posttraumatischer Zustand, Status nach Poliomyelitis oder Rachitis).

4. Verdacht auf Größenmissverhältnis zwischen der Größe des Kindes und des Beckens der Mutter in der klinischen Untersuchung, z. B. klinisch enger äußerer Beckendurchmesser, beweglicher Kopf am Termin bei Primipara, positiver Zangenmeister-Handgriff oder große Kopfdimensionen.
5. In der Literatur werden einige Kriterien genannt, die als Risikofaktoren für eine protrahierte Geburt (Dystokie) betrachtet werden können und somit eine relative Indikation zur Pelvimetrie darstellen: Mutter ≤ 164 cm (9), Makrosomie mit einem fetalen Gewicht ≥ 90 Perzentile ab der 32. SSW (2).

Definition der Beckenmaße

In der Geburtshilfe wird das innere Becken in drei Etagen unterteilt: Beckeneingang, Beckenenge und Beckenausgang. Für jeden dieser Räume oder Ebenen wird ein querer (koronarer) und ein gerader (sagittaler) Durchmesser angegeben.

Beckeneingang:
- Querer Durchmesser (Diameter transversa) (Abb. 14.1 a), entspricht dem größten queren Abstand zwischen den Lineae terminales;
- sagittaler Durchmesser (Conjugata vera obstetrica) (Abb. 14.1 b), entspricht der kürzesten Verbindung zwischen Symphyse und Promontorium.

Beckenenge:
- Querer Durchmesser (interspinaler Abstand) (Abb. 14.1 c), entspricht der engsten Stelle zwischen den Spinae ischiadicae. In der axialen Schichtebene liegen die Spinae in derselben Schicht wie die leicht identifizierbaren Foveae capitis femoris oder bei zwei Dritteln der Patientinnen kaudal davon;
- sagittaler Durchmesser (Abb. 14.1 d), entspricht dem Abstand zwischen dem Symphysenunterrand und der Sakrumspitze (S5).

Tabelle 14.1 Referenzbeckenmaße (8)

	Mittelwert	95 % Vertrauensintervall
Beckeneingang		
quer	13,3 cm	13,1–13,6 cm
sagittal	11,9 cm	11,7–12,1 cm
Beckenenge		
quer	11,9 cm	11,7–12,2 cm
sagittal	11,6 cm	11,3–11,8 cm
Beckenausgang		
quer	12,3 cm	12,0–12,6 cm

Beckenausgang:
- Querer Durchmesser (intertuberarer Abstand) (Abb. 14.1 e), entspricht größtem Abstand zwischen den Tubera ischiadica.

Für eine mitteleuropäische Population gelten die Referenzbeckenmaße in Tab. 14.1 (8).

Untersuchung und Befund (Tab. 14.2)

Die Patientin wird in Rückenlage untersucht. Im Aufklärungsgespräch sollte insbesondere über das Cava-Kompressionssyndrom aufgeklärt werden, das eine ernste Nebenwirkung ist. Die Patientin sollte explizit danach befragt werden, ob und wie lange sie ruhig auf dem Rücken liegen kann und sie sollte über die Frühsymptome des Cava-Kompressionssyndroms wie Übelkeit und Schweißausbruch aufgeklärt werden. Die Patientin ist darauf hinzuweisen, frühzeitig den Notruf zu benutzen.

Die gute Aufklärung einer schwangeren Patientin dient nicht allein der juristischen Absicherung, sondern auch der Vertrauensbildung in einer für die Patientin psychisch belastenden Situation.

Schnelle T1w GRE-Sequenzen haben sich für die MR-Pelvimetrie bewährt. Die Messpunkte lassen sich hinreichend identifizieren, sodass die Messergebnisse mit denen aus Standard-SE-Sequenzen übereinstimmen.

Tabelle 14.2 Empfohlene Sequenzen und Sequenzparameter für die MR-Beckenmessung

Sequenz	Gewichtung	Orientierung	Sequenztyp	TR (ms)	TE (ms)	Flip (°)	ETL	FS	Matrix ($N_{phase} \times N_{freq}$)	FOV (mm)	N_{SL}	N_{AC}	SD (mm)	T_{AC} (min)	Atemstopp
1	T1	sag	GRE	120–150	1,4–4	60	–	N	256 × 192	280–340	5	2	8	2	N
2	T1	schräg tra	GRE	120–150	1,4–4	60	–	N	256 × 192	280–340	5	2	8	2	N
3	T1	tra	GRE	120–150	1,4–4	60	–	N	256 × 192	280–340	10	2	8	2	N

Zu Sequenz 1: mediosagittale Schichten zur Bestimmung der sagittalen Durchmesser des Beckeneingangs und -ausgangs.
Zu Sequenz 2: parallel zum sagittalen Beckeneingangsdurchmesser (CVO) gewinkelte transversale Schichten zur Bestimmung des queren Beckeneingangsdurchmessers (DT).
Zu Sequenz 3: transversale Schichten kaudalwärts, beginnend etwa 5 cm kranial des Symphysenoberrandes zur Messung des queren Beckenengen- bzw. Beckenausgangsdurchmessers.

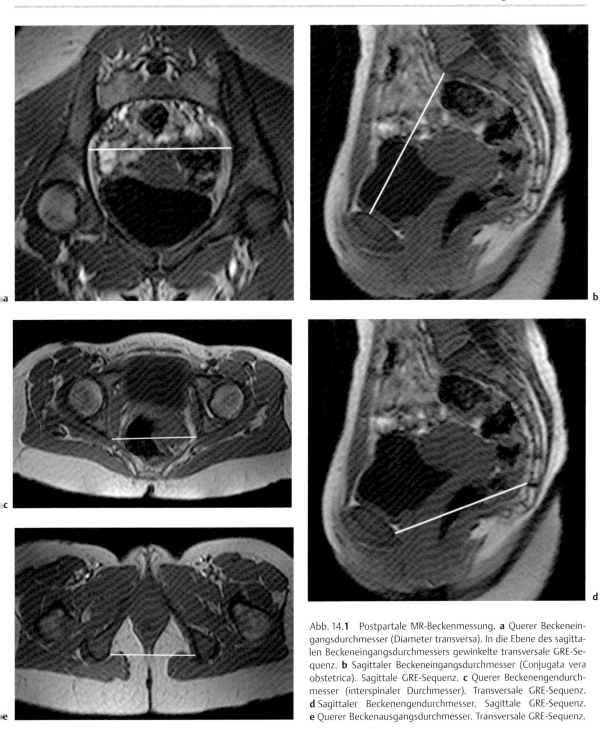

Abb. 14.1 Postpartale MR-Beckenmessung. **a** Querer Beckeneingangsdurchmesser (Diameter transversa). In die Ebene des sagittalen Beckeneingangsdurchmessers gewinkelte transversale GRE-Sequenz. **b** Sagittaler Beckeneingangsdurchmesser (Conjugata vera obstetrica). Sagittale GRE-Sequenz. **c** Querer Beckenengendurchmesser (interspinaler Durchmesser). Transversale GRE-Sequenz. **d** Sagittaler Beckenengendurchmesser. Sagittale GRE-Sequenz. **e** Querer Beckenausgangsdurchmesser. Transversale GRE-Sequenz.

Klinische Vergleichsstudien der konventionellen oder der digitalen Bildverstärkerradiographie nach den konventionellen Pelvimetriemethoden mit der MR-Beckenmessung haben für die meisten Durchmesser vergleichbare Messwerte ergeben (1, 13, 14). Einzig der interspinale Abstand wurde in den verschiedenen Modalitäten unterschiedlich bestimmt (Unterschiede bis 2,3 cm). Da dieses Beckenmaß neben der Conjugata vera obstetrica der prognostisch wichtigste ist, kann der Messfehler klinisch relevant sein. Allerdings wird dieser systematische Fehler in allen Vergleichsstudien bestätigt, sodass eher die Vermutung nahe liegt, dass mit der konventionellen Röntgenpelvimetrie der interspinale Abstand unterschätzt wird (4). Vergleichsmessungen am Phantom mittels Röntgen- und MR-Pelvimetrie untermauern diese Annahme (1). Naturgemäß sollte die Rate zufälliger Messfehler gegenüber der konventionellen Pelvimetrie, die bekanntlich mit Maßstäben und Umrechnungsfaktoren arbeitet, aufgrund der elektronischen Messung bei der MR-Pelvimetrie geringer sein.

Der interspinale Durchmesser und die Conjugata vera obstetrica sind die prognostisch wichtigsten pelvimetrischen Durchmesser. Wie ausgeführt ist der prädikative Wert der Pelvimetrie gering. Deshalb ist vorgeschlagen worden, neben der Messung einzelner Durchmesser eine Aussage über die Gesamtform des Beckens zu treffen. Evaluierte und zuverlässige Methoden zur Bewertung des Verhältnisses von Beckeneingang und Beckenausgang auf der Basis pelvimetrischer Daten sind zur Zeit jedoch nicht verfügbar (10).

Literatur

1. Bauer, M., R. Schulz-Wendtland, G. De Gregorio et al.: Obstetric pelvimetry using nuclear magnetic resonance tomography (MRI): clinical experiences with 150 patients. Geburtshilfe Frauenheilkd. 52 (1992) 322–6.
2. Brost, B. C., R. L. Goldenberg, B. M. Mercer et al.: The Preterm Prediction Study: association of cesarean delivery with increases in maternal weight and body mass index. Am J Obstet Gynecol. 177 (1997) 333–7; discussion 337–41.
3. Dixon, A. K.: Pelvimetry revisited. Eur Radiol. 12 (2002) 2833–4.
4. Ertl-Wagner, B., A. Lienemann, A. Strauss et al: Fetal magnetic resonance imaging: indications, technique, anatomical considerations and a review of fetal abnormalities. Eur Radiol. 12 (2002) 1931–40.
5. Keller, T. M., A. Rake, S. C. Michel et al.: Obstetric MR pelvimetry: reference values and evaluation of inter- and intraobserver error and intraindividual variability. Radiology. 227 (2003) 37–43
6. Levine, D., P. D. Barnes, R. R. Edelman: Obstetric MR imaging. Radiology. 211 (1999) 609–17
7. Levine, D., C. Zuo, C. B. FaroQ. Chen: Potential heating effect in the gravid uterus during MR HASTE imaging. J Magn Reson Imaging. 13 (2001) 856–61
8. Pfammatter, T., B. Marincek, G. K. von Schulthess et al.: MR-pelvimetrische Referenzwerte. Rofo Fortschr Geb Rontgenstr Neuen Bildgeb Verfahr. 153 (1990) 706–10
9. Read, A. W., W. J. Prendiville, V. P. Dawes et al.: Cesarean section and operative vaginal delivery in low-risk primiparous women, Western Australia. Am J Public Health. 84 (1994) 37–42
10. Sporri, S., H. C. Thoeny, L. Raio et al.: MR imaging pelvimetry: a useful adjunct in the treatment of women at risk for dystocia? AJR Am J Roentgenol. 179 (2002) 137–44
11. Stark, D. D., S. M. McCarthy, R. A. Filly et al.: Pelvimetry by magnetic resonance imaging. AJR Am J Roentgenol. 144 (1985) 947–50
12. van Loon, A. J., A. Mantingh, E. K. Serlier et al.: Randomised controlled trial of magnetic-resonance pelvimetry in breech presentation at term. Lancet. 350 (1997) 1799–804
13. Wentz, K. U., K. J. Lehmann, A. Wischnik et al.: Pelvimetry using various magnetic resonance tomography techniques vs. digital image enhancement radiography: accuracy, time requirement and energy exposure. Geburtshilfe Frauenheilkd. 54 (1994) 204–12
14. Wright, A. R., P. T. English, H. M. Cameron et al.: MR pelvimetry- a practical alternative. Acta Radiol. 33 (1992) 582–7

15 MR-Angiographie des Abdomens
R. Vosshenrich und P. Reimer

Einleitung

Die Gefäßdarstellung mit der Magnetresonanztomographie erfolgte bereits in den 80er-Jahren durch native Techniken, d. h. ohne den Einsatz von Kontrastmittel (KM) wie z. B. durch die sog. Black-Blood-Angiographie, die Time-of-Flight-Technik oder die Phasenkontrastmethode. Alle Verfahren erforderten eine vorzugsweise unbewegte Gefäßumgebung, ein möglichst gerichtetes Flussmuster und eine Akquisitionszeit von mehreren Minuten. Eine komplette Datenaufnahme in Atemstillstand war nicht möglich. Eine Koordination der Datenakquisition mit dem Herzzyklus durch eine EKG-Triggerung führte zu einer weiteren Verlängerung der Messzeit. Daher waren die abdominellen Blutleiter in herkömmlicher Technik lediglich mit schnellen, getriggerten Einzelschichten bei variierender Signalcharakteristik und unter Akzeptanz der bekannten Dephasierungsphänomene mit konsekutiver Signalabschwächung abzubilden. Eine begrenzte Ortsauflösung, ein kleiner Bildausschnitt und die hieraus resultierende lange Untersuchungszeit limitierten die klinische Anwendung.

Die rasanten technischen Weiterentwicklungen und die intravenöse Gabe paramagnetischer Kontrastmittel führten zu einer deutlichen Qualitätsverbesserung der MR-Angiographie. Die ersten KM-gestützten MR-Angiographien (MRA) für die abdominelle Gefäßdarstellung wurden 1993 von Prince et al. vorgestellt (79). Heutzutage ist die KM-gestützte MRA mit Akquirierung dreidimensionaler (3D) Datensätze während einer Atemanhaltephase aus der präoperativen Diagnostik und der Kontrolle nach chirurgischen und interventionellen Eingriffen verschiedener Gefäßregionen nicht mehr wegzudenken.

Indikationen

Die MR-Angiographie hat sich für die Beurteilung der Abdominalgefäße durch die Kontrastmittel-gestützten Techniken zu einem klinisch relevanten bildgebenden Verfahren entwickelt. Für die Beurteilung der großen arteriellen und venösen Blutleiter stellt die KM-gestützte 3D-MRA bei verschiedenen Fragestellungen bereits das Verfahren der ersten Wahl dar und wird zunehmend auch für die Untersuchung von Pathologien an kleineren Gefäßen eingesetzt.

Während bei akuten dissezierenden oder perforierenden Aortenaneurysmen die Multischicht-Spiral-Computertomographie (MS-CT) aufgrund der guten Verfügbarkeit, der kürzeren Untersuchungszeit und der besseren Überwachungsmöglichkeiten in der Primärdiagnostik zur Anwendung kommt, kann die KM-gestützte 3D-MRA für die Therapieplanung und die Verlaufsbeurteilung verwendet werden. Ferner stellt sie eine exakte Methode zur Beurteilung der Hauptstämme des Truncus coeliacus und der A. mesenterica superior dar, während die Abbildung der A. mesenterica inferior nicht immer optimal gelingt. Durch die Kombination aus KM-gestützter 3D-MR-Angiographie, MR-Urographie und MR-Nephrographie können in der Evaluierung von Nierenerkrankungen in Zukunft potenziell verschiedene konventionelle Verfahren ersetzt werden. Für die Abklärung des portalvenösen Stromgebiets vor Lebertransplantation, bei portaler Hypertension oder in der präoperativen Diagnostik bei abdominellen Tumoren ist die KM-gestützte 3D-MRA bereits etabliert. In der Verlaufsbeurteilung von Patienten mit portaler Hypertension ist der zusätzliche Einsatz von nativen Sequenzen zur Flussquantifizierung sinnvoll. Die abdominellen Venen können sowohl mit nativen als auch mit KM-gestützten Techniken sicher beurteilt werden.

Untersuchungstechnik

Zur Bildgebung werden in der MRT gewebespezifische Konstanten, die T1- und T2-Relaxationszeiten sowie die Protonendichte herangezogen. Darüber hinaus wird die MR-Bildgebung besonders stark durch die Protonenbewegung beeinflusst. Als Folge dieser Bewegungsempfindlichkeit entstehen Flussartefakte, die die Bildqualität beeinträchtigen können. Die beiden grundlegenden Flussphänomene werden als Flugzeit- und Phaseneffekte bezeichnet. In der Vergangenheit wurden zunächst verschiedene Techniken eingesetzt, um diese Artefakte zu vermeiden. Auf der anderen Seite ist es auch möglich, diese störenden Flusseffekte gezielt zu nutzen, um fließende Spins darzustellen. Die daraus resultierenden Techniken werden unter dem Oberbegriff nativer MR-Angiographie subsummiert. Sie sind eine konsequente Ausnutzung der Flussphänomene, wobei jeweils ein Effekt hervorgehoben und gleichzeitig versucht wird, die anderen so gut wie möglich zu unterdrücken.

TOF-MR-Angiographie

Als Time-of-Flight- (TOF-) oder Flugzeit- (Inflow-) Techniken werden Methoden bezeichnet, die auf der Bewegung von Spins mit einer longitudinalen Magnetisierungskomponente beruhen. Typischerweise wird die Magnetisierung eines Blutbolus an einer Stelle modifiziert und an einer anderen Stelle registriert. Spins, die stationär in der Schicht bleiben, erfahren viele Hochfrequenzpulse. Bei Repetitionszeiten, die kurz im Vergleich zur T1-Relaxationszeit des Blutes sind, werden diese Spins stark gesättigt. Sie sind daher kaum noch anzuregen und liefern dementsprechend wenig Signal. In einem Gefäß, in dem Blut senkrecht zur angeregten Schicht fließt, werden die angeregten Spins immer wieder durch frisch einströmende, vollkommen relaxierte Spins ersetzt. Diese liefern somit ein hohes Signal. Hieraus resultiert ein starker Kontrast zwischen stationären und fließenden Protonen, der eine Darstellung von Blutfluss ermöglicht (73). In vivo treten Inflow- und Phaseneffekte gleichzeitig auf. Für die erfolgreiche klinische Anwendung der Inflow-Technik müssen die Phaseneffekte auf ein Minimum reduziert werden. Dies geschieht zum einen durch zusätzlich geschaltete rephasierende Flusskompensationsgradienten (gradient moment rephasing, GMR), zum anderen durch die Anwendung kurzer Echozeiten (56). Je kürzer die Echozeit, umso geringer ist die Zeit, in der die Spins zusätzliche Phasenverschiebungen aufbauen können, die ihrerseits zu Signalauslöschungen führen können. Ein TOF-Angiogramm kann sowohl mittels 2D-Einzelschichten als auch mit mehreren kleinen oder einem großen 3D-Volumenblock erstellt werden.

PC-MR-Angiographie

Die zweite Methode der nativen MR-Angiographie beruht auf den sog. Phaseneffekten (Phasenkontrast, PC). Diese Phaseneffekte entstehen, wenn sich angeregte Spins, d. h. Spins mit transversaler Magnetisierung, entlang von Gradienten bewegen. Diese Effekte lassen sich am Beispiel eines bipolaren Gradientenpulses veranschaulichen. Jeder Gradientenpuls bewirkt typischerweise eine Änderung der Larmorfrequenz, mit der die Spins präzedieren. Nach diesem Gradientenpuls zeigt die Magnetisierung der Spins in eine andere Richtung, d. h. die Spins haben eine andere Phase. Dabei hängt die Änderung von der Gradientenstärke und der Position der Spins ab. Wird nach einer gewissen Zeit ein zweiter Gradientenpuls mit umgekehrtem Vorzeichen geschaltet, so kann diese Phasenverschiebung wieder rückgängig gemacht werden, sofern die einzelnen Spins ihre Position nicht verändert haben. Demzufolge haben stationäre Spins im Idealfall exakt die gleiche Magnetisierung wie vorher.

Bei bewegten Spins kann die Phasenverschiebung des ersten HF-Pulses nicht kompensiert werden, da sich der Spin zum Zeitpunkt des zweiten HF-Pulses an einer anderen Position befindet und dort eine Phasenverschiebung erfahren hat. Nach einem bipolaren Gradientenpuls verbleibt somit eine Phasenverschiebung, die von der Geschwindigkeit der Spins abhängt. Diese Phasenverschiebung ist die Grundlage der Phasenkontrastangiographie und der semiquantitativen Flussmessung (23).

Kontrastmittel-gestützte MR-Angiographie

Für die schnelle KM-gestützte 3D-MRA waren zwei technische Entwicklungen von entscheidender Bedeutung: zum einen der Einsatz leistungsfähiger Gradientensysteme, zum anderen die Entwicklung dedizierter Oberflächenspulen. Die resultierenden hohen Gradientenamplituden mit kurzen Anstiegszeiten ermöglichen die Akquisition komplexer 3D-Datensätze mit ultrakurzen Repetitions- und Echozeiten innerhalb einer Atemanhaltephase. Darüber hinaus führen diese extrem kurzen Repetitionszeiten in Kombination mit relativ hohen Anregewinkeln zu einer Unterdrückung des Hintergrundsignals. Mit paramagnetischen Substanzen (Kontrastmitteln), die die T1-Relaxationszeit verkürzen, lassen sich die Gefäßstrukturen gegenüber dem Hintergrund exzellent abgrenzen. Die ultrakurzen Echozeiten vermindern ferner Signaldephasierungen und ermöglichen damit eine exakte Beurteilung von Stenosen. Hinzu kommt die Bereitstellung spezieller Oberflächenspulen in Array-Technik, die ein hohes Signal-Rausch-Verhältnis garantieren.

Kontrastmittel

Für die KM-gestützte 3D-MRA der Abdominal- und Beckengefäße kommen paramagnetische Gadolinium- (Gd-) Chelate zum Einsatz. Diese paramagnetischen Kontrastmittel verkürzen die T1-Relaxationszeit von kontrastaufnehmenden Gewebestrukturen. Bei der intravenösen bolusartigen Applikation wird in der arteriellen Passage („first pass") eine T1-Verkürzung unter 50 ms erreicht. Bereits bei den derzeit verfügbaren MR-Kontrastmitteln werden kaum Nebenwirkungen beobachtet (88). Im Vergleich mit konventionellen Röntgenkontrastmitteln findet man eine um den Faktor 2–3 niedrigere Nebenwirkungsrate. Die MR-Kontrastmittel sind i. d. R. für bestimmte Fragestellungen und Organsysteme zugelassen. Die umfassenste Zulassung liegt für das niedermolekulare Gd-Chelat Magnevist (Schering AG) vor, die aufgrund ihrer Pauschalformulierung indirekt auch Anwendung für die KM-gestützte 3D-MRA mit einschließt. Eine dedizierte MRA-Zulassung existiert derzeit lediglich für das 1,0 molare Gadobutrol. Hieraus folgt, dass die KM-Gabe in der Verantwortung des Anwenders im Sinne eines „off-label use" liegt (49).

Die extrazellulären Kontrastmittel sind Chelatkomplexe auf der Basis von Gadolinium. Hauptvertreter dieser Kontrastmittelgruppe ist Gd-DTPA, ein Metallchelatkomplex aus der seltenen Erde Gadolinium mit dem Chelatbildner Diäthyltriaminopentaacetat. Kommerziell ist das Gd-DTPA als Megluminsalz in wässriger Lösung mit einer Konzentration von 500 mmol/l erhältlich. Nach intravenöser Applikation verteilt es sich zunächst im intravasalen Raum, tritt aber rasch in den extrazellulären Raum über. Die Plasmakonzentration sinkt nach einem initialen Peak innerhalb der ersten 5 min post injectionem um 70 % ab. Nur im Gehirn, wo die Bluthirnschranke einen Kontrastmittelübertritt in den extravasalen Raum verhindert, kann Gd-DTPA über einen längeren Zeitraum selektiv intravasal relaxieren. Die Ausscheidung erfolgt renal über die glomeruläre Filtration (113).

Das hohe magnetische Moment des Gd^{3+}-Ions führt über die Wechselwirkung mit Protonen zu einer erheblichen Veränderung des lokalen Magnetfeldes. Während die Relaxationsraten 1/T1 und 1/T2 proportional mit der Gd-DTPA-Konzentration ansteigen, gilt dies nicht für die Signalintensität. Bei niedrigen Konzentrationen überwiegt die Verkürzung der T1-Relaxationszeit, sodass es zu einem Signalzuwachs kommt. Die T1-Relaxationszeit von Blut kann hierdurch transient von ca. 1000 ms auf 30–100 ms verkürzt werden. Bei hohen Konzentrationen dominiert die Verkürzung der T2-Relaxationszeit mit konsekutivem Signalverlust (99). Folgende Substanzen sind derzeit in Deutschland zugelassen: Gd-DTPA (Magnevist – Schering AG), Gadoteridol (ProHance – Fa. Bracco-Byk Gulden), Gadodiamide (Omniscan – Fa. Nycomed-Amersham), und GD-DOTA (Dotarem – Fa. Guerbet, Paris).

Eine weitere KM-Gruppe sind die niedermolekularen Gd-Chelate mit schwacher Proteinbildung. Hierbei findet sich ein prolongierter und verstärkter Signaleffekt im Gefäßsystem, der durch die – wenn auch schwache – Proteinbindung erklärt wird. Die Ausscheidung erfolgt sowohl renal als auch biliär bzw. hepatobiliär (48). Zu den verfügbaren Substanzen zählen Gd-BOPTA (MultiHance – Fa. Bracco-Byk Gulden), das für die Leber-MRT zugelassen ist und sich für die MRA in klinischer Prüfung befindet sowie Gd-EOB-DTPA (Eovist – Schering AG), das für die Leber-MRT zugelassen ist.

Eine Besonderheit stellen höher konzentrierte Gd-Chelate dar. Bei diesen Lösungen halbiert sich das KM-Volumen und der KM-Bolus wird kompakter. Vorteilhaft erscheinen diese Substanzen bei kurzen Rezirkulationszeiten und für Perfusionsstudien. Das erste 1,0 molare Gd-Chelat ist mit Gadobutrol (Gadovist – Schering AG) bereits kommerziell erhältlich (105).

Neben den genannten, niedermolekularen, unspezifischen Substanzen werden verschiedene Arten von sog. Blutpool-Kontrastmitteln mit verlängerter intravasaler Verweildauer und fehlender oder geringer Extravasation klinisch geprüft. Hier unterscheidet man sehr kleine superparamagnetische Eisenoxidpartikel mit erhöhter T1-Relaxivität sowie makro- und niedermolekulare gadoliniumhaltige Substanzen, die nach intravenöser Injektion durch starke Bindung an Plasmaproteine intravasal verweilen. Eine Zulassung liegt aktuell für GadoFosveset (Vasovist) vor. Allerdings belegen die experimentellen Untersuchungen, dass die exzellente Qualität der KM-gestützten 3D-MRA im sog. „first-pass" mit den Gd-Chelaten von den Blutpool-Präparaten nur schwer zu überbieten ist. Der Wert der Blutpool-Kontrastmittel muss noch näher bestimmt werden und ist derzeit noch nicht abschätzbar. Die langanhaltende intensive Kontrastierung auch der venösen Blutleiter kann zu Problemen in der Auswertung der arteriellen Strombahn führen (78).

k-Raum und Kreislaufzeitbestimmung

Im NMR-Experiment trägt die Gesamtheit aller Spins zur Signalstärke bei. Die Bildgebung macht aber eine ortsaufgelöste Analyse der Frequenzkomponenten erforderlich. Hierzu wird während des Auslesevorgangs dem Messfeld ein kontinuierlich ansteigendes, schwächeres Magnetfeld, das sog. Gradientenfeld, überlagert (57). Mit lokal ansteigender Magnetfeldstärke nimmt die Larmorfrequenz ortsabhängig, z. B. in z-Richtung, zu, wodurch eine ganz bestimmte Schichtebene angewählt werden kann. Dieser Gradient heißt daher auch Schichtselektionsgradient. Zur Lokalisation eines bestimmten Punktes in der angewählten Schicht wird in der y-Achse ein zusätzliches Feld angelegt, das über die gesamte Einschaltzeit konstant ist. Damit besitzen alle Kerne auf einer Linie der y-Achse eine höhere Frequenz und folglich nach Abschalten des Hochfrequenzpulses die gleiche Phase (Phasenkodiergradient). Anschließend wird während der Auslesezeit ein drittes Gradientenfeld in der x-Achse angelegt (Auslesegradient). Auf diese Weise rotieren alle Kerne in der x-Achse schneller. Jeder Punkt einer ausgewählten xy-Ebene besitzt so neben einer bestimmten Phase eine ortsabhängige Frequenz. Daher kann jeder Punkt des angeregten Volumens identifiziert und lokalisiert werden.

Die zwischen der x- und der y-Achse liegende Ebene nennt man den Fourier- oder k-Raum. Diese Rohdatenmatrix wird mittels der Fourier-Transformation in die Bildmatrix überführt. In einer Messsequenz mit linearer Phasenkodierung werden, beginnend am Rand des vorderen k-Raumes (0 %), zunächst die hohen und mittleren Frequenzen abgetastet. Zur Mitte hin erfolgt die Auslesung der tiefen Frequenzen, nach Überschreiten der 50 % Marke wieder ansteigend die der höheren Frequenzen bis zum hinteren Rand des k-Raumes (100 %). Die höheren Frequenzen definieren die Detailauflösung, die tiefen die Grobstrukturen und damit den Kontrast des Bildes.

Bei der KM-gestützten 3D-MRA ist der Injektionszeitpunkt des Kontrastmittels zu beachten. Ein optimaler Bildkontrast ist nur zu erreichen, wenn das Kontrastmittel sich in ausreichend hoher Konzentration genau während der Akquisition der mittleren k-Raumzeilen im Messvolumen befindet, die den Kontrast des Bildes bestimmen. Ein Fehlen von KM während dieser Phase führt dazu, dass nur die höheren Frequenzen (äußerer k-Raumanteil) zum Bild beitragen. Damit erhält das Bild zwar eine hohe räumliche Auflösung, aber nur einen sehr schwachen Kontrast. Ferner treten streifenförmige Ringartefakte entlang des schwach kontrastierten Gefäßes auf. Wird die KM-Injektion verspätet gestartet, zeigt sich bereits eine Kontrastierung des extravasalen Gewebes und/oder der Venen. Für die zeitgerechte KM-Gabe muss somit die Anflutungszeit von der peripher venösen Injektionsstelle bis zur interessierenden Gefäßregion berücksichtigt werden. Der optimale Injektionszeitpunkt hängt demzufolge von der individuellen Kreislaufzeit des Patienten ab (53).

Generell wird zunächst ein Test-Bolus von 1–2 ml Gd-DTPA intravenös appliziert, um die individuelle KM-Transitzeit zu bestimmen. Alternativ kommen automatische Triggerungstechniken zur Anwendung (24, 83). Mit der Anwendung MR-kompatibler Injektoren ist eine exakte KM-Applikation mit definierten Flussraten und Volumina möglich. Hierdurch gelingt eine homogene intravaskuläre Kontrastierung (52). Die empfohlenen Flussraten variieren zwischen 1–5 ml/s (30). Eine Dosis von 0,1 mmol Gd-DTPA/kg Körpergewicht mit einer maximalen Gesamtdosis von bis zu 0,3 mmol Gd-DTPA/kg Körpergewicht ist gute klinische Praxis (14, 35, 59).

Sequenzen

Für die MRA-Bildgebung kommen schnelle 3D-Gradientenecho- (GE) Sequenzen mit kurzen Repetitions- (<5 ms) und kurzen Echo- (<2 ms) Zeiten in Kombination mit relativ hohen Anregewinkeln von 30°–60° zur Anwendung. Das Blickfeld variiert zwischen 360 und 450 mm mit einer 512er-Matrix in Frequenzkodierrichtung und 126 bis 256 Phasenkodierschritten. Die Volumenblockdicke beträgt in Abhängigkeit von den anatomischen Gegebenheiten zwischen 60 und 120 mm. Die effektive Schichtdicke sollte kleiner als 1,5 mm sein. Um die Datenakquisition in einer Atemanhaltephase zu ermöglichen, ist eine kurze Messzeit von weniger als 25 s erforderlich (Tab. 15.1). Die Applikation selektiver Fettsättigungspulse ist hilfreich zur Unterdrückung störender Hintergrundsignale (40, 93), verlängert allerdings die Messzeit um 3–5 s. Typischerweise wird nach einer KM-Gabe ein Datensatz akquiriert. Für die Abbildung des hepatischen Gefäßsystems, das die Arterien und die Pfortader einschließt, kommt ein zweiphasiges Protokoll zur Anwendung (31, 53). Für die Nachverarbeitung der Datensätze können zusätzlich Subtraktionstechniken verwendet werden. Die subtrahierten Datensätze können dann mit verschiedenen Methoden weiterverarbeitet werden.

Aktuell sind neue Messtechniken verfügbar, die unter dem Begriff parallele Bildgebung eingeführt wurden (ASSET – Fa. General Electric; SENSE – Fa. Philips; iPAT – Fa. Siemens; Speeder – Fa. Toshiba). Hierbei handelt es sich um Messmethoden, die verschiedene Vorteile gegenüber der herkömmlichen Datenaufnahme besitzen: Zum einen ermöglichen sie eine höhere Auflösung bei gleicher Messzeit oder eine kürzere Messzeit bei gleicher Auflösung, zum anderen eine verbesserte Bildqualität mit weniger Verzeichnungen und Unschärfe. Hierfür sind allerdings neben speziellen Rekonstruktionsalgorithmen auch Spulen mit vielen Array-Elementen erforderlich.

Nachverarbeitungsverfahren

Für die Selektion und die Darstellung der Bildinformationen stehen verschiedene Projektionstechniken zur Verfügung. Zu den gebräuchlichsten Verfahren zählen multiplanare Rekonstruktionen (MPR), Maximum-Intensitäts-Projektionen (MIP) und unterschiedliche Oberflächenrekonstruktionen (z. B. shaded surface display, SSD).

Multiplanare Rekonstruktionen werden regelhaft verwendet. Hierbei kann eine beliebige Schnittebene mit variabler Schichtdicke durch das Datenvolumen gelegt werden, die nicht notwendigerweise einer der drei Achsen des Datenvolumens folgt. Die Methode ist einfach und schnell, die Software allgemein verfügbar und besondere Nachverarbeitungskonsolen sind nicht erforderlich. Allerdings sind die angefertigten Projektionen von der Auswertung abhängig, sodass in Einzelfällen pathologische Befunde vorgetäuscht werden. Für eine abschließende Beurteilung sollten daher auch die Originaldaten herangezogen werden (40, 90).

Die MIP ist der häufigste angewandte Nachverarbeitungsalgorithmus für die MRA. Hierbei wird nur das Volumenelement mit der höchsten Signalintensität zur Projektion verwandt. Über einen definierten Schwellenwert erfolgt eine Diskriminierung von Voxeln geringerer Intensität. Die hohen Signalintensitäten werden algorithmisch in einen Datensatz übertragen und in eine zweidimensionale Ebene projiziert. Das Verfahren beinhaltet jedoch methodenbedingte Limitationen. Regionen mit niedrigem Kontrast (z. B. am Rand eines Gefäßes oder schmalkalibrige Gefäße mit langsamen Blutfluss) können bei Überlagerung mit kontrastreichen Strukturen unterdrückt werden. Hieraus resultieren möglicherweise Unterschätzungen von Gefäßdurchmessern oder Überschätzungen von Stenosen. Die Bestimmung des wahren Gefäßdurchmessers oder Stenosegrades sollte demzufolge immer auf den Einzelschichten basieren (100).

Neben den Volumenprojektionen kann auch die Oberfläche einer Gefäßstruktur dargestellt werden. Hierzu muss die äußere oder innere Oberfläche für das Visualisierungssystem erkennbar, d. h. binär im Datensatz markiert sein. Einfache Formen zur Segmentierung von Gefäßen gegenüber dem Hintergrund sind Schwellenwertverfahren. Ein dreidimensionaler Bildeindruck entsteht dadurch, dass das Objekt von virtuellen Lichtquellen beleuchtet wird. Allerdings können in Abhängigkeit von den gewählten Schwellenwerten ebenfalls Pathologien vorgetäuscht oder verdeckt werden (21). Von Vorteil ist das Verfahren für die Darstellung komplexer anatomischer Verhältnisse und für die Differenzierung sich überlagernder Strukturen (36). Dennoch haben Oberflächenrekonstruktionen im

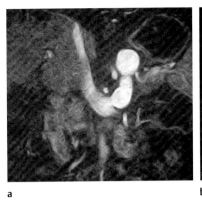 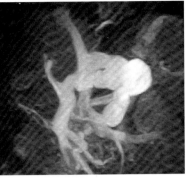 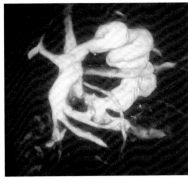

a b c

Abb. 15.1 a–c KM-gestützte MRA mit Darstellung eines spontanen splenorenalen Shunts. Befunddokumentation mittels verschiedener Nachverarbeitungsverfahren: **a** MPR, **b** MIP und **c** Oberflächenrekonstruktion.

Vergleich zu den anderen Nachverarbeitungstechniken die geringste diagnostische Aussagekraft (Abb. 15.1).

Spulenkonzept

Hinsichtlich eines geeigneten Spulenkonzeptes werden an die KM-gestützte 3D-MRA der Abdominalgefäße besondere Anforderungen gestellt. Zum einen muss der gesamte Gefäßbaum von der proximalen Bauchaorta bis einschließlich der Beckenarterien (ca. 60 cm Länge in z-Achse) dargestellt werden, zum anderen ist eine exakte Beurteilung der schmalkalibrigen Leber- und Nierenarterien erforderlich. Die Bildgebung mit herkömmlichen Spulen weist hierbei Limitationen auf. Eine Spule mit einem großen Messfeld (z. B. Körperspule) besitzt ein niedriges Signal-Rausch-Verhältnis (SNR). Eine kleine Spule mit einem hohen SNR zeichnet sich durch ein kleines Messfeld (z. B. Kopfspule) aus.

Mit der Entwicklung des Array-Konzeptes gelang die Konstruktion von Oberflächenspulen mit einem bis zu 480 mm langen Messfeld in der z-Achse und einem hohen SNR (85). Die Grundlage der Array-Technik ist ein veränderter Spulenaufbau. Eine Array-Spule besitzt mehrere Einzelantennen (Elemente) mit jeweils eigenem Empfangsverstärker und -kanal. Die in einem Feld (Array) angeordneten Elemente werden gleichzeitig zur Messung eingeschaltet. Alle Elemente erzeugen simultan Bilder mit einem kleinen Messfeld. Diese werden anschließend zu einem einzigen Bild mit einem großen Messfeld, dem Array-Bild, kombiniert. Das Rauschen ist jeweils nur innerhalb des Messfeldes eines Array-Elementes wirksam, weil es entsprechend der Empfindlichkeit der einzelnen Elemente gewichtet wird. Hieraus resultiert das gute SNR der Array-Spulen im Vergleich mit der Körperspule oder herkömmlichen Oberflächenspulen. Zur Abbildung der Abdominalgefäße sind heute Spulen mit 4 und mehr Einzelelementen verfügbar.

Die Anwendung dieser dedizierten Oberflächenspule setzt allerdings die Bereitstellung einer entsprechenden Software voraus, die es dem Betreiber ermöglicht, die maximale Anzahl der Einzelelemente zur Datenaufnahme anzuwählen. Darüber hinaus sollte diese Spule mit anderen Array-Spulen kombinierbar sein, damit bei Bedarf der gesamte Gefäßbaum der Abdomen-, Becken- und Beinarterien abgebildet werden kann (44). Ferner muss es gewährleistet sein, die Elemente der Körper-Array-Spule wahlweise mit Komponenten anderer Array-Spulen zu verwenden. Die derzeitigen leistungsstarken MR-Systeme ermöglichen die Kombinationen verschiedener Oberflächenspulen mit 32 und mehr Einzelelementen.

Praktische Durchführung

Für die praktischen Durchführung ist es sinnvoll, nach einem Standardschema vorzugehen. Hieraus resultiert ein schneller Untersuchungsablauf mit kurzen Lagerungs- und Liegezeiten für den Patienten und eine optimale Bildqualität. Im Folgenden wird ein Ablaufschema aufgezeigt, das in der klinischen Routine angewendet werden kann (Tab. 15.2).

Tabelle 15.1 Datensatz einer KM-gestützten 3D-MRA

Repetitionszeit	< 5 ms
Echozeit	< 2 ms
Anregewinkel	30–60°
Gesichtsfeld in Ausleserichtung	320–450
Gesichtsfeld in Phaserichtung	65–75 %
Einzelschichtdicke	< 1,5 mm
Volumenblockdicke	60–120 mm
Volumenblockausrichtung	koronar/schräg koronar
Basisauflösung	512
Phaseauflösung	40–75 %
Sättigung	Fettunterdrückung
Messzeit	< 25 s
Besonderheiten	Atemanhaltetechnik

Tabelle 15.2 Praktische Durchführung einer KM-gestützten 3D-MRA

1. Aufklärung des Patienten, Entfernung von ferromagnetischen Gegenstände und von digitalen Gerätschaften im Untersuchungsraum.

2. Einlage einer peripher venösen Verweilkanüle (soweit zentral wie möglich, z. B. Kubitalvene, da es durch unbedachte Bewegungen nicht selten zu Dislokationen der Verweilkanülen auf dem Handrücken kommt). Zentrale Verweilkatheter oder Port-Systeme nach Desinfektion und manuellem Spülen mit Kochsalzlösung alternativ verwendbar.

3. Lagerung des Patienten in Rückenlage (Supine und head first) unter Verwendung von Körper-Array-Spulen, wenn möglich, in Kombination mit Wirbelsäulen-Array-Spule. Auf bequeme Lagerung achten. Hände an den Körper ohne Hautkontakt zu anderen freiliegenden Hautpartien und Abdecken von lokalen Tattoos in der Untersuchungsregion mit einem feuchten Tuch zur Vermeidung von lokalen Verbrennungen. Verbindung der Verweilkanüle über einen Verbindungsschlauch mit einem MR-kompatiblen Injektor.

4. Anfertigung von Lokalisationsschichten (z. B. 3-mal koronar, 3-mal sagittal, 15-mal transversal) unter Verwendung von z. B. FLASH-, TrueFISP- oder Balanced-FFE-Sequenzen (kurze Messzeiten, guter Gefäß-/Umgebungskontrast). Aufnahme der Lokalisierschichten mit oder ohne Atemanhaltetechnik. Atemanhaltetechnik von Vorteil bei bekannter Ateminsuffizienz (Alter, Herz- und Lungenerkrankungen, Aszites usw.) zur Anpassung der Akquisitionszeit des 3D-Datensatzes an den Atemzyklus des Patienten.

5. Festlegung der Schichtausrichtung und -höhe für die Messsequenz zur Bestimmung der Kreislaufzeit (z. B. TURBO-FLASH-Sequenz mit 1 Bild/s, Dauer: 30–40 s) und Applikation des Testbolus (1 ml paramagnetisches KM, 20–30 ml Kochsalz). Alle Schichtausrichtungen (koronar, sagittal, transversal) verwendbar. Bestimmung der Kreislaufzeit in Höhe der interessierenden Region:
   - Viszeral- und Nierenarterien in Höhe der Abgänge der Gefäße aus der Aorta abdominalis,
   - Aorta abdominalis in Höhe der A. iliaca communis,
   - Aorta abdominalis und Beckenarterien in Höhe der A. femoralis communis (Abb. 15.2).
   - Bei Vorliegen eines Aortenaneurysmas Messung distal des Aneurysma (cave: verzögerte, inhomogene Kontrastierung).

6. Bestimmung des Zeitpunktes für die KM-Gabe mittels der Zeit-/Signalintensitätskurve bei Verwendung eines Testbolus (Abb. 15.3):
   - Zeitpunkt der KM-Gabe vor Sequenzstart = Kreislaufzeit minus k-Raummitte,
   - Kreislaufzeit: arterielle KM-Spitze oder bei KM-Plateau (1 s nach erster KM-Spitze),
   - k-Raummitte: sequenzabhängig (Hersteller fragen oder bei neuen Systemen sequenzspezifisch im Menü angezeigt).

7. Akquirierung eines nativen 3D-Datensatzes (Schichtorientierung: koronar, TR < 5 ms, TE < 2 ms; Anregewinkel 40°, Volumenblock 60–120 mm, Matrix 192–256 × 512, Schichtdicke < 1,5 mm) mit Fettsättigungspuls (cave: Messzeit plus 3–5 s) in Atemanhaltetechnik (Messzeit < 25 s).
   Ausrichtung des Datensatzes in Abhängigkeit von der interessierenden Region:
   Aorta abdominalis, A. mesenterica superior
   - kraniokaudal: Truncus coeliacus bis Iliakalbifurkation
   - sagittal: parallel zur Aorta abdominalis
   A. renalis
   - kraniokaudal: Truncus coeliacus bis Iliakalbifurkation
   - sagittal: parallel zur Aorta abdominalis
   - ventrodorsal: Einschluss beide Nieren (Abb. 15.4)
   Truncus coeliacus und V. portae
   - kraniokaudal: Truncus coeliacus bis Iliakalbifurkation
   - parakoronar: senkrecht zur V. portae
   - ventrodorsal: Einschluss V. portae, V. mesenterica superior und V. lienalis

8. Akquirierung der KM-gestützten Datensätze (Sequenzparameter wie nativer Datensatz): KM-Menge: 0,1 mmol/kg KG (arteriell) oder 0,2 mmol/kg KG (arteriell und portalvenös), NaCl-Menge: 20–30 ml, Flussrate wie beim Testbolus.
   Erster Datensatz = arterielle Phase
   - 15–20 s Atempause für Patienten
   Zweiter Datensatz = portalvenöse Phase
   - 15–20 s Atempause für Patienten
   Dritter Datensatz = venöse Phase

   Für MR-Urographie Akquirierung weiterer Datensätze im Abstand von 3–5 min bis zur Kontrastierung der ableitenden Harnwege.
   Bei Aneurymsen Anfertigung transversaler fettgesättigter T1-gewichteter Aufnahmen post KM (Bestimmung des durchströmten und thrombosierten Lumens).

9. Patienten aus dem Magneten, nach Missempfindungen und Unverträglichkeitsreaktionen fragen.

Tabelle 15.2 (Fortsetzung)

10. Automatische oder manuelle Bildsubtraktion der Datensätze:
    Arterielle Phase
    erster KM-gestützter Datensatz minus nativer Datensatz
    Portalvenöse Phase
    zweiter KM-gestützter Datensatz minus erster KM-gestützter Datensatz
    Venöse Phase
    dritter KM-gestützter Datensatz minus erster KM-gestützter Datensatz
    Urographische Phase
    abhängig vom Kontrast der ableitenden Harnwege

11. Nachverarbeitung der Datensätze mittels Übersichts- und Teilvolumen-MIPs. Gefäßabgänge und -aufzweigungen in mindestens 2 Ebenen (koronar, transversal, sagittal = Truncus coeliacus, A. mensenterica superior) bzw. 3 Projektionen (anterior-posterior, schräg, sagittal). Ggf. Anfertigung von MPRs zur Beurteilung des Gefäßdurchmessers (Aneurysma, Dissektion, Stenose). Ggf. Anwendung von Oberflächenrekonstruktionen zur Dokumentation der Gefäßanatomie (Varianten des Truncus coeliacus und des Pfortadersystems sowie der arteriellen Nierenversorgung).

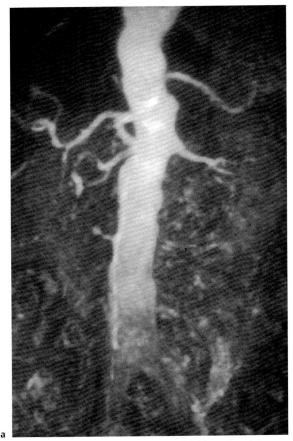
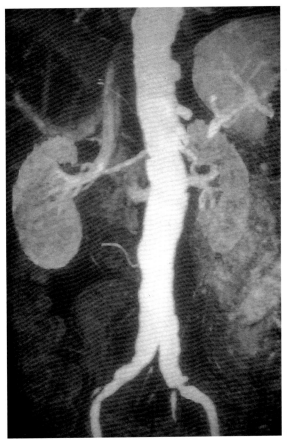

Abb. 15.2 a, b KM-gestützte MRA mit Abbildung eines infrarenalen Bauchaortenaneurysmas. Falsches KM-Timing (Testbolusmessung in Höhe der Nierenarterien) mit inhomogener Kontrastierung der Bauchaorta (**a**). Richtiges KM-Timing (Testbolusmessung in Höhe der Iliakalarterien) mit homogener Kontrastierung der Bauchaorta (**b**).

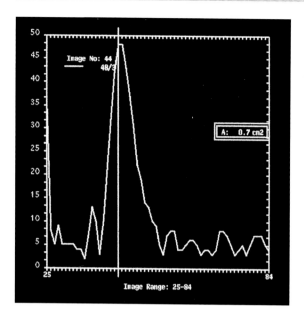

Abb. 15.**3** Signal-/Zeitdiagramm eines KM-Testbolus. Verwendung einer TurboFLASH-Sequenz mit einer Bildfolge von 1 Bild/s und einer Dauer von 40 s (Image Range: 25–64). Maximaler Signalanstieg bei Image No: 44. Hieraus folgt eine Kreislaufzeit von 19 s (Image No 44 minus Image No 25).

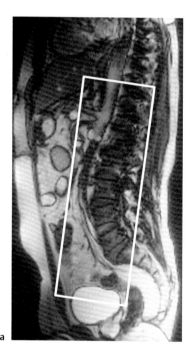

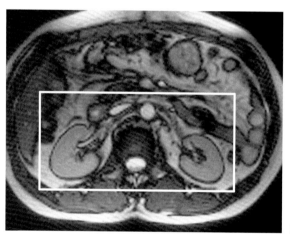

Abb. 15.**4a, b** Einzeichnen des Volumenblocks für eine KM-gestützte MRA der Nierenarterien. Sagittale Einstellung parallel der Aorta abdominalis mit einer kraniokaudalen Ausdehung vom Truncus coeliacus bis einschließlich der Iliakalbifurkation (**a**) und dem Einschluss der Nieren (**b**).

Bildgebung der normalen Anatomie

Zur normalen Anatomie der Blutleiter im Abdomen und Becken zählen die Aorta abdominalis und ihre Seitenäste, die Beckenarterien mit ihren Aufteilungen, die Vv. portae und die V. cava inferior mit zuführenden Venen.

Arterien des Abdomens und Beckens

Die *Aorta abdominalis* erstreckt sich vom Hiatus aorticus (etwa in Höhe BWK 12/LWK 1) bis zur Aortenbifurkation (etwa in Höhe LWK 4/5), wo sie sich in die beiden Aa. iliacae communes teilt (Abb. 15.**5**). Sie verläuft ventral der Wirbelsäule und gering links der Mittellinie. Folgende Äste der Aorta abdominalis können unterschieden werden:

- Laterale Äste
  - Aa. phrenicae inferiores (paarige Gefäße, aus der ventralen Oberfläche der Aorta abdominalis in Höhe des Truncus coeliacus entspringend)
  - Aa. suprarenales mediae (paarige Gefäße, aus der lateralen Wand der Aorta abdominalis in Höhe der A. mesenterica superior)
  - Aa. renales (größte laterale Äste, aus der lateralen Wand der Aorta abdominalis unter dem Abgang der A. mesenterica superior)
- Dorsale Äste
  - Aa. lumbales (4 Paare lumbaler Arterien, kaudalstes Paar aus den Aa. iliolumbales, selten aus der A. sacralis mediana)
  - A. sacralis mediana (aus der dorsalen Oberfläche der Aorta abdominalis proximal der Aortenbifurkation)
- Ventrale Äste
  - Truncus coeliacus (aus der ventralen Oberfläche der Aorta abdominalis, direkt kaudal des Zwerchfells, Aufteilung in 3 Hauptstämme: A. lienalis, A. hepatica communis und A. gastrica sinistra)
  - A. mesenterica superior (aus der ventralen Oberfläche der Aorta abdominalis etwa 1 cm kaudal des Abgangs des Truncus coeliacus, Abgang von A. pancreaticoduodenalis inferior, 10–14 jejunale und ileale Arterien, A. colica media, A. colica dextra und A. ileocolica)
  - A. mesenterica inferior (aus der links ventrolateralen Oberfläche der Aorta abdominalis etwa 3 cm kranial der Aortenbifurkation, Aufteilung in A. colica sinistra, Aa. sigmoideae und A. rectalis superior)

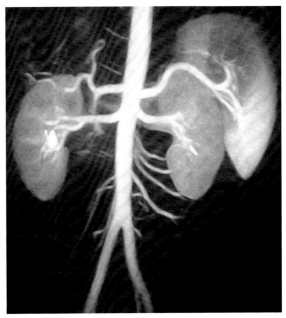

Abb. 15.5 KM-gestützte MRA der Bauchaorta mit unauffälliger Darstellung der ventralen, dorsalen und lateralen Äste.

Die *Beckenarterien* beginnen mit den Aa. iliacae communes in Höhe LWK 4/5. Sie teilen sich in Höhe des Iliosakralgelenkes in die A. iliaca externa und interna. Die *A. iliaca externa* verläuft am medialen Rand des M. psoas und gibt kranial des Leistenbandes die A. circumflexa iliaca profunda und die A. epigastrica inferior als Seitenäste ab. Kaudal des Leistenbandes setzt sie sich als A. femoralis communis fort. Diese teilt sich wenige Zentimeter distal des Leistenbandes in die A. femoralis superficialis und A. femoralis profunda. Die *A. iliaca interna* entlässt mit großer Variationsbreite nach ventral und dorsal abgehende Äste: nach *ventral* die Aa. vesicales superior und inferior, die A. rectalis media, die A. obturatoria, die A. pudenda interna und die A. glutea inferior; nach *dorsal* die A. glutea superior, die A. iliolumbalis und 2–4 Aa. sacrales.

Portalvenöses System

Die *V. portae* entsteht dorsal des Caput pancreatis aus dem Zusammenfluss der V. lienalis und der V. mesenterica superior sowie der V. mesenterica inferior (Abb. 15.6). Die *V. lienalis* verläuft an der Hinterfläche des Pankreas

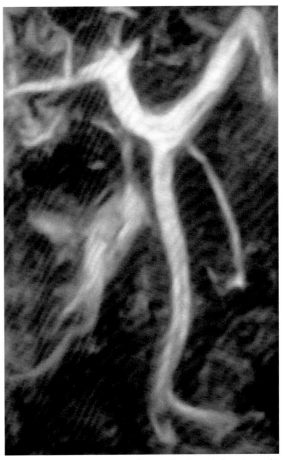

Abb. 15.6 KM-gestützte MRA der portalen Strombahn mit regulärer Abbildung der V. lienalis, der V. mesenterica superior und der Pfortader.

und nimmt die Vv. gastricae breves, Vv. pancreaticae, Vv. duodenales und die V. gastroepiploica sinistra auf. Die *V. mesenterica superior* hat Zuflüsse aus der V. ileocolica, den Vv. jejunales et ilei, Vv. pancreaticae, Vv. pancreaticoduodenales und der V. gastricoepiploica dextra. Die *V. mesenterica inferior* hat Zuflüsse aus der V. colica sinistra, den Vv. sigmoideae und der V. rectalis superior.

Venen des Abdomens und Beckens

Die V. femoralis communis wird oberhalb des Leistenbandes zur V. iliaca externa und vereinigt sich in Höhe des Sakroiliakalgelenkes mit der V. iliaca interna zur V. iliaca communis. In Höhe LWK 4/5 fließen die Vv. iliacae communes zur V. cava inferior rechts der Aorta abdominalis zusammen. Diese nimmt die paarigen Vv. lumbales, die Vv. renales, die V. suprarenalis dextra, die V. gonadalis dextra, die Vv. phrenicae und die Lebervenen auf. Die V. gonadalis sinistra und die V. suprarenalis sinistra werden in der Regel über die V. renalis sinistra drainiert.

Bildgebung der pathologischen Befunde

Arterien des Abdomens und Beckens

Die häufigsten Indikationen zur Untersuchung der Aorta abdominalis und der Beckenarterien sind Aneurysmen, Dissektionen und Stenosen bzw. Verschlüsse.

Aortenaneurysma

Abdominelle Aortenaneurysmen sind nach Autopsiestudien mit einer Inzidenz von 1,8–6,6 % häufige Erkrankungen. Mehr als 90 % der Aneurysmen entstehen sekundär auf dem Boden der Atherosklerose. Die infrarenale Bauchaorta ist in mehr als 90 % der Fälle betroffen und in ca. 30 % sind die Iliakalarterien miteinbezogen. Seltenere Ursachen sind Entzündungen, Traumen, eine Syphilis oder die zystische Medianekrose. Von einem wahren Aneurysma wird gesprochen, wenn der Durchmesser über 3 cm beträgt und – im Gegensatz zu einem falschen bzw. Pseudoaneurysma – alle Wandschichten (Intima, Media und Adventitia) betroffen sind. Fusiforme Aneurysmen sind typischerweise atherosklerotischer Genese, während sackförmige Wandveränderungen sowohl atherosklerotischen als auch mykotischen (weniger häufig) Ursprungs sein können. Die meisten Patienten mit abdominellem Aortenaneurysma sind klinisch asymptomatisch. Abdominelle Aortenaneurysmen mit einem Durchmesser von 3–6 cm wachsen im Durchschnitt um 4 mm pro Jahr. Das Risiko der Aneurysmaruptur zeigt dabei eine proportional Abhängigkeit von der Aneurysmagröße. Nach Autopsiestudien beträgt bei einer Aneurysmagröße über 7 cm das Rupturrisiko zu Lebzeiten ca. 50 %. Kleinere Aneurysmen gelten als rupturgefährdet, wenn sie bei Verlaufskontrollen eine signifikante Größenzunahme (> 5 mm/Jahr) aufweisen. Während die Mortalität im Rahmen eines notfälligen Eingriffs mit 50 % hoch ist, kann sie durch einen elektiven Eingriff auf 2–3 % signifikant vermindert werden (65).

In der präoperativen Abklärung von abdominellen Aortenaneurysmen galt die konventionelle Katheterangiographie vor der Einführung des Ultraschalls und der Computertomographie als Goldstandard. Mit ihr kann die Lagebeziehung zu den Viszeral-, Nieren- und Beckenarterien exakt beurteilt werden. Der Vorteil der Schnittbildtechniken liegt in der simultanen Darstellung des perfundierten Lumens und der Wandkomponenten (Thrombus, Kalk, Gefäßwand). Im Gegensatz zur Sonographie und der konventionellen CT gelingt mit der S-CT oder der MS-CT aufgrund der lückenlosen Schichtführung eine exaktere Darstellung der Lagebeziehung von Aneurysma und Nieren- bzw. Viszeralarterien.

Derzeit ist neben der S/MS-CT die KM-gestützte 3D-MRA ggf. in Kombination mit 2D-Schichten die Methode der Wahl zur präoperativen Abklärung von Aortenaneurysmen (Abb. 15.7). Auch seltene Komplikationen von Aortenaneurysmen wie das Vorliegen einer aortokavalen Fistel, die in ca. 1 % aller Aortenaneurysmen gefunden wird, sind mit der KM-gestützten 3D-MRA darstellbar. Generell empfiehlt sich neben der Analyse der Einzelbilder des 3D-Datensatzes die Anfertigung von multiplanaren Schnittbildsequenzen (beispielsweise axiale und koronare fettgesättigte T1-gewichtete atemgehaltene GRE-Datensätze) zur genauen Größenbestimmung des Aneurysmas, da die KM-gestützte 3D-MRA – vergleichbar der konventionellen Arteriographie – lediglich das durchströmte Lumen darstellt und nicht die wahre Ausdehnung bei teilthrombosierten Aneurysmen (33, 121).

Im Vergleich zur S/MS-CT liegen die Vorteile der KM-gestützten 3D-MRA in dem Fehlen ionisierender Strahlung sowie dem Fehlen relevanter nephrotoxischer Effekte bei intravenöser Injektion von extrazellulären Gadoliniumchelaten. Nachteilig ist die längere Untersuchungszeit des Verfahrens im Vergleich zur MS-CT, sodass Akutpatienten mit Verdacht auf eine Aortenperforation eher mit der Sonographie und/oder der S/MS-CT als mit der KM-gestützten 3D-MRA untersucht werden.

Eine konservative Behandlung im eigentlichen Sinne gibt es nicht, wenn man von einer Normalisierung des Blutdrucks absieht. Die chirurgische Behandlung besteht in einer Interposition mittels einer Rohr- oder Bifurkationsprothese in Inlaytechnik, wobei das Aneurysma in situ belassen und vor der Prothese zum Schutz gegenüber dem Darm vernäht wird. Neu hinzu gekommen ist die Behandlung mit endoluminal platzierbaren Endoprothesen. Zur Hilfe für die Verfahrenswahl sind neben einer morphologischen Klassifikation in Aneurysmatypen (Heidelberger-Kassifikation) auch exakte Aussagen zur Aneurysmaausdehnung und -größe erforderlich. Aktuelle Studien belegen, dass mit der KM-gestützten 3D-MRA diese Daten zuverlässig erhoben werden können (9, 104).

Die Kontrolle von eingebrachten Gefäßprothesen ist mit der KM-gestützten 3D-MRA einfach und zuverlässig möglich. Das Ausmaß von Artefakten und damit auch die Beurteilbarkeit des Innenlumens hängen von dem verwendeten Material ab. Stents auf Stahl- oder Edelstahlbasis (Palmaz-Stent oder Wall-Stent) zeigen ausgeprägte Artefakte mit kompletten Signalauslöschungen. Eine sinnvolle Beurteilung der Gefäßlumina ist dann nicht möglich (Abb. 15.**8**). Nitinol-basierte Stents (Sinus Flex, Smart, Luminex u. a.) oder Endoprothesen (Talent, Hemobahn, Excluder u. a.) zeigen mit kürzer werdenden Echozeiten kaum noch relevante Signalauslöschungen und können deshalb elegant mit der KM-gestützten 3D-MRA kontrolliert werden (7, 39, 60).

Aortenwandhämatom

Das intramurale Hämatom (IMH) der Aorta wurde erstmals 1920 durch Krukenberg als eine besondere Form der Aortendissektion beschrieben (55). Die Inzidenz des nichtkommunizierenden IMH der Aorta ist nicht exakt bekannt. Klinische und autoptische Studien zeigten in 10–14 % der Patientenkollektive mit Aortendissektion ein IMH ohne Nachweis eines Intimaeinrisses (116). Grundsätzlich kann zwischen einer traumatisch bedingten Hämorrhagie, die zumeist den Aortenbogen in Höhe des Aortenisthmus betrifft, und einer atraumatischen spontanen Form unterschieden werden. Eine traumatische Genese mit Ruptur der Vasa vasorum in die äußere Schicht der Media liegt dabei in ca. einem Drittel der Fälle vor (51). Bei der Mehrzahl dominiert die spontan aufgetretene Form. Ursächlich hierfür können verschiedene Mechanismen wie der Einriss eines atherosklerotischen Plaques in der Intima mit konsekutiver Einblutung in die Media oder ein penetrierendes atheromatöses Ulkus als Auslöser für eine spontane lokalisierte Einblutung in die Wand der thorakalen Aorta sein (6, 38). Betroffen sind vorwiegend ältere Patienten mit langjähriger arterieller Hypertonie sowie mit generalisierter schwerer Atherosklerose. Prädisponierend sind ferner mesoektodermale Dysplasiesyndrome (Marfan-Syndrom, Ehlers-Danlos-Syndrom) mit vorgeschädigter Media (96). Über die Häufigkeit dieser Entstehungsmechanismen ist wenig bekannt. In ca. 50 % wird ein IMH in Assoziation mit ausgeprägten atherosklerotischen Veränderungen beschrieben.

Die Diagnose eines IMH ergibt sich aus der Klinik und den typischen Befunden in den bildgebenden Verfahren. Patienten mit einem IMH weisen ähnliche klinische Symptome auf wie diejenigen mit einer klassischen Aortendissektion. Hierzu zählen akut oder subakut auftre-

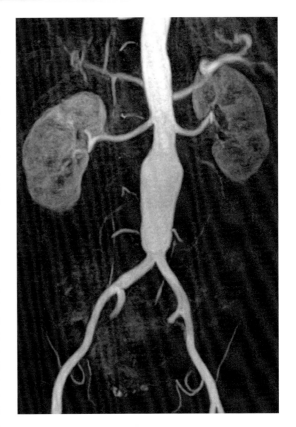

a

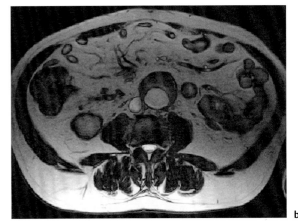

b

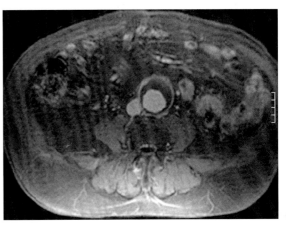

c

Abb. 15.**7 a–c** KM-gestützte MRA der Bauchaorta mit Nachweis eines infrarenalen Bauchaortenaneurysmas ohne Übergriff auf die Iliakalarterien (**a**). Dokumentation des teilthrombosierten Anteils auf den nativen Aufnahmen (**b**) und den T1-gewichteten fettgesättigten Bildern nach KM-Gabe (**c**).

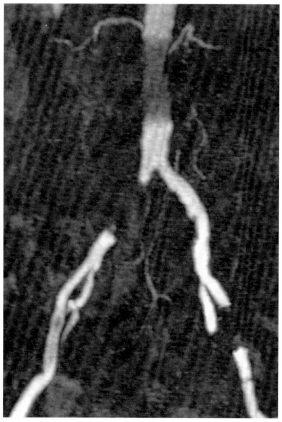

Abb. 15.**8** KM-gestützte MRA der Bauch- und Beckenarterien nach Stenteinlage. Unterschiedlich ausgeprägte Signalminderungen der verwendeten Gefäßstützen ohne Möglichkeit einer sinnvollen Beurteilung der Stentinnenlumina.

tende Brust-, Bauch- oder Rückenschmerzen assoziiert mit Hypotension, Tachykardie, Synkopen und Kollapsneigung (1). Obgleich die intramurale Hämorrhagie bei Ausbildung einer sekundären Dissektion oder Ruptur der Aorta als lebensbedrohlich einzustufen ist, blieb diese Entität in der Ära der angiographischen Diagnostik unbeachtet. Zur primären Abklärung und Differenzierung von Erkrankungen der Aorta stehen heute verschiedene semiinvasive bildgebende Verfahren zur Verfügung: die transösophageale Echokardiographie (TEE), die Computertomographie (CT) und die Magnetresonanztomographie (MRT).

Bei der *TEE* sind Echoreflexe sequestrierter intramuraler Blutansammlungen diagnostisch wegweisend (114). Als Vorteile dieses Verfahrens werden die häufige Verfügbarkeit und der mobile Einsatz sowie die Darstellung der Aortenwand und des Lumens mit hoher Ortsauflösung genannt. Obgleich die TEE vielfach als Methode der Wahl zur Erkennung einer intramuralen Hämorrhagie gilt, stellt die fehlende Gewebecharakterisierung der Wandauftreibung in der Aorta ein schwer zu lösendes Problem dar, zumal Wandödem oder Kalkeinlagerung zu falsch positiven Ergebnissen führen können. Nachteilig sind ferner die unvollständige Abbildung aller Segmente der Aorta ascen-

dens und die fehlende Möglichkeit der Darstellung einer häufig auftretenden Mitbeteiligung oder Zweiterkrankung der Aorta abdominalis.

In der *CT* stellt sich das IMH als konzentrische oder exzentrische halbmondförmige längerstreckige Wandverdickung dar, die zum Lumen hin und nach außen glatt begrenzt ist (19). Charakteristischerweise zeigen die nativen CT-Bilder häufig eine ringförmige Dichteanhebung mit Dichtewerten von ca. 80 Hounsfield-Einheiten, die Ausdruck einer frischen Hämorrhagie sind. Weitere beim IMH mögliche Befunde sind ein intensives KM-Enhancement und die Verbreiterung der Aortenwand außerhalb des Hämatoms, die mutmaßlich auf einer Entzündung der Adventitia beruhen. In ihrer Analyse der diagnostischen Zuverlässigkeit bildgebender Verfahren haben von Kodolitsch und Nienaber die Überlegenheit der CT in der Diagnostik eines IHM gegenüber der TEE eindeutig nachgewiesen (50).

In der *MRT* ist die Signalintensität extrazerebraler Hämatome sehr variabel. Einflussgrößen sind insbesondere das Alter der Hämorrhagie und die verwendeten Pulssequenzen. Obwohl extrazerebrale Hämatome prinzipiell ähnliche Signalphasen wie intrakranielle Blutungen durchlaufen, ist der zeitliche Ablauf der Signalveränderungen weniger regelhaft, vermutlich erklärlich durch chronisch rezidivierende Einblutungen. Das akute IMH zeigt sich auf T2-gewichteten Aufnahmen hyperintens und auf T1-gewichteten Spin-Echo-Bildern isointens zur Muskulatur. In der subakuten Phase stellt sich das Wandhämatom sowohl in T1- als auch in T2-gewichteten Sequenzen hyperintens dar (Abb. 15.**9**). Ursächlich hierfür ist die Bildung von extrazellulärem Methämoglobin (76). Durch die unterschiedliche Signalcharakteristik von Oxy- und Methhämoglobin ist i. d. R. eine Aussage zum Zeitablauf des IMH möglich (84). Eine exakte Darstellung der Aortenwand und eine Unterdrückung pulsationsbedingter Artefakte gelingt durch den Einsatz von EKG-getriggerten Sequenzen. Im Einzelfall kann die Aufnahme von wenigen Einzelschichten in Atemstillstand erforderlich sein. Für eine Differenzierung gegenüber signalreichem mediastinalen Fett insbesondere im Bereich der Aorta ascendens sollten fettsupprimierte Techniken verwendet werden. Die zusätzliche intravenöse Gabe von paramagnetischen Kontrastmitteln erlaubt eine Abgrenzung gegenüber entzündlichen Aortenerkrankungen. Darüber hinaus kann die KM-Applikation zur Akquirierung einer 3D-MRA ausgenutzt werden. Hiermit ist eine übersichtliche Darstellung der thorakalen und der abdominellen Aorta sowie deren Hauptabgangsgefäßen möglich.

Vorteile der MRT sind ein exzellenter Weichteilkontrast zur Beurteilung der aortalen Wandstrukturen, spezielle Untersuchungstechniken zum Ausschluss von langsamem Blutfluss und die Möglichkeit der multiplanaren Darstellung zur übersichtlichen Abbildung des Aortenbogens einschließlich der Abgänge der supraaortalen Gefäße. Die mangelnde Dokumentation wichtiger intimaler Verkalkungen, die relativ langen Untersuchungszeiten und die limitierten Überwachungsmöglich-

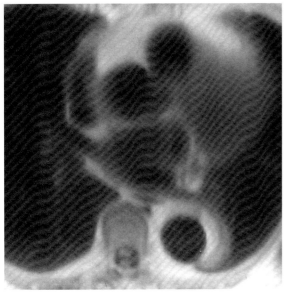 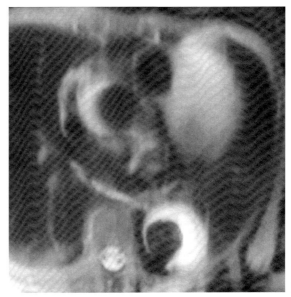

Abb. 15.**9 a, b** Subakutes intramurales Hämatom der Aortenwand mit hyperintensen Anteilen auf den T1- (**a**) und den T2-gewichteten Spinechobildern (**b**).

keiten bei einer akuten, potenziell lebensbedrohlichen Erkrankung stellen im Vergleich zur CT relevante Nachteile dar.

Gegenüber einem IMH müssen aortale Wandverdickungen anderer Genese abgegrenzt werden. Hierzu zählen atherosklerotisch bedingte Wandverdickungen, langstreckige intraluminäre Thromben, chronische Aortendissektionen und entzündliche Aortenerkrankungen.

Atherosklerotisch bedingte Wandverdickungen

Atherosklerotisch bedingte Wandverdickungen sind im Gegensatz zur intramuralen Hämorrhagie lumenwärts gerichtet und meist unregelmäßig begrenzt. Sie messen i. d. R. nur wenige Millimeter und finden sich nicht nur an den typischen Lokalisationen von Aortendissektionen, sondern betreffen auch andere Gefäßregionen. Für die elektive Abklärung einer Atherosklerose der thorakalen Aorta ist die TEE derzeit weiterhin das Verfahren der ersten Wahl (107).

Intraluminäre längerstreckige Thrombosen

Intraluminäre längerstreckige Thrombosen beim Aneurysma verum können eine aortale Wandverdickung vortäuschen. Entscheidend für die Differenzierung ist die Lokalisation der Intimaverkalkungen. Bei Wandverdickungen der Aorta ascendens sind intraluminäre Thromben aufgrund der hohen Strömungsgeschwindigkeiten in dieser Gefäßregion äußerst unwahrscheinlich (118).

Chronische Aortendissektion

Die Differenzierung zwischen einem IHM und einer chronischer Aortendissektion mit thrombosiertem falschen Lumen kann im Einzelfall schwierig sein. Richtungsweisend ist hier, dass sich das bei einer klassischen Dissektion durchströmte falsche Lumen „aufballonieren" kann und somit potenziell zu einer partiellen Kompression des wahren Lumens führt. Diese Unterschiede in der Lumenweite bleiben bei einer Thrombosierung bestehen (118). Allerdings ist eine komplette Thrombosierung des falschen Lumens über die gesamte Längsausdehnung selten. Beim IMH sind Größe und Konfiguration des durchströmten Lumens i. d. R. unbeeinträchtigt. Die Unterscheidung zwischen einem akuten IMH und einem komplett thrombosierten falschen Lumen einer chronischen Dissektion ist heute mit Hilfe der CT und/oder MRT möglich (26). Dagegen kann die Abgrenzung eines alten IMH und einer chronischen Typ-B-Dissektion mit Thrombose des falschen Lumens im Einzelfall schwierig sein. Diese Differenzialdiagnose hat allerdings keine therapeutische oder prognostische Relevanz.

Aortitis

Zu den entzündlichen Aortenwanderkrankungen zählen die syphilitische und rheumatische Aortitis, die Riesenzellarteriitis und die Takayasu-Aortitis (Abb. 15.**10**). Hiervon ist das inflammatorische Aneurysma abzugrenzen.

Syphilitische Aortitis

Die syphilitische Aortitis ist 15–30 Jahre nach der initialen Infektion ein radiologischer Zufallsbefund. Ätiologisch handelt es sich um eine obliterierende Endarteriitis der Vasa vasorum, besonders der Adventitia aber auch der Media. Im Verlauf kommt es durch Zerstörung von kollagenem und elastischem Gewebe zur Aortendilatation, Narbenbildung und Kalzifizierung. Diese Veränderungen führen zu typischen radiologischen Befunden mit wand-

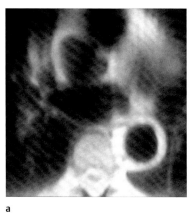 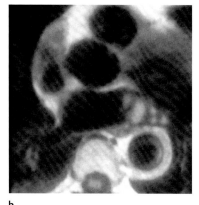 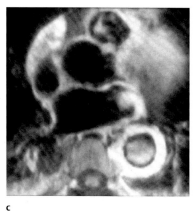

Abb.15.**10 a–c** Entzündliche Wandinfiltration der Aortenwand mit hyperintensen Anteilen auf den T2- (**a**) und hypointensem Signal auf den T1-gewichteten Spineochbildern (**b**). Nach KM-Gabe kräftiges Enhancement der verdickten Aortenwand (**c**).

verkalkten Aneurysmen schwerpunktmäßig in der Aorta ascendens und im Aortenbogen.

Rheumatische Aortitis

Demgegenüber ist die rheumatische Aortitis ein Krankheitsbild, das mit verschiedenen Arthritiden, rezidivierenden Polychondritiden oder entzündlichen Darmerkrankungen in Verbindung gebracht wird. Die Wandveränderungen betreffen vorwiegend die aszendierende Aorta und können den Sinus Valsalvae und die Mitralklappen mit einbeziehen.

Riesenzellarteriitis

Bei der Riesenzellarteriitis sind primär nicht nur die großen, sondern auch die mittelgroßen Arterien wie z. B. die supraaortalen Halsgefäße betroffen. Pathologisch besteht eine fokale granulomatöse Schädigung der gesamten Aortenwand. Segmentale Stenosen, entzündliche Wandveränderungen und eine Dilatation der Herzwurzel stellen Komplikationen dieser Erkrankung dar. Morphologisch ist sie nicht von der Takayasu-Aortitis zu unterscheiden (13).

Takayasu-Aortitis

Die Takayasu-Aortitis ist eine in der westlichen Welt relativ seltene Form der Arteriitis, die vorzugsweise junge Frauen in der zweiten und dritten Lebensdekade befällt. Die Erstbeschreibung erfolgte durch den Augenarzt M. Takayasu, der 1908 in einem kasuistischen Beitrag ungewöhnliche Veränderungen an den zentralen Gefäßen des Augenhintergrunds beschrieb (101). Die Ätiologie ist weiterhin unklar, die klinische Symptomatik uncharakteristisch und die Diagnosekriterien werden weiterhin intensiv diskutiert (91). Die eigenen Erfahrungen bei einem kleinen Patientenkollektiv zeigen, dass bei länger andauerndem Fieber unklarer Genese und erhöhten Entzündungszeichen differenzialdiagnostisch an eine Aortitis gedacht werden sollte. Kennzeichnend ist ein multisegmentaler Befall der großen Gefäße mit Wandverdickungen und Ausbildung von obliterativ-stenosierenden Veränderungen oder Aneurysmen. Prädilektionsstellen sind der Aortenbogen und die Abgänge der supraaortalen Gefäße (70, 71). Bei aktiver Entzündung, auf die auch eine KM-Aufnahme der Gefäßwand hinweisen kann, sollten Interventionen wegen der in dieser Phase erhöhten Komplikationsrate nur im Notfall durchgeführt werden.

Inflammatorisches Aneurysma

Zu den Differenzialdiagnosen der entzündlichen Aortenwandveränderungen muss auch das inflammatorische Aneurysma gezählt werden. Hierbei findet man nicht nur eine Verdickung der Aortenwand, sondern typischerweise auch ein perivaskuläres manschettenförmiges Infiltrat, das nach KM-Gabe ein deutliches Enhancement aufweist (Abb. 15.**11**). Ursächlich wird eine Autoimmunreaktion auf das Transsudat durch die Gefäßwand diskutiert. Das inflammatorische Aneurysma wurde sowohl abdominell als auch thorakal beschrieben. Die Inzidenz beträgt ca. 4,5–12 % bezogen auf alle Aneurysmen. Bei unklaren abdominellen Beschwerden, Harnstauung mit Stenosierung und Medialisierung der Ureteren kommt differenzialdiagnostisch ferner eine retroperitoneale Fibrose in Betracht (111).

Aortendissektion

Die Aortendissektion hat in nahezu allen Fällen ihren Ursprung in der thorakalen Aorta. Nach dem Ausgangsort der Dissektion wird heute die Stanford-Klassifikation verwendet. Stanford Typ A entspricht einer in der Aorta ascendens beginnenden Dissektion und Stanford Typ B einer distal des Abganges der A. subclavia sinistra beginnenden Dissketion. Eine Dissektion der abdominellen Aorta wird zumeist im Rahmen der distalen Ausdehnung einer thorakalen Aortendissektion gefunden. Eine isolierte Dissektion der abdominellen Aorta ist mit einer Inzidenz von 0,02–4 % selten und in der Regel Folge eines Traumas. Nach dem Alter der Dissektion werden akute (< 14 Tage) und chronische Dissektionen (> 14 Tage) un-

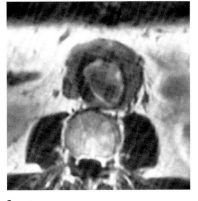 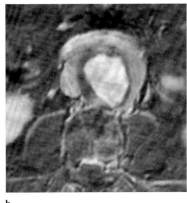

Abb. 15.**11 a, b** Inflammatorisches Aortenaneurysma mit verdickter Aortenwand und perivaskulärem manschettenförmigen Infiltrat (**a**) sowie deutlichem Enhancement nach KM-Gabe (**b**).

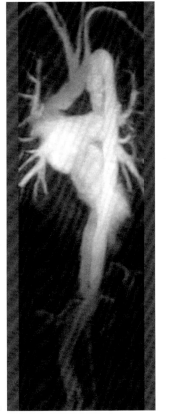 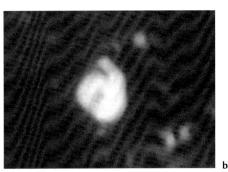 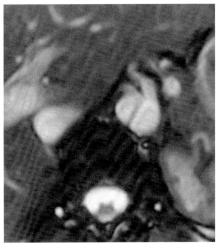

Abb. 15.**12 a–c** KM-gestützte MRA der thorakalen und abdominellen Aorta mit Nachweis einer Typ-B-Dissektion (**a**). Anhand der transversalen MPR (**b**) und der nativen Aufnahmen (**c**) schwierige Unterscheidung von wahren und falschen Lumen.

terschieden. Durch einen Mediaeinriss entstehen bei der Aortendissektion zwei Lumina, die als wahres bzw. falsches Lumen bezeichnet werden. Die Unterscheidung zwischen wahrem und falschem Lumen ist in der Regel möglich, wenn das wahre Lumen im gesamten Verlauf der Dissektion verfolgt werden kann. Bei der Mehrzahl der akuten Dissektionen, regelhaft bei chronischen Dissektionen, ist das wahre Lumen im abdominellen Verlauf schmaler als das falsche Lumen. Falls Dissektionen mit mehreren Membrananteilen und Intimaeinrissen vorliegen, kann die Unterscheidung zwischen wahren und falschen Lumina schwierig sein (Abb. 15.**12**).

Aufgrund der fehlenden Invasivität sowie der hohen diagnostischen Aussagefähigkeit sind die S/MS-CT-Angiographie und die KM-gestützte 3D-MRA die Verfahren der Wahl in der Diagnostik der Aortendissektion. Beide Untersuchungsmodalitäten ermöglichen in aller Regel unter Verwendung multiplanarer Rekonstruktionen die genaue

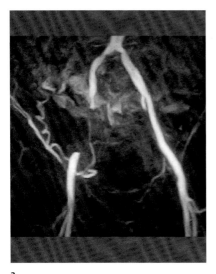
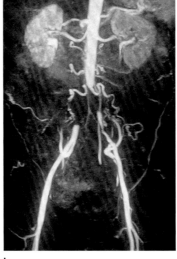
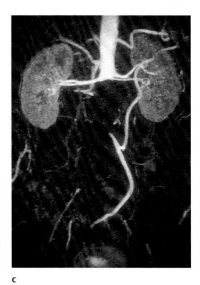

a b c

Abb. 15.13 a–c KM-gestützte MRA der Bauch- und Beckenarterien mit Abbildung eines segmentären Beckenarterienverschlusses rechts (**a**), eines Verschlusses der Aortenbifurkation (**b**) und einer hohen Aortenthrombose ohne Beteiligung der Nierenarterien (**c**).

Darstellung des Verlaufs der Dissektionsmembran sowie die Zuordnung der Gefäßabgänge zum wahren bzw. falschem Lumen. Allerdings ist der Einsatz der KM-gestützten 3D-MRA in akuten Notsituationen aus logistischen Überlegungen problematisch. Vorteile der MRA gegenüber der CTA liegen in der besseren Beurteilbarkeit der Flussgeschwindigkeiten in den wahren und falschen Lumina bei Verwendung von Cine-GRE-Sequenzen sowie in der Diagnostik einer durch die Dissektion entstandenen Aorteninsuffizienz.

Aortenstenose und -verschluss

Aortenstenosen findet man bei einer fortgeschrittenen Arteriosklerose. Die arteriosklerotischen Verschlüsse der Aorta treten mit einer Häufigkeit von 8–28 % aller arteriosklerotischen Verschlüsse auf. Die am häufigsten betroffenen Segmente sind die infrarenale Aorta und die Iliakalarterien. Das Spektrum der arteriellen Verschlusskrankheit reicht von einem flachen Plaque mit nur geringer Gefäßwandunregelmäßigkeit bis zum kompletten Verschluss. Hierbei lassen sich nach Allenberg drei Verschlusstypen unterscheiden (110):

- **Typ1** (segmentärer Typ): Verschluss eines kurzen Segments der infrarenalen Bauchaorta und der Beckenarterien (Häufigkeit: 37 %).
- **Typ2** (sog. Bifurkationstyp, Leriche-Syndrom): Verschluss der Aortenbifurkation (Häufigkeit: 55 %).
- **Typ3** (hohe Aortenthrombose): Verschluss erstreckt sich bis zum Abgang der Nierenarterien (Häufigkeit: 8 %).

Mit der KM-gestützten 3D-MRA gelingt eine exakte Dokumentation der Ausdehnung des Verschlusses (Abb. 15.13). Ferner sind Aussagen über eine Beteiligung der Viszeral- und Nierenarterien möglich. Durch den Einsatz einer automatischen Tischverschiebung können Pathologien der peripheren Gefäße aufgezeigt und somit Aussagen zu Anschlussmöglichkeiten im Rahmen eines aortoiliakalen oder -femoralen Bypass getroffen werden (37, 95). Die Bedeutung der diagnostischen Katheterangiographie ist bei vergleichbaren Ergebnissen in den Hintergrund getreten.

Viszeralarterien

Die KM-gestützte 3D-MRA hat die diagnostische Katheterangiographie zur präoperativen Darstellung der Gefäßanatomie der proximalen Viszeralarterien abgelöst (Abb. 15.15). Gefäßvarianten der proximalen Viszeralarterien können ebenso zuverlässig dargestellt werden (Abb. 15.14). Dabei sind die Ergebnisse der KM-gestützten 3D-MRA vergleichbar mit denen der S/MS-CTA. Die peripheren Gefäße der verschiedenen Organe, insbesondere der A. hepatica und der A. mesenterica superior, sind allerdings unverändert besser mit einer selektiven Katheterangiographie darzustellen.

Viszeralaneurysmen

Aneurysmen der Viszeralgefäße werden üblicherweise als Zufallsbefunde diagnostiziert. Am häufigsten werden sie in der Milz- und Leberarterie sowie der A. mesenterica superior gefunden. Seltenere Lokalisationen sind die A. gastroduodenalis und die A. pancreaticoduodenalis. Aneurysmen der A. hepatica sind gewöhnlich traumatischen Ursprungs. Demgegenüber sind Aneurysmen der A. lienalis in Zusammenhang mit einer akuten Pankreatitis oder auf der Basis einer Atherosklerose zu sehen. Aneurysmen der A. mesenterica superior sind vorwiegend mykotischer Genese oder durch eine akute Pankreatitis bedingt. Der Nachweis gelingt sowohl mit der KM-gestützten 3D-MRA als auch der S/MS-CTA.

Mesenteriale Ischämie

Eine Vielzahl von Erkrankungen kann die mesenteriale Durchblutung beeinflussen. Hierzu zählen Aneurysmen, Entzündungen, Blutungen und arteriovenöse Malformationen. Eine mesenteriale Durchblutungsstörung kann akut oder chronisch auftreten. Bei einer akuten mesenterialen Ischämie handelt es sich zumeist um die Folge einer kardialen Embolie. Die Duplex- bzw. Dopplersonographie ist das primäre, nichtinvasive Verfahren zum Nachweis einer okklusiven mesenterialen Durchblutungsstörung. Häufig ist ihre Aussagekraft aufgrund von Darmgasüberlagerungen eingeschränkt. Trotz der verbesserten Darstellbarkeit der Viszeralgefäße mit der S/MS-CTA und der KM-gestützten 3D-MRA sollten Patienten mit klinischem Verdacht auf eine akute okklusive oder nichtokklusive mesenteriale Ischämie ohne Zeitverzögerung mit der selektiven Katheterangiographie untersucht und gegebenenfalls interventionell behandelt werden.

Den chronischen viszeralen Gefäßverschlüssen liegen in 90 % der Fälle atherosklerotische Gefäßwandprozesse zugrunde. Bei jungen Patienten ist an die Möglichkeit einer entzündlichen Genese (Morbus Takayasu) oder einer fibromuskulären Dysplasie zu denken. In der Diagnostik der chronischen intestinalen Ischämie sind mit der KM-gestützten 3D-MRA Aussagen zur Gefäßmorphologie möglich (68). Meany et al. veröffentlichten erste erfolgversprechende Ergebnisse mit einer Sensitivität von 100 % und einer Spezifität von 95 % in der Bewertung der Viszeralarterien bei Patienten mit chronischer mesenterialer Ischämie. Allerdings bezogen sich die Ergebnisse lediglich auf die Beurteilung der Hauptstämme (Abb. 15.**16** u. 15.**17**). In der Gefäßperipherie ist die Auflösung weiterhin noch zu gering (69). Obwohl man durch den additiven Einsatz von Phasenkontrasttechniken zur Flussquantifizierung weitere Funktionsparameter erhält, ist die Katheterangiographie weiterhin das Verfahren der Wahl zur Darstellung und Bewertung der peripheren Viszeralarterien und bei vermuteter nichtokklusiver Mesenterialischämie (64).

Nierenarterien

Die Hauptindikationen zur Untersuchung der Nierenarterien sind der Ausschluss einer Nierenarterienstenose, die Evaluierung vor Nierenlebendspende, die Kontrolle nach Intervention und die Beurteilung einer Transplantatniere.

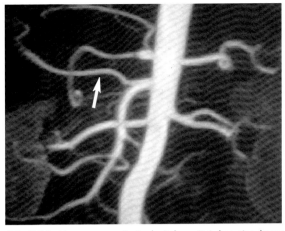

Abb. 15.**14** Versorgungsvariante der Leber mit A. hepatica dextra aus der A. mesenterica superior (Pfeil).

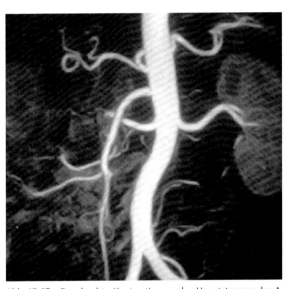

Abb. 15.**15** Regelrechte Kontrastierung des Hauptstamms der A. mesenterica superior. Keine suffiziente Abbildung der Seitenäste in der KM-gestützten MRA.

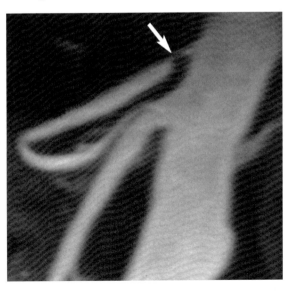

Abb. 15.**16** In der KM-gestützten MRA der Aorta abbdominalis ▷ Nachweis einer Stenose des Truncus coeliacus (Pfeil) in der Seitansicht einer MIP-Rekonstruktion.

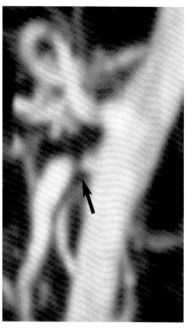

Abb. 15.**17** Atherosklerotisch bedingte Abgangsstenose der A. mesenterica superior.

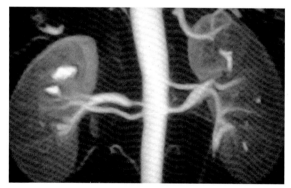

Abb. 15.**18** KM-gestützte MRA der Nierenarterien mit Nachweis einer hämodynamisch relevanten Stenose der kranialen Nierenarterie rechts bei arterieller Doppelversorgung beidseits.

Nierenarterienstenose

Stenosierungen und Verschlüsse der Nierenarterien bergen zwei Hauptgefahren in sich: zum einen die Entwicklung eines renovaskulären Hochdrucks, zum anderen die progrediente Niereninsuffizienz. Eine Stenose einer oder beider Nierenarterien als renovaskuläre Ursache einer Hypertonie liegt bei 2–5 % aller Hypertoniker vor. Bei über 70 % der über 60-jährigen autopsierten Patienten finden sich atherosklerotische Gefäßveränderungen an den renalen Arteriolen und kleinen Arterien, besonders bei Patienten mit Diabetes mellitus und Hypertonie. Im Detail hierzu folgende Eckdaten:

- 75 % der Nierenarterienstenosen sind atherosklerotischen Ursprungs,
- in 15–25 % der Fälle liegt eine fibromuskuläre Dysplasie vor,
- 60 % der Patienten mit atherosklerotischer Stenose sind Männer,
- etwa 80 % der fibromuskulären Dysplasien treten bei Frauen auf,
- bei 25 % der Patienten treten Stenosen doppelseitig auf (20).

In der Diagnostik der renovaskulären Hypertonie kommt den radiologischen Verfahren eine wesentliche Bedeutung zu, wobei sich das Interesse auf eine nichtinvasive Diagnostik konzentriert. Etablierte allerdings nicht im eigentlichen Sinne bildgebende Screeningverfahren sind die Captopril-Nierenfunktionsszintigraphie und die farbkodierte Duplexsonographie. Letztere hat in jüngster Zeit zunehmend an Bedeutung gewonnen.

Aufgrund der niedrigen Prävalenz von hämodynamisch relevanten Nierenarterienstenosen ist die invasive Katheterangiographie als Screeningtest wenig geeignet. Neben der farbkodierten Duplexsonographie und der S/MS-CTA ist die KM-gestützte 3D-MRA das wichtigste semi-invasive Verfahren in der Diagnostik der renovaskulären Hypertonie mit einer Sensitivität von > 90 % im Nachweis hämodynamisch relevanter ostialer oder ostiumnaher Nierenarterienstenosen (18, 92). Auch akzessorische Nierenarterien sowie fibromuskuläre Dysplasien sind mit dieser Technik darstellbar (5). Die Treffsicherheit der KM-gestützten 3D-MRA ist aufgrund der Ortsauflösung bei den intrarenalen Arterien reduziert und bei diesen Fragestellungen sollte auch weiterhin die selektive Katheterangiographie präferiert werden. Aufgrund der kleinen Gefäßlumina insbesondere bei hochgradigen Stenosen ist die präzise Graduierung von hoch- und höchstgradigen Stenosen nicht unproblematisch und eine generelle Tendenz zur Überschätzung der Stenosen bleibt bestehen (Abb. 15.**18** u. 15.**19**). Publizierte Daten zur Präzision der Stenosegraduierung wirken angesichts der Erfahrungen in der klinischen Routine zweifelhaft. Die Betrachtung der Einzelschichten ist unerlässlich und mehr noch als in anderen Gefäßregionen muss auf eine möglichst gute Ortsauflösung und Kontrastierung besonderen Wert gelegt werden. Der komplementäre Einsatz der Flussmessung mit der Phasenkontrasttechnik ist zwar noch wenig verbreitet, die etwas aufwendige Methode liefert aber exzellente Ergebnisse in der Stenosequantifizierung (16).

Nierenlebendspende

Die Untersuchung vor Nierenlebendspende stellt eine weitere neue Indikation für die KM-gestützte 3D-MRA dar (Abb. 15.**20–22**). Durch die Kombination von MR-Angiographie, -Urographie und -Nephrogramm können alle relevanten Informationen vor einer Transplantation gewonnen werden. Hieraus ergeben sich auch ökonomische Vorteile gegenüber den konventionellen radiologischen Verfahren. Erste Ergebnisse auf diesem Gebiet sind vielversprechend (66, 117).

Bildgebung der pathologischen Befunde 337

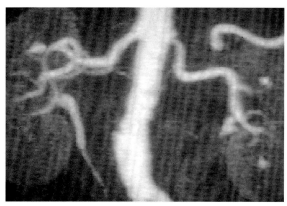 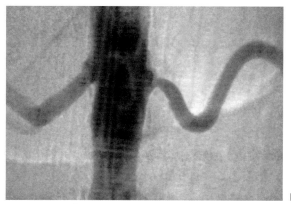

Abb. 15.**19 a, b** Abgangsnahe Nierenarterienstenose links. In der KM-gestützten MRA Überschätzung des Stenosegrades (**a**) im Vergleich mit der arteriellen DSA (**b**).

Nierenarterien-PTA und -Stent

Postoperative oder postinterventionelle Kontrollen sind prinzipiell mit der KM-gestützten 3D-MRA gut möglich. Die üblicherweise in die Nierenarterien eingebrachten Stents (Palmaz, Corinthian, Genesis, Herku-Link, Devon, AVE u. a.) verursachen bedingt durch Suzeptibilitätsartefakte eine Signalauslöschung, sodass das Stentlumen nicht beurteilt werden kann (siehe auch Aortenaneurysma und Stents).

Nierentransplantation

Eine weitere Anwendungsmöglichkeit der KM-gestützten 3D-MRA besteht in der Beurteilung der Perfusion von Transplantatnieren, und zwar sowohl in der direkten Darstellung der arteriellen Anastomose, der venösen Anastomose und der Nierenperfusion der Transplantatniere (Abb. 15.**23–26**). Zum Nachweis umschriebener Perfusionsdefekte in einer transplantierten Niere oder von Parenchym- oder Gefäßverletzungen nach Traumen ist die subtile Beurteilung der Einzelbilder der 3D-Datensätze erforderlich (32).

Abb. 15.**20** Frühe Teilung der rechten Nierenarterie direkt nach dem Abgang aus der Aorta abdominalis. Links Dokumentation einer unteren Polarterie aus der linken A. iliaca communis.

Portalvenöses System

Bei Patienten mit portaler Hypertension ist zur Diagnostik der aktuellen Gefäßsituation und zur Planung des therapeutischen Vorgehens eine exakte Darstellung und Beurteilung der portalvenösen Strombahn erforderlich. Hierbei müssen sowohl die anatomischen Details als auch pathologische Befunde wie Gefäßstenosen oder -thrombosen erfasst werden. Darüber hinaus ist die Abbildung von relevanten portosystemischen Kollateralkreisläufen erforderlich. Ferner werden nach interventionellen oder chirurgischen Eingriffen Kontrolluntersuchungen durchgeführt, um Informationen über die Gefäßmorphologie sowie die Anastomosen- und Shuntverhältnisse zu erlangen.

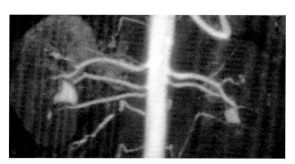

Abb. 15.**21** In der KM-gestützten MRA Abbildung von drei Nierenarterien rechts und einer arteriellen Doppelversorgung der linken Niere.

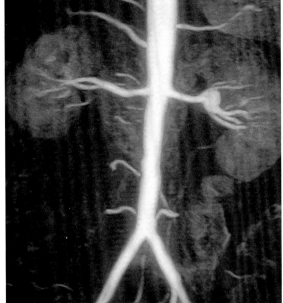

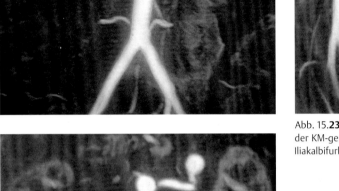

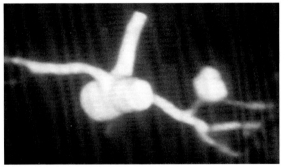

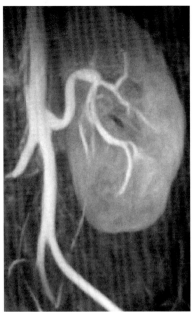

Abb. 15.**23** Unauffällige Abbildung einer transplantierten Niere in der KM-gestützten MRA. Arterielle Anastomose in Höhe der linken Iliakalbifurkation.

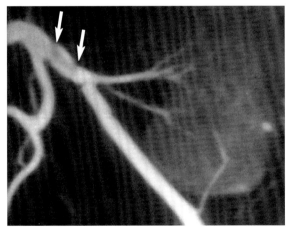

Abb. 15.**22 a–c** KM-gestützte MRA mit Darstellung eines Aneurysmas der linken Nierenarterie. Befunddokumentation mit verschiedenen Nachverarbeitungstechniken: MIP (**a**), transversaler MPR (**b**) und Oberflächenrekonstruktion (**c**).

Abb. 15.**24** Nachweis einer Klemmstenose in der linken A. iliaca externa proximal der arteriellen Anastomose der transplantierten Niere (Pfeile).

Portalvenen und portosystemische Shunts

Für die Abbildung der Pfortader kamen zunächst SE-Sequenzen zur Anwendung. Die ersten Untersuchungen erfolgten bereits 1985 zur Evaluation von Patienten mit portaler Hypertension (115). Hierbei wurde eine signalfreie Pfortader als regelrechter Befund und ein Signalanstieg im Lumen der Pfortader als Thrombose gewertet. Der intraluminäre Signalanstieg sollte auf T2-gewichteten Aufnahmen größer sein als das Signal des umgebenden Lebergewebes und auf T1-gewichteten Bildern dem Lebergewebe entsprechen (63). In einer vergleichenden Untersuchung konnten Zirinsky et al. zeigen, dass die Sensitivität und Spezifität für den Nachweis oder Ausschluss einer Pfortaderthrombose mit der MRT höher war als mit der Computertomographie oder der Sonographie (123). Die Darstellung von kavernösen Transformationen gelang ebenfalls mit diesen konventionellen SE-Techniken (106).

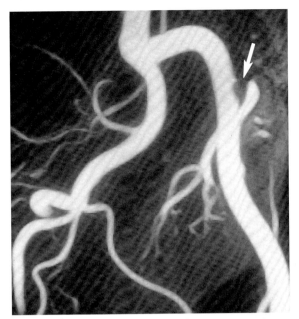

Abb. 15.**25** Darstellung einer hochgradigen Nierenarterienstenose des Nierentransplantats. In der KM-gestützten MRA fehlende Abbildung des Restlumens (Pfeil).

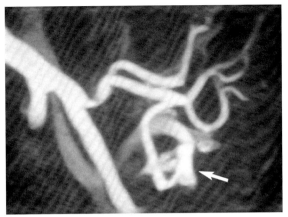

Abb. 15.**26** Dokumentation einer hämodynamisch relevanten arteriovenösen Fistel (Pfeil) nach Biopsie mit frühzeitiger Kontrastierung der linksseitigen Beckenvenen.

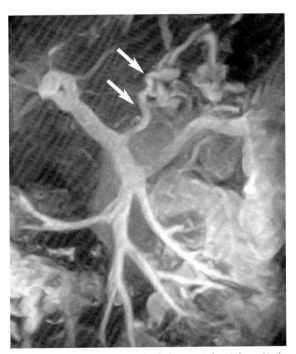

Abb. 15.**27** KM-gestützte MRA bei bekannter Leberzirrhose. Nachweis einer erweiterten V. gastrica sinistra (Pfeile) als indirekter Hinweis auf eine portale Hypertension.

Die optimistischen Einschätzungen dieser ersten Studien wurden relativiert, als man feststellte, dass in geschlängelt verlaufenden Gefäßen intraluminäre Dephasierungsphänomene mit inhomogenem Signalverhalten auftreten und zu Fehlinterpretationen führen können. Mit den weiter entwickelten GRE-Sequenzen konnten einige dieser flussbedingten Artefakte der SE-Technik kompensiert werden (94). Das normale Gefäßinnenlumen wird nunmehr signalreich, ein Thrombus signalarm abgebildet. Durch den additiven Einsatz von Bolus-Tracking-Verfahren oder der PC-MRA sind semiquantitative Aussagen zum portalvenösen Blutfluss möglich (10,102). Durch die direkte Darstellung der Portalvenen sind diese MRA-Techniken in der Lage, mehr Informationen über das Gefäßsystem zu liefern als die invasive indirekte Splenoportographie (29, 42).

Aktuell ist die KM-gestützte 3D-MRA die Methode der Wahl zur Abbildung und Beurteilung der Portalvenen. Aufgrund des höheren Kontrast/Rausch-Verhältnisses, der besseren Ortsauflösung und des größeren Blickfelds ist sie den nativen Techniken überlegen. Die neueren Studien zeigen, dass mit dieser Methode eine übersichtliche Darstellung des portalvenösen Gefäßsystems mit hoher Ortsauflösung regelhaft gelingt. Darüber hinaus können Pfortaderthrombosen, deren Ausdehnung und die entsprechenden Kollateralgefäße sicher nachgewiesen werden (54, 62). Ferner ermöglicht die Anwendung eines biphasischen Untersuchungsprotokolls die Abbildung der arteriellen und der portalvenösen Gefäßversorgung der Leber nach einmaliger KM-Gabe. Der Einsatz neuer Time-resolved- oder MP-RAGE- (magnetization-prepared rapid acquisition gradient echo) Techniken soll eine weitere Erhöhung des intravasalen Kontrastes gegenüber den üblicherweise verwendeten 3D-FLASH-Sequenzen bewirken. Dies wäre insbesondere für die Beurteilung der intrahepatischen Pfortaderäste und der Lebervenen von Vorteil (109).

Die V. gastrica sinistra ist die am häufigsten nachweisbare portosystemische Kollaterale (22). Eine Erweiterung auf mehr als 5–6 mm wird als indirekter Hinweis auf eine portale Hypertension gewertet (Abb. 15.**27**). Gleiches gilt für die Vv. gastricae breves, die den Magenfundus drainieren (12). Die ösophagealen und paraösophagealen Varizen werden aus der V. gastrica sinistra gespeist und drainieren in die V. azygos und hemiazygos.

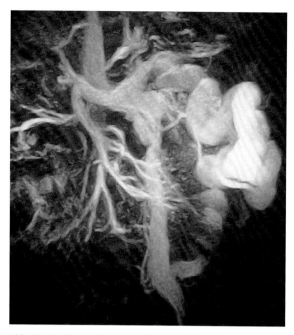

Abb. 15.**28** KM-gestützte MRA bei bekannter portaler Hypertension. Dokumentation eines spontanen splenorenalen Shunts mit Ausbildung bizarr konfigurierter retroperitonealer Kollateralen.

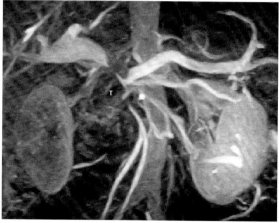

Abb. 15.**29** KM-gestützte MRA vor geplanter Lebertransplantation. Infiltration der Pfortader durch einen Pankreaskopftumor (T).

Die Verbindungen zwischen der splenoportalen Venenachse und der linken Nierenvene bestehen über die V. gastrica sinistra, die Vv. gastricae breves oder andere Venen, die regelhaft in die V. lienalis drainieren. In einer Studie mit 460 Patienten konnten Kimura et al. nachweisen, dass gastrorenale Verbindungen mit 18–23 % deutlich häufiger vorkommen als splenorenale Shunts mit lediglich 7 % (47).

Zahl und Verlauf der paraumbilikalen Venen sind variabel. Verbindungen bestehen über die oberen oder die unteren epigastrischen Venen zur V. cava superior oder inferior. Bekanntermaßen können diese portosystemischen Kollateralen bereits mit den nativen MRA-Techniken detektiert werden (45). Aufgrund des großen Blickfeldes in kraniokaudaler Richtung gelingt mit der KM-gestützten 3D-MRA eine übersichtlichere Darstellung im Vergleich zu den TOF- oder PC-Methoden. Limitierend kann lediglich eine zu geringe Volumenblockdicke sein, sodass die paraumbilikalen Venen nicht immer vollständig erfasst werden.

Im Rahmen einer portalen Hypertension können sich auch retroperitoneale Umgehungskreisläufe ausbilden. Hierbei sind Verbindungen zwischen den duodenalen Venen einerseits und der V. renalis und/oder der V. cava inferior anderseits von Relevanz (43). Diese Kollateralen imponieren nicht selten durch beträchtliche Shuntvolumina. Die erweiterten retroperitonealen Venen sind regelhaft mit der KM-gestützten 3D-MRA nachweisbar (Abb. 15.**28**).

Lebervenen und Kollateralgefäße

Die Darstellung der Lebervenen und der V. cava inferior ist seit Anfang der 90er-Jahre mit der nativen TOF-MRA möglich (2, 28). Im Rahmen eines posthepatischen Blocks müssen allerdings auch intrahepatische venöse Kollateralen nachgewiesen werden. Hierbei handelt es sich um die typischerweise schräg nach kranial verlaufenden originären Lebervenen, die im Rahmen eines Budd-Chiari-Syndroms oder einer Lebervenenverschlusskrankheit bizarre Konfigurationen und Erweiterungen aufweisen. Die zwischen diesen Gefäßen auftretenden Kurzschlussverbindungen (venovenöse Shunts) imponieren durch eine typische Hockeyschlägerform (46). Die weitere venöse Drainage erfolgt über subkapsuläre Venen nach kranial in die V. azygos und hemiazygos. Die großen intrahepatischen venovenösen Kollateralgefäße und die extrahepatischen Shunts können in der MRA sicher dargestellt werden (72, 97).

Lebertransplantation

In der Evaluation vor Lebertransplantation erfolgt die Darstellung des arteriellen und portalvenösen Gefäßsystems der Leber. Hierbei ist der Nachweis von Thrombosen und Kollateralkreisläufen relevant, da hierdurch die operative Vorgehensweise beeinflusst wird (27, 77). Des Weiteren werden durch die präoperative Abklärung in ca. 5 % der Fälle okkulte Tumoren nachgewiesen, die das Behandlungskonzept verändern (Abb. 15.**29**). Die Vorteile der KM-gestützten 3D-MRA vor Lebertransplantation sind hinreichend dokumentiert (34). Ferner ist durch den additiven Einsatz einer MRCP die Abbildung der intra- und extrahepatischen Gallenwege möglich (81).

Vaskuläre Komplikationen nach einer Lebertransplantation bedrohen die Überlebensrate des Transplantats und des Patienten (108). Gefürchtet sind vor allem Thrombosen der A. hepatica (3–14 % bei Erwachsenen, bis zu 26 % bei Kindern), da sie unbehandelt mit einer Morta-

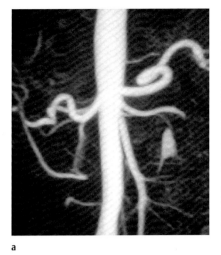 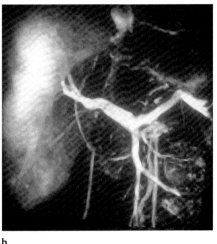 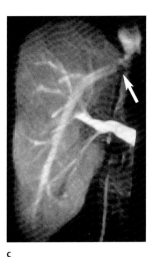

a b c

Abb. 15.**30a–c** KM-gestützte MRA nach Leberlebendspende mit regulärer Abbildung der arteriellen (**a**), portalvenösen (**b**) und venösen Anastomosen (**c**). Fokale Signalauslöschung in Höhe der Einmündung der Lebervenen in die V. cava inferior durch einen Metallclip (Pfeil).

litätsrate von ca. 75% einhergehen (41, 120). Die klinische Symptomatik ist vielfältig. Demzufolge ist schnelle und aussagefähige Diagnostik indiziert (15, 122). Stenosen der A. hepatica oder der Pfortader sind seltener und von geringerer therapeutischer Relevanz (8, 119). In der postoperativen Kontrolle besitzt die Sonographie als „Bed-Side-Technik" aufgrund ihrer allgemeinen Verfügbarkeit einen hohen Stellenwert. Allerdings sind die Befunde untersucherabhängig und die Dokumentation häufig unzureichend. Die aktuellen Ergebnisse von Stafford-Johnson et al. bestätigen das Potenzial der KM-gestützten 3D-MRA auch in der Kontrolle nach Lebertransplantation (98). Des Weiteren ist eine Beurteilung des Leberparenchyms und der Nachweis extrahepatischer Flüssigkeiten möglich. Darüber hinaus liefert das Verfahren relevante Informationen vor etwaigen interventionellen Eingriffen, sodass ein gezielteres Vorgehen möglich ist (Abb. 15.**30**).

Transjugulärer intrahepatischer portosystemischer Shunt (TIPS)

Für die Planung vor TIPS ist die Abbildung des portalen und hepatischen venösen Gefäßsystems hilfreich (80). Verschiedene Studien belegen, dass durch eine MRA vor TIPS die Anzahl der Komplikationen reduziert und die Dauer des Eingriffs signifikant verkürzt wird (25, 58, 74). Additive Messungen mit der PC-Methode liefern hierbei Daten über Blutflussrichtung und -geschwindigkeit. Die Genauigkeit dieser portalvenösen Flussmessungen ist hinreichend dokumentiert (11). Hierfür ist allerdings immer eine Datenakquisition in Atemstillstand erforderlich. Mit dieser Technik kann später auch der therapeutische Effekt überprüft werden (103). In einer aktuellen Studie an 20 Patienten bei portaler Hypertension konnte nach TIPS ein Anstieg des portalvenösen Blutflusses um 96% ermittelt werden (17).

Auch in der V. azygos sind exakte Flussmessungen möglich. Hierbei wird in Höhe des 6. bis 7. BWK eine Cine-PC-MRA in transversaler Schichtselektion akquiriert. Eine EKG-Triggerung ist erforderlich, da der Blutfluss in der V. azygos die variierenden Druckverhältnisse im rechten Vorhof wiederspiegelt. Diese Messungen sind insofern von klinischer Relevanz, da die gastroösophagealen Venen in die V. azygos drainieren und damit das Ausmaß des Blutflusses in diesem Kollateralgefäß dokumentieren (67). Während der mittlere Blutfluss bei gesunden Probanden ca. 90 ml/min beträgt, ist er erwartungsgemäß bei Patienten mit portaler Hypertension signifikant erhöht und beträgt im Mittel 424 ml/min. In einer Untersuchung vor und nach TIPS konnten Debatin et al. belegen, dass bei offenem TIPS der Blutfluss in der V. azygos um ca. 45% reduziert wird, während ein Shuntverschluss zu einem neuerlichen Anstieg führt (17).

Für die direkte Beurteilung des Stentinnenlumens sind die derzeitigen MRA-Verfahren nicht geeignet, da aufgrund der verwendeten Metalllegierungen Artefakte auftreten. Diese limitieren nicht nur morphologische Aussagen, sondern führen bei Flussquantifizierungen auch zu Fehlbestimmungen (62).

Chirurgische portosystemische Shunts

Mit der MRA ist ebenfalls eine Überprüfung chirurgischer portosystemischer Shunts möglich. Das Potenzial des Verfahrens wurde bereits Anfang der 90er-Jahre durch diverse Untersuchungen belegt (23, 61, 75, 112). Allerdings können die Anastomosen mit den nativen Techniken allein nicht immer vollständig abgebildet werden, sodass für eine abschließende Beurteilung auch die sekundären Zeichen eines portosystemischen Shunts herangezogen werden müssen. Hierzu zählen ein abrupter Kalibersprung der V. cava in Höhe der Anastomose oder ein

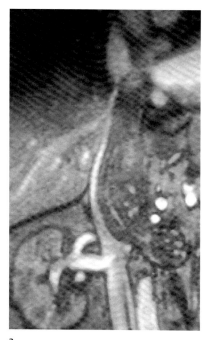 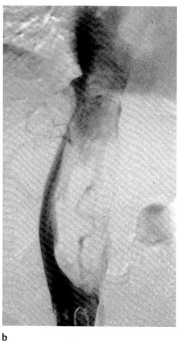

Abb. 15.**31 a, b** Bei bekanntem Nierentumor links Abbildung eines in der koronaren TrueFISP-Aufnahme signalarmen Tumorzapfens. Ausmauerung der V. cava inferior und nach kranial in den rechten Vorhof hinreichend (**a**). In der Kavographie Bestätigung dieser Interpretation (**b**).

atypischer Verlauf z. B. der V. lienalis. Der Nachweis einer Shuntthrombose oder eines -verschlusses kann mit einer KM-gestützten 3D-MRA vorgenommen werden (62).

Venen des Abdomens und Beckens

Die häufigsten Indikationen einer MRA der V. cava inferior und der Nierenvenen sind die Abklärung von kongenitalen Anomalien, Kompressionen und Thromben. Die Darstellung der Beckenvenen erfolgt in der Mehrzahl der Fälle zum Ausschluss oder Nachweis einer Thrombose und deren Folgen.

V. cava inferior und Nierenvenen

Anomalien der V. cava inferior werden in etwa 1,9–2,4 % aller Autopsien gefunden. Etwa gleich häufig ist ein retroaortaler Verlauf der linken Nierenvene (87). Diese Anomalien verursachen in der Regel keine Symptome. Ihre Kenntnis erleichtert die präoperative Planung vor Eingriffen im Retroperitoneum. Mit der MRA können die komplexen Verläufe und mögliche Verbindungen mit anderen Gefäßen dargestellt werden, die auf konventionellen Angiographien durch Überlagerungseffekte nur schlecht erkennbar sind. Hierfür eignen sich sowohl 2D-TOF-Verfahren als auch KM-gestützte Techniken. Aktuell werden schnelle GRE-Sequenzen (True FISP: fast imaging with steady precession; balanced FFE: fast field echo) eingesetzt, mit denen in einer Atemanhaltephase die V. cava und die proximalen Beckenvenen abgebildet werden können. Durch den Einsatz von Fettsättigungspulsen wird der Gefäßkontrast verbessert.

Die tumorbedingte Obstruktion der Nierenvenen und der V. cava inferior ist eine häufige Komplikation von Nierentumoren. Eine Ausdehnung von Nierenzellkarzinomen in die Nierenvenen wird in 18–35 %, und in die V. cava inferior bei 3–16 % der Fälle beschrieben (86). Die einzige kurative Therapie ist weiterhin die komplette chirurgische Tumorentfernung. Eine exakte Bestimmung der Tumorausdehnung ist essenziell, da hiervon die technische Vorgehensweise abhängt (Abb. 15.**31**). Bereits 1992 konnten Arlart et al. aufzeigen, dass durch die Anwendung von nativen 2D-FLASH-Sequenzen in koronarer Schichtorientierung die Darstellung der V. cava inferior im gesamten Verlauf bis zur Einmündung in den rechten Vorhof möglich ist. Die Detektion der intravasalen Tumorausdehnung wurden mit einer Sensitivität von mehr als 90 % und einer Spezifität von mehr als 75 % angegeben (3). Schwierigkeiten bereitet die exakte Tumorlokalisation innerhalb der Nierenvenen. Durch Überlagerungen der V. lienalis, V. mesenterica superior oder V. portae können intravasale Signalverluste zu Fehlinterpretationen führen. Zur Vermeidung von Überlagerungsphänomenen können heute die o. g. True-FISP- oder Balanced-FFE-Sequenzen ohne Kontrastmittelgabe verwendet werden. Zur Differenzierung von intravasalen Tumorzapfen und Appositionsthromben sind sie aufgrund des limitierten intrinsischen Kontrastes von stationärem Gewebe nicht geeignet. Mit der KM-gestützten 3D-MRA ist eine Unterscheidung zwischen benignen und malignen Thromben in der Mehrzahl der Fälle möglich. Während intravasale Tumorzapfen analog dem Primärtumor Kontrastmittel aufnehmen, ist bei blanden

Abb. 15.**32 a, b** Nierentumor rechts mit Einbruch in die V. cava inferior: signalarm auf dem nativen TrueFISP-Bild (**a**), gleiches Enhancement wie der Tumor in der KM-gestützten MRA (**b**).

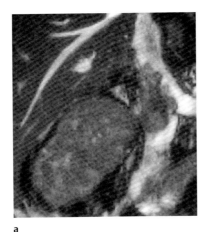
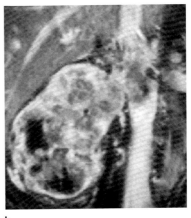

a   b

Thromben kein Enhancement nachweisbar. Differenzialdiagnostisch kommt ein organisierter Thrombus mit Gefäßeinsprossung in Betracht. Die Vaskularisation intravasaler Thromben beginnt bereits nach 10–14 Tagen (Abb. 15.**32**).

Eine Kompression der V. cava inferior oder Nierenvenen ist zumeist Folge einer retroperitonealen Lymphadenopathie auf dem Boden einer metastatischen, granulomatösen oder lymphatischen Grunderkrankung. Ferner kommen eine Vielzahl von Ursachen wie Hepatomegalie, Leber-, Pankreas- oder Nebennierentumoren in Betracht. Retroperitoneale Blutungen, Entzündungen oder Fibrosen und Aortenaneurysmen können ebenfalls zu einer Lumeneinengung der venösen Leiter führen. In diesen Fällen sollten zur weiteren differenzialdiagnostischen Eingrenzung T1- und T2-gewichtete Datensätze vor und nach der KM-gestützten 3D-MRA aufgenommen werden.

Beckenvenen

Thrombosen der Beckenvenen sind schwerwiegende Komplikationen nach traumatischen Ereignissen, chirurgischen Eingriffen sowie während und nach der Schwangerschaft. Darüber hinaus können auch angeborene oder erworbene Anomalien oder Kompressionen durch pelvine Raumforderungen zu Störungen des venösen Abflusses führen. Die diagnostische Abklärung erfolgte früher durch invasive Kontrastmitteluntersuchungen. Nichtinvasive Verfahren wie Doppler- und Duplexsonographie werden in der Gefäßperipherie erfolgreich eingesetzt. Im Becken ist die Treffsicherheit dieser Methoden durch Luftüberlagerung und Adipositas im Einzelfall jedoch limitiert.

Mit der 2D-TOF-Technik (Tab. 15.3) können in der MR-Venographie die Vv. iliacae externae, internae und communes i. d. R. abgegrenzt werden. Von den Zuflüssen der Vv. internae lassen sich die Vv. glutae superiores und inferiores praktisch immer, die Vv. pudendae internae in mehr als der Hälfte der Fälle erfassen. Die Vv. ovaricae bzw. testicularis können häufig lediglich im proximalen Drittel abgebildet werden. Während einer Schwangerschaft und nach einer Entbindung nimmt der Durchmesser der Ovarialvenen erheblich zu, sodass die gut durchbluteten Gefäße praktisch immer nachweisbar sind (82).

Die normalen anatomischen Verhältnisse lassen sich regelhaft unabhängig von der Aufnahmeposition darstellen. Die Kompression der Iliakalvenen in Rückenlage wirkt sich nur selten nachteilig aus. Demgegenüber sollten die Patientinnen während einer Schwangerschaft in schräger Bauchlage mit Entlastung der mutmaßlich betroffen Gefäßregion untersucht werden, weil der vergrößerte Uterus durch Kompression der Beckenvenen einen kompletten Gefäßverschluss vortäuschen kann. Ein Signalverlust im proximalen Anteil der linken V. iliaca communis entsteht häufig durch Kompression der rechten A. iliaca communis und sollte nicht als Venensporn fehlgedeutet werden. In der 2D-TOF-MRA gelten folgende Kriterien als Merkmale einer Venenthrombose (4):

Tabelle 15.3 2D-TOF-MRA zur Darstellung der Becken- und Ovarialvenen

Repetitionszeit	25 ms
Echozeit	6,72 ms
Anregewinkel	40–60°
Gesichtsfeld in Ausleserichtung	350
Gesichtsfeld in Phaserichtung	87,5 %
Schichtdicke	3–5 mm
Schichtüberlappung	33–50 %
Schichtanzahl	100
Schichtausrichtung	transversal
Basisauflösung	256
Phaseauflösung	75 %
Sättigung	schichtselektiv, mitlaufend, oberhalb der Einzelschicht
Messzeit	< 6 Minuten
Besonderheiten	Flusskompensierung

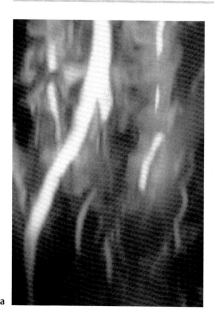

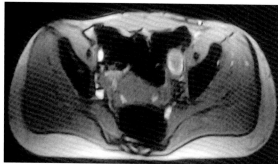

Abb. 15.**33 a, b** Beckenvenenthrombose links: In der 2D-TOF-MRA fehlende Darstellung der linksseitigen Beckenvenen (**a**), auf den additiv angefertigten T1-gewichteten Aufnahmen erweiterte linksseitige V. iliaca externa mit fehlendem intraluminären Signal (**b**).

- fehlende Gefäßdarstellung (z. B. der linksseitigen Beckenvenen),
- unregelmäßig begrenzter Gefäßabbruch,
- intraluminärer Signalverlust (axiale Schichten),
- Darstellung von Umgehungskreisläufen (Abb. 15.**33**).

Eine weitere Indikation zur MR-Venographie ist die Beurteilung der Beckenvenen bei Verdacht auf eine septische puerperale Ovarialvenenthrombose (SPOVT). Die SPOVT ist eine mögliche Ursache des Wochenbettfiebers, die ohne Behandlung ein hohes Mortalitätsrisiko trägt. Klinisch manifestiert sich die Ovarialvenenthrombose mit Fieber, Schmerzen im rechten oder linken Unterbauch, Übelkeit, Brechreiz und Abwehrspannung. Differenzialdiagnostisch muss eine Appendizitis, eine Adnextorsion, eine Pyelonephritis, ein Hämatom im Lig. latum und eine Abszedierung in Betracht gezogen werden. Daher kommt den bildgebenden Verfahren eine besondere Bedeutung zu. In den 80er-Jahren galt die kontrastmittelverstärkte Computertomographie als Verfahren der Wahl. Die farbkodierte Duplexsonographie als gut verfügbare „Bed-Side-Technik" weist bei den postpartal adipösen Patientinnen eine eingeschränkte Treffsicherheit auf (89).

Literatur

1. Aicher D., T. Graeter, F. Langer, H. J. Schäfers: Progression eines intramuralen Hämatoms zur Dissektion. Z Kardiol 89 (2000) 965–8
2. Arlart I. P., L. Guhl, L. Fauser, R. R. Edelmann, D. Kim, G. Laub: MR-Angiographie (MRA) der abdominellen Venen. Radiologe 31 (1991) 192–201
3. Arlart I. P., L. Guhl, R. R. Edelman: Magnetresonanzangiographie (MRA) der Nierenvenen und der unteren Hohlvene zum Staging des Nierenzellkarzinoms. Fortschr Röntgenstr 157 (1992) 584–590
4. Arlart I. P., G. M. Bongartz, G. Marchal: Magnetic Resonace Angiography. Springer, Berlin 1996, 321–336
5. Bakker J, F. J. Beek, J. J. Beutler, R. J. Hené, G. A. de Kort, E. E. de Lange, K. G. Moons, W. P. Mali: Renal artery stenosis and accessory renal arteries: accuracy of detection and visualization with gadolinium-enhanced breath-hold MR angiogaphy. Radiology 207 (1998) 497–504
6. Banning A. P: Aortic intramural hematoma. N Eng J Med 337 (1997) 1476–7
7. Baum F, R. Vosshenrich, U. Fischer , E. Castillo, E. Grabbe: Stent-Artefakte in der 3D MR Angiographie. Fortschr Röntgenstr 172 (2000) 278–281
8. Bechstein W. O., G. Blumhardt, B. Ringe: Surgical complications in 200 consecutive liver transplants. Transplant Proc 19 (1987) 3830–3831
9. Biederer J, J. Link, J. C. Steffens, M. Fronius, M. Heller: Kontrastmittelverstärkte 3D-MR-Angiographie vor endoluminaler Therapie von Aneurysmen der Aorta Abdomnalis und der Becken-Bein-Strombahn. Fortschr Röntgenstr 172 (2000) 985–991
10. Burkart D. J., C. D. Johnson, M. J. Morton, R. L. Ehman: Phase-contrast cine MR angiography in chronic liver disease. Radiology 187 (1993) 407–412
11. Burkart D. J., C. D. Johnson, R. L. Ehman, A. I. Weaver ,D. M. Ilstrup: Evaluation of portal venous hypertension with cine phase-contrast MR flow measurements: high association of hyperdynamic portal flow with variceal hemorrhage. Radiology 188 (1993) 643–648
12. Cho K. C., Y. D. Patel, R. H. Wachsberg: Varices in portal hypertension: evaluation with CT. RadioGraphics 15(1995) 609–622
13. Choe Y. H., D. K. Kim, E. M. Koh, Y. Soo, W. R. Lee: Takayasu arteriitis: diagnosis with MR Imaging and MR angiography in acute and chronic active stages. J Magn Reson Imaging 10 (1999) 751–757
14. Czum J. M., V. B. Ho, M. N. Hood MN, T. F. K. Foo, P. L. Choyke: Bolus-chase peripheral 3D MRA using dual-rate contrast media injection. J Magn Reson Imaging 12 (2000) 769–775
15. Dalen K., D. L. Day, N. L. Ascher: Imaging of vascular complications after hepatic transplants. Am J Roentgenol 150 (1988) 1285–1290
16. Debatin J. F., R. H. Ting, H. Wegmüller: Renal artery blood flow: quantification with phase contrast imaging with and without breath-holding. Radiology 190 (1994) 317–28
17. Debatin J.F., B. Zahner, C. Meyenberger: Cine-PC MR quantification of azygos blood flow in volounteers and patients with portal hypertension before and after TIPS. Hepatology 24 (1996) 1109–1115
18. DeCobelli, M. Venturini, A. Vanzulli, S . Sironi, W. Angeli, P. Seifo, M. P. Garancini, R. Quartagno, G. Bianchi, A. Del Maschio: Renal artery stenosis: prospective comparison of color-coded doppler US and breath-hold, three-dimensional dynamic gadolinium-enhanced MR Angiography. Radiology 214 (2000) 373–380
19. Dieckmann C, Y. vKodolitsch, C.R. Habermann, C Csösz, R. Loose, A. Haverich, V. Nicolas, C. A. Nienaber: Intramurale Hämatome der thorakalen Aorta. Diagnostische Erfahrungen mit Magnetresonanztomographie, Computertomographie und transösophagealer Echokardiographie. Fortschr Röntgenstr 169 (1998) 370–377

20. Diehm C, J. R. Allenberg, K. Nimura-Eckert: Farbatlas der Gefäßkrankheiten. Springer, Berlin 1999, 115–116
21. Dillon E. H., M. S. van Leeuven, M. A. Fernandez: Spiral CT angiography. Am J Roentgenol 160 (1993)1273–1278
22. Doehner G. A., F. F. Ruzicka, L. M. Rousselot: The portal venous system: on its pathological roentgen anatomy. Radiology 66 (1956) 206–217
23. Dumoulin C. L., H. R. Hart: Magnetic resonance angiography. Radiology 161 (1986) 717–720
24. Earls J. P., N. M. Rofsky, D. R. DeCorato, G. Krinsky, J. C. Weinreb: Breath-hold single-dose gadolinium-enhanced three dimensional MR aortography: usefulness of a timing examination and MR power injector. Radiology 201 (1996) 705–710
25. Eustace S., B. Buff, J. Kruskal, M. Roizental, J. P. Finn, H. E. Longmaid, K. Stokes, G. C. Hartnell: Magnetic resonance angiography in transjugular intrahepatic portosystemic stenting: Eur J Radiol 19 (1994) 43–49
26. Fattori R., C. A. Nienaber: MRI of acute and chronic aortic pathology: preoperative and postoperative evaluation. J Magn Reson Imaging 10 (1999) 741–750
27. Ferris J. V., J. W. Marsh, A. F. Little: Presurgical evaluation of the liver transplantation candidate. Radiol Clin North Am 33 (1995) 497–520
28. Finn J. P., R. R. Edelman, R. L. Jenkins: Liver transplantation: MR angiography with surgical validation. Radiology 179 (1991) 265–269
29. Finn J. P., R. A. Kane, R. R. Edelman: Imaging of the portal venous system in patients with cirrhosis: MR angiography vs duplex Doppler sonography. Am J Roentgenol 161 (1993) 989–994
30. Frayne R., T. M. Grist, J. S. Swan, D. C. Peters, F. R. Korosec, C. A. Mistrette: 3D MR DSA: effects of injection protocol and image masking. J Magn Reson Imaging 12 (2000) 476–487
31. Gaa J., K. Wendel, I. K. Tesdal, H. J. Meier-Willersen, K. J. Lehmann, C. Bohm, Mockel R, A. Richter, M. Trede, M. Georgi: Kombinierter Einsatz von MRT, MRCP und kontrastverstärkter 2-Phasen 3D-MRA in der Diagnostik von Pankreastumoren: Erste klinische Ergebnisse. Fortschr Röntgenstr 170 (1999) 528–33
32. Gibson M, G. Cook, W. M. Gedroyc: Case report: renal transplantation artery stenosis – three cases with magnetic resonance angiography was superior to conventional arteriography. Br J radiol 68 (1995) 89–92
33. Gilfeather M., G. A. Holland, E. S. Siegelman, M. D. Schnall, L. Axel, J. P. Carpenter, M. A. Golden: Gadolinium-enhanced three-dimensional spoiled gradient-echo MR imaging of the abdominal aorta and visceral and iliac vessels. Radiographics 17 (1997) 423–32
34. Glockner J. F.: Three-dimensional Gadolinium-enhanced MR angiography: applications for abdominal imaging. RadioGraphics 21 (2001) 357–370
35. Hany T., G. McKinnon, G. Leung, T. Pfammatter, J. Debatin J: Optimization of contrast timing for breath-hold three-dimensional MR angiography. J Magn Reson Imaging 7 (1997) 551–556
36. Hany T., M. Schmidt, C. P. Davis, S. C. Göhde, J. F. Debatin: Diagnostic impact of four postprocessing techniques in evaluating contrast-enhanced three-dimensional MR angiography. Am J Roentgenol 170 (1997) 907–912
37. Hany T., J. F. Debatin, D. A. Leung, T. Pfammatter: Evalauation of the aortoiliac and renal arteries: comparison of breath-hold contrast-enhanced, three-dimensional MR angiography with conventional catheter angiography. Radiology 204 (1997) 357–362
38. Hayashi H, Y. Matsuoka, I. Sakomoto, E. Sueyoshi, T. Okimoto, K. Hayashi, N. Matsunaga: Penetrating atherosclerotic ulcer of the aorta: imaging features and disease concept. RadioGraphics 20 (2000) 995–1005
39. Hilfiker P. R., H. H. Quick, J. F. Debatin: Plain and covered stent-grafts: in vitro evaluation of characteristica and three-dimensional MR angigraphy. Radiology 211 (1999) 693–697
40. Ho K. Y., M. W. de Haan, A. G. Kessels, P. J. Kitslaar, J. M. van Engelshoven: Peripheral vascular tree stenoses: detection with subtracted and nonsubtracted MR angiography. Radiology 206 (1998) 673–681
41. Holbert B. L., W. L. Campbell, M. L. Skolnick: Evaluation of the transplanted liver and post-operative complications. Radiol Clin North Am 33 (1995) 521–540
42. Hughes L. A., G. G. Hartnell, J. P. Finn, H. E. Longmaid, J. Volpe, H. G. Wheeler, M. E. Clouse: Time-of-flight MR angiography of the portal venous system: value compared with other imaging procedures. Am J Roentgenol (1996) 375–378
43. Ibukuro K., T. Tsukiyama, K. Mori: Veins of Retzius at CT during arterial portography: anatomy and clinical importance. Radiology 209 (1998) 793–800
44. Janka R., F. A. Fellner, C. Fellner, W. Lang, M. Requardt, R. Wutke, W. A. Bautz: Eine Hybridtechnik für die Schrittverschiebungs-MRA der Becken-Bein Arterien mit einer dedizierten phased-array-Spulen-Kombination. Fortschr Röntgenstr 172 (2000) 477–481
45. Johnson C. D., R. L. Ehman, E. J. Rakela, D. M. Ilstrup: MR angiography in portal hypertension: detection of varices and imaging techniques. J Comput Assist Tomogr 15 (1991) 578–584
46. Kane R., S. Eustace: Diagnosis of Budd-Chiari Syndrome: Comparison between sonography and MR angiography. Radiology 195 (1995) 117–121
47. Kimura K., M. Ohto, S. Matsutani: Relative frequencies of portosystemic pathways and renal shunt formation through the posterior gastric vein: portographic study in 460 patients. Hepatology 12(1990) 725–728
48. Kirchin M. A., G. P. Pirovano, A. Spinazzi: Gadobenate Dimeglumine (Gd-BOPTA). An overview. Invest Radiol 33(1998) 798–809
49. Knopp M., M. Lodermann, U. Kage, V. M. Runge: Einsatz von Kontrastmitteln außerhalb der zugelassenen Anwendung (Off-label-use). Radiologe 41(2001) 296–30
50. vKodolitsch Y., C. A. Nienaber: Die intramurale Hämorrhagie der thorakalen Aorta: Diagnostik, Therapie und Prognose bei 209 in vivo diagnostizierten Fällen. Z Kardiol 87 (1998) 797–807
51. vKodolitsch Y., R. P. Spielmann, R. Loose, K. langes, A. Haverich, C. A. Nienaber: Die intramurale Hämorrhagie der thorakalen Aorta als Vorstufe der Dissektion. Z Kardiol 84 (1995) 939–946
52. Kopka L., R. Vosshenrich, J. Rodenwaldt, E. Grabbe: Differences in injection rates on contrast-enhanced breath-hold three-dimensional MR angiography. Am J Roentgenol 170 (1998):45–348
53. Kopka L., J. Rodenwaldt, R. Vosshenrich, U. Fischer, B. Renner, T. Lorf, J. Graessner, B. Ringe, E. Grabbe: Hepatic blood supply: comparison of optimized dual phase contrast-enhanced three-dimensional MR angiography and digital subtraction angiography. Radiology 211 (1999) 51–58
54. Kreft B., H. Strunk, S. Flacke, M. Wolff, R. Conrad, J. Giesecke, D. Pauleit, R. Bachmann, A. Hirner, H. H. Schild: Detection of thrombosis in the portal venous system: comparison of contrast-enhanced MR angiography with intraarterial digital subtraction angiography. Radiology 216 (2000) 86–92
55. Krukenberg E.: Beiträge zur Frage des Aneurysma dissecans. Beitr Pathol Anat Pathol 67 (1920) 329–351
56. Laub G., W. A. Kaiser: MR angiography with gradient motion refocussing. J Comput Assist Tomogr 12 (1988) 377–382
57. Lauterbur P. C.: Magnetic resonance zeugmatography. Pure and applied chemistry 49 (1974)149–157
58. Lee J. P.: Variation in portal and hepatic venous anatomy as shown by magnetic resonance angiography. Clin Radiol 50 (1995) 108–110
59. Lee V., N. Rofsky, G. Krinsky, D. Stemernan, J. Weinreb: Single-dose breath-hold gadolinium-enhanced three-dimensional MR angiography of the renal arteries. Radiology 211(1999) 69–78
60. Lenhart M, M. Völk, C. Manke, W. R. Nitz, M. Strotzer, S. Feuerbach, J. Link: Stent appearance at contrast-enhanced MR angiography: in vitro examination with 14 stents. Radiology 217 (2000) 173–178
61. Lewis W. D., J. P. Finn, R. L. Jenkins, M. Carretta, H. E. Longmaid, R. R. Edelman: Use of magnetic resonance angiography in the pretransplant evaluation of portal venous pathology. Transplantation 56 (1993) 64–68
62. Leyendecker J. R., E. Rivera, W. K. Washburn, S. P. Johnson, D. C. Diffin, J. D. Eason: MR angiography of the portal venous system: techniques, interpretation, and clinical applications, RadioGraphics 17 (1997)1425–1443
63. Levy H. M., J. H. Newhouse: MR imaging of portal vein thrombosis. Am J Roentgenol 151 (1988) 283
64. Li K C., W. S. Whitney, C McDonnell: Chronic mesenteric ischemia: evalauation with phase-contrast cine MR imaging. Radiology 190 (1994) 175–179
65. Loscalzo J., M. Craeger, V. Dzau: Vascular medicine: a textbook of vascular biology and diseases. Little Brown, Boston 1996

66. Low R. N., A. G. Martinez, S. M. Steinberg, G. D. Alzate, K. E. Kortman, B. B. Bower, W. J. Dwyer, S. K. Prince: Potential renal transplant donors: evaluation with gadolinium-enhanced MR angiography and MR urography. Radiology 207 (1998) 165-172
67. Mahl T. C., R. J. Groszmann: Pathophysiology of portal hypertension and variceal bleeding. Surg Clin North Am 70 (1990) 251-266
68. Meaney J. F.: Non-invasive evaluation of the visceral arteries with magnetic resonance angiography. Eur Radiol 9 (1999) 1267-76
69. Meaney J. F., M. R. Prince, T. T. Nostrand: Gadolinium-enhanced magnetic resonance angiography in patients with suspected chronic mesenteric ischaemia. J Magn Reson Imaging 7(1997) 175-179
70. Meller J., E. Grabbe, W. Becker, R. Vosshenrich: Value of F-18 FDG-hybrid camera PET and MRI in early takayasu aortitis. Eur Radiol 13 (2003) 400-405
71. Meller J., F. Strutz, U. Siefker, A. Scheel, O. C. Sahlmann, K. Lehmann, R. Vosshenrich: Early diagnosis and follow-up of aortitis with [18F]FDG PET and MRI. Eur J Nucl Med Mol Imaging 30 (2003)730-6
72. Miller W. J, M. P. Federle, W. H. Straub: Budd-Chiari syndrome: etiology, diagnosis and management. Abdom Imaging 18 (1993) 329
73. Moran P. R., R. A. Moran, N. Karstaedt: Verification and evaluation of internal flow and motion. True magnetic resonance imaging by the phase gradient modulation method. Radiology 154 (1985) 433-441
74. Müller M. F., B. Siewert, K. R. Stokes, W. D. Lewis, R. L. Jenkins, M. K. Stehling, J. P. Finn: MR angiography guidance for transjugular intrahepativ portosystemic shunt procedures. J Magn Reson Imaging 4 (1994) 145-150
75. Nghiem H. V., T. C. Winter, M. C. Mountford: Evaluation of the portal venous system before liver transplantation: value of phase-contrast MR angiography. Am J Roentgenol 164 (1995) 871-878
76. Oliver T. B., J. T. Murchison, J. H. Reid: Serial MRI in the management of intramural haemorrhage of the thoracic aorta. Br J Radiol 79 (1997) 1288-90
77. Pieters P. C., W. J. Miller, J. H. DeMeo JH: Evaluation of the portal venous system: complementary role of invasive and noninvasive imaging strategies. RadioGraphics 17 (1997) 879-895
78. Port M., C. Corot, O. Rousseaux, I. Raynal, L. Devoldere, J. Idée, A. Dencausse, S. Le greneur, C. Simonot, D. Meyer: P792: a rapid clearance blood pool agent for magnetic resonance imaging: preliminary results. MAGMA 12 (2001) 121-127
79. Prince M. R., E. K. Yucel, J. A. Kaufman, D. C. Harrison, S. C. Geller: Dynamic gadolinium-enhanced three-dimensional abdominal MR-arteriography. J Magn Reson Imaging 3 (1993) 877-881
80. Puttemans T., E. Agneessens, J. Mathieu: TIPS: follow-up imaging and revision procedure. Acta Gastro Enterol Bel LXIII (2000)174-178
81. Reinhold C., P. M. Bret: Current status of MR cholangiopancreaticography. RadioGraphics 166 (1996)1285-1295
82. Richter C. S., S. Duwell, G. P. Krestin: Dreidimensionale Darstellung der Beckenvenen mit Magnetresonanz-Angiographie. Fortschr Röntgenstr 159 (1993) 161-166
83. Rieder S. J., M. A. Bernstein, J. F. Breen, R. F. Busse, R. L. Ehman, S. B. Fain, T. C. Hulshizer, J. Huston III, B. F. King, D. G. Kruger, P. J. Rossmann, S. Shah: Three-dimensional contrast-enhanced MR angiography with real-time fluoroscopic triggering: design specifications and technical reliability in 330 patient studies. Radiology 215 (2000) 584-593
84. Robbins R. C., R. P. McManus, R. S. Mitchell, D. R. Latter, M. R. Moon, G. N. Olibger, D. C. Miller: management of patients with intramural hematome of the thoracic aorta. Circulation 88 [part 2] (1993) 1-10
85. Roemer P. B., W. A. Edelstein, C. E. Hayes, S. P. Souza, O. M. Mueller: The NMR phased array. Magn Reson Med 16 (1990) 1992-225
86. Roubidoux M. A., N. R. Dunnick, H. D. Sostman, R. A. Leder: Renal carcinoma: detection of venous extension with gradient-echo MR imaging. Radiology 182 (1992) 269-272
87. Royal S. A., P. W. Callen: CT evaluation of anomalies of the inferior vena cava and left renal vein. Amer J Roentgenol 132 (1979) 759-763
88. Runge V. A.: Safety of approved MR contrast media for intravenous injection. J Magn Reson Imaging 12 (2000) 205-213
89. Salvader S. J., R. R. Ottero, B. L. Salvader: Puerperal ovarian vein thrombosis: evaluation with CT, US, and MR Imaging. Radiology 167 (1988) 637-639
90. Schuhmann D., M. Seeman, U. J. Schoepf, M. Haubner, C. Krapichler, K. Gebicke K, M. Reiser, K. H. Englmeier: Computergestützte Diagnostik basierend auf computer-gestützter Bildanalyse und 3D-Visualisierungen. Radiologe 38 (1998) 799-809
91. Sharma B. K., S. Jain, S. Suri, F. Numano: Diagnostic criteria for Takayasu arteriitis. Int J Cardiol 54 (1996) 127-133
92. Shetty A. N., K. G. Bis, M. Kirsch, J. Weintraub, G. Laub: Contrast-enhanced breath-hold three-dimensional magnetic resonance angiography in the evaluation of renal arteries: optimization of technique and pitfalls. J Magn Reson Imaging 12 (2000) 912-923
93. Siegelman E. S., R. Charafeddine, A. H. Stolpen, L. Axel: Suppression of intravascular signal on fat-saturated contrast-enhanced thoracic MR arteriograms. Radiology 217 (2000) 115-118
94. Silverman P. M., R. H. Patt, B. S. Garra: MR imaging of the portal venous system: value of gradient-echo imaging as an adjunct to spin-echo imaging. Am J Roentgenol 157 (1991) 297
95. Snidow J. J., M. S. Johnson, V. J. Harris, P. M. Margosian, A. M. Aisen, S. G. Lalka, D. F. Cikrit, S. O. Trerotola: Three-dimensional gadolinium-enhanced MR angiography for aortoiliac inflow assessement plus renal artery screening in a single breath hold. Radiology 198 (1996) 725-732
96. Sommer T., D. Abu-Ramadan, M. Busch, E. Bierhoff, B. Kreft, C. Kuhl, G. Lutterbey, E. Keller, H. Schild: Das intramurale Hämatom der thorakalen Aorta: Bildgebende Diagnostik und Differentialdiagnose. Fortschr. Röntgenstr 163 (1996) 249-256
97. Soyer P., A. Rabenandrasana, J. Barge: MRI of Budd-Chiari syndrome. Abdom Imaging 19 (1994) 325-329
98. Stafford-Johnson D. B., B. H. Hamilton, Q. Dong, K. J. Cho, J. G. Turcotte, R. J. Fontana, M. R. Prince: Vascular complications of liver transplantation: evaluation with gadolinium-enhanced MR angiography. Radiology 207 (1998) 153-160
99. Stehling M. K., M. Niedermeyer, G. Laub: Kontrastmittelverstärkte Magnetresonanzangiographie. Theorie, Technik und praktische Durchführung. Radiologe 37(1997) 501-507
100. Stringer W. A.: MRA image production and display. Clin Neurosci 4 (1997) 110-6
101. Takayasu M.: A case with peculiar changes of the retinal central vessels. Acta Soc Ophthal Jpn 2 (1908) 554-555
102. Tamada T., F. Moriyasu, S. Ono: Portal blood flow: measurement with MR imaging. Radiology 173 (1989) 639-644
103. Thompson C., F. Stahlberg, O. Henriksen: Quantification of portal venous blood flow during fasting and after a standardized meal: a MRI phase-mapping study. Eur Radiol 3 (1993) 242-247
104. Thurnher S. A., R. Dorffner, M. M. Thurner, F. W. Winkelbauer, G. Kretschmer, P. Polterauer, J. Lammer: Evaluation of abdominal aortic aneurysm for stent graft placement: comparison of gadolinium-enhanced MR angiography versus helical CT angiography and digital subtraction angiography. Radiology 205 (1997) 341-352
105. Tombach B., W. Heindel: value of 1.0-M gadolinium chelates: review of preclinical and clinical data of gadobutrol. Eur Radiol 12(2002) 1550-1556
106. Torres W. E., G. M. Gaylord, L. Whitmire: The correlation between MR and angiography in portal hypertension. Am J Roentgenol 148 (1987)1109-1112
107. Tunick P. A., G. A. Krinsky, V. S. Lee, I. Kronzon: Diagnostic imaging of thoracic aortic atherosclerosis. Am J Roentgenol 174 (2000) 1119-1125
108. Tzakis A. G.: The dearterialized liver graft. Semin Liver Dis 5 (1985) 375-376
109. Van Hoe L., T. Jaegere, H. Bosmans, L. Stockx, D. Vanbeckevoort, R. Oyen, R. Fagard, G. Marchal: Breath-hold contrast-enhanced three-dimensional MR angiography of the abdomen: time-resolved imaging versus single-phase imaging. Radiology 214 (2000)149-156
110. Vollmar J., K. Laubach, J. M. Campana: Die chirurgische Behandlung der chronischen Arterienverschlüsse im aortoiliakalen Gefäßabschnitt. Thoraxchirurgie 13 (1965) 453

111. Vosshenrich R, G. Zöller: Radiologische Diagnostik und Therapie des M. Ormond. Röntgen Bl 43 (1990) 489–494
112. Wegmüller H., P. Vock: MR-Angiographie des Abdomens. Radiologe 33 (1993) 81–86
113. Weinmann H. J., R. C. Brasch, W. R. Press, G. E. Wesby GE: Characteristics of GadoliniumDTPA complex: a potential NMR contrast agent. Amer J Roentgenol 142 (1984) 619–624
114. Willens H. J., K. M. Kessler: Transesophageal echocardiography in the diagnosis of diseases of the thoracic aorta. Chest 116 (1999) 1772–79
115. Williams D. M., K. J. Cho, A. M. Aisen: Portal hypertension evaluated by MR imaging. Radiology 157 (1985) 703
116. Wilson S. K., G. M. Hutchins: Aortic dissecting aneurysms: causative factors in 204 subjects. Arch Path Lab Med 106 (1982) 175–80
117. Winterer J. C., C. Strey, C. Wolfram, G. Paul, A. Einert, C. Altehoefer, P. Uhrmeister, G. Kirste, J. Laubenberger Präoperative Untersuchung potentieller Nierenlebendspender: Wertigkeit der Gadolinium-verstärkten 3D MR-Angiographie im Vergleich mit der DSA und Urographie. Fortschr Röntgenstr 172 (2000) 449–457
118. Wolff K. A., C. J. Herold, C. M. Tempany, J. G. Parravano, E. Zerhounie: Aortic dissection: atypical patterns seen at MR imaging. Radiology 181 (1991) 489–495
119. Wozney P., A. B. Zaiko, K. M. Bron, S. Point, T. E. Starzl: Vascular complications after liver transplantation: a 5-year experience. Am J Roentgenol 147 (1986) 657–663
120. Yokoyama I., A. G. Tzakis, O. Imventarza: Pediatric liver transplantation from neonatal donors. Transpl Int 5 (1992) 205–208
121. Yucel E: MR angiography for evaluation of abdominal aortic aneurysm: has the time come? Radiology 192 (1994) 321–323
122. Zajko A. B., V. Chablani, K. M. Bron, C. Jungreis: Hemobilia complicating transhepatic catheter drainage in liver transplant recipients: management with selective embolization. Cardiovasc Intervent Radiol 13 (1990) 285–288
123. Zirinsky K., J. A. Markisz, W. A. Rubenstein MR imaging of portal venous thrombosis: correlation with CT and sonography. Am J Roentgenol 150 (1988) 283

16 Intraabdominelle Lymphknoten
M. Taupitz und D. Beyersdorff

Einleitung

Bei Patienten mit einem Tumorleiden kommt neben der Beurteilung des Primärtumors dem Nachweis bzw. Ausschluss von Lymphknotenmetastasen im Rahmen des Stagings eine entscheidende Bedeutung für Therapie und Prognose zu. Dies gilt vor allem für die Entscheidung zwischen einem kurativen – meist radikal-operativen – oder einem palliativen Therapieansatz. Leider kann die Magnetresonanztomographie trotz ihres sprichwörtlich hohen Weichteilkontrasts nicht zwischen einer benignen und einer malignen Lymphknotenvergrößerung differenzieren. Ursache hierfür ist die Ähnlichkeit zwischen Lymphknoten- und Tumorgewebe bezüglich der T1- und T2-Relaxationszeiten sowie der Protonendichte (5). Daher steht in der MRT für die Diagnostik von Lymphknotenmetastasen lediglich das Größenkriterium zur Verfügung, wobei im Allgemeinen Lymphknoten mit einem Querdurchmesser von 10 mm und mehr als metastatisch erachtet werden. Ein Nachweis von Metastasen in nicht vergrößerten Lymphknoten ist mit aktuell verfügbaren Methoden nicht möglich.

In Zukunft könnte die nichtinvasive Lymphknotendiagnostik durch ein intravenös injizierbares Kontrastmittel auf der Basis von Eisenoxidnanopartikeln verbessert werden (4, 10). Für diese Substanz sind die klinischen Prüfungen abgeschlossen, eine Zulassung für die klinische Anwendung wird erwartet. Für bislang verfügbare Verfahren der MRT werden als Sensitivität im Nachweis von Lymphknotenmetastasen je nach Zusammensetzung des Patientenkollektivs und der angewendeten Größenkriterien Werte von 0–89% und als Spezifität Werte von 44–100% angegeben (2, 9, 11, 13–16, 18, 19, 27). Trotz dieser Limitationen, die in gleicher Weise für die anderen Schnittbildverfahren gelten, bietet die MRT gegenüber der CT Vorteile. Diese liegen nicht so sehr im Nutzen aus höherem Weichteilkontrast oder der frei wählbarer Schichtorientierung, sondern in der besseren Beurteilung des lokalen Tumorstadiums durch die MRT, vor allem bei Tumoren des kleinen Beckens. So hat sich gezeigt, dass ein auf die Organgrenzen beschränkter Tumor in der Regel noch keine Lymphknotenmetastasen gesetzt hat, während ein organüberschreitender Tumor häufig mit Lymphknotenmetastasen einhergeht. Daher sollte in die MR-tomographische Lymphknotenbeurteilung das lokale Tumorstadium mit einbezogen werden (s. auch Kap. 10–13).

Indikationen

Eine absolute Indikation für die MRT des Abdomens nur zur Beurteilung von Lymphknoten besteht nicht. Die MRT bietet bislang keine gesicherten Kriterien, die über das Größenkriterium, das auch mit der CT zugänglich ist, hinausgehen. Der Nachweis suspekt vergrößerter Lymphknoten gelingt mit ausreichender Treffsicherheit mit der CT, die für das Staging der meisten abdominellen Tumoren bzw. für das abdominelle Lymphknotenstaging von extraabdominellen Primärtumoren (z. B. malignes Melanom, Mammakarzinom) oder auch für das Staging maligner Systemerkrankungen (z. B. Morbus Hodgkin) das Verfahren der Wahl ist.

Die folgenden Ausführungen gelten daher für die Lymphknotenstationen, die im Rahmen der MR-tomographischen Untersuchung eines abdominellen Primärtumors abgebildet werden (Tab. 16.1). Einen besonderen Stellenwert nehmen hier die Tumoren ein, bei denen der Lokalbefund mit der MRT besser als mit der CT zu beurteilen ist. Dies sind Tumoren des kleinen Beckens, nämlich gynäkologische Tumoren (Tumoren des inneren und äußeren weiblichen Genitales) und einige urologische Tumoren (Prostatakarzinom, Harnblasenkarzinom (s. Kap. 10–13). Ausgenommen sind hier Hodentumoren, bei denen kein präoperatives Staging des Primärtumors durchgeführt wird und die primär befallenen retroperitonealen Lymphknoten im Rahmen einer abdominellen CT untersucht werden.

Im Bereich des Oberbauchs ist eine Beurteilung retroperitonealer Lymphknoten bei Tumoren der Nieren und ableitenden Harnwege (Nierenzellkarzinome, Urothelkarzinome des Nierenbeckens oder der Harnleiter), der Nebennieren, des Pankreas und des Magens notwendig. Lymphknoten im Lig. hepatoduodenale und in der Zöliakalregion sind bei Tumoren der Leber und Gallenwege, des Magens sowie des Pankreas zu beachten. Omentale und mesenteriale Lymphknoten sind bei Ovarialtumoren von Bedeutung. Bei einem malignen Melanom oder Lymphomen müssen Lymphknotenvergrößerungen in allen genannten Regionen beachtet werden.

Für die Unterstützung der klinischen Stadieneinteilung eines Morbus Hodgkin oder von Non-Hodgkin-Lymphomen ist eine MRT zur Darstellung von Lymphknoten nicht indiziert. Lediglich wenn mittels der MRT ein Organbefall diagnostiziert werden soll, werden die mitabgebildeten Lymphknoten beurteilt.

Tabelle 16.1 Indikationen und Untersuchungstechnik intraabdomineller Lymphknoten

Indikation	Sequenz	Orientierung	Bemerkung
Tumoren des kleinen Beckens (Uterus, insbesondere Cervix uteri, Harnblase, Prostata)	PD/T1w TSE	tra ggf. kor	Darstellung pelviner Lymphknoten
	ggf. T2w TSE	tra	Darstellung evtl. Nekrosen in metastatischen Lymphknoten
Tumoren des Oberbauchs (Leber, Nieren, Pankreas etc.)	T1w GRE	tra ggf. kor/sag	Beurteilung von retroperitonealen, mesenterialen, omentalen Lymphknoten
	T2w TSE (single shot)	tra ggf. kor/sag	
Lymphome	s. o.	s. o.	Lymphknotenbeurteilung nur, wenn eine MRT zur Diagnostik eines Organbefalls durchgeführt wird

Anmerkung: Gilt für die primäre Diagnostik wie auch für eine Verlaufskontrolle nach Therapie, insbesondere bei Tumoren des Beckens.

Im Rahmen einer Verlaufskontrolle bzw. des Therapiemonitorings nach Operation und/oder Radiatio oder Chemotherapie ist eine bildgebende Untersuchung indiziert, die insbesondere bei Tumoren des kleinen Beckens vorzugsweise mit der MRT durchgeführt wird. Neben der Beurteilung eines eventuellen Rezidivtumors nach Resektion bzw. des Therapieerfolgs nach Radiatio oder Chemotherapie muss auch hier auf vergrößerte Lymphknoten geachtet werden.

Das Indikationsspektrum für eine MRT zur Lymphknotenbeurteilung ist allerdings einem Wandel unterzogen. Moderne MRT-Geräte mit der Möglichkeit der so genannten Ganzkörperuntersuchung (mit automatischer Tischverschiebung, Vielkanal-Phased-Array-Spulensysteme, verkürzten Messzeiten durch parallele Bildgebung) bieten neue Optionen für die Tumordiagnostik und für das Lymphknotenstaging (20). Für die abdominelle Untersuchung ergibt sich damit die Möglichkeit, neben der Region des Primärtumorsitzes, z. B. des Beckens bei einem Zervixkarzinom, ohne wesentlichen zusätzlichen Zeitaufwand auch das gesamte übrige Abdomen bezüglich vergrößerter Lymphknoten, insbesondere im Retroperitonealraum, mit zu untersuchen.

Des Weiteren könnte in Zukunft die Verfügbarkeit von i. v. applizierbaren lymphotropen MR-Kontrastmitteln zu neuen Indiaktionen für eine MRT der Lymphknoten führen. Eine derartige Substanz auf der Basis von superparamagnetischen Nanopartikeln (USPIO) wurde ausführlich klinisch geprüft, die Zulassung für die klinische Anwendung wird erwartet (s. u.).

Untersuchungstechnik

Für die Untersuchung intraabdomineller Lymphknoten muss zwischen der Ober- und Mittelbauchregion (abdominelle Lymphknoten) und Becken (pelvine Lymphknoten) getrennt werden. Diese Trennung ergibt sich sowohl aus der anzuwendenden Untersuchungstechnik als auch aus der Indikation zur oralen Kontrastierung. Wichtig ist die Gabe eines Spasmolytikums zur Verminderung von Artefakten aufgrund der Darmperistaltik (z. B. Buscopan oder, bei Kontraindikationen gegen Buscopan, Glucagon). Eine Phased-Array-Körperspule sollte sowohl für die abdominelle als auch die pelvine Untersuchung eingesetzt werden (13).

Abbildungsebenen

Die abdominellen und pelvinen Lymphknoten sind primär in der transversalen Orientierung gut zu beurteilen. Ergänzend können retroperitoneale Lymphknoten mit koronarer Schichtorientierung oder Lymphknoten entlang der externen Iliakalgefäße mit gekippt koronarer Schichtorientierung abgebildet werden, um die Lagebeziehung zu den großen Gefäßen zu verdeutlichen bzw. das Verhältnis zwischen Quer- und Längsdurchmesser von Lymphknoten abzuschätzen. Mesenteriale und omentale Lymphknoten kommen ebenfalls sehr gut in koronaren Schichten zur Darstellung. Bei gezielten Untersuchungen des Pankreas oder des Magens können peripankreatische und perigastrale Lymphknoten gut in sagittalen Orientierungen abgebildet werden. Alternativ können auch aus einem 3D-Datensatz sekundär Schichten mit beliebiger Orientierung rekonstruiert werden. In seltenen Fällen ist die Aufnahme doppelt angulierter Schichten notwendig, um einen suspekten Befund besser abgrenzen zu können (Tab. 16.1).

Pulssequenzen

Eine Auflistung der Sequenzen, die eine gute Darstellung der Lymphknoten in den verschiedenen Regionen erlaubt, ist Tab. 16.2 zu entnehmen.

Tabelle 16.2 Empfohlene Pulssequenzen für die MR-Untersuchung intraabdomineller Lymphknoten

Gewich-tung	Orientie-rung	Sequenz-typ	TR (ms)	TE (ms)	Flip (°)	ETL	FS	Matrix (N_{phase} × N_{frequ})	FOV (mm)	N_{SL}	N_{AC}	SD (mm)	T_{AC} (s/min)	Atem-stopp
PD/T1	tra	TSE	ca. 1500	10–15	–	3	nein	228 × 512	320 (6/8)	23	3	8	ca. 5	nein
T1	tra altern.	SE	500	15	–	–	nein	192 × 256	320 (6/8)	19	4	8	ca. 8	nein
T1	tra (sag/kor)	GRE	165	4–5*	90	–	ja/nein	128 × 256	320 (6/8)	19–23	1	8	0,3	ja
T2	tra	TSE	ca. 5000	80–120	–	7–15	ja/nein	128 × 256	320 (6/8)	23	3	8	3–5	nein
T2	tra (sag/kor)	Single-Shot-TSE (z. B. HASTE), Parameter fixiert						128 × 256	320 (6/8)	21	1	8	0,3	ja

* Die T1w GRE-Sequenz kann bei entsprechender Wahl der Echozeit mit In-Phase- oder Gegen-Phase-Charakteristik eingesetzt werden (s. Kap. 1). Im Gegen-Phase-Bild demarkieren sich Lymphknoten durch einen hypointensen Saum von umgebendem Fettgewebe
Schichtabstand immer 20% der Schichtdicke (Distanzfaktor 0,2).
Für die TSE/FSE-Sequenzen mit hoher Auflösung sowie für Sequenzen in Atemstopp Verwendung einer Phased-Array-Körperspule empfohlen.
Beachte:
Die angegeben Sequenzparameter gelten angesichts der Vielzahl von Geräte- und Sequenztypen lediglich als Beispiel, je nach Verfügbarkeit können die Sequenzen mit Techniken der parallelen Bildgebung zur Verkürzung der Messzeit kombiniert werden. Hierbei ist eine eventuelle Verminderung des S/R-Verhältnisses zu beachten.

Generell ist für die Darstellung vergrößerter Lymphknoten die Kombination von T1- und T2-Gewichtung nicht erforderlich, es sollte diejenige Sequenz gewählt werden, mit der die beste anatomische Detailerkennbarkeit gelingt. Sequenzen während Atemstillstand sollten ohne Fettsuppression eingesetzt werde, um ein hohes S/R-Verhältnis zu erzielen, bei T2w Sequenzen mit mehreren Mittelungen führt die Fettsuppression (entweder durch spektrale Sättigung oder Inversionsvorpuls) zu einer stark hyperintensen Darstellung und guten Abgrenzbarkeit von Lymphknoten.

Oberbauch: Die bei Untersuchungen von Nieren, Nebennieren, Pankreas, Leber und Magen durchgeführten T1w oder T2w transversalen Schichten erlauben im Allgemeinen eine gute Beurteilung vergrößerter Lymphknoten, wobei Techniken während Atemstillstand vorzuziehen sind (T1w GRE, T2w Single-Shot-TSE, jeweils während Atemstillstand). Alternativ liefern T2-gewichtete Techniken mit Atemtriggerung (z. B. mit Atemgurt, Atemkissen oder mit Navigatorsteuerung) in Kombination mit der Anwendung eines Spasmolytikums (z. B. Buscopan) im Ober- und Mittelbauch eine exzellente Bildqualität mit guter Detailerkennbarkeit. Für die Aufnahme zusätzlicher koronarer oder sagittaler Schichten empfehlen sich ebenfalls Sequenzen, die in Atemstillstand durchgeführt werden können, zum einen wegen des Zeitvorteils, zum anderen, da gerade in koronarer Orientierung Bewegungsartefakte während längerer Messzeit äußerst störend sein können (z. B. T1w GRE, T2w Single-Shot-TSE).

Becken: Im Rahmen der Untersuchung des Beckens sollte eine hochauflösende Sequenz in T1- bis PD-Gewichtung durchgeführt werden, die die Region von Aortenbifurkation bis Beckenboden abdeckt und in Verbindung mit einem Spasmolytikum zu einer exzellenten Darstellung der pelvinen Lymphknoten führt. Wenn vorhanden, sollte diese Sequenz als Fast- oder Turbospinechosequenz mit kurzer effektiver Echozeit durchgeführt werden (Tab. 16.2).

Kontrastmittel

Für die MR-tomographische Darstellung von abdominopelvinen Lymphknoten kommt sowohl die orale als auch die intravenöse Kontrastierung in Betracht. Ein besonderer Stellenwert wird intravenös applizierbaren, lymphknotenspezifischen Kontrastmitteln zukommen, für die die klinische Prüfung abgeschlossen ist, jedoch die Zulassung für die klinische Anwendung noch aussteht.

Orale Kontrastmittel

Die Indikation zur oralen Kontrastierung richtet sich einerseits nach den Empfehlungen für die Untersuchung des jeweiligen Primärtumors; andererseits hängt der Einsatz eines oralen Kontrastmittels, speziell zur verbesserten Darstellung von Lymphknoten, von der untersuchten Region und von den am MR-Tomographen verfügbaren Pulssequenzen ab. Falls ein orales Kontrastmittel verwendet wird, muss abhängig von der untersuchten Region die Wartezeit zwischen Verabreichung und Untersuchung berücksichtigt werden (s. auch Kap. 5).

An modernen Hochfeldgeräten (1,0–1,5 T), an denen schnelle Pulssequenzen einsetzbar sind, mit denen Aufnahmen während Atemstillstand durchgeführt werden können (z. B. T1w GRE, T2w Einzelschuss-Turbospinecho), braucht wegen der weitestgehenden Eliminierung von Atmungs- und Peristaltikartefakten im Ober-/Mittelbauch ein orales Kontrastmittel nicht angewendet zu werden. Im kleinen Becken sind Atemartefakte weniger stark ausgeprägt, sodass mit den hier üblicherweise verwendeten Fast- oder Turbospinechosequenzen bei Messzeiten von mehreren Minuten in Kombination mit pharmakologischer Peristaltikunterdrückung eine hervorragende Bildqualität erzielt wird. Daher ist im Allgemeinen trotz der längerdauernden Messzeit eine gute Abgrenzung pelviner Lymphknoten möglich. Eine Ausnahme bilden sehr schlanke oder kachektische Patienten, bei denen aufgrund des Fehlens von intraabdominellem Fett eine Abgrenzung von Lymphknoten gegenüber Darmschlingen auch mit modernen Untersuchungsmethoden schwierig sein kann. Hier ist für die abdominelle und pelvine Untersuchung eine orale Kontrastierung indiziert.

An weniger leistungstarken Geräten, an denen Untersuchungen mit mehreren Mittelungen und längerer Messzeit durchgeführt werden müssen und unter Umständen nur eine eingeschränkte Bildqualität für abdominelle Untersuchungen erzielt werden kann, ist sowohl für die Untersuchung des Ober-/Mittelbauches als auch die pelvine Region ein orales Kontrastmittel indiziert.

Intravenöse, unspezifische Kontrastmittel

Eine Indikation zur Applikation eines unspezifischen, Gd-haltigen MR-Kontrastmittels mit Verteilung im Extrazellulärraum (z. B. Magnevist, Omniscan) für die MR-tomographische Untersuchung von Lymphknoten existiert nicht. In der T1w Nativuntersuchung kann die Abgrenzung von Lymphknoten gegenüber Gefäßen verbessert werden; hierzu kann jedoch auch die T2w Sequenz herangezogen werden. Falls im Rahmen der Untersuchung des Primärtumors eine intravenöse Kontrastmittelgabe erfolgt, können eventuell vorliegende Nekrosen in metastatischen Lymphknoten verdeutlicht werden.

Intravenöse, gewebespezifische Kontrastmittel

Gewebespezifische Kontrastmittel mit Anreicherung im gesunden Lymphknotengewebe wurden ausführlich klinisch geprüft, sind jedoch noch nicht für die klinische Anwendung zugelassen, sodass hier lediglich ein Ausblick gegeben werden kann (Sinerem – Fa. Guerbet, Paris). Es handelt sich um sehr kleine superparamagnetische Eisenoxidnanopartikel mit Durchmessern um 20 nm (ultrasmall superparamagnetic iron oxide particles – USPIO), die nach periphervenöser Applikation in allen Körperregionen aus dem Kapillargefäßbett extravasieren und mit der Lymphflüssigkeit aus dem Interstitium in die jeweils drainierenden Lymphknoten gelangen (23, 25, 26). In intakten Lymphknoten kommt es aufgrund der Aufnahme in Makrophagen und durch die starke T2-Relaxationszeitverkürzung der USPIO zu einem Signalverlust, der optimal in T2*w GRE-Sequenzen zu erkennen ist. In metastatisch durchsetzten Lymphknoten bleibt eine Aufnahme der Partikel aus, hier findet kein Signalverlust statt. Das Wirkprinzip ist mit dem ähnlicher Substanzen in die Diagnostik fokaler Leberläsionen vergleichbar (z. B. Endorem, Resovist; Kap. 1). Vorbehaltlich der laufenden Auswertungen der klinischen Prüfung und einer Zulassung derartiger Präparate wird die Diagnostik abdomineller bzw. pelviner Lymphknoten eine Indikation für die Anwendung von USPIO werden bzw. die MRT in der Lymphknotendiagnostik eine Indikation erhalten.

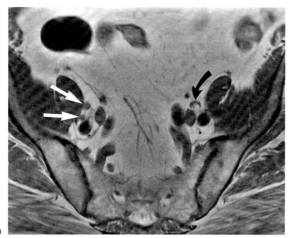
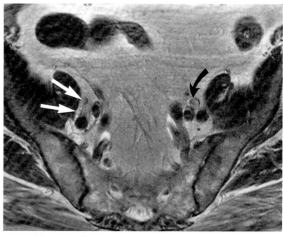

Abb. 16.1 a, b Normale pelvine Lymphknoten in Höhe der Iliakalgefäßbifurkation beiderseits. Axiale Aufnahmen mit T1w TSE-Sequenz (a) und T2w TSE-Sequenz (b). Rechts zwei Lymphknoten mit rundem Querschnitt (gerade Pfeile), die sich in T1-Gewichtung hypointens, in T2-Gewichtung nahezu isointens zum umgebenden Fettgewebe darstellen. Links einzelner Lymphknoten (gebogener Pfeil) mit in T1-Gewichtung gut erkennbarer Hilusverfettung, der in T2-Gewichtung aufgrund des Chemical-Shift-Artefakts schlecht abgrenzbar ist.

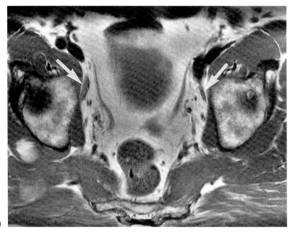
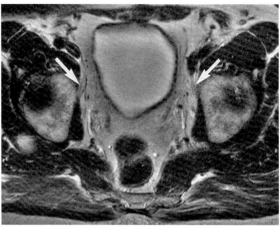

Abb. 16.**2 a, b** Normale pelvine Lymphknoten beiderseits an der Beckenwand (obturatorische Lymphknoten). Axiale Aufnahmen mit T1w TSE-Sequenz (**a**) und T2w TSE-Sequenz (**b**) (1,5 T). Längliche, z. T. strangartig konfigurierte Lymphknoten (gerade Pfeile), die sich in T1-Gewichtung hypointens, in T2-Gewichtung nahezu isointens zum umgebenden Fettgewebe darstellen.

Bildgebung normaler Lymphknoten

Mit konventionellen Untersuchungstechniken sind Lymphknoten ab einer Größe von ca. 1,0–1,5 cm abgrenzbar (18). Mit optimierten Untersuchungstechniken (Phased-Array-Körperspule, 512er-Matrix, 3D-Akquisition) werden Lymphknoten ab ca. 3–5 mm erkennbar (13, 14). Lumbale Lymphknoten sind neben den gerade verlaufenden großen Gefäßen in der Regel gut zu erkennen.

Lymphknoten, die weder aktiviert noch durch maligne Infiltration vergrößert sind, weisen im Mittel Durchmesser von nur wenigen Millimetern auf (abdominelle Lymphknoten 3–5 mm, pelvine Lymphknoten um 3 mm, ermittelt im CT (6, 24)), und sind MR-tomographisch nahezu nicht erfassbar. Falls erkennbar, sind normale Lymphknoten im Vergleich zum umgebenden Fettgewebe in T1-Gewichtung deutlich hypointens, in PD-Gewichtung mäßig hypointens, in T2-Gewichtung isointens oder mäßig hyperintens. Gelegentlich kann in normalen Lymphknoten gut der verfettete Hilus gegenüber dem Stroma abgegrenzt werden (Abb. 16.**1**). Retroperitoneal sind Lymphknoten meist ovalär, im Bereich der Beckenwände (Nodi lymphatici iliacae interni, Nordi lymphatici obturatorii) können Lymphknoten längliche, strangartige Strukturen von mehreren Zentimetern Länge bilden (Abb. 16.**2**). Ein Schema für die Benennung der verschiedenen abdominellen und pelvinen Lymphknotenstationen ist in Abb. 16.**3** gegeben.

In der Beckenregion kann gegenüber elongierten Iliakalgefäßen eine Abgrenzung von Lymphknoten schwierig sein, insbesondere in T1-Wichtung, in der sowohl Lymphknoten als auch Gefäße signalarm erscheinen. Die Abgrenzung kann durch intravenöse Kontrastierung mit einer Gd-basierten unspezifischen Substanz (z. B. Magnevist, Omniscan) verbessert werden. In konventionellen T2w SE-Sequenzen mit Flussrephasierung kann ebenfalls das Problem entstehen, die hyperintensen Lymphknoten

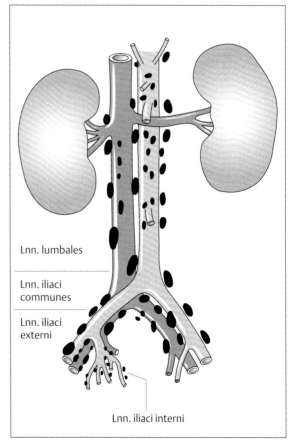

Abb. 16.**3** Schema der retroperitonealen Lymphknoten.

von hyperintensen Gefäßen zu unterscheiden, in den zunehmend verwendeten TSE-Sequenzen stellen sich die Gefäße jedoch signalarm dar. Eine optimale Darstellung von Lymphknoten liefern PDw Sequenzen, da hier Gefäße signalfrei sind und Lymphknoten sich mit intermediärer Signalintensität darstellen.

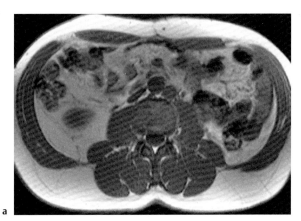 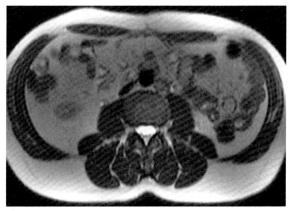

Abb. 16.**4a, b** Vergrößerte paraaortale Lymphknoten kaudal der Nierenstiele. Axiale Aufnahmen mit T1w-GRE-Sequenz (**a**) und T2w Single-Shot-TSE-Sequenz (**b**) (1,5 T). Bei einem Patienten mit Nierenzellkarzinom deutet der Querdurchmesser des Lymphknotens von ca. 1,5 cm (Pfeil) auf einen metastatischen Befall hin. Die Signalintensitäten der Lymphknoten sind jedoch vergelichbar mit denen in Abb 16.**1** und 16.**2**.

Bei Patienten ohne bekannten Primärtumor sollten Lymphknoten mit einem Querdurchmesser zwischen 5 und 10 mm im Befund ohne Wertung erwähnt werden, da sie über dem Mittelwert für Größen „normaler" Lymphknoten liegen (3, 6, 24). Im Allgemeinen werden Lymphknoten mit einem Querdurchmesser von 10 mm und mehr als suspekt für einen metastatischen Befall bezeichnet (Abb. 16.**4**).

Bildgebung pathologischer Lymphknoten

Zur Einteilung des Lymphknotenstadiums sei auf ein entsprechendes Standardwerk verwiesen (z. B. 12). Im Allgemeinen wird das therapeutische Vorgehen nur in geringem Grade vom bildgebend erhobenen Lymphknotenstadium beeinflusst. Wenn bildgebend vergrößerte Lymphknoten an Lokalisationen gefunden werden, die nicht den ersten lymphogenen Metastasierungsstationen entsprechen, so ist dies ein wichtiger Befund, da diese Lymphknoten im Rahmen der Lymphadenektomie zusätzlich entfernt und histologisch aufgearbeitet werden sollten.

Die meisten abdominellen Tumoren metastasieren primär entlang der drainierenden Lymphwege, zunächst mit Befall der regionalen Lymphknoten, später auch der distalen Lymphknotenstationen. In seltenen Fällen kann bei metastatischer Verlegung von Lymphabflüssen über lymphatische Umgehungswege ein untypisches Metastasierungsmuster mit primär distalen oder kontralateralen Lymphknotenmetastasen vorkommen. Bei Tumoren des kleinen Beckens (Prostata, Harnblase, Corpus uteri, Cervix uteri, oberes Drittel der Vagina) sind typische erste Lymphknotenstationen die der Beckenwand (Nodi lymphatici obturatorii, Nodi lymphatici iliacae interna et externa). Bei einem Primärtumor dieser Lokalisationen, der MR-tomographisch nicht organüberschreitend ist, sind grenzwertig große Lymphknoten (5–10 mm) eher nicht als metastatisch zu betrachten. Falls eine Organüberschreitung vorliegt, sind auch grenzwertig große Lymphknoten metastasensuspekt.

Wenn Aufnahmen in axialer und koronarer oder sagittaler Orientierung vorliegen, kann eine Aussage zur Konfiguration von vergrößerten Lymphknoten gemacht werden. Hier spricht eine kugelige Konfiguration eher für einen malignen Befall. In der Röntgenlymphographie ist hierfür der Begriff der sphärischen Transformation geprägt worden. Eine längliche, ovaläre Konfiguration spricht eher für eine reaktive Hyperplasie. Die Verwendung von Pulssequenzen zur hochaufgelösten dreidimensionalen Untersuchung verbessert gegenüber konventionellen 2D-Techniken die Visualisierung einzelner Lymphknoten und erleichtert die Bestimmung des Verhältnisses zwischen Quer- und Längsdurchmesser (Q/L-Quotient). Unter Verwendung einer 3D-MP-RAGE-Sequenz mit einer Voxelgröße von 1,0 × 1,3 × 1,6 mm konnten Jager u. Mitarb. (14) bei Patienten mit Prostata- und Harnblasenkarzinom pelvine Lymphknoten ab einer Größe von 3 mm identifizieren. Die Autoren verwendeten als Kriterien für Malignität einen Querdurchmesser über 8 mm und einen Q/L-Quotienten von über 0,8 (rundlicher Lymphknoten). Allerdings wurde auch hier trotz optimaler morphologischer Auflösung für die Detektion metastatischer Lymphknoten eine Sensitivität von nur 60 % (Prostatakarzinom) bzw. 83 % (Harnblasenkarzinom) bei einer hohen Spezifität von jeweils 98 % erreicht. In einer Auswertung pelviner Lymphknoten bei Patientinnen mit Zervixkarzinom konnte unter Verwendung eines Schwellenwertes von 1,5 cm eine Sensitivität von 75 % und eine Spezifität von 88 % erzielt werden. Auch eine Seitendifferenz der Größen pelviner Lymphknoten lässt, solange die Lymphknoten Durchmesser unter 10 mm aufweisen, keine Aussage über einen möglichen metastatischen Befall zu (18). Die schlechten Resultate für die Sensitivität beruhen auf dem häufigen Vorkommen von kleinen Metastasen in nicht vergrößerten Lymphknoten und von reaktiv vergrößerten, nicht metastatischen Lymphknoten. Eine histopatho-

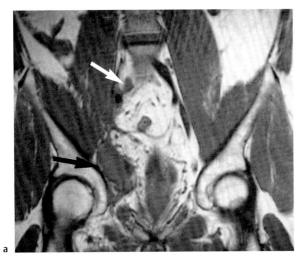
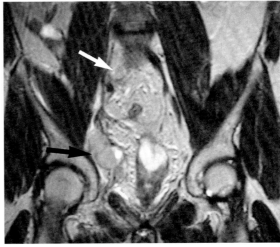
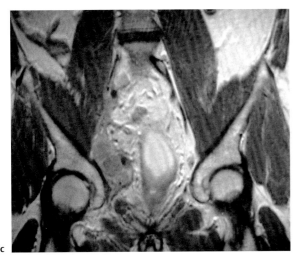

Abb. 16.**5a–c** Konglomerat metastatischer Lymphknoten rechts iliakal extern bei einem Patienten mit malignem Melanom (amelanotisch) der rechten unteren Extremität. Koronare Aufnahmen mit T1w SE-Sequenz (**a**) und T2w TSE-Sequenz (**b**). Zusätzliche T1w SE-Sequenz (**c**) nach intravenöser Injektion eines Gd-haltigen Kontrastmittels (1,5 T). In T1-Gewichtung homogene, hypointense, in T2-Gewichtung mäßig hyperintense Darstellung des Lymphknotenkonglomerats (schwarzer Pfeil) mit inhomogener Kontrastierung nach KM-Applikation. Zusätzlicher kleiner Nodus lymphaticus iliacus communis (weißer Pfeil).

logische Untersuchung von 310 pelvinen Lymphadenektomien wegen Prostatakarzinom ergab bei 40 (12,9%) Patienten Lymphknotenmetastasen (7). Lediglich in 6 Fällen waren Lymphknoten bereits makroskopisch auffällig, bei 34 der 40 Patienten konnten Lymphknotenmetastasen erst histologisch nachgewiesen werden.

Bei Nierenzellkarzinomen ist andererseits zu beachten, dass große, reaktiv veränderte Lymphknoten mit Durchmessern bis ca. 2 cm vorliegen können. Ursache hierfür ist ein häufiger nekrotischer Zerfall des Primärtumors. Studer u. Mitarb. (22) fanden bei Patienten mit Nierenzellkarzinomen Metastasen nur in 42% der regionären Lymphknoten mit Durchmessern zwischen 1,0 und 2,2 cm. Falls eine dedizierte MR-Untersuchung des Magens zur Beurteilung eines Magenkarzinoms durchgeführt wird, gilt auch hier, dass relativ große, reaktiv veränderte Lymphknoten vorliegen können (8).

Neben der geringen Aussagekraft des Größenkriteriums ist eine wesentliche Ursache für die schlechten Ergebnisse auch der MRT in der Lymphknotendiagnostik, dass das Signalverhalten von Lymphknoten weder in T1- noch in T2-Gewichtung Charakteristika aufweist, die für oder gegen Malignität sprechen (5). Reaktiv vergrößerte und metastatisch befallene Lymphknoten stellen sich in T1-Gewichtung hypointens, in T2-Gewichtung hyperintens im Vergleich zum umgebenden Fettgewebe dar. Erst bei einer fortgeschrittenen Lymphknotenmetastasierung ergebenen sich sicherere Kriterien für Malignität, z.B. eine zentrale Nekrose in metastatischen Lymphknoten, die sich in T2-Gewichtung deutlich hyperintens darstellt. Des Weiteren lässt das Vorliegen eines Lymphknotenkonglomerats einen metastatischen Befall sehr wahrscheinlich werden oder multiple vergrößerte Lymphknoten, insbesondere wenn ein entsprechender Primärtumor bekannt ist (Abb. 16.**5** u. 16.**6**).

Lymphknotenmetastasen von malignen Melanomen stellen bezüglich charakteristischer Zeichen für Malignität in der MRT eine Ausnahme dar, wenn es sich um melanotische Metastasen handelt. Aufgrund des die Relaxationszeiten verkürzenden Effekts von Melanin weisen melanotische Melanommetastasen in T1-Gewichtung eine hohe Signalintensität auf, in T2-Gewichtung kann es je nach Melaningehalt zu einer mäßig hyperintensen bis hypointensen Darstellung kommen (Abb. 16.**7**) (1, 17).

356 Intraabdominelle Lymphknoten

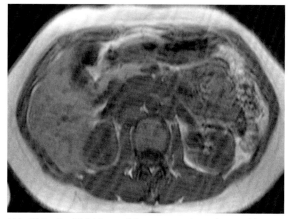
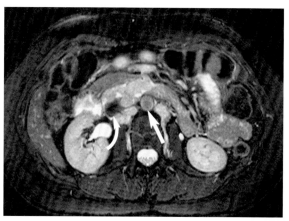

Abb. 16.**6 a, b** Multiple vegrößerte retroperitoneale Lymphknoten bei einer Patientin mit Mammakarzinom. Axiale Aufnahmen mit T1w GRE-Sequenz(a), T2w TSE-Sequenz (b) mit Fettsuppression und mit navifatorgesteuerter Datenaufnahme. Lymphknoten mit Durchmessern bis ca. 2 cm paraaortal, präaortal, retrokaval und interaortokaval (Aorta: gerader Pfeil, Vena cava inferior: gebogener Pfeil). In T1w (in phase) schlechte Differenzierung der hypointensen Lymphknoten untereinander und von den signalarmen Gefäßquerschnitten. In T2w sind die hyperintensen Lymphknoten gut von den Gefäßquerschnitten zu trennen.

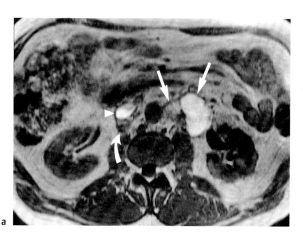
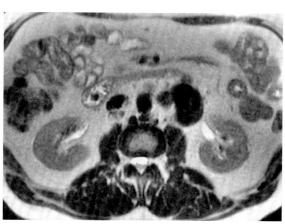

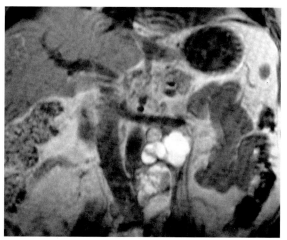

Abb. 16.**7 a–c** Melanotische Lymphknotenmetastasen eines malignen Melanoms. Axiale Aufnahme mit T1w GRE-Sequenz (**a**), T2w Single-Shot-TSE-Sequenz (**b**) und koronare Aufnahme mit T1w GRE-Sequenz (**c**). Das paraaortale Lymphknotenkonglomerat stellt sich aufgrund des Melaningehalts in den T1w-Aufnahmen hyperintens, in der T2w Aufnahme hypointens dar (gerade Pfeile). Zusätzlich signalarmer retrokavaler Lymphknoten (gebogener Pfeil). Im T1w Bild signalreiche V. cava inferior durch Einflusseffekte (Pfeilspitze).

Amelanotische Mealommetastasen unterscheiden sich nicht von Metastasen anderer Primärtumoren.

Bei malignen Systemerkrankungen (Morbus Hodgkin, Non-Hodgkin-Lymphome) muss außer mit einer Organbeteiligung auch mit einer Lymphknotenbeteiligung gerechnet werden. Entsprechende Lymphknotenvergrößerungen können MR-tomographisch gut erfasst werden (Abb. 16.**8**).

Bildgebung pathologischer Lymphknoten 357

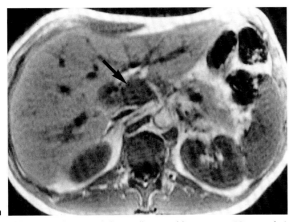 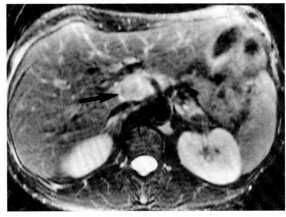

Abb. 16.**8 a, b** Intraabdominelle Lymphknotenvergrößerung bei Morbus Hodgkin. Axiale Aufnahme mit T1w GRE-Sequenz (**a**), T2w TSE-Sequenz mit Fettsuppression (**b**). Großer Lymphknoten im Spatium portocavale, hypointens in T1-Gewichtung und hyperintens in T2-Gewichtung (Pfeile).

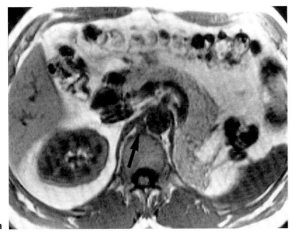 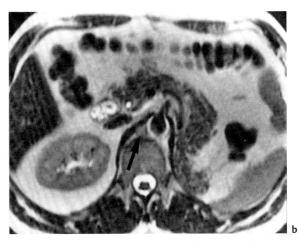

Abb. 16.**9 a, b** Retrokruraler Lymphknoten bei einem Patienten mit metastasiertem Nierenzellkarzinom. Axiale Aufnahmen mit T1w GRE-Sequenz (**a**), T2w Single-Shot-TSE-Sequenz (**b**). Zustand nach Tumornephrektomie links; der Pankreasschwanz hat sich in die linke Nierenloge verlagert. Etwa 1 cm großer, retrokruraler Lymphknoten rechts (Pfeil), bei dem aufgrund einer kontinuierlichen Größenprogredienz ein metastatischer Befall wahrscheinlich ist.

Bei einer MRT des Oberbauches wird der retrokrurale Bereich mit abgebildet, sodass auch hier auf eventuelle Lymphknotenvergrößerungen zu achten ist. Allerdings handelt es sich hierbei bereits um intrathorakale Lymphknoten (Abb. 16.9).

Kontrastmittelanwendung

Nach intravenöser Injektion eines unspezifischen Kontrastmittels können sowohl reaktiv vergrößerte als auch metastatisch befallene Lymphknoten einen Signalanstieg aufweisen, sodass diese Technik keine Verbesserung der Unterscheidung zwischen reaktiven und metastatischen Lymphknoten erlaubt (13). Die zentrale Nekrose eines metastatischen Lymphknotens lässt sich nach Kontrastmittelapplikation im T1w Bild besser abgrenzen (21).

Demgegenüber stellen superparamagnetische Eisenoxidpartikel einen vielversprechenden Ansatz für eine verbesserte bildgebene Lymphknotendiagnostik dar. Für eine Substanz dieser Art (Sinerem – Guerbet, Paris) wurden Studien im Rahmen der klinischen Prüfung bezüglich der Beurteilung von Lymphknoten in verschiedenen Regionen (Becken, Abdomen, Mediastinum, Kopf-Hals-Region, Axilla) durchgeführt. Die abschließende Auswertung dieser Studien sowie die eventuelle Zulassung für die klinische Anwendung stehen noch aus (Abb. 16.**10** u. 16.**11**). Deserno und Mitarbeiter konnten in einer Studie an 58 Patienten mit Harnblasenkarzinom zeigen, dass die Anwendung von USPIO gegenüber dem Größenkriterium

358 Intraabdominelle Lymphknoten

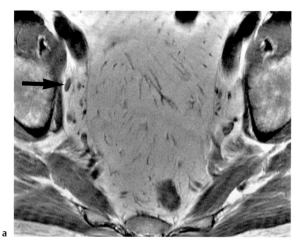

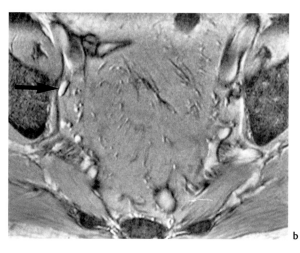

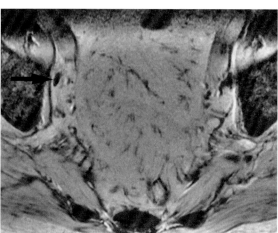

Abb. 16.**10 a–c** MR-Lymphographie mit intravenös applizierten ultrakleinen Eisenoxidpartikeln (USPIO) bei normalem Lymphknoten. Axiale Aufnahmen mit T1w TSE-Sequenz (**a**), T2*w GRE-Sequenz vor (**b**) sowie 24 h nach (**c**) intravenöser Infusion von USPIO. Kleiner, normaler Lymphknoten an der rechten Beckenwand, in T1-Gewichtung muskelisointens, in T2*-Gewichtung nativ hyperintens; nach KM-Applikation durch Aufnahme der Eisenpartikel mit konsekutiver Verkürzung der T2- und T2*-Relaxationszeit signalfreie Darstellung (USPIO für die MR-Lymphographie befinden sich derzeit in der klinischen Prüfung).

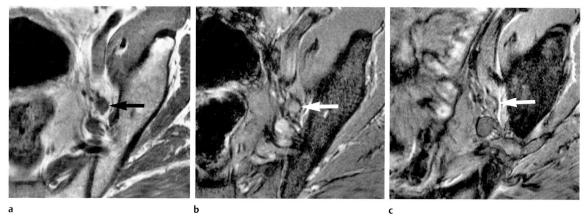

Abb. 16.**11 a–c** MR-Lymphographie mit intravenös applizierten ultrakleinen Eisenoxidpartikeln (USPIO) bei metastatischen Lymphknoten bei einem Patienten mit Harnblasenkarzinom. Axiale Aufnahmen mit T1w SE-Sequenz (**a**), T2*w GRE-Sequenz vor (**b**) sowie 24 h nach (**c**) intravenöser Infusion von USPIO. Grenzwertig großer Lymphknoten an der linken Beckenwand (Pfeile), in T1-Gewichtung muskelisointens, in T2*-Gewichtung nativ mäßig hyperintens; nach KM-Applikation fehlende Signalveränderung als Hinweis für eine metastatische Durchsetzung des Lymphknotens, die eine Aufnahme der Eisenpartikel verhindert (USPIO für die MR-Lymphographie befinden sich derzeit in der klinischen Prüfung).

die Sensitivität von 76% auf 96% verbessert, wobei die Spezifität nur geringfügig von 99% auf 95% zurückging (4). Bemerkenswert war in dieser Studie, dass Metastasen in 10 von 12 Lymphknoten gefunden wurden, die nicht pathologisch vergrößert waren (< 10 mm). An einem Kollektiv von Patienten mit Prostatakarzinom fanden Harisinghani und Mitarbeiter für die USPIO verstärkte MRT bei der Auswertung einzelner Lymphknoten im Vergleich zum Größenkriterium eine Verbesserung der Sensitivität von 35% auf 90% (10).

Literatur

1. Atlas, S. W., B. H. Braffman, R. LoBrutto, D. E. Elder, D. Herlyn: Human malignant melanomas with varying degrees of melanin content in nude mice: MR imaging, histopathology, and electron paramagnetic resonance. J. Comput. Assist. Tomogr. 14 (1990) 547–554
2. Beer, M., H. Schmidt, R. Riedl: Klinische Wertigkeit des präoperativen Stagings von Blasen- und Prostatakarzinomen mit NMR und Computertomographie. Urologe A 28 (1989) 65–69
3. Delorme, S., G. van Kaick: Imaging of abdominal nodal spread in malignant disease. Eur. Radiol. 6 (1996) 262–274
4. Deserno, W. M., M. G. Harisinghani, M. Taupitz, G. J. Jager, J. A. Witjes, P. F. Mulders, C. A. Hulsbergen Van De Kaa, D. Kaufmann, J. O. Barentsz: Urinary Bladder Cancer: Preoperative Nodal Staging with Ferumoxtran-10-enhanced MR Imaging. Radiology (2004)
5. Dooms, G. C., H. Hricak, M. E. Moseley, K. Bottles, M. Fisher, C. B. Higgins: Characterization of lymphadenopathy by magnetic resonance relaxation times: preliminary results. Radiology 155 (1985) 691–697
6. Dorfman, R. E., M. B. Alpern, B. H. Gross, M. A. Sandler: Upper abdominal lymph nodes: criteria for normal size determined with CT. Radiology 180 (1991) 319–322
7. Epstein, J. I., J. E. Oesterling, J. C. Eggleston, P. C. Walsh: Frozen section detection of lymph node metastases in prostatic carcinoma: accuracy in grossly uninvolved pelvic lymphadenectomy specimens. J. Urol. 136 (1986) 1234–1237
8. Fukuya, T., H. Honda, T. Hayashi, K. Kaneko, Y. Tateshi, T. Ro, Y. Maehara, M. Tanaka, M. Tsuneyoshi, K. Masuda: Lymph-node metastases: efficacy for detection with helical CT in patients with gastric cancer. Radiology 197 (1995) 705–711
9. Hammerer, P., H. Huland: Zur Diagnostik des lokalisierten Prostatakarzinoms: Screening und praoperatives Staging. Urologe-A 30 (1991) 378–386
10. Harisinghani, M. G., J. Barentsz, P. F. Hahn, W. M. Deserno, S. Tabatabaei, C. H. van de Kaa, J. de la Rosette, R. Weissleder: Noninvasive detection of clinically occult lymph-node metastases in prostate cancer. N. Engl. J. Med. 348 (2003) 2491–2499
11. Hawnaur, J. M., R. J. Johnson, C. H. Buckley, V. Tindall, I. Isherwood: Staging, volume estimation and assessment of nodal status in carcinoma of the cervix: comparison of magnetic resonance imaging with surgical findings. Clin. Radiol. 49 (1994) 443–452
12. Hermanek, P., R. V. P. Hutter, L. H. Sobin, G. Wagner: TNM-Atlas. Springer, Berlin 1998
13. Heuck, A., J. Scheidler, R. Kimmig, U. Muller Lisse, M. Steinborn, T. Helmberger, M. Reiser: Lymphknotenstaging beim Zervixkarzinom: Ergebnisse der hochauflosenden Magnetresonanztomographie (MRT) mit einer Phased-Array-Körperspule. Fortschr. Röntgenstr. 166 (1997) 210–214
14. Jager, G. J., J. O. Barentsz, G. O. Oosterhof, J. A. Witjes, S. J. Ruijs: Pelvic adenopathy in prostatic and urinary bladder carcinoma: MR imaging with a three-dimensional T1-weighted magnetization-prepared-rapid gradient-echo sequence. AJR Am. J. Roentgenol. 167 (1996) 1503–1507
15. Nicolas, V., M. Beese, A. Keulers, M. Bressel, H. Kastendieck, H. Huland: MR-Tomographie des Prostatakarzinoms – Vergleich konventionelle und endorektale MRT. Fortschr. Röntgenstr. 161 (1994) 319–326
16. Perrotti, M., R. P. Kaufman, Jr., T. A. Jennings, H. T. Thaler, S. M. Soloway, M. D. Rifkin, H. A. Fisher: Endo-rectal coil magnetic resonance imaging in clinically localized prostate cancer: is it accurate? J. Urol. 156 (1996) 106–109
17. Premkumar, A., L. Sanders, F. Marincola, I. Feuerstein, R. Concepcion, D. Schwartzentruber: Visceral metastases from melanoma: findings on MR imaging. AJR Am. J. Roentgenol. 158 (1992) 293–298
18. Roy, C., Y. Le Bras, L. Mangold, C. Saussine, C. Tuchmann, D. Pfleger, D. Jacqmin: Small pelvic lymph node metastases: evaluation with MR imaging. Clin. Radiol. 52 (1997) 437–440
19. Scheidler, J., H. Hricak, K. K. Yu, L. Subak, M. R. Segal: Radiological evaluation of lymph node metastases in patients with cervical cancer. A meta-analysis. JAMA 278 (1997) 1096–1101
20. Schmidt, G. P., R. Schmid, K. Hahn, M. F. Reiser: Ganzkörper-MRT und PET-CT in der Tumordiagnostik. Radiologe 44 (2004) 1079–1087
21. Steinkamp, H. J., T. Heim, P. Schubeus, W. Schorner, R. Felix: Magnetresonanztomographische Differentialdiagnostik zwischen reaktiv vergrösserten Lymphknoten und Halslymphknotenmetastasen. Fortschr. Röntgenstr. 157 (1992) 406–413
22. Studer, U. E., S. Scherz, J. Scheidegger, R. Kraft, R. Sonntag, D. Ackermann, E. J. Zingg: Enlargement of regional lymph nodes in renal cell carcinoma is often not due to metastases. J. Urol. 144 (1990) 243–245
23. Taupitz, M., S. Wagner, B. Hamm: Kontrastmittel für die magnetresonanztomographische Lymphknotendiagnostik (MR-Lymphographie). Radiologe 36 (1996) 134–140
24. Vinnicombe, S. J., A. R. Norman, V. Nicolson, J. E. Husband: Normal pelvic lymph nodes: evaluation with CT after bipedal lymphangiography. Radiology 194 (1995) 349–355
25. Wagner, S., D. Pfefferer, W. Ebert, M. Kresse, M. Taupitz, B. Hamm, R. Lawaczeck, K. Wolf: Intravenous MR lymphography with superparamagnetic iron oxide particles: Experimental studies in rats and rabbits. Europ. Radiol. 5 (1995) 640–646
26. Weissleder, R., G. Elizondo, J. Wittenberg, A. S. Lee, L. Josephson, T. J. Brady: Ultrasmall superparamagnetic iron oxide: an intravenous contrast agent for assessing lymph nodes with MR imaging. Radiology 175 (1990) 494–498
27. Wolf, J. S., Jr., M. Cher, M. Dall'era, J. C. Presti, Jr., H. Hricak, P. R. Carroll: The use and accuracy of cross-sectional imaging and fine needle aspiration cytology for detection of pelvic lymph node metastases before radical prostatectomy. J. Urol. 153 (1995) 993–999

17 MRT des Abdomens beim Kind

B. Stöver

Einleitung

Da das Ziel jeder bildgebenden Diagnostik beim Kind die Reduktion der Strahlenexposition ist, erfolgen alle Untersuchungen des Abdomens primär sonographisch. Bestehen eindeutige Indikationen zu weiteren Schnittbildverfahren, so ist die Computertomographie (CT) stets dann durch die Magnetresonanztomographie (MRT) zu ersetzen, wenn die gleiche diagnostische Aussage erwartet werden kann.

Indikation

Die jeweiligen Indikationen werden in Zusammenhang mit den einzelnen Krankheitsbildern diskutiert.

Untersuchungstechnik

Eine optimale Bildqualität ist beim Einsatz höherer Feldstärken (1,0–1,5 T) auch beim Kind zu erzielen. Es können jedoch auch Untersuchungen bei niedrigen Feldstärken (0,2–0,5 T) durchgeführt werden.

Spulen und Sequenzen

Zwischen der Spule und dem zu messenden Volumen kann bei Säuglingen und Kleinkindern eine erhebliche Diskrepanz bestehen. Zur Erzielung eines optimalen S/R sollte immer im Verhältnis zum untersuchten Volumen die kleinstmögliche Spule eingesetzt werden. Bei einer Diskrepanz zwischen Spulengröße und Objekt kann man den Füllfaktor der Spule in Hinblick auf eine gute Bildqualität durch kochsalzgefüllte Infusionsbehälter, die mit dem Kind in der Spule platziert werden, optimieren. Dies gilt auch dann, wenn Säuglinge in der Kopfspule oder in der Kniespule untersucht werden. Für Säuglinge und Kleinkinder sind flexible Wickelspulen am besten geeignet, da sie gerade sehr kleine Volumina optimal darstellen. Nur beim größeren Kind sind Spulenanordnungen wie beim Erwachsenen, d. h. Körper-Phased-Array-Spulen, einzusetzen.

Spinechosequenzen (SE) bzw. entsprechende Fast- oder Turbo-Spinechosequenzen (FSE, TSE) in T1- und T2-Gewichtung und PD-Gewichtungen beantworten die Mehrzahl aller Fragestellungen bei abdominellen Erkrankungen im Kindesalter. Sie sind zu ergänzen durch Gradientenechosequenzen, z. B. Flash, FFE. Mit Hilfe von inversionspräparierten T1w GRE-Sequenzen (Turboflashsequenzen) sind die Untersuchungszeiten deutlich abzukürzen, wie auch durch sehr stark T2w Sequenzen (z. B. single shot turbo spinecho, RARE-Sequenzen) oder ähnliche stark T2w Sequenzen, die betont Flüssigkeit erfassen. Mit Hilfe dieser Sequenzen sind mit Messzeiten von wenigen Sekunden differenzialdiagnostisch weiterführende Informationen zu erhalten. Bei größeren Kindern führen In-Phase- und Gegen-Phase-Sequenzen in Atemanhaltetechnik T1w zu sehr guten Gewebedifferenzierungen.

Insbesondere im Abdominalbereich können mit Fettsuppressionssequenzen Bewegungsartefakte vermindert und Kontraste verbessert werden. Die MR-Angiographie (MRA) eignet sich im Bereich des Abdomens zum Nachweis von Gefäßmalformationen bzw. angiomatösen Raumforderungen. Die MRA gewinnt zunehmend an präoperativer Bedeutung, da sie die Gefäßversorgung einer Raumforderung gut erfasst oder zum Beispiel vor Transplantationen Gefäßverläufe oder -anomalien zur Darstellung bringt.

Pulssequenzen

Da die zu verwendenden Pulssequenzen von der untersuchten Körperregion und dem Krankheitsbild abhängen, werden diese jeweils in Zusammenhang mit der entsprechenden Pathologie aufgeführt.

Lagerung

Gerade bei einer Diskrepanz des Volumens, das untersucht werden soll, und der verfügbaren Spule ist die Lagerung des Kindes in der Spule sehr sorgfältig vorzunehmen. Meist wird eine leichte Fixierung sowohl innerhalb als auch außerhalb der Spule erforderlich, um spontane Bewegungen einzuschränken.

Sedierung

Bei Untersuchungen des Abdomens im Kindesalter mittels MRT ist nur in Ausnahmefällen eine Narkose erforderlich.

In aller Regel benötigen Neugeborene und Säuglinge bis zum 3. Lebensmonat selten eine Sedierung. Sie werden unmittelbar vor der Untersuchung gefüttert und müssen für die Untersuchung warm eingewickelt werden.

Eine Sedierung ist meist unvermeidbar, wenn Kinder zwischen dem 3. Lebensmonat und etwa dem 4.–5. Lebensjahr mittels MRT untersucht werden. Unterschiedliche Sedierungsschemata haben sich bewährt. Chloralhydrat kann oral verabreicht werden, möglich ist auch eine rektale Gabe von Chloralhydrat, kombiniert mit einer oralen Gabe von Protactyl. Diazepam oral ist ebenfalls wirksam.

Die i. v. Sedierung erfordert während der gesamten Untersuchungszeit einen sicheren venösen Zugang. Sie kann erst unmittelbar im Untersuchungsraum nach der Lagerung vorgenommen werden und wird dann problematisch, wenn die Untersuchung länger dauert, als dies ursprünglich geplant war, da erethische Reaktionen während oder nach der i. v. Sedierung eintreten können.

Jedes sedierte Kind muss mittels EKG- und Pulsmonitoring überwacht werden. Zudem ist die Anwesenheit von Pflegepersonal, unter Umständen von Pädiater oder Anästhesist, erforderlich. Alle Kinder tolerieren die Untersuchung am besten, wenn eine Bezugsperson im Untersuchungsraum anwesend ist.

Kontrastmittel

Auch wenn bisher keine schweren Reaktionen auf eine i. v. Kontrastmittelgabe bei MRT-Untersuchungen im Kindesalter berichtet wurden, muss die Indikation zur Kontrastmittelanwendung in jedem einzelnen Fall eindeutig gegeben sein.

Einige der Gd-basierten unspezifische MR-Kontrastmittel (z. B. Magnevist) sind für alle Altersstufen zugelassen. Auch das Kind wird mit einer Dosierung von 0,1 mmol Gd/kg KG untersucht. Dies entspricht bei einer üblichen Konzentration von 0,5 mmol Gd/ml einer Menge von 0,2 ml/kg KG. Von dieser Dosierung wird bisher ausschließlich bei der MR-Angiographie abgewichen und diese auf 0,2 mmol Gd/kg KG gesteigert. Bei Säuglingen und Kleinkindern sollte das Kontrastmittel manuell und nicht mit dem Injektor appliziert werden.

Von oralen Kontrastmitteln ist eine Optimierung der abdominellen Untersuchung auch beim Kind zu erwarten. Signalverstärkende (positive) enterale Kontrastmittel auf Gd-Basis sind nicht mehr im Handel. Als signalauslöschendes (negatives) Kontrastmittel auf der Basis von Ferriten steht lediglich Lumirem zur Verfügung. Dieses Kontrastmittel ist für das Kindesalter jedoch nicht zugelassen. Auch Chloralhydrat, das zur Sedierung verwendet wird, liefert häufig einen guten Kontrast von Darmanteilen.

Fetthaltige Milch kann als positives Kontrastmittel eingesetzt werden und führt insbesondere in T2-Gewichtungen zu einer guten Kontrastierung des Darmes. Des Weiteren liegen Studien über den Einsatz von Perfluoroctylbromid vor. Mit Hilfe dieses Kontrastmittels wird eine Signalauslöschung des Darmes erzielt. Eine Zulassung für die Substanz liegt jedoch ebenfalls noch nicht vor.

Da keine schweren Nebenwirkungen beim Erwachsenen beschrieben sind, kann im Einzelfall, insbesondere bei onkologischen Fragestellungen, ein orales Kontrastmittel auch bei der Untersuchung von Kindern zum Einsatz kommen.

Kontraindikationen

Wichtigste Kontraindikation zur MRT ist auch beim Kind der Schrittmacher. Darüber hinaus können einzelne Materialien ferromagnetisch sein, wie z. B. wirbelsäulenstabilisierendes Material oder ältere liquorableitende Shuntsysteme (28).

Die überwiegende Mehrzahl der interventionell applizierten Materialien ist nicht ferromagnetisch. Dies gilt nicht für einen Teil der so genannten Schirmchen, die intrakardial zum Verschluss eines Defekts appliziert werden; diese sind z. T. ferromagnetisch und dann eine Kontraindikation zur MRT-Untersuchung. Alle neu eingeführten, interventionell verwendeten Materialien müssen getestet werden, bevor ein Kind nach interventionellem Eingriff MR-tomographisch untersucht wird. Metallsplitter können nach Unfällen zur Kontraindikation werden. Kinder aus Kriegsgebieten müssen besonders sorgfältig auf Granatsplitterreste voruntersucht werden.

Bildgebung pathologischer Befunde

Gastrointestinaltrakt

Alle pathomorphologischen Veränderungen des Gastrointestinaltrakts werden beim Kind primär sonographisch untersucht. Mit Hilfe dieses Schnittbildverfahrens lässt sich die überwiegende Anzahl sowohl der kongenitalen Missbildungen als auch der infektiösen oder raumfordernden Prozesse des Abdomens darstellen; die MRT wird dann eingesetzt, wenn additive Informationen zur Sonographie zu erwarten sind (Abb. 17.**1**).

Sowohl SE-Sequenzen als auch GRE-Sequenzen mit Fettsuppression sind einsetzbar. Zudem sind bei älteren Kindern In-Phase- und Gegen-Phase-Sequenzen in Atemanhaltetechnik T1w mit sehr gutem Ergebnis einsetzbar. In der Regel ist eine Vorsättigung zur Unterdrückung der Darmmotilität erforderlich. Es kann im Einzelfall die Motilität des Darmes auch beim Kind für die MRT-Untersuchung medikamentös vermindert werden.

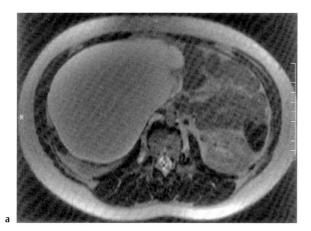

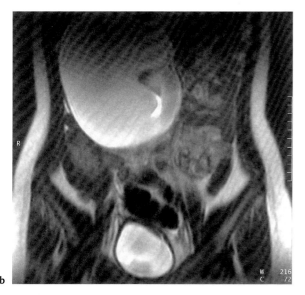
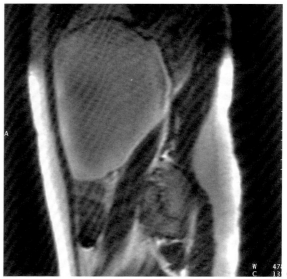

Abb. 17.**1 a–c** Lymphangiom des Abdomens, Gorlin-Goltz-Syndrom. 14-jähriges Mädchen (1,5 T). Axiale (**a**), koronare (**b**) und sagittale (**c**) T2w Single-Shot-TSE-Sequenz. Großer, weitgehend hyperintenser zystischer Tumor mit einzelnen randbildenden kleinzystischen Arealen und glatter Begrenzung, der raumfordernd wächst, die Tiefe des Abdomens rechts fast vollständig ausfüllt. Keine Organzugehörigkeit erkennbar.

Magen und Darm

Die physiologisch hohe Atemfrequenz insbesondere der Säuglinge und Kleinkinder und eine erhebliche Luftfüllung des gesamten Darmes innerhalb des ersten Lebensjahres beschränken den Einsatz der MRT in der Diagnostik der Magen-Darm-Erkrankungen.

Angeborene Fehlbildungen

Kongenitale Malformationen des oberen Magen-Darm-Traktes sind primär keine Indikation zur MRT. Diese werden fast ausschließlich durch Thorax- und Abdomenübersichtsaufnahmen und durch die Sonographie diagnostiziert.

Die Abklärung von *Darmduplikaturen*, die in der Folge der unzureichenden Abspaltung des Darmes vom primitiven neuroenterischen Kanal entstehen, erfolgt ebenfalls selten durch die MRT. Duplikaturen sind meist zufällige Befunde, die bereits pränatal sonographisch erhoben werden, oder sie werden postnatal aufgrund ihrer raumfordernden Wirkung diagnostiziert. Mit Hilfe der MRT kann im Ausnahmefall die Beziehung zum benachbarten Darmabschnitt hergestellt und damit die sonographisch vermutete Diagnose gesichert werden.

Eine benigne Raumforderung, wie z. B. der *inflammatorische Pseudotumor*, der Darmanteile ummauern kann, lässt sich hinsichtlich der Ausdehnung und der obstruierenden Wirkung MR-tomographisch gut erfassen und durch die Darstellung in allen drei Raumebenen eindeutig abgrenzen (Abb. 17.**2**).

Analatresie

Anorektale Malformationen treten in einer Häufigkeit von 1 : 5000 Geburten auf. Während die Sonographie in der Lage ist, entsprechend der Höhe des Verschlusses in Beziehung zum Levator ani zwischen hoher, mittlerer oder tiefer Analatresie zu differenzieren, ermöglicht der Einsatz der MRT zusätzlich eine Aussage über die Ausbildung der Sphinktermuskulatur. Darüber hinaus sind durch die MRT Informationen über bestehende Fisteln zwischen Rektum und Urogenitalsystem zu erhalten (6, 33).

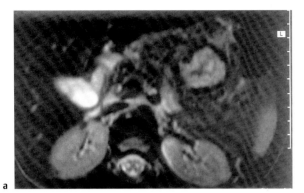

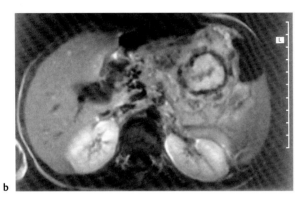

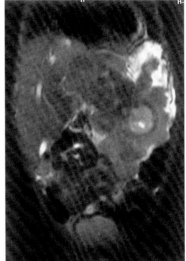

Abb. 17.**2 a–c** Inflammatorischer Pseudotumor (1,5 T). 10-jähriges Mädchen. Axiale T2w (**a**), axiale T1w Sequenz nach i. v. KM (**b**) und koronare T2w Sequenz (**c**) (jeweils Single-Shot-Technik). Die Raumforderung ist hypointens zur Leber, unscharf begrenzt, wächst verdrängend. Zentral Darstellung einer ummauerten Dünndarmschlinge mit erheblich verdickter Wand und eingeengtem Lumen.

Zur Darstellung der anatomischen Veränderungen reichen T1w SE-Sequenzen aus, die jedoch in allen drei Ebenen und mit der kleinstmöglichen Schichtdicke durchgeführt werden müssen. Zusätzliche Fistelbildungen können besser in der T2-Gewichtung erkannt werden, wenn sie Flüssigkeit enthalten.

Die Lage der axialen Schichten zur Darstellung der Analatresie ist definiert: Eine Schicht wird pubokokzygeal lokalisiert. In dieser Höhe liegt das Rektum hinter der Prostata oder der Zervix, es ist umgeben von der Pars puborectalis des M. levator ani. Die zweite definierte axiale Schicht erfasst den R. ischiadicus und die Tuberositas ischiadica und somit den Bereich des Sphincter ani externus (Abb. 17.**3**). Es sind präoperativ zum einen die Höhe der Analatresie, zum anderen ihre Lokalisation zur Levatorschlinge sowie die Aussage über eine Anlage des externen Sphinkters möglich. Die MRT liefert nicht nur bei vermuteten Fistelbildungen zusätzliche Informationen, sondern es können auch Begleitfehlbildungen, wie z. B. solche des Genitaltraktes und des Spinalkanals, mit der gleichen Untersuchung erfasst werden.

Nach operativer Korrektur einer Analatresie kommt die MRT bei den Kindern zum Einsatz, bei denen eine Inkontinenz besteht. Sofern nicht durch die präoperative Untersuchung bekannt, wird die Aussage über Muskulatur und Sphinkter weiterführend sein, wie auch eine, in den meisten Fällen korrigierbare *Fehllage* des Rektums zu erkennen ist. Das Rektum kann außerhalb der Levatorschlinge und des externen Sphinkters liegen. Eine andere Fehllage des Rektums, die zur Inkontinenz führt, ist die anteriore Lokalisation innerhalb der Muskelmasse des externen Sphinkters.

Entzündliche Darmerkrankungen

Häufigste entzündliche Darmerkrankung des Kindes ist der *Morbus Crohn*. Bei 1 : 5000 Kindern, die erkranken, wird die Erstdiagnose im Mittel im 12. Lebensjahr gestellt. Die *Colitis ulcerosa* ist seltener, es erkranken 4 : 100 000 Kindern. Die Erstdiagnose erfolgt im Mittel mit 10,4 Lebensjahren.

Gerade im Kindesalter können Wand- und Schleimhautveränderungen entweder sonographisch oder mittels MDP präzise diagnostiziert werden. Allerdings hat die MRT in der Diagnostik entzündlicher Darmerkrankungen durch Verbesserung der Messtechnik zunehmend Möglichkeiten der Lokalisation von entzündlichen Veränderungen und einer Abschätzung der entzündlichen Aktivität. Wird die MRT durchgeführt, erfolgt sie durch fettsupprimierte GRE- bzw. SE-T1-Gewichtungen und i. v. Kontrastmittelgabe.

Untersuchungen bei Kindern mit Morbus Crohn, die mit Polyethylenglycol oral durchgeführt wurden, erbrachten eine gute Korrelation zwischen kernspintomographischem Befund, bezogen auf die Lokalisation der entzündlich veränderten Darmabschnitte, die Wanddicke des Darmes, die SI-Anhebung nach i. v. Kontrastmittelgabe und die Länge des befallenen Darmanteils zu dem klinischen Aktivitätsindex (17).

Eine Differenzierung zwischen Morbus Crohn und Colitis ulcerosa durch die MRT ist möglich, und zwar vorwiegend aufgrund der Lokalisation der inflammatorisch veränderten Darmabschnitte. Zudem werden transmurale Veränderungen erfasst (14, 29).

Der Einsatz der MRT bei entzündlichen Darmerkrankungen kann jedoch zusätzlich Bedeutung erhalten bei

Bildgebung pathologischer Befunde 365

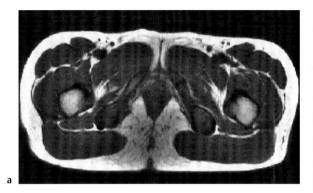
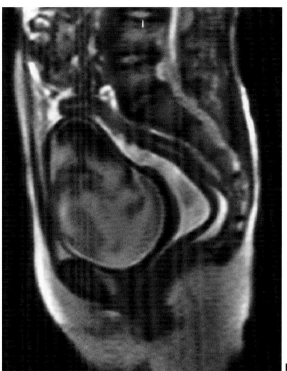

Abb. 17.**3 a, b** Ventral verlagerter Anus. 8-jähriger Junge (1,5 T). Axiale T1w SE- (**a**), sagittale T2w Single-Shot-TSE-Sequenz (**b**). Muskulatur regelrecht angelegt, ventrale Dystopie des Anus.

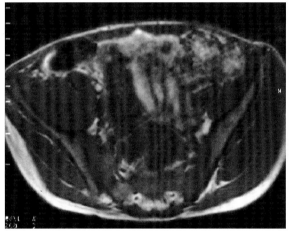
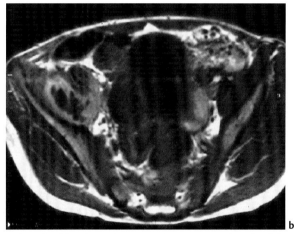

Abb. 17.**4 a, b** Beckenabszess (1,5 T). 6-jähriger Junge. Axiale T1w SE-Sequenz vor (**a**) und nach (**b**) i. v. KM. Die rundliche, der rechten Beckenschaufel anliegende Formation nimmt peripher deutlich ringförmig, insgesamt irregulär KM auf; frischerer Abszess.

der Diagnostik von Komplikationen wie Fistelbildungen und Abszess. Die Darstellung eines Abszesses gelingt unter Umständen auch dann MR-tomographisch sehr gut, wenn der Abszess von anderen abdominalen Organen als dem Darmtrakt ausgeht. Daher sollte die MRT der CT beim Kind stets vorgezogen werden. Ein Abszess kann sich variabel darstellen mit signalintenser Wand in T2-Gewichtungen. Entzündliche Umgebungsreaktion und Ödem kennzeichnen den frischen Abszess. Die Kontrastmittelgabe ermöglicht die bessere Abgrenzung des Abszesses von seiner Umgebung. Über die Kontrastmittelaufnahme ist das Alter des Abszesses zu vermuten: ein frischer Abszess reichert ringförmig an, ein älterer Abszess zeigt eine homogene KM-Aufnahme (Abb. 17.4).

Ein Fistelnachweis erfolgt mittels Fettsuppressionssequenzen, in aller Regel ist dann eine i. v. Kontrastmittelgabe entbehrlich. Eine Fistel stellt sich hyperintens in der T2-Gewichtung dar, sofern sie Flüssigkeit enthält. Die Fistel, die nicht flüssigkeitsgefüllt ist, wird als hypo- oder isointense Kontur sichtbar. Fisteln, die supralevatorisch liegen, sind besser abgrenzbar als solche mit infralevatorischer Lage. Erreicht die Fistel den Anus, ist sie erkennbar an einer SI-Anhebung des Anus. Fisteln in Abheilung können der Methode entgehen.

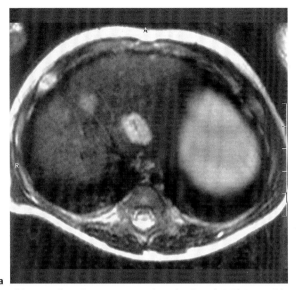 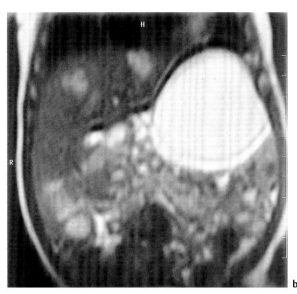

Abb. 17.**5a, b** Hämangiomatose der Leber (1,5 T). 2-jähriges Mädchen. Axiale (**a**) und koronare (**b**) T2w Single-Shot-TSE-Sequenz. Die vorwiegend im rechten Leberlappen gelegenen Hämangiome sind als isolierte hyperintense fokale Läsionen sämtlich vom übrigen Lebergewebe abgrenzbar.

Da derzeit orale Kontrastmittel beim Kind nicht generell zum Einsatz kommen, wird die wichtigste Differenzialdiagnose zu den entzündlichen Darmerkrankungen, das Non-Hodgkin-Lymphom, weiterhin initial vorwiegend durch die Sonographie vermutet und das NHL in der Folge häufiger durch die CT, seltener durch die MRT bestätigt.

Hepatobiliäres System

Auch beim Kind hat das Leberparenchym kurze T1- und T2-Relaxationszeiten. Somit stellt sich die kindliche Leber im Normalfall hyperintens zur Milz in der T1-Gewichtung und hypointens zur Milz in der T2-Gewichtung dar. SE-Sequenzen mit Fettsuppression können zusätzlich zur Charakterisierung einer umschriebenen Läsion eingesetzt werden.

Benigne Raumforderungen

Raumforderungen im Bereich der Leber sind im Kindesalter nicht selten (27).

Zu den wichtigsten benignen Tumoren sind die *Hämangiome* bzw. die *Hämangiomatose* zu rechnen. Diese Raumforderungen sind ausschließlich sonographisch und MR-tomographisch darzustellen. Hämangiome sind dann eindeutig zu diagnostizieren, wenn es sich um multiple Läsionen der gesamten Leber handelt, (31). Es charakterisiert die Hämangiome die verlängerte T2-Relaxationszeit, sie sind somit hypointens in der T1-Gewichtung und stark hyperintens in der T2-Gewichtung (Abb. 17.**5**). In der T2-Gewichtung kann eine Abgrenzung des isolierten Hämangioms zur Leberzyste unter Umständen differenzialdiagnostisch von Bedeutung sein. Hilfreich ist dann entweder die Durchführung einer RARE-Sequenz oder eine Turbo-SE, die im Falle der Zyste eine homogene Läsion nachweist. Ist beim jungen Säugling die gesamte Leber durchsetzt von multiplen hyperintensen Läsionen, muss differenzialdiagnostisch an eine *Hämangioendotheliomatose* gedacht werden. Diese ist nur histologisch zu sichern.

Bestehen sonographisch Zweifel an einem Leberabszess, wird beim Kind die MRT eingesetzt, gleiches gilt für das Granulom. Der Abszess zeigt nach i. v. Kontrastmittelgabe entweder eine Anhebung der Signalintensität in der Abszessmembran oder aber eine solche im Bereich des gesamten Abszesses, der dann bereits länger bestehen muss. Benigne Leberläsionen wie *Hamartome* lassen sich vom Parenchym MR-tomographisch abgrenzen. Die umschriebene Läsion ist aufgrund ihrer Signalintensität jedoch nicht eindeutig zu klassifizieren, eine Histologie ist stets erforderlich.

Ebenfalls seltene benigne Läsionen sind die *Adenome*, die in der T2-Gewichtung eine SI-Minderung aufweisen, wohingegen sie in der T1-Gewichtung eine leichte SI-Anhebung zeigen.

Zur Darstellung der einfachen *Leberzyste* wird die MRT selten eingesetzt. Dies gilt nicht für die *Echinokokkose*, die isoliert in der Leber zweifelsfrei sonographisch erkannt werden kann. Mit Hilfe der MRT ist jedoch die Ausdehnung einer abdominellen Echinokokkose präziser zu erfassen und die Invasion von Echinokokkuszysten in andere Organsysteme eindeutig darzustellen (Abb. 17.**6**).

Maligne Raumforderungen

Zwei Drittel aller Lebertumoren im Kindesalter sind maligne Tumoren, wobei das Hepatoblastom in der Regel bei Kindern unter 3 Jahren, das hepatozelluläre Karzinom eher bei Kindern über 5 Jahren auftritt.

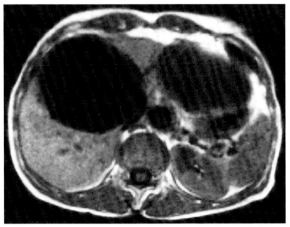
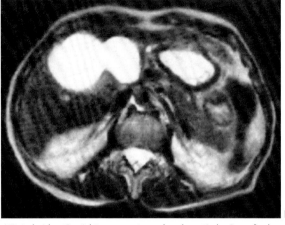

Abb. 17.6 a, b Echinokokkose der Leber (0,23 T). 14-jähriger Junge. Axiale, T1w (a) und T2w (b) Sequenz. Große, der Signalintensität in beiden Gewichtungen entsprechend, zystische Raumforderungen in beiden Leberlappen.

Hepatoblastom. Das Hepatoblastom stellt sich als isolierte, meist gut begrenzte Läsion innerhalb des Leberparenchyms dar, die allerdings die Tendenz zur Invasion sowohl in die Pfortader als auch in die Lebervenen zeigt. Besteht zusätzlich eine Erhöhung des α-Fetoproteins im Serum, ist die Diagnose des Hepatoblastoms hochwahrscheinlich.

Hepatozelluläres Karzinom. Bei Kindern mit Gallengangsatresie und solchen, die an einer metabolischen Erkrankung leiden, bei der die Leber mit einbezogen ist, wie z. B. die Zystinose oder der Morbus Wilson, tritt das hepatozelluläre Karzinom häufiger auf.

Besteht der Verdacht auf das Vorliegen eines hepatozellulären Karzinoms, folgt der Sonographie die MRT. Das hepatozelluläre Karzinom weist eine meist unscharfe Begrenzung zum Leberparenchym auf. Eine Kapselbildung wird ebenfalls bei 40 % der betroffenen Kinder nachgewiesen. Die Darstellung einer zentralen Narbe ermöglicht MR-tomographisch die Abgrenzung zum Hepatoblastom. Die Signalintensität dieses Tumors ist in der Regel jedoch unspezifisch, wie auch die Homogenität der SI-Veränderungen sehr unterschiedlich ausgeprägt sein kann. Charakteristisch für diesen Tumor ist primär die Verlagerung und Kompression der Lebergefäße und die sekundäre Invasion. Der Tumor nimmt rasch Kontrastmittel auf. Die SI-Anhebung nach KM-Gabe ist jedoch sehr variabel (Abb. 17.7).

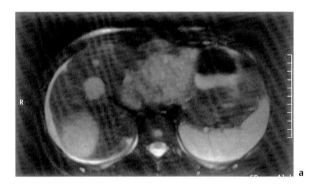
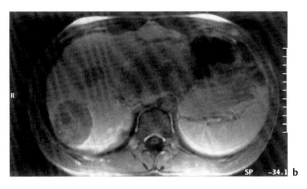
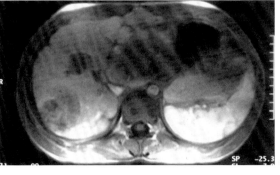

Abb. 17.7 a–c Hepatozelluläres Karzinom (1,5 T). 15-jähriger Junge. Axiale fettsupprimierte T2w (a) und T1w (b) Sequenz vor und nach (c) i. v. KM. Unscharfe Begrenzung des medial gelegenen grobknotigen Tumors mit inhomogener Signalintensität. Verdrängung der Lebergefäße. Rasche, peripher ausgeprägtere inhomogene KM-Aufnahme. Multiple Metastasen unterschiedlicher Größe im rechten Leberlappen (mit freundlicher Genehmigung von Dr. F. Heinisch, Berlin).

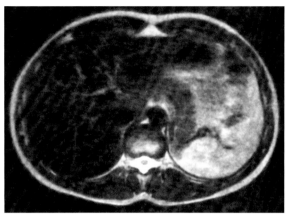

Abb. 17.**8** Thalassämie, Eisenüberladung der Leber nach Transfusionen. 13-jähriger Junge. Axiale T1w Sequenz. Deutlich hypointense Signalintensität der gesamten Leber.

Mesenchymales Sarkom. Ein seltener Lebertumor des Kindesalters ist das mesenchymale Sarkom, ein undifferenzierter embryonaler Tumor, der zwischen dem 5. und 15. Lebensjahr diagnostiziert wird. Diese Tumorart charakterisieren ein rasches Wachstum, zystische Degenerationen, Blutung und Nekrose. Degenerative Veränderungen werden in der T1-Gewichtung MR-tomographisch als hypointense Zonen abgrenzbar, in der T2-Gewichtung sind sie hyperintens und typischerweise durchzogen von hypointensen Septen. Auch die fibröse Pseudokapsel kann hypointens nachgewiesen werden, wohingegen myxoide Anteile des Tumors zum stark hyperintensen Signal beitragen.

Differenzialdiagnostisch müssen Metastasen, Lymphome, Granulome und Hamartome in Erwägung gezogen werden (19).

Lebermetastasen. Zur Darstellung von Lebermetastasen ist die bildgebende Methode der ersten Wahl beim Kind weiterhin die Sonographie.

Die Darstellung von Metastasen bei Tumoren des Kindesalters in der Leber variiert in der MRT erheblich. In der T1-Gewichtung kann die Metastase unter Umständen von der normalen Leber nicht differenziert werden. In T2w Sequenzen kommen Metastasen häufiger hyperintens zur Darstellung. Das Neuroblastom ist der Tumor des Kindesalters, der bei jungen Kindern zu einer diffusen Lebermetastasierung führt. Im Falle des Neuroblastoms sind die Lebermetastasen in der T2-Gewichtung hyperintens. Differenzialdiagnostisch sind Hamartom, Hämangiom und Abszess abzugrenzen.

Angiomyolipom. Eine seltene Leberläsion beim Kind ist das Angiomyolipom. Dieser Tumor ist durch eine Anhebung der Signalintensität in der nicht fettsupprimierten T1- und der T2-Gewichtung charakterisiert ebenso wie durch seine gute Abgrenzbarkeit zum Leberparenchym.

Biopsie bei Leberläsion. Für alle Leberläsionen beim Kind gilt, dass auch dann eine Biopsie unverzichtbar ist, wenn typische pathomorphologische und SI-Veränderungen vorliegen, die auf eine spezifische Läsion hinweisen. Einzige Ausnahme bilden das Hämangiom und die Zyste.

Morbus Wilson

Ein genetisch bedingter Defekt des Kupferstoffwechsels hat zur Folge, dass in den Hepatozyten Caeruloplasmin-Kupfer-Komplexe abgelagert werden. Diese Ablagerungen führen zu Entzündung, Verfettung, Fibrose und Zirrhose der Leber. Im Falle einer ausgeprägten Leberzirrhose entwickeln sich Regeneratknoten. Da diese eine erhöhte Eisenspeicherung kennzeichnet, werden Regeneratknoten MR-tomographisch in T2w Sequenzen als hypointense Areale in der Leber sichtbar. Im Nativscan entspricht die Verfettung einer SI-Erhöhung gegenüber dem übrigen nicht verfetteten Lebergewebe. Nach Kontrastmittelgabe reichert entzündliches Lebergewebe stärkergradig Kontrastmittel an und weist die Regeneratknoten nach, die gegenüber dem übrigen Lebergewebe hypointens erscheinen. Inwieweit Kupferablagerungen im Leberparenchym die Signalintensität verändern, ist derzeit noch ungeklärt (15, 20,35).

Bei Patienten mit Morbus Wilson, die infolge der hepatolentikulären Degeneration neurologisch auffällig werden, ist die Durchführung einer kranialen MRT erforderlich, mit deren Hilfe SI-Veränderungen insbesondere in den Basalganglien erkannt werden.

Eisenüberladung der Leber

Bei der *Hämochromatose*, einer seltenen Erkrankung im Kindesalter, wird aufgrund einer pathologischen Eisenabsorption des Gastrointestinaltraktes Ferritin in den Leberparenchymzellen abgelagert; Zelluntergang bzw. Zirrhose sind die Folge.

Häufiger ist die Hämosiderose, bei der Hämosiderin in den Zellen des MPS, somit nicht nur in der Leber, sondern vorwiegend auch in Milz und Knochenmark abgelagert wird. Eine Eisenüberladung des gesamten MPS, insbesondere aber der Leber, ist unvermeidbar bei allen Kindern, die z. B. aufgrund einer Thalassämie oder aufgrund anderer Knochenmarkerkrankungen, wie z. B. myelodysplastischer Syndrome, dyserythropoetischer Anämien oder aplastischer Anämien, häufige Bluttransfusionen benötigen. Der paramagnetische Effekt des Hämosiderins bewirkt eine Verkürzung der T2-Relaxationszeit. Leber und Milz wie auch das Knochenmark sind in T1w Sequenzen deutlich hypointens (Abb. 17.**8**). Auch in T2-Gewichtungen erscheinen Leber und Milz SI-gemindert. Messungen von T1- und T2-Relaxationszeiten sind wiederholt durchgeführt worden mit dem Ergebnis, dass eine Korrelation zwischen Eisenüberladung in der Leber und dem SI-Unterschied zwischen Muskel und Leber besteht. Mit dieser Korrelation lässt sich eine Konzentration unter 100 µg/mg Leber und solchen über 100 µg/mg unterscheiden. Die Methode wird jedoch ungenau bei höherer Eisenüberladung.

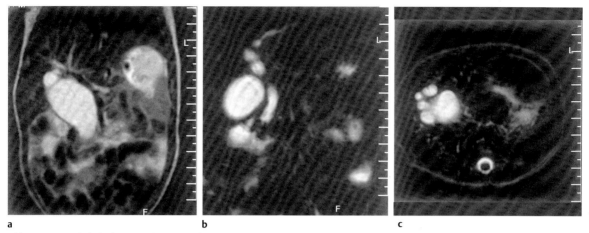

Abb. 17.**9a–c** Choledochuszyste (1,5 T). 2-jähriges Mädchen. Koronare T2w Sequenz (**a**), koronare (**b**) und axiale (**c**) MRCP. Erweiterung des Ductus choledochus und des Ductus hepaticus communis mit kleinzystischen Aussackungen, Typ II (mit freundlicher Genehmigung von Dr. M. Sinzig und Dr. H. Umschad, Klagenfurt).

Die Verfügbarkeit einer nichtinvasiven Methode, mit deren Hilfe die Eisenüberladung der Leber kontrolliert werden kann, ist von besonderer Bedeutung bei Kindern, die mit Desferrioxamin therapiert werden, das freiwerdendes Eisen bindet. Neuere Untersuchungen zeigen, dass im individuellen Fall eine gute Korrelation zwischen Eisengehalt der Leber und transfundierter Blutmenge bzw. Eisengehalt der Leber und Ferritin besteht. Korrelationsänderungen sind im individuellen Fall unter Therapie erkennbar. Allerdings sind die interindividuellen Diskrepanzen erheblich (13,30).

Größere Studien bei Kindern zu dieser Problematik existieren jedoch bisher nicht. Auch Untersuchungen, in denen zwischen Eisenablagerungen in den Leberzellen und denen des MPS anhand der SI-Änderung der Milz differenziert wird, betreffen ausschließlich Erwachsene. Gleiches gilt für Berichte, die sich auf MR-spektroskopische Befunde und Eisenüberladung beziehen (36).

Trauma

Akute Traumata der Leber werden in der Folge der Sonographie in aller Regel computertomographisch abgeklärt, da die Untersuchungszeit erheblich kürzer ist. Posttraumatische Läsionen können mittels MRT einschließlich der MR-Angiographie diagnostiziert werden und beim Kind unter Umständen die Angiographie ersetzen.

Gallenwege

Malformationen der Gallenwege sind durch die MR-Cholangiographie darstellbar, wenn es sich um solche der größeren Gallenwege bzw. der Gallenblase handelt. Es lassen sich *Choledochuszysten*, umschriebene Gangerweiterungen, einfach darstellen (Abb. 17.**9**). Eine tubuläre Erweiterung des Ductus hepatocholedochus ist die häufigste Form dieser Malformationen. Die Erweiterung kann sich bis zur Gabelung im rechten und linken Ductus hepaticus fortsetzen. Als *Caroli-Syndrom* wird die zystische Erweiterung der intrahepatischen Gallenwege bezeichnet. Beide Malformationen können mit dem so genannten *Common Channel Syndrome* assoziiert sein. Auch das Common Channel Syndrome lässt sich mittels MR-Cholangiographie darstellen, indem die Einmündung des Ductus choledochus in den Ductus pancreaticus bewiesen wird.

Erkrankungen der Gallenblase sind einfach sonographisch darzustellen, insgesamt im Kindesalter jedoch selten, sie bedürfen nur bei Komplikationen einer MR-tomographischen Untersuchung.

Pankreas

Auch das Pankreas kann im Kindesalter in aller Regel sehr gut sonographisch beurteilt werden. In der MRT gelingt die beste Darstellung des Pankreas in der axialen Schicht. Das Pankreas weist beim Kind wie beim Erwachsenen eine Signalintensität auf, die zwischen der SI von Leber und Milz liegt. Ein normaler, nicht erweiterter Pankreasgang ist nicht erkennbar.

Entzündung

Die Pankreatitis entsteht beim Kind meist auf dem Boden einer angeborenen Malformation. Daher ist der Nachweis der Malformation ebenso wichtig wie das Erkennen der entzündlichen Veränderungen. Zu Beginn der Pankreatitis überwiegt das Ödem, MR-tomographisch sichtbar in einer SI-Minderung in der T1-Gewichtung bzw. der SI-Erhöhung in T2w Sequenzen. Das entzündlich veränderte Pankreas ist zur Umgebung unscharf abgegrenzt. Wie auch beim Erwachsenen sind die peripankreatischen Ver-

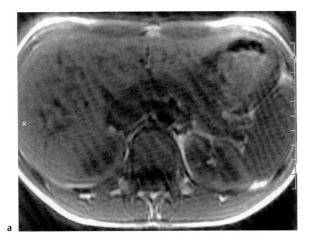

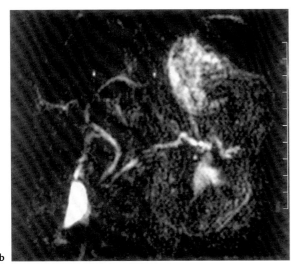

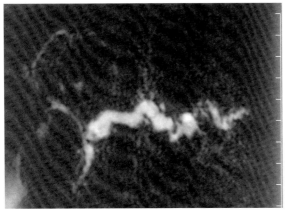

Abb. 17.**10 a–c** Rezidivierende Pankreatitiden, Stenose und Steine im Ductus pancreaticus (1,5 T). 13-jähriges Mädchen. **a** Axiale T1w Sequenz. **b** MRCP. **c** MRCP-Kontrolluntersuchung nach 4 Monaten. Stenose des Pankreasganges am Übergang Kopf-Kauda mit prästenotischer Dilatation. Weitere Stenosen in der Kauda. Nachweis von drei Konkrementen. In der Verlaufskontrolle Befundverschlechterung: Äste des Ductus pancreaticus 1. Ordnung in Korpus und Kauda erweitert.

änderungen besser in einfachen SE-Sequenzen ohne Fettunterdrückung darstellbar. Im Verlauf der Pankreatitis wird die Signalintensität des Organs heterogen. Dieses SI-Verhalten ist jedoch als unspezifisch zu werten. Komplikationen der Pankreatitis wie die *Pseudozysten* lassen sich einfach sonographisch erfassen und bedürfen nur dann einer zusätzlichen MR-tomographischen Untersuchung, wenn eine ausgedehnte, multilokuläre Pseudozystenbildung vorliegt und entweder die Organbeziehung der Pseudozysten abgeklärt werden muss oder Abszedierung und Einblutung vermutet werden (8).

Der Einsatz der MR-Cholangiopankreatographie (MRCP) gewinnt auch beim Kind an Bedeutung (Abb. 17.**10**).

Mit Verbesserung der MRCP Methode können auch die einer Pankreatitis zugrunde liegenden Malformationen nichtinvasiv erkannt werden (9).

Somit ist zu fordern, dass bei jedem Kind nach Pankreatitis unklarer Genese zum Ausschluss oder Nachweis der assoziierten Fehlbildung eine MRCP durchgeführt werden sollte.

Tumoren

Tumoren des Pankreas sind im Kindesalter selten. Unter den hormonproduzierenden Inselzelltumoren kann das Insulinom bereits beim Neugeborenen bestehen. Schwere, therapeutisch kaum beherrschbare Hypoglykämien lassen in diesem Lebensalter an das Vorliegen eines Insulinoms denken. Bei diesem klinischen Bild kann der Einsatz der MRT von Bedeutung sein, denn Insulinome von 0,8–1 mm werden erkannt. Insulinome grenzen sich in der T2-Gewichtung als stark hyperintense Läsionen innerhalb des Pankreas ab. In der T1-Gewichtung sind sie infolge ihrer hypointensen Signalintensität kaum vom übrigen Pankreasgewebe zu differenzieren. Gelingt die genaue Lokalisation eines Insulinoms in der MRT, vereinfacht dies die chirurgische Intervention erheblich. Angaben über die Treffsicherheit der MRT zur Lokalisation des Insulinoms variieren. Die Tatsache, dass die MRT im Vergleich zu den übrigen Schnittbildverfahren noch durch eine geringere Treffsicherheit belegt ist, lässt sich auch dadurch erklären, dass derzeit keine größeren Untersuchungszahlen vorliegen (16).

Abdominelle Lymphome, die auch das Pankreas miteinbeziehen, sind in der Pankreasloge häufig MR-tomographisch nur schwer zu erfassen. Dies ist erklärbar mit der Tatsache, dass sich die Signalintensität des Lymphoms kaum von der des Pankreas unterscheidet und somit nur die Vergrößerung des Organs erkannt und der Lymphombefall vermutet werden kann.

Das *Pankreaskarzinom* und das *Zystadenokarzinom* des Pankreas sind im Kindesalter extrem selten. Die Bildgebung maligner Pankreasprozesse unterscheidet sich nicht von denen des Erwachsenen.

Milz

Anlagestörungen und Rupturen

Zum Nachweis von Anlagestörungen der Milz, wie Asplenie oder Polysplenie, ist der Einsatz der MRT nicht erforderlich, diese werden sonographisch vermutet, die Asplenie mit Hilfe der Szintigraphie bewiesen.

Die *Lageanomalie* der Milz, die eine erhebliche Variabilität aufweisen kann, muss differenzialdiagnostisch immer dann in Erwägung gezogen werden, wenn eine Raumforderung im Abdomen besteht, die glatt begrenzt erscheint, in ihrer Signalintensität der Milz entspricht und wenn gleichzeitig in der Milzloge kein Organ nachweisbar ist.

Milzrupturen, die beim stumpfen Bauchtrauma im Kindesalter zu den häufigsten Organverletzungen gehören, werden nicht primär durch die MRT abgeklärt, sondern akut entweder nur sonographisch oder zusätzlich mit Hilfe der CT untersucht.

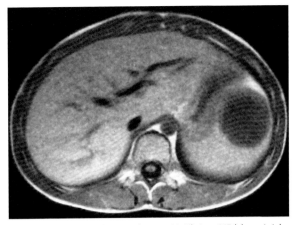

Abb. 17.11 MEN-Syndrom, Milzzyste. 18-jähriges Mädchen. Axiale T1-Gewichtung (0,23 T). Die zentral gelegene Zyste ist weniger hypointens als bei reiner wasserähnlicher Füllung, eiweißhaltiger Inhalt.

Raumforderungen der Milz

Milzzysten (Abb. 17.11) sind in der Mehrzahl der Fälle Epidermoidzysten, somit angeboren. Seltener entstehen Milzzysten posttraumatisch. Differenzialdiagnostisch muss, wenn es sich um eine rein zystische Läsion handelt, auch an Echinokokkuszysten gedacht werden. Der Milzabszess kann differenzialdiagnostische Schwierigkeiten bereiten. Er entsteht in der überwiegenden Zahl der Fälle hämatogen, in 15 % der Fälle posttraumatisch. Die MRT liefert dann zusätzliche Informationen, wenn sonographisch differenzialdiagnostische Probleme der Unterscheidung zwischen *Milzinfarkt* und Abszess entstehen. Häufig sind beide Erkrankungen jedoch klinisch zu differenzieren. Der Milzinfarkt kann als Komplikation bei Kindern mit Sichelzellanämie auftreten. MR-tomographisch ist der akute Infarkt kaum von normalem Milzparenchym zu unterscheiden. Handelt es sich um Kinder nach zahlreichen Transfusionen und ist die Milz mit Eisen überladen und somit hypointens in der T1-Gewichtung, dann können infarzierte Areale als umschriebene Läsionen, die in der T2-Gewichtung hyperintens zur Muskulatur sind, nachgewiesen werden.

Primäre Tumoren wie Hämangiolymphangiome und Teratome der Milz sind eher selten, auch Hamartome sind beschrieben (23).

Häufiger besteht ein Mitbefall der Milz bei *systemischen Erkrankungen*, Morbus Hodgkin, Leukämie und Langerhans-Zellhistiozytose. In diesen Fällen kann die Einbeziehung der Milz im Rahmen der systemischen Erkrankungen MR-tomographisch bewiesen werden.

Abdominelle Gefäßfehlbildungen

Als Technik für die Gefäßdarstellung wird in der pädiatrischen Diagnostik die kontrastverstärkte MRA mit schnellen 3D GRE Sequenzen mit einer Kontrastmitteldosis von 0,2 mmol Gd/kg eingesetzt (siehe auch Kap. 15). Lageanomalien der abdominellen Gefäße, die bei einem Situs inversus oder bei Kindern mit komplexem Vitium cordis nachzuweisen sind, können mit Hilfe der MRA bestätigt werden (Abb. 17.12). Auch generalisierte Fehlbildungen, wie z. B. die Hämangiomatose (Abb. 17.13) oder die die Takayasu Arteriitis, sind mittels MRT eindeutig darzustellen und hier besser abgrenzbar als im Sonogramm.

Pfortaderthrombose

Die häufigste Ursache des prähepatischen Blocks, die Pfortaderthrombose, ist in aller Regel keine Indikation zur MRT. Es kann jedoch dann eine Indikation zur MRT bestehen, wenn ein intraabdominell gelegener entzündlicher Prozess abgeklärt werden muss, in dessen Folge es zu einer Pfortaderthrombose gekommen ist, wie z. B. nach *intraperitonealem Abszess*. Die Signalintensität eines Portalvenenthrombus ist abhängig vom Alter des Thrombus. Dieser muss mittels MRT in allen drei Raumebenen eindeutig nachgewiesen sein wie auch stagnierendes Blut innerhalb der Pfortader. Wenn bei Zustand nach Pfortaderthrombose eine partielle Rekanalisierung der Pfortader stattgefunden hat und paraportal multiple Kollateralen sichtbar werden, liegt die so genannte kavernöse Transformation vor. Diese ist duplexsonographisch wie auch MR-tomographisch zu erfassen. In der MRT lassen sich Gefäßkonvolute mit niedriger Signalintensität in SE-Sequenzen nachweisen.

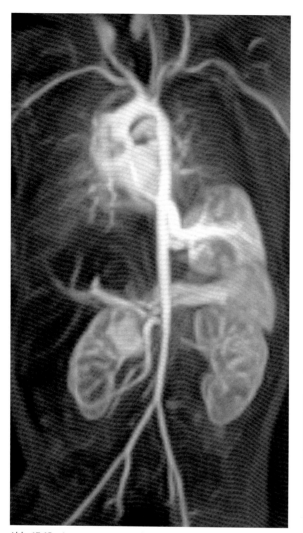

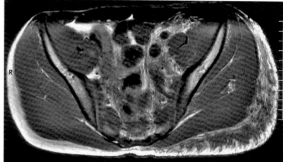

a

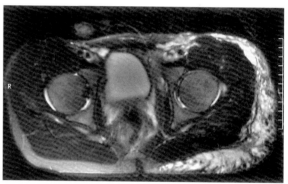

b

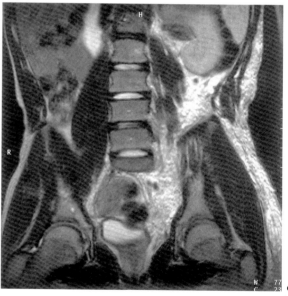

c

Abb. 17.**12** Lungensequester (1,5 T). Neugeborenes, weiblich. MRA. Das den Sequester versorgende Gefäß entspringt aus der abdominellen Aorta.

Abb. 17.**13 a–c** Lymphhämangiomatose. 14-jähriger Junge. ▷
a, b Axiale T1- und T2-Gewichtung. **c** Koronare T2-Gewichtung. Ausgedehnte Lymphhämangiomatose des Glutäalbereichs, in der Flanke und dorsal links. Fortsetzung des Prozesses intraabdominell; er durchsetzt den linken M. psoas und reicht vom Nierenhilus bis weit in das kleine Becken hinein.

Mit Verbesserung der MRA kann auch bei Kindern, die einen *intrahepatischen Block* aufweisen, dieser in seinen Folgen MR-tomographisch dargestellt werden, wenn er aufgrund einer idiopathischen Thrombose oder in der Folge einer Leberzirrhose, einer Gallengangsatresie oder des Morbus Wilson oder anderer Stoffwechselerkrankungen eintritt. In diesen Fällen lässt sich nicht nur die kavernöse Transformation der Pfortader darstellen, sondern es ist im Einzelfall auch eine Aussage über die extrahepatischen, perisplenischen oder paraösophagealen Kollateralen möglich. Auch der Einsatz der MRA postoperativ, z. B. nach splenorenalem Shunt, erlangt zunehmend an Bedeutung, da die Größe des Shunts wie auch der Fluss nachweisbar sind (25).

Liegt ein *Budd-Chiari-Syndrom*, eine Obstruktion der Lebervenen, vor, resultiert daraus ein posthepatischer Block, der angeboren oder erworben nach Kompression durch Tumoren, Erkrankungen des myelopoetischen Systems oder in der Folge von Gerinnungsstörungen auftritt. Der posthepatische Block bei *Venooccluslve Disease*, der nach Knochenmarktransplantation beobachtet wird, muss, da es sich um einen Verschluss auf der Ebene der

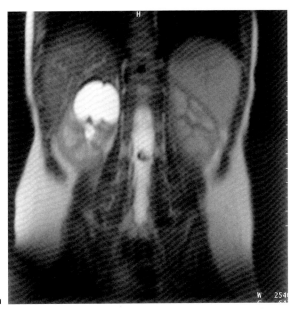
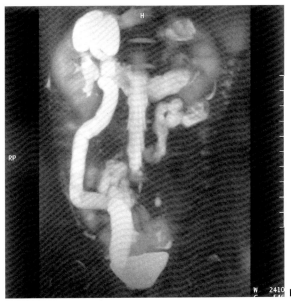

Abb. 17.**14a, b** Refluxive Doppelniere rechts (1,5 T). 2-jähriges Mädchen. **a** Koronare T2w Single-Shot-TSE-Sequenz. **b** MR-Urogramm. Der der hydronephrotisch veränderten oberen Anlage zugehörige Ureter ist in ganzer Länge erweitert; weit kaudale Mündung in die Harnblase.

Venolen bei offenen Lebervenen handelt, auch dem MR-tomographischen Nachweis entgehen.

Retroperitoneum

Obgleich die Fettanteile des Retroperitoneums beim Kind sehr gering sind, gelingt die MR-tomographische Darstellung der retroperitonealen Strukturen in allen Ebenen sehr gut. Sowohl die Bewegungsartefakte des Darmes als auch die der Atmung zeigen keine Auswirkungen. Wird zusätzlich eine Vorsättigung eingesetzt, ist die Bildqualität noch weiter zu verbessern.

Niere

Die kortikomedulläre Differenzierung der Niere ist in T1w Sequenzen geringgradig besser möglich, verglichen mit T2-Gewichtungen. Die Abgrenzung der Niere zum umgebenden Fettgewebe gelingt in der T2w Sequenz exakter. In dieser Gewichtung sind auch beim größeren Kind die Konturen des Pyelons infolge der Zunahme von Fettgewebe deutlicher abzugrenzen (Abb. 17.**14**).

Intrarenale Prozesse müssen mittels Kontrastmittelgabe differenziert werden, wobei die besten Informationen dynamische KM-Serien liefern.

Fehlbildungen der Niere, wie Agenesie, Hypoplasie, Dysplasie, Ektopie, Drehungsstörung und Formvarianten, werden eindeutig sonographisch erfasst (Abb. 17.**15**). Derzeit wird die MRT ebenfalls bei Nierenparenchymerkrankungen nicht eingesetzt.

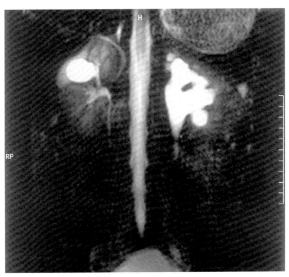

Abb. 17.**15** Kelchzysten bei Nephrolithiasis (1,5 T). 11-jähriges Mädchen. Koronare T2w Sequenz (MR-Urogramm). Kelchzyste rechts mit erheblicher Reduktion des angrenzenden Parenchyms, links kleinere Kelchzysten.

Im Verlauf einer *multizystischen Dysplasie* kann die MRT zum Einsatz kommen. Betrifft diese einseitig das gesamte Organ, ist dennoch in 20–30 % der Fälle mit Fehlbildungen der kontralateralen Seite zu rechnen (Abb. 17.**16**).

Die aus unzähligen Zysten unterschiedlicher Größe bestehende Niere, die insgesamt erheblich vergrößert ist, lässt sich sonographisch wie auch MR-tomographisch darstellen. Eine MRT ist jedoch nur erforderlich, wenn zu-

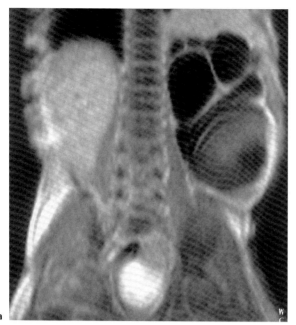
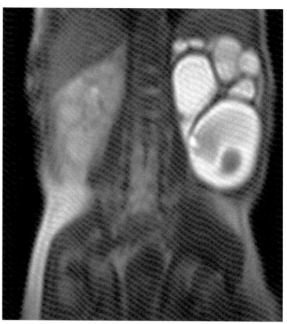

Abb. 17.**16a, b** Multizystische Nierendegeneration links (1,5 T). Neugeborenes, weiblich. Koronare T1- (**a**) und T2-Gewichtung (**b**) (jeweils Single-Shot-Technik). Die linke Niere besteht aus multiplen Zysten, ist erheblich volumenvermehrt und vollständig umgebaut. Kein Hinweis auf einen Tumor. Rechte Niere normal.

sätzliche Veränderungen innerhalb der polyzystischen Niere, wie Blutung oder Tumor, abgeklärt werden müssen, oder aber, wenn Gefäßstrukturen darzustellen sind.

Die Formen der *polyzystischen Nierendegeneration* bedürfen keiner MRT-Untersuchung, da eine zusätzliche Information von der Methode nicht zu erwarten ist.

Nierentumoren

10–12 % aller kindlichen Malignome sind *Wilms-Tumoren, Nephroblastome*, die in etwa 15 % der Fälle bilateral auftreten. Die Kinder werden zwischen dem 2. und 3. Lebensjahr klinisch auffällig. Neonatale Formen sowie solche bei älteren Kindern sind selten. Der Wilms-Tumor ist überzufällig häufig mit anderen kongenitalen Fehlbildungen assoziiert, wie z. B. dem Hemihypertrophiesyndrom, der Aniridie, dem Beckwith-Wiedemann-Syndrom oder der Neurofibromatose.

Extrarenale Wilms-Tumoren sind ebenfalls beschrieben, sie treten jedoch extrem selten auf und sind dann perirenal oder im Becken lokalisiert.

Das Nephroblastom ist ein triphasischer Tumor, bestehend aus blastemischen epithelialen und mesenchymalen Komponenten. Diese Raumforderung ist mit allen Schnittbildverfahren zu erfassen.

Die Aussage der Bildgebung beim Nephroblastom hat deshalb einen besonderen Stellenwert, weil bei diesem Tumor initial allein klinische Parameter und das Ergebnis der Bildgebung ausreichen, um eine präoperative Chemotherapie einzuleiten. Am Ende des ersten Therapieblocks wird das Malignom mit der Tumorentfernung histologisch gesichert.

Inzwischen wurden durch internationale (SIOP) und nationale (GOPH) Therapiestudien Subtypen des Wilms-Tumors definiert, die den Malignitätsgrad beschreiben. Die Stadieneinteilung ist jedoch für die Bildgebung wichtiger, sie wurde ebenfalls durch die SIOP vorgenommen (Tab. 17.1). Diese Einteilung in Stadien des Wilms-Tumors ist durch die Sonographie allein nicht exakt möglich; perinephritische Ausbreitung, Lymphknotenbefall und ein bilateraler Tumor werden unter Umständen nur unzureichend erkannt, und die Stadienzugehörigkeit des Tumors kann damit unterschätzt werden (32).

Die MRT liefert zusätzliche Informationen. Insbesondere bei großen Tumoren wird die Inhomogenität des Tumors evident, vitaler Tumor wird nicht nur von älteren Blutungen sondern auch von Nekrosen abgrenzbar. Nekrosen sind in der T1-Gewichtung als hypointense Areale

Tabelle 17.1 Stadien des Wilms-Tumors. Einteilung der SIOP (Société Internationale d'Oncologie Pédiatrique)

Stadium 1	der Tumor ist auf die Niere beschränkt, er kann komplett chirurgisch entfernt werden
Stadium 2	der Tumor überschreitet die Grenze der Niere, die komplette chirurgische Entfernung ist dennoch möglich
Stadium 3	inkomplette chirurgische Entfernung; keine hämatogene Metastasierung, kein intraoperative Ruptur
Stadium 4	Fernmetastasen
Stadium 5	bilateraler Nierentumor

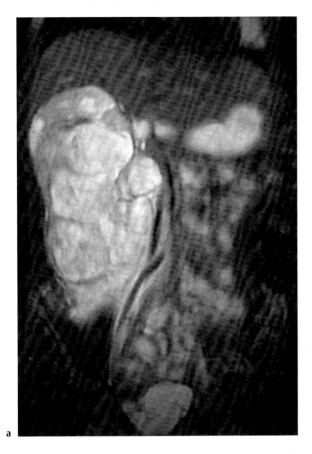
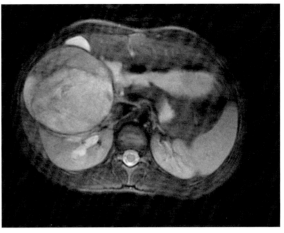

Abb. 17.**17 a, b** Wilms-Tumor (1,5 T). 8-jähriges Mädchen. Koronare und axiale T2w Sequenz, fettgesättigt. **a** Vorwiegend ventral liegender Tumor, aus multiplen knotigen Anteilen bestehend, der die großen Gefäße verlagert. **b** Den Tumor umgibt eine signallose Kapsel, er enthält wenig Nekrosen.

zu erkennen, die in T2w Sequenzen hyperintens zur Darstellung kommen (Abb. 17.**17**). Der komprimierte Parenchymrest, der als so genannte Pseudokapsel bezeichnet wird, stellt sich im Nativscan hypointens dar. Er wird nach i. v. Kontrastmittelgabe stark hyperintens und ist beweisend für das Nephroblastom (Abb. 17.**18**).

Nach i. v. Gabe von Kontrastmittel ist die Sensitivität der Methode hinsichtlich der Tumorklassifikation von 43 % auf 58 % zu steigern. Die i. v. Kontrastmittelgabe lässt die Inhomogenität des Tumors deutlicher erkennen, vitale Tumormassen sind von degenerativ verändertem Tumorgewebe abgrenzbar. Kontralateral gelegene kleine Malignome unter 4 mm werden jedoch auch MR-tomographisch nicht erkannt (7, 37).

Insbesondere große Tumoren lassen sich hinsichtlich ihres Volumens in der MRT präzise bestimmen. Die Tumorvolumenbestimmung ist bei großen Tumoren exakter als deren Berechnung durch die Sonographie. Daher werden zur Therapiekontrolle großer Tumoren MRT-Untersuchungen eingesetzt, um deren Regression unter Chemotherapie zu belegen. Entscheidend ist im Verlauf unter der Chemotherapie die Änderung der Signalintensität innerhalb des Tumors. Areale angehobener Signalintensität im T2w Bild kennzeichnen Nekrosezonen, die infolge der Therapie entstanden sind (Abb. 17.**18**).

Die Verlagerung der V. cava durch ein Nephroblastom ist MR-tomographisch im gesamten Verlauf in koronaren und sagittalen Schichten zu erfassen, zudem ist die Gefäßinvasion des Tumors in die Nierenvene oder die V. cava erkennbar. Auch eine Tumorinvasion in Nachbarorgane und ein Lymphknotenbefall sind zu beweisen. Eine Infiltration in die Nierenkapsel kann jedoch der MRT entgehen.

Differenzialdiagnostisch müssen

- das zystische Nephroblastom,
- das Neuroblastom, das Nierenzellkarzinom,
- ein Lymphom der Niere,
- das zystische Adenom sowie
- Teratom und Hamartom

erwogen bzw. ausgeschlossen werden.

Nephroblastomatose. Als Nephroblastomatose wird die Persistenz nodulärer renaler Blasteme bezeichnet. Hierbei handelt es sich um kleine Knötchen aus unreifem metanephritischem Gewebe, die bis in das Kleinkind- und Kindesalter persistieren. Diese Gewebeinseln durchsetzen unter Umständen die gesamte Nierenrinde diffus. Im Normalfall unterliegen die metanephritischen Inseln einer spontanen Regression, jedoch ist eine Transformation zum Wilms-Tumor möglich (Abb. 17.**19**).

Kongenitales mesoblastisches Nephrom. Beim kongenitalen mesoblastischen Nephrom handelt es sich um einen primär benignen Tumor der Niere mit infiltrativen Wachstumstendenzen, der bereits beim Neugeborenen besteht.

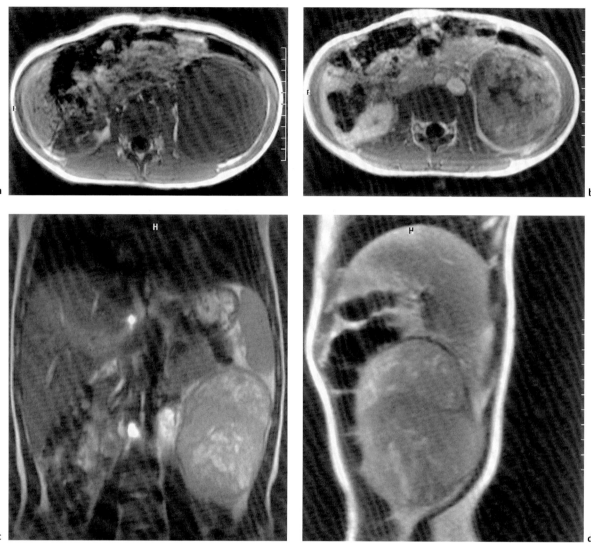

Abb. 17.18 a–d Wilms-Tumor (1,5 T). 4-jähriges Mädchen. Axiale T1w Sequenz vor (a) und nach (b) KM. Koronare (c) und sagittale (d) T2w Single-Shot-TSE-Sequenz. Der große Tumor füllt das linke Hemiabdomen im Querschnitt fast vollständig aus, inhomogene Signalintensität, multiple Nekrosen unter Therapie.

Diese Raumforderung ist vorwiegend zystisch und kann Tumorgefäße enthalten. Die befallene Niere ist ohne Funktion. Somit kann die MRT wie alle Schnittbildverfahren lediglich einen soliden Tumor einer funktionslosen, kein Kontrastmittel aufnehmenden Niere nachweisen.

Multilokuläres zystisches Nephrom. Hierbei handelt es sich um einen Nierentumor, der aus primitiven mesenchymalen Anteilen besteht, Glomeruli und Tubuli enthält, die innerhalb fibröser Zystenwände nachzuweisen sind. Diese Zysten haben eine Ausdehnung von wenigen Millimetern bis zu mehreren Zentimetern; sie sind fokal, unilateral und kommunizieren nicht miteinander. Da normales Parenchym mit Zysten abwechselt, eignet sich kein bildgebendes Verfahren, diesen Tumor vom zystischen Wilms-Tumor zweifelsfrei abzugrenzen.

Klarzelltumor. 4–6 % der renalen Tumoren des Kindes sind Klarzelltumoren. Diese maligne Raumforderung wird meist später als der Wilms-Tumor diagnostiziert, und zwar zwischen dem 3. und 5. Lebensjahr; sie tritt ausschließlich unilateral auf. Auch dieses Malignom ist in der MRT vom Wilms-Tumor nicht zu differenzieren. Die Klassifikation gelingt ausschließlich histologisch durch den Nachweis fibrovaskulärer Septen, hyalinisierter und osteosarkomatöser Anteile. Im Unterschied zu den anderen Nierentumoren des Kindesalters kann der Klarzelltumor sowohl osteolytische als auch osteoblastische Metastasen im Knochen verursachen, sodass die Durchführung des Skelettszintigramms bei diesem Malignom obligat ist.

Hypertrophie der Columna renalis. Die Verdachtsdiagnose der Hypertrophie der Columna renalis wird sonographisch gestellt und in aller Regel lediglich sonographisch kontrolliert. Bestehen im Verlauf jedoch Hinweise auf eine Änderung dieses so genannten Tumors, dann kann die MRT zum Einsatz kommen, die insbesondere nach i. v.

Kontrastmittelgabe normales Nierengewebe nachweist und damit den Wilms-Tumor ausschließt.

Angiom und Angiomyolipom. Kinder bzw. Adoleszenten mit tuberöser Hirnsklerose weisen in 50 % der Fälle Angiome und Angiomyolipome der Niere auf, die sich aufgrund der unterschiedlichen Gewebanteile einfach MR-tomographisch beweisen und kontrollieren lassen. Bei ausgedehnteren Blutungen wird die MRT vor der interventionellen Angiographie als bildgebende Methode der ersten Wahl eingesetzt.

Lymphoproliferative Erkrankung. Bei lymphoproliferativen Erkrankungen kann entweder eine diffuse oder eine fokale Nierenbeteiligung vorliegen. Da die MRT den fokalen Befall der Niere genauer erfasst, liefert die Methode im Rahmen der gesamten abdominalen Untersuchung zur Abklärung des Lymphoms zusätzliche Informationen. Die MRT wird jedoch bei lymphoproliferativen Erkrankungen selten allein zur Diagnostik der Niere eingesetzt.

Erkrankungen der Nierengefäße

Nierenvenenthrombose und *Niereninfarkt* sind Ereignisse, die am häufigsten in der Neugeborenenperiode eintreten, und zwar vorwiegend in der Folge einer Hypovolämie. Hingegen ist der Verschluss der Nierenarterie beim Neugeborenen seltener. In dieser Altersgruppe wird zum Beweis einer Gefäßveränderung derzeit die MRT weiterhin kaum zum Einsatz kommen, da eine Nierenvenenthrombose einfach duplexsonographisch nachgewiesen und kontrolliert werden kann (Abb. 17.**20**).

Beim älteren Kind gewinnt der Nachweis der *Nierenarterienstenose* mittels MRA zunehmend an Bedeutung. Die Stenose wird duplexsonographisch vermutet und sollte beim Kind durch die MRA verifiziert werden, bevor eine Angiographie zum Einsatz kommt. Eine Angiographie ist jedoch indiziert, wenn eine interventionelle Therapie erwogen wird. Auch nach Nierentransplantation kann bei unklarem sonographischem Befund die MRT eingesetzt werden (Abb. 17.**21**).

Nebenniere

Die Nebenniere lässt sich sonographisch wie auch in der MRT in allen Altersstufen gut darstellen (4).

In der Embryonalphase ist die Nebenniere sehr groß. Zum Zeitpunkt der Geburt ist der Durchmesser der Nebenniere mit etwa 12 mm anzugeben, sie ist damit unmittelbar postnatal ebenso groß wie beim Erwachsenen. Innerhalb der ersten Lebenswochen erfolgt eine rasche Involution und Verminderung des Volumens bis zu 67 % (11).

Häufigste Raumforderung der Nebenniere des Neugeborenen ist die *Nebennierenblutung* (Abb. 17.**22**). Diese betrifft in 70 % die rechte Nebenniere, 5–10 % der Nebennierenblutungen treten bilateral auf.

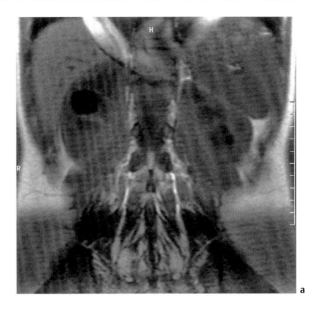

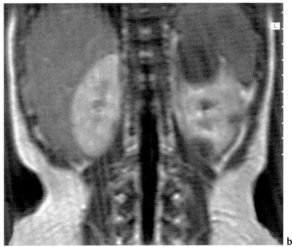

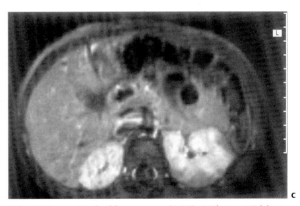

Abb. 17.**19 a–c** Nephroblastomatose (1,5 T). 3-jähriges Mädchen. Koronare T1w Sequenz vor (**a**) und nach (**b**) KM. Axiale fettsupprimierte T1w Sequenz im Verlauf. Die der Nephroblastomatose entsprechenden hypointensen Areale, die kein KM aufnehmen, sind in unterschiedlicher Größe und Lokalisation bilateral nachweisbar. Bei Kontrolle (**c**) Regredienz.

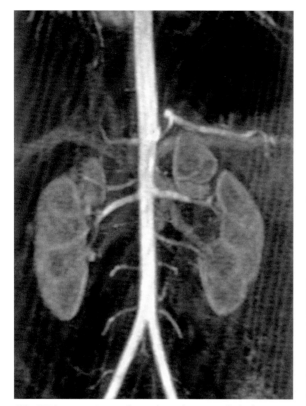

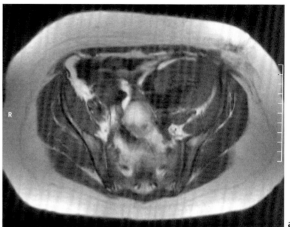

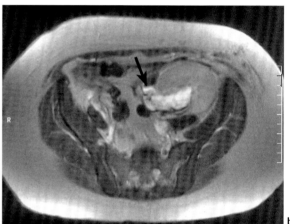

Abb. 17.20 Intermittierende Hydronephrose, gefäßbedingt. 6-jähriges Mädchen. Kontrastverstärkte MRA (1,5 T). Zusätzlich zur kräftigen A. renalis links kaudal Nachweis eines Gefäßes, das zum unteren Pol zieht und in Abhängigkeit von der Körperhaltung eine intermittierende Obstruktion im pyeloureteralen Übergang bewirkt.

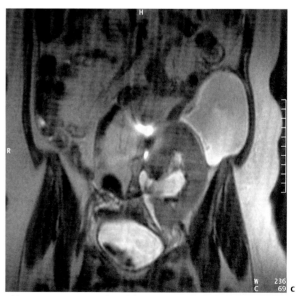

In aller Regel ist der sonographische Befund eindeutig und zeigt einen typischen Wechsel von der primär echogenen Raumforderung am oberen Pol der Niere, der sich deutlich von den Gefäßen der Niere abgrenzen lässt und keine eigenen Gefäße aufweist. Die Echogenität ändert sich innerhalb von 2 Wochen, die Blutung wird zu einer echoarmen Raumforderung, die sich im Verlauf mit einer Kapsel umgibt. Tritt jedoch sonographisch innerhalb der ersten 4 Wochen keine deutliche Verkleinerung der vermuteten Nebennierenblutung und keine erneute Zunahme der Echogenität ein, kann im Einzelfall die Abgrenzung zum Neuroblastom problematisch sein. In diesen Fällen ist der Einsatz der MRT diagnostisch weiterführend. Die frische Nebennierenblutung ist hyperintens in der T1- und T2-Gewichtung. Sie zeigt eine SI-Abnahme innerhalb der ersten 3 Wochen. Bei ausgedehnten Blutungen ist darüber hinaus der typische Hämosiderinring zu erkennen, der sowohl in der T1- als auch in der T2-Gewichtung besteht und das ältere Hämatom beweist.

Der Nachweis einer selten zu beobachtenden Thrombosierung der V. renalis oder der V. cava bei ausgedehnten Blutungen ist ebenso duplexsonographisch wie MR-tomographisch zu führen.

Abb. 17.21 a–c Zustand nach Nierentransplantation (1,5 T). Differenzierung Lymphozele vs. Urinom. 14-jähriges Mädchen. Axiale T1w Sequenz vor (**a**) und nach (**b**) KM; koronare T2w Sequenz (**c**). Das im linken Abdomen gelegene Transplantat ist umgeben von Flüssigkeit. Der Nachweis des Urinoms ist auf der Aufnahme nach KM (**b**) zu führen: KM-Übertritt in das perirenale Flüssigkeitskompartiment (Pfeil).

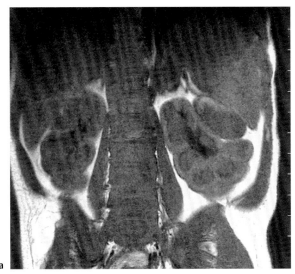 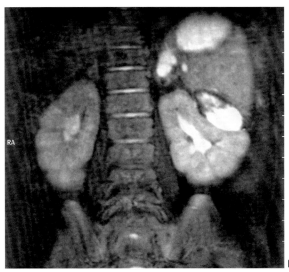

Abb. 17.**22 a, b** Nebennierenblutung (1,5 T). Neugeborenes, männlich. Koronare T1w (**a**) und T2w (**b**) fettsupprimierte Sequenz. Raumfordernd wirkende Formation, die sich lateral der linken Niere ausbreitet; heterogene Signalintensität. Ältere Nebennierenblutung mit ausgedehnteren hyperintensen Anteilen; die hypointensen streifig angeordneten Areale in beiden Gewichtungen entsprechen Hämosiderin.

Neuroblastom

10 % der kindlichen Malignome sind Neuroblastome, sie sind die häufigsten Nebennierentumoren des Kindesalters. Das Neuroblastom stellt unter den Tumoren innerhalb des ersten Lebensjahres wiederum die häufigste Tumorart dar. Bereits im Neugeborenenalter sind etwa 5–8 % der Neuroblastome vorhanden (1, 5, 34).

Zwei Drittel der Neuroblastome gehen von der Nebenniere bzw. vom Nebennierenmark aus, nur ein Drittel entsteht im Grenzstrang. Neuroblastome, deren Ursprung das Nebennierenmark ist, haben eine bessere Prognose als solche, die vom Grenzstrang ausgehen. Das Neuroblastom kann im Bereich des Thorax ebenso auftreten wie im Becken und im Halsbereich.

Erfüllt der Tumor im Sonogramm die typischen Kriterien eines homogenen echogenen Tumors, der am oberen Nierenpol lokalisiert ist, die Niere nach kaudal und lateral verdrängt, jedoch nicht infiltriert, dann ist beim Neugeborenen und jungen Säugling das Vorliegen eines Neuroblastoms zwingend anzunehmen.

Vier Stadien dieses Tumors sind möglich (Tab. 17.**2**). Das Stadium 4S hat die beste Prognose.

76 % der Neuroblastome exprimieren Katecholamine. Somit ist der Tumor anhand der laborchemischen Daten einschließlich der LDH-Erhöhung und des sonographischen Nachweises der Raumforderung im Bereich der Nebennieren bereits zu charakterisieren. In allen Fällen mit eindeutigem Tumormarker ist die CT durch die MRT zu ersetzen, denn die entscheidende Differenzierung zum Wilms-Tumor ist bereits laborchemisch erfolgt (Abb. 17.**23**). Die Aussage der CT hinsichtlich kalzifizierter Tumoranteile, die als Tumorcharakteristikum gelten, ist in diesen Fällen zur Klassifizierung nicht mehr von Belang und daher entbehrlich.

Darüber hinaus ist die MRT der CT vorzuziehen, da mit Hilfe der MRT ohne i. v. Kontrastmittelgabe die mögliche Invasion des Neuroblastoms in den Spinalkanal in allen Schichten zweifelsfrei dargestellt bzw. ausgeschlossen werden kann (Abb. 17.**24**). Die Abgrenzbarkeit des Tumors zur Umgebung ist MR-tomographisch eindeutig möglich. In der T1-Gewichtung ist das Neuroblastom muskelisointens, in der T2-Gewichtung erscheint es hyperintens; seine Signalintensität ist zur Niere meist nicht different. Neuroblastome weisen in der Regel eine vorwiegend homogene Signalintensität auf, jedoch können auch irreguläre interne Strukturen vorliegen. Insbesondere Blutung und Nekrose innerhalb des Tumors bedingen dessen heterogene Signalintensität.

Bereits zum Zeitpunkt der Diagnosestellung kommen Neuroblastome nicht selten bereits als ausgedehnte Tumoren zur Darstellung, sie überschreiten häufig die Mit-

Tabelle 17.**2** Stadien des Neuroblastoms

Stadium 1	der Tumor ist auf die Nebenniere bzw. den Grenzstrang lokalisiert
Stadium 2	regionale Ausbreitung des Tumors ohne Überschreitung der Mittellinie
Stadium 3	die Mittellinie wird überschritten
Stadium 4	Fernmetastasen in Skelett, Lymphknoten oder anderen Geweben
Stadium 4S	metastasierender Tumor in Leber, Haut oder Knochenmark bei Kindern unter 1 Jahr

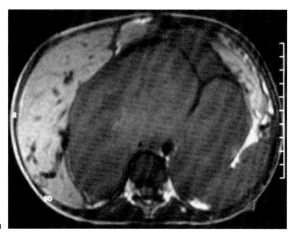

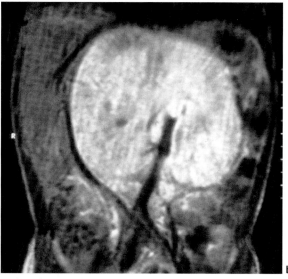

Abb. 17.**23 a, b** Neuroblastom. 5-jähriger Junge (1,5 T). Axiale T1w Sequenz (**a**), koronare T1w nach KM (**b**). Großes, weit nach ventral wachsendes Neuroblastom, relativ homogen in der Signalintensität, verdrängendes und gefäßummauerndes Wachstum.

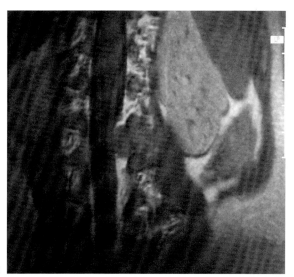

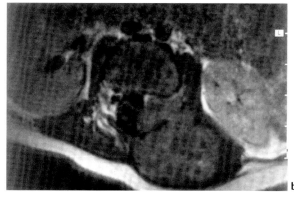

Abb. 17.**24 a, b** Neuroblastom (1,5 T). 9 Monate alter Säugling. Koronare (**a**) und axiale (**b**) T1w Sequenz. Der sich in den Rücken vorwölbende Tumor wächst breitflächig in den Spinalkanal ein und wirkt dort raumfordernd.

tellinie und können unter Umständen die Nachbarstrukturen breit infiltrieren.

Axiale und vor allem koronare Schichten sind geeignet, um die Organzugehörigkeit, die Beziehung zu den umgebenden Strukturen und die gesamte Tumorausdehnung in der MRT nachzuweisen. Eine i. v. Kontrastmittelgabe ist zur Abgrenzung gegenüber dem normalen Nierengewebe hilfreich. Die befallenen Lymphknoten der Umgebung sind meist als Konglomerat erkennbar. Auch ohne i. v. Kontrastmittelgabe sind die großen Gefäße gut abzugrenzen. Gefäßverlagerung und eine Tumorinvasion in die Gefäße sind MR-tomographisch besser zu erfassen als in der CT. Die MRT beschreibt in einem Untersuchungsgang das Ausmaß der Metastasierung eines Neuroblastoms des Abdomens vollständig. Auch die Metastasierung in die Leber lässt sich einfach nachweisen.

Besteht ein Stadium 4S, ist die Leber durchsetzt mit Metastasen, bekannt als *Pepper-Syndrom*. Die Metastasen haben in der T1-Gewichtung eine niedrigere Signalintensität zur Leber, in T2w Sequenzen sind zur Leber hyperintense fokale Läsionen nachweisbar. Die Metastasierung in den Spinalkanal lässt sich einfach mittels RARE- oder Turboflashsequenzen darstellen oder ausschließen.

Bei ausgedehntem spinalen Befall per continuitatem sind sagittale oder axiale fettsupprimierte SE-Sequenzen unbedingt einzusetzen. Das intraspinale Tumorwachstum ist variabel: Das Neuroblastom kann flach intraspinal wachsen und muss nicht in unmittelbarer Nähe des Tu-

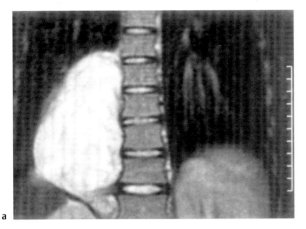
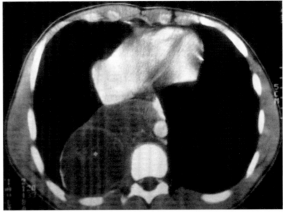

Abb. 17.**25 a–c** Ganglioneurom (1,5 T). 15-jähriger Junge. Koronare T2w Sequenz (**a**), CT (**b**) und Sonographie (**c**). Nachweis einer homogen hyperintensen großen Raumforderung unmittelbar paravertebral; intrathorakales und intraabdominelles Wachstum; glatte Begrenzung. Keine Beziehung zum Spinalkanal.

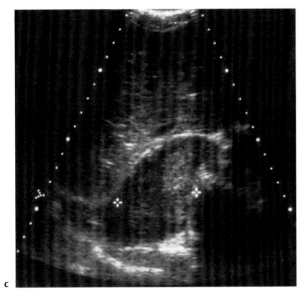

mors im Spinalkanal sichtbar werden, sondern kann die dem Tumor anliegenden Segmente überspringen. Bei dieser Fragestellung ist die spinale MRT die Methode der Wahl, eine Myelo-CT wird nicht mehr durchgeführt.

Metastasiert das Neuroblastoms in das Knochenmark, lässt sich dies MR-tomographisch gut in T1w SE-Sequenzen erfassen. Bei zerebralem Befall ist die Mitbeteiligung der Dura zu beweisen oder auszuschließen.

Weist ein Säugling oder ein Kleinkind die klinische Symptomatologie eines Opsoklonus auf, ist unbedingt ein Neuroblastom in typischer Lokalisation auszuschließen oder nachzuweisen. Auch ektop gelegene Neuroblastome können eine solche Symptomatologie, bekannt als *Kinsbourne-Syndrom*, auslösen. Neuroblastome sind in 1–3 % bei Kindern mit der infantilen myoklonischen Enzephalopathie vorhanden. Größte Treffsicherheit hat der ^{99}Tc-MIBG-Scan, mit dessen Hilfe auch kleine Tumoren nachgewiesen werden können (20). In diesen Fällen sind zudem SPECT-Untersuchungen hilfreich.

Im Verlauf der Erkrankung, d. h. zur Kontrolle unter Therapie, kann die MRT zusammen mit der Sonographie eingesetzt werden. In den meisten Fällen ist eine Verkleinerung des Tumors MR-tomographisch zu erfassen; diese geht mit einer SI-Änderung einher. SI-Änderungen als Hinweis auf eine Tumorregression sind am besten in T1-Gewichtungen zu erkennen, sie sind jedoch sehr unterschiedlich ausgeprägt.

Eine MRT des ZNS wird u. U. auch bei Komplikationen während der Therapie eines Neuroblastoms erforderlich, z. B. bei zerebralem Infarkt und subduralem Hämatom.

Ganglioneurom

Die benigne Form des Neuroblastoms ist das Ganglioneurom. Diese Tumoren gehen vom Grenzstrang aus, sie können auch durch Reifung aus einem Neuroblastom hervorgehen (Abb. 17.**25**). Ganglioneurome werden bei älteren Kindern diagnostiziert, sie wachsen sehr langsam und werden u. U. bei ausgedehnter paravertebraler Lokalisation erst klinisch durch Wirbelsäulenveränderungen, wie vor allem durch eine Skoliose, auffällig. Ein Ganglioneurom kann sowohl im Thorax lokalisiert sein als auch im kleinen Becken. Der Tumor wächst meist unilateral langsam verdrängend, selten infiltrativ, er kann jedoch die großen abdominellen Gefäße ummauern. In der MRT ist ein Ganglioneurom bezüglich der Signalintensität und der Wachstumskriterien vom Neuroblastom nicht zu unterscheiden. Für den benignen Tumor sprechen die fehlende frühe KM-Aufnahme in dynamischen Studien ebenso wie die Verlagerung der Gefäße, die nicht invadiert werden (12).

Ganglioneuroblastom

Als Ganglioneuroblastome werden Tumoren bezeichnet, die wie das Neuroblastom von Ganglienzellen ausgehen und maligne Neuroblastomzellen wie auch reife Ganglienzellen enthalten (26). Auch diese Tumoren sind vorwiegend im Abdomen lokalisiert, können jedoch auch im Mediastinum, im Halsbreich und den Extremitäten entstehen. Sie werden im Alter zwischen dem 2. und 4. Lebensjahr, sehr selten nach dem 10. Lebensjahr diagnostiziert. Ihre Prognose ist besser als die der Neuroblastome. Entsprechend der unterschiedlichen Zellarten, aus denen der Tumor gebildet wird, ist auch sein Erscheinungsbild variabel. Zeigt ein in aller Regel langsam wachsendes Ganglioneurom ein plötzliches Wachstum, ist an diese Mischform zu denken.

Phäochromozytom und andere Nebennierentumoren

Das Phäochromozytom ist ein im Kindesalter selten auftretender Tumor; er wird vorwiegend bei Kindern jenseits des 10. Lebensjahres und überwiegend bei Knaben diagnostiziert. 70% dieser Tumoren entstehen in der Nebenniere, sie können jedoch auch als ektope Phäochromozytome im Becken, intrathorakal und am Hals nachgewiesen werden. Phäochromozytome sind in 30% multipel und bilateral. Weniger als 10% dieser Tumoren sind maligne.

Kinder aus Familien, in denen multiple endokrine Neoplasien (MEN) oder Hippel-Lindau-Erkrankungen und familiäre Phäochromozytome vorkommen, müssen insbesondere dann, wenn sie eine Hypertonie aufweisen, aufwändig überwacht werden. Sowohl Thorax als auch Abdomen sind zu untersuchen, um das Phäochromozytom rechtzeitig zu erkennen.

Ein Phäochromozytom wird in der MRT als unterschiedlich große, meist eine um 2 cm messende Raumforderung nachgewiesen, die glatt begrenzt ist und sich aufgrund der verlängerten T2-Relaxationszeit in der T2-Gewichtung stark hyperintens zur Umgebung abgrenzt. Dieses SI-Verhalten charakterisiert das Phäochromozytom und unterscheidet es von anderen Nebennierentumoren. Während kleinere Tumoren homogen in der Signalintensität und gegenüber ihrer Umgebung gut abzugrenzen sind, stellen sich große Tumoren bereits auf dem Nativscan inhomogen dar. Der Tumor kann Kontrastmittel aufnehmen; dies wird jedoch nicht regelmäßig beobachtet.

Da bei klinischem und sonographischem Verdacht auf ein Phäochromozytom die CT die gleiche Information wie die MRT liefert, sollte aus strahlenhygienischen Gründen beim Kind immer die MRT vorgezogen werden. Die Untersuchung des gesamten Abdomens ist zum Ausschluss von multiplen bzw. von Zweittumoren in jedem Fall unabdingbar.

Andere Nebennierentumoren, wie *Adenome* und *Karzinome* oder *Metastasen* in den Nebennieren, sind im Kindesalter extrem selten. Zum Nachweis eines Adenoms kann die MRT eingesetzt werden, sie sollte beim Kind der CT vorgezogen werden. Adenome sind meist glatt begrenzte rundliche, relativ kleine Raumforderungen, die auch bei dynamischen KM-Untersuchungen ein variables Verhalten aufweisen. Bei Kindern mit portaler Hypertension können in der CT differenzialdiagnostische Probleme auftreten, indem geschlängelt verlaufende Gefäße als Nebennierentumoren fehlinterpretiert werden. Gefäße sind MR-tomographisch eindeutig von Raumforderungen der Nebenniere zu differenzieren.

Becken

Malformationen der männlichen und weiblichen Genitalorgane

Bereits beim jungen Säugling gewinnt die MRT zunehmend mehr Bedeutung bei unklarer sexueller Differenzierung, wie z. B. dem *Hermaphroditismus*, einer Fehlbildung, bei der rudimentäre feminine innere Genitalien nachweisbar sind. Bei der *testikulären Feminisierung* sind weibliche innere Genitalien nicht angelegt. In einem hohen Prozentsatz sind mit Hilfe der MRT die Gonaden korrekt zu lokalisieren und die genannten Fehlbildungen einschließlich der Gonadendysgenesie exakt zu erfassen.

Malformationen im Bereich der Müller-Gänge lassen sich MR-tomographisch gut nachweisen, wie z. B. beim Knaben ein erweiterter *Utriculus prostaticus* und die *Hypospadie*, beim Mädchen ein *Uterus bicornis, vaginale Duplikaturen* oder *Atresien*. Insbesondere bei größeren Kindern sind diese Fehlbildungen einfach und nichtinvasiv darzustellen (10).

Besteht ein Uterus duplex mit einseitiger Vaginalatresie, kann die Organabgrenzung einschließlich der bestehenden Hämatometra sonographisch schwierig werden. In diesen Fällen kommt die MRT zum Einsatz und weist gleichzeitig die meist korrelierte Nierenfehlbildung der betroffenen Seite in Form einer Agenesie nach. Beim *Mayer-Rokitansky-Küster-Syndrom* sind beide Ovarien normal angelegt, die fehlende Differenzierung der Müller-Gänge führt jedoch zur Uterus- und Vaginalaplasie, die mittels MRT zusätzlich untersucht werden sollten, wenn sie nicht eindeutig sonographisch darstellbar sind.

Demgegenüber sind *Hydrometrokolpos* und *Hämatosalpings* ausschließlich sonographisch zu untersuchen und nur dann mit Hilfe einer MRT ergänzend zu diagnostizieren, wenn zusätzliche Malformationen erwartet werden (Abb. 17.**26**).

Männliche Genitalorgane

Etwa 1% der Säuglinge weisen am Ende des ersten Lebensjahres eine *Retentio testis* auf. Bei 80% dieser Kinder ist der nicht deszendierte Hoden im Leistenkanal oder hoch im Skrotum lokalisiert, 20% haben einen nichtpalpablen Hoden. Nur diese Kinder bedürfen einer bildgebenden Diagnostik. In aller Regel ist jedoch der Einsatz der Schnittbildverfahren ebenfalls limitiert. Untersuchungsergebnisse zu Spezifität und Sensitivität von Sonographie, CT und MRT zu Lageanomalien des Hodens variieren erheblich. Während der Hoden auch dann, wenn er hoch im Leistenkanal liegt, in der MRT eindeutig durch sein hyperintenses Signal in der T2-Gewichtung zu erkennen ist, geht die *Atopie*, d. h. die intraabdominale Lage des atrophierten, meist erheblich verkleinerten Organs, mit einer intermediären Signalintensität einher. Kleine, intraabdominell gelegene Organe sind auch MR-tomographisch nicht erfassbar. Aufgrund der intermediären Signalintensität sind in beiden Gewichtungen die größenreduzierten Organe vom Lymphknoten nicht zu unterscheiden.

Hodentumoren

Nur 1% aller Tumoren des Kindesalters sind Hodentumoren, die dann allerdings meist maligne sind. Die Mehrzahl dieser Tumoren sind germinale Tumoren. Hierbei handelt es sich um Dottersacktumoren, und zwar entweder um ein *embryonales Karzinom* oder um einen *Endodermalsinustumor*. 25% der soliden Hodentumoren sind beim Kind Teratome. Obwohl die MRT im Nachweis des Hodentumors sensitiv ist, ist sie nicht spezifisch. Die Tumorart kann ebensowenig eindeutig differenziert werden, wie zwischen einem benignen oder malignen Prozess unterschieden werden kann. Hodentumoren sind in der T1-Gewichtung identisch in der Signalintensität zum normalen Hodengewebe oder weniger signalintens als das übrige Hodengewebe. In der T2-Gewichtung haben Hodentumoren eine niedrigere Signalintensität als das normale Hodengewebe. Bei ausgedehnteren Blutungen ist die Signalintensität der T2-Gewichtung zur Charakterisierung des Hodentumors nicht heranzuziehen.

Weitaus häufiger sind die *sekundären Hodentumoren* bei Leukämie, Lymphom oder Neuroblastom, seltener auch beim Ewing-Sarkom. Sekundäre Tumoren des Hodens treten einseitig oder doppelseitig auf und sind im Rahmen der Grunderkrankung eindeutig zu diagnostizieren. In der Regel ist zu ihrer Darstellung die MRT nicht erforderlich, da die Sonographie einen sekundären Hodentumor erfasst. Darüber hinaus findet die MRT auch keinen Einsatz beim

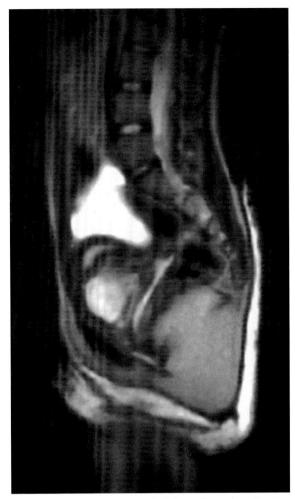

Abb. 17.**26** Periodisch auftretende abdominelle Beschwerden, Zustand nach Blasenekstrophie, Hämatosalpings (1,5 T). 15-jähriges Mädchen. Sagittale T2w Single-Shot-Sequenz. Die hyperintense Formation oberhalb der Blase entspricht einer Hämatosalpings.

akuten Skrotum, da eine umfassende Aussage durch Sonographie bzw. Duplexsonographie möglich ist.

Weibliche Genitalorgane

Die entzündlichen *Erkrankungen des Ovars* werden im Wesentlichen klinisch diagnostiziert. Eine Ovarialtorsion wird sonographisch dargestellt, auch die Ovarialzyste ist eine ausschließlich sonographische Diagnose und bedarf keiner zusätzlichen Bildgebung, es sei denn, ein Teratom ist nicht auszuschließen (Abb. 17.**27** u. 17.**28**).

Tumoren des Ovars sind im Kindesalter selten und in weniger als 30% maligne. Die überwiegende Anzahl der Ovarialtumoren sind Keimzelltumoren, in der Häufigkeit gefolgt von mesenchymalen und epithelialen Tumoren. Unter den *Keimzelltumoren* werden Dysgerminom, Teratom, Endodermalsinustumor (Yolk-Sac-Tumor), embryonales Karzinom und Choriokarzinom subsumiert. Wäh-

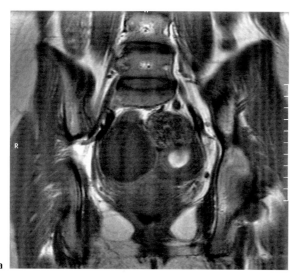
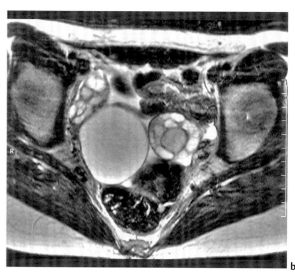

Abb. 17.**27 a, b** Ovarialzyste (1,5 T). 16-jähriges Mädchen. Koronare T1- (**a**), axiale T2-Gewichtung (**b**). Glatt begrenzte große Ovarialzyste rechts, kleinzystische Ovarien beidseits.

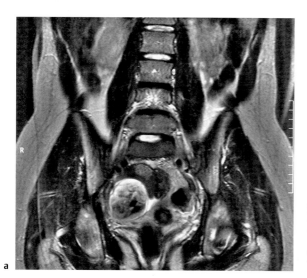
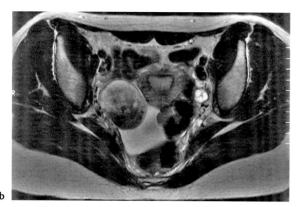

Abb. 17.**28 a, b** Ovarialteratom (1,5 T). 15-jähriges Mädchen. Koronare (**a**) und axiale (**b**) T2w Sequenz. Die lateral rechts des Uterus nachweisbare Raumforderung ist glatt begrenzt, die Signalintensität jedoch inhomogen.

rend die Dysgerminome häufiger bilateral auftreten und in ihrer Prognose eher gut einzuschätzen sind, hat der Endodermalsinustumor (Yolk-Sac-Tumor) eine deutlich schlechtere Prognose. Unter den Teratomen sind nur 10% maligne (Abb. 17.**27**). Die mesenchymalen Tumoren, und hier insbesondere der Granulosazelltumor, produzieren Östrogene, wodurch die Kinder klinisch aufgrund einer Pubertas praecox auffällig werden (3, 17, 22).

MR-tomographisch hat nur das Teratom ein typisches SI- bzw. Gewebeverhalten. Der Fettanteil des Tumors ist meist erheblich und dann in beiden Gewichtungen nachweisbar, fettsupprimierte Sequenzen sind erforderlich. Zystische Läsionen innerhalb des Teratoms sind ebenso MR-tomographisch einfach zu erkennen. Auch die Einblutung in die Zyste lässt sich eindeutig nachweisen. Demgegenüber sind kalzifizierte Anteile des Teratoms im MRT weniger deutlich erkennbar als in der CT.

Alle übrigen Tumoren haben sowohl solide als auch zystische Komponenten und sind anhand ihrer SI-Charakteristika MR-tomographisch nicht weiter zu differenzieren. *Zystadenokarzinome* sind im Kindesalter selten. In der MRT sind sie charakterisiert durch zystische Areale, diese sind durch Septen getrennt, deren verdickte Wand Kontrastmittel aufnimmt.

Harnblase

Die Harnblasenwand variiert in ihrer Dicke auch beim Kind entsprechend der Harnblasenfüllung erheblich. Zur Darstellung der Harnblasenwand in der MRT eignen sich am besten Protonengewichtungen oder T1-Sequenzen, in denen die Harnblasenwand mit intermediärer Signalintensität zwischen Urin und perivesikalem Fett nachgewiesen wird.

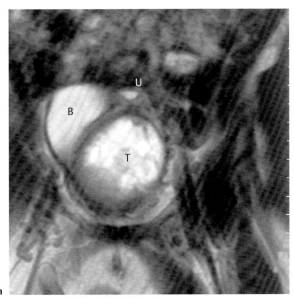
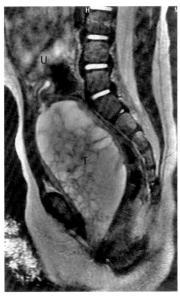

Abb. 17.**29 a, b** Rhabdomyosarkom der Vagina (1,5 T). 2-jähriges Mädchen. Koronare (**a**) und sagittale (**b**) T2w Single-Shot-TSE-Sequenz. Der überwiegend hyperintense Tumor (T) füllt das kleine Becken aus, verlagert die Harnblase (B) weit nach kranial. Der Uterus (U) ist weit kranialwärts verlagert, er sitzt der Raumforderung kranial auf.

Der häufigste maligne Tumor, der beim Kind von der Blase, der Urethra oder der Prostata ausgehen kann, ist das *Rhabdomyosarkom*. Dieses tritt häufiger bei Knaben auf und hat einen Häufigkeitsgipfel innerhalb der ersten vier Jahre und einen zweiten im Adoleszentenalter zwischen 15 und 20 Jahren. Liegt das Rhabdomyosarkom in der Harnblase, geht es in der Regel vom Blasenhals oder vom Trigonum aus und infiltriert die Harnblasenwand. Ein von der Prostata ausgehendes Rhabdomyosarkom infiltriert den Blasenhals, die posteriore Urethra und den perirektalen Raum.

Wird beim Kind ein Rhabdomyosarkom vermutet, ist die Durchführung der MRT unerlässlich. Diese weist nicht nur die Verdickung der Harnblasenwand, sondern die gesamte Infiltration der Blasenanteile eindeutig nach, wobei obligat Schichten in allen drei Raumebenen angefertigt werden müssen. Das Rhabdomyosarkom stellt sich als solider Tumor mit intermediärer Signalintensität in der T1-Gewichtung und hoher Signalintensität in der T2-Gewichtung dar. Der Tumor nimmt stark Kontrastmittel auf, seine Signalintensität unterscheidet sich dann eindeutig von den umgebenden Strukturen. Im Verlauf der Erkrankung wird die MRT unter Chemotherapie eingesetzt, um die Regression des Tumors und die des evtl. vorliegenden Lymphknotenbefalls präzise zu erfassen. Vor einer chirurgischen Intervention ist der Einsatz der MRT beim Rhabdomyosarkom des Urogenitalbereichs unverzichtbar (Abb. 17.**29**).

Präsakrale Tumoren

Raumforderungen der präsakralen Lokalisation lassen sich in der MRT optimal darstellen. Ventrale Meningomyelozelen sind liquorhaltige Raumforderungen, die mit einem tiefen Konusstand und Wirbelsäulenfehlbildungen vergesellschaftet sind. Ein präsakrales *Lipom* ist hinsichtlich der Lokalisation und über seine SI-Charakteristika mittels MRT einfach zu diagnostizieren. *Chordome* dieser Lokalisation sind im Kindesalter selten, sie sind ebenfalls anhand der SI-Charakteristika zweifelsfrei als solche zu identifizieren. Präsakrale Tumoren sind häufig extragonadale Keimzelltumoren, d. h. *endodermale Sinustumoren* und *Teratome*. Das SI-Verhalten der endodermalen Sinustumoren ist im MRT uncharakteristisch. Demgegenüber ist das sakrokokzygeale Teratom durch unterschiedliche Gewebeanteile charakterisiert. Diese Raumforderung lässt sich insbesondere bei fetthaltigen Arealen MR-tomographisch gut darstellen. Der zystisch solide oder gemischte Aufbau ist nachzuweisen, auch die Gesamtausdehnung des unter Umständen sehr großen präsakralen Tumors kann MR-tomographisch präzise bestimmt werden (Abb. 17.**30** u. 17.**31**).

Systemische Neoplasien

Unter diesem Begriff werden neben den Leukämien alle malignen proliferativen Erkrankungen des lymphatischen Gewebes sowie die der histiomonozytären Zellen subsumiert. Sie führen im Falle der Leukämien und Lymphome zur Vergrößerung der parenchymatösen Organe durch Infiltration. Nicht selten sind Organomegalie oder der Knochenmarkbefall im Rahmen einer unter initial anderen Aspekten durchgeführten MRT auffällige Befunde, die erst sekundär zur Diagnose führen. Primär ist jedoch die MRT zur Diagnostik dieser Erkrankungen nicht einzusetzen.

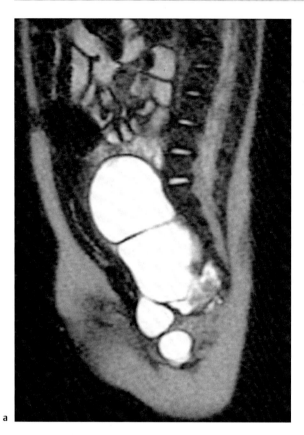

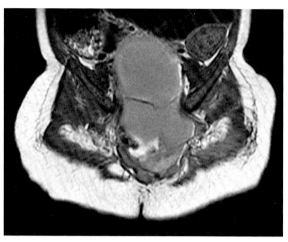

Abb. 17.**30 a, b** Teratom (1,5 T). 6 Monate alter Säugling. Sagittale T2w (**a**) und angulierte T1w Sequenz post KM (**b**): Präsakral und kokzygeal wachsendes Teratom, vorwiegend zystisch mit kaudal soliden Anteilen, ventral isolierte zystische Ausläufer. Rektum, Uterus und Harnblase sind nach ventral und cranial verlagert. **b** KM-Aufnahme im gesamten Tumor, der in die Beckenmuskulatur infiltriert.

Selten wird es möglich, aufgrund der Signalintensität eine Klassifikation der systemischen Neoplasien vorzunehmen (21). Das Lymphom ist hypointens zu Fett und gering hyperintens zu Muskel in T1-Gewichtungen bzw. hyperintens zu Muskel und isointens zu Fett in T2-Gewichtungen.

Bei den benignen atypischen *lymphoproliferativen Erkrankungen*, z. B. dem Morbus Castleman oder dem Rosai-Dorfman-Syndrom, kann der initiale Befund MR-tomographisch zwar dargestellt werden, die Methode ist jedoch nicht zur Artdiagnose einzusetzen. Eine Biopsie ist in diesen Fällen unerlässlich.

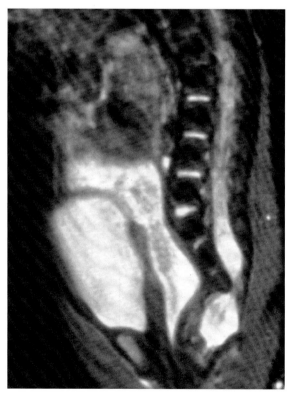

Abb. 17.**31** Curarrino-Trias (1,5 T). 3 Monate alter weiblicher Säugling. Sagittale T2-Gewichtung. Sakrale Fehlbildung, ventrale Meningomyelozele mit unterschiedlicher Signalintensität, Analatresie.

Literatur

1. Berdon, W. E., C. Ruzal-Shapiro, S. J. Abramson, J. Garvin: The diagnosis of abdominal neuroblastoma: relative roles of ultrasonography, CT and MRI. Urol. Radiol. 14 (1992) 252–262
2. Brill, P. W., A. Jagannath, P. Winchester, J. A. Markisz, K. Zirinsky: Adrenal hemorrhage and renal vein thrombosis in the newborn: MR imaging. Pediat. Radiol. 170 (1989) 95–98
3. Davidoff, A. M., A. Hebra, N. Bunin, S. J. Shochat, L. Schnaufer: Endodermal sinus tumor in children. J. Pediat. Surg. 31 (1996) 1075–1079
4. Dunnick, N. R.: Adrenal imaging: current status. AJR Am. J. Roentgenol. 154 (1990) 927–936
5. Forman, H. P., J. C. Leonidas, W. E. Berdon, T. L. Slovis, B. P. Wood, R. Samudrala: Congenital neuroblastoma: evaluation with multimodality imaging. Radiology 175 (1990) 365–368
6. Grebe, P., K. F. Kreitner, W. Kersjes, A. Würfel, H. Schild: MRT zur Operationsplanung bei Analatresien. Fortschr. Röntgenstr. 159 (1993) 528–532
7. Gylys-Morin, V., F. A. Hoffer, H. Kozakewich, R. C. Shamberger: Wilms tumor and nephroblastomatosis: imaging characteristics at gadolinium-enhanced MR imaging. Radiology 188 (1993) 517–521
8. Helmberger, T., N. Holzknecht, J. Gauger, U. Beuers, M. Reiser: MRT des Pankreas: Radiologisch-pathologische Korrelation. Radiologe 36 (1996) 419–426
9. Hirobashi, S., R. Hirobashi, H. Uchida, M. Akira, T. Itoh, E. Haku, H. Ohishi: Pancreatitis: evaluation with MR cholangiopancreatography in children. Radiology 203 (1997) 411–415
10. Hochreiter, W., A. Stenzl, H. J. Altermatt, R. Kraft, T. Spiegel: Urogenitaler Mißbildungskomplex mit Einbeziehung des Müller-Systems. Urologe (A) 33 (1994) 154–158
11. Hoeffel, C., P. Legmann, J. P. Luton, Y. Chapuis, P. Fayet-Bonnin: Spontaneous unilateral adrenal hemorrhage: computerized tomography and magnetic resonance imaging findings in 8 cases. J. Urol. 154 (1995) 1647–1651
12. Ichikawa, T., A. Koyama, H. Fujimoto, M. Honma, T. Saiga, N. Matsubara, Y. Ozeki, N. Arimizu: Retroperitoneal ganglioneuroma extending across the midline: MR features. Clin. Imag. 17 (1993) 19–21
13. Jensen, P. D., F. T. Jensen, T. Christensen, J. Ellegaard: Evaluation of transfusional iron overload before and during iron chelation by magnetic resonance imaging of the liver and determination of serum ferritin in adult non-thalassaemic patients. Brit. J. Haematol. 89 (1995) 880–889
14. Kettritz, U., K. Isaacs, D. M. Warshauer: Crohn's disease. Pilot study comparing MRI of the abdomen with clinical evaluation. J. clin. Gastroenterol. 21 (1995) 249–253
15. King, A. D., J. M. Walshe, B. E. Kendall, R. J. S. Chinn, M. N. J. Paley, I. D. Wilkinson, S. Halligan, M. A. Hall-Craggs: Cranial MR imaging in Wilson's disease. AJR Am. J. Roentgenol. 167 (1996) 1579–1584
16. Kisker, O., D. Bastian, M. Frank, M. Rothmund: Lokalisationsdiagnostik bei Insulinomen. Erfahrungen bei 25 Patienten mit sporadischen Tumoren. Med. Klin. 91 (1996) 349–354
17. Lahi A., O. Borrelli, P. Paolantoinio, L. Dito, M. Buena de Mesquita, P. Falconieri, R. Passariello, S. Cucchiara: Contrast enhanced magnetic resonance imaging of the terminal ileum in children with Crohn's disease. Gut 52 (2003) 393–397
18. Lauszus, F., T. Balslev, A. Johansen: The role of ultrasound scan in childhood ovarian tumors. Acta Obstret. Gynecol. Scand. 73 (1994) 67–69
19. Martí-Bonmatí, L.: MR imaging characteristics of hepatic tumors. Europ. Radiol. 7 (1997) 249–258
20. Mortele, K. J., P. R. Ros: MR imaging in chronic hepatitis and cirrhosis. Sem. Ultrasound CT MR 23 (2002) 79–100
21. Negendank, W. G., A. M. Al-Katib, C. Karanes, M. R. Smith: Lymphomas: MR imaging contrast characteristics with clinical-pathologic correlations. Radiology 177 (1990) 209–216
22. Parisi, M. T., R. S. Hattner, K. K. Matthay, B. O. Berg, E. D. Sandler: Optimized diagnostic strategy for neuroblastoma in opsoclonus-myoclonus. J. nucl. Med. 34 (1993) 1922–1926
23. Ramani, M., C. Reinhold, R. C. Semelka, E. S. Siegelman, L. Liang, S. M. Ascher, J. J. Brown, R. N. Eisen, P. M. Bret: Splenic hemangiomas and hamartomas: MR imaging characteristics of 28 lesions. Radiology 202 (1997) 166–172
24. Reinhold, C., H. Hricak, R. Forstner, S. M. Ascher, P. M. Bret, W. R. Meyer, R. C. Semelka: Primary amenorrhea: evaluation with MR imaging. Radiology 203 (1997) 383–390
25. Renard, T. H., W. S. Andrews, N. Rollins, R. J. Zwiener, J. Andersen, S. Shimaoka, R. N. McClelland: Use of distal splenorenal shunt in children referred for liver transplant evaluation. J. Pediat. Surg. 29 (1994) 403–406
26. Rha, S. E., J. Y. Byun, S. E. Jung, H. J. Chun, H. G. Lee, J. M. Lee: Neurogenic tumors in the abdomen: Tumor types and imaging characteristics. Radiographics 23 (2003) 29–43
27. v. Schweinitz, D., S. Glüer, H. Mildenberger: Liver tumors in neonates and very young infants: diagnostic pitfalls and therapeutic problems. Europ. J. Pediat. Surg. 5 (1995) 72–76
28. Shellock, F. G.: Pocket Guide to MR Procedures and Metallic Objects: Update 1994. Raven Press, New York 1994
29. Shoenut, J. P., R. C. Semelka, C. M. Magro, R. Silverman, C. S. Yaffe, A. B. Micflikier: Comparison of magnetic resonance imaging and endoscopy in distinguishing the type and severity of inflammatory bowel disease. J. Clin. Gastroenterol. 19 (1994) 31–35
30. Siegelman, E. S., D. G. Mitchell, R. Rubin, H. W. L. Hann, K. R. Kaplan, R. M. Steiner, V. M. Rao, S. J. Schuster, D. L. Burk, M. D. Rifkin: Parenchymal versus reticuloendothelial iron overload in the liver: Distinction with MR imaging. Radiology 179 (1991) 361–366
31. Stöver, B., J. Laubenberger, C. Niemeyer, F. Stahl, M. Brandis, M. Langer: Haemangiomatosis in children; value of MRI during therapy. Pediat. Radiol. 25 (1995) 123–126
32. Stöver, B.: Magnetresonanztomographie des Abdomens beim Kind. Radiologe 41 (2001) 418–426
33. Tissot, O., D. Bodnar, L. Herny, A. Dubreuil, P. J. Valette: Attitude des fistules anopérinéales en Irm. Apport des séquences pondérées T2. J. Radiol. 77 (1996) 253–260
34. Tschäppeler, H.: Das abdominale Neuroblastom. Radiologe 33 (1993) 675–678
35. Vogl, T. J., S. Steiner, R. Hammerstingl, S. Schwarz, E. Kraft, M. Weinzierl, R. Felix: MRT der Leber bei Morbus Wilson. Fortschr. Röntgenstr. 160 (1994) 40–45
36. Wang Z. J., J. C. Haselgrove, M. B. Martin, A. M. Hubbard, S. Li, K. Loomes, J. R. Moore, H. Zhao, A. R. Cohen: Evaluation of iron overload by single voxel MRS Measurement of liver T2. J. Mag. Res. Imag. 15 (2002) 395–400
37. Zoeller, G., A. Pekrun, M. Lakomek, R. H. Ringert: Wilms tumor: the problem of diagnostic accuracy in children undergoing preoperative chemotherapy without histological tumor verification. J. Urol. 151 (1994) 169–171

Sachverzeichnis

A

Abdomen-MRT beim Kind 361 ff
- Kontraindikation 362
- Kontrastmittelanwendung 362
- Sedierung 362

Absorptionsrate, spezifische, MR-Beckenmessung 315

Abstand
- interspinaler 316 ff
- – konventionelle Pelvimetrie 317
- intertubarer 316 f

Abszess
- intersphinktärer 144
- intraabdomineller, beim Kind 365
- intraperitonealer, Pfortaderthrombose 371
- Morbus Crohn 119
- paranaler 145
- – Fistelmündung 144
- perianaler 133, 143, 145
- perirektaler, Sequenzparameter 135
- supralevatorischer 145

ACTH-Sekretion
- ektope, paraneoplastische 193
- vermehrte 193

Addison, Morbus 193

Adenokarzinom
- Dünndarm 119
- Magen 116
- ovarielles 308, 310 3
- Prostata 236

Adenom-Karzinom-Sequenz 137

Adenomyose 272 f
- diffuse 273
- fokale 273
- Sequenzen 269

Adnexe
- Abbildungsebenen 299 f
- Anatomie 301 f
- aszendierende Infektion 302
- Untersuchung 299 ff
- – Kontrastmittelanwendung 300
- – Sequenzen 300

Adnextumor
- Dignitätsbeurteilung 300
- hormonbildender 308

Agenesie, renale 234, 288

Amenorrhö, primäre 264 f

Ampulla tubae uterinae 301

Ampulle, rektale, Blutversorgung 136

Analatresie 363 f, 386

Analkanal, Blutversorgung 136

Analkanalkarzinom 142

Analkanaluntersuchung 133 ff
- Abbildungsebenen 134
- Bildgebung, parallele 134
- Kontrastmittelanwendung 133 f
- Sequenzprotokoll 134
- Spulensystem 134

Analkarzinom 142 f

Analsphinkterapparat 136, 138

Anämie, hämolytische, Eisenspeicherung 44

Anastomose
- biliodigestive 50
- vesikourethrale, Prostatakarzinomrezidiv 246

Androgenproduktion
- adrenale, erhöhte 194
- Sertoli-Leydig-Zell-Tumor 308

Angiom, Niere 377

Angiomyolipom
- beim Kind 368, 377
- Leber 368
- Nebenniere 198
- Niere 161, 166 ff, 377

Angiosarkom 106

Anokutanlinie 136

Antiandrogene 244

Antigen, prostataspezifisches s. PSA

Anus, ventral verlagerter 365

Aorta abdominalis 326 f
- Äste 327
- Dissektion 332 f
- 3D-MR-Angiographie, Kontrastmittel-gestützte 324

Aortenaneurysma 328 f
- disseziierendes 319
- Gefäßprotheseninterposition 328 f
- Heidelberger-Klassifikation 328
- inflammatorisches 332 f
- Ruptur 328
- Thrombose, intraluminale, längerstreckige 331

Aortenbifurkationsprothese 328

Aortenbifurkationsverschluss 334

Aortendissektion 331 ff
- chronische 331
- Nachweis 333 f
- nichtkommunizierende 329
- Stanford-Klassifikation 332 f

Aortenhämorrhagie, intramurale 329 f

Aortenstenose 334

Aortenthrombose, hohe 334

Aortenwandhämatom 329 ff

Aortenwandverdickung, atherosklerotisch bedingte 331

Aortitis 331 f

Appendikolithen 127

Appendizitis 113, 130
- akute 127
- MR-Colonographie 129
- perforierte 127

Arteria
- hepatica, Thrombose nach Lebertransplantation 340 f
- iliaca
- – externa 327
- – interna 327
- mesenterica superior 67
- – – Abgangsstenose 336
- – – 3D-MR-Angiographie, Kontrastmittel-gestützte 324
- – – MR-Angiographie, Kontrastmittel-gestützte 335
- ovarica 301
- rectalis
- – media 136
- – superior 136
- uterina 301
- – geschlängelte 271

Asplenie 371

Aszites 43, 38 ff

Atembewegungen, Registrierung 8

Atemstillstand 8

Atemtriggerung 8 f
- Milzuntersuchung 91

Atmung, Bewegungsartefakt 3

Autoimmunhämolyse, Eisenspeicherung 110

Autoimmunprozess, Nebennierenrindeninsuffizienz 193

Autosplenektomie 109

B

Bantusiderose 44

Bartholin-Zyste 289

Bauchaortenaneurysma
- infrarenales 325, 329
- teilthrombosiertes 329

Bauchaortendissektion 332 f

Bauchdecke, Vorsättigung 254

Bauchgurt 1, 229

Becken
- Lymphknotenvergrößerung 351
- weibliches, Untersuchung 253 ff
- – Vorinformationen 254

Beckenarterien 327
Beckenarterienverschluss, segmentärer 334
Beckenausgangsdurchmesser, querer 316 f
Beckenboden
- Deszensus bei Defäkation 146
- funktionelle Störung 146
- Untersuchung 133 ff
- Vaginalkarzinominfiltration 290
Beckendeformität, Verdacht 316
Beckeneingang 316
Beckeneingangsdurchmesser
- querer 316 f
- sagittaler 316 ff
Beckenendlage 315
Beckenengendurchmesser
- querer 316 f
- sagittaler 316 f
Beckenmaße 316
Beckenvenen, 2D-TOF-MR-Angiographie 343 f
Beckenvenenthrombose 343
Beckenwand
- Vaginalkarzinominfiltration 290
- Zervixkarzinominfiltration 284 ff
Bewegungsartefakt 7 ff
- Oberbauchdarstellung 3
Bewegungskompensationsgradient 8
Bildgebung, parallele
- Leberuntersuchung 3
- Retroperitonealraumuntersuchung 205
Bildmittelung, mehrfache 8
Bismuth-Klassifikation, Klatskin-Tumor 66
Blutpool-Kontrastmittel 321
Bluttransfusionen, wiederholte, Eisenspeicherung 43 f, 109, 368
Blutung
- nach Nierentransplantation 183 f
- postmenopausale 276
Blutungszyste, ovarielle 300, 303 f
Borderline-Tumor, ovarieller 309
BPH (benigne Prostatahyperplasie) 233, 235 f
Bronzediabetes 74
Budd-Chiari-Syndrom 42 f, 340, 372
Buscopan 9, 114, 133, 254
- Kontraindikation 115, 133

C

Caeruloplasmin-Kupfer-Komplexe, Ablagerung in der Leber 368
Canalis analis s. Analkanal
Capsula adiposa 156
Carcinoma in situ, Zervixkarzinomentstehung 280
Caroli-Syndrom 369
- MR-Cholangiopankreatikographie 55
Cavum uteri 257
Cervix uteri 257 f, 261 ff
- Signalintensität 261 ff
- Stenose 274 f
Chemical shift imaging 232 f
- Nebennierendarstellung 190, 203

Chemical-Shift-Artefakt 115
Chloralhydrat 362
Cholangiokarzinom 24, 26
- Bildgebung 12, 24
- Präkanzerose 65
- Spätuntersuchungsbefund 24
Cholangiopankreatikographie
- endoskopische retrograde s. ERCP
- MR-Technik s. MR-Cholangiopankreatikographie
Cholangitis, primär sklerosierende 65
Choledocholithiasis 57, 60 f
Choledochusstein 57
Choledochuszyste 369
Cholelithiasis 60 f
Cholezystose, hyperplastische 64
Cholin 232 f, 242 ff
Chordom 385
CIN (zervikale intraepitheliale Neoplasie) 280
Colitis ulcerosa 127 f
- beim Kind 364
- MR-Colonographie 128
Columna renalis, Hyperplasie 376
Common Channel Syndrome 369
Conjugata vera obstetrica 316 ff
Corpus uteri 258 f
- Dreischichtung 259
- Zervixkarzinominfiltration 283
Corpus-luteum-Zyste 303
Crohn, Morbus 113, 119, 121 ff, 127
- akuter Schub 121
- Fistel 119
- Fistelsystem, perianales 143
- fulminanter Schub 119
- beim Kind 364
- Operationsindikation 119
- Rektumbeteiligung 143
CSI s. Chemical shift imaging
Curarrino-Trias 386
Cushing-Syndrom 193

D

Darmduplikatur 363
Darmerkrankung, entzündliche
- Analkanalbeteiligung 133
- Entzündungsaktivität 121
- beim Kind 364 ff
- Komplikation, perianale 143 ff
- Rektumbeteiligung 133
Darmperistaltik, Bewegungsartefakt 3
- Reduktion 8, 114 f, 133, 350, 352
Darmreinigung 113 f, 126, 146
Darmstenose, Morbus Crohn 119
Darmuntersuchung beim Kind 363
Darmwandverdickung 119 ff
Defäkation, inkomplette 146
Defäkationsstörung 129
- Beckenbodenbeteiligung 133
Defäkographie 146
Denonvillier-Faszie 230 f
Dermoidzyste 306 ff
Desferrioxamin 369
2D-FLASH-Mehrschicht-Sequenz, T1-gewichtete 80

2D-FLASH-Sequenz, T1-gewichtete 206
3D-FLASH-Sequenz, T1-gewichtete 206
3D-GRE-Angiographiesequenz 163
2D-GRE-Sequenz 3 f
3D-GRE-Sequenz
- fettsupprimierte 10 f
- Leberuntersuchung 3 f
- Nierenuntersuchung, kontrastverstärkte 151
- T1-gewichtete
- - MR-Ausscheidungsurographie 151
- - Nierenuntersuchung 153 f
- - Pankreasuntersuchung 70
Diameter transversa 316 f
Divertikel, Harnblase 220 f
Divertikulitis 127 f
3D-MR-Angiographie 319
- Kontrastmittel-gestützte 42, 320 ff
- - Datensatz 323
- - Durchführung 323 f
- - Portalvenendarstellung 339
- bei Nierenzellkarzinom 170, 174 f
3D-MR-Angiographiesequenz, Blutung nach Nierentransplantation 184
Donornephrektomie, laparoskopische 182
Dotarem 9, 156
Douglas-Raum 258
- Beteiligung bei Salpingitis 302
2D-TOF-MR-Angiographie 343 f
3D-TSE-Sequenz, T2-gewichtete, MR-Urographie 151
Duct-penetrating-Sign 63, 83, 87
Ductus
- choledochus
- - Dilatation 79
- - Einmündung in den Ductus pancreaticus 369
- - Konkrementdetektion 57
- deferens 230 f
- ejaculatorii 231
- pancreaticus 49 ff
- - accessorius 55 f, 73
- - Anatomie 55 ff
- - Dilatation 76 ff
- - Ductus-choledochus-Einmündung 369
- - Konkrement 57, 370
- - perlschnurartiger 75
- - Schleimbildung 82
- - Stenose 57 f, 370
- - Santorini 55 f, 73
Ductus-choledochus-Karzinom, terminales 81
Ductus-cysticus-Stumpf, Konkrement 63, 65
Ductus-pancreaticus-Karzinom, terminales 81
Dünndarmkarzinoid 119
Dünndarmkarzinom 119
Dünndarmleiomyom 119
Dünndarmlipom 121, 123
Dünndarmlymphom 119, 123 f
Dünndarmstriktur 120
Dünndarmtumor 118 f
Dünndarmuntersuchung 120 ff
Duodenaldivertikel 119 f

Duodenalstenose 73
Duodenumkarzinom 119
Durchblutungsstörung, mesenteriale 335
Dysgerminom 312
Dysplasie
- fibromuskuläre 335 f
- - Nierenarterienstenose 336
- Morbus Crohn 119
- Zervixkarzinomentstehung 280
Dystokie 315 f

E

Echinokokkuszyste
- beim Kind 366
- Leber 13
- Milz 97
Echokardiographie, transösophageale 330
Echo-planar-Imaging, Leberuntersuchung 7
Einzelschuss-TSE-Sequenz
- Leberuntersuchung 4
- T2-gewichtete
- - Leberzirrhosenachweis 39
- - MR-Urographie 151
Eisenoxidpartikel, superparamagnetische 10, 321
- Leberuntersuchung 28 ff
- MR-Lymphographie-Studie 357 f
- ultrakleine 10, 350, 357 f
Eisenspeicherung
- Leber 43 ff, 110
- Lebersignalintensität 44, 368
- Milz 38, 44 f, 109 f
- Pankreas 74
- transfusionsbedingte 43 f, 109, 368
Endodermalsinustumor 383, 385
Endometriose 306
- bei Uterus unicornis 267
Endometriosezyste 300, 303, 306
Endometrium 257, 259
- ektopes 272 f
- Postmenopause 260 f
Endometriumkarzinom 275 ff
- FIGO-Klassifikation 278 ff
- Metastasierung 275
- Myometriuminfiltration 276 f
- Omentuminfiltration 279
- Rezidiv 294
- Risikofaktoren 275
- Staging 276 ff
- Untersuchung
- - kontrastmittelgestützte 276 ff
- - Sequenzen 276
Endometriumpolyp 274
Endorektalspule 229
Endorem 10
Enteritis, bestrahlungsbedingte 119
Enteroklyse 114
Entzündungsreaktion, retroperitoneale 75
Enzephalopathie, myoklonische, infantile 381
Epidermoidzyste, Milz 97 f

ERCP-Durchleuchtungsaufnahme
- Pancreas divisum 56
- Pankreasgangkonkrement 58 f
Excavatio rectovesicalis 231
Extrauteringravidität 302 f
Exzision, mesorektale, totale 136, 138

F

Fascia
- rectalis 136
- renalis 156
- - verdickte 156, 159
Fast-SE-Sequenz, Leberuntersuchung 6
Fehlbildung
- gastrointestinale, angeborene 363
- sakrale 386
Feminisierung, testikuläre 382
Fett-Flüssigkeits-Spiegel, Teratom 307
Fettgewebe
- periprostatisches, Prostatakarzinominfiltration 239, 241
- perirektales
- - entzündliche Begleitreaktion 143
- - Rektumkarzinomausbreitung 139
- perirenales 156
- - entzündliche Infiltration 159
- - Karzinominfiltration 171
- - perivesikales, Karzinominfiltration 224
Fettleber, fokale Nonsteatosen 45
Fettsuppression 8 f
- Angiomyolipomnachweis 167 ff
- Darstellung eines perianalen Fistelsystems 143
- Fistelnachweis beim Kind 365
- Leberuntersuchung 3
- Lymphknotendiagnostik 356
- Milzuntersuchung 91 f
- Nierenuntersuchung 153
- Rektumkarzinomdarstellung 139
- Retroperitonealraumuntersuchung 206
18F-FDG-PET, gastrointestinaler Stromatumor 119
Fibrosarkom, retroperitoneales 213 f
Fibrose, retroperitoneale, idiopathische 215, 217
Fibrosen, intrahepatische, konfluierende 38, 41 f
Fimbriae tubae uterinae 301
Fistel
- arteriovenöse 339
- intersphinktäre 143
- ischiorektale 143
- Nachweis beim Kind 365
- perianale
- - aktive 144
- - Klassifikation 143
- - subkutane 143 f
- sigmoidovesikale 127, 129
- supralevatorische 143, 145 f
- translevatorische 145 f
- transsphinktäre 143 f
- vesikovaginale, vaginalkarzinombedingte 290
Fistel-Abszess-Durchbruch 144
Fistelbildung, Morbus Crohn 119, 143

Fistelsystem
- perianales 133, 136
- - bei entzündlicher Darmerkrankung 143 f, 146
- perirektales 133
- - Sequenzparameter 135
FLASH-Sequenz, T1-gewichtete, Pankreasuntersuchung 68 f
Flussartefakte 319
Flüssigkeit, peripankreatische 75
Flusskompensationsgradient, rephasierender 320
Flussmessung, portalvenöse 341
FNH s. Hyperplasie, fokale, noduläre, der Leber
Follikel, dominanter 301 f
Follikelreifung 301
Follikelzyste 301, 303
Fossa ovarica 301
Fundus uteri 257 f
Funktionszysten, ovarielle 301 f

G

Gadobutrol, MR-Angiographie 320
Gadodiamide 9, 156
- Lymphknotenuntersuchung 352
- MR-Angiographie 321
GadoFosveset 321
Gadolinium-Chelate 321
Gadoteridol 9
- MR-Angiographie 321
Gadoversetamide 9
Gallenblase, Präkanzerose 64
Gallenblasenadenomyomatose 64
Gallenblasenkonkrement 57, 62
Gallenblasenpolypen 62 f
Gallenblasenwand, Ödem 38
Gallengangskarzinom 65
Gallengangskonkrement 57
Gallenwege 49 ff
- Anatomie 55 ff
- intrahepatische, periphere, chronische granulomtöse Entzündung 64 f
- Kaliberschwankungen 65
- beim Kind 369
- Präkanzerose 65
- Strikturen 65
Gallenwegerweiterung, intrahepatische 55, 369
Gallenwegstenose 57
Gandy-Gamna-Knötchen 38, 45, 109, 111
Ganglioneuroblastom beim Kind 382
Ganglioneurom 381 f
Gangsystem, pankreatikobiliäres
- Anatomie 55 ff
- erweitertes 59
- getrennte Gangmüdung 57 f
Ganzkörperuntersuchung 350
Gartner-Gang-Zyste 288 f
Gastrinom 83, 85
- malignes, Lebermetastasen 23
Gastrointestinaltraktuntersuchung 113 ff
- Bauchraum 115
- Beckenbereich 115

Gastrointestinaltraktuntersuchung
- funktionelle 129f
- beim Kind 362ff
- Kontrastmittelanwendung 114
- Patientenvorbereitung 113f
- Sequenzen 115
- Spasmolyse 114f
- Technik 113
- Untersuchungsstrategie 116
- Wasserkontrastierung 114
Gaucher, Morbus, Milzbeteiligung 107
Gd-BOPTA 321
Gd-DOTA 9, 156
- MR-Angiographie 321
Gd-DTPA s. Magnevist
Gd-DTPA-BMA 9, 156
- Lymphknotenuntersuchung 352
- MR-Angiographie 321
Gd-EOB-DTPA 321
Geburt, protrahierte, in der Anamnese 316
Gefäßmissbildung, abdominelle 371ff
Gefäßoberflächendarstellung 322
Gefäßprothese, aortale, Kontrolle 329
Gefäßpulsation, Bewegungsartefakt 3
Gefäßummauerung bei Pankreaskarzinom 81
Gegen-Phase-Bildgebung
- Leberuntersuchung 5ff
- Nebennierenuntersuchung 189, 195
- Prinzip 190f
Gegen-Phase-Echozeit 5f
Gegen-Phase-GRE-Sequenz, Magenkarzinom 118
Genitalorgane
- Malformation 382f
- männliche, Untersuchung beim Kind 383
- weibliche, Untersuchung beim Kind 383f
Gerota-Faszie 207
- Karzinominfiltration 173
Ghost-Artefakt 8
GIST (gastrointestinaler Stromatumor) 119f
Gleason-Score 236
Glucagon 9, 133
Glukagonom 83
GMR (Gradient Moment Rephasing) 320
Gorlin-Goltz-Syndrom 363
Gradientenechosequenz, Pankreasuntersuchung 68f
Granularzellleiomyosarkom 213
Granulosazelltumor 308
GRE-Sequenz
- Gastrointestinaltraktuntersuchung beim Kind 362
- Leberuntersuchung 3
- schnelle 342
- T1-gewichtete
- - Leberzirrhosenachweis 39
- - Milzuntersuchung 93ff
- - Nebennierenuntersuchung 189ff
- - Retroperitonealraumuntersuchung 207
- - Transplantatnierenuntersuchung 182

H

Hämangioendotheliomatose 366
Hämangiom 14
- Leber 366
- Milz 97
- Nebenniere 197, 199
Hämangiomatose 371f
- Leber 366
- Milz 97, 100
Hamartom 103
Hämatokolpos 288
Hämatom
- intramurales, aortales 329ff
- intrarenales 158
- perirenales 158
Hämatometra nach Radiatio 292
Hämatosalpinx 304
- nach Radiatio 292
Hämochromatose 110
- beim Kind 368
- neonatale 44
- Pankreasuntersuchung 68, 73f
- primäre 43, 73f
- sekundäre 74
Hämosiderose 40, 109
- beim Kind 368
Harnableitendes System, Untersuchung, Sequenzparameter 152
Harnblase
- Anatomie 220
- Lymphommanifestation 226f
- Prostatakarzinominfiltration 240ff
- verkleinerte 221
- Zervixkarzinominfiltration 283
Harnblasendivertikel 220f
Harnblasenentzündung 221
Harnblasenkarzinom 222ff
- Fettgewebeinfiltration 224
- oberflächliches 223
- papilläres 222f
- polypöses 224
- Prostatainfiltration 224
- Rezidiv 225f
- TNM-Klassifikation 222
Harnblasenleiomyom 221
Harnblasenmissbildung 220f
Harnblasenphäochromozytom 221
Harnblasenrhabdomyosarkom 225f
- beim Kind 385
Harnblasentumor
- benigner 221
- maligner 222ff
Harnblasenuntersuchung 219ff
- beim Kind 384f
- Kontrastmittelanwendung 220
- Sequenzen 219f
Harnblasenwand, verdickte 221
Harnleiter s. Ureter
Harnröhre, prostatische 231
Harnröhrendivertikel 221
Harnröhrenkarzinom 225
Harnstauung 149, 160f
- vaginalkarzinombedingte 290
HASTE-Einzelschicht-Sequenz, T2-gewichtete, Cholelithiasis 60f

HASTE-Mehrschicht-Sequenz, T2-gewichtete
- Cholelithiasis 60f
- Gallenblasenadenomyomatose 64
- Klatskin-Tumor 66
- MR-Cholangiopankreatikographie 55, 59
- Pankreaskarzinom 79f
- Pankreaszystadenom, seröses 82
- Pankreatitis, chronische 76, 78
HASTE-Sequenz
- Dünndarmuntersuchung 120
- fettsupprimierte 120
- Gastrointestinaltraktuntersuchung 113ff
- Kolonpolyp, entarteter 125
- Leberuntersuchung 4ff
- Magenkarzinom 117
- Milzuntersuchung 91ff
- MR-Colonographie 126
- T2-gewichtete
- - anorektale Untersuchung 134
- - MR-Urographie 151
- - Pankreasuntersuchung 68f
- - Retroperitonealraumuntersuchung 206
- Transplantatnierenuntersuchung 182
HCC s. Karzinom, hepatozelluläres
Heidelberger-Klassifikation, Aortenaneurysma 328
Hepatobiliäres System, Untersuchung beim Kind 366ff
Hepatoblastom beim Kind 366f
Hepatomegalie 43
Hermaphroditismus 382
Herzpulsation, Bewegungsartefakt 3
- Reduktion 8
Hippel-Lindau-Krankheit 382
Hirnarterienaneurysma 161
Histiozytom, fibröses, malignes 214f
- inflammatorisches 215
- retroperitoneales 214f
(^{1}H-)Magnetresonanzspektroskopie 232f
- Prostata 233, 242ff
Hochfeldgerät, Lymphknotenuntersuchung 351f
Hoden, nichtpalpabler 383
Hodenatopie 383
Hodentumor beim Kind 383
Hodgkin-Lymphom 349
- Lymphknotenbeteiligung 356f
- Milzuntersuchung 94
Hormonbehandlung, Uterusuntersuchungsbefund 261
Hufeisenabszess, paraanaler 145
Hufeisenniere 156f
Hydrographie 155
Hydrometrokolpos 383
Hydronephrose, intermittierende 378
Hyperaldosteronismus 194
Hyperkortisolismus, endogener 193
Hyperplasie
- adenomatöse, der Leber 42
- - Differenzierung vom Leberzellkarzinom 41f

– fokal noduläre, der Leber 11, 16 ff
– – Bildgebung 12
– – – mit eisenoxidhaltigem Kontrastmittel 31
– – dynamische Untersuchung 34
– – Spätaufnahme 32, 34
– – zentrale Narbe 16 f
Hypertonie
– arterielle, Nierenuntersuchung 149
– portale 42, 46, 109
– – beim Kind 382
– – MR-Angiographie 319, 338 ff
Hypospadie 382
Hysterektomie 272, 313
– postoperativer Zustand 294

I

Ikterus, cholestatischer 81
Ileus 114
IMHN (intraduktale Muzin-hypersezernierende Neoplasie) 82
Inkontinenz 146
– Beckenbodenbeteiligung 133
In-Phase-Bildgebung
– Leberuntersuchung 5 ff
– Nebennierenuntersuchung 189, 195
– Prinzip 190 f
In-Phase-Echozeit 5 f
Inselzellkarzinom, Lebermetastase 28 f
Inselzelltumor 82 f
– beim Kind 370
– Signalintensität 83, 370
Irisblendenphänomen 14, 16, 32
IR-Sequenz
– anorektale Untersuchung 134
– Untersuchung der Adnexe 300
Ischämie, mesenteriale 335
Isthmus tubae uterinae 301

K

Kandidaabszesse, multiple, der Leber 26
Kardia, Ösophaguskarzinominfiltration 116
Karzinoid, Dünndarm 119
Karzinom
– ampulläres 81
– cholangiozelluläres s. Cholangiokarzinom
– embryonales 383
– hepatozelluläres 22 ff, 111
– – Bildgebung 12
– – Differenzierung von der adenomatösen Hyperplasie 41 f
– – gut differenziertes 11
– – hypervaskularisiertes 23 f
– – hypovaskularisiertes 23, 25
– – beim Kind 366
– – bei Leberzirrhose 41 f
– – Pseudokapsel 23 ff
– kolorektales (s. auch Kolonkarzinom; s. auch Rektumkarzinom) 123 ff
– – Epidemiologie 137
– – Fernmetastasierung 124 f
– – Kontrastmittelenhancement 116

– – Lebermetastase 20 f, 35 f
– – peritoneale Aussaat 124
– – Rezidiv 125
– – Signalintensität 126
– – TNM-Klassifikation 123, 125, 137
– periampulläres 81
– perianales 142
Kastration 244
Keimzelltumor 383
Kindsgröße-Beckenweite-Missverhältnis 316
Kinsbourne-Syndrom 381
Klarzelltumor 376
Klatskin-Tumor 65 f
– Bismuth-Klassifikation 66
Klippel-Trénaunay-Weber-Syndrom 97
Knochenmetastasen, Prostatakarzinom 241
Kohlrausch-Falte 136
Kollateralen
– portosystemische 339 f
– – beim Kind 371
– venöse, intrahepatische 340
Kolon, Lymphabfluss 123
Kolonadenom, Entartungsrisiko 137
Kolondistension 115
Kolonerkrankung, entzündliche 127 ff
Kolonkarzinom (s. auch Karzinom, kolorektales) 123 ff
– Diagnostik, präoperative 125 f
– Lebermetastasen, multiple 28 f
– MR-Colonographie 126
– TNM-Klassifikation 137
Kolonpolyp, entarteter 125
Konkrement, intrapankreatisches 57
Kontrastierung
– hyperintense, zentripetale 14, 16, 32 f
– radspeichenartige, bei Nierentumor 163, 166
Kontrastmittel
– Abdomen-MRT beim Kind 362
– enterales 133
– gewebespezifisches 10
– – intravenöses, Lymphknotenuntersuchung 352
– – Leberuntersuchung 28 ff, 40
– – Pankreasuntersuchung 71
– hepatobiliäres, Leberuntersuchung 31 f
– hepatozelluläres 10
– intravenöses
– – anorektaler Untersuchung 134
– – MR-Ausscheidungsurographie 151
– – Retroperitonealraumuntersuchung 207
– – Leberuntersuchung 1
– – Lymphknotenuntersuchung 349, 351 ff
– – lymphotrope 350
– – MR-Angiographie 320 f
– – Nierenuntersuchung 156
– orales
– – Lymphknotenuntersuchung 351 f
– – Pankreasuntersuchung 71 f
– signalauslöschendes 362
– unspezifisches 9 f

– – intravenöses, Lymphknotenuntersuchung 352
– – Pankreasuntersuchung 71
Kontrastmittel-Testbolus 322
– Signal-/Zeitdiagramm 326
Kontrastmittel-Wash-out, peripheres 20 f
k-Raum 321 f
Kreatin 232, 242 f
Kreislaufzeit 321 f
Krukenberg-Tumor 311
Kupferstoffwechselstörung 46, 368
Kürettage, MRT-Bild 291

L

Lebendnierenspende 149
– Diagnostik, präoperative 336
– Evaluation 182
– Seitenwahl 182
Leber
– Anatomie 4
– – Bildgebung 11 f
– Eisenspeicherung 43 ff, 110, 368
– – beim Kind 368 f
– Gesamtsignalintensität 38
– Hämochromatose 110
– Kontrastmittelanflutung 10 f
– Nativuntersuchung 2, 10
– Nierenzellkarzinominfiltration 175
– Signalintensität
– – Änderung, zirrhotisch bedingte 38
– – bei Eisenspeicherung 44
Leberabszess beim Kind 366
Leberabszesse, multiple 26
Leberadenom beim Kind 366
Leberangiomyolipom beim Kind 368
Leberbiopsie beim Kind 368
Lebererkrankung, diffuse 38 ff
– Kontrastmittelanwendung 40
Leberfurchenerweiterung 38
Leberhämangiom 13 ff
– Bildgebung, Kontrastmittel 30, 32 f
– Bluteffekt 30
– Differenzierung von der Zyste 366
– beim Kind 366
– bei Leberzirrhose 42
– regressive Veränderungen 16
– thrombosiertes 15 f
Leberhämangiomatose beim Kind 366
Leberhiluslymphadenopathie 64
Leberkapselretraktion 41
Leberlappen 12
– rechter 4
– Schrumpfung 24, 26
Leberläsion
– fokale 1, 12 ff
– – artdiagnostische Zuordnung 12
– – benigne 13 ff
– – Charakterisierung 35
– – Detektion 33 ff
– – Gegen-Phase-Bildgebung 7
– – In-Phase-Bildgebung 7
– – irregulär begrenzte 24
– – bei Leberzirrhose 41 f
– – maligne 13, 20 ff
– – Satellitenherde 24

Leberläsion, fokale
– – Signalintensität 13
– – Untersuchung, präoperative 2
– – Verlaufskontrolle 2
– hämorrhagische 23, 25
– hypervaskularisierte 35
– hypovaskularisierte 33 ff
– Randenhancement 20 f, 32
– unklare, Untersuchungstechnik 2
Lebermetastase 1, 20 ff, 80, 95, 105 f, 138
– Bildgebung 12
– – mit hepatozellulärem Kontrastmittel 32
– Detektion 35 f
– Einblutung 22 f
– hypervaskularisierte 21 f
– hypovaskularisierte 20 f
– beim Kind 368
– melanotische 22, 24
– Randenhancement 20 f, 32
– zentrale Nekrose 20
Lebermetastasen, multiple 28 f
– hypovaskularisierte 20 f
Leberödem 43
Leberparenchymeinblutung 43
Leberparenchymveränderung, grobknotige 40
Leberparenchymverfettung 27 f, 45 f
– fokale 45 f
Leberregeneratknoten, siderotische 39
Lebersarkom beim Kind 368
Leberschrumpfung, zirrhosebedingte 38, 40
Lebersegmente 12
Lebersegmenthypertrophie bei Zirrhose 38 f
Lebertransplantation
– Komplikation, vaskuläre 340 f
– MR-Angiographie 319
– – Kontrastmittel-gestützte, präoperative 340 f
Lebertrauma beim Kind 369
Lebertumor 12 ff
– benigner 12 ff
– hypervaskularisierter 13
– maligner 13
– – beim Kind 366 f
Leber-Tumor-Kontrast 7
Leberuntersuchung
– Artefaktreduktion 8 f
– Atemstopp 1 ff
– Bewegungsartefakt 3, 7 ff
– Bildgebung, parallele 3
– dynamische 10 ff
– Echo-planar-Imaging 7
– Fettsuppression 3
– Gegen-Phase-Bildgebung 5 ff
– In-Phase-Bildgebung 5 ff
– beim Kind 366
– Kontrastmittel 1, 9 f, 28 ff, 40
– – gewebespezifische 28 ff, 40
– – hepatobiliäres 31 ff
– Patientenvorbereitung 1
– Postkontrastaufnahme 11
– Pulssequenzen 3
– Schichtorientierung 2

– Sequenzen 3 ff
– Sequenzparameter 5
– Spule 2 f
– T1w-Bildgebung 3 f
– T2w-Bildgebung 6 f
Lebervenen 4
– TOF-MR-Angiographie 340
Lebervenenstauung 42 f
Lebervenenverschlusskrankheit 43, 340
– beim Kind 372
Leberzelladenom 16, 19
– Einblutung 19
– fettige Degeneration 19
Leberzellkarzinom s. Karzinom, hepatozelluläres
Leberzirrhose 38 ff, 110 f
– grobknotige 40
– bei Hämochromatose 43
– Hämosiderinablagerung 40
– Karzinomnachweis 41
– kleinknotige 40
– Leberläsion, fokale 41 f
– morphologische Merkmale 38 ff
– MR-Angiographie, Kontrastmittel-gestützte 339
– Quantifizierung 42
– Splenomegalie 108 f
– Wilson-Krankheit 46, 368
Leberzyste 161
– Bildgebung 12 ff
– Differenzierung vom Hämangiom 366
– beim Kind 366
– subkapsuläre 95
Leberzysten, multiple 13
Leiomyom
– Dünndarm 119
– Harnblase 221
– Magen 117
– Uterus 268 ff
Leiomyosarkom
– epitheloides 213
– Magen 116
– myxoides 213
– Prostata 248 f
– retroperitoneales 213 f
– der Vena cava inferior 43
Leriche-Syndrom 334
LHRH-Analoga 244
Ligamentum
– cardinale 257 f
– infundibulopelvicum 258
– latum 301
– ovarii proprium 257 f, 301
– rotundum 257 f
– sacrouterinum 258 f
– suspensorium ovarii 258, 301
– teres uteri 257 f, 301
– vesicouterinum 258
Linea anocutanea 135 f
Linitis plastica 116
Lipom
– Dünndarm 121, 123
– präsakrales 385
– retroperitoneales 212 f
Liposarkom, retroperitoneales 212 f

Littoralzellangiom 99, 101
Lobus caudatus 12
– vergrößerter 43
Lumirem 362
Lungensequester, Neugeborenes 372
Lymphadenopathie, Leberhilus 64
Lymphangiom, abdominelles 363
Lymphhämangiomatom, Milz 371
Lymphhämangiomatose beim Kind 372
Lymphknoten s. auch Nodi lymphatici
– Abgrenzung gegenüber Gefäßen 352 f
– Durchmesser 353
– Hilusverfettung 352
– intraabdominelle 349 ff
– – Normalbefund 353 f
– – Untersuchung 349 ff
– – – Abbildungsebene 350
– – – Indikation 349 f
– – – Kontrastmittelanwendung 349, 351 ff
– – – Sequenzen 350 f
– Konfiguration
– – kugelige 354
– – ovaläre 354
– lumbale 353
– mesorektale, bei Rektumkarzinom 141
– paraaortale 353
– – vergrößerte 354
– pelvine
– – Normalbefund 352 f
– – Sequenzprotokoll 134
– – Untersuchung 350
– perirektale, Staging 141
– Q/L-Quotient 354
– retroperitoneale 353
– – Untersuchung, Indikation 349
– Signalintensität 353
– sphärische Transformation 354
– Untersuchung, Kontrastmittelanwendung 357 ff
Lymphknotengröße, seitendifferente 354
Lymphknotenmetastase 349 ff
– Größenkriterium 354 f
– melanotische 355 f
– MR-Lymphographie 358
– paraaortale 287
– retroperitoneale 175, 356
– Signalintensität 355
Lymphknotennekrose 352
– Signalintensität 355
Lymphknotenstaging, abdominelles 349
Lymphknotenstatus 354
Lymphknotenvergrößerung 349
– retrokrurale 357
– suspekte 349, 354
Lymphom, malignes
– abdominelles 370
– Dünndarmbeteiligung 123 f
– Harnblasenbeteiligung 226 f
– Lymphknotenbeteiligung 356 f
– Lymphknotenuntersuchung 349
– mesenteriales 119

- Milzbeteiligung 103 ff
- Nebennierenbeteiligung 201
- Nierenbeteiligung 177, 180 f
- Ovarbeteiligung 312
- Pankreasbeteiligung 370

Lymphoproliferative Erkrankung 377
- beim Kind 386

Lymphozele nach Nierentransplantation 378

M

Magenentfaltung 117
Magenfundusvarizen 39, 109
Magenkarzinom 116 ff
- Ausbreitung 116, 118
- Ovarialmetastase 311 f
- TNM-Klassifikation 116
Magenleiomyom 117
Magenlymphom 116
Magenmetastase 116 f
Magenuntersuchung 117 f
- beim Kind 363
Magnetfeldhomogenität 8
Magnetite 10
Magnetresonanzspektroskopie 233
- Prostatakarzinom 242 ff
(¹H-)Magnetresonanzspektroskopie 232 f
- Prostata 233, 242 ff
Magnetresonanztomographie, endorektale 237
Magnevist 9, 156
- Abdomen-MRT beim Kind 362
- Lymphknotenuntersuchung 352
- MR-Angiographie 320 f
Makrosomnie 315
Malformation, anorektale 363 ff
Mammakarzinom
- Lebermetastase 21, 105
- Lymphknotenmetastasen, retroperitoneale 356
- Magenmetastase 116
- Milzmetastasen 105
Mannitol 114
Maximum-Intensitäts-Projektion 322
Mayer-Rokitansky-Küster-Hauser-Syndrom 264 f, 382
Mediaeinriss, aortaler 333
Mehrelement-Body-Phased-Array-Oberflächenspule 49
Mehrschicht-GRE-Sequenz, Leberuntersuchung 3
Mehrschicht-In-Phase-GRE-Sequenz, T1-gewichtete 10
Melanom, malignes
- Lebermetastase 22, 24, 106
- Lymphknotenmetastasen 355 f
- Lymphknotenuntersuchung 349
- Milzmetastasen 106
MEN (multiple endokrine Neoplasie) 382
MEN-2a-Syndrom 201
Meningomyelozele 385 f
Mesorektalfaszie 136
Mesorektum 136
Mesosalpinx 301

Metallsplitter 362
Milch, fetthaltige, als Kontrastmittel beim Kind 362
Milz 91 ff
- Eisenablagerung 38, 44 f, 109 f
- Hämosiderineinlagerung 109
- Lageanomalie 371
- malignes Lymphom 103 ff
- Sarkoidosebefall 107
- Sphingomyelinspeicherung 107
- verkleinerte 109
Milzabszess 106 f
Milzabszesse, multiple 106
Milzangiosarkom 106
Milzechinokokkuszyste 97
Milzepidermoidzyste 97 f
Milzfibrose, Thorotrastose 109
Milzhämangiom 97, 100
Milzhamartom 103
Milzhämatom 107
- subkapsuläres 109
Milzinfarkt 108 f
- ischämischer 109
- beim Kind 108, 371
- venöser 109
Milzläsion 106 f
Milzlymphangiom 99
Milzmetastase 103, 105 f
Milzpseudotumor, entzündlicher 102 f
Milzpseudozyste 97
- posttraumatische 97, 107
Milzruptur 109
- beim Kind 371
Milztrauma 107
Milztumor
- benigner 97 ff
- beim Kind 371
- maligner 103 ff
Milzuntersuchung
- Abbildungsebenen 91
- Indikation 91
- Kontrastmittelanwendung 91, 94 ff
- Neugeborenes 95
- Normalbefund 92, 95
- Sequenzen 91, 93
- Sequenzparameter 93
- Sequenzprotokoll 94
Milzvenenthrombose 75
Milzzyste 97 ff
- beim Kind 371
MIP (Maximum-Intensitäts-Projektion) 322
MIP-Rekonstruktion 57 f
Mn-DPDP 10
Mononukleäres phagozytierendes System s. MPS
Morbus s. Eigenname
MPS (mononukleäres phagozytierendes System) 10, 30
- Eisenspeicherung 43 f, 109, 368 f
MR Spectroscopic Imaging 232
MRA s. MR-Angiographie
MR-Angiographie
- abdominelle 319 ff
- Indikation 319
- - Untersuchungstechnik 319 f
- Flussartefakt 319, 339

- bei Hufeisenniere 157
- beim Kind 371 ff
- Kontrastmittel-gestützte 320 ff
- - Gefäßoberfläche 322
- - k-Raum 321 f
- - Kreislaufzeitbestimmung 321 f
- - Nachbearbeitungsverfahren 322
- - Sequenzen 322
- - Spulenkonzept 323
- - Volumenblockeinzeichnung 326
- - Volumenprojektionen 322
- Lebendnierenspende 182
- native 319 f
- der Nieren 154
- - Kontrastmittel 156
- Nierenarterienstenose beim Kind 377
- Pankreastransplantat 86
MR-Ausscheidungsurographie, T1-gewichtete 151, 155
MR-Beckenmessung 315 ff
- Indikation 315 f
- Sequenzen 316
- Sequenzparameter 316
- spezifische Absorptionsrate 315
MR-Cholangiopankreatikographie 49 ff, 70
- Darmperistaltikverringerung 51
- Indikation 49
- beim Kind 370
- Kontrastmittelgabe, orale 50 f
- medikamentöse Vorbereitung 51
- Mehrschichtsequenz 50, 52, 54
- Normalbefund 53, 57
- Patientenvorbereitung 50 f
- präoperative 55
- Projektionsaufnahme 50, 52 f
- Sequenzen 50, 52
- Sequenzparameter 52
- Spule 49
MR-Colonographie 113, 126 f
- Darmreinigung 113 f, 126
- bei entzündlicher Erkrankung 127 f
- bei kolorektalem Karzinom 126
MRCP s. MR-Cholangiopankreatikographie
MR-Defäkographie 130, 146
- geschlossenes System 146
- offenes System 146
- Patientenvorbereitung 146
MR-Enteroklysma 113
MR-Hysterosalpingographie 302 f
- Normalbefund 303
MR-Lymphographie 357 ff
- Metastasierungszeichen 358
- Normalbefund 358
MRSI (MR Spectroscopic Imaging) 232
MR-Urographie 151, 154 ff, 161
- Normalbefund 155
- statische, T2-gewichtete 151, 155
- Transplantatnierenuntersuchung 182
MR-Venogramm bei Nierenzellkarzinom 170
MR-Venographie 342 ff
Mukoviszidose 73 f
Multihance 10

Musculus
- levator ani 137
- psoas major 207
- sphincter ani
- - externus 136, 138
- - internus 136, 138
Myelolipom, Nebenniere 197
Myomektomie 272
Myometrium 257, 259
- Endometriumkarzinominfiltration 276 f

N

Nanopartikel, superparamagnetische 350
- MR-Lymphographie-Studie 357 f
Navigatortechnik
- Atemtriggerung 9
- Milzuntersuchung 91
Nebenniere
- Größe 377
- Identifizierung 192
- Konturveränderung 193
- Lage 192
- Lymphommanifestation 201
- Signalintensität 192
Nebennierenabszess 193
Nebennierenangiomyolipom 198
Nebennierenblutung
- Echogenität 378 f
- beim Neugeborenen 377 ff
Nebennierenentzündung 193
Nebennierenhämangiom 197, 199
Nebennierenhyperplasie 193 f
Nebenniereninzidentalom 193
Nebennierenläsion
- Abklärungsweg 203
- nicht endokrin aktive 193
Nebennierenmetastase 199 f
Nebennierenmyelolipom 197
Nebennierenraumforderung
- Gegen-Phase-Bildgebung 190
- In-Phase-Bildgebung 190
- inzidentelle 189, 193
Nebennierenrindenadenom 193 ff
- Aldosteron produzierendes 194 f
- hämorrhagische Infarzierung 195
- hormonell aktives 195
- hormonell inaktives 193, 195 ff
- beim Kind 382
Nebennierenrindendestruktion 193
Nebennierenrindenhyperplasie, bilaterale, kongenitale 194
Nebennierenrindeninsuffizienz 193
Nebennierenrindenkarzinom 198 ff
- Gefäßinfiltration 199
- kleines 199
- Kortisol produzierendes 193
Nebennierenrindentumor
- hypervaskularisierter 199
- Kortisol produzierender 193
Nebennierenrindenüberfunktion 193 f
Nebennierentuberkulose 193
Nebennierentumor beim Kind 202 f, 379 ff
Nebennierenuntersuchung 189 ff

- Bildanalyse 191 f
- Indikation 189
- beim Kind 377 ff
- Kontrastmittel 190 f
- Kontrastverhalten, dynamisches 192
- Normalbefund 191 f
- rationelles Vorgehen 203
- Sequenzen 189 f
Nebennierenzyste 194 f
Neoplasie
- endokrine, multiple 382
- - Phäochromozytom 201
- in hämorrhagischer Nierenzyste 161
- intraepitheliale, zervikale 280
- systemische, beim Kind 385 f
Nephroblastom s. Wilms-Tumor
Nephroblastomatose 375, 377
Nephrolithiasis beim Kind 373
Nephrom
- mesoblastisches, kongenitales 375 f
- zystisches, multilokuläres 167, 376
Neuroblastom 202 f
- ektopes 381
- beim Kind 379 ff
- Metastasierung 381
- Organmetastasierung 202
- Signalintensitätsänderung 381
- Spinalkanalinvasion 380
- Stadieneinteilung 379
Neurofibrom, retroperitoneales 216
Niedermolekulare Substanzen, paramagnetische 10
Niemann-Pick-Erkrankung, Milzbeteiligung 107
Niere
- Anatomie 156
- arterielle Doppelversorgung 336
- Ausscheidungsfunktion 179
- kortikomedulläre Differenzierung 156, 373
- - Verlust 177
- Lymphommanifestation 177, 180 f
Nierenabszess 159
Nierenadenom 167
Nierenagenesie 234, 288
Nierenangiom 377
Nierenangiomyolipom 161, 166 ff, 377
Nierenanlagestörung 156 f
Nierenarterie
- doppelte 336
- MR-Angiographie, Kontrastmittelgestützte 335 f
- - Volumenblockeinzeichnung 326
Nierenarterienaneurysma 338
Nierenarterien-PTA 337
Nierenarterienstenose 336 f
- beim Kind 377
Nierenarterien-Stent 337
Nierenbeckenkarzinom 172, 177 f
- Zweittumor 172
Nierenbeckenkelchsystem
- Stauung 50
- Verletzung 158
Nierenbeckenzyste 50
Nierendegeneration, multizystische 159, 373 f
Nierendoppelanlage 157

Nierenektopie 156
Nierenerkrankung 319
- polyzystische 164 f
- - adulte 161
Nierenfehlbildung 264, 373
Nierengefäßdarstellung, Untersuchungstechnik 150
Nierengefäßerkrankung beim Kind 377
Niereninfarkt beim Neugeborenen 377
Niereninsuffizienz 179
Nierenkelchkonkrement 160
Nierenkelchzyste 373
Nierenkontusion 158
Nierenlager 207
Nierenmetastase 177, 180
Nieren-MR-Angiographie 154
- Kontrastmittel 156
Nierenonkozytom 161 f, 165 f
Nierentransplantation 337
- beim Kind 377 f
- postoperative Komplikation 182 ff
Nierentrauma 158
Nierentumor 149
- benigner 161 ff
- Dignitätsbeurteilung, Untersuchungstechnik 150
- embryonaler 172
- hypervaskularisierter 165
- beim Kind 374 ff
- maligner 168 ff
- radspeichenartige Kontrastierung 163, 166
- Untersuchung, präoperative 149
- Venenobstruktion 342
- mit zentraler Narbe 163
Nierenuntersuchung 149 ff
- funktionelle 177, 179
- Hohlsystemdarstellung 150 ff
- Indikation 149
- beim Kind 373 ff
- Kontrastmittel 156
- kontrastverstärkte 151, 153
- - Untersuchungstechnik 150
- native 151
- Normalbefund 153
- Patientenlagerung 149
- Sequenz 150 ff
- Sequenzparameter 152
- Spule 150
- Technik 149 f
- Verlaufskontrolle 150
Nierenvenenobstruktion, tumorbedingte 342
Nierenvenenthrombose beim Neugeborenen 377
Nierenzelladenom 161
Nierenzellkarzinom 168 ff
- Ausdehnung 169 ff
- - intravasale 342 f
- Differenzialdiagnose 161
- kleines 167 ff
- Leberinfiltration 175
- Lymphknotenmetastasen 170, 175, 355, 357
- Lymphknotenuntersuchung 354

- Stadieneinteilung 169
- zystisches 176
Nierenzyste 161 f
- hämorrhagische 161
- - Neoplasie 161
- infizierte 159
- komplizierte 161
- kortikale, eingeblutete 164
- parapelvine 161, 163
Nodi lymphatici s. auch Lymphknoten
- iliaci
- - communes 353
- - externi 353
- - interni 353
- inguinales 301
- lumbales 301, 353
- obturatorii 353
Non-Hodgkin-Lymphom 349
- beim Kind 366
- Lymphknotenbeteiligung 356
- Milz 103 ff
- Ovarbeteiligung 312

O

Oberbauch, Lymphknotenvergrößerung 351
Oberbauchuntersuchung
- Bewegungsartefakt 3
- Indikation 38
Obstipation 146
Omentum, Endometriumkarzinominfiltration 279
Omniscan 9, 156
- Lymphknotenuntersuchung 352
- MR-Angiographie 321
Onkozytom, Niere 161 f, 165 f
Opsoklonus beim Kind 381
Optimark 9
Organomegalie beim Kind 385
Organsignalintensität bei Eisenspeicherung 44 f
Ormond, Morbus 215, 217
Ösophaguskarzinom, Kardiainfiltration 116
Ösophagusvarizen 339
Ostium
- abdominale tubae uterinae 301
- cervicis internum 257
- externum
- - canalis isthmi 257
- - uteri 257
- internum
- - canalis isthmi 257
- - uteri 257
Östrogenproduktion, Thekom 308
Ovar
- Anatomie 301 f
- Lymphabfluss 301
- polyzystisches, beidseitiges 304
- postmenopausales 302
- prämenopausales 301
Ovarektomie 313
Ovarialfibrom 308
Ovarialinfarzierung, hämorrhagische 303
Ovarialkarzinom 299, 308 ff

- FIGO-Stadieneinteilung 311
- gekammertes 310
- Metastasierung 311
- papilläres, seröses 310
- Rezidiv 313
- Staging-Laparotomie 311
- UICC-Stadieneinteilung 311
Ovariallymphom 312
Ovarialmetastase 311 f
Ovarialstromaödem 303
Ovarialteratom beim Kind 383 f
Ovarialtorsion 303
- beim Kind 383
Ovarialtumor
- benigner 303 ff
- Dignitätsbeurteilung 300
- Lymphknotenuntersuchung 349
- maligner 308 ff
- Malignitätskriterien 309, 311
- Untersuchung, Kontrastmittelanwendung 300
- Untersuchungssequenzen 300
- Untersuchungstechnik 299
Ovarialvenen, 2D-TOF-MR-Angiographie 343
Ovarialvenenthrombose, puerperale, septische 344
Ovarialzystadenokarzinom 384
Ovarialzystadenom 304
- muzinöses 304 f, 309
Ovarialzyste 303 ff
- hämorrhagische 300, 303 f
- beim Kind 383 f
Ovula-Nabothi-Zysten 261, 275

P

Pancreas
- anulare 68, 73
- divisum 55 f, 68, 73
Pankreas 67 ff
- Autodigestion 75
- Intervention, Echtzeitsteuerung 68
- Kalkeinlagerungen 75
- kongenitale Veränderung 73 f
- Lymphabfluss 67
- Lymphommanifestation 370
- Magenkarzinominfiltration 118
- Normalbefund 70 ff
Pankreasfibrose 75
Pankreasgang s. Ductus pancreaticus
Pankreaskarzinom 77 ff
- Ausbreitung 81
- azinäres 77
- duktales 77
- Gefäßummauerung 81
- beim Kind 370
- Metastasierung 80 f
- MR-Cholangiopankreatikographie 79
- neuroendokrines, zystisches, hochdifferenziertes 83
- Resektabilitätsbeurteilung 81
- Signalintensität 78
- T-Klassifikation 78, 81
Pankreaskopf, vergrößerter 73
Pankreaskopfkarzinom 77 ff

Pankreaskopftumor, Pfortaderinfiltration 340
Pankreaslipomatose 72 f
Pankreasneoplasie, Muzin-hypersezernierende, intraduktale 82
Pankreasödem beim Kind 369
Pankreasparenchym, Normalbefund 72
Pankreaspseudotumor, entzündlicher, Differenzierung von der Neoplasie 83, 86 f
Pankreaspseudozyste 75 ff
- hämorrhagische 77
- beim Kind 370
Pankreasschwanzkarzinom 78, 80
Pankreastransplantat 86
Pankreastumor 68
- Differenzierung von entzündlichem Pseudotumor 83, 86 f
- beim Kind 370
- maligner, Differenzierung von benigner Läsion 67 f
- neuroendokriner, zystischer 82
- Staging 67
- zystischer 81 f
Pankreasuntersuchung
- Abbildungsebenen 68
- dynamische 68
- Indikation 67 f
- beim Kind 369 f
- Kontrastmittelanwendung 68 f, 71 f
- Sequenzen 68 f
- Sequenzparameter 69
Pankreaszystadenokarzinom 82
- beim Kind 370
Pankreaszystadenom
- muzinöses 82
- - makrozystisches 84
- seröses 81 f
Pankreaszyste 73
Pankreatitis 68
- akute 74 f
- - nekrotisierende 74
- - ödematöse 74
- chronische 72, 75 f, 78
- - Differenzierung von Neoplasie 83, 87
- - MR-Cholangiopankreatikographie 76
- beim Kind 369 f
- rezidivierende 370
Papilla duodeni minor 55 f, 73
- Dysfunktion 73
Papillenkarzinom 81
Papillensklerose 59
Parakolpium 258
- Vaginalkarzinominfiltration 289 f
Parametrien 258, 261
- Signalintensität 261 ff
- Zervixkarzinominfiltration 284 ff
Pararenalraum 207
- hinterer 207
- vorderer 207
Parovarialzyste 304
PBC (primäre biliäre Zirrhose) 64 f
PC-MR-Angiographie (Phasenkontrast-MR Angiographie), abdominale 320

PDw-Sequenz, Lymphknotendarstellung 353
Pelvimetrie s. MR-Beckenmessung
Pepper-Syndrom 380
Perfluoroctylbromid 362
Peristaltikartefakt 116
Peritonealzyste 313
Pfortader (s. auch Vena portae) 4
Pfortaderthrombose
– beim Kind 371 f
– Kontrastmitteldynamik der Milz 96
– bei Leberzirrhose 39, 42
Pfortaderthrombus, Signalintensität 371
Phäochromozytom 201 f
– Einblutung 201 f
– extraadrenales 201 f
– Harnblase 221
– beim Kind 382
– malignes 382
Phased-Array-Körperspule
– abdominelle 150
– Beckenuntersuchung 254 f
– Leberuntersuchung 1 ff
– Lymphknotenuntersuchung 350, 353
– Retroperitonealraumuntersuchung 205
Phased-Array-Oberflächenspule 134
Phasenkontrast-MR Angiographie, abdominale 320
Plattenepithelkarzinom
– anales 142
– Nierenmetastase 180
Plexus lumbalis 207
Plicae palmatae 261 f
PNET (primitiver neuroektodermaler Tumor) 215
Polysplenie 371
Porphyria cutanea tarda 44
Portalvenöses System 319, 327 f
– Block
– – intrahepatischer 372
– – posthepatischer 372
– MR-Angiographie, Kontrastmittelgestützte 337 ff
Portio vaginalis 257 f
Primovist 10
Prohance 9
– MR-Angiographie 321
Prostata
– Anatomie 230 f
– glanduläre Elemente 231
– Harnblasenkarzinominfiltration 224
– neurovaskuläres Bündel 231 f
– Signalintensität 231 f
– Transitionalzone 231, 233
– Übergangszone 231
– Zone
– – periphere 231
– – zentrale 231
Prostataabszess 235
Prostataanomalie 233 f
Prostatabiopsie, MR-gesteuerte 244 f
Prostataeinblutung, postbioptische 238
Prostatahyperplasie, benigne 233, 235 f

Prostatakapsel 232, 235
Prostatakarzinom 235 ff
– atypisches 246 f
– Ausbreitung 237 f
– – transkapsuläre 235 ff
– Basisuntersuchungen 236
– Cholinkonzentration 233
– endorektale MRT 237 ff
– Harnblaseninfiltration 240 ff
– Hormonentzugstherapie 244
– Knocheninfiltration 241
– lokalisiertes 236
– Lymphknotenmetastasen 355
– Magnetresonanzspektroskopie 233, 240, 242 ff
– MRT-MRS-Kombination 244
– multifokales 238
– muzinöses 247
– Prädilektionsstelle 236
– Prognoseparameter 236
– Rektuminfiltration 241
– Rezidivdiagnostik 245 f
– Rezidivlokalisation 246 f
– Samenblaseninfiltration 239 ff
– Stadien 236 f
– Strahlentherapie 244
– TNM-Klassifikation 236 f
– Tumor-Kontrollwahrscheinlichkeit 244
– Zitratkonzentration 233
Prostataleiomyosarkom 248 f
Prostatapseudokapsel 235 f
Prostatarhabdomyosarkom 248
Prostatasarkom 248
Prostata-Transitionalzellkarzinom 231, 247
Prostatatumor
– maligner, nichtepithelialer 247
– signalreicher 247
Prostatauntersuchung 229 ff
– dynamische 230
– Indikation 229
– Kontrastmittelanwendung 230
– Sequenzen 230
– Sequenzparameter 230
Prostatazyste 233 f
– eingeblutete 234
Prostatektomie
– nerverhaltende 239
– radikale, PSA-Anstieg, postoperativer 245
Prostatitis 234 f
– Zyste 233
PSA-Test 235 f, 243 f
PSA-Versagen 244
PSA-Wert-Anstieg
– nach radikaler Prostatektomie 245 f
– nach Strahlentherapie des Prostatakarzinoms 244
PSC (primär sklerosierende Cholangitis) 65
Pseudodivertikel, Harnblase 220
Pseudokapsel
– Karzinom, hepatozelluläres 23 ff
– Prostata 235 f
– Wilms-Tumor 375
Pseudopubertas praecox 308

Pseudotumor
– entzündlicher, Milz 102 f
– inflammatorischer, intraabdomineller, beim Kind 363 f
Pseudozyste
– Milz 97
– Pankreas 75 ff, 370
Pubokokzygeallinie 147
Pyelonephritis, akute 159
Pyonephrose 159
Pyosalpinx 302

Q

Q/L-Quotient, Lymphknoten 354

R

RARE-Technik, MR-Cholangiopankreatikographie 50
Raumforderung
– Malignitätskriterien 309, 311
– pelvine, bei der Frau 270
Rektozele 146
Rektum
– Anatomie 136
– Blutversorgung 136
– Pars analis s. Analkanal
– Prostatakarzinominfiltration 241
– Zervixkarzinominfiltration 284, 286 f
Rektumerkrankung, entzündliche, Sequenzprotokoll 134
Rektumfüllung, MR-Defäkographie 130
Rektumkarzinom (s. auch Karzinom, kolorektales) 123 f, 137 ff
– Abbildungsebenen 134
– Borderline-T3-Stadium 139, 141
– Definition 137
– Fernmetastasierung 138
– Lebermetastase 32
– lymphogene Metastasierung 124
– Overstaging 139
– peritoneale Aussaat 138
– Sequenzen 134 f
– Sequenzparameter 135
– Staging 133
– T2-Tumor 137, 139
– T3-Tumor 137, 139 f
– T4-Tumor 137, 140 f
– TNM-Klassifikation 137
– totale mesorektale Exzision 136, 138
– tumorfreier Resektionsrand 138
– UICC-Klassifikation 137
Rektumkarzinomrezidiv 133, 140 ff
– extraluminal wachsendes 140
– präsakrales 125, 133
– tief sitzendes 140
Rektumtumor
– maligner, Staging 133
– Sequenzprotokoll 134 f
– tief sitzender 134
Rektumuntersuchung 133 ff
– Bildgebung, parallele 134
– Kontrastmittelanwendung 133 f
– Normalbefund 135 f

– Patientenvorbereitung 133
– Sequenzprotokoll 134
– Spulensystem 134
Resovist 10
Retentio testis 383
Retentionszyste
– Cervix uteri 275
– ovarielle 301
– Prostata 233
Retroperitonealraumuntersuchung 205 ff
– Indikation 205
– beim Kind 206, 373
– Kontrastmittelanwendung 206 f
– Sequenzen 206 f
– Standardisierung 205
Retroperitoneum, Anatomie 207
Rhabdomyosarkom
– botryoides 226
– Harnblase 225 f, 385
– Prostata 248
– Signalintensität 385
Riesenzellarteriitis 332
Rim-Enhancement 20 f, 32
Rückenmuskulatur, autochthone, Hüllfaszie 207

S

Saktosalpinx 302, 304 f
Salpingitis 302
Samenblase 229 ff
– Agenesie 234
– Anatomie 230 f
– Einblutung, postbioptische 238
– Entzündung 235
– Prostatakarzinominfiltration 239 ff
– Signalintensität 231
Sanduhrtumor 216
Sarkoidose, Milzbefall 107
Sarkom, mesenchymales, beim Kind 368
Scheidengewölbe 257
Schirmchen, Verschluss kardialer Defekte 362
Schistosomiasis, hepatische 46
Schokoladenzyste, ovarielle 300, 303
Schrumpfniere, pyelonephritische 160
Schwannom, retroperitoneales 215 f
Sedierung, Abdomen-MRT beim Kind 362
Sertoli-Leydig-Zell-Tumor 308
SE-Sequenz
– Gastrointestinaltraktuntersuchung beim Kind 362
– Leberuntersuchung 3
– Magnetresonanzspektroskopie 232
– T1-gewichtete
– – Prostatauntersuchung 230
– – Retroperitonealraumuntersuchung 206 f
– – Uterusuntersuchung 255 f
– – Vaginauntersuchung 255 f
– – Zervixkarzinom-Staging 281
– T2-gewichtete
– – Uterusuntersuchung 255 f
– – Vaginauntersuchung 255 f

– Untersuchung der Adnexe 300
Shading 306
Shunt
– portosystemischer
– – chirurgischer 341 f
– – intrahepatische 38
– – – transjugulärer 341
– splenorenaler, spontaner 323
– – MR-Angiographie, Kontrastmittelgestützte 340
– venöser
– – extrahepatischer 43
– – intrahepatischer 38, 43
Sichelzellanämie 109
Sideroseknoten, intrahepatische 39
Siegelringkarzinom des Magens, Ovarialmetastase 311 f
Sigma, Prostatakarzinominfiltration 241
Sigmadivertikulitis, MR-Colonographie 129
Sigmakarzinom 127
SI-Index 192
Sinerem 10
– MR-Lymphographie-Studie 357 f
Sippel, Morbus 201
SIRS (Systemic inflammatory response syndrome) bei akuter Pankreatitis 74
Skelettszintigraphie bei Klarzelltumor 376
Somatostatinom 83, 86
Spasmolyse 51
– Gastrointestinaltraktuntersuchung 114 f
– Kontraindikation 133
– Untersuchung intraabdomineller Lymphknoten 350, 352
Spatium retroperitoneale s. Retroperitonealraum
Sphingomyelinspeicherung, Milzbeteiligung 107
Spinalkanal, Neuroblastominvasion 380
Spin-Echo-Sequenz s. SE-Sequenz
SPIO-Kontrastmittel, Milzuntersuchung 95 f, 103
SPIO-Partikel 10
– ultrakleine 10
Spirale, intrauterine 254
SPIR-Technik 8
Splenomegalie 109
– infektionsbedingte 106
– Leberzirrhose beim Kind 108
– Morbus Gaucher 107
– Non-Hodgkin-Lymphom 104
Spule, endorektale 134, 229
Staging-Laparotomie, Ovarialkarzinom 311
Stanford-Klassifikation, Aortendissektion 332 f
Stauungsleber 46
STEAM-Sequenz, Magnetresonanzspektroskopie 232
Steatosis hepatis 45 f
– areata 45 f
Stein-Leventhal-Syndrom 304

Stent 329 f
Stimulated echo acquisition mode 232
STIR-Methode 8
Strahlenenteritis, MR-Colonographie 128
Strahlentherapie
– Uterusveränderung 291
– Vaginaveränderung 291
Stressinkontinenz 146
Stromatumor, gastrointestinaler 119 f
Stuhlinkontinenz nach Analatresie-Korrektur 364
Subsekundenbildgebung 8
Systemic inflammatory response syndrome bei akuter Pankreatitis 74

T

Takayasu-Aortitis 332
Takayasu-Arteriitis 371
TCP (Tumor-Kontrollwahrscheinlichkeit) 244
TEE (transösophageale Echokardiographie) 330
Teratom 385 f
– reifes 306 ff
Teslascan 10
Thalassämie 368
Thekom 308 f
– hämorrhagisch infarziertes 309
Thorotrastose 109
Thromboembolie, Milzinfarkt 109
Time-of-Flight-MR Angiographie (TOF-MR-Angiographie), abdominale 320
TIPS (transjugulärer intrahepatischer portosystemischer Shunt) 341
TIR (Turbo-Inversion-Recovery-Sequenz) 8
TME (totale mesorektale Exzision) 136, 138
TOF-MR-Angiographie, abdominale 320
Torsospule 150
Transfusionssiderose 43 ff
Transitionalzellkarzinom
– multifokales 237
– Prostata 237, 247
Transplantatniere 149, 182 ff
– Abstoßung 183
– – vaskuläre 185
– Blutung 184
– 3D-MR-Angiographie, Kontrastmittelgestützte 337
– kortikale Nekrose 185
– Nierenarterienstenose 339
– Untersuchungsprotokoll 182
– Venenthrombose 183
– Verlust der kortikomedullären Differenzierung 183
Trophoblastenerkrankung, gestationsbedingte 274
TrueFISP-CINE-Sequenz, MR-Defäkographie 146
TrueFISP-Sequenz 114 f
– Appendizitis 130
– gastrointestinaler Stromatumor 120
– Kolonpolyp, entarteter 125

TrueFISP-Sequenz
- MR-Colonographie 126
- Tumorthrombose der Vena cava inferior 342

Truncus coeliacus 67
- 3D-MR-Angiographie, Kontrastmittelgestützte 324
- Stenose 335

TSE-Mehrschicht-Sequenz, T2-gewichtete
- Choledocholithiasis 60
- Klatskin-Tumor 66
- MIP-Rekonstruktion 56 f
- MR-Cholangiopankreatikographie 56
- Pankreatitis, chronische 76, 78

TSE-Sequenz
- atemgetriggerte, Pankreasuntersuchung 68 f
- Leberuntersuchung 3 f
- Rektumkarzinom 135, 138
- T1-gewichtete
- - Lymphknotenuntersuchung 350
- - Uterusuntersuchung 255 f
- - Vaginauntersuchung 255 f
- T2-gewichtete
- - Leberzirrhosenachweis 39
- - Lymphknotenuntersuchung 350
- - Prostatauntersuchung 230
- - Retroperitonealraumuntersuchung 206
- - Uterusuntersuchung 255 f
- - Vaginauntersuchung 255 f
- - Zervixkarzinom-Staging 281
- Untersuchung der Adnexe 300

Tsushima-Index 192
Tuba uterina 257 f, 301
- Flüssigkeitsretention 302
Tubenkarzinom 312
Tubenverschluss, entzündungsbedingter 302
Tuberöse Sklerose 166, 377
Tuboovarialabszess 302

Tumor
- abdomineller, MR-Angiographie, präoperative 319
- gastrointestinaler, Früherkennung 113
- gynäkologischer, Lymphknotenuntersuchung 349
- maligner
- - abdomineller
- - - beim Kind 172
- - - Metastasierungsmuster 354
- - im kleinen Becken 349 f
- neuroektodermaler, primitiver 215
- neurogener, retroperitonealer 215 f
- präsakraler, beim Kind 385
- retroperitonealer, Primärdiagnostik 210 ff
- urologischer, Lymphknotenuntersuchung 349

Tumor-Kontrollwahrscheinlichkeit, Prostatakarzinom 244
Tumormatrix 210
Tumorthrombus 170, 173 f, 342 f
Turbo-Inversion-Recovery-Sequenz 8

Turbo-SE-Sequenz, Leberuntersuchung 6

U

Übergangsepithelkarzinom, Harnblase 222
Übergangszellkarzinom 172
Ultraschallgel, intrarektales, MR-Defäkographie 130, 146
Ureter fissus 157
Ureterkonkrement 160 f
Uretermündung, ektope 156 f
Ureterödem 160
Urinom 158, 183, 378
Urothelkarzinom 172
- Harnblase 222
- Nebennierenmetastase 200
USPIO (superparamagnetische Nanopartikel) 350
- MR-Lymphographie-Studie 357 f

Uterus
- Anatomie 257 ff
- bicornis 267, 382
- - unicollis 265
- didelphys 265 f
- duplex 382
- - bicornis 266 ff
- myomatosus 268 ff
- Peritoneumbedeckung 257 f
- postmenopausaler 261
- septus 265, 268
- strahlentherapiebedingte Veränderung 291
- subseptus 265
- unicornis 265 ff
- vergrößerter 272

Uterusagenesie 264 ff
Uterusatresie, segmentale 264 f
Uterusfehlbildung, kongenitale 264 ff
Uterusleiomyom 268 ff
- Degeneration
- - hämorrhagische 270
- - hyaline 270
- intramurales 269
- submuköses 270
- subseröses 270
- transarterielle Embolisation 271
- Verkalkung 270

Uterusuntersuchung 253 ff
- Abbildungsebene 254
- unter Hormonbehandlung 261
- Indikation 253
- beim Kleinkind 260
- Kontrastmittelanwendung 256, 259 f
- Lagerung der Patientin 253
- Postmenopause 260 f
- Schichtebenenangulation 257
- Sequenzen 255 f
- Strategie 256 f
- Vorinformationen 254

Utriculus prostaticus, erweiterter 382
Utrikuluszyste 234

V

Vagina
- Hormoneinfluss 264
- Signalintensität 261, 263
- Veränderung, strahlentherapiebedingte 291
- Zervixkarzinominfiltration 283 f

Vagina-Agenesie 266, 288
Vaginaduplikation 288, 382
Vaginafehlbildung, kongenitale 288
Vaginalatresie 382
Vaginalfornix 257, 262, 264
Vaginalkarzinom 289 f
- Stadieneinteilung 290
- Staging 289
Vaginalmetastase 289
Vaginalspetum 288
Vaginalstenose nach Radiatio 292
Vaginaltumor 289 f
Vaginalwand 257
Vaginauntersuchung 253 ff
- Abbildungsebene 254
- Indikation 253
- Lagerung der Patientin 253
- Sequenzen 255 f
- Strategie 256 f
- Vorinformationen 254

Varizen, ösophageale 339

Vena
- cava inferior 12, 67
- - Kompression 43
- - Leiomyosarkom 43
- - Tumorthrombus 174, 342
- - Verlagerung, Wilms-Tumor 375
- - Verschluss 42
- femoralis communis 328
- gastrica sinistra, erweiterte 339
- hepatica
- - dextra 12
- - media 12
- - sinistra 12
- iliaca
- - externa 328
- - interna 328
- lienalis 327
- mesenterica
- - inferior 328
- - superior 328
- ovarica 301
- portae (s. auch Pfortader) 12, 67, 327
- - Blutflussrichtung 42
- - 3D-MR-Angiographie, Kontrastmittel-gestützte 324
- - MR-Angiographie, Kontrastmittelgestützte 338
- - Pankreaskopftumor-Infiltration 340
- - Thrombose s. Pfortaderthrombose
- umbilicalis
- - Rekanalisierung 38
- - sinistra 12

Vena-cava-Kompressionssyndrom 316
Vena-renalis-Thrombus bei Nierenzellkarzinom 173
Venen, paraumbilikale 340

Venenthrombose, Kriterien in der 2D-TOF-MR-Angiographie 343f
Venoocclusive Disease 43, 340, 372
– beim Kind 372
VIBE-Sequenz 116
– Gastrointestinaltraktuntersuchung 114f
– Kolonpolyp, entarteter 125
– MR-Colonographie 126
– Nierenuntersuchung, kontrastverstärkte 151
– Retroperitonealraumuntersuchung 205f
VIPom 83
Virushepatitis 46f
Viszeralarterien
– 3D-MR-Angiographie, Kontrastmittelgestützte 334f
– Varianten 334f
Viszeralarterienaneurysma 334f
Viszeralarterienverschluss, chronischer 335
Vorsättigung, Beckenuntersuchung 254
Vorsättigungsspule 8

W

Wasserkontrastierung, Dünndarm 114
Weichteilsarkom 209f
– Feintypisierung 210
– TNM-Klassifikation 210
Weichteiltumor
– benigner 207ff
– intermediärer Dignität 207ff
– Klassifikation 208f
– maligner 207ff
– – Staging-System 207
– – TNM-Klassifikation 207, 210
– retroperitonealer 205, 207ff

– – Ausbreitung 205, 210f
– – Kontrastmittelverhalten 211
– – Malignitätskriterien 211f
– – Primärdiagnostik 210ff
– – Rezidivdiagnostik 217
– – Signalintensität 211
Wilms-Tumor 167, 172, 179, 374ff
– Differenzialdiagnose 375
– extrarenaler 374
– Gefäßinvasion 375
– Nekrose 374ff
– Organinvasion 375
– Pseudokapsel 375
– SIOP-Stadieneinteilung 374
– Vena-cava-Verlagerung 375
Wilson, Morbus 46, 368
Winkel, anorektaler 147

X

Xanthofibrogranulomatose, retroperitoneale 215

Y

Yolk-Sac-Tumor 383

Z

Zervixkanal 261f
– Dilatation 291
Zervixkarzinom 280ff
– Ausbreitung 258, 280
– Beckenwandinfiltration 284ff
– Corpus-uteri-Infiltration 283
– Differenzierung von proximalem Vaginalkarzinom 289
– FIGO-Klassifikation 281ff
– Früherkennung 280
– Harnblaseninfiltration 283

– Hysterektomie 294f
– Kontrastmittelanwendung 281
– Lymphknotenbeurteilung 287
– Metastasierung 280
– mikroinvasives 280
– Operabilität 288
– Parametrieninfiltration 284ff
– Rektuminfiltration 286f
– Rezidiv 291f, 294f
– Signalintensität 281
– Stadieneinteilung 281ff
– Staging 281ff
– – MRT-Stellenwert 287f
– – Untersuchungsverfahrenvergleich 287
– Strahlentherapie
– – Kontrolluntersuchung 291
– – Planung 288
– Untersuchungssequenzen 281
– Vaginainfiltration 283f
Zervixstenose 274f
Zervixzysten 261, 275
Zirrhose, biliäre, primäre 64f
Zitrat 232f
Zollinger-Ellison-Syndrom 83
Zuckerkandl-Faszie 207
Zystadenofibrom, seröses, ovarielles 308
Zystadenokarzinom
– Ovar 384
– Pankreas 82, 370
Zystadenom
– muzinöses
– – makrozystisches 84
– – ovarielles 304f, 309
– – Pankreas 82, 84
– ovarielles 304f
– seröses, Pankreas 81f
Zystische Fibrose 73
Zystitis 221